LES

GRANDS ÉCRIVAINS

DE LA FRANCE

NOUVELLES ÉDITIONS

PUBLIÉES SOUS LA DIRECTION

DE M. AD. REGNIER

Membre de l'Institut

CHARTRES. — IMPRIMERIE DURAND
Rue Fulbert, 9.

MÉMOIRES

DE

SAINT-SIMON

TOME XX

MÉMOIRES

DE

SAINT-SIMON

NOUVELLE ÉDITION

COLLATIONNÉE SUR LE MANUSCRIT AUTOGRAPHE

AUGMENTÉE

DES ADDITIONS DE SAINT-SIMON AU JOURNAL DE DANGEAU

et de notes et appendices

PAR A. DE BOISLISLE

Membre de l'Institut

AVEC LA COLLABORATION DE L. LECESTRE

TOME VINGTIÈME

DEUXIÈME TIRAGE

PARIS

LIBRAIRIE HACHETTE

BOULEVARD SAINT-GERMAIN, 79

1922

AVERTISSEMENT

Ce volume était terminé et sur le point de paraître, lorsque la mort est venue enlever presque soudainement M. A. de Boislisle, l'arrachant ainsi à l'œuvre à laquelle il avait, depuis plus de trente ans, consacré la meilleure part de son temps et de ses forces.

Il ne m'appartient pas, à moi qu'il avait bien voulu associer à son travail, de dire au prix de quel labeur journalier et persévérant il a pu accomplir jusqu'à ce jour le programme adopté jadis pour l'édition critique des Mémoires de Saint-Simon. *Mais j'éprouve une très douce satisfaction à proclamer que c'est grâce à ses leçons, à ses conseils, à son exemple que je puis continuer aujourd'hui, avec le concours dévoué de M. Jean de Boislisle, son fils, la lourde tâche qu'il avait assumée.*

L'édition des Mémoires *se poursuivra donc sans interruption, et sans modification au plan primitif. Les matériaux considérables réunis et classés par M. de Boislisle permettront de mener le travail à bonne fin, et son nom continuera à figurer sur le titre des volumes pour montrer que, jusqu'à parfait achèvement, son esprit et sa méthode ne cesseront de présider à l'œuvre tout entière.*

Léon Lecestre.

MÉMOIRES

DE

SAINT-SIMON

(Fin de 1710.)

Situation du cardinal de Bouillon.

Le cardinal de Bouillon[1] languissoit d'ennui et de rage dans son exil, dont il ne voyoit point la fin, quoique l'adoucissement qu'il en avoit obtenu lui eût donné des espérances[2]. Incapable de se donner aucun repos, il avoit passé tout ce loisir forcé dans une guerre monastique. Il avoit voulu soutenir, et même étendre sa jurisdiction d'abbé de Cluny sur les réformés[3] ; ceux-ci, profitant de la disgrâce, n'oublièrent rien pour secouer ce que la faveur passée leur avoit fait subir de joug. Ce ne furent donc que procès de part et d'autre[4] sur ce que les moines traitoient d'entreprises, et le cardinal de révolte[5]. Il n'étoit

1. Ici, *Boüillon*.
2. Ci-après, p. 10.
3. C'est-à-dire sur les religieux qui s'étaient soumis à la réforme, aussi bien que sur les anciens non acceptants, comme il a été expliqué au tome XV, p. 450. Leurs rapports avaient été réglés par le concordat de 1659, au temps de Mazarin : Bibl. nat., ms. *Mélanges Colbert* 103, fol. 34.
4. *Autres* corrigé en *autre*.
5. Tome XV, p. 450-452, et tome XVI, p. 119. Toute cette lutte intestine est exposée en détail dans les factums que fit paraître pour le

pas douteux que l'abbé de Cluny ne fût[1] général de cet ordre et le supérieur immédiat de la congrégation[2]; il ne l'étoit pas non plus qu'il ne fallût être moine pour pouvoir être général et en exercer l'autorité. La grandeur de cette abbaye en collations immenses[3] l'avoit fait usurper par des séculiers puissants. Les cardinaux, les premiers ministres, les princes du sang[4] qui l'eurent en commende[5] prétendirent les mêmes droits que les abbés réguliers, et

cardinal son avocat Antoine le Vaillant, et dont un recueil factice a été tiré des Papiers Bouillon et placé à la bibliothèque des Archives nationales, cote L VII 104. D'autres recueils analogues se trouvent à la Bibliothèque nationale, dans la collection des Factums ou dans les mss. Clairambault, et aux Archives nationales, dans le carton R² 66 des Papiers Bouillon, dans le fonds du Contrôle général, carton G⁷ 645, etc.

1. *Fut,* à l'indicatif, dans le manuscrit.

2. C'est la principale thèse soutenue par le Vaillant, et qui avait été la base du litige depuis que le cardinal était devenu commendataire avec les titres d'abbé, chef, supérieur général et perpétuel administrateur de l'abbaye et de tout l'ordre.

3. « Abbaye unique en autorité sur tout un grand ordre qui s'étend par toute l'Europe, et pour plus de cent trente mille livres de collations magnifiques, » a dit notre auteur dans son mémoire de 1710 sur les trois maisons (*Écrits inédits,* tome III, p. 266). On peut consulter à ce sujet les diverses histoires de l'abbaye de Cluny, notamment celle de P. Lorain (1845), la *Bibliotheca Cluniacensis,* p. 1706-1755, les *Charters and records* publiés par Duckett (1888), tome I, p. 33-39, *l'Ordre de Cluny,* par Pignot, tome II, p. 566, etc. Au milieu du quinzième siècle, on évaluait à plus de deux mille le nombre des maisons dépendant de l'ordre; mais, à la fin du dix-huitième, la *Bibliotheca* n'en compte plus que huit cent vingt-cinq, diminution résultant soit de la concurrence de Cîteaux, soit des temps eux-mêmes.

4. Les prédécesseurs du cardinal de Bouillon avaient été, outre les trois cardinaux d'Amboise, de Lorraine et de Guise, le cardinal de Richelieu, le prince de Conti frère du grand Condé, les cardinaux Mazarin et Renaud d'Este. Après ce dernier, l'élection de Bertrand de Beuvron ayant été cassée en 1672, l'abbaye resta en économat jusqu'à la nomination du cardinal de Bouillon en 1683, à défaut du comte de Vexin. Feu Félix Reyssié a résumé tout cet historique, en 1899, dans son livre : *le Cardinal de Bouillon,* p. 206-212.

5. Saint-Simon écrit ici : *comande.*

la dispute, avec divers succès[1], n'avoit point cessé jusqu'au temps que le cardinal de Bouillon eut cette abbaye. La division qui s'y étoit mise par la réforme, tout à fait séparée en tout des religieux anciens[2], avoit augmenté les différends. Ceux-ci, aussi peu réformés que leurs abbés, tenoient presque tous pour lui contre les réformés, et la passion de posséder les bénéfices claustraux ou affectés aux religieux[3] étoit une pomme de discorde[4] dont l'abbé savoit profiter. De là, duplicité[5] d'offices et de titulaires[6] de bénéfices de la collation de l'abbé et de l'élection des religieux, et une hydre[7] de procès et de procédés[8] entre eux, où l'abbé étoit toujours compromis, et presque toujours partie. On a vu p.[494][9] l'éclat[10] que le cardinal de

1. *Succès* est pris au sens de résultat, solution. Ci-après, p. 108, 148, 164.

2. On peut voir quelle lutte les réformés soutinrent contre le cardinal d'Este, nommé abbé après la mort de Mazarin, en 1661, dans les *Mémoriaux du Conseil de 1661*, tomes I et II.

3. « Les offices claustraux, disait le *Dictionnaire de Trévoux*, sont des offices qu'on donne à des religieux pour avoir soin de l'infirmerie, de la sacristie, de la paneterie, du cellier, des aumônes.... Ce sont des titres de bénéfices auxquels certains revenus sont annexés ; mais ils ont été réunis la plupart aux manses des abbayes qui sont en congrégation. » Ainsi on ne doit pas appliquer la qualification de *claustral* aux bénéfices, qui ne pouvaient être que *consistoriaux, simples, en titre* ou *en règle, manuels* et *sécularisés,* mais seulement aux prieurs claustraux dont parle le Vaillant dans son principal factum de 1705, p. 67.

4. « On appelle figurément *pomme de discorde* un sujet de division entre des personnes qui étoient bien ensemble » (*Académie,* 1718).

5. « *Duplicité* se dit des choses qui sont doubles, et qui devroient être uniques » (*Académie,* 1718).

6. Ici, une virgule effacée du doigt.

7. « En parlant des maux du corps politique, on appelle figurément *hydre* toute sorte de mal qui augmente à mesure qu'on fait le plus d'efforts pour le détruire » (*Académie,* 1718). Ci-après, p. 322.

8. Toujours le même emploi de *procédés,* au sens de procédures, qui a été signalé en dernier lieu au tome XVI, p. 494.

9. Saint-Simon a laissé en blanc ce chiffre de page, auquel correspondent actuellement les pages 45 et 46 de notre tome XIII.

10. L'article élidé corrige un *c*.

Bouillon fit contre Verthamon, premier président du Grand Conseil, sur un arrêt très important qu'il prétendit que ce magistrat avoit falsifié. Il renouvela ses plaintes contre le Grand Conseil même sur un procès d'où dépendoit une grande partie de sa jurisdiction[1] ; il prétendit que ce tribunal tiroit pension de l'ordre de Saint-Benoît, dont toutes les causes lui étoient attribuées[2], et qu'aucune de leurs parties n'y pouvoit avoir justice. La chose alla si loin, qu'elle fut longtemps devant le Roi, et lui[3] en espérance qu'elle seroit évoquée pour être jugée au conseil de dépêches[4]. Le Chancelier, trouvant qu'il y alloit de l'honneur de la magistrature d'attirer cette affaire devant le Roi, et qu'après cet éclat le Grand Conseil aussi[5] n'en pouvoit demeurer juge, prit un tempérament[6], et proposa au Roi de la renvoyer à la grand chambre à Paris[7]. Le cardinal, fort affligé de ce renvoi, ne laissa pas de faire les derniers efforts de crédit par sa famille, qui sollicita tant qu'elle put et se trouva à l'entrée des juges, où je ne crus pas leur devoir refuser d'aller avec eux[8]. L'affaire dura longtemps, et, nonobstant[9] tous ces

1. C'est le procès jugé en juin 1705 et confirmé en avril 1708.

2. Cela n'était pas particulier à l'ordre de Saint-Benoît, puisque les procès en matières bénéficiales se portaient devant le Grand Conseil, cette cour, dont le Chancelier était le chef-né, connaissant « de toutes les causes que la sagesse des Rois leur dictait d'y évoquer » (tome XV, p. 450). Une déclaration de 1687 avait réglé les évocations.

3. Le cardinal.

4. Le Roi l'a évoquée en mai 1705, et elle a été jugée le 14 avril 1708, en faveur du Grand Conseil (tomes XIII, p. 515-516, et XV, p. 451).

5. *Aussy* a été ajouté en interligne.

6. « *Tempérament* s'emploie figurément en matière de négociation, et se dit des expédients et des adoucissements qu'on propose pour concilier les esprits et pour accommoder les affaires » (*Académie*, 1718).

7. C'est ce qui fut fait par un arrêt du Conseil du 3 décembre 1708 (E 1944, fol. 326), comme nous l'avons dit au tome XV.

8. Comme les Bouillon l'avaient fait pour son propre procès à Rouen : tome XIII, p. 202.

9. *Ma*[*lgré*] surchargé en *nonobstant*.

soins, elle fut perdue[1]. Ce fut la dernière goutte d'eau qui fait répandre[2] l'eau d'un verre trop plein[3], et qui consomma la résolution que le cardinal de Bouillon rouloit depuis longtemps dans sa tête[4], et qu'il exécuta pendant[5] le siège de Douay[6].

Avant d'entrer dans ce récit, il faut se souvenir[7] de l'état de la famille du cardinal de Bouillon pour mieux entendre les idées auxquelles il se livra. Sa grand mère, seconde[8] femme du maréchal de Bouillon, étoit fille du fameux fondateur de la[9] république des Provinces-Unies, et sœur des électrices palatines et de Brandebourg[10]. Sa mère étoit Berghes[11], dont la maison, toujours bien alliée, a tenu un rang distingué parmi la première noblesse des

État de la famille du cardinal de Bouillon, et ses idées bâties dessus.

1. Ci-après, p. 10. — 2. *Repandre* corrige *renve[rser]*.

3. Cette locution prise au figuré, que ne donnait pas le *Dictionnaire de l'Académie* de 1718, a déjà été relevée dans notre tome VI, p. 341, et se retrouvera encore. On en a un emploi dans les *Lettres de Mme de Sévigné*, tome VI, p. 136.

4. Cela a déjà été dit au tome XV, p. 452 ; mais aucune preuve positive ne ressort de la correspondance du cardinal.

5. Le *p* de *pend^t^* surcharge *a[vant]*.

6. Tome XIX, p. 370-373. — Le commentaire des pages qui précèdent et de ce qui va suivre trouvera place dans une étude sur la désertion du cardinal, sur sa sortie de France, et sur ses dernières années, qui paraîtra dans la *Revue des Questions historiques* de 1908.

7. Les premières lettres de *se souvenir* corrigent *dire*.

8. Le chiffre *2de* surcharge une *s*.

9. *De la* corrige *des*.

10. Isabelle de Nassau (tome X, p. 250), fille de Guillaume le Taciturne (*ibidem*), était sœur : 1° de Louise-Julienne de Nassau (notre tome XIV, p. 183), mariée le 14 juin 1593 à Frédéric IV, comte palatin du Rhin, duc de Bavière et électeur de l'Empire ; 2° de Catherine-Belgique de Nassau, femme de Philippe-Louis II, comte de Hanau (1596), et non pas électrice de Brandebourg, comme notre auteur le dit par erreur. Il a eu tort aussi d'employer (si ce n'est pas un *lapsus* de plume) *palatines* au pluriel, puisque, si la dernière sœur épousa Frédéric-Casimir, comte palatin du Rhin, tige de la branche de Londsberg, celui-ci n'était pas électeur palatin. Le mot *électrices* est simplement écrit en abrégé : *el.*

11. Catherine-Éléonore-Fébronie de Berghes : tome XIV, p. 215.

Pays-Bas[1] quoique directement sortie par mâles de Jean[2], sire de Clymez[3], bâtard de Jean II, duc de Lothier, c'est-à-dire de Brabant[4], et[5] légitimé par lettres du 27 août 1344, à Francfort[6], de l'empereur Louis de Bavière[7]. La comtesse d'Auvergne première femme de son frère[8], et la

1. Les Wassenaer, devenus Bergh (ville de la province de Gueldre, sur les confins du duché de Clèves) au quatorzième siècle, étaient un rameau parallèle des Berg-op-Zoom qui se fondirent, comme nous l'avons vu, dans les Auvergne-Bouillon. Ces Bergh ou Berg ne doivent pas se confondre avec la maison française de Bergues-Saint-Winocq. Voyez Justel, *Histoire de la maison d'Auvergne*, p. 244-245, Hübner, *Tabellen genealogischen*, tab. 442, le tome II de Gœthals, *Dictionnaire généalogique des Pays-Bas*, et, en dernier lieu, la *Biographie nationale belge*, tome II, col. 207-209. Saint-Simon en avait déjà parlé dans notre tome XIV, p. 215 et 408, d'autant qu'il y avait eu alliance avec les Rouvroy par le mariage de Jean V de Glimes-Berghes et de la belle Blanche, à la fin du quinzième siècle : notre tome I, p. 408. Il en sera question de nouveau ci-après, p. 70.

2. *J.*, ici et plus loin.

3. Ici, *Clymëz*. — C'est aujourd'hui Glimes, dans le Brabant belge, à cinquante-quatre kilomètres S. E. de Bruxelles, canton de Jodoigne. Ce Jean fut appelé Jean Cordeken ou Cortygin, du nom de sa mère.

4. Jean II, duc de Lothier, de Brabant et de Limbourg, mort à Were le 27 octobre 1312. Certains auteurs font de Jean de Glimes un bâtard de Jean III, duc de Brabant, fils de Jean II, et mort en 1355. — Le Lothier, ou basse Lorraine, comprenait le Brabant proprement dit, le Cambrésis, une partie de l'évêché de Liège, et la Gueldre, depuis que le roi Othon Ier de Germanie avait divisé la Lorraine en deux duchés, la Lorraine proprement dite ou Mosellane, et la basse Lorraine, celle qui s'appela vulgairement Lothier. Notre auteur se sert de l'*Histoire généalogique*, tome II, p. 795-796, où les continuateurs du P. Anselme ont énuméré cinq bâtards que le duc Jean II aurait eus d'autant de maîtresses différentes. Sa femme légitime était fille du roi Édouard Ier d'Angleterre, d'où Jean III, duc de Brabant.

5. *Et* est répété en fin de ligne et au début de la ligne suivante.

6. Ces lettres sont mentionnées dans le grand ouvrage de Fr. Bœhmer, *Regesta Imperii*; mais l'original n'en est pas connu, et on a douté de leur authenticité. La mère du bâtard y est appelée Élisabeth Gortygin.

7. Louis IV, fils du duc Louis II et de Mathilde d'Autriche, fut empereur de 1314 à 1347. — Ici, comme souvent, *Bavieres*.

8. Henriette-Françoise de Hohenzollern, première femme de Frédéric-Maurice de la Tour, comte d'Auvergne : tome VI, p. 31.

seule dont il ait eu des enfants[1], étoit héritière du marquisat de Berg-op-Zoom par une Witthem[2], sa mère[3], et le père de cette comtesse d'Auvergne[4] étoit fils de Jean-Georges, comte de Hohenzollern[5], que l'empereur Ferdinand III[6] fit prince de l'Empire[7]. La seconde femme du même comte d'Auvergne étoit Wassenaer, de la première noblesse[8] de Hollande, des mieux alliées, et fort souvent dans les grands emplois de la République[9]. Le prince d'Auvergne son neveu, après avoir déserté comme il a été dit[10], avoit épousé la sœur du duc d'Arenberg[11] à Bruxelles. C'étoit là des alliances qui donnoient au cardinal de grandes espérances du côté des Pays-Bas, et le

1. Quatre fils : Emmanuel-Maurice (tome IV, p. 17) ; Henri-Oswald, abbé d'Auvergne (*ibidem*, p. 75) ; François-Égon, prince d'Auvergne (tome X, p. 247) ; Frédéric-Constantin (tome VII, p. 82); et trois filles : Élisabeth-Éléonore, abbesse de Torigny, morte en mai 1746 ; Louise-Émilie, abbesse de Villers-Cotterets, puis de Montmartre, morte en juin 1737 ; enfin, Marie-Anne, carmélite.

2. Aujourd'hui Wittem, dans le Limbourg hollandais, arr. de Maëstricht.

3. Sa grand'mère maternelle : voyez ci-dessous, note 7.

4. Eitel-Frédéric VII de Hohenzollern : tome VI, p. 31.

5. Tome VII, p. 89. — 6. Tome VI, p. 112.

7. En 1623. Ce n'est pas Ferdinand III, mais Ferdinand II, qui fit prince le comte de Hohenzollern ; notre auteur ne s'était pas trompé dans sa première mention, au tome VII, p. 89. Pour parler plus exactement, Eitel-Frédéric de Hohenzollern épousa Marie de Berghes, fille unique d'Henri, comte de Berghes ou Berg, et de Marguerite de Wittem, héritière du marquisat de Berg-op-Zoom, qui passa ainsi, par Marie, aux Hohenzollern, puis, par la petite-fille, aux la Tour-d'Auvergne.

8. La première lettre de *noblesse* surcharge une lettre illisible.

9. Il a déjà été parlé de cette alliance de la maison de Wassenaer en 1699, tome VI, p. 136. Imhof en avait dressé la généalogie dans sa *Notitia Imperii*, p. 388-392, où, sans doute, Moréri l'a prise, et Justel lui avait consacré une page de son *Histoire de la maison d'Auvergne*, p. 244-245.

10. Tome X, p. 247-254 et 536-538.

11. Marie-Anne, sœur de Léopold, duc d'Arenberg : tome XV, p. 288. Le 22 janvier 1708, les deux époux furent reçus en grande pompe à Bruxelles (*Gazette d'Amsterdam*, n° VIII).

prince Eugène étoit fils d'une sœur de la duchesse de Bouillon belle-sœur du cardinal[1]. Ses deux sœurs à lui[2], l'une avoit épousé le duc d'Elbeuf[3], dont le duc et le prince d'Elbeuf[4], l'autre un oncle paternel de l'électeur de Bavière et de Madame la Dauphine, qui étoit mort sans enfants en 1705, et elle l'année suivante, aussi en Allemagne[5]. De toutes ses alliances il espéra assez de crédit dans les Provinces-Unies, dans les Pays-Bas, et à Vienne, pour procurer au prince d'Auvergne, à qui, dans cette chimère, il persuada sa désertion, d'assez grands établissements qui, aidés du service et des grades militaires[6], et de ses terres dans ces pays-là, le portassent au stathoudérat[7] comme sorti du fameux prince d'Orange dont la mémoire est encore si chère à la république qu'il a fondée. Dans cette chimère, il avoit fait faire à sa sœur de Bavière, qui étoit riche, un testament par lequel elle donna tous ses biens au prince d'Auvergne au préjudice de[8] M. de Bouillon et de ses enfants, et, au défaut de toute postérité du prince d'Auvergne, à la maison de Bavière[9]. Le dessein du cardinal étoit d'enrichir ce prince

1. Olympe Mancini et Marie-Anne Mancini.
2. Les mots *à luy* ont été ajoutés en interligne.
3. Ici, par mégarde, *Ellbœuf*, mais non ensuite.
4. Élisabeth de la Tour (tome XVII, p. 71), mariée à Charles III de Lorraine, duc d'Elbeuf (tome II, p. 101), mère du duc Henri (tome I, p. 46) et d'Emmanuel-Maurice, prince d'Elbeuf (tome XIII, p. 333).
5. Nous avons vu ces deux morts dans les tomes XII, p. 458-459, XIII, p. 427, XIV, p. 230.
6. On l'a vu figurer avec affectation dans toutes les journées défavorables à nos armées de Flandre, Venloo, Saint-Venant, Lille, Malplaquet, et même se charger de conduire à Douay le maréchal de Boufflers fait prisonnier; notre auteur n'a pas manqué de le signaler en chaque occasion.
7. Saint-Simon a écrit ici : *Stadthoulderat*. Voyez notre tome VII, p. 210, note 4.
8. Après *de*, il a biffé *ses freres*, mais en laissant le *de* qui suivait ces deux mots.
9. Tome XIII, p. 427, note 8.

d'Auvergne et sa branche, et d'intéresser en lui, en ses biens et en sa branche la maison de Bavière, par cette substitution qui la regardoit. Il se repaissoit donc de ces idées et des heureux arrangements qu'il avoit ménagés pour en disposer les succès, tandis qu'il erroit d'abbaye en abbaye, qu'il tuoit le temps[1] en voyages à petites journées, et qu'il guerroyoit avec ses moines. En même temps, il épargnoit, avec un soin qui pouvoit passer pour avarice, les grands revenus dont il jouissoit en bénéfices immenses[2], et en patrimoine dont il n'avoit jamais voulu se dessaisir[3], et il amassoit pour les futurs contingents[4] dont l'ennui et le dépit de sa situation le tentoit, et pour lesquels il vouloit toujours être préparé. Dans cet esprit, il fit passer beaucoup d'argent en pays étrangers, et ne garda que le nécessaire, le portatif[5], et des pierreries, pour être en liberté de faire toutes fois et quantes[6] tout ce qu'il voudroit[7].

Cardinal de Bouillon furiuex

Dans ces pensées, outré de ne voir point de fin à son exil, ni aux entreprises de ses moines, il profitoit de

1. « On dit *tuer le temps* pour dire s'amuser à quelque chose afin de passer le temps et de ne pas s'ennuyer; il est du style familier » (*Académie*, 1718).

2. Cluny rapportait quarante mille livres, Saint-Ouen de Rouen cinquante mille, Saint-Vaast d'Arras quarante-huit mille, Vicoigne trente mille, Tournus douze mille, Saint-Martin de Pontoise sept mille.

3. Patrimoine que le cardinal évaluait à plus de deux millions, mais dont le revenu avait été très réduit par le séquestre de 1700, puis par la disette de 1709, enfin par les frais de tant de procès.

4. Expression déjà relevée dans le tome XVIII, p. 73.

5. Le *Dictionnaire de l'Académie* de 1718 n'admettait pas *portatif* comme substantif, mais seulement comme adjectif, avec le sens de « qu'on peut aisément porter. » Littré ne cite que le présent exemple.

6. « *Quantes*, adj. fém. pluriel, n'a guère d'usage que dans ces façons de parler *toutes et quantes fois, toutes fois et quantes*, et, dans toutes ces phrases, il signifie toutes les fois que, autant de fois que....» (*Académie*, 1718).

7. On verra quel fut le sort d'une partie de ce « portatif, » que d'ailleurs notre auteur dira plus loin, p. 66, être tombée aux mains de la marine royale.

de la perte d'un procès, passe à Montrouge, à Ormesson. [Add. St S. 942]

l'adoucissement de son exil qui lui permettoit d'aller et de venir sans s'approcher trop près, pour aller de ses abbayes de Bourgogne à celle de Saint-Ouen de Rouen[1], et il obtint, dans ce voyage, la liberté de s'arrêter quelques jours aux environs de Paris sans toutefois entrer dans la ville[2]. Outre le plaisir d'y voir sa famille et ses amis, il espéra que ce nouvel adoucissement influeroit sur son procès prêt à juger à la grand chambre, et lui donneroit moyen d'y veiller avec plus de succès : il vint donc s'établir pour quelques jours dans le village de Montrouge[3], et ce fut là[4] qu'il apprit qu'il avoit entièrement perdu son procès, et, sans retour, toute jurisdiction sur les moines réformés de la congrégation de Cluny, à l'égard desquels il ne lui étoit rien laissé de plus qu'à tous les abbés commendataires[5] du Royaume. A cette nouvelle, la rage où il entra ne se peut exprimer[6] : les fureurs, les injures, les transports, les cris épouvantèrent ; il ne se posséda plus et se livra tout entier au plus violent désespoir. Vingt-quatre heures ne purent apaiser une agitation si violente. Lenain, son rapporteur[7], le procureur général[8], depuis chancelier, dont l'avis et les conclusions ne lui avoient pas été favorables, le Parlement entier étoient l'objet de

1. Tomes XVI, p. 114, et XVII, p. 414 ; ci-dessus, p. 1.

2. Depuis juin 1709, on avait réduit à trente lieues le ban que le cardinal ne devait pas dépasser ; par suite, il s'était établi, pour l'hiver, dans un faubourg d'Orléans. Ayant encore obtenu, le 11 mars 1710, l'autorisation de retourner aux environs de Rouen, il s'est mis en route dès le surlendemain.

3. Tome XV, p. 412. Le château habité, après les d'Hauterive, par le Polonais Morstyn (tome III, p. 296, note 3) appartenait en 1710 au fermier général Baugier, et passa au duc de la Vallière sous le règne suivant. Le cardinal, passant par Toury le 13 mars, Étampes du 14 au 16, Linas et Longpont sous Montlhéry le 17, arriva à Montrouge le 18, mais quitta ce village dès le lendemain pour aller à Ormesson.

4. Non pas là, mais à Ormesson (ci-contre, p. 11), le 21.

5. Ici, *comendataires,* tandis que, plus haut, nous avons eu *comande.*

6. Comme en 1708 : tome XVI, p. 119 et 123. — 7. Tome XVII, p. 222.

8 Henri-François Daguesseau : tome III, p. 92.

ses imprécations. Le lendemain il passa la Seine au bac des Invalides[1], et s'en alla à Ormesson[2], chez Coulanges[3], qui lui étoit fort attaché. Dans ce même temps, il se faisoit une tentative pour son retour, il parut même que le Roi n'y résisteroit pas longtemps[4]; mais le moment n'en

1. Ce bac, qui se trouvait à l'emplacement actuel du pont Alexandre III, avait été établi en 1688 par un entrepreneur locataire de l'abbé de Saint-Germain-des-Prés (*Topographie historique du vieux Paris*, tome IV, p. 319-320). De là, le cardinal alla passer l'Oise à Beaumont, pour ne pas même apercevoir Pontoise ni ses alentours.

2. Sans compter plusieurs écarts et lieux-dits, il y avait aux environs de Paris deux terres de ce nom : l'une, qui avait donné son surnom aux grands magistrats d'Ormesson, entre Saint-Denis et Épinay, est celle dont il s'agit ici; l'autre, vers Corbeil, dans le voisinage de Boissy-Saint-Léger, s'était appelée autrefois Amboille. — Hamilton a célébré la demeure de Coulanges, que celui-ci appelait la « maison de Polémon » (*Œuvres*, tome II, p. 583), et qu'il a chantée en vers faciles et légers :

J'aime plus que ma vie
Mon vieux château;
Je vois sans nulle envie
Fontainebleau
Et tous ses bâtiments pompeux.
Je me tiens heureux
Dès que je suis là.
Oh! gai lon la lon lire! oh! gai lon la!

3. Ici, *Coulange*. — Philippe-Emmanuel de Coulanges, né le 24 août 1633, fils du tuteur de Mme de Sévigné, fut d'abord conseiller au parlement de Metz (1644), puis passa à celui de Paris en juin 1659, et devint maître des requêtes en septembre 1672, mais dut donner sa démission l'année suivante, par suite de l'hostilité de Louvois (*Nouveau siècle de Louis XIV*, tome IV, p. 212). Il mourut le 31 janvier 1716, ayant épousé, le 18 septembre 1659, Marie-Angélique Dugué de Bagnols, qui ne mourut que le 3 août 1723, âgée de quatre-vingt-deux ans. Il signait: COLANGES. C'est par sa mère, Marie le Fèvre d'Ormesson, qu'il avait hérité de la terre de ce nom vers 1701, et il en avait embelli l'habitation. Notre auteur fera son portrait dans la suite des *Mémoires*, tome XII de 1873, p. 416-417, et ce sera alors l'occasion de parler de ses amitiés, de ses mémoires, de ses poésies, de ses chansons. De tout temps, et en toutes circonstances, il fut un des familiers les plus dévoués du cardinal. Voyez une note de l'appendice VIII de notre tome VII, p. 480.

4. Après *longtemps*, Saint-Simon a biffé *encore*.

étoit pas encore venu, et ce délai, qui concourut avec la perte de ce procès[1], acheva de lui tourner la tête et de précipiter sa résolution. Il n'avoit vu à Montrouge que ses neveux d'Auvergne et ses gens d'affaires ; il ne voulut voir personne à Ormesson que les mêmes, deux ou trois amis particuliers, quelques gros bonnets[2] des jésuites, comme les PP. Gaillard et de la Rue[3], qui étoient tous à lui : encore les fit-il attendre longtemps avant de les voir, par grandeur ou par humeur. Il demeura une quinzaine à Ormesson[4], où, apparemment, il arrangea toutes les mesures de sa fuite, sans sortir presque de sa chambre[5]. Comme il avoit la liberté de toutes ses abbayes, il changea son voyage de Normandie en celui de Picardie, séjourna peu à Abbeville, et gagna Arras, où il avoit l'abbaye de Saint-Waast[6]. De là, feignant d'aller voir son abbaye de Vigogne[7], il partit dans son carrosse, monta à cheval en

Évasion du cardinal de Bouillon, que le prince d'Auvergne conduit à l'armée des ennemis, où il reçoit toutes sortes d'honneurs.

1. « On dit que *deux provisions d'un même bénéfice concourent*, quand elles sont de même date » (*Académie*, 1718).

2. Expression déjà rencontrée à diverses reprises, notamment dans nos tomes IV, p. 84-85, et VII, p. 85, mais qui n'était pas admise dans le *Dictionnaire de l'Académie* de 1718.

3. Il a été parlé de ces deux jésuites, en dernier lieu, dans nos tomes XVII, p. 269, et XIX, p. 208. Selon l'abbé le Gendre (*Mémoires*, p. 21), c'est le cardinal qui avait produit Gaillard à la cour. Mais l'un et l'autre n'étaient considérés que comme des « demi-jésuites. »

4. Il y fut malade.

5. Dès le 3 mai, le Roi eut avis qu'il avait envoyé secrètement un jésuite à son neveu le prince d'Auvergne, et l'on pensa d'abord que c'était pour la sauvegarde des terres de ses abbayes de Flandre et d'Artois; mais le Roi s'en inquiéta (*Journal de Torcy*, p. 174-175).

6. L'abbaye de Saint-Vaast, fondée au septième siècle dans la ville d'Arras, était de l'ordre de Saint-Benoît. Vers 1640, elle rapportait trente mille écus; mais, en 1710, le revenu n'atteignait plus qu'à peine cinquante mille livres. Le cardinal la possédait depuis 1672.

7. Aujourd'hui, Vicoigne. Cette abbaye, fondée au douzième siècle par l'ordre de Prémontré, à quelques kilomètres au N. O. de Valenciennes, rapportait trente mille livres; elle est décrite vers le temps du cardinal dans le *Voyage littéraire de deux bénédictins*, tome II, p. 212-214. Le cardinal y avait été nommé en 1678.

chemin, et piqua au rendez-vous qu'il avoit pris, qu'il manqua de quelques heures[1]. On sut assez tôt à Arras qu'il avoit pris la fuite pour débander un détachement après lui : il fut au moment d'y tomber ; mais, à force de courre çà et là, il donna enfin dans un gros de cavalerie ennemie avec lequel son neveu le cherchoit, bien en peine de ce qu'il étoit devenu. Là il vomit ce qu'il retenoit sur son cœur depuis tant d'années, en ce premier moment de liberté. Dès qu'ils furent assez avancés pour être en sûreté, il mit, avec son neveu, pied à terre dans un village, où ils conférèrent ensemble, puis remontèrent à cheval et arrivèrent à l'armée des ennemis. Aussitôt le prince Eugène et le duc de Marlborough[2] le vinrent saluer et lui présenter l'élite de l'armée ; ils lui demandèrent l'ordre, il[3] le leur donna, et ils le prirent : en un mot, ils lui rendirent et lui firent rendre les plus grands honneurs. Un pareil changement d'état parut bien doux à cet esprit si altier et si ulcéré, et lui enfla merveilleusement le courage. Il paya ses nouveaux hôtes par les discours qui leur furent les plus agréables sur la misère de la France que ses fréquents voyages par les provinces avoient montrée[4] à ses yeux, sur son impuissance à soutenir la guerre, les fautes qui s'y étoient faites, le mauvais gouvernement, les mécontentements de tout le monde, l'épuisement extrême, et le désespoir des peuples[5] : enfin[6] il ne les entretint que de ce qui les pouvoit flatter, et n'oublia rien de tout ce que peut la perfidie et l'ingratitude en qui un si prodigieux amas de bienfaits sont tournés en poison, et en espérance de piédestal à une nouvelle et indépendante grandeur, dans le même esprit de félonie qui anima ses pères, et qui

1. C'était le 22 mai. — 2. Ici, *Marlboroug*, comme souvent.
3. Le pronom *il* surcharge un *q*.
4. *Monstrés*, au masculin pluriel, dans le manuscrit.
5. Toute cette page n'est nullement prise à Dangeau.
6. Ayant écrit d'abord la syllabe *en* sur la fin de la ligne, et *un mot* au début de la ligne suivante, il a ajouté *fin* après *en*, et biffé *un mot*.

leur a bâti cette prodigieuse fortune, dont les établissements immenses n'ont pu gagner ni satisfaire eux, ni leur postérité. Le Roi apprit[1] cette évasion par un paquet adressé à Torcy, laissé par le cardinal à Arras sur sa table[2]. C'étoit une lettre au Roi avec une simple adresse à Torcy, de deux mots[3]. Cette lettre est une si monstrueuse production d'insolence, de folie, de félonie, que sa rareté mérite d'être insérée ici[4]. Jusqu'au style est extravagant, qui, à force d'entasser tout ce dont ce cœur et cette tête regorgeoit, rend cette lettre à peine intelligible[5].

« Sire[6],

Lettre folle du cardinal de Bouillon au Roi.

« J'envoie à Votre Majesté, par cette lettre que je me donne l'honneur de lui écrire, après dix ans et plus des plus inouïes, des plus injustes, et des moins méritées souffrances, accompagnées durant tout ce temps-là, de ma part, de la plus constante, et peut-être trop outrée, non

1. Le 24 mai, au soir : *Dangeau*, p. 160-162 ; *Souches*, p. 229-230.

2. Ainsi que l'avait fait en 1702 son neveu le prince d'Auvergne, désertant « comme un cavalier, » allant se jeter dans la même armée des alliés pour tirer parti de sa parenté avec les Nassau et les Hohenzollern, et laissant sur sa table, à l'adresse de Chamillart, son ministre et son chef, une lettre de « style haut et troublé » (tome X, p. 247-249).

3. Pour Torcy il y avait une lettre à part d'une vingtaine de lignes, « parsemée de quelques compliments, » dit le ministre lui-même. Elle est transcrite dans les *Mémoires de Sourches*, mais seulement au 12 juillet, et se trouve d'ailleurs, comme les autres pièces principales, dans beaucoup de recueils imprimés ou manuscrits.

4. Il prend le texte transcrit immédiatement par Dangeau, mais y ajoute quelques grosses erreurs en plus. Nous le rectifierons d'après la copie officielle des bureaux de Torcy (Aff. étr., vol. *France* 1173, fol. 147), à défaut de l'original, qui, ayant été transmis au Parlement tout aussitôt, a disparu. Les corrections seront indiquées en *italique*, sans tenir compte des variantes des autres copies, ni même de l'impression que le cardinal fit faire à Tournay en 1710, avec des retouches.

5. Les personnes de toute classe, à commencer par Fénelon, Madame, Mme de Maintenon, l'avocat Mathieu Marais, Valincour, etc., ne jugèrent pas moins sévèrement cet acte de fol orgueil.

6. Après *Sire*, Saint-Simon a biffé et reporté à la ligne suivante *j'envoye*.

seulement à l'égard du monde, mais à l'égard de Dieu et de son Église, patience, et du plus profond silence; j'envoie, dis-je, à Votre Majesté, avec un très profond respect, la démission volontaire, qui ne peut[1] être regardée par personne comme l'aveu d'un crime que je n'ai pas[2] commis, de ma charge de grand aumônier de France, et de ma dignité de l'un des neuf prélats commandeurs de l'ordre du Saint-Esprit, qui a l'honneur d'avoir Votre Majesté pour[3] chef et grand maître, qui a juré sur les saints Évangiles, le jour de son sacre, l'exacte observation des statuts dudit ordre; en conséquence desquels statuts je joins dans cette lettre le cordon et la croix de l'ordre du Saint-Esprit, que, par[4] respect et soumission pour Votre Majesté, j'ai toujours portée sous mes habits depuis l'arrêt que Votre Majesté [a] rendu[5] contre moi, absent et non entendu, dans son conseil d'en haut, le 11 septembre 1701[6]. En conséquence de ces deux démissions[7] que j'envoie aujourd'hui à Votre Majesté, je reprends, par ce moyen, la liberté que ma naissance de prince étranger fils de souverain me donne, ne[8] dépendant que de Dieu et de ma[9] dignité de cardinal-évêque de la sainte Église romaine, et doyen[10] du sacré collège, évêque d'Ostie, premier suffragant de l'Église romaine, me donne[11] naturellement : liberté séculière et ecclésiastique, dont je ne me suis privé volontairement[12] que par les deux serments que je fis entre les mains de Votre Majesté en 1671, le premier pour la charge de grand aumônier de France, la première des quatre grandes charges de sa maison et de la couronne, et le second serment pour la dignité d'un des neuf prélats commandeurs de l'ordre du Saint-Esprit, desquels serments je me suis

1. *Ne pouvant plus.*
2. *Pas jamais.*
3. *Pour son.* — 4. *Par pur.* — 5. *Rendit.*
6. *1700.* L'erreur vient de Dangeau.
7. *De ces démissions.* — 8. *D'un souverain ne.*
9. *Dieu, et ma.* — 10. *Et de doyen.* — 11. *Donnent.*
12. *De laquelle je ne m'étois privé que volontairement.*

toujours très fidèlement et très religieusement acquitté tant que j'ai possédé ces deux dignités, desquelles je me dépose[1] aujourd'hui volontairement, et avec une telle fidélité aux ordres[2] et aux volontés de Votre Majesté, en tout ce qui n'étoit pas contraire au service de Dieu et de son Église, que je desirerois bien en avoir une semblable à l'égard des ordres de Dieu et de ses volontés, à quoi je tâcherai de travailler uniquement le reste de mes jours, servant[3] Dieu et son Église dans la première place après la suprême, où la divine Providence m'a établi quoique très indigne; et, en cette qualité, qui m'attache uniquement au saint-siège, j'assure[4] Votre Majesté que je suis et serai jusqu'au dernier soupir de ma vie, avec le respect profond[5] qui est dû à[6] la Majesté Royale,

« Sire,

« De V. M.

« Le très humble et très obéissant serviteur.

Signé : LE CARDINAL DE BOUILLON, doyen du sacré collège[7]. »

Analyse de cette lettre.

Quoique cette lettre contienne autant de sottises, d'impudence et de folie que de mots, on ne peut s'empêcher d'en faire quelque analyse[8]. Premièrement, il faut avoir bonne haleine et bonne mémoire pour aller jusqu'au bout de la première phrase[9], et travailler pour démêler les con-

1. *Dépouille.* L'erreur vient de Dangeau.
2. Après *ordres*, Saint-Simon a biffé *de V. M.*
3. *En servant.* — 4. *Assurerai.* — 5. *Le profond respect.*
6. Après *à*, Saint-Simon a biffé *Vostre dignité Royale.*
7. Après la signature, cette souscription : *A Arras, ce 22e mai 1710.*
8. Saint-Simon écrit tantôt *analyse*, et tantôt *analise.* — Nous retrouvons ici le même procédé qu'il a employé au volume précédent pour discuter la lettre d'Alberoni après Audenarde, puis pour mieux faire valoir son propre discours sur le duc de Bourgogne, et la lettre écrite pour le duc d'Orléans.
9. Encore *frase*, comme au volume précédent, p. 224.

tinuels entrelacements de ses parenthèses, et de son sens si suspendu[1]. Dans cette phrase, autant de faux et de vent[2] que d'insolence. Il a souffert des persécutions qu'il ose reprocher au Roi comme les plus injustes, les plus inouïes, et les moins méritées : c'est donc lui dire, parlant à lui, qu'il est un tyran, puisqu'il faut l'être pour faire souffrir le plus injustement et d'une manière inouïe quiconque ne l'a pas mérité ; mais, ces souffrances, quelles sont-elles? Après avoir longtemps souffert un spectacle de désobéissance publique sur le premier théâtre de l'Europe[3], et toutes les menées possibles pour s'y faire soutenir par le Pape et tout le sacré collège, qui le blâmèrent et se moquèrent de lui, le Roi lui saisit son temporel, et, par famine, l'obligea enfin à exécuter l'ordre qu'il lui avoit donné de revenir en France, où son temporel lui fut rendu, et où, pour tout châtiment, il fut exilé dans ses abbayes[4]. Voilà donc ces souffrances si injustes et si inouïes, qu'il a souffertes, ajoute-t-il, avec une patience outrée à l'égard du monde, de Dieu, et de son Église! Mais en quoi Dieu et son Église sont-ils intéressés en cet exil? où est l'offense à Dieu, où le préjudice à l'Église? quelle part a-t-elle pu y prendre, et, à l'égard du monde, où est le scandale? Il est entier, ainsi que le péché, dans la désobéissance, et dans la lutte de désobéissance poussée si loin et avec tant d'éclat, et non dans une punition devenue nécessaire pour le faire obéir, adoucie incontinent après par le relâchement[5] de ses revenus, et réduite à un simple exil chez lui dans ses abbayes, c'est-à-dire, pour un laïque, dans ses terres. Et, cette patience outrée à le supporter, comment eût-il fait pour ne l'avoir pas, et quel gré peut-il

1. C'est une des caractéristiques les plus étonnantes de son style, où la même période se poursuit pendant des pages entières, compliquée d'une écriture que lui-même qualifiait de « diabolique ».
2. Au sens de vanité, comme déjà dans notre tome XII, p. 6.
3. A Rome, en 1700 : tome VII, p. 100 et suivantes.
4. Tomes VII, p. 197-198, et VIII, p. 96-97.
5. Au sens de relâcher ce qu'on avait pris.

en prétendre[1]? Il envoie, dit-il, sa démission volontaire, et il prend grand soin de la préserver de l'opinion de l'aveu d'un crime qu'il n'a point commis. Il étoit cardinal de la nomination du Roi, et il étoit chargé de ses affaires à Rome; en même temps, il avoue lui-même qu'il avoit prêté serment au Roi. Dans cet état, il tombe en la défiance et en la disgrâce du Roi, qui le rappelle; malgré beaucoup d'ordres réitérés, et les plus précis, il s'obstine à demeurer à Rome, ose mettre en question si un cardinal est obligé d'obéir à son roi, n'oublie rien pour engager la cour de Rome à prendre parti pour la négative, donne ce spectacle public de lutte contre le Roi. En quel siècle et en quel pays n'est-ce point là un crime, et un crime de lèse-majesté le plus grave après celui du premier chef[2]? Il est égal à celui de la révolte à main armée, puisqu'il n'a pas tenu à lui de faire une affaire d'État et de religion de la sienne particulière, et d'armer pour soi la cour de Rome. Avec quel front ose-t-il donc nier ce crime si long et si public, jusqu'à la délicatesse de se précautionner contre l'opinion d'un aveu tacite par sa démission? Et, cette démission, il a grand soin de l'inculquer volontaire, et de marquer en même temps la date où elle lui a été demandée : or, il conste[3] de cette date qu'il a désobéi près de dix ans à la volonté du Roi là-dessus, et neuf à l'arrêt qui l'a dépouillé, puisque, n'osant, avec tout son orgueil, continuer à porter l'Ordre après que l'ambassadeur du Roi eut été chez lui pour lui déclarer et lui faire exécuter cet arrêt[4], il a eu l'enfance et la misère,

1. *En* est en interligne, et, après avoir pris une nouvelle plume et changé d'encre, l'auteur a complété ou corrigé, avec grattage, le verbe suivant, qui commençait par un *p*.

2. Il a déjà été parlé du crime de lèse-majesté dans le tome XVIII, p. 79; le « premier chef » était l'assassinat du souverain.

3. « *Conster,* verbe impersonnel, être évident, être certain; ne s'emploie guère qu'au Palais » (*Académie,* 1718). Nous le retrouverons plus loin, p. 55.

4. Tome VII, p. 157 et 245-246. On peut se rappeler qu'alors il

qu'il[1] avoue ici, et qui ne peut avoir d'autre nom, de porter en dessous ce qu'il n'osoit plus montrer en dessus, et témoigna ainsi sa petitesse et sa foiblesse d'une part, et, de l'autre, son orgueil et son opiniâtreté[2]. Envoyer, après dix ans de cette conduite, sa démission, et s'évadant du Royaume, cela peut-il s'appeler une démission volontaire? N'est-ce point plutôt une dérision, et dire au Roi en effet qu'elle n'est volontaire que parce[3] que rien n'a pu la tirer de lui tant qu'il n'a pas voulu la donner, et qu'il ne la donne que parce qu'il sort du Royaume et qu'il la veut bien donner? Et, pour ajouter toute espèce d'insulte, il met dans sa lettre au Roi un vieux cordon bleu sale et gras, avec sa[4] croix du Saint-Esprit, car le cordon étoit tel à la lettre[5]. L'enflure[6] des dignités dont il se démet n'est digne que de risée: personne n'ignore qu'à l'institution[7] de l'Ordre, Henri III voulant favoriser Jacques Amyot, son précepteur, et du feu Roi son frère, qui avoit été récompensé de l'évêché d'Auxerre et de la charge de grand aumônier de France, celle de grand ou de seul aumônier de l'Ordre fut attachée pour toujours à celle de grand aumônier de France, et sans faire aucunes preuves, parce qu'Amyot n'en pouvoit faire[8]; que, par conséquent, toujours

essaya de persuader à ses collègues les cardinaux que le port de l'Ordre était incompatible avec leur dignité et leurs fonctions.

1. L'initiale d'*il* surcharge une lettre illisible.

2. Comparez ce que l'auteur a déjà dit de ce grief en 1708 : tome XVI, p. 117-118.

3. Saint-Simon, ayant d'abord oublié d'écrire *par* en fin de ligne, y a ajouté *parce*, et a biffé *ce* au commencement de la ligne suivante.

4. La page 1022 et le quatrième portefeuille du manuscrit se terminent par les mots *avec la ;* mais la page 1023, première du cinquième portefeuille, commence par *sa croix*.

5. Dans son billet à Torcy, il s'excusait de cette saleté.

6. *Enflure*, au sens d'exagération, comme dans notre tome IX, p. 126, et ci-après, p. 342. Nous aurons tout à l'heure, p. 23, *bouffissure*.

7. *Instution*, par mégarde, dans le manuscrit.

8. Déjà dit dans nos tomes XI, p. 172-173 et 457-458, et XVI, p. 117-118.

depuis, être grand aumônier et porter l'Ordre est une seule et même chose, sans rien de séparé ni de distinct[1]; et qu'ainsi le grand aumônier, quelque grand qu'il soit par soi ou par sa charge, n'est point autre chose qu'un officier de l'Ordre, n'en fait point le neuvième prélat, qui, tous huit, font preuves et sont partagés par moitié en cardinaux et en évêques[2]. C'est donc un pathos[3] très puéril que fait ici le cardinal de Bouillon, et une cheville[4] très inutile, que l'énoncé qu'il fait que le Roi est grand maître de l'Ordre, et qu'il en a juré les statuts à son sacre. Il est selon les statuts de dégrader un chevalier de l'Ordre pour certains crimes, surtout de félonie, de lèse-majesté, etc., dont il y a de grands exemples, et en nombre ; à plus forte raison est-il en la disposition du Roi de faire défaire un officier de l'Ordre de sa charge, dont il y a aussi maint exemple[5], et de lui en demander la démission. Ce dernier cas s'est vu plus de quinze ans dans M. de Châteauneuf Phélypeaux, secrétaire d'État, greffier de l'Ordre[6] et le portant au lieu de Castille[7], qui fut tout ce temps-là exilé,

1. Nous donnerons ci, après, p. 567, une première rédaction des pages qui vont suivre, d'après le mémoire de 1738-40 intitulé : *Remarques sur l'ordre du Saint-Esprit.*

2. Déjà dit dans nos tomes X, p. 204 et note 2, et XI, p. 172-173, 441, 442 et 457-458. La thèse contraire avait été soutenue par le cardinal dans une de ses dernières lettres à Torcy, 9 mars 1710, et rétorquée par celui-ci (ms. Clairambault 1173, fol. 91-93).

3. Le *Dictionnaire de l'Académie* de 1718 définissait *pathos :* « Mot grec qui signifie *passion ;* il ne s'emploie que pour signifier les mouvements que l'orateur excite dans ses auditeurs. » La dernière édition dit, au contraire : « Mot grec.... que nous employons en mauvaise part pour signifier une chaleur, une emphase affectée et déplacée dans un discours, dans un ouvrage littéraire. » C'est sous ce sens que Littré a rangé le présent exemple.

4. « On dit proverbialement *autant de trous, autant de chevilles,* et cela se dit d'un homme qui trouve des excuses et des défaites à tout ; et, figurément en parlant de vers, on appelle *cheville* tout ce qui n'y est mis que pour la mesure ou pour la rime » (*Académie,* 1718).

5. *Maints* au pluriel, et *exemple* au singulier.

6. Tome VII, p. 141-142. — 7. Nicolas Jeannin : tome XI, p. 209

et par delà, pour refuser sa démission, et qui toutefois ne portoit plus l'Ordre, et ne l'a jamais porté depuis, qu'au bout de quinze ou seize ans il donna sa démission[1], et c'est le grand-père maternel du prince d'Harcourt qui a pris le nom de Guise[2]; mais l'exemple d'Amyot est bien plus juste encore au cardinal de Bouillon[3] : aussi ingrat que lui, il s'abandonna à la Ligue; Henri IV, commençant à devenir le maître, lui ôta la charge de grand aumônier, et conséquemment l'Ordre[4], qu'il donna au fameux Renauld de Beaune, archevêque de Bourges alors, puis de Sens[5], qui venoit de lui donner l'absolution et de le communier[6] dans l'église de l'abbaye de Saint-Denis. Pour un homme qui a autant vécu à la cour que le cardinal de Bouillon, il est difficile de comprendre ce qu'il veut dire ici quand il y donne sa charge pour la première des quatre grandes de la maison du Roi et de la couronne. Premièrement, on lui niera tout court que la charge de grand aumônier soit un office de la couronne, sans qu'il puisse, ni aucun autre, ni le prouver ni en montrer la moindre trace[7]. Ces offices ont ce privilège particulier qu'ils ne se peuvent ôter aux titulaires malgré eux que juridiquement et pour crime[8] : quand Amyot fut dépouillé,

1. Toute cette anecdote a été racontée en 1705 : tome XIII, p. 5-6.
2. Louis-Marie-Léopold de Lorraine-Harcourt, dit le prince de Guise, né le 17 décembre 1720, colonel d'un régiment d'infanterie depuis 1741, passera brigadier en 1745, et mourra à l'armée le 20 juin 1747, sans alliance. Nous avons vu ses parents s'épouser en 1705 : tome XIII, p. 1-8.
3. C'est-à-dire que l'exemple s'applique mieux au cas du cardinal.
4. Ci-dessus, p. 19. — 5. Tome XI, p. 173 et appendice IV, p. 465-467.
6. « *Communier* signifie aussi administrer le saint sacrement, et, en ce sens, il est actif » (*Académie*, 1718). Cet emploi se rencontre partout, et même nous trouvons *se communier*, au sens d'aller recevoir la communion, dans les *Mémoires de Retz*, tome IV, p. 567, et dans une lettre du duc d'Enghien, au tome III de l'*Histoire des princes de Condé*, par le duc d'Aumale, p. 565.
7. C'est ce que notre auteur a déjà entrepris de démontrer en 1700, lors de la disgrâce du cardinal : tome VII, p. 196 et 197.
8. *Ibidem*.

la Ligue[1] étoit encore assez puissante pour le soutenir et pour embarrasser Henri IV, s'il avoit fallu du juridique[2]; il n'en fut pas seulement question, et Amyot demeura dépossédé et exilé dans son diocèse le reste de ses jours, qui durèrent encore quelques années[3]. En second lieu, que veut dire le cardinal de Bouillon avec ces quatre charges de la maison du Roi et de la couronne, dont la sienne est la première? A-t-il oublié que rien n'est plus distinct qu'office de la couronne[4], et grandes charges de la maison du Roi, dont aucune ne s'est jamais égalée à ces[5] offices? En troisième lieu, où n'en a-t-il pris que quatre, et qui sont-elles à son compte? Le connétable, et, par usage moderne, le maréchal général, le chancelier, et, par tolérance, le garde des sceaux, le grand maître, le grand chambellan, les maréchaux de France, l'amiral, le grand écuyer, quoique plus ancien que l'amiral, qui marche au milieu des maréchaux de France, le colonel général de l'infanterie et le grand maître de l'artillerie sont les officiers de la

1. L'initiale de *Ligue* est une minuscule corrigée après coup en majuscule.

2. Adjectif pris substantivement.

3. Il ne mourut que le 6 février 1593.

4. Sur les offices de la couronne, on peut voir les *Écrits inédits* de notre auteur, tome V, p. 123, 316-327 et 331-341. En outre, il avait réuni sur ces offices neuf cahiers de documents et de mémoires, qui ont sans doute été distraits de ses Papiers. Les grands officiers, qui étaient grands vassaux par leur office même, jouissaient de privilèges honorifiques au sujet desquels Clairambault (ms. 1195, fol. 184 et suivants) dressa, en 1696, un mémoire pour M. de Pontchartrain, et leur rang entre eux avait été réglé par des lettres patentes du 30 décembre 1581, puis par une déclaration du 3 avril suivant, alors qu'ils n'étaient que cinq : connétable, chancelier, grand maître, grand chambellan, amiral. Henri IV y ajouta successivement le grand écuyer, le grand maître de l'artillerie et le colonel général de l'infanterie. Au milieu du dix-huitième siècle, les offices de la couronne ne sont plus que ceux dont les titulaires servent auprès du Roi et de la Reine; il y a alors douze grandes charges, et la première est celle de grand aumônier.

5. *Ses* corrigé en *ces*.

couronne[1]. Ils sont donc plus de quatre, comme on voit, et je ne pense pas qu'aucun d'eux se laissât persuader de céder au grand aumônier. Quant aux grandes charges de la maison du Roi, tels[2] que les premiers gentilshommes de la chambre[3], les gouverneurs des Rois enfants et des fils de France[4], les premiers[5] chefs des troupes de sa garde[6], le grand maître de la garde-robe[7], en[8] voilà aussi plus de quatre, et qui ne seroient pas[9] plus dociles que les officiers de la couronne à céder au grand aumônier. On ne sait donc ce que veut dire le cardinal de Bouillon, ou plutôt lui-même ne le sait pas ; mais sa bouffissure[10] est si générale, qu'il se loue d'avoir exercé cette charge très fidèlement et très religieusement. C'est une absurdité que son extrême orgueil lui a cachée : fidèlement, dans une désobéissance éclatante et très criminelle dix ans durant, et, à son sens, il étoit toujours alors grand aumônier, puisqu'il n'avoit pas donné sa démission[11] ; religieusement, ni ses mœurs, ni la cour, ni le monde ne lui rendirent[12] ce

1. Il a été parlé de tous. — 2. Ce masculin est bien au manuscrit.
3. Tomes I, p. 144, et VI, p. 401. — 4. Tome XIX, p. 132 et 355.
5. *Prs* a été ajouté après coup entre *les* et *chefs*,
6. De la garde du Roi, c'est-à-dire les quatre capitaines des gardes du corps, les colonels des gardes françaises et suisses, le capitaine des Cent-Suisses, celui des gardes de la porte, etc. Toutes ces charges étaient assez importantes pour que Saint-Simon regrettât que les continuateurs du P. Anselme ne les eussent pas comprises dans l'*Histoire généalogique*, et c'est le sujet du « Projet » que j'ai reproduit en 1875 à la suite du tome XIX des *Mémoires*, éd. 1873, p. 334-338. Cette pièce date de 1731.
7. Tome III, p. 80. — 8. Avant *en*, Saint-Simon a biffé *et*.
9. Ces cinq derniers mots sont en interligne, au-dessus de *fussent*, biffé.
10. « On appelle figurément *bouffissure de style* le défaut d'un style trop ampoulé » (*Académie*, 1718). Comparez *enflure*, ci-dessus, p. 19, et ci-après, p. 342.
11. Il regardait les cardinaux de Coislin et de Janson comme ses vicaires, a dit notre auteur dans le tome XVI, p. 117.
12. *Rendront* corrigé en *rendirent*, ou réciproquement. — Le futur primitif, comme celui qu'on a eu p. 21, *on lui niera*, viennent peut-être d'un texte pris sur l'instant même.

témoignage! Voilà pour le personnel. Venons maintenant à la naissance.

En conséquence de ces démissions de la charge et de l'Ordre, qu'il veut toujours séparer pour amplifier vainement, il reprend, écrit-il au Roi, la liberté que lui donne sa naissance de prince étranger, fils de souverain, ne dépendant que de Dieu et de sa dignité de cardinal, etc. : c'est-à-dire que c'est un manifeste adressé au Roi sous la forme d'une lettre, par lequel il lui dénonce son indépendance prétendue, et sa très parfaite ingratitude ; il attente à la majesté de son souverain en abdiquant sa qualité innée de sujet, et encourt ainsi le crime de lèse-majesté en plein[1]. Je ne répéterai point ce qui a été expliqué depuis la page 573 jusqu'à la page 585[2] de la nature des fiefs de Bouillon, Sedan, etc., de l'état, comme seigneurs de ces fiefs, de ceux qui les ont possédés, de la manière dont ils sont entrés dans la famille du cardinal de Bouillon, du rang que son grand-père[3], premier possesseur de ces fiefs, a tenu devant et depuis qu'il les a possédés, de celui de la branche de la maison de la Marck[4] qui les possédoit avant lui, et de quelle manière enfin son père[5] obtint ce prodigieux échange de ces fiefs et le rang de prince étranger[6]. On y voit clairement la mouvance de ces fiefs de Liège et de l'abbaye de Mouzon[7], et la violence, non aucun autre titre, qui, par la protection si indignement reconnue d'Henri IV, [a fait que] ces fiefs sont demeurés au grand-père du cardinal de Bouillon[8]: d'où il

1. Ci-dessus, p. 18.

2. Il faut lire *583*. — Ces pages du manuscrit correspondent aux pages 178 à 248 de notre tome XIV.

3. Henri de la Tour, maréchal de Bouillon : tome XIV, p. 180-184.

4. *Ibidem*, p. 184 et suivantes. — 5. Frédéric-Maurice de la Tour.

6. *Ibidem*, p. 211-217 ; *Écrits inédits*, tome III, p. 263.

7. Sedan relevait de Mouzon, et Bouillon de Liège ; mais tous deux étaient auparavant des fiefs de l'archevêché de Reims : tome XIV, p. 186, 196-198 et 527-532 ; ci-après, p. 55.

8. Tome XIV, p. 180-181.

résulte qu'à ces titres jamais son grand-père ni son père[1] ne furent souverains ni princes ; conséquemment, qu'il n'est ni prince étranger, ni fils de souverain[2], et qu'il ment à son roi avec la dernière impudence. Il n'a donc point de liberté de rien[3] reprendre à ce titre par la[4] démission de sa charge, et il demeure tel qu'il étoit auparavant, c'est-à-dire gentilhomme françois de la province d'Auvergne, du nom de la Tour[5], tel qu'il étoit auparavant[6], par conséquent sujet du Roi comme tous les autres gentilshommes de cette province, laquelle appartient à la couronne[7]. Que si son père, en faveur d'un échange déjà si étrangement énorme que, depuis tant d'années de toute-puissance du Roi et de toute[8] faveur de MM. de Bouillon, il n'a pu être entièrement passé au Parlement[9], le père du cardinal a obtenu pour sa postérité et pour son frère le rang de prince étranger malgré les cris et les oppositions de la noblesse, qui le leur fit ôter en [1649][10], et qui leur fut rendu en [1651][11], et que le Parlement a toujours constamment ignoré, c'est une grâce fort injuste, mais dont le Roi est le maître, et dont le bienfait ne donne pas la manumission[12]

1. Avant *pere*, il a biffé un second *grd.* — 2. Tome XIV, p. 209-211.
3. *Rien* est en interligne, et *de* corrige *à.* — 4. *Sa* corrigé en *la.*
5. Tome XIV, p. 233-235 et 556.
6. Cette répétition est au manuscrit.
7. L'Auvergne avait été réunie à la couronne par le mariage du roi Henri II avec Catherine de Médicis, fille et héritière de Madeleine de la Tour dite de Boulogne, comtesse d'Auvergne.
8. *Toute* corrigé en *toutte*, comme est écrit le précédent.
9. Tome XIV, p. 212 et 217, et ci-après, p. 61.
10. Cette date a été laissée en blanc dans le manuscrit. Notre auteur donnera en 1717 (tome XIII de 1873, p. 386-396) un texte de la protestation de l'assemblée de 1649 retrouvé par lui, dit-il, chez un vieux médecin de Chartres. Il y aura lieu alors d'examiner la pièce et les signatures qui y sont apposées.
11. Cette date a encore été laissée en blanc. On a dans le manuscrit du fonds Baluze 198, fol. 55-57, les originaux signés des délibérations des assemblées de 1649 et 1651 exceptant les Bouillons de la protestation contre les princes étrangers.
12. Proprement, affranchissement des esclaves et autres personnes de

de l'état de sujet, et ne peut changer la naissance. C'est donc le dernier degré[1] d'égarement que ce que montre ici le cardinal de Bouillon, duquel se sont toujours bien gardés ceux dont la naissance issue de souverains véritables et actuels ne pouvoit être disputée, tels que les Guises, qui, dans le plus formidable éclat de leur puissance prête à les porter sur le trône, n'ont jamais balancé à se déclarer sujets, au temps même où ils osèrent faire considérer Henri III comme déchu de la couronne, et Henri IV comme incapable d'y succéder. Si l'idée du cardinal de Bouillon pouvoit être véritable, non dans un gentilhomme françois comme lui, mais dans un prince, par exemple de la maison de Lorraine, il s'ensuivroit que, quelque patrimoine qu'il eût en France, en renonçant aux charges qu'il posséderoit il reprendroit cette liberté qu'allègue le cardinal de Bouillon, et une pleine indépendance : d'où il résulteroit que jamais les Rois ne pourroient être assurés de ceux de cette naissance, qui, par elle, seroient en tout temps les maîtres de demeurer ou de n'être plus leurs sujets. Le cardinal de Bouillon ajoute qu'il s'est volontairement privé de cette liberté par le serment de grand aumônier, laquelle il reprend par sa démission de cette charge. Encore une fois, ce n'est pas d'un gentilhomme françois, tel que lui, que je parle ; c'est d'un prince de la naissance dont il ose se dire, et dont il n'est pas. Si ce qu'il dit là étoit véritable, lui qui avoit un patrimoine en France, lui et les siens, et rien ailleurs, les princes de la maison de Lorraine établis en France, et qui y ont tout leur bien, ne seroient donc pas sujets du Roi, comme il y en a plusieurs qui n'ont ni charge ni gouvernement, et qui[2] par consé-

condition serve. Le *Dictionnaire de l'Académie* de 1718 ne donnait pas cette expression, qui n'y entra qu'en 1740.

1. *Degré,* oublié, a été ajouté en interligne.

2. *Et qui* est écrit en interligne, au-dessus de *ny,* biffé, et, plus loin, *ne sont* a été mis aussi en interligne, au-dessus de *qui soyent,* biffé.

quent ne sont liés à ce titre par serment. Ce paradoxe est aussi nouveau qu'incompréhensible. Mais par qui, et à qui est-il si audacieusement avancé? par un gentilhomme originaire de la province d'Auvergne[1], dont les pères n'ont jamais eu ni prétendu aucune distinction, ni supériorité quelconque sur pas une des bonnes maisons de cette province, jusqu'au grand-père du cardinal de Bouillon lorsqu'il eut Sedan et Bouillon, et qu'aucun ne lui passa jamais ni devant ni depuis[2]. Et à qui? à un des plus grands rois qui ait régné en France, son souverain, duquel son père tint deux fois la dignité du duc et pair[3], son oncle la première charge de la milice[4], un gouvernement de province[5], la charge de colonel général de la cavalerie[6], tous deux après avoir pensé renverser l'État, tous deux après avoir vécu d'abolitions[7]; son frère aîné[8], la charge de grand chambellan[9] et le[10] gouvernement de sa propre province[11], avec les survivances pour son fils[12], qui tôt après s'en montra si ingrat[13]; son autre frère[14], un autre gouvernement de province et la charge de colonel général

1. Ci-dessus, p. 25.
2. Les quatre derniers mots ont été ajoutés en interligne.
3. En échange de Sedan et Bouillon, Frédéric-Maurice de la Tour de Bouillon eut les deux duchés-pairies d'Albret et de Château-Thierry: tome XIV, p. 214.
4. Celle de maréchal général : *ibidem*, p. 222.
5. Celui de Limousin : *ibidem*, p. 229.
6. En 1654, lorsqu'il eut forcé les lignes d'Arras : *ibidem*, p. 220.
7. Déjà dit dans le tome XIV, p. 210.
8. Le frère aîné du cardinal, Godefroy-Maurice, duc de Bouillon.
9. Vacante par la mort du duc de Joyeuse en 1654 : *ibidem*, p. 219-220.
10. *Le* est en interligne, au-dessus d'*un*, biffé.
11. Le gouvernement d'Auvergne, que Mazarin avait possédé jusqu'à sa mort, et qui fut donné au duc Godefroy-Maurice par lettres patentes du 24 avril 1662. Il rapportait environ trente-six mille livres.
12. Le prince de Turenne, qui fut tué trente ans plus tard à Steinkerque.
13. Il a dit dans le tome II, p. 126, que le prince de Turenne « avoit déjà montré par plusieurs pointes qu'il n'étoit pas indigne arrière-petit-fils du maréchal de Bouillon. »
14. Frédéric-Maurice de la Tour, comte d'Auvergne.

de la cavalerie[1]; eux tous, le rang de prince étranger, et lui-même une profusion énorme des plus grands et des plus singuliers bénéfices[2], le cardinalat en un âge[3] qui l'a porté au décanat, et la charge de grand aumônier avec la faveur la plus distinguée. C'est de cet amas inouï[4] des plus grands bienfaits versés sur deux générations de frères que le cardinal de Bouillon se fait des armes contre celui-là même dont il les tient, et en parlant à lui ! On s'arrête ici parce que[5] le comble d'ingratitude est trop[6] au-dessus de tout ce qui se pourroit dire, ainsi[7] que de l'insolence[8].

Peu content d'un si monstrueux orgueil, il revient au dédoublement de son cardinalat[9], pour en multiplier la grandeur, avec une fatuité la plus misérable. Doyen du sacré collège, n'est-ce pas être cardinal, n'est-ce pas être évêque d'Ostie, n'est-ce pas être le premier suffragant de Rome[10], et rien de tout cela peut-il être distinct ou séparé? Mais voici où l'ivresse excelle : c'est la première place après la suprême. Il parle au Roi comme il parloit aux paysans de la Ferté lorsqu'il y passa deux mois, et qu'après avoir quelquefois dit la messe à la paroisse, il leur faisoit admirer en sortant, non la grandeur du mystère qu'il venoit de célébrer, mais la sienne, de lui

1. Il succéda à son oncle Turenne dans cette charge et dans le gouvernement de Limousin.

2. Ci-dessus, p. 9.

3. A vingt-cinq ans, en 1669. Le cardinal ne manqua pas, après sa désertion, de faire publier de nouveau les lettres par lesquelles le Roi avait demandé ce chapeau pour lui.

4. *Inouy* a été ajouté après coup en fin de ligne.

5. L'abréviation de *que* a été ajoutée entre *parce* et *le*.

6. *Trop* a été ajouté en interligne.

7. Les cinq mots qui suivent ont été ajoutés après coup dans le blanc resté à la fin du paragraphe.

8. On avait déjà signalé cette même « insolence » dans son *Apologie* de 1706; mais, plus anciennement (ci-après, p. 567), le cardinal s'en était défendu.

9. *Card.*, en abrégé, dans le manuscrit.

10. Ci-dessus, p. 15.

qui étoit prince, et qui avoit la première place après la suprême; qu'ils le regardassent bien, ajoutoit-il[1], parce que jamais ils n'avoient vu cela dans leur église, et qu'après lui cela n'y arriveroit jamais. Ce peuple ne le comprenoit pas; le curé, qui avoit de l'esprit, et les honnêtes gens du lieu en rioient entre eux, et en avoient pitié[2]. A quelque point d'élévation que la dignité de cardinal ait été portée, la distance est demeurée si grande entre le Pape[3] et leur doyen, que cette expression favorite du cardinal de Bouillon, qu'il répétoit sans cesse à tout le monde, ne put imposer à personne, et ne peut montrer que le vuide et le dérangement de sa tête.

Toute la fin de la lettre n'est qu'une insulte diversifiée en plusieurs façons plus insolentes les unes que les autres. Il s'y récrie sur sa fidélité aux ordres et aux volontés du Roi, et il y ajoute cette honnête et respectueuse restriction: « en tout ce qui n'étoit pas contraire au service de Dieu et de son Église. » C'est donc à dire, et en parlant au Roi même, qu'il étoit capable de vouloir des choses qui y étoient contraires, qu'il lui en avoit même commandé[4]. Il appuie encore ici sur sa fidélité; mais fut-elle le principe de toutes les brigues qu'il employa pour se faire élire évêque de Liège contre la volonté et les défenses du Roi si déclarées, qu'il ne le manqua que parce que le Roi s'y opposa d'une manière si formelle, qu'il fit déclarer au chapitre qu'il préféroit tout autre au cardinal de Bouillon, qui avoit les voix, même le candidat porté par la maison d'Autriche; ce qui fit changer le chapitre, et manquer ce siège au cardinal de Bouillon[5]? Sa fidélité fut-elle le

1. Les deux mots *ajoutoit il* sont en interligne.

2. Anecdote racontée dans le tome XVI, p. 120 et 505.

3. *Leu* a été corrigé en *le*, et la lettre finale *r* surchargée en *P*.

4. *Comandées*, avec accord, au manuscrit.

5. L'évêque de Liège, Jean d'Elderen, étant mort le 1er février 1694, deux candidats se présentèrent aux suffrages des chanoines : le cardinal de Bouillon, qui faisait partie du chapitre, et l'archevêque de Cologne, prince Joseph-Clément de Bavière, qui était porté par l'Empereur et

motif qui lui fit employer tant de ruses et de manèges pour tromper le Pape et le Roi, et réciproquement persuader à l'un et à l'autre de faire nécessairement son neveu cardinal en contrepoids du duc de Saxe-Zeitz[1] porté vivement par l'Empereur, à la promotion duquel le Roi s'opposoit plus fortement encore : fourberie dans laquelle le Pape et le Roi donnèrent si bien, qu'elle ne fut découverte que par la déclaration que le Roi fit au Pape qu'il aimoit mieux qu'il passât outre à la promotion du duc de Saxe-Zeitz seul[2], que d'y consentir par celle de l'abbé d'Auvergne[3]? Et pour lors, ni de longtemps après, le duc de Saxe ne le fut[4]. Le cardinal de Bouillon étoit alors[5]

avait obtenu du Pape un bref d'éligibilité. L'un et l'autre firent agir des influences de toute espèce et publièrent des factums imprimés (recueil Thoisy, vol. 1, fol. 345-371, et vol. 56, fol. 716-728). Le vote du chapitre eut lieu au milieu d'avril, et, le prince bavarois ayant obtenu la pluralité des voix, le Pape confirma son élection. (*Gazette* de 1694, p. 90, 498-499, 510, 574-575; *Journal de Dangeau,* tome IV, p. 482; *Mercure* de mai, p. 183 et suivantes; *Mémoires de Mme de la Fayette,* p. 153-154; *Histoire du diocèse de Liège,* par J. Daris, t. II, p. 214-242.) Toute la correspondance du cardinal de Bouillon à cette occasion est dans les mss. Nouv. acq. fr. 5089, fol. 44-59, 61-88 et 129; 5090, fol. 60-110; 6677, fol. 44-63, 102-136, 187-191 et 224-228; 6678, fol. 27-32; 6825, fol. 540-567 et dans le ms. Clairambault 1053, fol. 58-59 et 61-62. Voyez ce qui a déjà été dit dans notre tome VII, p. 101 et 625, et le mémoire de 1710 sur les trois maisons, dans le tome III des *Écrits inédits,* p. 270-271. En outre, une communication toute récente nous permet de constater qu'après avoir promis de ne point faire opposition au candidat du Roi, le cardinal fit écrire par son intendant, en chiffre, une lettre de sens tout opposé, et, la lettre ayant été interceptée par les bureaux de M. de Croissy, l'intendant et son secrétaire payèrent leur complicité de six mois de Bastille. En 1694, le cardinal fit encore beaucoup de tapage de ce qu'il n'avait pu assister à l'élection épiscopale.

1. Christian-Auguste, duc de Saxe-Zeitz, évêque de Javarin : tome IV, p. 177.

2. *Seul* a été ajouté en interligne.

3. Tout cela a été raconté dans le tome V, p. 110-116.

4. Il ne le devint qu'en 1706.

5. *Alors* a été écrit deux fois par mégarde.

à Rome, chargé des affaires du Roi, et abusant de sa confiance à cet énorme degré. Enfin, pour se borner à quelque chose, étoit-ce fidélité aux ordres les plus exprès du Roi, des affaires duquel il étoit encore chargé à Rome, que toute la conduite qu'il y tint sur la coadjutorerie de Strasbourg[1], et sur l'affaire de Monsieur de Cambray[2]? Et, après des traits si étranges et si publics, vanter sa fidélité avec reproche[3]! Non content d'une effronterie si incroyable, cet évêque, ce cardinal, ce premier suffragant de l'Église romaine, cet homme qui réserve avec tant de religion ce qui la peut blesser dans les ordres du Roi, ne craint pas d'ajouter le blasphème le plus horrible, par le souhait qu'il fait[4] tout de suite d'avoir pour les ordres et la volonté de Dieu la pareille fidélité qu'il a eue pour ceux du Roi! La protestation qui suit est de même nature, avec les desseins et les motifs qui le faisoient s'évader du Royaume : il proteste, dis-je, qu'il tâchera, le reste de ses jours, de servir uniquement Dieu et son Église dans[5] la place, et c'est là où il paraphrase et multiplie si follement[6] la grandeur de cette place, où la Providence, dit-il, l'a établi quoique indigne. Ce dernier mot[7] est la seule vérité qui lui soit échappée dans toute cette lettre ; mais c'est au Roi à qui il dit que la Providence l'y a établi, à ce même roi qui l'a nommé cardinal dans un âge qui l'a porté au décanat[8], à ce même roi malgré le rappel duquel, faisant ses affaires à Rome, il s'y est cramponné avec tant d'artifice, puis de désobéissance publique jusqu'à ce qu'il l'eût recueilli[9]. Il

1. Tome VII, p. 77-86 et 99-107. — 2. Tome IV, p. 72 et suivantes.

3. Il semble que le signe du pluriel à *reproches* ait été remplacé en surcharge par le point final.

4. Avant *fait,* Saint-Simon a biffé *marque to*[*ut*].

5. *Dans* surcharge peut-être *et en.*

6. Le commencement de *follem*[t] surcharge peut-être une *m.*

7. C'était la formule, *licet indignus,* usitée dans la plupart des actes épiscopaux.

8. Ci-dessus, p. 28.

9. Le décanat : tome VII, p. 104-106, 154-158 et 196-199.

ajoute après que cette qualité l'attache uniquement au saint-siège, c'est-à-dire l'affranchit de tout autre attachement et de celui au Roi[1] qui l'a nommé cardinal, et de qui lui et les siens tiennent tout. Mais la fin de sa lettre, où il arrive ainsi, se signale par deux déclarations qui portent encore plus que tout le reste le crime sur le front : il assure le Roi qu'il sera jusqu'au dernier soupir de sa vie, avec le respect[2] le plus profond qui est dû à la majesté royale, son très humble et très obéissant serviteur. Cette expression du respect qui est dû à la majesté royale avertit[3] bien clairement le Roi, par sa singularité et sa netteté[4], de ne se pas méprendre au respect qu'il[5] lui porte, et de ne pas prendre pour sa personne ce qui n'est dû qu'à sa couronne ; et, pour fin[6], en supprimant le nom de sujet[7], il en dénie la qualité avec encore plus de force qu'il n'a fait dans tout ce tissu de sa lettre, qui peut passer, quoique en grand galimatias[8], pour un chef-d'œuvre d'ingratitude, d'audace et de folie.

Réflexion sur le rang de prince étranger ; son époque.

Tel est le danger du rang de prince donné à des gentilshommes françois, inconnu avant la puissance des Guises, même pour ceux de maisons souveraines[9], et, pour des gentilshommes, avant le règne de Louis XIV[10] : devenus princes, ils deviennent honteux de demeurer sujets[11]. Le

1. Les mots *attachem[t] et de celuy* sont en interligne, au-dessus d'*et de celle*, biffé, et *au*, qui suit, corrige *du*.

2. Les premières lettres de *respect* corrigent *plus*, effacé du doigt.

3. La quatrième lettre de ce verbe corrige une autre lettre.

4. Le manuscrit porte *netté*. — 5. *Qui* corrigé en *qu'il*.

6. Même emploi qu'au tome XV, p. 477.

7. Voyez les *Nouvelles Lettres* du grammairien Milleran (1705), p. 412.

8. Il écrit : *galimathias* (tome VIII, p. 425). « *Galimatias*, discours embrouillé et confus, qui semble dire quelque chose, et ne dit rien » (*Académie*, 1718). Voyez des emplois dans les *Lettres de Chapelain*, tome I, p. 284 et 537, et dans les *Œuvres de Racine*, tome VI, p. 460.

9. *Maison*, au singulier, et *souveraines*, avec le pluriel ajouté après coup.

10. Ci-dessus, p. 26.

11. « La gloire des Bouillons, à qui le Roi avoit donné le rang de

vicomte de Turenne[1], ainsi que ses pères, étoit demeuré fidèle, et avoit très bien servi Henri IV jusqu'au moment que ce monarque lui procura Bouillon et Sedan : ce fut l'époque de ses félonies, dont le reste de sa vie et celle de ses deux fils[2] fut un tissu, comme le remarquent toutes les Histoires, et que ses fils n'abandonnèrent que par la difficulté de les plus soutenir, et par les monstrueux avantages que le cardinal Mazarin leur procura, dans ses frayeurs personnelles, pour s'en faire un appui. Tel est aussi le danger de permettre à ceux de ce dangereux rang les alliances étrangères ; mais ces réflexions, qui naissent abondamment, ne doivent pas trouver ici plus de place.

Temporel du cardinal de Bouillon saisi ; ordre du Roi au Parlement de lui faire son procès ; conduite de sa maison.

Quoique ce fût la morsure d'un moucheron à un éléphant[3], le Roi s'en sentit horriblement piqué. Il avoit en sa main la vengeance : il reçut cette lettre le 24 mai ; il la remit le lendemain 25 à Daguesseau, procureur général[4], lui fit remarquer qu'elle étoit toute de la main du cardinal de Bouillon, et lui ordonna de la porter au Parlement et d'y former sa demande de faire le procès au cardinal de Bouillon comme coupable de félonie[5]. Le Roi rendit en même temps un arrêt dans son conseil d'en[6] haut[7], qui, en attendant les procédures du Parlement, mit en la main du Roi tout le temporel du cardinal, et dit que

prince, quoique naturellement ils ne fussent que des gentilshommes de très bonne maison d'Auvergne, fut la cause de leur malheur » (*Mémoires de Mme de la Fayette*, p. 186). Voyez ci-après, p. 567-568.

1. Henri de la Tour, plus tard maréchal de Bouillon : ci-dessus, p. 24.

2. Le duc Frédéric-Maurice et le maréchal de Turenne : ci-dessus, p. 25-28.

3. C'est peut-être une allusion à la fable 9 du livre II de J. de la Fontaine, *le Lion et le Moucheron*, imitée d'Ésope.

4. Celui-ci était venu à Versailles (*Dangeau*, p. 163,

5. « Rébellion du vassal contre le seigneur, » disait l'*Académie* de 1718, qui écrivait : *félonnie*, tandis que Saint-Simon suit l'orthographe régulière, ici comme plus haut, p. 13 et 20 et plus loin.

6. Ayant commencé à écrire un second *dan*[*s*], il l'a corrigé en d'*En* (*sic*).

7. On a parlé de ce conseil au tome V, p. 437-438.

sa lettre est encore plus criminelle que son évasion[1]. Ses neveux, exactement avertis, vinrent ce même jour 25 à Versailles. Ils n'osèrent d'abord se présenter devant le Roi : les ministres, qu'ils virent, leur dirent qu'ils le pouvoient faire ; ils ne furent point mal reçus[2]. Le Roi leur dit qu'il les plaignoit d'avoir un oncle si extravagant. Mme de Bouillon, qui étoit ou faisoit la malade à Paris, écrivit au Roi des compliments pleins d'esprit et de tour[3], et on verra bientôt pourquoi cette lettre d'une femme qui avoit son mari si à portée du Roi, que le Roi n'aimoit point, et qui n'alloit pas deux fois l'an lui faire sa cour ; mais tout étoit concerté[4], et M. de Bouillon se trouva à Évreux, qu'on envoya avertir, et qui trouva tout cela fait, en arrivant, pour guider après ses démarches. Le 26, le Roi écrivit au cardinal de la Trémoïlle, chargé de ses affaires à Rome, en lui envoyant une copie de celle[5] du cardinal de Bouillon pour en rendre compte au Pape[6] ; il est nécessaire d'insérer ici cette lettre du Roi au cardinal de la Trémoïlle[7] :

1. La minute de cet arrêt se trouve dans le registre E 1952, fol. 156, et le texte en est transcrit dans les *Mémoires de Sourches*, p. 267-268. — Notre auteur se sert des termes mêmes de l'arrêt : « Une lettre aussi criminelle que l'action qu'il a commise. »

2. L'abbé d'Auvergne vint le premier, au sortir du dîner du Roi ; le soir, le duc d'Albret, le chevalier de Bouillon et le comte d'Évreux se présentèrent à leur tour (*Dangeau*, p. 163-164 ; *Sourches*, p. 234).

3. L'original de cette lettre de la duchesse est au Dépôt des affaires étrangères, vol. *France* 1173, fol. 345 ; il y en a des copies dans les Papiers de Saint-Simon, vol. *France* 186, fol. 143, et ailleurs. L'original est souscrit : « De V. M. la très humble et très obéissante servante et sujette. De Mancini. » *Et sujette* manque le plus souvent dans les copies.

4. Il a déjà parlé à diverses reprises du grand sens de la duchesse.

5. De la lettre.

6. Le cardinal de Bouillon, de son côté, écrivit au Pape pour se justifier, et des copies de sa lettre se trouvent dans plusieurs recueils.

7. Cette lettre, datée du 26 mai, fut connue dans le public, et même imprimée dans les gazettes. C'est ainsi que l'auteur des *Mémoires de Sourches* l'a transcrite à la date du 10 juillet, plus correcte que Saint-Simon ne la donne. Nous en collationnons le texte avec la minute

Lettre du Roi au cardinal de la Trémoïlle.

« Mon cousin, il y a longtemps que j'aurois pardonné au cardinal de Bouillon ses désobéissances[1] à mes ordres, s'il m'eût été libre d'agir comme particulier dans une affaire où la Majesté royale étoit intéressée ; mais, comme elle ne me permettoit pas de laisser sans châtiment le crime d'un sujet qui manque à son principal devoir envers son maître, et je puis ajouter encore envers[2] son bienfaiteur[3], tout ce que j'ai pu faire a été d'adoucir par degrés[4] les peines qu'il avoit[5] méritées. Aussi[6], non seulement je lui ai laissé la jouissance de ses revenus lorsqu'il est rentré dans mon royaume, mais, depuis, je lui ai permis de changer de séjour, quand il m'a représenté les raisons qu'il avoit[7] pour sortir des lieux où j'avois fixé sa demeure. Enfin je lui avois accordé, sans même qu'il me l'eût demandé, la liberté d'aller dans telle province et tel endroit du[8] Royaume qu'il lui plairoit, pourvu que ce fût à la distance de trente[9] lieues de Paris ; et[10], lorsque, pour abréger sa route, il a passé à l'extrémité de cette ville, qu'il a séjourné aux environs, je ne m'y suis pas opposé. Il supposoit[11] qu'il alloit en Normandie pour régler[12] quelques affaires, qu'ensuite il passeroit à Lyon ; mais il crut devoir faire enfin connoître[13] le véritable motif, et unique

mise au net, mais encore corrigée par Torcy, qui avait fait la première rédaction (Aff. étr., vol. *Rome* 504, fol. 127, et vol. 507, fol. 252), et nous indiquons les variantes en *italique*.

1. *Sa désobéissance publique.* — 2. *Ajouter en vers.* — 3. *Bienfacteur.*

4. Avant *degrés*, l'auteur a biffé un premier *degrés* surchargeant d'autres lettres.

5. *Avoit justement.* — 6. *Ainsi.* — 7. *Trouvoit.*

8. *En telle province et en tel endroit de mon.* — 9. *A trente.*

10. Ici, Torcy a biffé : *et, quoique, depuis peu, il eût passé à l'extrémité de cette ville, j'avois mieux aimé fermer les yeux sur cette conduite irrégulière, que de la regarder comme une nouvelle contravention à mes ordres ;* puis, il a substitué en interligne : *et je n'ai pas même désapprouvé qu'il soit passé aux environs quand il a souhaité d'abréger sa route ;* mais il a encore biffé cette correction, pour substituer le texte définitif.

11. *Supposoit alors.* — 12. *En Normandie régler.*

13. *Il vient enfin de faire connoître quel étoit.*

but de son voyage. Au lieu d'aller[1] à Rouen, et de passer à Lyon comme il l'avoit assuré à sa famille, il a fait un assez long séjour en Picardie, et, passant ensuite[2] à Arras, il s'est rendu à l'armée de mes ennemis, suivant les mêmes sûretés[3] qu'il avoit prises avec celui de ses neveux qui sert actuellement dans la même armée, et qui, dès le commencement de cette guerre, avoit donné l'exemple de désertion que son oncle vient de suivre. Le cardinal de Bouillon, l'ayant imité dans sa fuite, m'a de plus écrit une lettre[4] dont je vous envoie la copie. Il me suffiroit, pour punir[5] son orgueil, d'abandonner cette lettre aux réflexions du public; mais il faut un exemple[6] d'une justice plus exacte à l'égard d'un sujet qui joint la désobéissance à l'oubli de son état, et à[7] l'ingratitude des bienfaits dont j'ai comblé sa personne et sa maison[8], et le rang où je l'ai élevé ne me dispense pas de m'acquitter à son égard des premiers[9] devoirs de la Royauté : j'ordonne[10] à mon parlement de Paris de procéder contre lui suivant les lois. Vous communiquerez la lettre[11] qu'il m'a écrite, et vous informerez Sa Sainteté de la manière dont il a passé à mes[12] ennemis, car il est nécessaire que le Pape connoisse par des preuves aussi évidentes le caractère d'un homme qui se prétend indépendant. Dieu veuille que cette ambition sans-bornes, soutenue[13] seulement par la haute idée de doyen[14] des cardinaux, ne cause pas un jour quelque désordre dans l'Église;

1. Il a corrigé en fin de ligne *d'* en *de*, quoique ayant écrit : *aller* au commencement de la ligne suivante.

2. *Comme il en avoit assuré sa famille.*

3. *Les mesures secrètes.* L'erreur de lecture de notre auteur se comprend graphiquement.

4. *La lettre.* — 5. *Le punir de.* — 6. *Des exemples.*

7. *La désobéissance et l'oubli de son état à.*

8. Il a mis entre parenthèses (*et sa maison*).

9. *De l'un des principaux.* — 10. *J'ordonne donc.*

11. Les mots *la lettre* ont été ajoutés en interligne dans le manuscrit. Le texte original est : *Vous communiquerez au Pape la lettre.*

12. *A l'armée de mes.* — 13. *Et soutenue.* — 14. *Du rang de.*

car[1] que peut-on[2] présumer d'un sujet prévenu de l'opinion qu'il ne dépend que de lui[3] de se soustraire à l'obéissance de son souverain ? Il suffira que, la place dont le cardinal de Bouillon est présentement ébloui lui paroissant[4] inférieure à sa naissance et à ses talents, il se croira toutes voies permises[5] pour parvenir à la première dignité de l'Église lorsqu'il en aura contemplé[6] la splendeur de plus près, car il y a lieu de croire que son dessein est de passer à Rome. Je doute que ce soit de concert avec Sa Sainteté, et, s'il avoit pris quelques mesures secrètes[7] avec Elle, je suis persuadé qu'Elle se repentiroit bientôt du consentement qu'Elle auroit[8] donné. Quoi qu'il en soit, mon intention est que, le cardinal de Bouillon arrivé[9] à Rome, vous n'ayez aucun commerce avec lui, et que vous le regardiez non seulement comme un sujet rebelle, mais comme se glorifiant de son crime[10]. Vous avertirez aussitôt[11] les François qui sont à Rome, aussi bien que les Italiens qui sont attachés[12] à mes intérêts, de se conformer aux ordres que je vous donne à son égard[13]. Sur quoi[14], je prie Dieu qu'il vous ait, mon cousin, en sa sainte et digne garde. »

Cette lettre reçut peu d'approbation[15] : on trouva bien peu décent qu'à un manifeste aussi injurieux qu'étoit la lettre

Réflexions sur cette

1. Il a mis encore *car* en interligne, au-dessus d'un *que* non biffé.
2. *On peut tout.* — 3. *Il dépend de lui.* — 4. *Paroisse.*
5. Il a récrit : *voyes* en interligne, au-dessus de *choses*, biffé.
6. *En contemplera.*
7. Les deux mêmes mots mal lus à la page précédente.
8. *Y auroit.* — 9. *Si le cardinal de Bouillon arrive.*
10. *Non seulement comme un homme absolument livré à mes ennemis, mais comme un sujet rebelle et se glorifiant de son crime.*
11. *Aussi tous.* — 12. *Les Italiens attachés.*
13. Le cardinal Gualterio lui-même n'eut permission que de l'aller visiter une seule fois comme doyen du sacré collège lorsqu'il serait arrivé à Rome (Affaires étrangères, vol. *Rome* 504, fol. 303-304).
14. *Sur ce, etc.*
15. Cependant, au point de vue de Rome, on en admire les adroites insinuations.

du cardinal de Bouillon au Roi, un si grand monarque, et si délicat sur le point de son autorité, prît de si foibles devants à Rome, et répondît comme par un[1] autre manifeste qui descendoit dans un si bas détail de justification de l'exil du cardinal de Bouillon ; qu'il parût craindre un concert avec le Pape d'aller à Rome, et qu'en le[2] montrant, il n'y opposât qu'un chimérique soupçon sur le Pontificat dont il n'étoit pas possible que le Pape pût s'émouvoir. On ne devoit pas espérer, au point où en étoient les cardinaux, de faire trouver bon à la cour de Rome les procédures contre un des leurs[3], et, de plus, leur doyen[4]. Cette promptitude, et cette manière basse de la prévenir, n'étoit bonne qu'à lui faire sentir ses forces, au lieu d'agir et de la laisser courir après. Le cardinal de Bouillon s'en enorgueillit davantage : il écrivit au président de Maisons[5], sur les procédures dont on le menaçoit, une lettre plus violente encore que celle qu'il avoit écrite au Roi[6], et fit faire

1. Il y a *une* dans le manuscrit, par mégarde. — 2. *La* corrigé en *le*.

3. *Leur*, au singulier, dans le manuscrit. — 4. Ci-après, p. 40-41.

5. Jean de Longueil, président à mortier. Nous l'avons vu dernièrement (tome XIX, p. 4) dresser les lettres de pairie de Villars.

6. Nous la donnerons à l'Appendice, n° I. Le texte en est intercalé, comme celui des précédentes, dans les *Mémoires de Sourches*, p. 277-280 (21 juillet), et on en trouve de nombreuses copies. Dès qu'elle parut, il sembla impossible qu'elle eût été écrite par le cardinal, et la paternité en fut attribuée au P. de Monthiers, jésuite dont il va être bientôt question. En effet, le cardinal n'y est nommé qu'à la troisième personne ; mais, dans le tissu d'injures grossières contre le Parlement, le rapporteur Lenain et le procureur général Daguesseau, on retrouve et les griefs sur lesquels le cardinal ne se lassait pas de revenir, et même des traces de sa phraséologie propre. Madame rapporte aussi qu'il adressa au duc de Vendôme une lettre « plus insensée encore que celle qu'il écrivit au Roi » (*Correspondance*, recueil Jaeglé, tome II, p. 121), et Valincour en dit ceci, le 6 août (*les Correspondants du duc de Noailles*, p. 115) : « Le cardinal de Bouillon a écrit une grande lettre à M. de Vendôme, qui l'a apportée au Roi, et S. M. a répondu avec chagrin qu'il ne falloit aucun commerce avec cet homme-là. Comme S. É. peint aussi mal qu'elle pense de travers, elle avoit pris la sage précaution de joindre à l'origi-

des écrits de même style sur l'immunité prétendue des cardinaux de toute justice séculière en quelque cas que ce puisse être[1], et même de toute autre que de celle[2] du Pape conjointement avec tout le sacré collège[3].

Cardinal de Bouillon, etc., décrétés de prise de corps par le Parlement, qui

Le Parlement, saisi du procès[4], rendit un arrêt de prise de corps[5] contre le cardinal de Bouillon, le sieur de Certes[6], gentilhomme son domestique qu'il employoit fort dans ses intrigues, et qui étoit allé et venu avec beaucoup de

nal une copie lisible. » Souvent il agissait ainsi, sachant son écriture indéchiffrable.

1. Voyez le ms. Clairambault 517, p. 5-41.

2. Le manuscrit porte : *que ce celle*. — 3. Ci-après, p. 40-41.

4. Le carton du Parlement coté X^{2B} 1286, aux Archives nationales, contient tout ce qui reste du dossier de l'instruction, allant jusqu'à 1715. Nous avons vu que le procureur général vint à Versailles pour recevoir l'ordre d'intenter une plainte en félonie, la lettre, selon le Roi, étant encore plus criminelle que l'évasion (*Journal de Dangeau*, p. 163). Comme on l'avait fait en 1702 pour le prince d'Auvergne, aussi déserteur (tome X, p. 254 et 609), l'affaire était portée devant la grand'chambre, juge en première instance des personnes privilégiées, mais rien de plus, et ce fut un autre dépit pour le cardinal quoique sa maison eût déjà subi le même affront pour ses deux neveux.

5. Un premier arrêt du 28 mai (X^{2B} 923) ordonna d'abord d'examiner si les lettres avaient été réellement écrites par le cardinal, et c'est seulement sur le rapport affirmatif des experts que fut rendu, le 20 juin, le décret de prise de corps. En 1705, une déclaration royale du 24 juillet (Aff. étr., vol. *France* 1135, fol. 97), rendue sans doute à l'occasion des quatre désertions du prince d'Auvergne, du prince Emmanuel d'Elbeuf, de Langalerie et de Bonneval, avait prononcé la confiscation de corps et de biens contre tous sujets qui, relégués en quelque lieu du Royaume, passeraient sans permission à l'étranger. Le cardinal fit imprimer à Tournay, chez Jacques Vincent, l'arrêt du 20 juin, pour que le public connût les conclusions de Daguesseau, en y joignant, outre leur réfutation, les « réflexions d'un homme plein d'esprit et d'équité. »

6. Ce personnage, que le théologien Phélipeaux qualifie de maître de chambre, et Fénelon de premier gentilhomme du cardinal, était à son service depuis plus de quarante-six ans, et Fénelon le considérait comme un esprit sage et solide. Un certain nombre de minutes des lettres que le cardinal lui avait écrites de 1694 à 1707 sont dans le ms. Nouv. acq. fr. 6677, fol. 223-295. Très souvent, c'est lui qui transcrivait les minutes illisibles. Son nom était *Charles de Serte*.

après s'arrête tout court ; les procédures tombent. Réflexions sur les cardinaux françois.

hardiesse à l'occasion de celle-ci, et un[1] jésuite qui s'en étoit fort mêlé[2] ; mais, quand il fallut aller plus loin, il se trouva arrêté par la difficulté des procédures, et cette immunité des cardinaux confirmée par tant d'exemples[3] que les rois n'ont pu franchir, et que ceux qui ont voulu se faire justice ne l'ont pu qu'en ayant recours aux voies de fait, dont les exemples ne sont pas rares[4], et dont Rome s'est prudemment tue, si on excepte l'exécution du cardinal de Guise[5], parce que Rome se vit appuyée de la formidable puissance de la Ligue. Les jésuites, de tout temps aux Bouillons, soutinrent sourdement ce danger de tout leur crédit ; la politique et la conscience s'unirent à ne se pas commettre avec Rome : tellement qu'après tout ce fracas, et ce procès même signifié au Pape, comme on vient de le voir, tomba[6] de foiblesse, et s'exhala, pour ainsi dire, par insensible transpiration[7]. Belle leçon aux plus puis-

1. Le commencement d'*un* surcharge un *d* effacé du doigt.

2. Le P. Charles de Monthiers, né le 24 mars 1654, entré au noviciat des Jésuites en 1673, s'adonna d'abord à la prédication, alla comme missionnaire à Constantinople, devint pénitencier à Lorette et à Rome, et mourut à la maison professe de Paris le 8 janvier 1729. Il faillit quitter le cardinal à la fin de décembre 1710, proposant alors à la cour, pour obtenir son pardon, de révéler tout ce qui s'était passé dans la désertion ou depuis ; mais le Roi voulut qu'on le tînt à distance, et le cardinal le conserva, par nécessité, disait-il. Il appartenait à une vieille famille de magistrature de Pontoise qui s'est éteinte il y a trente ou quarante ans.

3. Saint-Simon reviendra, dans la suite des *Mémoires* (tome XVII de 1873, p. 38-39), sur la persévérance avec laquelle la cour de Rome n'admit jamais que les cardinaux fussent justiciables d'aucun tribunal et se refusa toujours à les dépouiller du chapeau. Partout ils étaient protégés par le droit des gens au même titre que les ambassadeurs. Daguesseau avait cité les exemples les plus célèbres dans son mémoire de 1700, qui est au tome V de ses *Œuvres*.

4. Voyez ce qu'en dit le cardinal de Retz dans ses *Mémoires*, tome IV, p. 469-470.

5. Notre tome XV, p. 121.

6. Il manque un sujet, comme le pronom *il*, devant ce verbe *tomba*, à moins que la conjonction *et* n'ait été mise par mégarde avant *ce procès*.

7. Locution figurée déjà rencontrée bien des fois, en dernier lieu au tome XIX, p. 251, etc. — Voyez Additions et corrections, p. 568.

sants princes, qui, au lieu de se faire un parti à Rome en y donnant leur nomination, et de ceux qui l'obtiennent, et de ceux qui l'espèrent, et de tout ce qui tient à eux, gens toujours sur les lieux, instruits de tout et agissants pour leur service, et vigilants à la mort des Papes à toutes les intrigues qui la suivent[1], élèvent de leurs sujets à une grandeur inutile à leurs intérêts par leur absence de Rome, où ils n'ont ni parents, ni amis, ni faction, et ne sont bons qu'à envahir trois ou quatre cent mille livres de rente en bénéfices, du demi-quart desquels un Italien se tiendroit plus que récompensé[2], est[3] en France l'homme du Pape contre le Roi, l'État et l'Église de France, se rend chef et le tyran du clergé, trop ordinairement du ministère, est étranger de liens, d'intérêt, de protection, est hardi à tout parce qu'il est inviolable, établit puissamment sa famille, et, quand il a tout obtenu, est libre après de commettre, tête levée, tous les attentats que bon lui semble, sans jamais pouvoir être puni d'aucun[4].

De Bar, faussaire des Bouillons se tue à la Bastille.

Après tant d'éclat, on se rabattit à des mortifications plus sensibles que n'eussent peut-être été des procédures[5] sans exécution : on se souvint de celles de la Chambre de l'Arsenal contre les faussaires[6], et de son arrêt du 11 juillet 1704 contre la fausseté prouvée et avouée du célèbre cartulaire de Brioude, et contre Jean-Pierre Bar, son fabricateur[7],

1. A remarquer cet emploi de *vigilants* au sens de veillants sur quelque chose.

2. Nous avons déjà eu les mêmes réflexions, à peu près, au tome VII, p. 200-204, et des redites ou des allusions depuis.

3. On peut croire encore qu'il y a omission, avant ce verbe, d'un commencement de phrase.

4. En 1700 (tome XIV, p. 543-544), n'osant procéder directement contre le cardinal, on n'avait poursuivi que de Bar et les faussaires. C'est ce qui va se renouveler aux dépens de Baluze.

5. La fin de *procédures* surcharge d'autres lettres.

6. Tome XIV, p. 240 et suivantes.

7. « On dit figurément *fabricateur de faux actes, fabricateur de calomnies, de nouvelles* » (*Académie* 1718). *Fabricateur* est donc un faiseur d'œuvres fausses, et non un industriel. Ci-après, p. 511.

qui, se voyant trompé dans l'espérance de protection et d'impunité que lui avoit donnée le cardinal de Bouillon et sa famille, qui l'avoient mis en besogne, se cassa la tête contre les murs de sa chambre à la Bastille, à ce que j'ai su de Mareschal, qui fut mandé pour l'aller voir, à qui il ne cacha pas le désespoir qui le lui avoit fait faire, et qui en mourut deux jours après[1]. On s'indigna contre Baluze et cette magnifique généalogie bâtie sur cette imposture qu'il fit imprimer à Paris avec privilège sous son nom, avec le titre d'*Histoire généalogique de la maison d'Auvergne*, de toutes lesquelles choses j'ai parlé en leur temps[2]. On sentit l'énormité d'une complaisance si contradictoire à la vérité et à l'arrêt de l'Arsenal, et on essaya d'y remédier par un arrêt du Conseil du 1er juillet 1710 qu'il n'est pas inutile d'insérer ici[3] :

Baluze destitué* et chassé. Arrêt du Conseil qui condamne au pilon son *Histoire généalogique de la maison d'Auvergne*. Bon à voir**.

« Sur ce qu'il a été représenté au Roi, *étant*[4] en son Conseil, que, dans le livre intitulé : *Histoire généalogique de la maison d'Auvergne*, imprimé à Paris chez Antoine Dezallier[5],

1. Saint-Simon fait ici une confusion qui a déjà été rectifiée dans notre tome XIV, p. 244, note 2. De Bar ne mourut que le 28 mars 1714, à la Bastille, et c'est un des autres faussaires, Chassebras de Cramailles, qui s'y était tué de cette manière en 1700 ; mais, dans le mémoire de 1710 sur les trois maisons (*Écrits inédits*, tome III, p. 269-270), c'est au compte de ce Chassebras, qui ne fut cependant qu'un accusé secondaire dans le procès contre de Bar, que Saint-Simon avait mis toute la fabrication du faux cartulaire, la condamnation, etc., etc., comme l'ayant poussé au suicide.

2. Tome XIV, p. 244-245.

3. La minute originale est aux Archives, registre E 1953, fol. 1 ; notre auteur se sert d'une des copies qui coururent.

4. Le mot *estant* est souligné dans le manuscrit ici et plus bas. On a déjà dit que ce mot indiquait la présence effective du monarque ; lorsqu'il était absent, les arrêts portaient : « Le Roi, en son Conseil. »

5. Antoine Dezallier, fils d'un marchand de toiles de Lyon, avait sa boutique de librairie rue Saint-Jacques, sur la paroisse Saint-Benoît.

* *Destitué et* a été ajouté après coup en interligne.

** Ce *bon à voir* paraît aussi ajouté après coup ; nous ne voyons pas ce qu'il signifie au juste.

deux volumes in-folio[1], le sieur Baluze, auteur de cette histoire, avoit[2] non seulement osé avancer différentes propositions sans aucune preuve suffisante, mais encore que, pour autoriser plusieurs faits avancés contre toute vérité, il avoit inséré dans le volume des Preuves plusieurs titres et pièces qui avoient été déclarées fausses par arrêt de la Chambre[3] de l'Arsenal, le 11 juillet 1704, qui[4] est une entreprise d'autant plus condamnable qu'outre le mépris d'un arrêt si authentique, et rendu en si grande connoissance de cause, un pareil ouvrage ne peut être fait que pour appuyer une usurpation criminelle, et ménagée depuis longtemps par les artifices les plus condamnables, et pour tromper le public dans des matières aussi importantes que le sont les droits ou les prétentions des grandes maisons du Royaume : à quoi étant nécessaire de pourvoir, et tout considéré, le Roi, *étant* en son Conseil, a ordonné et ordonne que le privilège accordé par S. M. pour l'impression de ladite *Histoire généalogique de la maison d'Auvergne*, en date du 8 février 1705[5], sera rapporté pour être cancellé[6], et qu'il sera fait recherche exacte de tous les exemplaires dudit ouvrage, qui seront déchirés et mis au pilon[7]. Enjoint S. M. au sieur d'Argenson, con-

1. Dans la minute originale : *Chez Antoine Dezallier, en 1708, en deux volumes.* — C'était le père de l'écrivain Antoine-Joseph Dezallier dit d'Argenville, qui, cinquante ans plus tard, publia le *Voyage pittoresque de Paris* et l'*Abrégé de la vie de quelques peintres*, ouvrages estimés l'un et l'autre.

2. Dans la minute, *auroit*, et aussi trois lignes plus loin.

3. Dans la minute, *par arrêt rendu en la Chambre.*

4. Dans la minute, *ce qui est.*

5. Il en a été parlé au tome XVI, p. 126-128. Baluze a inséré le texte même à la fin de son second volume.

6. « *Canceller*, annuler une écriture en la barrant ou croisant à traits de plume, ou en passant le canif dedans ; ce mot n'a d'usage qu'en style de pratique » (*Académie*, 1718).

7. Le *Dictionnaire de l'Académie* de 1718 ne donnait pas cette expression technique, qu'on trouve dans le *Dictionnaire de Trévoux*. — La destruction ne porta que sur un nombre restreint d'exemplaires.

seiller d'État et lieutenant général de police à Paris, de tenir la main à l'exécution du présent arrêt, et d'en certifier M. le Chancelier dans huitaine. Fait[1] au conseil d'État, S. M. y *étant,* tenu à Versailles le premier jour de juillet 1710. *Signé:* Phélypeaux. »

Collations du cardinal commises aux ordinaires des lieux.

On imprima quantité d'exemplaires de cet arrêt; on les distribua à pleines mains à qui en voulut, pour rendre la chose plus authentique[2]. Le peu de patrimoine que le cardinal de Bouillon n'avoit pu soustraire fut incontinent confisqué[3], le temporel de ses bénéfices étoit déjà saisi[4], et, le 7 juillet, il parut une déclaration du Roi qui, privant le cardinal de Bouillon de toutes ses collations, les attribuoit aux évêques dans le diocèse desquels ces bénéfices se trouveroient situés[5]. En même temps Baluze fut privé de sa chaire de professeur au Collége royal[6], et chassé à l'autre bout du Royaume[7].

1. Cette dernière phrase n'est pas sur la minute, qui ne porte que la date et la signature du secrétaire d'État.

2. Du moins, il s'en distribua des copies comme celle qui a été transcrite dans les *Mémoires de Sourches,* p. 266 et 270-271.

3. Arrêt du 7 juillet : Arch. nat., E 1953, fol. 19.

4. Ci-dessus, p. 33.

5. Nous avons une expédition originale des lettres patentes dans les Papiers Bouillon, carton R² 66, la transcription officielle dans le registre de la Secrétairerie O¹ 54, fol. 103-104, et l'impression dans le volume *France* 186, fol. 191. Voyez le *Journal de Dangeau,* p. 203, celui *de Torcy,* p. 220, et les *Mémoires de Sourches,* p. 263.

6. Le Collège royal, appelé plus tard Collège de France, fut fondé par François Ier en 1530, pour le seul enseignement de l'hébreu et du grec; mais on y adjoignit bientôt des chaires de mathématiques, de langues orientales, de philosophie, de droit, de littérature latine, etc., et, sous Henri IV, on installa tous les cours sur l'emplacement actuel du Collège de France. Jusqu'en 1671, l'administration du Collège royal avait appartenu aux grands aumôniers de France ; elle fut dévolue alors au secrétaire d'État de la maison du Roi. M. Abel Lefranc a publié en 1893, mais trop sommairement, une *Histoire du Collège de France.*

7. Baluze ne fut pas révoqué ; mais on le força à donner sa démission de la direction du Collège qu'il avait depuis 1707, et de sa chaire de droit canon, où l'on nomma pour lui succéder l'avocat Claude-Charles Capon (Arch. nat., reg. O¹ 54, fol. 99 v°, 5 juillet 1710).

Tout monument de prétendue principauté ôté des registres des curés de la cour et des abbayes de Cluny et de Saint-Denis par ordre du Roi.

Mais tout cela n'alloit pas au fait, et montroit seulement en opposition une indigne complaisance dans un temps, par le privilège donné à ce livre au mépris de l'arrêt de l'Arsenal antérieur, et une colère impuissante dans un autre. Le Roi fut excité contre l'injustice, le désordre et l'abus de ces rangs de princes étrangers donnés à des gentilshommes françois, et il y prêta l'oreille[1] : il donna ses ordres pour la visite de l'abbaye de Cluny[2], et de tous les monuments d'orgueil qu'en manière de pierres d'attente[3] le cardinal de Bouillon y entassoit depuis si longtemps, comme descendant des ducs de Guyenne. Suivant la fausseté du cartulaire de Brioude fabriqué par ce de Bar, il descendoit masculinement des fondateurs de Cluny[4]; c'étoit sa chimère de tout temps, que, faute de preuves et

Un premier ordre, du 3 juillet, l'éloigna à trente lieues de Paris ; un second, du 26, lui assigna Blois comme résidence, avec défense d'approcher de moins de quarante lieues de la capitale (*ibidem*, fol. 98 et 109). Le Chancelier avait en vain intercédé auprès du Roi en sa faveur (*Journal de Torcy*, p. 216). L'histoire de sa condamnation et de ses dernières années sera résumée à la suite de l'étude annoncée sur la fin du cardinal son patron.

1. Selon une légende rapportée par le marquis d'Argenson (*Loisirs d'un ministre*, p. 349-350), ç'aurait été le dernier Monsieur le Prince (mort en 1709) qui poussa le Roi à sévir, en disant assez haut pour que ses paroles fussent entendues et rapportées : « Il paroît que les ducs d'Aquitaine étoient souverains tandis que le grand-père d'Hugues Capet n'étoit qu'un simple particulier? Après tout, je ne suis que le cadet ; c'est à l'aîné de réagir! On verra ci-après, Appendice II, p. 391, que Saint-Simon réclama une exécution encore plus sévère. »

2. Arrêt du Parlement du 5 août 1710 (Arch. nat., X[1B] 8893), déléguant le lieutenant général de la sénéchaussée de Lyon pour constater quelles ornementations portait le mausolée élevé dans cette abbaye, par le cardinal, pour la sépulture de sa famille.

3. « On appelle *pierres d'attente* les pierres qui avancent d'espace en espace à l'extrémité d'un mur pour faire liaison avec un autre mur qu'on a dessein de bâtir » (*Académie*, 1718). Ce dictionnaire ne citait pas d'emploi au figuré; nous en avons déjà eu un au tome XV, p. 313.

4. Toute l'affaire a été sommairement exposée dans l'appendice VIII de notre tome XIV. Le fondateur de Cluny était Guillaume le Pieux, comte d'Auvergne et duc d'Aquitaine au dixième siècle.

de toute vérité ni vraisemblance, il appuya enfin de cette insigne fausseté. Il avoit, en attendant, multiplié à Cluny les actes et les marques de cette fausse descendance dans les temps de sa faveur et de son autorité, sous prétexte de bienfaits de sa part, et de reconnoissance des moines; il y avoit fait conduire les corps de son père, de sa mère[1], de plusieurs de ses neveux[2], et, sous prétexte de piété, s'y faisoit de leur sépulture des titres à des monuments de grandeur, avec tout l'art, la hardiesse et la magnificence possible. Le Parlement rendit, le 2 janvier 1711, arrêt portant commission au lieutenant général de Lyon[3] de visiter cette abbaye, et d'y faire entièrement biffer et effacer tout ce qui, en quelque façon que ce pût être, en monuments ou en écritures, étoit de cette nature[4]; et cela fut pleinement exécuté. Le Roi fit rapporter de Paris, de Fontainebleau, de Saint-Germain et de Versailles tous les registres des curés, où la qualité de prince fut rayée, biffée et annotée en marge, que le cardinal de Bouillon y avoit prise aux baptêmes et aux mariages qu'il avoit faits à la cour comme grand aumônier[5]. Le 15 juillet de cette année 1710, il fut envoyé une lettre de cachet à l'abbaye de Saint-
[Add. S^tS. 943] Denis, accompagnée d'officiers principaux des bâtiments du Roi, pour ôter les armes des Bouillons partout où ils[6] les avoient mises à la chapelle où M. de Turenne est en-

1. Ci-dessus, p. 5; *Histoire de la maison d'Auvergne*, tome I, p. 455.

2. Avant 1710, le cardinal n'avait perdu, de ses neveux, que le prince de Turenne, fils aîné du duc de Bouillon, tué à Steinkerque en 1692, et enterré à Cluny (*ibidem*, p. 468).

3. Pierre de Sève de Fléchères, premier président et lieutenant général aux sénéchaussée et présidial.

4. Cet arrêt, qu'on a qualifié d'acte de vandalisme révolutionnaire, a été publié par Chéruel dans l'Appendice du tome IX de son édition de 1856; la minute se trouve dans le carton du Parlement X^1B 8894.

5. En effet, cette radiation est visible sur les registres paroissiaux de Versailles, notamment à l'acte de mariage du duc de Chartres, 18 février 1692, où le cardinal avait fait faire une addition subreptice: voyez, ci-après, Additions et corrections, p. 568.

6. *Il*, au singulier, par mégarde, dans le manuscrit.

terré[1] : ce qui fut assez légèrement exécuté[2]. Lors de sa mort[3], et que le Roi fit tant pour sa mémoire, il ne voulut pas que les honneurs prodigués au héros tournassent en titres pour sa maison : il défendit très expressément à Saint-Denis tout ce qui pouvoit sentir le moins du monde le prince, surtout ce titre nulle part, et même[4] que ses armes, ou entières ou semées[5], y fussent souffertes nulle part à son tombeau, ni dans sa chapelle[6], et c'est ce qui fit que les Bouillons ne voulurent ni inscription sur le cercueil, ni épitaphe au dehors ; mais, dans les suites, à force de caresser les moines, d'ouvrir la bourse, d'être facile sur des collations, enfin d'orner un peu cette cha-

1. Cette lettre de cachet, datée du 16 juillet, se trouve dans le registre de la maison du Roi coté O[1]54, fol. 107 v°. Le mausolée de Turenne était dans la chapelle Saint-Eustache de l'abbaye, et, par suite, le transcripteur de la lettre sur le registre 54 a fait confusion avec l'église Saint-Eustache de Paris. Robert de Cotte, premier architecte du Roi, fut chargé de l'exécution.

2. Les mots *assés legerem[t]* sont en interligne, au-dessus de *tres exactem[t]*, biffé. — Sur cette opération, on peut voir les *Œuvres de Louis XIV*, tome VI, p. 539-542, la *Correspondance administrative* publiée par Depping, tome IV, p. 784, le *Journal de Dangeau*, tome XIII, p. 210, une lettre de Mme de Maintenon, dans le recueil Geffroy, tome II, p. 252, l'*Intermédiaire des chercheurs et des curieux*, année 1877, p. 543-544, etc.

3. En 1675. — 4. *Mesmes*, au pluriel, dans le manuscrit.

5. « On dit aussi, en termes de blason, *semé de fleurs de lys, semé de trèfles*, etc., et cela ne se dit que lorsque les pièces dont on parle sont tellement répandues par tout l'écu, que, vers les bords de l'écu, elles ne sont point entières » (*Académie*, 1718). Ici cependant, il semble que les deux mots *entières* et *semées* signifient d'une part les écussons complets avec leurs meubles et partitions, d'autre part les meubles pris séparément, comme la tour ou les fleurs de lis en nombre.

6. Il n'y a aucune restriction de ce genre dans les lettres que le Roi, en 1675, avait fait écrire aux religieux pour qu'ils eussent à recevoir le corps en grande pompe et le déposassent dans le caveau de la chapelle Saint-Eustache en attendant que le monument projeté pour la sépulture des Rois et princes de la branche de Bourbon fût construit et pût le recevoir : Arch. nat., O[1] 19, fol. 222, 279-284 et 288-289.

pelle, les armes de la maison, et entières et semées, furent glissées au tombeau et à l'autel, à la voûte et dans les vitrages, même celles du cardinal de Bouillon avec le chapeau, comme ayant fait la dépense[1]. Ces coups furent très sensibles[2] aux Bouillons; mais ce n'étoit pas le temps de se plaindre, mais de couler doucement de peur de pis, et, sous l'apparente rigueur de l'exécution, de profiter de la foiblesse et du peu de fidélité des gens des bâtiments pour conserver des vestiges, en attendant d'autres temps où ils pussent hasarder encore une fois ce qu'ils y avoient mis une première. Le cardinal de Bouillon éclata sur toutes ces exécutions avec plus d'emportement que jamais[3]. Il avoit, dès auparavant, gardé si peu de mesures, qu'il avoit officié pontificalement dans l'église de Tournay au *Te Deum* de la prise de Douay[4], et que, de cette ville, où il avoit fixé sa demeure, il écrivit une grande lettre à M. de Beauvau[5], qui en étoit évêque lorsqu'elle fut prise, et qui ne voulut ni chanter le *Te Deum*, ni prêter serment, ni demeurer quoi que pussent faire les principaux chefs pour l'y engager[6]; et, par cette lettre, le cardinal de Bouillon l'exhortoit à retourner à Tournay et[7] à s'y soumettre à la domination présente, et n'y ménageoit aucun venin.

Nouvelles félonies du cardinal de Bouillon à Tournay.

Ces recherches des registres des curés de la cour, et dans les abbayes de Cluny et de Saint-Denis, si prompte-

Duc de Bouillon bien avec le

1. On ne connaît le monument de Turenne à Saint-Denis que par une estampe de Simonneau, dans laquelle nous ne voyons qu'un vitrail qui semble porter les armes de Turenne avec les drapeaux de sa charge de colonel général de la cavalerie; il y a un dessin semblable dans la collection de Gaignières, n° 4753 du catalogue imprimé.

2. *Ce coup* a été corrigé en *ces coups*. Le verbe *furent* est en interligne, au-dessus de *fut*, biffé, et le pluriel a été ajouté à *sensible*.

3. Il fit paraître des articles très violents dans les gazettes de Hollande.

4. Capitulation du 26 juin : tome XIX, p. 400.

5. Lettre que nous n'avons pas retrouvée.

6. Tome XVIII, p. 150, et *Journal de Torcy*, p. 277, 279-280 et 300-301.

7. *Tournay et* est en interligne, au-dessus de *Cambray*, biffé.

ment suivies des nouveaux éclats du cardinal de Bouillon, jetèrent le duc son frère en d'étranges inquiétudes des suites que cela pourroit avoir. Ce fut la matière de force consultations dans sa famille et avec ses plus intimes amis. Il avoit auprès du Roi le mérite de cinquante années de domesticité et de familiarité, celui de la plus basse flatterie et d'une grande assiduité, et, par-dessus ceux-là, si puissants auprès du Roi, il en avoit un autre qui les faisoit encore plus valoir : c'est qu'il avoit fort peu d'esprit. Il avoit ployé avec art et soumission sous les orages que le cardinal et la duchesse de Bouillon s'étoient attirés[1], et qui, sans l'avoir jamais directement regardé, n'avoient pas laissé de l'entraîner plus d'une fois dans leur exil. Toutes ces choses avoient touché[2] le Roi ; il disoit que c'étoit un bon homme, il ne craignoit rien de lui, il le plaignoit de ses proches, et il s'étoit accoutumé à avoir pour lui de la considération et de l'amitié[3]. Son fils aîné étoit mort depuis longtemps[4] dans un reste de disgrâce

Roi ; sa femme et ses fils mal, et ses neveux.

[*Add. St-S. 944*]

1. La conduite de la duchesse avait forcé le Roi à la faire enfermer ou reléguer plusieurs fois, au prieuré de Montreuil en 1675, à Nérac en 1680, à Saint-Martin de Pontoise en 1686. En 1687 et 1688, elle avait été invitée à rester en Angleterre et à Venise (Desnoiresterres, *les Cours galantes*, tome I, p. 280 et suivantes).

2. *Touché* a été écrit en interligne, au-dessus d'un premier *touché*, biffé, qui surchargeait d'autres lettres illisibles.

3. Tous les traits qu'on vient de lire du duc de Bouillon sont confirmés par les contemporains, comme dans la *Relation de Spanheim*, éd. Schefer, p. 125-126 et 414-415, ou les *Portraits et caractères de 1703*, p. 36. Dans les *Portraits* de 1706, il est dit : « C'est un seigneur de bonne trempe ; peut-être auroit-il été moins malheureux, si, dans son mariage, il avoit plus cherché l'assortiment que la fortune. Il n'a jamais pu parvenir à la faveur, quoique, dans le fond, le Roi ne le mésestime pas, S. M. lui ayant quelquefois fait l'honneur de dire : « M. de Bouillon est un bon homme, et je le plains. » Son goût le plus vif était pour la chasse ; la Fontaine a dit quelque part qu'il courait cent cerfs par an.

4. Le prince de Turenne, mort le 4 août 1692, de blessures reçues à Steinkerque tandis qu'il écrivait à sa maîtresse Mme du Roure : tome II, p. 126, et ci-dessus, p. 46.

profonde[1]. Le duc d'Albret étoit un homme que le Roi ne voyoit jamais et qu'il n'aimoit point, le chevalier de Bouillon[2] beaucoup moins : il étoit[3] d'une débauche démesurée[4] et d'une audace pareille, qui ne se contraignoit sur rien, qui disoit du Roi que c'étoit un vieux gentilhomme de campagne dans son château qui n'avoit plus qu'une dent, et qu'il la gardoit contre lui ; il avoit été chassé et mis en prison plus d'une fois, et n'en étoit pas plus sage[5]. Le comte d'Évreux, qui avoit fort plu au Roi par l'amitié du comte de Toulouse, et qui, avec bien moins d'esprit que ses frères, avoit plus de sens et de manège, ne servoit plus depuis la campagne[6] de Lille[7] ; il boudoit, et ne paroissoit presque plus à la cour. Il ne restoit du comte d'Auvergne que deux fils en France, tous deux prêtres[8], tous deux sans esprit, l'aîné plein d'ambition et de petits manèges, encore plus d'une débauche qui le bannissoit du commerce des honnêtes gens, et en tout genre fort méprisable et méprisé ; le cadet, qui n'avoit pas ces vices, étoit une manière d'hébété, obscur, qui ne voyoit personne[9]. Ainsi, M. de Bouillon n'avoit point de secours

1. Sa disgrâce venait de ce qu'il avait suivi les princes de Conti en Hongrie en 1685 ; le Roi cassa alors son régiment, et ne lui pardonna qu'en 1689 ou 1690 (*Mémoires de Sourches*, tome I, p. 285-286 ; *Journal de Dangeau*, tome III, p. 176 ; notre tome XVII, p. 528-530).

2. Frédéric-Jules : tomes II, p. 128, XI, p. 61, et XIII, p. 309-310.

3. *C'estoit* corrigé en *il estoit*, et, ensuite, *un h*o*e* biffé.

4. En 1695, il fut arrêté à Avignon pour avoir fait mourir son hôte en lui appliquant des assiettes chaudes sur les fesses (Papiers du P. Léonard, ms. Fr. 22 239, fol. 124 v°). Nous avons déjà parlé de ses débauches.

5. On a vu ce qui a été dit à ce sujet dans le tome XIII, p. 309, note 7, où la légende de la « dent du Roi » a été citée d'après les *Lettres de Mme Dunoyer*. Saint-Simon l'avait-il prise là ? Comparez ci-après, Additions et corrections, p. 569.

6. Après *campagne*, il a ajouté les deux mots suivants en interligne.

7. Tome XVII, p. 173-174 et 226.

8. L'abbé d'Auvergne et le prince Frédéric, chanoines de Strasbourg (tome IV, p. 75, et tome VII, p. 82).

9. Déjà dit au tome VII, p. 83.

Duc de Bouillon parle au Roi et au Chancelier. Écrivant au Roi, n'avoit jamais signé *sujet*, et ne peut encore être induit à* s'avouer l'être.

dans sa famille que soi-même. Dans cet état pressant, il s'adressa au Chancelier, puis, un matin, au Roi lui-même, qu'il prit dans son lit avec la commodité, le loisir, et le tête-à-tête de cette privance des grandes entrés, où chacun de ce très peu qui les ont se retire à l'autre bout de la chambre, ou même en sort dès qu'on en voit un d'eux qui veut parler au Roi[1]. Là, M. de Bouillon déplora sa condition, les folies de son frère, s'épuisa en louanges au Roi, en actions de grâces de ses bienfaits, surtout en reconnoissance de sa sujétion parce que ce n'étoit qu'en paroles, en compliments, et encore tête à tête; pria, pressa, conjura le Roi d'arrêter les effets de sa colère, et, pour[2] un coupable que sa famille avoit le malheur d'avoir produit, ne pas flétrir sa maison. Le Roi, quelque temps froid et silencieux, puis peu à peu ramené à ses premières bontés par la soumission de tant de propos affectueux, lui répondit qu'il ne demandoit pas mieux que de continuer à distinguer sa personne et sa famille de son frère rebelle et criminel, mais que, la révolte de son frère portant coup[3] pour toute sa maison par le déni[4] fait à lui-même d'être son sujet, par sa lettre, sur le fondement de sa naissance, il ne pouvoit tolérer cette injure sans s'en ressentir, et que c'étoit au duc lui-même à voir ce qu'il pouvoit faire pour donner lieu à éviter ce que ce déni méritoit. M. de Bouillon, fort soulagé par de si bonnes paroles, redoubla de protestations et de fatras de compliments, supplia le Roi de trouver bon qu'il en parlât à quelqu'un, et lui nomma le Chancelier. Le Roi y consentit, et le duc espéra dès lors de sortir bien[5] de cette périlleuse

1. Tome XVIII, p. 312. — 2. L'abréviation p^r surcharge un *d'*.

3. « On dit qu'*une chose porte coup*, pour dire qu'elle tire à conséquence » (*Académie*, 1718).

4. Le *Dictionnaire de l'Académie* de 1718 n'admettait ce terme que dans les expressions *déni de justice* et *déni d'aliments*.

5. Les adverbes *dès lors* et *bien* ont été ajoutés en interligne.

* Cet *à* est répété deux fois.

affaire[1]. Il ne tarda pas d'aller chez le Chancelier : le Roi l'avoit instruit, le Chancelier[2] ne le lui cacha pas, et, comme il savoit très bien distinguer les choses d'avec les paroles et les propos, il ne tâta point de celles-ci[3], et proposa de celles-là. Le fait étoit, et ce fait étoit inconcevable, qu'avec toutes les injures que le duc de Bouillon disoit de son frère au Roi, il ne s'estimoit pas plus que lui son sujet; et il avoit droit d'avoir cette opinion, parce que jamais, en écrivant au Roi, il n'avoit mis le mot de *sujet*, et que cette omission, jusqu'alors, lui avoit été tolérée sans aucune difficulté. Or, c'étoit là maintenant de quoi il s'agissoit, et à quoi on le vouloit réduire, et c'étoit pour soutenir cet usage dans cette crise que Mme de Bouillon avoit pris occasion d'écrire au Roi[4]. Indépendamment de la nature mouvante, et jamais souveraine, de Sedan et de Bouillon, indépendamment de la manière dont ces fiefs étoient venus et demeurés au grand-père et au père de M. de Bouillon[5], indépendamment de toutes les félonies qui les leur avoient fait perdre, et de la manière dont le Roi s'en étoit saisi, toutes choses bien destructives de[6] souveraineté dans les ducs de Bouillon, le père de celui-ci[7] en avoit fait avec le Roi un échange à un avantage en tout genre si prodigieux, qu'il n'avoit pas à s'en plaindre, et celui-ci[8] encore moins, depuis le temps qu'il

1. Torcy dit, le 27 (p. 187) que le Roi témoigna qu'il étoit persuadé de sa douleur et bien éloigné de lui rien imputer des égarements de son frère.

2. *Le Chancelier* est en interligne, au-dessus d'*et il*, biffé.

3. Emploi de *tâter de*, dans le sens de goûter, apprécier, déjà rencontré au tome XV, p. 185.

4. Ci-dessus, p. 34. — Tout le membre de phrase, depuis *et c'estoit*, a été ajouté en interligne et sur la marge.

5. Ci-dessus, p. 24.

6. Même emploi de cet adjectif avec un régime qu'au tome XVIII, p. 276.

7. *Cy*, omis d'abord, comme cela se produit souvent, a été ajouté en interligne.

8. *Cy*, encore oublié, a été remis également en interligne.

en jouissoit. Avec le rang de prince étranger, la souveraineté, quand elle eût existé, ne pouvoit lui être demeurée, puisqu'il étoit dessaisi et dépouillé volontairement de Bouillon et de Sedan, que le Roi possédoit en vertu de l'échange. Le domaine simplement utile laissé à M. de Bouillon n'opéroit rien à cet égard[1] : pas un mot des droits, de l'effet, de l'exception de la souveraineté ni d'état personnel de souverain, ni dans le contrat d'échange, ni dans le brevet de rang de prince étranger; nulle raison, nul prétexte, même le plus frivole, à M. de Bouillon, de n'être et ne s'avouer pas sujet du Roi, lui duc et pair, grand chambellan, et qui n'avoit pas même un pouce de terre hors du Royaume, ni lui, ni ses enfants. Le Chancelier, avec des raisons si péremptoires, n'en oublia aucune pour lui persuader qu'il n'avoit aucun prétexte pour se soustraire à cette qualité, ni le Roi, avec ce qui se passoit, aucun non plus de l'endurer davantage ; lui remontra tous les fâcheux inconvénients, et tous en la main du Roi, qui pouvoient lui arriver de sa résistance. Il essaya de le porter à se reconnoître sujet du Roi par un écrit signé par lui, par ses enfants et par ses neveux. Tout fut inutile : M. de Bouillon ne connut rien de pis que cet aveu, et il espéra tout de sa propre souplesse, de celle du P. Tellier, de ce mélange de bonté et de foiblesse du Roi pour lui, surtout de son peu de suite dans ces sortes d'affaires dont il avoit si souvent fait d'heureuses expériences. Sa famille, néanmoins, qui toute se sentoit si personnellement[2] mal chacun avec le Roi, craignit d'irréparables foudres[3], et le pressa d'accorder au danger et à l'angoisse des conjonctures l'écrit proposé par le Chancelier ; mais il résista également à eux et à ses plus intimes

1. Tome XIV, p. 214 et 635, Additions et corrections.

2. La lettre *n* du mot *personellem^t* surcharge *ll*.

3. « On dit figurément *les foudres de l'excommunication, les foudres de l'Église, les foudres des censures ecclésiastiques* » (*Académie*, 1718). Voyez ci-après, p. 168.

amis, et leur répondit avec indignation qu'il étoit trop maltraité pour y consentir[1]. Le mauvais traitement consistoit donc à la radiation[2] des faussetés de Bar[3] et de la qualité de[4] prince aux monuments dont j'ai parlé, et à ôter à Saint-Denis ce que le Roi n'y avoit jamais voulu permettre, ce qu'il avoit expressément défendu lorsqu'il y fit porter M. de Turenne, et ce que, contre[5] ses ordres, ils y avoient frauduleusement mis depuis[6]. En tout autre pays qu'en France, cet insolent refus de M. de Bouillon eût suffi seul pour les accabler, et surtout pour leur ôter à jamais ce rang de prince qui soutenoit leur chimère, et que ce refus impudent réalisoit autant qu'il étoit en eux, et, s'il étoit souffert, autant qu'il étoit au pouvoir du Roi à l'égard d'une chose à qui tout fondement de vérité manquoit, mais qui n'en devenoit pas moins dangereuse. C'est ce qui fit que, sans plus s'arrêter à l'écrit proposé, et rejeté par M. de Bouillon avec une fermeté qui découvroit le fond de son cœur, et qui, même donné par lui, auroit toujours pu passer pour un effet de sa peur, et d'une espèce de violence, il fut proposé au Roi[7] de prendre un

1. On remarqua que, vers le même temps, le cardinal Gualterio, remerciant le Roi de lui avoir accordé un bénéfice, n'hésita pas à se qualifier son « serviteur et sujet » (*Sourches*, p. 335). Ci-après, p. 88.

2. « *Radiation*, terme de finance, action de rayer. Il s'emploie lorsque, par autorité de justice, on raye quelque article d'un compte pour le rendre nul. » (*Académie*, 1718.) Nous aurons bientôt *rature ;* mais l'un est l'acte, et l'autre l'effet de l'acte : ci-après, p. 61.

3. Ci-dessus, p. 41-42. — 4. *De* corrige *d'a*.

5. *Contres*, par mégarde, dans le manuscrit. — 6. Ci-dessus, p. 47-48.

7. Par Saint-Simon lui-même, qui usa sans doute de l'intermédiaire du Chancelier. Nous avons dans ses Papiers (ci-après, Appendice II) quatre projets d'autant de déclarations écrits de sa propre main : 1° pour « faire effacer la qualité de prince, et d'abondant l'éteindre partout où elle a été prise ; » 2° pour « anéantir la force prétendue donnée par la signature du Roi aux actes, instruments, etc., où la qualité de prince est prise ; » 3° pour « réduire à son vrai et unique nom de la Tour la maison depuis quelque temps dite de la Tour-d'Auvergne, d'Auvergne ou de Bouillon ; » 4° pour « faire effacer la qualité de prince partout où la

biais plus juridique et plus exempt de tout soupçon, parce qu'il étoit selon les lois, les règles et les formes. Ce fut que le procureur général fît assigner M. de Bouillon, ses enfants et ses neveux, pour voir dire :

Articles proposés au Roi à faire porter de sa part au Parlement sur la maison de Bouillon.

I. Que Sedan est fief de Mouzon, et arrière-fief de la couronne[1], ainsi qu'il conste[2] par sa nature, par les lettres patentes de Charles VII en 1454, comme souverain seigneur de Mouzon, d'où Sedan relevoit, et par jugement en conformité de ces lettres rendu à Mouzon en 1455, et qu'il n'y a titre ni preuve, en aucun temps, de l'indépendance de Sedan[3];

II. Que Bouillon est originairement mouvant de Reims, et arrière-fief de la couronne, cette mouvance acquise en 1127 de Renaud, archevêque de Reims, par Alberon, évêque de Liège, seigneur de Bouillon, et que, passant des évêques de Liège dans la maison de la Marck, ils n'en ont jamais cédé la mouvance, ni même la propriété territoriale, qui a, sans cesse jusqu'à ce jour, été réclamée et revendiquée par les évêques de Liège[4];

III. Que Sedan, Bouillon, ensuite Raucourt, Jametz et Florinville[5], ces trois derniers fiefs sans nulle apparence d'indépendance, ni prétention d'eux-mêmes, ont passé par voie d'acquisition, de la maison de Braquemont et des évêques de Liège, dans la maison de la Marck[6];

maison de la Tour l'a prise. » Ces quatre projets se retrouvent dans les Papiers du procureur général Joly de Fleury, ms. 2460, fol. 220-224, avec cette indication, soigneusement biffée : « D'après copie donnée par M. S. »

1. Ci-après, p. 394. — 2. Ci-dessus, p. 18.

3. Ces lettres royales, du 11 novembre 1455, et non 1454 comme le dit l'*Histoire généalogique*, sont aux Archives nationales, dans le registre coté JJ 191, fol. 104. Il y est dit que Charles VII, « roi de France et seigneur de Mouzon, » autorise Jean de la Marck, seigneur de Sedan, à fortifier cette dernière place, et le Roi répète à diverses reprises que Sedan dépend et relève de Mouzon.

4. Déjà dit au tome XIV, p. 196-197.

5. Avant *Raucourt*, Saint-Simon a biffé *Yvoy*, et *Florinville* a été ajouté en interligne.

6. Tout cela a déjà été exposé dans notre tome XIV, p. 184-186.

IV. Que la maison de la Marck n'a jamais prétendu à la souveraineté par ces fiefs, et a fait actes du contraire, si ce n'est le père de l'héritière première femme et sans enfants du grand-père de M. de Bouillon et du cardinal son frère, qui se prétendit indépendant[1];

IV[2]. Aucun de cette branche de la Marck-Bouillon n'a eu ni prétendu en France, ni en aucun lieu de l'Europe, à la qualité, ni à[3] aucun[4] rang de prince[5];

V. Que ces fiefs de Bouillon, Sedan, et leurs dépendances n'ont été réputées ni dénommées[6] que simples seigneuries, et leurs possesseurs que seigneurs, jusqu'au père susdit de l'héritière, qui, le premier, usurpa, sans titre et sans approbation, le titre de prince de Sedan, et qu'à l'égard de Bouillon, il n'a jamais été, et n'est encore duché, mais simple seigneurie[7];

VI. Que lesdits fiefs ne sont passés[8] de la maison de la Marck dans celle de la Tour ni par acquisition, ni par succession, ni à aucun titre qu'elle puisse montrer, mais par la seule protection du roi Henri IV[9];

VII. Que lesdits fiefs n'ont pas changé de nature entre les mains de la maison de la Tour, laquelle, à ce titre, ne peut plus prétendre que n'a fait la maison de la Marck;

VIII. Que la postérité d'Acfred duc de Guyenne et comte d'Auvergne est depuis longtemps éteinte[10];

IX. Que, mal à propos, la maison de la Tour a usurpé, adopté, et joint à son nom de la Tour le nom, à elle étran-

1. Tome XIV, p. 188-195.

2. Le chiffre *IV* est ainsi répété deux fois dans le manuscrit ; mais il semble que ce paragraphe ne soit qu'une suite du précédent, quoique mis à la ligne et numéroté à nouveau.

3. *A* a été ajouté en interligne.

4. *Auucun*, dans le manuscrit. — 5. Tome XIV, p. 195.

6. Ces deux participes sont bien au féminin dans le manuscrit.

7. Tome XIV, p. 192, 196. — 8. *Passés* surcharge des lettres illisibles.

9. *Ibidem*, p. 181-182 et 199-200.

10. D'après les Bénédictins, cet Acfred était frère de Guillaume II, duc d'Aquitaine et comte d'Auvergne, lui succéda en 926, et mourut

ger, d'Auvergne[1], puis substitué seul au sien, sans qu'elle en[2] puisse montrer d'autre titre que ce faux cartulaire de Brioude fait par le nommé de Bar condamné comme faussaire, et qui en a fait l'aveu, et le cartulaire déclaré faux et condamné comme tel par l'arrêt de la Chambre tenue à l'Arsenal du 11 juillet 1704[3];

X. Que cette innovation de nom n'est pas plus ancienne que le père du cardinal de Bouillon[4];

XI. Que défenses[5] seront faites à ceux de la maison de la Tour de plus prendre le nom d'Auvergne, seul ni joint avec le leur, et que ce nom d'Auvergne, seul ou joint au leur, sera rayé et biffé dans tous les actes ci-devant passés, contrats[6], et autres pièces où il sera trouvé, et dont recherches seront faites;

XII. Que mêmes défenses et exécutions seront faites à l'égard des armes d'Auvergne[7], pour qu'il ne reste pas trace de telle chimérique prétention;

XIII. Que les seigneurs de la maison de la Tour sont seigneurs françois, sujets du Roi comme toutes les autres maisons nobles du Royaume, se diront tous, s'avoueront, se soussigneront tels;

XIV. Que lesdits seigneurs de la Tour n'ont aucune

en 928. Baluze, dans l'*Histoire de la maison d'Auvergne*, avait prétendu rattacher à Acfred un Bernard qu'il donnait comme tige des seigneurs de la Tour: voyez notre tome XIV, Appendice, p. 534, 535, 538, 548, 549.

1. Tome XIV, p. 233-235.

2. *En* est répété deux fois, à la fin de la page 1030 du manuscrit et au commencement de la page 1031.

3. Ci-dessus, p. 41. Comparez le mémoire de 1710 sur les trois maisons, au tome III des *Écrits inédits*, p. 268-270.

4. Notre tome XIV, p. 233.

5. *Défense*, au singulier, dans le manuscrit, malgré le pluriel qui suit.

6. Les premières lettres de *contracts* surchargent *et a[utres]*.

7. D'or au gonfanon de gueules à trois pans: tome XIV, p. 234, note 7. Outre les blasons et vignettes de l'*Histoire*, on peut voir un beau type de ce gonfanon frappé sur le dos d'un exemplaire des *Annales des Provinces-Unies* de Basnage, dont le plat porte les armes d'un prélat de Bouillon, sans doute l'archevêque de Vienne: Bibl. nat., Imprimés, M 1537.

descendance d'Acfred duc de Guyenne et comte d'Auvergne, dont la postérité est dès longtemps éteinte, et qu'à titre des fiefs et seigneuries de Bouillon, Sedan, etc., ne pouvant prétendre à la qualité et titre de prince, ces titres et qualités seront biffées et rayées partout où ils les auront prises, ainsi que dessus, et défenses à eux faites de les prendre ni porter à l'avenir;

XV. Que lesdits seigneurs de la maison de la Tour seront condamnés à toutes réparations, amendes, dommages et intérêts, pour avoir usurpé les noms, armes, titres, usages[1] et prétentions indues sans droit ni apparence de droit, et à eux entièrement étrangers, et destitués[2] de tous titres à ce faire.

Justice et usage de ces articles.

Les preuves de ces quinze articles, qui se trouvent légèrement tracées depuis la page 573 jusqu'à la page 583[3] ci-dessus, avoient été solidement examinées avant de proposer ces articles[4]. Ils alloient tous à l'entière destruction de la chimère d'indépendance, de souveraineté, de principauté; ils alloient plus directement au cœur du cardinal de Bouillon que quoi qu'on eût pu faire contre sa personne, quand bien même on en eût été en possession, et affranchi du bouclier du cardinalat[5]. Tous ces articles étoient vrais, justes, conséquents, n'outroient rien; ils se tenoient dans le fond de la chose dont il s'agissoit entre le Roi et les Bouillons, et y procédoient par maximes tirées *ex visceribus causæ*[6], et par leurs conséquences na-

1. *Usages* a été mis en interligne, au-dessus de *noms*, biffé, et le pluriel semble avoir été ajouté après coup au premier *noms*; mais, comme cette lettre *s* est précédée d'une virgule, il ne faudrait peut-être pas en tenir compte.

2. Même emploi qu'au tome VIII, p. 341.

3. *585* corrigé en *583*. Ces pages du manuscrit correspondent aux pages 178 à 245 de notre tome XIV, auquel nous renvoyons sur chaque article.

4. Il y en a plusieurs rédactions autographes, en huit et dix articles, dans ses Papiers, vol. *France* 186.

5. Ci-dessus, p. 40.

6. Des entrailles, du fin fond de la cause: terme de pratique em-

turelles[1]. En même temps, ils n'attaquoient en rien l'échange dans aucune de ses parties, ils ne touchoient pas même au rang de prince étranger, inconnu au Parlement, et grâce du Roi qui n'a besoin d'autre fondement que de sa volonté quand il lui plaît qu'elle soit plus gracieuse pour quelques-uns que juste pour tous les autres, et qui, pour la maison de Rohan, n'a ni la chimère d'un Acfred, ni des prétentions de souveraineté pour prétexte[2]. Ces[3] articles étoient tous de la plus pure compétence du Parlement, et il étoit parfaitement[4] du ministère du procureur général, l'homme du Roi[5] et le censeur public[6], d'y en porter sa plainte. Dès le premier pas, MM. de Bouillon, assignés, se seroient trouvés[7] dans la nécessité de répondre. S'ils s'étoient sentis hors de moyens de soutenir juridiquement les usurpations de leur faveur et de leurs manèges, comme il est sans doute qu'ils s'en seroient trouvés dans l'entière impuissance, et qu'ils eussent acquiescé, toute leur chimère étoit anéantie, et par leur propre aveu subsistant à toujours dans les registres du Parlement. Si, malgré cette impuissance, ils avoient essayé de répondre, il est hors de doute encore qu'ils auroient été condamnés avec plus de solemnité[8], et leur chimère, anéantie et proscrite sans retour, auroit servi de châtiment pour eux, et de leçon pour d'autres, sans le moindre soupçon de

ployé par Cicéron dans le *de Oratore*, livre II, § 78. Saint-Simon n'a pas souligné ces mots latins.

1. Adjectif ajouté après coup en interligne.

2. Voyez notre tome XIV, p. 170 et suivantes.

3. Encre et plume changent. — 4. *Parfaits* surcharge d'autres lettres.

5. « On appelle *homme du Roi* un homme qui a quelque commission du Roi, soit au dedans du Royaume pour assister à quelque assemblée ou pour quelque autre fonction, soit au dehors, auprès de quelque prince souverain » (*Académie*, 1718). Les « gens du Roi » composaient le parquet de chaque compagnie judiciaire.

6. Est-ce une allusion aux *censeurs royaux* que le Chancelier commettait pour l'examen des livres ? Voyez ci-après, p. 398.

7. Le manuscrit porte : *trouvé*, au singulier.

8. C'était encore l'orthographe académique, conforme au latin.

force ni de violence ; et c'étoit après au Roi à voir s'il lui convenoit, avec tout ce qu'il se passoit là-dessus avec eux, de leur laisser le rang de prince étranger. Il se trouvera dans les Pièces un mémoire qui fut précipitamment demandé et fait en ce temps-là, et qui auroit été meilleur, si on avoit eu plus de deux fois vingt-quatre heures à le faire, sur les maisons de Lorraine, de Rohan et de la Tour[1]. Enfin un procès entre[2] le Roi et MM. de Bouillon, non pour des terres et de l'argent comme il en a tous les jours avec ses sujets, mais pour raison de la qualité de sujet, à raison de l'effet de ses propres grâces, de l'effet d'une descendance fausse d'un côté[3], d'une transmission forcée et sans titre de l'autre, et, de plus, très onéreusement échangée pour le Roi, et dont la nature est un arrière-fief de sa couronne[4], eût été un très singulier spectacle, et qui auroit mis en parfaite évidence que la chimère n'étoit que pour un temps, et que[5] les prétentions réelles sur des provinces comme patrimoine de ses pères se réservoient pour d'autres temps. On laisse à juger de l'importance et du danger de laisser lieu[6] à ces choses ; mais, si la hardiesse et l'art de MM. de Bouillon a pu, à l'égard du Roi, tout ce qu'on vient de rapporter, et des monuments qu'ils se sont faits peu à peu dans les registres des curés de la cour, dans l'abbaye de Cluny et, contre les précautions et les ordres les plus exprès du Roi, dans celle de Saint-Denis[7], en voici un trait bien plus difficile à pratiquer.

1. En marge du manuscrit : « Voir les Pièces. » — Ce mémoire est celui qui a été publié dans les *Écrits inédits*, tome III, p. 253-309, comme il a été dit ci-dessus, d'après l'original écrit avec une précipitation visible. C'était, verrons-nous plus tard, à la demande urgente de M. de Boufflers.

2. *Entre* surcharge *et M.*

3. Les mots *d'un costé* ont été ajoutés en interligne.

4. Démonstration résumée dans les articles I et II ci-dessus.

5. Ce *que* est en interligne.

6. On a déjà rencontré *donner lieu, avoir lieu ;* le *Dictionnaire de l'Académie* de 1718 ne donnait pas *laisser lieu.*

7. Ci-dessus, p. 46-48.

On a déjà dit[1] que le rang et le nom de prince étranger sont inconnus au Parlement, qui ne reconnoît de princes que ceux du sang habiles à la couronne[2] : ainsi, ce rang, accordé par le Roi dans sa cour à MM. de Bouillon, n'a pu être enregistré au Parlement[3], et le Roi n'a jamais songé à le vouloir. Quelque puissant qu'il soit, il n'est maître ni des noms ni des descendances ; il ne l'est ni des titres antérieurs à lui des terres, ni de la spoliation de sa couronne, ni de son domaine, moins, s'il se peut, encore, de son suprême domaine, ni des effets que le droit attache à ces choses. Par conséquent il n'a pu, et ne peut jamais faire don à personne d'aucune de ces choses, ni en faire vérifier le don au Parlement, comme, en effet, il n'en a enregistré aucun ; mais, les noms de *prétendue*[4] souveraineté et principauté de Sedan, Bouillon, etc., se trouvant dans la partie de l'échange qui est enregistrée, le mot de *prétendue* y est rayé. Or, cette rature, qui est un attentat, et qui a été souffert, ne prouve que l'attentat, le crédit pour la tolérance, et une hardiesse inouïe et sans exemple, comme sans effet, parce qu'il ne se fait ni ne se peut jamais faire de radiation[5] d'un seul mot sur les registres du Parlement qu'en vertu d'un arrêt du Conseil ou du Parlement qui l'ordonne, et d'une note marginale à côté, qui exprime la date et l'arrêt qui l'a ordonné ; et comme il n'y a ni note marginale ni arrêt qui ait ordonné la radiation de ce mot *prétendue,* il résulte qu'elle est un pur attentat, et que cette radiation est nulle de tout droit[6].

Fausse et criminelle rature dans les registres du Parlement.

1. Tome V, p. 250, et X, p. 252-253.

2. « *Habile,* propre à quelque chose ; en ce sens, il n'a guère d'usage qu'en cette phrase : *habile à succéder,* qui signifie capable de recueillir une succession, un héritage, qui a droit à une succession » (*Académie,* 1718). Notre auteur se servira tour à tour du substantif *habilité.*

3. Ci-dessus, p. 23.

4. Saint-Simon a souligné *Pretendüe,* en plus gros caractères.

5. Ci-dessus, p. 54.

6. C'est dans le premier arrêt d'enregistrement de l'échange, prononcé, mais avec modifications et réserves, le 20 février 1652 (Arch. nat.,

Le Roi ordonne à Daguesseau, procureur général, de

Ces quinze articles[1] furent donc présentés au Roi avec les raisons de leur usage tel qu'il vient d'être expliqué: il en sentit l'équité et l'importance, et il comprit aussi que le traité d'échange vérifié ne portoit que sur les terres

X 1B 8357), que le Parlement avait introduit cette phrase : « Le titre et droit *prétendu* de souveraineté demeureront, en tant que besoin, réunis, confus et consolidés à la couronne. » Mais, quatre ans plus tard, le 1er avril 1656, il reçut une jussion d'avoir à enregistrer purement et simplement le contrat d'échange, et le Roi disait dans cette jussion, entre autres griefs : « Vous avez apporté diverses restrictions et modifications comme si la souveraineté de Sedan étoit un ancien domaine de notre couronne qui y demeurât réuni par ce contrat, au lieu que c'est une nouvelle acquisition qui y demeure unie. Vous auriez aussi mis le mot de *prétendue souveraineté*, qui iroit contre la sûreté de l'échange, attendu que notre contrat porte que nous en donnons la récompense sur le pied du denier soixante eu égard aux titres et dignité desdites terres, qui sont en souveraineté. » (Arch. nat., X 1A 8660, fol. 232.) Sur la requête à fin de vérification de la duchesse de Bouillon, et moyennant renonciation de celle-ci à tous droits royaux enclavés dans les terres qu'elle recevait en contre-échange, le Parlement prononça l'enregistrement pur et simple de l'échange de 1651 conformément aux lettres de jussion de 1656, le 21 août 1657 (X 1A 8390, fol. 672-677, X 1A 8657, fol. 540-551, et X 1B 8860). J'ai déjà dit, dans le tome XIV, p. 214, note 5, et p. 217, note 1, que la Chambre des comptes avait fait dès le 13 mars 1651 la même restriction ou addition du mot *prétendue* que le Parlement onze mois plus tard, et que, par une note écrite en marge d'un exemplaire du *Recueil des traités* de 1700, qui se conserve aux Archives nationales et vient sans doute du cardinal de Bouillon, celui-ci a souligné l'importance de cette reconnaissance imposée à des Cours qui n'admettaient pas la souveraineté des princes étrangers établis en France. Aussi, dans sa lettre au président de Maisons, que notre auteur doit avoir en ce moment sous les yeux, le cardinal a-t-il insisté également, et en termes exactement pareils, sur la radiation imposée par le Roi et subie par le Parlement. L'annotation portée de sa main sur un livre qu'il conservait par-devers lui témoigne quelle importance il attachait à ce précédent, et, faisant courir la lettre au président de Maison (ci-dessus, p. 38) un mois après sa désertion, il argua que la radiation par ordre était le plus concluant témoignage en faveur de la souveraineté de Sedan. Même argument, en décembre, dans une lettre au gazetier du Mont (Papiers Bouillon, R² 65, VIIe cahier, n° 70).

1. Après *articles*, Saint-Simon a biffé un second *articles* répété par mégarde.

porter et* procéder sur ces articles au Parlement, qui élude, et sauve la maison de Bouillon.

données en échange, sur l'érection d'Albret et de Château-Thierry en duchés-pairies, sur la réservation[1] du simple domaine utile de Bouillon, sur l'abolition des crimes de félonie et autres, mais que le rang de prince étranger, accordé aussi, et jamais vérifié, ni possible à être présenté au Parlement pour l'être, demeuroit toujours en sa main royale à titre de volonté, soit pour l'ôter, soit pour le laisser, quelque arrêt qui pût intervenir dans cette affaire, dont ce rang ne pouvoit être matière[2]. Ainsi, content sur la jalousie de son autorité, il manda Peletier, premier président, et Daguesseau, procureur général, auquel il ordonna de procéder ainsi qu'il vient d'être expliqué. Ce procureur général si éclairé, si estimé[3], de mœurs si graves, se trouva l'ami intime du duc d'Albret, dont la vie et les mœurs répondoient si peu aux siennes, et cette[4] amitié, liée dès leur première jeunesse, s'étoit toujours si bien entretenue depuis, que le duc d'Albret n'avoit d'autre conseil dans ses affaires que Daguesseau, et que, dans celle de la substitution qu'il eut avec tant d'éclat contre le duc de Bouillon son père, ce fut Daguesseau, lors avocat général, qui, à visage découvert, y fit tout, au point que M. de Bouillon, hors d'espérance d'accommodement, n'osa risquer le jugement au parlement de Paris, et fit, par autorité du Roi, qui, pour la première fois de sa vie, se voulut bien montrer partial et le dire, renvoyer le procès au parlement de Dijon[5]. Le procureur général reçut avec

1. « *Réservation*, action par laquelle on réserve ; il se dit aussi du droit qu'on s'est réservé dans un acte » (*Académie*, 1718). Terme tout spécial, dit l'édition moderne du dictionnaire. *Réserve* existait déjà en 1718.

2. « *Matière* signifie aussi cause, sujet, occasion de quoi que ce soit : *il n'y a pas là matière de se fâcher ;* en ce sens, il s'emploie sans article » (*Académie*, 1718). Comparez notre tome XVIII, p. 333.

3. Il l'a appelé l'aigle du Parlement. — 4. *Ce* corrigé en *cette*.

5. Tomes V, p. 324-327, VI, p. 231-232, XIII, p. 316-317, et XIV, p. 361-362. Saint-Simon n'a pas parlé alors de Daguesseau ; c'est le cardinal qui a « rapatrié » en 1707 le père et le fils.

* Les mots *porter et* ont été ajoutés en interligne.

grand respect les ordres du Roi, et force protestations d'obéissance. Il fit bientôt naître des difficultés : il reçut de nouveaux ordres ; ils furent réitérés : il les voulut du Roi lui-même. Il ne s'effraya point de la fermeté que le Roi lui témoigna dans sa volonté pour la seconde fois ; il multiplia les difficultés : si bien qu'il donna de l'ombrage sur son intention, et le confirma par la même conduite[1]. Celui par qui tout passoit entre le Roi et Daguesseau[2], fatigué d'un procédé si bizarre, détourna deux audiences que ce dernier s'étoit ménagées, et, ne pouvant parer la troisième, il s'y trouva en tiers, répondit à tout, aplanit tout, et, indigné de ce qu'il ne se pouvoit plus dissimuler par ce qu'il voyoit du procureur général, il le mit hors du cabinet du Roi presque par les épaules. Pour achever de bien entendre tout ceci, il faut savoir qu'il y avoit trois canaux dans toute cette affaire : celui que je ne nomme point, qui, par extraordinaire, donna les ordres du Roi pour Cluny ; Pontchartrain, comme secrétaire d'État de la maison du Roi, qui en fut naturellement chargé pour Saint-Denis, et qui le fit avec tant d'éclat et de partialité en même temps pour les Bouillons, dont, avec raison, il tenoit à grand honneur d'avoir épousé[3] l'issue de germaine[4], que celui qui avoit donné les ordres pour Cluny le fit remarquer au Roi[5], et lui enleva ceux dont, par

1. Notre auteur l'a déjà appelé le « père des difficultés, » dans nos tomes XIII et XIV.

2. Saint-Simon dira bientôt, p. 66, que ce personnage qu'il « ne nomme point » était son « ami très intime, » et que, « par extraordinaire, il donna les ordres pour Cluny. » Ce ne peut être ni Torcy, ni M. de la Vrillière, de qui dépendaient la Bourgogne et Cluny. On va voir, surtout à raison de la qualification d'« ami très intime, » encore répétée plus loin, qu'il doit s'agir de Beauvillier, qui, sans être secrétaire d'État, fut exceptionnellement employé par le Roi en cette affaire.

3. Le manuscrit porte : *espusé*.

4. Éléonore-Christine de la Rochefoucauld-Roye, mariée à Pontchartrain, était petite-fille de la fille du maréchal de Bouillon.

5. Dangeau dit, le 12 juillet (p. 210-211) : « Quand le Roi fit écrire la lettre de cachet pour Saint-Denis par M. de Pontchartrain,

sa charge, il devoit être naturellement chargé pour le procureur général; le Chancelier, par son office à l'égard du Parlement, qui, en cela comme en toute autre affaire, pensoit et sentoit tout au contraire de son fils. Le procureur général continuoit ses difficultés, et, lorsqu'on croyoit l'avoir mis au pied du mur[1], il en inventa de nouvelles, non sur la chose et le fond, qui n'en étoit pas susceptible, mais sur cent bagatelles accessoires dont il composoit des volumes de mémoires en forme de questions raisonnées, dans le dessein d'ennuyer le Roi, et de lui faire quitter prise, en homme qui connoissoit bien le terrain[2]. Enfin, tout étant arrêté et convenu, il donna parole par écrit à celui qui lui donnoit les ordres du Roi, et au Chancelier aussi, d'aller en avant sans plus de difficultés ; et ils croyoient la chose certaine, quand, à trois jours de là, il revint avec un nouveau mémoire pour montrer comme en éloignement, avec aussi peu de fondement[3] que de bonne foi, la part que les alliés, enflés de leurs succès, et excités par le cardinal de Bouillon, pourroient prendre à propos de Bouillon et de Sedan[4]. Ce mémoire étoit encore plein de difficultés, habilement entortillé, expressément diffus et gros : tellement que le Roi, à qui il fallut le communiquer, fatigué à la fin et excédé, se dépita, et eut plus tôt fait de céder à une opiniâtreté si soutenue et si importune, que de lire et de discuter ce vaste mémoire, et qu'il

il lui ordonna d'en garder le secret jusqu'à ce que la chose fût exécutée, et lui défendit bien expressément d'en parler à M. de Bouillon, lui disant : « Prenez garde que l'alliance que vous avez avec lui « ne vous porte à lui en donner la moindre connoissance. » Le Roi a fait écrire à Cluny aussi, où le cardinal vouloit faire établir des tombeaux pour les gens de sa maison. »

1. « On dit *mettre un homme au pied du mur*, pour dire le mettre en état de ne pouvoir plus reculer, répondre solidement » (*Académie*, 1718).

2. Voyez ci-dessus, p. 40.

3. La première lettre surcharge un *b*[*onne*].

4. Au commencement d'août, le bruit courut que le cardinal, accompagné d'un corps de troupes des alliés, avait fait une tentative pour s'emparer de Sedan (*Sourches*, p. 318-319).

aima mieux surseoir l'exécution de ses ordres. Le Chancelier, outré de colère et de la chose, et du manquement du procureur général à la parole qu'il lui avoit donnée si fraîchement par écrit, le traita en petit procureur du Roi de siège subalterne. L'autre adjoint ne l'épargna pas davantage ; tous deux lui reprochèrent son infidélité et sa prévarication[1]. Il fut outré de honte et de désespoir, mais consolé sans doute d'avoir sauvé son bon ami et sa maison d'un naufrage si certain. Le premier président, dont l'avis et la volonté pour procéder fut toujours constante, mais dont la foiblesse d'esprit se sentoit trop de celle du corps, eut à se reprocher de n'avoir pas été assez ferme, ou plutôt de ne se l'être pas montré autant qu'il l'étoit intérieurement là-dessus. Il fut le seul du Parlement de ce secret, qui fut su de très peu de personnes[2]. Celui que je ne nomme pas étoit mon ami très intime[3], tellement que, jour à jour[4], il ne m'en laissa rien ignorer, ni le Chancelier non plus. On espéra y revenir par quelque autre voie : l'occasion s'en offrit bientôt par la prise d'un vaisseau chargé d'argent, de meubles et de papiers du cardinal de Bouillon[5] ; mais Pontchartrain, vendu aux Bouillons, qui avoit la marine dans son département, étouffa la prise et fit tout rendre au cardinal[6]. Telle

Infidélité de Pontchartrain en faveur du cardinal de Bouillon.

Réflexions.

1. Avant ce mot, Saint-Simon a biffé *prévira*, qu'il avait essayé de corriger en *prévari*.

2. Il eût convenu d'ajouter ici que, l'immunité des cardinaux étant aussi bien établie et respectée que celle des ambassadeurs, la cour de Rome protesta par plusieurs brefs successifs, et ne voulut rien en rabattre, si bien que les choses traînèrent en longueur jusqu'à « s'exhaler par insensible transpiration » et à disparaître du rôle du Parlement, comme l'explique le *Journal de Torcy*.

3. Ci-dessus, p. 64. — 4. Locution que ne donnait pas l'*Académie*.

5. C'est le « portatif » dont il a été parlé ci-dessus, p. 9.

6. Il y eut deux saisies : celle de ce navire hollandais, où, en mars 1711, on découvrit une cassette pleine d'or, des meubles appartenant au cardinal, et une correspondance qui révéla qu'un dépôt de deux cent mille livres se trouvait chez un marchand de Rouen ; puis, dans ce pays, celle d'un dépôt qui y était resté, papiers d'affaires, titres histo-

fut l'issue d'une affaire de cet éclat, où le Roi, l'État, et tout ce qui le compose avoit un si grand intérêt, et de la colère et des menaces si publiques et si justes d'un roi si absolu contre un rebelle, auquel, sur ce point, toute sa maison adhéra nettement en effet. Ainsi sont servis les rois qui ne parlent à personne, et les royaumes qui sont gouvernés comme le nôtre. Le cardinal de Bouillon n'eut pas longtemps à rouler ses grands projets sur la Hollande[1]; il perdit, deux mois après son évasion, le prince d'Auvergne, ce neveu pour lequel il ne songeoit pas à moins qu'au stathoudérat des Provinces-Unies[2]; il mourut de la petite vérole les derniers jours de juillet[3], et laissa son oncle dans la plus inexprimable douleur[4]. Ce fut le commencement de sa chute aux Pays-Bas, d'où il ne put depuis se relever, ni même en Italie. Ce déserteur ne laissa qu'une fille[5], qui nous ramè-

Mort du prince d'Auvergne*. Le Roi défend à ses parents d'en porter le deuil et fait défaire le frère de l'abbé d'Auvergne d'un canonicat de Liège.

riques, documents ayant servi à Baluze, etc. Nous en avons l'inventaire fait en 1711. De ce second dépôt, remis au parlement normand, on tira ce qui pouvait servir à la régie des biens séquestrés; mais, quoi que dise notre auteur, on ne rendit le tout qu'après la mort du cardinal, et à ses héritiers, le 20 août 1715. Le *Journal de Verdun* évalua à sept cent mille livres le produit de la saisie faite sur mer.

1. Ci-dessus, p. 5-9. — 2. Ci-dessus, p. 8.

3. Il mourut à Douay le 27 juillet, à cinq heures du matin, âgé de trente-quatre ans (*Dangeau*, p. 216; *Sourches*, p. 286; *Gazette d'Amsterdam*, n° LXI; *Mémoire sur les trois maisons*, p. 271-273). Sa femme faillit être emportée par le même mal, et accoucha avant terme.

4. Quand Saint-Simon reviendra en 1720 sur les Bouillons (éd. 1873, tome XVI, p. 485), il dira que ce prince d'Auvergne était « un gros garçon, fort épais de corps et d'esprit grossier, et qui comptoit sottement devenir stathouder des Provinces-Unies. » Il a rappelé ci-dessus, p. 8, ses services militaires dans l'armée des alliés. A la fin de 1710, on fit paraître, sous la rubrique de Cologne et du légendaire éditeur Pierre Marteau, un *Dialogue entre le maréchal de Turenne et le prince d'Auvergne, dans les Champs-Élysiens, sur l'état des affaires générales de l'Europe*.

5. Marie-Henriette de la Tour, titrée marquise de Berg-op-Zoom, née le 11 octobre 1708, mariée le 15 février 1722 au prince de Sulzbach qui va être nommé, morte le 28 juillet 1728.

* *Auvergne* surcharge un premier *Auver* non achevé.

nera dans peu encore[1] au cardinal de Bouillon; longtemps depuis, elle épousa le prince palatin de Sultzbach[2], et de ce mariage, qui dura peu, étant morts tous deux jeunes[3], est venu le prince de Sultzbach d'aujourd'hui[4] qui va succéder à tous les États et à la dignité de l'électeur
[Add. St-S. 945] palatin[5]. Le Roi, intérieurement piqué, défendit à M. de Bouillon et à tous les parents du prince d'Auvergne d'en porter le deuil[6], et lui dit tout cruement qu'il étoit réputé mort du jour que, par arrêt du Parlement, il avoit, pour sa désertion, été pendu en Grève en effigie[7]. On prit la liberté, à l'oreille, de trouver cela petit, et la marque d'une colère impuissante. Il fit commander en même temps au frère[8] de l'abbé d'Auvergne de se défaire d'un canonicat qu'il avoit

1. En 1712 : tome IX de 1873, p. 177.

2. Jean-Christian de Bavière, né le 23 janvier 1700, devint prince héréditaire de Sulzbach par la mort d'un frère aîné le 18 juillet 1729, et succéda à son père le 11 juillet 1732; il mourut le 20 juillet 1733, ayant épousé en secondes noces, le 20 décembre 1730, Éléonore-Philippe-Chrétienne-Sophie de Hesse-Rhinfels, dont il n'eut pas d'enfants. J. Faure, dans son *Histoire abrégée de Berg-op-Zoom* (1761), p. 24-32, a publié un poème « chrono-généalogique » composé à l'occasion du premier mariage avec Mlle d'Auvergne.

3. Lui à trente-quatre ans, elle à vingt.

4. Charles-Théodore de Bavière, né le 11 décembre 1724, succéda à son père en 1733 comme prince palatin de Sulzbach et fut désigné la même année pour héritier présomptif de l'électeur palatin ci-dessous ; il lui succéda le 4 janvier 1743, hérita encore du duché de Bavière le 30 décembre 1777, et ne mourut qu'en 1799.

5. Charles-Philippe de Bavière-Neubourg, né le 4 novembre 1661, entré d'abord dans l'ordre de Malte, puis nommé par l'Empereur, en 1688, gouverneur du Tyrol, succéda en juin 1716 à son frère aîné, comme électeur palatin, et mourut le 31 décembre 1742, à quatre-vingt-un ans. — C'est donc à l'approche de cette date que notre auteur écrivait le présent passage.

6. Les cinq derniers mots ont été ajoutés en interligne.— De même, en 1702, il a été défendu aux parents de la maison d'Orange de prendre le deuil du roi Guillaume : tome X, p. 135-136.

7. *Dangeau*, p. 220; *Journal de Torcy*, p. 238. C'est au tome XI, p. 98, qu'il a été parlé de la désertion et du procès du prince d'Auvergne.

8. Frédéric-Constantin, dit le prince Frédéric : ci-dessus, p. 50.

à Liége. Sur ce point au moins, et sur le deuil, il fut obéi[1].

Cardinal de Bouillon se fait abbé de Saint-Amand contre les bulles données, sur la nomination du Roi, au cardinal de la Trémoïlle.

Le Roi avoit donné depuis quelque temps au cardinal de la Trémoïlle la riche abbaye de Saint-Amand en Flandres[2], lequel en avoit obtenu les bulles; cette abbaye étoit depuis tombée au pouvoir des ennemis par les progrès de leurs conquêtes. Le cardinal de Bouillon, qui ne comptoit plus sur aucune des siennes en France, s'avisa, sur la fin de l'année, pour le dire ici tout de suite, de s'en faire élire abbé par la moindre partie des moines: vingt-deux autres protestèrent contre cette élection[3]. Il ne laissa pas d'être curieux de voir ce premier suffragant de l'Église romaine, ce doyen des cardinaux, qui ne dépend plus, à ce qu'il écrit au Roi, que de Dieu et de sa dignité, et qui ne veut plus songer qu'à servir Dieu et son Église[4], se faire élire contre les bulles du Pape, et, malgré lui et le pourvu, jouir à main armée des revenus de l'abbaye par la protection seule des hérétiques[5].

1. Torcy fut chargé de dire au duc de Bouillon (son *Journal*, p. 238-239) que « S. M. avoit su qu'un des deux abbés d'Auvergne, le cadet qui se faisoit appeler le prince Frédéric, avoit reçu du cardinal de Bouillon un canonicat du chapitre de Liège, et qu'il en avoit pris possession par procureur sans demander l'agrément de S. M.; qu'elle avoit lieu d'en être mécontente. M. de Bouillon ayant écrit au prince Frédéric que le seul parti qu'il eût à prendre étoit de remettre au Roi ce canonicat, il en envoya sur-le-champ sa démission pure et simple. » Trois semaines après, le Roi le lui rendit sur la demande de l'électeur de Cologne.

2. Cette riche abbaye bénédictine, fondée au septième siècle, avec très belle église, et qui fut l'origine du bourg de Saint-Amand-en-Pévèle, aujourd'hui Saint-Amand-les-Eaux (tome XIV, p. 16), donnait un revenu de quatre-vingts à cent, et même cent vingt mille livres. Elle avait été conférée en 1705 au cardinal de Médicis, qui l'a remise en se mariant, et le Roi en a gratifié le cardinal de la Trémoïlle en avril 1710 (*Dangeau*, p. 141; Aff. étr., vol. *Rome* 507, fol. 289-312).

3. *Dangeau*, p. 282 et 291, 14 novembre et 2 décembre; *Gazette d'Amsterdam*, n° CIII; *Lettres de Mme Dunoyer*, lettre LXIX, au tome III, p. 414. On verra tout le détail de cette élection et des machinations du nouvel abbé dans le mémoire sur la désertion du cardinal.

4. Ci-dessus, p. 15-16, 24 et 28-29.

5. Le Pape, au consistoire du 2 décembre, annula l'élection et la

Le Roi desire inutilement de faire tomber la coadjutorerie de Cluny.

Les moines de Cluny[1] furent excités sous main de chercher s'il n'y avoit point de moyens qui pussent leur donner lieu d'attaquer la coadjutorerie de l'abbé d'Auvergne[2]; le Roi même voulut bien qu'ils sussent que cela lui seroit agréable : autre marque d'impuissante colère quand on a en main, avec justice et raison, tout ce qu'il faut pour tirer la vengeance la plus durable et la plus sensible. L'affaire, apparemment, se trouva si bien cimentée, qu'on[3] ne put y réussir[4].

Extraction, fortune et mariage du prince de Berghes avec une fille

Le prince de Berghes[5], de la maison duquel j'ai parlé à propos de la mère du cardinal de Bouillon[6], revint de l'armée de Flandres, au commencement de la campagne, épouser une fille du duc de Rohan, dont il se vouloit dé-

prise de possession par le cardinal de Bouillon (Affaires étrangères, vol. *Rome* 506, fol. 92-95); celui-ci, néanmoins, envoya à Rome l'abbé de Bossut pour solliciter ses bulles (*Journal de Torcy*, p. 385), et ne renonça qu'après la paix au bénéfice de cette élection frauduleuse. Voyez le tome XXXIX des *Lettres historiques*, p. 8-15.

1. Ci-dessus, p. 1-5.

2. En 1700, lors de la disgrâce de son oncle, l'abbé avait été chargé de pourvoir comme coadjuteur aux bénéfices dépendants de Cluny (*Dangeau*, tome VII, p. 402), et nous l'avons vu, en 1703, gagner un procès que les moines de Cluny lui avaient intenté sur ce point : nos tomes VII, p. 82, et XI, p. 77-79.

3. Avant *on*, Saint-Simon a biffé *on ne put y revenir*, dont les deux premiers mots surchargeaient des lettres illisibles.

4. Nous avons, dans le ms. Clairambault 772, fol. 445-458, des mémoires de l'abbé d'Auvergne sur son droit à conserver la juridiction de l'ordre et de l'abbaye de Cluny malgré le crime de son oncle. Il réclama dès le mois de juillet 1710; mais le Roi différa alors sa décision : *Sourches*, p. 263. En fin de compte, la disparition du cardinal permit de transformer en règlement définitif l'arrangement provisoire de 1710 : à partir de 1711, chaque observance eut le droit de se faire représenter aux chapitres généraux par des définiteurs et des supérieurs. Quant au coadjuteur maintenu en survivance, il n'entra en possession du titre abbatial et des revenus que lorsque la mort de son oncle eut mis fin au séquestre.

5. Alphonse-Dominique-François de Glimes : tome XIV, p. 408.

6. Ci-dessus, p. 7. C'est une cousine germaine de la duchesse de Bouillon qui porta Berg-op-Zoom aux Hohenzollern.

faire à bon marché[1]. Son père[2] étoit gouverneur de Mons lorsque le Roi le prit[3]. Celui-ci étoit un très laid et vilain petit homme, de corps et d'esprit, dont il avoit fort peu[4]; mais il avoit une sœur, chanoinesse de Mons[5], belle et bien faite, et d'un air fort noble, qui s'appeloit Mlle de Montigny[6], qui n'avoit rien, et dont l'électeur de Bavière devint amoureux après qu'il eut quitté Mme d'Arco mère du comte de Bavière[7], et l'a été jusqu'à sa mort[8]. Il obtint pour le frère de sa maîtresse une compagnie des gardes du corps du roi d'Espagne à Bruxelles, l'ordre de la Toi-

du duc de Rohan.

[*Add St-S. 946*]

1. Anne-Henriette-Charlotte de Rohan-Chabot : tome XIV, p. 408. Le mariage fut célébré le 18 juin (*Dangeau*, p. 186 et 189 ; *Lettres de Mme Dunoyer*, lettre LII, au tome III, p. 28 ; Bertin, *les Mariages dans l'ancienne société*, p. 123). La jeune mariée, présentée au Roi le 29 juin, prit aussitôt possession de son tabouret (*Sourches*, p. 250).

2. Philippe-François de Glimes, comte puis prince de Berghes, né vers 1650, eut une compagnie d'hommes d'armes en 1676, le grade de général de bataille en 1684, devint gouverneur de Mons et du Hainaut en 1690, de Bruxelles en 1695, et mourut le 12 septembre 1704. Il avait le titre de prince depuis 1686.

3. En 1691 : tome I, p. 27 ; *Biographie nationale belge*, tome II, p. 239-240.

4. De belles dignités, mais peu de bien et de mine, dit l'annotateur des *Mémoires de Sourches*, p. 228.

5. Le célèbre chapitre de Sainte-Wautrude, composé de trente chanoinesses nobles, avait remplacé au seizième siècle les religieuses bénédictines qui occupaient auparavant cette abbaye.

6. Madeleine-Marie-Honorine-Charlotte de Glimes, dite Mlle de Montigny, d'abord chanoinesse de Mons, épousa, le 17 mars 1715, le comte d'Albert qui fut autorisé en 1729 à prendre le titre de prince de Grimberghen ; elle mourut à Paris, le 3 novembre 1744, âgée de soixante-trois ans. Le mariage avec le comte d'Albert, en question depuis 1709, était à demi rompu parce que Philippe V n'avait pas voulu donner une grandesse (*Journal de Torcy*, p. 91 et 97).

7. Tome XVIII, p. 314-315.

8. Sur leurs relations, on peut voir, outre l'Addition indiquée ci-contre, le *Journal de Torcy*, p. 27 et 369, les *Lettres de Mme Dunoyer*, tome III, p. 28, etc., et Bertin, *les Mariages*, p. 123-124. Mme d'Arco l'a revu en France au début de 1710, et même l'a reçu chez elle : notre tome XVIII, p. 314-315 ; *Journal de Dangeau*, tome XIII, p. 47, 64, 71 et 112.

son d'or[1], et enfin la grandesse[2]. Il est mort sans enfants plusieurs années après[3], et sa sœur en est devenue grand dame, de laquelle il n'est pas encore temps de parler[4].

Perte du duc de Mortemart au jeu.

Avant de quitter la Flandres, il faut dire que le duc de Mortemart étoit venu apporter au Roi la capitulation de Douay et lui rendre compte du siège[5]. On fut étonné qu'un homme si marqué, et par sa charge si fort approché du Roi[6], eût pris une commission si triste, de laquelle il s'acquitta même si mal, que le Roi en fut embarrassé par bonté. J'aurois dû mettre cet article à la suite de la prise de Douay ; c'est un oubli que je répare[7]. Retourné à l'armée de Flandres, il se mit à jouer tête à tête avec M. d'Isenghien[8] à l'hombre[9], qui y jouoit assez mal, et qui n'étoit rien moins que joueur ; c'est le même qui, longues années depuis, est devenu maréchal de France[10]. L'amusement grossit bientôt parce que M. de Mortemart fut piqué d'éprouver la fortune contraire : tant fut procédé, qu'à force de multiplier les séances, d'enfermer M. d'Isen-

1. En août 1706.

2. En avril 1708 ; le Roi avait appuyé sa demande (Dépôt des affaires étrangères, vol. *Espagne* 170, fol. 11, vol. 171, fol. 212, vol. 174, fol. 102, vol. 175, fol. 182, vol. 179, fol. 353 ; *Journal de Torcy*, p. 97-98).

3. Le 4 avril 1720.

4. On y reviendra en 1715, lors du mariage avec le comte d'Albert.

5. *Dangeau*, p. 194 ; *Sourches*, p. 250 ; recueil Bossange, tome I, p. 80-86.

6. Il est premier gentilhomme de la chambre en place de son beau-père depuis février 1710 : tome XIX, p. 35.

7. Il avait seulement dit au temps voulu (tome XIX, p. 400-402) l'envoi de ce duc à la cour et sa promotion au grade de maréchal de camp, mais sans faire aucune réflexion.

8. Louis de Gand de Mérode : tome III, p. 38. C'était un bon officier, mais fort myope (*Sourches*, tome XII, p. 195). — Ici, *Isanghien*.

9. Tomes I, p. 71, et X, p. 18. Ce jeu venait d'Espagne, comme l'indique son nom *hombre* (homme), désignant la personne qui tient le jeu, et, dans ce pays-là, selon Madame (*Correspondance*, recueil Jaeglé, tome II, p. 253), il se jouait sans dire une parole ni faire un geste. Saint-Simon a l'orthographe francisée : *ombre*.

10. En 1741.

ghien chez lui, et d'y grossir les parties malgré lui, qui gagnoit, et qui, avec toute l'honnêteté du monde, n'osoit le refuser, malgré ses remontrances et celles des spectateurs, que M. de Mortemart perdit ce qu'il n'a jamais voulu dire, dont M. d'Isenghien[1] le racquitta[2] enfin jusqu'à près de cent mille francs. Cette perte fit grand bruit dans l'armée[3]. M. d'Isenghien, dont la probité étoit connue, et qui n'étoit ni joueur, ni encore moins adroit, avoit eu avec la fortune les meilleurs et les plus honnêtes procédés. On fut choqué qu'un homme fût capable de faire un tel voyage[4] à un jeu comme l'hombre ; le Roi le fut beaucoup, et la cour ne s'en tut pas. M. de Beauvillier fut au désespoir de la chose et de son effet, et de tout ce qu'elle lui faisoit envisager. Ce n'étoit pas le premier chagrin cuisant que lui causa ce gendre ; ce ne fut pas aussi le dernier[5]. Sa fille, déjà si malheureuse, étoit grosse ; elle s'en blessa de déplaisir, et en fut à la dernière extrémité[6]. M. de Beauvillier me parla fort confidemment de toutes ses douleurs ; je l'avois laissé venir là-dessus, à cause de ce qui

1. Le *d'* corrige *de*, et l'initiale *I* surcharge l'*e* final de *de*.

2. « *Racquitter*, terme de jeu, regagner ce qu'on avoit perdu au jeu, s'emploie plus ordinairement avec le pronom personnel ; il se dit aussi pour dire se dédommager de quelque perte » (*Académie*, 1718).

3. Dangeau écrit ceci au 16 septembre (p. 244) : « M. le duc de Mortemart a perdu au jeu une somme considérable contre le prince d'Isenghien, et lui donne son régiment à vendre pour en payer la plus grande partie. M. de Beauvillier, beau-père de ce duc, veut bien faciliter à son gendre les moyens de payer comme il le souhaite, et espère qu'une pareille aventure corrigera M. de Mortemart du jeu. » Il est vrai que ce dernier, venant d'être promu maréchal de camp, devait, de toute façon, se débarrasser de son régiment.

4. « On dit figurément, en parlant d'un homme qui a fait une grande perte au jeu, qu'*il a fait un voyage*, qu'*il a fait un grand voyage* » (*Académie*, 1718).

5. Voyez le portrait de M. de Mortemart fait dans notre tome XVII, p. 82. Fénelon écrivait alors (*Correspondance*, tome I, p. 366) que le duc n'était pas encore mûr pour la pénitence, et que, chez lui, l'imagination dominait la tête.

6. *Sourches*, p. 366, 25 septembre. Dangeau n'en parle point.

s'étoit passé entre son gendre et moi sur Mme de Soubise, que j'ai raconté en son lieu[1]. Le payement fit encore beaucoup parler. Les ducs de Chevreuse et de Beauvillier s'attachèrent trop littéralement au délabrement des affaires du duc de Mortemart[2], et à la raison de conscience de préférer des dettes de marchands et d'ouvriers qui souffroient, et de gens qui avoient prêté leur bien, à celle qui venoit du jeu et d'une grosse perte : ils en essuyèrent force blâme et force propos du monde, dont M. d'Isenghien continua de mériter l'approbation et les louanges par la continuation des meilleurs procédés. Je ne pus m'empêcher d'avertir MM. de Chevreuse et de Beauvillier du bruit et de l'effet de cette conduite, et j'eus grand peine à leur faire entendre combien l'honneur étoit intéressé à payer promptement les dettes du jeu, et combien le monde étoit inexorable là-dessus. Enfin M. de Mortemart, que le siège de Douay avoit fait maréchal de camp[3], céda son régiment à M. d'Isenghien à vendre[4], et, pour le reste de la somme, M. de Beauvillier prit les délais tels qu'il voulut, et acheva enfin de tout payer.

Le secrétaire du maréchal de Montesquiou passe aux ennemis avec ses chiffres.

Une autre aventure y fut plus fâcheuse[5] : le secrétaire du maréchal de Montesquiou, gagné depuis longtemps par le prince Eugène, craignit enfin d'être découvert, et, tout à la fin de la campagne, disparut, et s'en alla à Douay avec tous les chiffres et les papiers de son maître. On changea tous les chiffres ; mais on ne put douter que tout ce qu'on avoit cru de plus secret ne l'avoit pas été pour les ennemis[6].

1. Tome XVII, p. 81-88.
2. Il a dit, dans le tome XVII, p. 112, en parlant des Mortemart, que « ces Messieurs-là se ruinoient régulièrement de père en fils, » et « trouvoient aussi à se remplumer. »
3. Tome XIX, p. 402.
4. M. de Laval en donna soixante mille livres en 1712.
5. La plume change ensuite.
6. C'est la copie presque textuelle de l'article de Dangeau au 23 octobre, p. 266. Les *Mémoires de Sourches* disent (p. 387) : « On ne parloit que de la désertion du secrétaire du maréchal de Montesquiou,

Art et manège du P. Tellier sur les bénéfices.

Il s'étoit amassé beaucoup de bénéfices à donner. Le P. Tellier[1], qui faisoit tout sous terre, et qui n'imitoit en rien le P. de la Chaise, bannit les temps accoutumés de les remplir autant qu'il put, qui étoit[2] les jours de communion du Roi[3], pour mettre les demandeurs en désarroi[4], éviter de trouver le Roi prévenu en[5] faveur de quelqu'un pour qui on auroit parlé à temps, et se rendre plus libre et plus maître des distributions. Il exclut[6] autant qu'il lui fut possible tout homme connu et de nom, et ne voulut que des va-nu-pieds[7] et des valets à tout faire, gens obscurs à mille lieues d'obtenir ce qu'on leur donnoit[8], et

qui étoit allé se rendre aux ennemis à Douay; mais c'étoit une vieille nouvelle, dont on parloit encore parce que le Roi en avoit parlé en allant à sa messe. » Le registre du Dépôt de la guerre 2117, n° 173, nous apprend que le traître s'appelait Hémart, et était secrétaire depuis onze ans, mais donnait depuis quelque temps des motifs de mécontentement, et qu'on ne lui communiquait plus que le détail de l'inspection de l'infanterie.

1. Le nom *Tellier*, oublié, a été ajouté en interligne.

2. Il y a bien *estoit*, au singulier, dans le manuscrit.

3. Cette coutume semble remonter tout au moins à Philippe-le-Long, en juin 1316. Louis XIV communiant aux cinq grandes fêtes de l'année, c'est alors, comme il a déjà été dit, que se faisaient les distributions; mais, pour les personnages considérables, le Roi n'attendait pas le temps habituel (*Dangeau*, tomes IV, p. 199, VII, p. 415, et XII, p. 63). Nous avons vu, au tome XVII, p. 226, la distribution régulière du samedi saint se faire en 1709 avec le Tellier, et M. de Belsunce, neveu de Lauzun, passer évêque de Marseille. L'apologiste moderne de le Tellier, le R. P. Bliard, a fait remarquer que, précisément dans la promotion qui va être racontée, ou dans celles qui suivirent, les grandes familles eurent encore leur part, mais à côté d'autres noms qui, pour notre auteur, représentaient sans doute des « gens de rien. »

4. Le nombre des « demandeurs » était parfois considérable; les *Mémoires de Sourches* rapportent (tome V, p. 30) que, pour le 15 août 1695, il vint à Versailles plus de trois cents ecclésiastiques espérant obtenir quelque bénéfice.

5. *En* surcharge *de*. — 6. Le manuscrit porte : *exlut*.

7. Ici comme aux tomes IX et XIV, l'orthographe est *va nuds pieds*.

8. C'est ce que notre auteur a déjà reproché à Godet des Marais (tome VII, p. 179), puis à le Tellier lui-même (tomes XVII, p. 49

qui se dévouoient sans réserve aux volontés du confesseur à l'aveugle, et sans même les savoir, et gens, au reste, à n'oser broncher après. Il avoit dès lors ses vues, qu'il commençoit à préparer, et, pour cela[1], choisit ses gens le mieux qu'il put. On sut donc à la mi-juillet plusieurs évêchés et grand nombre d'abbayes données[2], le tout ensemble de deux cent quarante mille livres[3]; mais on ne le sut que peu à peu[4], dans le dessein de faire faire les nominations à son gré, qu'il sentoit bien qui ne le seroient pas à celui du public ni de personne. Il craignit la rumeur qu'exciteroient les listes comme on les donnoit auparavant[5]; il les supprima, tant pour cette raison que pour n'être pas forcé par la publicité de la liste et le remerciement au Roi de donner aux nommés ce qui leur étoit destiné, s'il n'y trouvoit pas son compte, et, en ce cas, faire naître quel-

et XVIII, p. 237). Si l'on en croit Lémontey (*Essai sur l'établissement monarchique de Louis XIV*, p. 337, note), le cardinal de Fleury eut pour principe, au contraire, et ouvertement, de réserver les bénéfices aux gens de qualité, parce que, disait-il au Pape, la religion gagnait à leur extérieur imposant.

1. Le commencement de *cela* surcharge *ch*, effacé du doigt.

2. Dangeau avait noté, le 11 juillet (p. 205-206), que deux archevêchés, six évêchés, vingt-cinq abbayes et quatre prieurés étaient vacants, représentant plus de quatre cent trente mille livres.

3. Selon Dangeau (tome XIV, p. 381), il arrivait qu'en une semaine le Roi distribuât pour plus de cinq cent mille livres de rente en bénéfices.

4. La *Gazette* publia le 19 juillet (p. 347-348) huit nominations de prélats et deux d'abbés, le 2 août dix-neuf d'abbés, qui dataient du 25 (p. 372), les unes et les autres n'ayant été connues que peu à peu jusqu'au 1er août (*Dangeau*, p. 207, 209, 213, 214, 217 et 218; *Sourches*, p. 272, 274-275, 283 et 284). Les gazettes de Hollande ne parlèrent que des archevêchés et évêchés. Il y eut encore des distributions à la Toussaint et à Noël.

5. *Sourches*, p. 283, 25 juillet : « Ce jour-là, le P. Tellier travailla avec le Roi, et les courtisans conclurent que toutes les abbayes étoient données, parce que le Roi lui avoit dit, le jour précédent, qu'il vouloit se débarrasser ; mais on ne sut pas un mot de la distribution, parce que le Roi n'en dit rien à personne, et que le bon Père, en sortant du cabinet du Roi, alla monter dans son carrosse et gagna Paris en diligence. »

que scrupule au Roi qui changeât la destination, tellement que ce n'étoit jamais qu'en rassemblant les remerciements qu'on voyoit faire, ou quelquefois, rarement, par les intéressés à qui le P. Tellier l'avoit dit, qu'on ramassoit[1] la distribution, qui étoit annoncée verbalement ou par écrit aux nommés, quand il plaisoit au Révérend Père de le leur dire ou écrire, qui gardoit quelquefois telle nomination *in petto*[2] un mois et six semaines, manège profond que l'impatience de la cour ne put jamais goûter. De cette nomination-ci, quelques-uns de ceux qui y eurent part méritent d'être insérés ici pour les choses qui s'y verront en leur temps. M. de Mailly, mon ami[3], archevêque d'Arles, s'étoit brouillé aux couteaux tirés[4] avec le cardinal de Noailles à une assemblée du clergé[5]. La fortune des Noailles lui étoit entrée de travers[6] dans la tête. Sa belle-sœur n'étoit que nièce à la mode de Bretagne de Mme de Maintenon[7]; la[8] véritable nièce avoit épousé le duc de Noailles : les miches[9] et la faveur qui en résultoient pénétroient l'archevêque d'Arles de jalousie, qui, comme je l'ai dit ailleurs[10], visoit, quoique avec si peu de

1. Au sens de reconstituer l'ensemble, comme au tome IX, p. 165.
2. Expression déjà rencontrée au tome XIII, p. 249.
3. Il a parlé de celui-ci, en dernier lieu, au tome XIV, p. 287-288.
4. Tome III, p. 287.
5. En 1705 : tome XIII, p. 272-273. Comparez la suite des *Mémoires*, éd. 1873, tomes IX, p. 230, et XVI, p. 382-383, et les *Mémoires de l'abbé le Gendre*, p. 77-78.
6. Le *Dictionnaire de l'Académie* de 1718 ne donnait pas cette locution ; mais nous avons déjà eu, dans un sens analogue, *être de travers avec quelqu'un*, au tome XIII, p. 236.
7. La comtesse de Mailly, née Saint-Hermine : tome I, p. 87.
8. L'initiale de *la* surcharge *s[a]*.
9. « On dit figurément, d'un homme qui est en pouvoir de distribuer les grâces, que *c'est lui qui donne les miches* » (*Académie*, 1718). — « On dit que *les gueux vont aux portes où l'on donne les miches*, pour dire qu'on va faire la cour à ceux qui distribuent les grâces » (*Dictionnaire de Trévoux*).
10. Tomes IV, p. 349-350, VII, p. 18-19, et XIII, p. 107. Comparez l'année 1719, dans le tome XVI de 1873, p. 382-383.

moyens et d'apparence, au cardinalat, et qui étoit enragé que sa belle-sœur n'eût pas valu un duché et toutes sortes de fortunes à sa maison. Il avoit donc voulu parier[1] dans l'assemblée avec le cardinal de Noailles ; il l'avoit picoté[2], fait contre[3], rassemblé[4] et soulevé tant qu'il avoit pu. Le succès n'avoit pas répondu à ses desirs. La faveur du cardinal étoit encore entière, il étoit aimé et estimé dans le clergé, il y étoit considéré et ménagé ; on ne se le vouloit point attirer pour des bagatelles. Le cardinal, qui vit la mauvaise humeur de l'archevêque, essaya de le ramener avec douceur, politesse et raison : l'archevêque en fut encore plus piqué, et força le naturel bénin et pacifique du cardinal de lui répondre avec une fermeté et une autorité qui lui fermèrent la bouche, mais qui remplit[5] son cœur de haine à ne lui pardonner jamais[6]. Dans ce dessein de vengeance, et dans celui de se faire un épaulement[7] contre le cardinal, il se jeta plus que jamais aux jésuites, à qui il avoit, toute sa vie, beaucoup fait sa cour. Il n'oublia pas de leur parler du cardinal de Noailles, dont la haine commune le lia intimement avec le P. Tellier. Celui-ci

1. Au sens d'égaler : tome XIV, p. 273.

2. « *Picoter* signifie figurément attaquer souvent quelqu'un par des paroles dites avec malignité, affecter de le fâcher, de l'agacer » (*Académie*, 1718). Ce verbe a déjà passé dans notre tome II, p. 102, ainsi que *picoterie* dans une manchette du même tome, p. 368. On trouve *picoteur* dans la *Gazette* de 1635, p. 143.

3. Tome X, p. 41.

4. Terme de manège que ne donnait pas l'*Académie* de 1718, au sens technique d'exciter un cheval des mains et des jambes à la fois, pour l'exécution d'un mouvement.

5. Ce verbe est bien au singulier dans le manuscrit.

6. Torcy dit, dans son *Journal*, p. 65, que, pour satisfaire le cardinal, en décembre 1709, on avait exclu M. de Mailly de l'assemblée qui allait être élue.

7. « *Épaulement*, terme de fortification, espèce de rempart fait de fascines et de terre qui sert principalement pour couvrir une batterie de canons ou des troupes, » dit le *Dictionnaire de l'Académie* de 1718, qui n'en indique pas d'emploi au figuré.

trouva dans l'archevêque d'Arles tout ce qu'il pouvoit desirer d'ailleurs pour en faire un grand usage contre le cardinal de Noailles : un nom illustre, une alliance avec Mme de Maintenon, une belle-sœur dame d'atour de Mme la duchesse de Bourgogne, un archevêque déjà un peu ancien[1]. Il le falloit mettre en place de s'en pouvoir servir, et, pour cela, le tirer de Provence : c'est ce qui le détermina à le faire passer à Reims[2], dont je ne vis jamais homme si aise que le nouveau duc et pair, par toutes sortes de raisons Le cardinal de Janson vivoit bien avec les jésuites sans penser en rien comme eux[3] : ils voulurent hasarder quelque chose dans son diocèse, et mettre le Roi de la partie, qui, ne voyant que par leurs yeux en ces matières, s'y laissa aller ; mais ils eurent affaire à un homme comblé, et au-dessus de tout par ses mœurs, par sa fortune, et par sa conduite à la cour et dans son diocèse. Il prit l'affaire avec la dernière hauteur, et, quand le Roi lui voulut parler, duquel avec raison il avoit depuis longtemps la confiance, il lui répondit si ferme, que le Roi se tut tout court, et que les jésuites demeurèrent[4] depuis dans la crainte et le respect avec lui. Il avoit un neveu[5] à Saint-Sulpice, fort saint[6] prêtre, mais d'une parfaite bêtise, d'une ignorance crasse[7], et l'homme le plus incrusté[8] de toutes

Mailly, archevêque d'Arles, passe à Reims.

Janson archevêque d'Arles.

1. Il était à Arles depuis 1697 et demandait Reims avec l'appui de Mme de Maintenon (recueil de la Beaumelle, tome XIV, p. 274-276).

2. Tome V, p. 276. L'archevêque de Reims, comme premier pair ecclésiastique, était légat-né du saint-siège, et, dans ses *Projets de gouvernement du duc de Bourgogne,* Saint-Simon proposa qu'on lui attribuât comme suffragants tous les évêques-pairs.

3. Comparez la suite des *Mémoires,* éd. 1873, tome X, p. 12.

4. Le manuscrit porte : *demeurent,* par mégarde.

5. Jacques de Forbin : tome XVII, p. 118. — 6. En abréviation, *s.*

7. « *Crasse,* adjectif qui n'a d'usage qu'au féminin ; grossier, épais ; se dit aussi figurément dans cette phrase : *ignorance crasse,* qui signifie ignorance grossière et inexcusable » (*Académie,* 1718).

8. *L'Académie* ne donnait pas d'emploi de ce verbe au figuré, et le *Dictionnaire de Littré* n'en cite aucun exemple ; mais nous avons déjà eu, au tome X, p. 142, *s'incruster sur les comtes de Dreux.*

les misères de Saint-Sulpice qui y ait jamais été nourri. Un tel sujet parut propre au P. Tellier pour en faire un archevêque d'Arles, et pour se bien réconcilier[1] le cardinal de Janson[2], au moins se faire un mérite auprès du Roi de lui proposer son neveu pour en faire tout[3] d'un coup un archevêque, et dans son propre pays[4]. Le Roi, qui goûta fort ce choix, le voulut apprendre lui-même au cardinal de Janson : celui-ci, qui étoit droit et vrai, au lieu de remercier, s'écria, dit au Roi qu'il ne connoissoit point l'abbé de Janson, qu'il n'étoit point fait pour être évêque, que ce seroit encore trop pour lui qu'être vicaire d'un curé de campagne[5], et supplia le Roi de l'en croire, et, s'il vouloit lui marquer de la bonté, donner à son neveu de quoi vivre par quelque abbaye de dix ou douze mille livres de rente, qui seroit un Pérou[6] pour lui, et ne l'engageroit à rien. Le cardinal eut beau dire et beau faire, même à plusieurs reprises ; le Roi le loua fort, mais tint ferme, et l'abbé de Janson fut archevêque d'Arles[7]. Nîmes fut donné à l'abbé de la Parisière[8], qui le paya bien à son protecteur, et qui se rendit aussi célèbre en

1. Tome V, p. 45. — 2. Ci-après, p. 369, Additions et corrections.

3. L'initiale de *tout* surcharge un *d*.

4. La famille de Forbin était originaire de Provence.

5. L'auteur a dit (tome XIII, p. 251) que le cardinal de Coislin « ressembloit assez à un curé de village. » Voyez, dans le *Mercure* de février 1694, p. 162, une comparaison de ces curés avec les évêques.

6. « Le terme de *Pérou* a passé en proverbe dans le commerce, pour dire un négoce, une entreprise où il y a beaucoup à gagner » (*Dictionnaire de Trévoux*).

7. Ce sera pour la distribution de Pâques 1711 (*Dangeau*, p. 374). Notre auteur répétera toute l'anecdote en 1713.

8. Jules-César Rousseau de la Parisière, né à Poitiers le 3 mai 1667, élève des séminaires de Saint-Sulpice et de Saint-Magloire, pourvu du prieuré de Sainte-Catherine de Bressuire et député par le clergé de Bordeaux à l'assemblée de 1705, avait prêché devant le Roi et était grand vicaire de Laon ; il fut désigné évêque de Nîmes le 11 juillet 1710, et mourut dans cette ville le 15 novembre 1736 (Puech, *les Nîmois dans la seconde moitié du dix-septième siècle*, p. 308-309 ; *Lettres de Mme Dunoyer*, tome III, p. 77-78, lettre LVI). Cet évêque a été oublié lorsque

forfaits[1] que Fléchier, son prédécesseur, l'étoit devenu par son esprit, sa rare éloquence, sa vaste érudition, et sa vie et ses vertus épiscopales[2]. Le Normand[3] eut Évreux[4]. C'étoit un homme fait exprès pour le P. Tellier, un cuistre[5] de la lie du peuple[6], qui, à force de répéter[7], puis régenter[8], après professer[9], étoit devenu habile en cette science dure de l'École[10], et dans la chicane ecclésiastique, dont il entendoit fort bien les procédures. Je ne sais qui le produisit au cardinal de Noailles, qui le fit son official[11], et qui, dix ou douze ans après, le chassa honteusement pour des trahisons considérables qu'il découvrit que les jésuites lui avoient fait faire, et qui l'en récompensèrent par cet

Le Normand évêque d'Évreux*.

notre auteur a placé ici les manchettes pour chacun des autres noms.

1. Saint-Simon reviendra à deux reprises différentes sur les « forfaits » de M. de la Parisière, dans la suite des *Mémoires*, éd. 1873, tomes XI, p. 70, et XIV, p. 198-199.

2. Tome XIX, p. 41.

3. Jean le Normand, né en 1662 à Orléans, docteur de Sorbonne avant d'avoir trente ans, devint syndic du clergé en 1705, et était député à l'assemblée de 1710 lorsque le Roi lui donna l'évêché d'Évreux; il mourut le 7 mai 1733.

4. Cet évêché valait de vingt à vingt-deux mille livres de rente.

5. Tome III, p. 40. « Nom qui se donne ordinairement par injure aux valets de collège » (*Académie*, 1718).

6. C'était le fils d'un marchand d'Orléans. Il fut désigné pour avoir, étant official, dénié justice aux religieuses de Port-Royal (ms. Nouv. acq. fr. 4037, fol. 11 v°; *Mémoires de l'abbé le Gendre*, p. 307).

7. « *Répéter* se dit de ceux qui exercent les écoliers en chambre et leur expliquent plus amplement ce que les régents leur montrent en classe » (*Académie*, 1718).

8. « *Régenter*, enseigner en qualité de régent dans un collège » (*ibidem*).

9. « *Professer*, enseigner publiquement » (*ibidem*).

10. « *École* signifie aussi les lieux où l'on enseigne la théologie, la philosophie selon les principes et dans les termes reçus dans la plupart des universités : *ce sont des termes de l'École* » (*ibidem*).

11. Étant, non pas official, mais promoteur du diocèse de Paris depuis 1700, il avait quitté cette fonction, non pas « dix ou douze ans après, » mais en 1705, pour devenir syndic du clergé.

* Le commencement de *d'Evreux* surcharge *de S[ées]*.

Turgot évêque de Séez*,

Dromesnil évêque d'Autun, puis de Verdun.

évêché. L'abbé Turgot, aumônier du Roi[1], eut Séez[2], et le maréchal de Boufflers eut Autun pour son parent l'abbé de Dromesnil[3], qui passa depuis à Verdun[4], et y a bâti de fond en comble le plus vaste et le plus superbe palais épiscopal qu'il y ait en France[5]. Autun avoit été donné[6] à l'abbé de Maulévrier[7], il y avoit plus d'un an[8], qui le rendit sans en avoir pris de bulles[9], et à qui on donna

1. Dominique-Barnabé Turgot de Saint-Clair, né le 26 octobre 1667, aumônier du Roi depuis juillet 1694, fut nommé évêque de Séez en juillet 1710 ; nous le verrons obtenir la charge de premier aumônier du duc de Berry en décembre de la même année, ci-après, p. 219. Il mourut le 18 décembre 1727. Fils et frère d'intendants.

2. Cet évêché (tome III, p. 63) ne rapportait que douze ou quinze mille livres. — Ici, *Séèz,* et, dans la manchette, *Séès.*

3. Charles-François de Hallencourt de Dromesnil, petit-fils de Françoise de Boufflers tante du maréchal, avait eu l'abbaye d'Uzerche en août 1701, une charge d'aumônier du Roi en mars 1704 et l'abbaye de la Charité en novembre 1706, fut désigné comme évêque d'Autun en juillet 1710, reçut l'abbaye d'Homblières en novembre 1717, passa à l'évêché de Verdun en janvier 1721, et mourut le 16 mars 1754, à près de quatre-vingts ans. On trouvera son éloge dans les *Mémoires de Sourches,* tome VIII, p. 324, note, et dans ceux *du duc de Luynes,* tome XIII, p. 206. En avril 1711, il dut solliciter un arrêt du Conseil pour jouir de son privilège de premier suffragant de Lyon quoique étant le dernier sacré des évêques de la province (Archives nationales, G[7] 163, 12 avril). Rigaud peignit son portrait la même année.

4. L'évêché de Verdun valait cinquante mille livres grâce à l'union de l'abbaye de Saint-Vanne à la mense épiscopale.

5. Cet édifice, commencé par l'évêque en 1725, sur les plans de Robert de Cotte, n'était pas encore achevé en 1754, lors de la mort de M. de Dromesnil, quoique, déjà en 1741, la dépense s'élevât à plus de trois cent cinquante mille livres (abbé Clouet, *Histoire de Verdun,* tome I, p. 494). Il est encore aujourd'hui le palais épiscopal. On en a de nombreuses gravures ou plans au Cabinet des estampes, vol. Va 117.

6. *Donné* a été ajouté en interligne, et, avant *avoit,* Saint-Simon a biffé *av[oit].*

7. Charles Andrault de Langeron-Maulévrier : tome XV, p. 367.

8. Le 18 mai 1709, sous réserve d'une pension de quatre mille livres pour les nouveaux convertis (*Mercure* de juin, p. 235-239).

9. *Dangeau,* p. 227.

* Cette manchette est placée cinq lignes trop haut dans le manuscrit.

l'abbaye de Moustier-Saint-Jean, de quatorze mille livres de rente, dans son pays en Bourgogne[1], outre ce qu'il avoit déjà. Cet abbé de Maulévrier étoit un grand homme décharné, d'une pâleur de mort qu'on va porter en terre, qui s'appeloit Andrault, et qui étoit frère de Mlle de Langeron qui étoit à Madame la Princesse et fort comptée à l'hôtel de Condé[2]. Il étoit oncle[3] de Langeron lieutenant général des armées navales[4], et de l'abbé de Langeron[5] si attaché à Monsieur de Cambray, qui[6] fut chassé avec lui, passa le reste de sa vie chez Monsieur de Cambray dans sa plus intime confiance, et qui y mourut à la fin de cette année[7]. Ces Andraults sont si peu de chose[8], qu'encore que tout soit comme anéanti en

Abbé de Maulévrier ; sa famille, son caractère. [Add. St-S. 947 et 948]

Mort de l'abbé de Langeron.

1. Abbaye bénédictine du sixième siècle, bailliage de Semur.

2. Charlotte Andrault de Langeron fut nommée en juin 1685 fille d'honneur de la jeune duchesse de Bourbon, dont sa mère était dame d'honneur, et, en mars 1688, on songea à elle pour remplir la même fonction auprès de la jeune princesse de Conti. Lors de la mort de sa mère, en décembre 1690, elle passa auprès de Madame la Princesse, et elle mourut à l'hôtel de Condé le 27 juillet 1724, âgée de soixante-dix-sept ans. On a vu dans le tome XVII, p. 248, note 5, quelle heureuse influence elle exerça sur Henri-Jules mourant. A la fin de 1690, elle et sa sœur Marie-Armande avaient constitué une rente viagère à la demoiselle de compagnie de leur mère (Arch. nat., reg. Y 257, fol. 292).

3. *Oncle* surcharge un premier *oncle* effacé du doigt.

4. Tome XV, p. 221. — 5. François Andrault : tome V, p. 154.

6. Avant *qui*, il a biffé *et*, et il a fait la même correction avant *passa*.

7. Le 10 novembre 1710 (*Dangeau*, p. 279). « On apprit que l'abbé de Langeron étoit mort, et que son ami l'archevêque de Cambray ne l'avoit point quitté qu'il ne lui eût fermé les yeux » (*Sourches*, tome XII, p. 399). Ç'avait été pour Fénelon la « plus grande douceur de sa vie, » et, pour le duc de Bourgogne, le plus cher de ses instituteurs (*Œuvres*, éd. Lebel, tomes XXII, p. 422, XXIV, p. 128-135, XXV, p. 283 et 301, et XXVI, p. 128-135).

8. Notre auteur reviendra sur la petite origine des Andrault dans la suite des *Mémoires* (tome XVII de 1873, p. 52 et 162), et dira alors qu'ils étaient originaires du Bourbonnais. Leur généalogie a été établie dans le Supplément à l'*Histoire généalogique* du P. Anselme, tome IX, 2e partie, p. 608-611 et 1048-1049, d'après les documents du Cabinet des titres, *Pièces originales*, vol. 58. Le premier connu est Laurent

France par la plus que facilité partout où il faut des preuves, je ne sais comment ils ont pu se faire admettre dans le chapitre de Saint-Jean de Lyon[1], où l'abbé de Maulévrier a été sacristain presque toute sa vie, qui en est une dignité[2]. Il étoit originairement aumônier de Madame la Dauphine de Bavière, et fort bien avec elle ; à sa mort, il eut une place d'aumônier du Roi[3]. Il n'avoit jamais suivi sa profession, et il étoit tout à fait ignorant, mais grand maître en manèges et en intrigues. Il fut ami intime du P. de la Chaise, absolument livré aux jésuites, dans l'intimité de Monsieur de Cambray[4], par conséquent, jus-

Andrault, écuyer du duc de Bourbon en 1422. Dans son édition du Mémoire de la généralité de Moulins en 1698, Boulainvilliers prétend qu'on trouvait des papiers terriers dressés à la fin du quinzième siècle par un Andrault notaire à Saint-Pierre-le-Moustier. Langeron leur appartenait depuis 1450. Rochebilière a relevé quelques actes paroissiaux de cette famille : ms. Nouv. acq. fr. 3619, n°s 4914-4921.

1. Le chapitre de Saint-Jean, église cathédrale de Lyon, composé de trente-deux chanoines, avait possédé une partie des comtés de Lyonnais et de Forez, et même la seigneurie temporelle de Lyon, jusqu'au rachat par Philippe le Bel (1307), et ce roi avait alors érigé en comté leurs possessions territoriales, avec permission pour chaque chanoine de porter le titre de comte. Ils faisaient des preuves de noblesse en ligne paternelle jusqu'en 1400, en ligne maternelle pour huit générations, et un formulaire imprimé de ces preuves est conservé à la Bibliothèque nationale, Lk^{7}4457 ; mais notre auteur dira (ci-après, Addition n° 947) que, là comme à Malte, on « mollissait » sur les preuves. Le Laboureur en a parlé dans *les Masures de l'Ile-Barbe,* l'abbé Vachet a publié une étude sur *les Anciens chanoines-comtes de Lyon,* et des listes alphabétiques jusqu'en 1788 en ont été données par Saint-Allais, dans son *Nobiliaire de France,* tome XI, p. 497, par la Chenaye des Bois dans son *Dictionnaire de la Noblesse.*

2. Saint-Simon écrit : *sacristin.* — Les dignitaires étaient le prévôt, nommé par le Roi en sa qualité de premier chanoine, le sacristain et le custode, nommés par l'archevêque. Le chapitre désignait les dignitaires inférieurs et les titulaires des prébendes. Le sacristain avait la garde des vases sacrés et ornements d'église.

3. Il eut alors, en avril 1691, l'abbaye Saint-Pierre de Chalon, mais ne devint aumônier du Roi qu'en août 1695.

4. Tout cela a déjà été dit dans le tome XV, p. 367.

qu'à un certain point, des ducs de Chevreuse et de Beauvillier, mais qu'il ne voyoit qu'avec beaucoup de mesure. Il étoit doux, poli, flatteur[1], respectueux, obséquieux, obligeant; il vouloit être bien avec tout le monde, et il avoit des amis considérables des deux sexes. Très bien avec Chamillart, aussi bien après avec Voysin, il avoit entièrement apprivoisé Desmaretz ; des amis de Pontchartrain, et honnêtement seulement avec le Chancelier, qui ne s'y fioit pas ; à merveilles encore avec tous les Villeroy. Mais, avec tout son miel[2], tout son desir de s'insinuer, de se mêler, d'être instruit de tout, d'avoir la confiance de grands et de petits, car il étoit sur tout cela à la ville comme à la cour, et dans le clergé encore[3], c'étoit un homme à qui il ne falloit pas marcher sur le pied[4], pétulant et dangereux, qui ne pardonnoit point, et capable de toute espèce de fougasse[5]. Ses liaisons intimes avec les jésuites et Monsieur de Cambray l'avoient foncièrement éloigné du cardinal de Noailles, encore qu'il lui fît sa cour, et à tous les Noailles, avec de grands ménagements. Il avoit eu deux agences du clergé de suite[6], et par conséquent

1. Ce troisième adjectif semble ajouté après coup en fin de ligne.

2. *L'Académie* ne donnait pas d'acception de *miel* au figuré, quoiqu'on employât communément cette locution : *tout sucre et miel.*

3. Voyez notre tome XVI, p. 141 et 144-145.

4. « On dit que *c'est un homme à qui il ne faut pas marcher sur le pied,* pour dire qu'il est dangereux de le choquer » (*Académie*, 1718). Cette expression avait déjà passé dans notre tome VIII, p. 24.

5. Le *Dictionnaire de l'Académie* de 1718 ne donne que *fougade,* « espèce de petite mine ou de fourneau ; » mais Furetière et le *Dictionnaire de Trévoux* disaient *fougade* ou *fougasse.* Ce mot a ici le sens figuré de manœuvre souterraine ; les lexiques modernes ne citent que le présent exemple d'emploi au figuré.

6. Tome VI, p. 43. M. de Maulévrier, élu en 1700 par la province de Tours, obtint dès 1702 permission du Roi d'être prorogé dans ses fonctions en 1705, par la province de Sens, quoiqu'il n'y en eût point d'exemple depuis longtemps (*Dangeau,* tome IX, p. 29 ; *Sourches,* tome IX, p. 270). Ses deux brevets de conseiller d'État, ce qui était de droit pour les agents, sont dans les registres O[1] 44, fol. 288, et O[1] 49, fol. 104.

été[1] promoteur après de l'assemblée du clergé[2]. Dans cet emploi, il eut des démêlés avec le cardinal de Noailles, dont les ennemis, ses amis à lui, profitèrent pour l'animer, en sorte que[3] les choses allèrent jusqu'à l'audace de sa part, qui, trop poussée en face, lui attira un traitement fâcheux et qui porta sur l'honneur[4]. Cette affaire lui fit un extrême tort dans le monde, où il déchut beaucoup nonobstant ses appuis. Le P. de la Chaise n'avoit jamais pu résoudre le Roi à le faire évêque[5]: ses intrigues, sa

1. Le participe *esté* est en interligne, et, avant *consequent*, Saint-Simon avait effacé du doigt un premier *esté*.

2. « *Promoteur* se dit particulièrement de celui qui fait comme la fonction de procureur d'office dans une jurisdiction ecclésiastique » (*Académie*, 1718). « On donne aussi le nom de *promoteur* à celui qui est chargé de faire les réquisitoires dans les assemblées du clergé » (*Dictionnaire de Trévoux*). Chaque assemblée, en constituant son bureau, élisait deux promoteurs ; c'étaient d'ordinaire des agents sortants. Voyez la Table de la collection des *Procès-verbaux*.

3. L'abréviation de *que*, d'abord oubliée, a été ajoutée après coup entre *sorte* et *les*.

4. Valincour écrivit au duc de Noailles le 15 juin 1710 (L.-G. Pélissier, *les Correspondants du duc de Noailles*, p. 107) : « Je ne sais si on vous a mandé le détail de l'affaire arrivée à l'assemblée du clergé entre Mgr le cardinal de Noailles et l'abbé de Maulévrier ; cela fait assez de bruit ici. Vous connoissez mieux que personne la douceur et la bonté naturelle de M. le cardinal ; mais il y a des fripons, et peut-être mitrés, qui cherchent à l'aigrir mal à propos, et qui abusent de la créance qu'il leur donne. Le Roi n'a pas voulu en prendre connoissance. » Et, le 15 juillet (p. 111) : « L'affaire du clergé par rapport à l'abbé de Maulévrier contient un détail trop long, et trop inutile, pour vous être envoyé dans un pays d'où vous ne pourriez rien faire pour apaiser le différend, que trop de gens ont pris soin d'aigrir. » Enfin, le 4 août (p. 115) : « Les bons esprits de ce pays-ci ne cessent de chercher toutes les occasions d'aigrir M. le cardinal de Noailles contre l'abbé de Maulévrier. Cela devient une affaire sérieuse de part et d'autre, et je suis assuré que, si vous étiez ici, cela ne dureroit pas deux heures. C'est grand dommage que ces hommes ne veulent pas comprendre la différence infinie qu'il y a entre être fâché et avoir raison. »

5. C'était l'habitude de donner un évêché aux agents du clergé sortant de charge (*Mémoires de Sourches*, tome V, p. 229, note).

liaison avec Monsieur de Cambray lui avoient déplu, et ce grand nombre d'amis. Il avoit été accusé, il y avoit plus d'un an, d'une correspondance étroite et cachée avec Monsieur de Cambray ; le Roi en avoit parlé au P. Tellier avec colère. Cela fut approfondi : le P. Tellier, qui le portoit doublement à cause des jésuites et à cause de Monsieur de Cambray, lui obtint une audience du Roi où il se lava de tout, et le P. Tellier tira sur le temps pour le faire évêque[1]. L'abbé de Maulévrier étoit vieux et gueux ; il aimoit la bonne chère et le jeu, il sentoit que son temps pour l'épiscopat étoit passé, qu'il[2] n'y pourroit rien faire, et qu'il n'auroit qu'à s'ennuyer dans son diocèse : il ne vouloit plus être évêque que pour l'honneur, et comme, avant Notre-Seigneur, les juives se marioient pour ôter l'opprobre de dessus elles[3]. Il n'eut donc jamais envie que d'être nommé, bien résolu, comme il dit, de rendre son évêché sans en payer de bulles. Il demeura brouillé avec le cardinal de Noailles. Hors son affaire

1. On vient de voir que l'affaire avec le cardinal de Noailles s'était passée en juin même, à la veille de la distribution. Ce que raconte maintenant notre auteur remontait à 1708, et le cardinal n'y avait été mêlé en rien. Évidemment c'est ce passage de Dangeau, au 7 février 1708 (tome XII, p. 73), qui a trompé Saint-Simon : « On avoit rendu de mauvais offices à l'abbé de Maulévrier sur ce qu'on prétendoit qu'il avoit de grands commerces avec M. l'archevêque de Cambray après la défense que le Roi lui avoit faite. Cet abbé eut hier audience du Roi, dans laquelle il se justifia pleinement de cette accusation, et il sortit fort content de son audience, dans laquelle le Roi lui parla avec beaucoup d'ouverture de cœur, de confiance et d'amitié. » Effectivement, plusieurs passages des *Mémoires de Sourches* prouvent que le Roi traitait l'abbé avec bienveillance.

2. Avant *qu'il*, il y a un *et* biffé dans le manuscrit, et l'élision *qu'* surcharge une *n*.

3. Sans qu'il y eût de prescription spéciale à ce sujet, les Juifs regardaient le célibat comme une honte, et toutes les femmes aspiraient au mariage pour ne pas rester stériles ; on peut le voir dans le chapitre XXX, verset 23, de la *Genèse*, dans les prophéties d'Isaïe, chapitre IV, verset 1, et dans l'Évangile selon saint Luc, chapitre I, verset 25.

avec lui, je ne l'ai jamais ouï taxer de fausseté, ni d'aucun trait malhonnête, et je ne l'ai vu brouillé ni baissé[1] avec aucun de ses amis ; mais, pour le gros du monde, il ne revint jamais bien de cette affaire du[2] cardinal de Noailles[3]. Il[4] fut toujours bien avec le cardinal de Bouillon[5], fort lié avec les cardinaux de Coislin et de Janson, et avec la plupart[6] des grands prélats. Les deux grosses abbayes furent données, Saint-Remy de Reims au cardinal Gualterio[7], qui arbora les armes de France sur la

Cardinal Gualterio met les armes de France sur la porte de son palais* à Rome.

1. Au sens de diminué dans l'estime ou l'affection, dont *l'Académie* donnait des exemples.

2. *Du* surcharge *ave[c]*.

3. Malgré les correspondances citées plus haut, le sujet de ce conflit nous échappe. Il n'en est pas question dans les *Procès-verbaux*.

4. Avant *il*, il y a un *et* biffé.

5. Les six derniers mots ont été intercalés en interligne, et, avant *fort lié*, Saint-Simon a biffé un *et* ajouté aussi en interligne.

6. *La pluspart* corrige *les g[rands]*.

7. *Dangeau*, p. 208. — C'est le 27 mai 1706 que Gualterio (ci-dessus, p. 54, note 1), nommé cardinal depuis dix jours, a reçu du Roi la calotte et, quatre jours avant son audience de congé, le 4 août, la barrette cardinalice (ms. Arsenal 3863, p. 109-134 ; ms. Chantilly XIX A 427, p. 220-233). Avant même qu'il ne fût rentré à Rome, le Pape l'avait désigné comme légat en Romagne, à Bologne et à Ferrare, région où, étant évêque d'Imola, il avait eu des difficultés avec les Allemands, son évêché et ses meubles personnels ayant été pillés par les troupes impériales (*Gazette* de 1708, p. 104, et de 1709, p. 19) ; au mois d'octobre 1709, il a eu en échange l'évêché de Todi. Pendant son séjour en France, il s'était lié d'amitié avec Mme de Maintenon (*Correspondance*, recueil Bossange, tome II, p. 409-410), et cette liaison contribua sans doute à lui faire attribuer la riche abbaye de Saint-Remy en juillet 1710 (Affaires étrangères, vol. *Rome* 507, fol. 65 et 264). Sa lettre de remerciement au Roi porte cette souscription : *Umilissimo, devotissimo et obligatissimo servitore, ossequietissimo e suddito fidelissimo*. Le 17 décembre, le Roi lui avait attribué une pension de six mille livres sur le fonds de trente-six mille livres du clergé ; la minute des lettres de don est dans le volume *France* 1173 du Dépôt des affaires étrangères, fol. 275. C'était la récompense de son dévouement à la France, qui le faisait mal voir du Pape et du Nonce ; on lui accorda en outre, au mois de janvier 1711, des lettres de naturalité.

* Il y a *plais*, par mégarde, dans le manuscrit.

porte de son palais à Rome[1], et celle de Saint-Étienne de Caen au cardinal de la Trémoïlle[2].

Mort de Mme de Caderousse*. Naissance et caractère d'elle et de son mari.

J'ai oublié, sur le commencement de cette année, la mort de Mme de Caderousse[3] sans enfants, la dernière de la maison de Rambures[4]. C'étoit une[5] femme qui n'alloit point à la cour, mais qui, à Paris, étoit fort du monde et du jeu. Son mari[6], qui s'appeloit Cadart[7], et qui vouloit se nommer Ancezune[8], étoit un gentilhomme du comtat

1. C'est le 1er janvier qu'il avait fait cette manifestation (*Gazette*, p. 93), que plus tard on rappela dans son éloge académique. Ses lettres à Torcy et au cardinal de la Trémoïlle sont dans la correspondance diplomatique de *Rome*, vol. 503, fol. 57, 63 et 79 v°.

2. *Dangeau*, p. 208 ; *Sourches*, p. 275. Ces deux abbayes venaient de l'archevêque de Reims : tome XIX, p. 42.

3. Marie-Renée de Rambures : tome XIII, p. 431. Elle mourut dans le courant d'avril (*Dangeau*, p. 143 ; *Sourches*, p. 216). La marquise d'Huxelles écrivit, le dernier jour de ce mois, au marquis de la Garde : « L'abbé de Courtenay avoit son testament. Elle donne beaucoup aux pauvres, ses meubles au fils de son mari, à qui elle ne peut rien donner, et rappelle tous ses parents, qui auront les biens de la maison de Rambures appartenant à sa mère par ses conventions, qui étoit Nogent, sœur de Mme de Montauban, ces biens se montant à quatre ou cinq cent mille livres. L'héritier des Rambures se trouve, s'il y avoit de quoi, dans M. de Fontenilles, de Languedoc, qui a épousé la sœur de M. le président de Mesmes, laquelle est dans une grande dévotion. » En 1708, Mme de Caderousse avait fait une donation à la fille d'un receveur des fermes d'Abbeville nommé Bénezet (Arch. nat., reg. Y 281, fol. 38 v°).

4. Déjà dit au tome XIII, p. 431. — 5. Il a écrit, par mégarde : *un*.

6. Tome V, p. 178.

7. Un bourgeois anobli d'Avignon du nom de Cadart se trouve être devenu célèbre de nos jours grâce aux tableaux exécutés pour lui par des peintres primitifs français de ce pays-là. C'est le Pierre Cadart, baron du Thor, qui commanda en 1442, à Enguerrand Charonton et à Pierre Villate, en l'honneur de son père, premier médecin de Charles VI, et de sa mère, la peinture de la Miséricorde de la Vierge aujourd'hui conservée au musée Condé de Chantilly, et probablement aussi le Triomphe de la Vierge qui appartient à l'hospice de Villeneuve-lès-Avignon.

8. La famille d'Ancezune était déjà importante sur les bords du

* L'initiale de *Caderousse* surcharge une autre lettre.

Ducs d'Avignon ; ce que c'est.

d'Avignon qui portoit le nom de duc de Caderousse [1], dont il n'étoit pas plus avancé. Il étoit duc d'Avignon, et ces ducs d'Avignon, que le Pape fait, sont inconnus partout, même à Rome, où ils n'ont, non plus qu'ailleurs, ni rang, ni honneur, ni distinction quelconque [2]. A Avignon, ils en ont chez le vice-légat [3] et dans toute cette légation [4]. C'est chose dont les Papes ne sont pas avares, et qui se donne [5] assez ordinairement pour de l'argent. Caderousse [6] étoit un paresseux, grand, bien fait, de beaucoup d'esprit et orné, qui n'avoit guères servi que les dames, et qui n'avoit été qu'un moment fort de la cour [7]. Une longue maladie de poitrine que les médecins abandonnèrent par

Rhône au onzième siècle ; un de ses membres, au quinzième, joignit à son nom celui de sa femme, qui était Nicole Cadart, des barons du Thor.

1. Les Ancezune possédaient dès lors l'île de Caderousse, et, après eux, elle passa aux Grammont de Vachères, en qui le titre a fini au siècle dernier. C'est aujourd'hui une commune du canton d'Orange, dans le département de Vaucluse. Sur les seigneurs primitifs, voyez Pithon-Curt, *Noblesse du Comté,* tome I, p. 43-55. Caderousse, érigé en marquisat en 1622, fut fait duché en 1663, par Alexandre VII.

2. Sur les ducs d'Avignon et du Pape, voyez le Supplément au *Corps diplomatique* de Du Mont, tome V, p. 141-143, et ce qu'en a dit encore notre auteur dans une Addition à Dangeau, tome XV du *Journal,* p. 353, et dans la suite des *Mémoires,* tome XI de 1873, p. 87.

3. Tome VII, p. 18.

4. « *Légation* se dit aussi de l'étendue du gouvernement d'un légat dans l'État ecclésiastique » (*Académie,* 1718).

5. *Donnent,* par mégarde, dans le manuscrit.

6. Tantôt *Cadrousse,* et tantôt *Caderousse.*

7. Bussy-Rabutin et Mme de Sévigné parlent de lui. Il avait été question de lui faire épouser la fille de cette dernière ; mais il se maria en premières noces, le 24 mars 1665, avec Claire-Bénédicte de Guénegaud du Plessis, fille du secrétaire d'État, morte en 1675, à vingt-neuf ans. Voyez encore, sur lui, le Chansonnier ms. Fr. 12 687, p. 13-14, la *Correspondance de Bussy,* tome V, p. 60-61, et surtout l'*Histoire amoureuse des Gaules,* tomes II, p. 417 et 419, et III, p. 370-418. Les deux pamphlets de *la France galante* et de *la France devenue italienne* l'accusent de s'être conduit de façon infâme à l'égard de Mme de Bartillat et de Mlle de Toussy qui épousa le duc d'Aumont. C'était en outre un furieux joueur, et mauvais payeur. Voyez ci-contre, note 7.

écrit, et dont Caret, dont j'ai parlé ailleurs[1], le guérit, et qui voulut cet écrit des plus fameux médecins de Paris avant de l'entreprendre, commença à lui donner cette grande vogue qu'il eut depuis, et que la guérison de M. de la Feuillade couronna[2]. Caderousse passa sa vie à Paris assez dans le bon monde, intime de Mme de Bouillon, et fort des amis de M. de la Rochefoucauld[3] nonobstant la séparation de lieu[4]. Il aimoit à se mêler, à savoir, surtout à régenter[5] et à dogmatiser[6], et, pour le moins autant, à emprunter de qui il pouvoit, et à ne le guères rendre; et tout cela avec les plus grandes manières du monde. Il se mit fort dans la dévotion, et c'étoit merveilles de l'entendre moraliser. Il avoit beaucoup perdu au jeu[7]. Avec tout cela, il étoit considéré et compté, et avoit beaucoup d'amis. Il a vécu fort vieux, et toujours fort pauvre[8].

1. Tome V, p. 177-181. Aux références indiquées alors sur cet « empirique, » on peut ajouter les *Notes tirées du cours d'opérations de chirurgie de Dionis*, éd. 1740, p. 786.

2. Dans le tome V, p. 179, en racontant la guérison de Caderousse et celle de M. de la Feuillade, l'auteur avait dit, contrairement à ce que nous lisons ici, que c'est ce dernier qui fut « abandonné solennellement des médecins, qui le signèrent. »

3. Ici, contre l'ordinaire, *Rochefoucaud.*

4. Il a déjà dit (tome XVII, p. 340) que M. de la Rochefoucauld était « quelquefois dix ans de suite sans découcher d'où étoit le Roi. »

5. Nous avons eu ce verbe au sens propre ci-dessus, p. 81; ici, c'est le sens figuré, « en parlant de ceux qui aiment à gouverner dans toutes les compagnies où ils se trouvent, et qui veulent toujours que leurs avis prévaillent » (*Académie,* 1718).

6. « *Dogmatiser* signifie aussi débiter ses opinions, ses raisonnements d'un air trop décisif, et en homme qui veut régenter » (*ibidem*).

7. C'est ce qui est dit aussi dans le ms. Nouv. acq. fr. 4529, p. 31; cependant l'on racontait que son mariage avec Mlle de Rambures avait eu pour origine un gain de cent mille livres fait par lui sur la mère de la jeune fille, et celle-ci lui apporta en dot le comté de Courtenay, qui valait quinze mille livres de rente.

8. Il ne mourut qu'en 1730, à près de quatre-vingt-cinq ans. Dans

Mort du lieutenant civil le Camus; son caractère. Argouges lieutenant civil.

Le Camus, lieutenant civil, mourut en ce temps-ci[1]. C'étoit la plus belle représentation[2] du monde de magistrat. Il l'étoit[3] bon aussi[4], et honnête homme, obligeant, et avoit beaucoup d'amis; mais il étoit glorieux à un point qu'on en[5] rioit et qu'on avoit pitié. Il étoit frère du premier président de la Cour des aides[6] et du cardinal le Camus[7], et, quand il disoit « mon frère le cardinal, » il se rengorgeoit[8] que c'étoit un plaisir[9]. Peletier, de sa retraite, demanda cette charge pour d'Argouges[10], qui n'avoit que

une lettre à Desmaretz, de mars 1713 (Arch. nat., G^7 543), il parle de sa vie obscure et hors de tout commerce.

1. Jean le Camus (tome XV, p. 272) mourut le 28 juillet: *Dangeau*, p. 215; *Sourches*, p. 285. Il fut inhumé aux Blancs-Manteaux, où on lui éleva en 1719 un beau mausolée, dont le buste funéraire, fait par Simon Mazière, est aujourd'hui à Versailles, nº 2854. Brouillé avec son gendre le premier président Nicolay, il laissa tout son bien à la fille de celui-ci, sans rien donner au fils (*Pièces justificatives pour servir à l'histoire de la maison de Nicolay*, tome I, nº 404), et ce fut l'origine d'un grand procès.

2. Même emploi qu'au tome XVII, p. 355.

3. *Estoient* corrigé au singulier.

4. « Un des plus habiles magistrats de son siècle, » dit l'annotateur des *Mémoires de Sourches* (p. 285); il n'avait pu cependant obtenir une place de président à mortier (notre tome XIV, p. 383, note 6). Très lié avec Mme de Sévigné, il est souvent parlé de lui dans les lettres de la marquise; mais c'est à son frère Nicolas, le premier président des aides, et non à lui, qu'elle fit une sorte de fidéicommis en 1696.

5. *En* a été ajouté en interligne.

6. Nicolas le Camus: tome XV, p. 272.

7. Tome VII, p. 15.

8. Nous avons eu le participe *rengorgé* dans le tome XVIII, p. 365.

9. Voyez les *Mémoires de l'abbé Legendre*, p. 215, et *les Caractères de la Bruyère*, tome I, p. 480, où le Camus est Clitéphon, l'homme aux armoiries de boutique.

10. Jérôme d'Argouges de Ranes, seigneur de Fleury, né le 28 novembre 1682, avocat et conseiller au Parlement en août 1704, maître des requêtes au commencement de 1710, désigné pour remplacer M. le Camus dès le 29 juillet de la même année, ne fut installé que le 4 octobre, mais resta en fonction jusqu'en 1762, et céda alors sa place à son fils, qui en avait la survivance depuis 1746; il mourut en avril 1767.

vingt-six ans[1], et qui étoit fils de sa fille[2] et de[3] d'Argouges conseiller d'État, mort longtemps depuis doyen du Conseil[4]. Le Roi, qui ne refusoit rien à Peletier, la lui donna[5].

Mort de la Vienne, premier valet de chambre du Roi.

La Vienne, premier valet de chambre du Roi[6], mourut aussi, à plus de quatre-vingts ans[7]. J'ai assez fait connoître ailleurs ce personnage de l'intérieur pour n'en pas

Il avait été élu, comme son prédécesseur, docteur honoraire de la Faculté de droit, le 25 février 1712.

1. Il était dans sa vingt-septième année, ayant obtenu, le 25 mai précédent, pour se faire pourvoir d'une charge de maître des requêtes, à vingt-sept ans et sept mois, la dispense d'âge nécessaire : Arch. nat., reg. X^{1A} 8707, fol. 333.

2. Françoise le Peletier (1660-1745), mariée le 31 janvier 1677 : tome IV, p. 272.

3. *De* a été ajouté en interligne.

4. Jean-Pierre d'Argouges de Ranes (1647-1731) : tome IV, p. 272.

5. Quelques jours avant sa mort, M. le Camus avait fait prix pour sa charge avec M. de Machault qui devint plus tard lieutenant général de police ; mais le Roi préféra la donner au jeune d'Argouges, qui en paya le prix accepté par Machault (*Dangeau*, p. 215 ; *Sourches*, p. 285 ; *Pièces justificatives.... de la maison de Nicolay*, tome I, nº 404). Le portrait et l'éloge du nouveau lieutenant civil ont été faits plus tard par Barbier (*Journal*, tome V, p. 425) et par le commissaire Dubuisson (*Lettres*, p. 314-315) ; il y a dans le manuscrit Arsenal 3464, fol. 1-9, une ode qui lui fut adressée par un avocat au Châtelet appelé Ponchignon.

6. François Quantin de la Vienne (il signait ainsi) : tome II, p. 320. Avant d'entrer au service du Roi, il avait acheté en juillet 1669 une charge de commissaire ordinaire des guerres près la compagnie des deux cents hommes d'armes de la Reine ; ses lettres de noblesse, de novembre 1680, sont aux Archives nationales, transcrites dans le registre du Parlement X^{1A} 8675, fol. 88.

7. Il mourut au Louvre, le 11 août 1710, âgé de soixante-dix-neuf ans et neuf mois (*Dangeau*, p. 225 ; *Sourches*, p. 320). La marquise d'Huxelles avait écrit ceci trois jours auparavant (lettre inédite) : « M. de la Vienne, premier valet de chambre du Roi, est fort malade d'une jaunisse, accompagnée d'insomnie et de gravelle. On le plaint fort ; car il n'a jamais fait que du bien, comme faisoit feu M. Bontemps. Son âge est considérable. Il y a eu du chagrin dans sa famille. M. de Champcenetz, son fils, est reçu en sa place, et estimé. »

dire ici davantage[1]. Chanceney, son fils[2], avoit sa survivance, et est encore premier valet de chambre[3].

Mort de la marquise de Laval.

La vieille marquise de Laval[4] mourut à quatre-vingt-huit ans[5]. Elle étoit fille aînée du chancelier Séguier, sœur de la duchesse de Sully puis de Verneuil, mère en premières noces des duc, cardinal et chevalier de Coislin, et en secondes de la maréchale de Rochefort[6]. Elle avoit beaucoup d'esprit, et méchante[7]. Elle laissa un prodigieux bien à l'évêque de Metz, son petit-fils[8]. J'ai parlé d'elle et de ses mariages suffisamment ailleurs[9].

Mort de Denonville. [*Add S^tS. 949*]

Denonville mourut aussi[10]: brave et vertueux gentilhomme qui avoit été gouverneur général de Canada, où il avoit très bien servi, s'étoit fait aimer, et avoit acquis

1. C'est de son frère Jean Quantin, perruquier du Roi, qu'il a été parlé au tome IV, p. 353. Lui-même, étant baigneur du Roi, figure dans l'*Histoire amoureuse des Gaules* (tome III, p. 225, 228 et suivantes) comme inventeur d'une poudre aphrodisiaque. Il était très lié avec le duc de Saint-Aignan et avec Bussy-Rabutin. On trouve au Cabinet des titres, série des *Dossiers bleus*, vol. 551, dossiers 14446 et 14448, de curieuses pièces imprimées sur lui.

2. Louis Quantin de Champcenetz : tome XI, p. 257.

3. Celui-là ne demanda à se retirer qu'en mars 1757 (*Mémoires de Luynes*, tome XV, p. 467), et il dut mourir en août suivant (*Mercure* de septembre, p. 179).

4. Marie Séguier : tome I, p. 81, note 4.

5. Elle mourut le 31 août et fut inhumée aux Ursulines du faubourg Saint-Jacques (*Dangeau*, p. 235; *Sourches*, p. 342; *Gazette*, p. 431; *Mercure* d'octobre 1710, p. 246-250). Elle venait de passer quatre-vingt-douze ans, étant née le 10 août 1618.

6. Déjà dit au tome I, p. 81-83.

7. « Elle n'aimoit rien et tomboit volontiers sur chacun » (tome XII, p. 111). Il est parlé d'elle dans la *Correspondance de Fénelon*, tome II, p. 9-11, 17-18 et 20-23.

8. Il eut cinquante mille livres de rente, mais « sous la clause d'une substitution, » disent les *Mémoires de Sourches*. C'est ce petit-fils que nous venons de voir hériter de la duché-pairie de Coislin (tome XIX, p. 120-129).

9. Tomes I, p. 81-82, et XII, p. 111, aux mêmes termes qu'ici.

10. Jacques-René de Brisay : tome XI, p. 218. Il mourut le 24 septembre, à la campagne (*Dangeau*, p. 251), âgé de soixante-treize ans.

la confiance de tous les sauvages[1]; mais, à la cour, où M. de Beauvillier le fit sous-gouverneur des enfants de Monseigneur[2], rien de si plat[3]. Il ne fut heureux en femme[4] ni en enfants[5].

Duchesse de Luynes gagne un grand procès contre Matignon.

La duchesse de Luynes[6] gagna un procès de quatorze ou quinze cent mille [livres] contre Matignon, sur la succession de Mme de Nemours[7]. Le singulier est que Matignon l'avoit gagné tout d'une voix aux requêtes du Palais[8], et qu'il le perdit tout d'une voix à la grand chambre[9].

1. Denonville avait été envoyé au Canada en 1685, quand M. de Frontenac en revint pour la première fois; mais on dut l'en rappeler en 1689, lorsque le guet-apens où il avait attiré, en juillet 1687, quarante chefs iroquois qui, envoyés aux galères en France, y périrent tous, eut amené un soulèvement général des sauvages, et force fut d'y faire retourner M. de Frontenac, qui, au contraire, avait gagné l'amitié des indigènes (P. Clément, *la Police sous Louis XIV*, p. 239; *Revue des Questions historiques*, avril 1896, p. 534). Sur son gouvernement du Canada, on peut voir la *Collection de manuscrits relatifs à la Nouvelle-France*, tome I, p. 335-462, et tome II, p. 1-2. M. E. Serrigny a publié en 1883 le journal d'une de ses expéditions contre les Iroquois en 1687, rédigé par le chevalier de Baugy, son aide de camp.

2. Ses provisions, du 20 septembre 1689, sont au registre O[1] 274 de la maison du Roi, fol. 43 v°.

3. L'Addition n° 949, indiquée ci-contre, est beaucoup plus explicite.

4. Denonville avait épousé, le 24 novembre 1668, Catherine Courtin, fille du conseiller d'État Germain Courtin de Tanqueux et d'une fille de Laffemas, et sœur de l'écuyer du Saussoy; elle est morte en mai 1710, quatre mois avant son mari (*Sourches*, p. 228).

5. De plusieurs enfants, dont presque tous sont morts en bas âge, il ne reste qu'un fils, Pierre-René, qui est en disgrâce pour sa conduite à Hochstedt (notre tome XII, p. 178, 202 et 349), et une fille, Catherine-Louise-Marie, née le 24 novembre 1682, mariée par contrat du 4 décembre 1702 au marquis de Champignelles, ci-après, p. 216: « Une des belles femmes de la cour, » dit l'annotateur des *Mémoires de Sourches*, tome XIII, p. 246.

6. Née princesse de Neuchâtel: tome XIX, p. 32.

7. *Dangeau*, p. 226.

8. Par deux sentences successives, la première rendue sur défaut le 12 mars 1709, la seconde du 10 avril suivant (Archives nationales, X[3B] 1840 et 1841; *Écrits inédits*, tome VII, p. 117).

9. Arrêt du 14 août 1710 (Archives nationales, X[1B] 7320); la Cour

C'étoit à qui auroit ces terres. Ainsi Matignon manqua seulement cette grande portion d'héritage outre ce qu'il en avoit eu[1].

Mort du marquis de Bellefonds. Le marquis du Châtelet gouverneur et capitaine de Vincennes. [Add. StS. 950]

Le marquis de Bellefonds[2], petit-fils du maréchal, mourut tout jeune[3], laissant un fils en maillot[4] et le gouvernement et capitainerie de Vincennes[5] vacant, qu'il avoit eu de son[6] père, gendre du duc Mazarin[7], qui le lui avoit donné[8]. Le Roi ne voulut point voir la liste des demandeurs, qui étoit illustre et nombreuse[9], et, à la prière de Mme la duchesse de Bourgogne, appuyée de Mme de

admettait l'appel interjeté par la duchesse de Luynes et sa sœur contre les sentences des requêtes du Palais, et, statuant au fond, déboutait M. de Matignon de ses prétentions au duché d'Estouteville.

1. Il sera reparlé de ce procès ci-après, p. 285.

2. Louis-Charles-Bernardin Gigault : tome III, p. 211.

3. Il mourut à vingt-quatre ans passés, le soir du 20 août, quelques heures après être arrivé de l'armée de Flandre ; ce fut d'une indigestion de talmouses, dit la marquise d'Huxelles (*Journal de Dangeau*, p. 229 ; *Mémoires de Sourches*, p. 333 ; lettre de Mme de Maintenon à la princesse des Ursins, dans le recueil Bossange, tome II, p. 97-98). Le Chansonnier (ms. Fr. 12 617, p. 497) raille son menton énorme. Les obsèques eurent lieu à Saint-Sulpice, et l'inhumation dans la chapelle de Vincennes (ms. Nouv. acq. fr. 4037, fol. 9).

4. Charles-Bernardin-Godefroy Gigault, marquis de Bellefonds, né en 1705, entra au régiment de cavalerie de Lorge en 1723, eut le gouvernement de Vincennes en 1733, devint colonel du régiment de la Marche en 1734, brigadier en 1740, maréchal de camp en novembre 1744, et mourut le 20 janvier 1747. Les documents relatifs à sa tutelle sont au Cabinet des titres, *Pièces originales*, vol. 1322, dossier 29 923, fol. 22 et suivants.

5. Tome III, p. 212. — 6. *Pe*[*re*] surchargé en *son*.

7. Louis-Christophe Gigault, marié à Marie-Olympe-Emmanuelle de la Meilleraye-Mazarin : tome XV, p. 438.

8. Le 12 octobre 1681 : tome III, p. 212, note 1.

9. C'est-à-dire aussi nombreuse que remarquable par la qualité des postulants : ci-après, p. 97-98, note 9. — Dangeau dit (p. 230) : « Au retour de la chasse, le Roi dit à M. de Pontchartrain.... de le suivre chez Mme de Maintenon, et, là, il lui dit ne pas lui montrer le mémoire de tous les gens qui avoient demandé le gouvernement de Vincennes, quoiqu'il lui eût ordonné hier de faire ce mémoire-là. »

Maintenon[1], il le donna au marquis du Châtelet[2], qu'il chargea de quelque chose pour l'enfant, et qu'il déchargea par quelque retranchement du soin[3] et de la nourriture des prisonniers du donjon. Cela valut encore dix-huit mille livres de rente[4]. La marquise du Châtelet[5] étoit fille du maréchal de Bellefonds, dame du palais de Mme la duchesse de Bourgogne[6], et d'une vertu de toute sa vie, douce, aimable et généralement reconnue, qui faisoit son service sans se mêler de rien. Elle et son mari, qui étoit un très brave homme et très galand homme, fort vertueux aussi[7], étoient très pauvres. On a remarqué que ce fut la seule des dames du palais, et la plus retirée de toutes, qui eut une grâce de la cour. La maréchale de Bellefonds, qui par pauvreté demeuroit à Vincennes[8], eut un brevet qui lui en assura le logement[9].

1. Le duc de Bouillon, grand-oncle maternel de l'enfant, intervint aussi en sa faveur.

2. Charles-Antoine, marquis du Châtelet : tome III, p. 209 et 211.

3. *Du soin* corrige *de la*.

4. C'est Dangeau qui dit tout cela (p. 230) ; mais il n'en est pas question dans les provisions du 22 août : reg. O[1] 54, fol. 122 v°.

5. Suzanne Gigault de Bellefonds : tome III, p. 209.

6. *De B.* a été ajouté en interligne. — Depuis que son mari était devenu gouverneur de Vincennes, on la surnommait « la Dame du château » dans l'entourage de la princesse (*Lettres du duc de Bourgogne*, publiées par M. le marquis de Vogüé, p. 117).

7. Cet éloge sera répété en 1714.

8. Elle « demeuroit sans pain et sans retraite, » si le Roi n'y eût pourvu, disent les *Mémoires de Sourches*. Comparez la correspondance de Mme de Maintenon, dans le recueil Bossange, tome I, p. 97-98. Nous avons plusieurs lettres de la maréchale au contrôleur général demandant le payement de sa pension de douze mille livres, et nous en donnerons deux aux Additions et corrections, p. 569 et 570.

9. Brevet du 22 août 1710, renouvelant celui du 8 décembre 1694 : reg. O[1] 54, fol. 123 v°. Voici ce qu'écrivait la marquise d'Huxelles, le 22 août (lettre inédite) : « M. de Bellefonds laisse un fils de trois ans sans avoir beaucoup de bien, que ce qu'il plaira au Roi conserver à cette famille. La surprise ne se peut plus grande, ni le besoin plus pressant, ce morceau étant considéré pour fort convenir à un favori. La bonne femme maréchale de Bellefonds vit encore à Vincennes, ayant une

Souper de Saint-Cloud.

Je passerai légèrement ici sur une aventure qui, entée sur quelques[1] autres, fit du bruit quelque soin[2] qu'on prît à l'étouffer. Mme la duchesse de Bourgogne fit un souper à Saint-Cloud avec Mme la duchesse de Berry, dont Mme de Saint-Simon se dispensa[3]. Mme la duchesse de Berry et M. le duc d'Orléans, mais elle bien plus que lui, s'y enivrèrent[4] au point que Mme la duchesse de Bourgogne, Mme la duchesse d'Orléans et tout ce qui étoit là ne surent que devenir; M. le duc de Berry y étoit, à qui on dit ce qu'on put, et à la nombreuse compagnie, que la Grand Duchesse amusa ailleurs du mieux qu'elle put. L'effet du vin, haut et bas[5], fut tel qu'on en fut en peine, et ne la

pension du Roi de dix à douze mille francs, mais payée comme le malheur des temps le comporte. » Et, le 25: « Le Roi vient de donner le gouvernement de Vincennes à M. du Châtelet, et on prendra quatre mille francs par an, pendant dix ans, pour faire élever le petit marquis de Bellefonds, qui n'a que trois ans (*lisez :* cinq). Le Roi diminue de mille écus le gouvernement, pour les donner à celui que S. M. choisira pour en être le lieutenant; le gouverneur ne disposera plus de cette charge. Le Roi a donné un brevet à la maréchale de Bellefonds pour demeurer à la Capitainerie de Vincennes sa vie durant. On ne doute point que Mme de Bourgogne n'ait fort contribué à faire donner le gouvernement de Vincennes à M. du Châtelet, demandé, à commencer par M. le duc de Berry, par tous les princes et officiers de la couronne, au point que le Roi s'est fait un plaisir d'en lire la liste. S. M. a rempli la bonté et la charité par son arrangement dans la famille; la mère est celle qui y prend le plus de part, car elle en étoit la maîtresse, et son fils n'avoit d'attention qu'à elle. » Les *Mémoires de Sourches* donnent de même (p. 334) les principaux détails.

1. *Quelque*, en fin de ligne, est au singulier.

2. *Soins*, au pluriel, corrigé par l'abréviation de *que* en surcharge.

3. C'est le 17 août qu'eut lieu cette fête: *Dangeau*, p. 227, et *Sourches*, p. 323; il y a été fait allusion dans notre dernier volume, p. 359.

4. Il écrit: *enyvrer*, ce qui était alors l'orthographe académique.

5. « On dit que *l'émétique fait aller par haut et par bas*, pour dire qu'il fait vomir et aller à la garde-robe » (*Académie*, 1718). — La duchesse de Berry était très sujette à vomir quand « elle mangeoit quelque chose d'extraordinaire, » disent les *Mémoires de Sourches*, p. 275, et nous avons indiqué un passage des *Souvenirs de Mme de Caylus* dans le tome XIX, p. 359, note 1.

désenivra[1] point: tellement qu'il la fallut ramener en cet état à Versailles. Tous les gens des équipages[2] le virent, et ne s'en turent pas; toutefois, on parvint à le cacher au Roi, à Monseigneur, et à Mme de Maintenon[3].

Tentative de la flotte ennemie sur Agde et le port de Cette sans succès.

La flotte ennemie, qui se promenoit sur la fin de juillet sur les côtes de Languedoc, mit seize cents hommes à terre, qui prirent un petit retranchement qu'on avoit fait devant le port de Cette[4]. Roquelaure envoya un courrier à Perpignan demander secours au duc de Noailles[5], et un

1. Le *Dictionnaire de l'Académie* de 1718 ne donnait pas ce verbe, dont nous retrouverons un emploi dans la suite des *Mémoires*, tome XVII de 1873, p. 133.

2. Le pluriel a été ajouté à *de*, mais non à *équipage*.

3. C'est seulement en 1711 que celle-ci confia à la princesse des Ursins que la jeune duchesse commençait à se déranger (recueil Bossange, tome II, p. 256).

4. Le *Dictionnaire géographique* d'Expilly contient une description du port de Cette. — C'est le 24 juillet que la flotte anglaise, après avoir canonné le fort qui en défendait l'entrée, débarqua un corps de troupes pour aller occuper Agde, sous la conduite d'un officier languedocien du nom de Gautier de Seissan, fils de marchands de Béziers, ancien garde du corps et major du régiment de Saint-Sernin, puis colonel du régiment de Santerre, mais qui avait été emprisonné et cassé (*Dangeau*, p. 215, 217 et 220-221; *Sourches*, p. 288-289, 294-297 et 318, avec de très curieux détails; *Gazette*, p. 384 et 394-395; *Gazette d'Amsterdam*, n° LXIV, Extraord. LXIV, LXV et LXVIII; *Lettres historiques*, tome XXXVIII, p. 281-283; *Mémoires de Noailles*, p. 225; relation imprimée, Bibliothèque nationale, Lb³⁷ 4376; *Histoire générale de Languedoc*, tome XIII, p. 882-886; Charles Joret, *Bâville et l'épiscopat*, p. 41; *Correspondance des Contrôleurs généraux*, tome III, n° 814). Nous avons la correspondance que Seissan entretint alors avec le cardinal de Bouillon, retiré au milieu des armées ennemies et qui croyait pouvoir leur apporter un concours précieux pour l'« affranchissement » de la France. Ce Seissan, qui était très aigri par son passé, mais possédait de sérieuses qualités, fut employé ensuite par les alliés en Pologne, et, plus tard, par Alberoni, pour proposer la paix à l'Angleterre, puis devint capitaine général espagnol et eut mille pistoles de pension.

5. En juin, M. de Noailles avait été avisé du projet des alliés (le plan de Seissan est reproduit dans le tome XII des *Feldzüge des Prinzen Eugen*, p. 583), et il avait établi des postes reliés entre eux pour défendre les passages par terre. Le courrier le trouva au Boulou.

au Roi, qui y fit marcher trois bataillons[1]. Roquelaure, qui n'avoit pas voulu retirer les troupes qui contenoient le Vivarois[2] et les Cévennes[3], courut à Cette avec Bâville, et trente hommes avec eux[4] : ils trouvèrent qu'ils s'étoient aussi emparés d'Agde[5], dont les habitants pouvoient les en empêcher seulement en leur fermant leurs portes. Le duc de Noailles accourut lui-même à temps avec des troupes[6], qui, fort aisément, chassèrent les ennemis du port de Cette l'épée à la main, en tuèrent trois ou quatre cents[7], en prirent une centaine, et quantité se noyèrent en

1. C'est Dangeau qui dit (p. 217) : « Deux bataillons des compagnies de la Marine et un bataillon des Galères. » Selon Roquelaure lui-même, il n'avait au début qu'un peu de cavalerie et des milices, qui se comportèrent fort mal.

2. Il écrit : *Vivarez*. — Capitale, Viviers ; villes principales, Privas, Annonay, Aubenas, Tournon, etc. C'est actuellement le département d'Ardèche.

3. Ces provinces étaient loin d'être pacifiées, et, l'année précédente, M. de Roquelaure avait eu à combattre des bandes de révoltés (*Journal de Dangeau,* tome XII, p. 448, 460, 471 et 477 ; *Mémoires de Sourches,* tomes XI, p. 361-362, et XII, p. 2-4, 12-13 et 18-19 ; *Mercure historique et politique,* tome XLVII, p. 149-151 ; *Correspondance des Contrôleurs généraux,* tome III, nº 445). Les alliés comptaient sur un soulèvement, en vue duquel leur flotte avait apporté vingt mille fusils (*Sourches,* tome XII, p. 318).

4. Mme de Maintenon écrivait, quelques jours plus tard, à l'intendant Bâville (recueil Geffroy, tome II, p. 257) : « C'est un miracle de votre bonne conduite depuis tant d'années dans cette province que la vue des ennemis n'y ait rien excité, ayant tant de raisons ou de prétextes d'être mal contents.... Vous nous avez donné de la joie dans un temps où nous n'en connoissions plus. »

5. Cette ville, alors fortifiée, sur la rive gauche de l'Hérault, est à une demi-lieue de la mer ; sa défense était complétée par le fort de Brescou, situé à une lieue au sud. Le transfuge Seissan se vantait d'aller jusqu'à Béziers pour soulever la montagne ; on a un traité qu'il osa offrir aux consuls d'Agde et une lettre qu'il adressa le 26 au ministre Voysin.

6. Il y mit une promptitude si merveilleuse, que le peuple prétendit que le diable l'avait porté. Il amena dès le 26, à Mèze, par une marche forcée de quarante lieues en deux jours, huit cents chevaux, un millier de fantassins et douze canons.

7. *3* corrige *4*, et, après *400,* il a écrit encore *cent,* par mégarde.

se rembarquant à la hâte[1]. Le duc de Noailles avoit amené mille hommes et huit cents chevaux. Ils avoient débarqué trois mille hommes à Cette ou à Agde, qu'ils abandonnèrent, et sans aucun dommage, en même temps. MM. de Noailles et de Roquelaure n'y perdirent que deux grenadiers[2].

Situation de l'Espagne. Mme des Ursins fait un léger semblant de la quitter.

Il [est] temps de venir aux événements d'Espagne[3]. Ils furent si importants cette année, qu'on[4] a cru ne les devoir pas interrompre : ainsi, il faut remonter aux premiers mois pour en voir toute la suite jusqu'à la fin. Elle s'entendra mieux, si on a vu auparavant dans les Pièces[5] le triste succès du voyage de Torcy à la Haye[6], et les prétentions démesurées et plus que barbares de gens résolus à rompre tout moyen de paix, et qui se flattoient de tout envahir, sur quoi roula et se rompit toute l'indigne négociation de Gertruydemberg[7]. On y verra en quel danger étoit l'Espagne livrée à sa propre foiblesse, que celle où

1. C'est le 29 juillet que les ennemis furent contraints d'abandonner Agde et Cette après être restés moins de cinq jours dans le pays. On ne perdit qu'un seul homme dans toute cette affaire. Les consuls locaux n'avaient pas eu une attitude brillante.

2. Le Roi écrivit à MM. de Noailles et de Roquelaure des lettres de félicitation (*Œuvres de Louis XIV*, tome VI, p. 208-210), et Mme de Maintenon ne leur ménagea pas les éloges (recueil Geffroy, tome II, p. 253-256). Comme quelques mouvements des nouveaux convertis étaient à craindre aussi en Dauphiné, M. de Grignan prit des mesures en conséquence, et l'on saisit, dans le courant d'août, des amas d'armes et de munitions. Toutes les correspondances sont dans les volumes Guerre 2248, 2254 et 2255, notamment les lettres de MM. de Grignan et de Roquelaure, les relations de M. de Monteils et du duc de Noailles; les lettres de Bâville sont dans le volume 2257, nos 106-112. Roquelaure fit exécuter, en octobre, trois fanatiques qui agitaient le Languedoc.

3. Il n'en a pas été parlé depuis la campagne de Bezons en 1709 : tome XVIII, p. 136-139.

4. *On*, oublié, a été ajouté en interligne.

5. Les Pièces justificatives des *Mémoires*. Il s'agit encore ici des Papiers de Torcy.

6. Tome XVII, p. 177 et 399.

7. Tome XIX, p. 373, 403-404; *Journal de Verdun*, tome XIV, p. 4-14.

la France étoit réduite à[1] ne pouvoir secourir[2], bien [en] peine de se défendre elle-même, et qui aimoit mieux se[3] laisser une espérance d'obtenir une paix devenue si pressamment[4] nécessaire en abandonnant l'Espagne d'effet[5], que de laisser subsister l'invincible obstacle que formoient les alliés à prescrire cette dure condition d'une manière à ne pouvoir être acceptée[6]. C'est ce qui engagea le Roi, pour ôter jusqu'aux apparences, à montrer qu'il en retiroit jusqu'à Mme des Ursins, et Mme des Ursins à faire toute la contenance d'une personne qui va partir, et qui ne prend plus qu'un mois ou six semaines pour régler tout à fait son départ[7]. Elle le manda de la sorte à notre

1. *A* a été ajouté en interligne.
2. La phrase est tout au moins difficile à suivre.
3. Le second *se* a été ajouté en interligne.
4. Nous avons déjà eu, dans les tomes VII, p. 556, et XII, p. 396, cet adverbe, qui était alors académique, mais ne l'est plus.
5. Nous avons eu *en effet*, au même sens, dans le tome XIV, p. 300. On peut signaler « duc et souverain d'effet » dans les *Écrits inédits de Saint-Simon*, tome III, p. 261, et la locution *d'effet* reparaîtra plus loin, p. 280. *L'Académie* ne donnait que celle-ci : *un homme de peu d'effet*. Voyez ci-après, p. 293.
6. Torcy écrivit au duc de Saint-Pierre et à Mme des Ursins que les « demandes hautes, injustes, impossibles dans leur exécution, » équivalaient à une rupture et renvoyaient à bien loin la terminaison de la guerre (Aff. étr., vol. *Espagne* 203, fol. 224, 230 et 263). Il y avait cependant à la ville et à la cour un parti de « pacifistes, » selon l'expression de M. le comte d'Haussonville dans sa dernière étude sur le duc et la duchesse de Bourgogne ; on peut, par exemple, voir les lettres LXIV et LXV de Mme Dunoyer, tome III, p. 201-202 et 212-213.
7. A la fin de l'année 1709, il avait été fort question de son rappel, et on avait même dit qu'elle se retirerait à Pau ; c'est l'époque où elle demandait comme compensation une souveraineté aux Pays-Bas, et il s'était mis alors quelque aigreur entre elle et Mme de Maintenon, qui finit par lui écrire, le 25 novembre : « Le roi et la reine d'Espagne ont bien des raisons de vous aimer ; la passion que vous avez pour eux vous fait cesser d'être Françoise. Il faut vous pardonner et faire des vœux pour qu'il plaise à Dieu de changer votre état. » (*Lettres de Mme de Maintenon*, recueil Bossange, tomes II, p. 14, et IV, p. 345-346 et 349-352, et recueil Geffroy, tome II, p. 241 et 249 ; lettre de Mme des

cour, qui prit soin de le répandre[1]. Je doute toutefois que cette résolution fut[2] bien prise ici, et je pense qu'on peut assurer, sans se méprendre, que Mme des Ursins n'y pensa jamais sérieusement, ni LL. MM. Catholiques[3].

Ursins à la princesse de Conti, 4 novembre, conservée aux archives de Chantilly, série T, vol. II, fol. 317-322; *Journal de Torcy*, p. 27, 91 et 98.) Mme de Maintenon écrivait encore, le 28 octobre, au maréchal de Villeroy (autographe appartenant à M. le duc de la Trémoïlle): « .... Votre amie de Madrid m'écrit de tristes lettres, et fait un triste projet en cas qu'on veuille qu'elle revienne en France. Elle a l'esprit aigri contre nous. Je la renvoie à vous sur l'état où nous nous trouvons, qu'elle ne peut ou ne veut pas comprendre. Il est permis à des princes aussi malheureux que ceux à qui elle est attachée d'être un peu injuste. Je ne changerai jamais pour elle; mais notre commerce devient fort pénible. » Dans une autre lettre inédite, sans nom de destinataire et sans date, elle disait aussi : « Je ne doute point du crédit de Mme la princesse des Ursins sur la reine, et par conséquent sur le roi, et je ne doute pas davantage de ses bonnes intentions pour la France; mais il m'a toujours paru qu'elle aspire à une union si parfaite, qu'elle est impossible. Peut-être est-ce moi qui ai tort ? » On voit dans le tome I de l'ouvrage du P. Baudrillart, p. 378-391, que Monseigneur et ses fils étaient d'un sentiment tout opposé.

1. *Dangeau*, 14 mars, p. 122 : « On a reçu des lettres de Mme des Ursins, qui écrit que, quelques bontés que le roi et la reine d'Espagne aient pour elle, et quelque attachement qu'elle ait pour LL. MM. Catholiques, elle partira de Madrid au commencement du mois prochain. Elle ne mande si c'est pour venir en France, ou si c'est pour aller demeurer en Italie ; elle dit seulement qu'elle prendra sa route par Toulouse. » Comparez les *Mémoires de Sourches*, p. 172, et des lettres de Mme des Ursins elle-même au maréchal de Villeroy, dans le recueil de 1806, p. 95-108. D'autres lettres viennent d'être publiées par M. le duc de la Trémoïlle dans le tome V du recueil récemment mis au jour : elle annonce sa ferme intention à Torcy le 2 mars, et demande l'approbation du maître; mais celui-ci, le 17 mars, conseille à Philippe V de s'y opposer, ordonnant à la princesse de garder son poste, et elle y consent le 7 avril. On retint même son cher Aubigny, déjà prêt à se retirer dans la grande maîtrise de Touraine.

2. Il y a bien *fut*, à l'indicatif, dans le manuscrit.

3. *Dangeau*, p. 133, 4 avril : « On ne croit plus que Mme la princesse des Ursins revienne d'Espagne ; on prétend même qu'on lui a envoyé des ordres d'ici de demeurer à Madrid. » Elle avait la rougeole à ce que disent au même moment les *Mémoires de Sourches*, p. 192.

M. de Vendôme de nouveau demandé par l'Espagne. [*Add. St-S.* 951]

Cette façon ne fut qu'une complaisance susceptible d'être différée, puis rompue, comme, en effet, après cette annonce, il n'en fut plus parlé[1]. D'autre part, on manquoit tout à fait de généraux en Espagne; M. de Vendôme en prit l'occasion d'en profiter. La situation où il se trouvoit, et qu'il voyoit s'approfondir tous les jours, lui devenoit de plus en plus insupportable: il espéra qu'en se faisant demander par le roi d'Espagne, le Roi se trouveroit soulagé de l'y laisser aller pour s'en défaire; il le fit sentir à la princesse des Ursins, qui, de son côté, espéroit, en l'obtenant, montrer aux alliés que la France s'intéressoit toujours essentiellement aux événements de delà les Pyrénées. C'est en effet ce soulagement du Roi qui fit l'affaire de M. de Vendôme; mais cette montre[2] aux ennemis qui en résultoit fut ce qui retarda son envoi, jusqu'à ce qu'on eût vu à Gertruydemberg qu'il n'y avoit point de paix à espérer[3]. J'ai déjà parlé de cette demande faite de M. de Vendôme par l'Espagne[4]: elle fut renouvelée au mois de mars de cette année[5], et, à la fin de ce même mois, le roi d'Espagne partit de Madrid pour s'aller mettre

Le roi* d'Espagne en Aragon à la tête de son

1. Voyez le livre du P. Baudrillart, tome I, p. 393-394.

2. Action de montrer en apparence, plus ou moins sérieusement; le *Dictionnaire de l'Académie* de 1718 ne donnait pas cette définition. Nous avons eu dans le tome V, p. 142: « Le Roi voulut étonner l'Europe par une montre de sa puissance. »

3. C'est-à-dire jusqu'au commencement du mois d'août. Vers le 20 juillet, Torcy fit écrire par le Roi à Blécourt que, sur une dernière sommation d'avoir à renverser eux-mêmes Philippe V, ils s'étaient déclarés prêts à recommencer les hostilités, et il en avisa Mme des Ursins par deux lettres qui viennent d'être publiées dans le tome V de la publication de M. le duc de la Trémoïlle, p. 77-78 et 80-81.

4. Tome XIX, p. 109-110.

5. *Dangeau*, p. 118; *Sourches*, p. 175; *Journal du marquis de Torcy*, p. 150, 165 et 234. Le duc de Bourgogne appuyait la demande de son frère (Baudrillart, *Mission en Espagne*, p. 76, et *Philippe V et Louis XIV*, tome I, p. 405).

* Cette manchette est placée cinq lignes trop haut dans le manuscrit.

à la tête de son armée en Aragon[1]. Villadarias[2] fut choisi pour la commander sous lui[3]. C'étoit un de leurs meilleurs et plus anciens officiers généraux[4], qui avoit servi longtemps en Flandres sous le règne précédent, qui défendit[5] fort bien Charleroy lorsqu'en 1693 les maréchaux de Luxembourg et de Villeroy le prirent[6]. Il portoit alors le nom de Castille[7]. Il eut depuis le titre de marquis de Villadarias[8] et le dernier grade[9] militaire de capitaine général. Il avoit été employé au siège de Gibraltar[10], que le maréchal de Tessé ne put prendre, et il s'étoit retiré depuis chez lui en Andalousie[11]. Il étoit vieux, et fort galand homme. Fort peu de jours auparavant[12], le duc de Medina-Celi fut arrêté[13] et conduit au château de Ségovie[14]. Mme

armée; Villadarias sous lui.

Duc de Medina-Celi arrêté, conduit

1. *Dangeau*, p. 118; *Sourches*, p. 177; *Gazette d'Amsterdam*, nos XXVIII et XXX, de Madrid, et XXXII, de Paris.
2. Franco del Castillo-Faxardo : tomes X, p. 232, et XIII, p. 26-27.
3. *Dangeau*, p. 118; *Sourches*, p. 177.
4. Le duc de Noailles (*Mémoires*, p. 224) ne lui reconnaissait qu'une capacité fort médiocre, et c'était aussi l'opinion de Louville (notre tome XI, p. 573).
5. Le *d* de *deffendit* surcharge une *s*. — 6. Notre tome I, p. 269-272.
7. *Ibidem*, p. 271. — 8. Par brevet du 7 septembre 1699.
9. Le grade suprême : ci-après, p. 127.
10. En 1704 : tome XII, p. 214 et 223.
11. Il avait même été traité un peu en suspect jusqu'en 1706 (*Dangeau*, tome XI, p. 251; *Correspondance de Louis XIV avec Amelot*, tome I, p. 180-181 et 184).
12. *Auparavent* est en interligne, au-dessus d'*apres*, biffé, mais qui aurait été plus exact.
13. Il fut arrêté le 15 avril, chez le roi, et c'est le 3 mai qu'on apprit cette nouvelle à Versailles; il aurait été dénoncé par son beau-frère Astorga mourant (*Dangeau*, p. 146 et 147; *Sourches*, p. 218-219; *Gazette*, p. 223; *Gazette d'Amsterdam*, n° XXXVIII; *Lettres historiques*, tome XXXVII, p. 662-664; *Mémoires de Noailles*, p. 223; *Histoire secrète de la cour de Madrid*, 1719, p. 124-125; vol. Guerre 2256, nos 13 et 16, et 2257, nos 11-13; Aff. étr., vol. *Espagne* 199). Ses parents Uceda et los Balbasès furent dès lors surveillés.
14. Ce château, bâti par les Maures sur un rocher qui domine la ville, et appelé Alcazar comme ceux de Tolède, ci-après, p. 129, de Valence, etc., était entouré d'une enceinte à grosses tours rondes.

à Ségovie, puis à Bayonne avec Flotte.

des Ursins l'avoit mis dans les affaires après qu'elle en eut chassé tous ceux qui avoient eu part au testament de Charles II[1] et d'autres encore avec qui elle s'étoit brouillée, pour qu'il ne fût[2] pas dit qu'aucun Espagnol n'y avoit de part, et se couvrir elle-même du bouclier d'un nom révéré en Espagne. Elle l'avoit mis dans plusieurs confidences, et, pour s'ancrer, il s'étoit rendu souple à ses volontés. A la fin, il s'en lassa et voulut pointer[3] de son chef[4]. Je ne sais s'il y eut d'autre crime. Quoi qu'il en soit, il fut mis dans le château destiné aux criminels d'État, où étoit aussi Flotte[5], avec lequel il fut transféré quelque temps après au château de Bayonne, par trente gardes du corps[6], lorsque l'Archiduc fit les progrès dont il va être parlé[7]. Dès qu'il fut arrêté, quatre commissaires gens de robe furent chargés d'instruire son procès[8].

Le roi d'Espagne alla de Saragosse à Lerida, où il fut reçu avec de grandes acclamations des peuples et de son armée[9], avec laquelle il passa la Sègre le 14 mai[10], et s'avança dans le dessein de faire le siège de Balaguier[11]; les grandes

1. Nommé président du conseil des Indes en 1701 (notre tome VIII, p. 186-187), il se démit de cette fonction dès 1703, par mécontentement de l'intrusion du cardinal d'Estrées dans le gouvernement. En 1705, il refusa la vice-royauté de Catalogne, alléguant sa santé délicate et sa mauvaise vue (*Gazette de Bruxelles*, 1705, p. 569).

2. *Fut*, à l'indicatif, dans le manuscrit. — 3. Tome VII, p. 54 et 290.

4. En avril 1710, il était encore chargé de s'occuper spécialement des affaires étrangères (*Journal du marquis de Torcy*, p. 118; *Mémoires de Noailles*, p. 222).

5. Tome XVIII, p. 57 et 70.

6. En septembre 1710: *Dangeau*, p. 247; *Sourches*, p. 378.

7. Ci-après, p. 112, 299. — 8. Voyez Additions et corrections, p. 570-571.

9. Le détail de la composition de l'armée espagnole est donné dans l'*Histoire militaire*, tome VI, p. 410-411, et dans la *Gazette*, p. 162. Les *Mémoires de Saint-Philippe* racontent minutieusement la campagne.

10. Parti de Madrid le 3 et arrivé le 13 à deux lieues de Lerida, Philippe passa la rivière (notre tome XIV, p. 429) le lendemain, et se trouva dès le 15 en vue de Balaguer.

11. Balaguer, en Catalogne, sur la rive droite de la Sègre, à vingt-deux kilomètres N. E. de Lerida, avec un bon château.

pluies qui emportèrent les ponts et firent déborder cette rivière, rompirent le projet, et firent retourner l'armée sous Lerida[1]. Jointe un mois après par les troupes arrivées de Flandres, elle alla chercher celle des ennemis, qu'elle ne put attaquer dans le poste d'Agramont[2]. On se contenta d'envoyer Mahony[3], avec un gros détachement, nettoyer le pays de quelques petites villes où l'Archiduc avoit établi de grands magasins, qui furent enlevés avec cinq mille habits qui attendoient leurs troupes d'Italie[4], et Mahony, après cette petite expédition, revint joindre le roi d'Espagne à Belpuch[5]. Le marquis de Bay commandoit la petite armée d'Estrémadure[6]. Il fit escalader Miranda-de-Duero[7]

Petits exploit des Espagnols

1. On avait commencé le 17 mai à dresser les batteries; mais, dès le 18, l'abondance des pluies et le manque de vivres forcèrent le roi à revenir à Lerida (*Gazette*, p. 269 et 281 ; *Gazette d'Amsterdam*, nos XLVI et XLVII ; Quincy, *Histoire militaire*, p. 412 ; *Mémoires de Saint-Philippe*, tome II, p. 330-332 ; *Mémoires de Franclieu*, p. 64-65). Mme des Ursins raconte (sa *Correspondance*, éd. la Trémoïlle, tome V, p. 64-65) qu'après une marche à cheval de plus de vingt heures, il resta six heures encore à portée du canon de Stahrenberg, sans qu'on pût trouver moyen d'attaquer. Lucien Perey (*Marie-Louise, reine d'Espagne*, p. 490-493) a publié les lettres que la reine écrivit à son père et à sa grand'mère.

2. *Dangeau*, p. 194. Agramunte est un bourg de la province de Lerida, sur la Sio, à quatorze kilomètres N. de Cervera.

3. Daniel O'Mahony : tomes X, p. 66, et XV, p. 70. Il avait été rappelé de Sicile, à sa grande surprise, pour faire la campagne de Flandre, puis désigné pour l'Espagne (vol. Guerre 2253, nos 20, 85, 86, et vol. 2255, no 8).

4. Le 16 juin, il s'empara de Cervera, où se trouvaient des magasins importants, puis de Tora et de Calaf, et captura peu après un convoi de grains : *Dangeau*, p. 203 ; *Gazette*, p. 340-341 ; *Gazette d'Amsterdam*, no LVIII ; *Histoire militaire*, p. 415-416.

5. Bellpuig, bourg de Catalogne, sur la route de Lerida à Cervera.

6. Avec laquelle il avait déjà remporté deux légers succès l'année précédente, à Atalaya-del-Rey et à la Gudiña.

7. Place portugaise, à cinquante-quatre kilomètres S.E. de Bragance, sur un rocher escarpé de la rive droite du fleuve ; la ville la plus riche du royaume, étant à même de lever des contributions sur vingt-cinq lieues à l'entour. Nous la verrons ci-après, p. 350, reprise par trahison. Il y a un plan dans le volume *Espagne* 203, fol. 246.

par Montenegro[1], qui prit la place, le gouverneur, sa garnison, et trois cents prisonniers de guerre qu'ils y gardoient[2]. C'est une place assez considérable de Portugal, qui ouvrit les provinces de Tras-os-Montès[3] et Entre-Duero-et-Minho[4] pour la contribution. Cependant le comte de Stahremberg, qui avoit eu une maladie dont on avoit profité dans ces commencements, se rétablit plus tôt qu'on ne le pensoit, rassembla promptement ses quartiers, marcha au milieu de ceux de l'armée du roi d'Espagne, en enleva et en battit[5], et obligea cette armée, étonnée, de se retirer sous Saragosse[6]. Le roi d'Espagne entra dans la ville, où il demeura indisposé, et dépêcha un courrier pour redoubler ses instances pour obtenir du Roi M. de Vendôme[7]. Ce mauvais succès tomba tout entier sur Villadarias : il fut accusé d'imprudence et de né-

Stahremberg bat les quartiers de l'armée du roi d'Espagne, qui se retire sous Saragosse*.

1. Don Joseph-Antoine de Montenegro était maréchal de camp ; par la suite, il fut fait grand d'Espagne, avec un titre de marquis, et il mourut à Vienne le 14 décembre 1715, âgé de cinquante ans.

2. Le 7 juillet. Saint-Simon copie Dangeau, p. 219. La principale partie du détachement était commandée par don Antonio del Castillo, fils de Villadarias et brigadier : Affaires étrangères, vol. *Espagne* 200, fol. 24, 43 et 52; *Correspondance de la princesse des Ursins*, tome V, p. 72 et 74.

3. Province du nord du Portugal, dont le chef-lieu est Bragance; elle comprenait deux districts et plus de cinq cents paroisses. Saint-Simon écrit : *Traosmontes*.

4. Cette province, située sur l'Atlantique et limitée par les deux fleuves dont elle porte les noms couplés, a pour chef-lieu Oporto.

5. Combat d'Almenara (27 juillet), prise du château de Sariena (5 août), prise d'un convoi (13 août), combat de Peñalva (15 août) : voyez l'*Histoire militaire*, p. 418-422 ; la *Gazette*, p. 396, 400-402; 413 et 425-426 ; *Dangeau*, p. 224; *Sourches*, p. 317-318; la *Gazette d'Amsterdam*, n° et Extraordinaire LXVI, n°s LXVII-LXIX et Extraordinaire LXIX ; Affaires étrangères, vol. *Espagne* 203, fol. 247-268 ; Guerre, vol. 2253; *Feldzüge des Prinzen Eugen*, tome XII, p. 359 et 370; *Mémoires de Saint-Philippe*, tome II, p. 336-342.

6. L'initiale de *Saragosse* est une minuscule corrigée en majuscule.

7. Ci-contre, p. 109.

* Après *Saragosse*, l'auteur a biffé *où son armée est entierement défaitte*

gligence ; il fut renvoyé chez lui, et le marquis de Bay mandé de la frontière de Portugal pour le remplacer en Aragon[1]. Le Roi apprit par le duc d'Albe, dans les premiers jours d'août, cette mauvaise nouvelle, et la recharge[2] sur le duc de Vendôme[3]. Tout étoit rompu à Gertruydemberg : ainsi, il fut accordé sur-le-champ et mandé[4]. De cette affaire de Catalogne, il n'en avoit coûté qu'environ mille hommes tués ou pris, avec quelque bagage. Les ennemis aussi y perdirent quelque monde, et, entre autres, un prince de Nassau[5] et le lord Carpenter, lieutenant général[6] : ainsi, l'effroi et le désordre firent le plus grand mal[7].

Vendôme va en Espagne ; est froidement reçu à la cour, et mal par Mme la duchesse de Bourgogne.

Le duc de Vendôme, qui, par la princesse des Ursins en Espagne et par M. du Maine ici, ne cessoit depuis plusieurs mois ses efforts pour aller en Espagne, s'y étoit préparé d'avance sourdement, et se trouva prêt à partir dès qu'il en eut obtenu la permission : il fut donc mandé

1. Vers le milieu d'août.

2. Terme déjà relevé au tome XVII, p. 325.

3. *Dangeau*, p. 223, 9 août.

4. Ci-après, p. 571. — On le sut à la cour le 23 juillet. Les *Mémoires de Sourches* reproduisent, p. 297-317, la lettre adressée en dernier lieu à Heinsius par les deux plénipotentiaires et la délibération prise en conséquence par les États-Généraux ; comparez le *Journal de Torcy*, p. 222-224 et 230. Le 30, les plénipotentiaires ayant vu le Roi sans l'assistance de ce ministre, on décida en Conseil de faire partir M. de Vendôme, et un courrier lui fut envoyé à Anet : *ibidem*, p. 233-234 ; notre tome XIX, p. 404, note 1, et p. 567 ; *Correspondance de la princesse des Ursins*, tome V, p. 83-87 et 91.

5. François, comte de Nassau, des bâtards de cette maison, était brigadier dans l'armée de l'Archiduc ; il fut tué par un boulet de canon.

6. Georges Carpenter (1657-1732), de qui il sera reparlé en 1712, servait en Espagne depuis 1705 et venait d'être fait lieutenant général ; il ne fut que blessé, et prit part peu après au combat de Brihuega, ci-après, p. 135. Par la suite, il fut ambassadeur à Vienne (1715) et gouverneur de Minorque (1717) ; en 1719, il battit le Prétendant en Écosse, et fut alors créé baron. Sa vie fut écrite en 1736 par Édouard Curll.

7. *Feldzüge des Prinzen Eugen*, tome XII, p. 363-370.

pour ce voyage[1]. Un peu de goutte et un dernier arrangement domestique l'y retint quelques jours. Il arriva à Versailles le mardi matin 19 août[2]. M. du Maine avoit négocié avec Mme de Maintenon de mener Vendôme chez Mme la duchesse de Bourgogne; la conjoncture leur en parut favorable allant en Espagne demandé par le roi et la reine sa sœur, et y aller sans voir Mme la duchesse de Bourgogne étoit une chose fort désagréable; le duc du Maine, suivi de Vendôme, arriva donc ce même jour à la toilette de Mme la duchesse de Bourgogne. La rencontre du mardi, jour des ministres étrangers, et de la veille qu'on alloit à Marly[3], rendit la toilette fort nombreuse en hommes et en dames. Mme[4] la duchesse de Bourgogne se leva pour eux comme elle faisoit toujours pour tous les princes du sang et autres, et pour tous les ducs et duchesses, se rassit aussitôt comme à l'ordinaire, et, après cette première œillade[5] qui ne se put refuser, elle, qui étoit à sa toilette, comme partout ailleurs, regardante et parlante, et fort peu occupée de son ajustement et de son

1. *Dangeau*, p. 223; *Sourches*, p. 292. Voyez les réflexions de la *Gazette d'Amsterdam*, Extraordinaire LXVI. Dès que la nouvelle de ce départ fut arrivée à Madrid, la reine écrivit à Vendôme : « Le roi vous attend avec une impatience extrême, par la confiance qu'il a en votre génie pour la guerre, et par l'estime et l'amitié qu'il a toujours eues pour vous. Comme mes sentiments ne sont jamais différents des siens, je vous prie de croire que vous n'avez pas d'ami qui fût plus aise que je la serai si vous êtes aussi content de nous que je suis persuadée que nous aurons lieu de l'être de votre sage conduite. » (Lettre du 21 août, dans la collection de M. le duc de la Trémoïlle.)

2. *Dangeau*, p. 228; *Sourches*, p. 332; Affaires étrangères, vol. *Espagne* 200, fol. 110.

3. Ayant d'abord écrit : *du lendemain*, il a biffé ce dernier mot pour le remplacer en interligne par *la veille*, mais sans corriger *du* en *de*. —Les *Mémoires de Sourches*, p. 332, placent cette visite au lendemain 20 août, pour prendre congé, et dans l'après-dîner ; en effet, Vendôme n'était arrivé que dans la soirée du 19. Dangeau n'en parle pas

4. *M.*, par mégarde, au manuscrit.

5. « *Œillade*, regard, coup d'œil; se prend ordinairement en bonne part » (*Académie*, 1718).

miroir, fixa les yeux dessus, et ne dit pas un seul mot à personne[1]. M. du Maine et M. de Vendôme, collé à son côté, demeurèrent très déconcertés, sans que M. du Maine, si libre et si leste, osât proférer un seul mot. Personne ne les approcha et ne leur parla. Ils demeurèrent ainsi un bon demi-quart d'heure dans un silence universel de toute la chambre, qui avoit les yeux sur eux : ils ne les purent soutenir davantage, et se retirèrent à la sourdine[2]. Cet accueil ne leur fut pas assez agréable pour persuader à Vendôme de s'exposer à une récidive pour prendre congé, et plus embarrassante parce qu'il auroit baisé Mme la duchesse de Bourgogne comme tous les princes du sang et autres, les ducs et les maréchaux de France qui prennent congé ou qui arrivent d'une campagne ou d'un long voyage. Je ne sais s'il ne craignit point l'affront inouï du refus : quoi qu'il en soit, il s'en tint à l'essai qu'il venoit de faire, et partit sans prendre congé d'elle. Mgr le duc de Bourgogne le traita assez honnêtement, c'est-à-dire beaucoup trop bien[3]. Le duc d'Albe, Torcy et Voysin furent chez lui[4]. Il fit sa cour au Roi ce jour-là comme à l'ordinaire, et, le lendemain mercredi, il eut une assez longue audience du Roi dans son cabinet[5], après son dîner, y prit congé de lui, et s'en vint à Paris[6]. Depuis son

1. L'annotateur des *Mémoires de Sourches* fait observer que la princesse et son mari, comme tout le monde le savait, étaient brouillés avec Vendôme, mais que, « en cette occasion, il fallut, par politique, qu'ils fissent taire leur ressentiment. »

2. « *Sourdine*, ce qui se met dans une trompette ou certains instruments de musique pour en adoucir le son et en affoiblir le bruit ; *à la sourdine*, façon de parler adverbiale et figurée : avec peu de bruit, secrètement » (*Académie*, 1718).

3. Quoique les gazettes eussent annoncé depuis six mois qu'il y avait eu réconciliation, on a vu, dans notre tome XVII, p. 315, note 3, quel portrait peu flatté de Vendôme le prince adressa à Philippe V.

4. *Dangeau*, p. 228.

5. C'est Dangeau qui rapporte cela, p. 229 ; les *Mémoires de Sourches*, p. 332, disent que l'audience dura une demi-heure.

6. Ou plutôt à Sceaux, où l'attendoit sa femme (*ibidem*). Il partit de

mariage il n'y avoit été que vingt-quatre heures pour voir Madame la Princesse. Mme de Vendôme n'avoit point été à Anet, où il s'étoit toujours tenu, de sorte qu'ils n'avoient pas eu loisir de faire grande connoissance ensemble.

Bataille de Saragosse, où l'armée d'Espagne est défaite.

Stahremberg, cependant, profita de ses avantages : il attaqua l'armée d'Espagne presque sous Saragosse, et la défit totalement[1]. Bay la trouva dans un tel effroi, lorsqu'il y arriva pour en prendre le commandement, qu'il en espéra peu de choses[2]. Aussi toute l'infanterie, qui n'étoit presque [que] milices, jeta les armes dès qu'elle fut attaquée : les gardes wallonnes[3] et le peu d'autres corps de troupes ne purent soutenir seuls, et furent défaits ; la cavalerie fut

Paris le 23 août, pour aller coucher à Cléry, « plein d'espérance de réussir, » dit Torcy (*Journal*, p. 243). Un poète publia, pour cette occasion, une ode enthousiaste à l'ombre de Turenne (*Nouveau siècle de Louis XIV*, tome III, p. 363-368).

1. Le 20 août : *Gazette*, p. 432, 437-439 et 449-452 ; *Gazette de Leyde*, nos 69-70, rapports de l'Archiduc et de son aide de camp Belcastel, et nos 72-74 ; *Gazette d'Amsterdam*, nos LXXI-LXXII, LXXIII et Extraordinaire, LXXIV et Extraordinaire ; *Journal de Dangeau*, p. 232-236 ; *Mémoires de Sourches*, p. 337-338, 343 et 345-349 ; *Histoire militaire*, par le marquis de Quincy, tome VI, p. 423-427 ; *Mémoires de Noailles*, p. 225 ; *Mémoires du marquis de Franclieu*, p. 68 et suivantes ; Affaires étrangères, vol. *Espagne* 199, fol. 58 et 279, vol. 200, fol. 276, vol. 201, fol. 28, 30 et 86-90, vol. 203, fol. 299, 309, 322-324, 329, 334, 345 et 356 ; Dépôt de la guerre, vol. 2253, nos 36-40, 43-46, 57, 58, 62, 71, 73 et 78, et vol. 2256, nos 24, 25 et 28 ; *Feldzüge des Prinzen Eugen*, tome XII, p. 370-384. Les *Mémoires de Saint-Philippe* rejettent la défaite sur le marquis de Bay, tome II, p. 345-354 ; Combes, dans *la Princesse des Ursins*, p. 428-435, l'explique par la trahison de M. de Villaroël, qui avait livré le passage de l'Èbre, la veille, aux alliés. L'armée alliée avait quatre mille chevaux et quatorze mille fantassins, et l'armée espagnole dix-sept mille hommes, mais fort fatigués, et dont seuls, quatre régiments d'infanterie se battirent bien. L'affaire ne dura que de onze heures à une heure après midi, et coûta aux vaincus treize mille hommes et seize canons, aux vainqueurs cinq mille hommes.

2. Il n'était arrivé à l'armée que depuis le 16.

3. Saint-Simon avait suivi jusqu'à présent la bonne orthographe de *wallonnes* ; ici et quatre lignes plus loin, c'est *vallones* et *valones*.

enfoncée : ce fut elle qui fit le moins mal. En un mot, artillerie, bagages, tout fut perdu, et la déroute fut entière. Le duc d'Havrec, colonel des gardes wallonnes, y fut tué[1]. Ce malheur arriva le 20 août. Le roi d'Espagne étoit demeuré incommodé dans Saragosse, d'où il en fut témoin, qui aussitôt prit diligemment le chemin de Madrid[2]. Bay rassembla dix-huit mille hommes, avec lesquels il se retira à Tudela[3] sans inquiétude de la part des ennemis depuis la bataille[4]. M. de Vendôme en apprit la nouvelle en che- Ducs de Vendôme

1. Charles-Antoine-Joseph de Croÿ : tome X, page 387 ; c'est par erreur qu'on a dit en cet endroit-là qu'il fut tué le 20 septembre. Il eut les deux cuisses emportées par un boulet ; son ami et compagnon le marquis de Franclieu raconte sa mort. Philippe V le regretta beaucoup (*Correspondance des Contrôleurs généraux*, tome III, n° 846) ; on trouve dans le volume *Espagne* 203, fol. 357, une lettre de sa mère à Louis XIV, sur cette mort, et, dans le volume 201, fol. 84-85, les réponses du Roi et de Torcy. Il signait : EL DUQUE DE HAVRÉ Y DE CROŸ.

2. Il y arriva le 24 août. Les vainqueurs firent publier des relations honteuses pour Philippe V. Nous lisons dans l'une d'elles (Guerre, vol. 2256, n° 24) : « A peine la comédie eut-elle commencé, que le duc d'Anjou (le roi lui-même) se retira à une lieue de là pour voir mieux la déroute de son armée. Il la connut bientôt par le signal qu'il leur avoit laissé en cas de défaite. Au contraire, pour ce qui est de S. M. (l'Archiduc), on ne peut dire assez combien toute l'armée fut charmée de sa fermeté et de la vaillance qu'elle fit paroître dans cette glorieuse action, durant laquelle elle demeura toujours au milieu des deux lignes, sans s'ébranler, et anima par sa présence tous les généraux et les soldats, de sorte qu'on peut dire qu'elle contribua le plus à cette victoire. » On doit comparer ce document avec nos lettres françaises de Mahony, du baron de Sault, du chevalier du Bourk, etc.

3. Ville forte de la Navarre, sur l'Èbre, à soixante-deux kilomètres S. de Pampelune. L'armée se dirigea de là sur Valladolid. A ce propos, le maréchal d'Harcourt écrivit de Pontalie, le 20 septembre, à M. Voysin (vol. Guerre 2253, n° 91) : « Se retirer à Valladolid n'est pas le chemin qu'il convient de prendre pour se maintenir en Espagne. Le chemin d'Andalousie étoit celui qu'il falloit prendre, étant le seul côté d'où le roi d'Espagne puisse tirer des secours d'argent. Cela ne peut être bon qu'en un cas, qui est que le roi d'Espagne se résolve enfin à accepter le petit partage qu'on lui a offert, et que, cela supposé, les alliés veuillent bien être de bonne foi avec nous et travailler sérieusement à la paix. »

4. Prévoyant une défaite, il avait tout préparé pour la retraite.

et de Noailles à Bayonne. Monteil à Versailles.

min[1], qui, prudemment, à son ordinaire, pour soi, se soucia moins de tâcher à rétablir les affaires, que de se donner le temps de les voir s'éclaircir avant que d'y prendre une part personnelle. Il poussa donc à Bayonne le temps avec l'épaule[2]. Le duc de Noailles avoit eu ordre de l'y aller trouver pour prendre des mesures avec lui pour agir du côté de la Catalogne[3]; ils envoyèrent de là Monteil au Roi pour recevoir ses ordres sur leur conférence, et gagner temps en l'attendant : c'étoit un mestre de camp qui servoit de maréchal des logis de la petite armée du duc de Noailles[4]. Il arriva le 7 septembre à Marly; il y fut le même jour assez longtemps dans le cabinet, conduit par Voysin, où Torcy fut mandé. Monteil repartit le 9, et trouva MM. de Vendôme et de Noailles encore à Bayonne[5]. A son arrivée, le duc de Noailles publia qu'il alloit trouver le roi d'Espagne avec M. de Vendôme, et fit en effet le voyage avec lui jusqu'à Valladolid, où ils le rencontrèrent[6].

Duc de Noailles va avec le duc de Vendôme trouver le roi d'Espagne à Valladolid.

1. A Bordeaux, par des lettres de Torcy et de Monseigneur dont la copie se trouve dans le ms. Fr. 14 178, fol. 360 et 377. Il attribua la défaite aux mauvaises manœuvres et aux puérilités des officiers espagnols (*Mémoires de Noailles*, p. 225). M. de Préchac (*Correspondance des Contrôleurs généraux*, tome III, n° 846) exposa le triste état de l'armée et des administrations espagnoles après cette défaite. Voyez, au Dépôt des affaires étrangères, les volumes *Espagne* 200 et 201, et le volume 204, qui contient les originaux restitués des lettres écrites à M. de Vendôme par le Roi et par Torcy, et dont Bellerive avait pris copie.

2. Nous retrouverons cette locution au commencement du tome suivant. « On dit figurément *pousser le temps avec l'épaule*, pour dire subsister avec peine en attendant mieux, ou gagner du temps pour attendre quelque conjoncture plus favorable » (*Académie*, 1718). Comparez le tome I, p. 131, de la nouvelle édition des *Mémoires du cardinal de Richelieu*. — Sur les retards de Vendôme, voyez ci-après, p. 125.

3. *Dangeau*, p. 239 ; *Sourches*, p. 349 ; *Noailles*, p. 225, 227 et 228.

4. Pierre de Monteil de Caussade, d'une famille du Quercy, avait eu un régiment de cavalerie au commencement de 1710. Il parvint au grade de brigadier en 1719, vendit son régiment en 1725, et mourut le 23 septembre 1739. Rigaud peignit son portrait en 1723.

5. *Dangeau*, p. 239-240 ; *Sourches*, p. 349-350.

6. M. de Noailles était envoyé auprès de Philippe V pour le décider

L'Archiduc joignit le comte de Stahremberg après la bataille[1], en présence duquel le parti à prendre fut agité avec beaucoup de chaleur. Stahremberg opina de marcher droit à la petite armée que Bay avoit laissée[2] sur la frontière de Portugal, sous le marquis de Richebourg[3], de la défaire, ce qui n'auroit coûté que le chemin, de s'établir pied à pied[4] dans le centre de l'Espagne pour avoir le Portugal au derrière et les ports de mer à côté et à portée, laisser en Aragon un petit corps suffisant à contenir les pays soumis, et faire tête à l'armée battue, lequel petit corps auroit derrière soi Barcelone et la Catalogne, si fort à eux : parti solide, qui eût en peu achevé de ruiner les affaires du roi d'Espagne, ne lui eût laissé de libre que le côté de Bayonne, coupoit toute autre communication, et se saisissoit pied à pied de toute l'Espagne avec des points d'appui qui n'eussent pu être ébranlés, et qui n'eussent laissé nulle ressource et aucun moyen, dans l'intérieur du pays, de se mouvoir en faveur du roi d'Espagne. Stanhope[5], au contraire, fut d'avis d'aller tout droit à Ma- Stanhope emporte contre

à abdiquer, et emportait, outre ses lettres de créance, un mémoire de Torcy que M. Morel-Fatio a publié dans le *Recueil des instructions aux ambassadeurs en Espagne*, tome II, p. 172-184 ; voyez aussi les *Œuvres de Louis XIV*, tome VI, p. 210, et les *Mémoires de Noailles*, p. 227-231 et 410-414. On aura le résultat ci-après, p. 126.

1. Les relations de la *Gazette d'Amsterdam*, n° LXXIV et Extraordinaire, disent qu'il assistait à la bataille et reçut le lendemain la capitulation de Saragosse et du corps d'infanterie que Mahony commandait dans cette ville. Voyez ci-dessus, p. 113, note 2.

2. *Laissé*, sans accord, au manuscrit.

3. Guillaume de Melun d'Espinoy : tome XIII, p. 360.

4. « On dit, en parlant d'affaires, *aller pied à pied*, pour dire se conduire avec beaucoup de circonspection et de sagesse, en ne faisant les choses que successivement et les unes après les autres, et *avancer pied à pied*, pour dire aller toujours en faisant quelque progrès » (*Académie*, 1718). Nous allons retrouver cette seconde expression huit lignes plus loin.

5. Jacques Stanhope : tome XVIII, p. 49; le bruit de sa mort avait couru après le combat d'Almenara (*Sourches*, p. 327).

Stahremberg de marcher à Madrid*.

drid, d'y mener l'Archiduc, l'y faire proclamer roi d'Espagne, d'épouvanter toute l'Espagne par en saisir la capitale, et, de là comme du centre, s'étendre suivant le besoin et l'occasion. Stahremberg avoua l'éclat de ce parti; mais il le maintint peu utile, et, de plus, dangereux: il allégua le grand éloignement de Madrid des frontières de Portugal, de Catalogne, de la mer, et de leurs magasins; que cette ville, ni aucune voisine n'a de fortifications, ni toutes ces campagnes de la Nouvelle-Castille aucun château fort; la stérilité du pays, où on ne rencontreroit[1] nulle subsistance, qu'ils trouveroient soustraite ou brûlée; l'affection de ces peuples pour Philippe V; enfin, l'impossibilité de conserver Madrid et de se maintenir dans ce centre, et la perte d'un temps si précieux à bien employer. Ces raisons étoient sans doute décisives; mais Stanhope, qui commandoit en chef les troupes angloises et hollandoises, sans lesquelles cette armée n'étoit rien, déclara que les ordres de sa reine étoient de marcher à Madrid de préférence à tout, si les événements le rendoient possible: qu'il ne souffriroit pas qu'on prît un autre parti, ou qu'il se retireroit avec ses auxiliaires. Stahremberg, qui ne pouvoit s'en passer, n'ayant pu vaincre l'inflexibilité de Stanhope, protesta contre un parti si peu sensé, et céda comme plus foible[2]. Ce fut l'attente de l'Archiduc, et cette dispute qui suivit son arrivée, qui les arrêta sans faire aucun

1. Ce verbe est en interligne, au-dessus de *trouverroit,* biffé.

2. M. de Torcy dit de Stanhope (*Journal,* p. 319): «C'étoit un homme vif, entreprenant, qui, malgré Stahrenberg, avoit décidé qu'il falloit conduire l'Archiduc à Madrid, et, par ce conseil, ruiné les affaires de son parti. Il étoit chef de cabale en Angleterre, opposé aux Anglicans rigides.» En janvier précédent, il avait traité fort cavalièrement le ministre de l'Archiduc (*Sourches,* tome XII, p. 151-152). Les *Mémoires de Saint-Philippe* (tome II, p. 355-362) donnent des détails sur ces dissentiments entre les généraux alliés, et ceux *du comte de Mérode* les condamnent également. On verra, dans une lettre de Philippe V à son grand-père, ci-contre, p. 117, que la préférence donnée au plan de Stanhope sauva le roi légitime.

* Cette manchette est deux lignes trop haut dans le manuscrit.

mouvement depuis la bataille, faute capitale, et salut du débris de l'armée qu'ils venoient de défaire[1]. Dès que Stahremberg, forcé, eut consenti, ils firent toutes leurs dispositions pour l'exécution d'un projet qui fit grand peur, mais qui sauva le roi d'Espagne. La consternation, déjà grande dans Madrid, y devint extrême dès que l'on ne put plus douter que l'armée de l'Archiduc alloit y arriver. Le roi résolut de se retirer d'un lieu qui ne se pouvoit défendre, et d'emmener la reine, le prince et les conseils. Cette résolution acheva de porter la désolation au comble. Les grands déclarèrent qu'ils suivroient le Roi et sa fortune partout, et très peu y manquèrent[2]; le départ suivit la déclaration de vingt-quatre heures[3]. La reine, tenant le prince entre ses bras, se montra sur un balcon du palais, y parla au peuple accouru de toutes parts avec tant de grâce, de force et de courage, qu'il est

La cour, fort suivie, se retire de Madrid à Valladolid. Merveilles de la reine et du peuple; magnanimité

1. Philippe V écrivit à son aïeul, le 1er septembre (vol. Guerre 2256, n° 27) : « L'armée des ennemis n'a fait d'autre mouvement depuis la bataille que de s'étendre sur une ligne entre Saragosse et Alagon, apparemment pour prendre un camp plus commode, et qu'ils se trouvent fort embarrassés par la disette des vivres.... Ce pendant, l'armée que le marquis de Bay a rassemblée à Tudela.... grossit tous les jours par les soldats qui le rejoignent, et ma cavalerie n'est pas beaucoup diminuée.... Tout ce qu'ils ont gagné jusqu'ici ne tient à rien, puisqu'ils n'ont point de places..., et qu'ainsi; si vous voulez bien me secourir en faisant faire une forte diversion au duc de Noailles du côté du Roussillon, au lieu de se trouver avancés à la fin de la campagne, ils y seroient dans un pire état. » Comparez, dans le *Nouveau Mercure* de février 1711, p. 85-93, le texte d'une lettre toute découragée que Stahrenberg écrivit au prince Eugène le 18 novembre, et qui fut interceptée.

2. Ci-après, p. 120.

3. Philippe V quitta Madrid le 9 septembre, à dix heures du soir, après avoir lancé un manifeste à ses peuples et écrit encore à son aïeul (*Dangeau*, p. 246; *Sourches*, p. 359 et 361-363; *Journal de Torcy*, p. 269; *Gazette*, p. 467-468; *Gazette d'Amsterdam*, Extraordinaire LXXVIII, nos LXXIX et LXXXII; *Mémoires de Noailles*, p. 228-229; *Mémoires du marquis de Franclieu*, p. 73-74; Aff. étrangères, vol. *Espagne* 203, fol. 351, 361, 363 et 371; Guerre, vol. 2256, nos 30, 31 et 35, lettres de Philippe V au Roi).

du vieux marquis de Mancera.

incroyable avec quel succès[1]. L'impression que ce peuple en reçut se communiqua partout, et gagna incontinent toutes les provinces. La cour sortit donc pour la seconde fois de Madrid[2] au milieu des cris les plus lamentables poussés du fond du cœur d'un peuple infini qui vouloit suivre le roi et la reine, et qui accouroit de la ville et de toutes les campagnes, et ce ne fut qu'avec toute l'autorité et toute la douceur qui s'y purent employer qu'il se laissa vaincre, et persuader, par son dévouement même, de retourner chacun chez soi[3]. Le marquis de Mancera, dont [*Add. SᵗS. 952*]

1. Ces détails ne viennent pas de Dangeau ; peut-être Saint-Simon les recueillit-il de la bouche de Zuniga (ci-après, p. 146-147), ou lors de son ambassade en Espagne. Avant de quitter Madrid, la reine écrivit au duc de Vendôme une lettre que nous donnerons à l'appendice nº IV, p. 412-414.

2. Comme en 1706 : tome XIII, p. 405.

3. *Mémoires de Sourches*, 21 septembre, p. 359 : « On apprit que le roi d'Espagne étoit sorti le 10 de Madrid, avec la reine et le prince des Asturies, accompagné non seulement de son Conseil, de tous les grands et de toutes les dames, mais presque de tout le peuple de Madrid, hommes et femmes de toutes conditions qui avoient abandonné leurs maisons, emportant ce qu'ils avoient de plus précieux suivant la qualité des personnes : de sorte que Madrid étoit presque demeuré désert.... On ajoutoit que c'étoit un spectacle qui faisoit compassion de voir tant de gens dans des voitures si différentes et si incommodes. » Et, le 23, p. 361 : « On reçut ce jour-là de nouvelles lettres de Madrid, qui portoient que cette capitale de la monarchie d'Espagne étoit demeurée déserte, que les vieillards s'étoient fait porter après le Roi, qu'on n'y avoit vu personne qui ne fût outré de douleur, que ce n'étoit que des pleurs, des plaintes, des cris, des bénédictions pour le roi, la reine et le prince, et des vœux pour leur prospérité ; que quatre exilés avoient demandé la permission de se rendre auprès du roi ; qu'enfin on n'avoit jamais vu dans aucun peuple un amour et un zèle si vifs, si extraordinaires, si parlants, ni si capables d'étonner le comte de Stahrenberg et l'Archiduc. » Comparez les lettres de Mme des Ursins dans le recueil que publie M. le duc de la Trémoïlle, tome V, p. 99, 100 et 102-103, les lettres du volume Guerre 2253, nᵒˢ 79, 95 et 106, et les *Mémoires de Saint-Philippe*, tome II, p. 364 et 377-404. Nous avons, au Dépôt des affaires étrangères, dans le volume *Espagne* 201, fol. 77-83, une relation envoyée par Grimaldo, et, fol. 327 et 345-347, des lettres de Blécourt et de Bourk, et enfin, dans le volume 203, fol. 366-369, une relation imprimée de source allemande. Philippe V écrivit au Roi,

j'ai parlé plus d'une fois[1], qui étoit le seigneur le plus respecté d'Espagne par sa vertu et par les grands emplois qu'il avoit remplis, voulut suivre quoiqu'il eût plus de cent ans accomplis. Le roi et la reine, qui le surent, le lui envoyèrent défendre avec force amitiés : il paya de respects et de compliments, et partit en chaise à porteurs, ne pouvant soutenir d'autre voiture, au hasard de la lenteur, des partis, des périls, et même de l'abandon. Il fit ainsi quelques lieues; mais le roi et la reine, qui en furent avertis, envoyèrent lui témoigner combien ils étoient touchés de son zèle et d'une si rare affection, mais avec des ordres si précis de le faire retourner, qu'il ne put désobéir[2] : ce fut en protestant de ses regrets de ce que l'obéissance lui arrachoit l'honneur de mourir pour son roi, qui étoit le meilleur usage qu'il pût faire de ce reste de vie pour couronner tant d'années qu'il avoit passées au service de ses rois, et qui maintenant le trahissoient par leur excès et leur durée, puisqu'elles le rendoient témoin de ce qu'il eût voulu racheter de tout son sang[3]. Valladolid fut la retraite de cette triste cour, qui, dans ce trouble, le plus terrible qu'elle eût encore éprouvé, ne perdit ni le jugement ni le courage. Elle se banda[4] contre la fortune, et

Courage de la cour; prodiges des Espagnols.

le 13 septembre (ci-après, Appendice, p. 414) : « Mes sujets me donnent, dans cette occasion, des marques d'une fidélité et d'un zèle sans exemple.... Les vieillards, les femmes grosses, les malades ne songent point à leur état, et ne pensent qu'à ce que leur fidélité leur prescrit, les chemins en étant tout couverts, aussi bien que de gens à pied qui ne sauroient aller autrement. Enfin, Madrid est présentement comme une ville abandonnée, et, si l'Archiduc y vient, il s'y trouvera sans cour.... »

1. En dernier lieu, tome XI, p. 320 et 322. — Ici, *Mansèra*.

2. Ce fut son confesseur qui lui représenta que ce serait un vrai suicide de poursuivre le voyage.

3. En 1718, on rappela ce dévouement à propos de celui du duc de Giovenazzo, qui, lui aussi, rejoignit alors le roi à l'armée malgré son grand âge.

4. On a eu *bander*, au sens actif, dans le tome VII, p. 180; ici, *se bander* signifie réunir toute sa force pour résister, comme on en trouve des exemples dans Brantôme et dans Agrippa d'Aubigné.

n'oublia rien pour se procurer tous les secours dont une pareille extrémité se trouva susceptible[1]. Trente-trois grands signèrent une lettre au Roi, qu'ils lui firent présenter par le duc d'Albe, pour l'assurer de leur fidélité pour Philippe V et lui demander un secours de troupes[2]. En attendant, on vit en Espagne le plus rare et le plus grand exemple de fidélité, d'attachement et de courage, en même temps le plus universel, qui se soit jamais vu ni lu. Prélats et le plus bas clergé, seigneurs et le plus bas peuple, bénéficiers, bourgeois, communautés ensemble, et particuliers à part, noblesse, gens de robe et de trafic, artisans, tout se saigna[3] de soi-même jusqu'à la dernière goutte de sa substance, pour former en diligence de nouvelles troupes, former des magasins, porter avec abondance toutes sortes de provisions à la cour et à tout ce qui l'avoit suivie. Chacun, selon[4] ce qu'il put, donna peu ou beaucoup, mais ne se réserva rien. En un mot, jamais

1. Les lettres de Valladolid sont dans le volume *Espagne* 201 ; il y en a de Mme des Ursins, de Vendôme, du duc de Noailles, du chevalier de Torcy, etc. On y trouve aussi une suite d'extraits de lettres de l'armée alliée interceptées le 8 septembre sur une felouque sortant de Barcelone, et un long mémoire de Blécourt sur le rôle que devait jouer Vendôme, avec une instruction en réponse.

2. La lettre originale, portant les trente-trois signatures, est aux Affaires étrangères, vol. *Espagne* 201, fol. 106-107, datée du 19 septembre, et suivie de la traduction (*Baudrillart*, tome I, p. 689-691) et d'une copie de la réponse du Roi, 1er octobre. La liste des signataires fut publiée dans le *Journal de Verdun*, tome XIII, p. 378. Cette lettre avait été rédigée par Frigilliana, sur la proposition du duc de Medina-Sidonia (*Mémoires de Saint-Philippe*, tome II, p. 365-370 ; *Dangeau*, p. 252 ; *Sourches*, p. 369 ; *Gazette*, p. 480). Quatre ans auparavant, il n'en aurait sans doute pas été de même, puisque Mme des Ursins se plaignait alors de la mauvaise conduite des grands (recueil Bossange, tome III, p. 431) ; mais ils avaient fini par comprendre qu'ils perdraient tout au morcellement de la monarchie projeté par les alliés.

3. « On dit aussi *se saigner*, pour dire faire de grands efforts : *Il faut que chacun se saigne dans les nécessités de l'État* » (*Académie*, 1718).

4. *Selon* est en interligne, au-dessus de *suivant*, biffé.

corps entier de nation ne fit des efforts si surprenants sans taxe et sans demande, avec une unanimité et un concert qui agit et qui effectua[1] de toutes parts tout à la fois[2]. La reine vendit tout ce qu'elle put[3], recevoit elle-même quelquefois jusqu'à dix pistoles, pour[4] contenter le zèle, et en remercioit avec la même affection que ces sommes lui étoient offertes, grandes pour ceux qui les donnoient parce qu'ils ne se réservoient rien. Elle disoit à tous moments qu'elle vouloit monter à cheval, se mettre à la tête des troupes avec son fils entre ses bras. Avec ces langages et sa conduite elle se dévoua tous les cœurs, et fut très utile dans une si étrange extrémité[5].

L'Archiduc à Madrid; tristement proclamé et reçu.

L'Archiduc étoit cependant arrivé à Madrid avec son armée[6]. Il y étoit entré en triomphe ; il y fut proclamé roi d'Espagne par la violence de ses troupes, qui traînèrent le corrégidor[7] tremblant par les rues, qui se trouvèrent toutes désertes, la plupart des maisons vuides d'habitants, et le peu qu'il en étoit demeuré dans la ville avoit barricadé les portes et les fenêtres[8] des maisons, et s'étoit en-

1. *L'Académie* n'a jamais admis cet emploi d'*effectuer* au neutre.

2. *Journal de Torcy*, p. 270, 275-276, 285-286 ; *Gazette*, p. 479-480, 485-486, 497-499 et 511 ; *Mercure* de mai, 2e partie, p. 99-142; *Journal de Verdun*, tome XIV, p. 86-90 et 154-156. Ci-après, p. 123-124.

3. Ci-après, p. 125-126.

4. Avant *p*r, il a biffé un second *elle mesme* répété par mégarde.

5. C'est déjà à elle, principalement, et à ses lettres « vives, judicieuses et touchantes, » qu'avaient été dus, en juillet et août précédents, le resserrement de l'alliance entre les deux pays et l'envoi de Vendôme en Espagne (*Sourches*, p. 292; *Mémoires de Noailles*, p. 224).

6. L'Archiduc n'y entra que le 28 septembre, quoique Stanhope, avec quinze cents chevaux, y eût pénétré dès le 21 : *Gazette*, p. 486, 498 et 510 ; *Gazette d'Amsterdam*, nos LXXXII, LXXXVII et XCII ; *Mémoires de Saint-Philippe*, tome II, p. 385-390 ; Affaires étrangères, vol. *Espagne* 201, fol. 190, 191, 258-259 et 281-282.

7. Tome VIII, p 147. Il s'appelait Antoine Sanguineto, et fut destitué le lendemain par les alliés. Les *Mémoires de Sourches* (p. 390) racontent sa conduite admirable.

8. Ces trois mots *et les fenestres* ont été ajoutés en interligne.

fermé[1] sur le derrière au plus loin des rues[2], sans que les troupes osassent les enfoncer de peur de combler le désespoir visible et général, et dans l'espérance d'attirer et de gagner par douceur. L'entrée de l'Archiduc ne fut pas moins triste que sa proclamation : à peine y put-on entendre quelques acclamations foibles, et si forcées, que l'Archiduc, dans un étonnement sensible, les fit cesser lui-même[3]. Il n'osa loger dans les palais ni dans le centre de la ville, mais dans l'extrémité, où il ne coucha même que deux ou trois nuits[4]. Il envoya Stanhope inviter le vieux

Mancera refuse de prêter

1. Malgré le singulier qui précède, le manuscrit porte : *s'estoient enfermés*, au pluriel.

2. *Sourches*, p. 361, 363 et 390. Mme des Ursins écrit à Torcy, dans une lettre du 23 septembre (vol. *Espagne* 201, fol. 117 v°) : « Les ennemis pourront bien se repentir d'être venus à Madrid.... Ils n'y trouveront personne qui ait un nom. Le peu de gens qui y sont restés se sont renfermés dans leurs maisons ou dans des couvents, et cette ville paroît plutôt un désert qu'une capitale. Tous les peuples augmentent de zèle et de fidélité à mesure qu'ils voient approcher le prince qui veut détrôner le roi leur maître, et rien ne peut égaler tout ce que nous voyons. Vous serez touché de la lettre que les grands ont eu l'honneur d'écrire au Roi pour l'exciter à secourir le roi son petit-fils et pour lui faire connoître quelle est leur tendresse pour S. M. »

3. Stahrenberg ayant voulu faire représenter au théâtre une pièce contre Philippe V, le parterre se souleva ; il y eut des coups de fusil tirés sur les acteurs, et, dans la bagarre, plusieurs femmes furent tuées (vol. Guerre 2253, n° 194). Quand l'Archiduc alla à Atocha, on dut disposer des canons et des mortiers aux coins des rues. Ordre fut donné à la population de livrer ses armes.

4. L'Archiduc pénétra dans la ville par la porte d'Alcala, passa par la Calle-Mayor et la grand'place, entendit la messe à Notre-Dame-d'Atocha, et, sans entrer au palais royal, s'arrêta au bout de la ville dans la maison du duc de Medina-Sidonia, où il coucha une nuit, puis se rendit au château du Pardo, à six lieues de Madrid (*Gazette*, p. 510 et 522; *État présent de l'Espagne*, par l'abbé de Vayrac, tome I, p. 31-33). Le lendemain, il donna la présidence du conseil de Castille à M. de Castrillo, celle du conseil des ordres au comte de Palma (ci-après, p. 128), et mit un pauvre évêque *in partibus* à la tête du conseil des finances (vol. Guerre 2253, n° 203). Une estampe hollandaise de 1706 (Bibl. nat., recueil Lb[37] 4034, n° 27) le représente recevant les hommages de la capitale espagnole lors de la première occupation.

marquis de Mancera de le venir voir, qui s'en excusa sur son âge plus que centenaire : sur quoi, il lui renvoya le même général avec le serment, et ordre de le lui faire prêter ; mais Mancera répondit avec la plus grande fermeté qu'il savoit le respect qu'il devoit à la naissance de l'Archiduc, et la fidélité qu'il devoit au roi son maître, à qui rien ne l'en feroit manquer, ni en reconnoître un autre[1]; et tout de suite pria civilement Stanhope de se retirer parce qu'il avoit besoin de repos et de se mettre au lit[2]. Il ne lui en fut pas parlé davantage[3], et il ne lui fut fait aucun déplaisir, ni aux siens[4]. La ville aussi ne souffrit presque aucun dommage[5]. Stahremberg fut soigneux d'une discipline exacte qui sentît la clémence, même l'estime et l'affection, pour tâcher de s'en concilier. Cependant leur armée périssoit de toutes sortes de misères : rien du pays n'y étoit apporté, aucune subsistance pour hommes ni pour chevaux[6], et, même pour de l'argent, il ne leur étoit rien fourni. Prières, menaces, exécutions, tout fut parfaitement inutile ; pas un Castillan qui ne se crût déshonoré de leur vendre la moindre chose, ni d'en laisser en état d'être pris[7]. C'est ainsi que ces peuples magnani-

serment et de reconnoître l'Archiduc, et de le voir.

Éloge des Espagnols, qui dressent une nouvelle armée.

1. Selon la lettre de Blécourt en date du 30, Mancera et le marquis del Fresno répondirent qu'ils ne reconnaissaient qu'un Dieu et un roi.

2. *Dangeau*, p. 277-278 ; *Sourches*, p. 398 ; *Gazette*, p. 546 ; *Correspondance de Madame*, dans le recueil Jaeglé, tome II, p. 133 ; lettre de Mme de Maintenon, dans le recueil Bossange, tome II, p. 114. Nous avons (vol. *Espagne* 203, fol. 424-429) une relation de Mancera lui-même.

3. Un accent est biffé sur cette dernière voyelle.

4. *Mémoires de Saint-Philippe*, p. 387-388. Le bruit de sa mort courut quelques jours plus tard, mais fut démenti (*Gazette*, p. 498 et 546 ; *Gazette d'Amsterdam*, nos LXXXV et XCIII).

5. Cependant les villages environnants furent saccagés (*Sourches*, p. 384 et 397 ; *Gazette*, p. 510, 534, 557-558 et 581).

6. *Dangeau*, p. 294.

7. C'est ce que dirent toutes les correspondances de la *Gazette de France* ; le silence de la *Gazette d'Amsterdam* sur le séjour de l'Archiduc à Madrid fut significatif.

mes, sans aucun autre secours possible que celui de leur courage et de leur fidélité, se soutinrent au milieu de leurs ennemis, dont ils firent périr l'armée, et, par des prodiges inconcevables, en reformèrent en même temps une nouvelle, et parfaitement équipée et fournie, et remirent ainsi, eux seuls, et pour la seconde fois, la couronne sur la tête de leur roi, avec une gloire à jamais en exemple à tous les peuples de l'Europe : tant il est vrai que rien n'approche de la force qui se trouve dans le cœur d'une nation pour le secours et le rétablissement des rois. Stanhope, qui n'avoit pu méconnoître la solidité de l'avis de Stahremberg dès le premier moment de leur dispute[1], ne fut pas le moins du monde embarrassé du succès. Il lui échappa insolemment, au milieu de l'entrée de l'Archiduc à Madrid, que, maintenant qu'il se voyoit avec lui dans cette ville, il avoit fait son affaire, puisqu'il avoit exécuté les ordres de sa reine ; que c'étoit maintenant celle de Stahremberg, et à son habilité[2] à les tirer d'embarras ; qu'on verroit comment il s'y prendroit, dont peu à[3] lui importoit[4]. Ce pas leur parut en effet si glissant, qu'au bout de dix ou douze jours ils résolurent de s'éloigner de Madrid vers Tolède[5], dont rien ne fut emporté, que quelques ta-

Insolence de Stanhope à l'égard de Stahremberg, qui se retire vers Tolède.

1. Ci-dessus, p. 115-116.

2. *Habilité*, « aptitude, n'a guère d'usage qu'en termes de pratique, et dans cette phrase : *habilité à succéder* (*Académie*, 1718). Ci-dessus, p. 61.

3. La préposition *à* n'a-t-elle pas été écrite par mégarde.

4. Ce mot de Stanhope est rapporté textuellement dans une lettre adressée à Torcy le 1er septembre, d'après le récit d'un officier qui l'avait entendu. Le représentant de la Savoie fit aussi force plaintes de sa conduite.

5. Ces deux derniers mots ont été ajoutés en interligne. — Dès le commencement d'octobre, l'Archiduc avait envoyé une partie de ses troupes à Tolède pour occuper la ville et la fortifier. Lui-même resta au Pardo jusqu'au 11 novembre, et ses dernières troupes, quittant Madrid le même jour, l'escortèrent jusqu'à Tolède, où il ne séjourna pas, mais gagna Aranjuez et Barcelone. Dans une chasse aux environs du Pardo, il avait failli être enlevé par don Joseph Vallejo, à la tête d'un parti de cinq cents cavaliers (*Dangeau*, p. 263, 270, 272, 277, 280, 283, 285, 288-290 et 292-293 ; *Sourches*, p. 402-403 et 405-408 ; *Ga-*

pisseries du roi que Stanhope n'eut pas honte d'emporter, et qu'il eut celle encore de ne garder pas longtemps. Ce trait de vilenie [1] fut même blâmé des siens [2].

Ducs de Vendôme et de Noailles à Valladolid* en même temps que la cour. Le roi va** à la tête de son armée avec Vendôme, la reine à Vitoria, le duc de Noailles à Versailles, et

Vendôme et Noailles arrivèrent à Valladolid le 20 septembre presque en même temps que la cour [3]. Vendôme s'étoit amusé à Bayonne, et puis [4] en chemin, sous divers prétextes de santé, pour se faire desirer davantage, et voir cependant plus clair au cours que prenoient les affaires [5]. Il fut étonné de les trouver telles qu'il les vit après un si grand désastre [6]. La reine, peu de jours après, sachant l'Archiduc dans Madrid, se retira, avec le prince et les conseils, à Vitoria [7], pour être à portée de France, et sûre d'y pouvoir passer quand elle le voudroit [8]. En même temps elle envoya toutes ses pierreries à Paris, au duc

zette, p. 547, 558-559, 570-571 et 581-582 ; *Gazette d'Amsterdam*, n^os^ XCVIII et XCIX ; *Mémoires de Saint-Philippe*, p. 389.

1. Ici, *villenie*. — 2. Notre auteur est seul à rapporter ce trait.

3. *Dangeau*, p. 252 ; *Sourches*, p. 369 ; *Gazette*, p. 479 ; *Lettres intimes d'Alberoni*, p. 125. Le duc de Noailles avait reçu, mais secrètement, une instruction (ci-dessus, p. 114), pour persuader au roi son ami qu'il ne pourrait, quoi qu'on fît en sa faveur, que conserver un débris de sa monarchie (Aff. étr., vol. *Espagne* 200, fol. 238-298, 6 septembre). « Il vous informera, disaient ses lettres de créance (vol. Guerre 2256, n° 29), des ordres que je lui lui ai donnés. Vous connoissez son zèle pour vos intérêts, et je sais que vous l'aimez autant que vous avez de confiance en lui.... »

4. Saint-Simon avait d'abord écrit : *et depuis*, en surcharge sur le mot *sous* ; puis, il a biffé *et de*, et reporté *et* en interligne.

5. *Dangeau*, p. 242, et ci-dessus, p. 114. Parti de Paris le 23 août, il avait mis près d'un mois à gagner Valladolid, tandis que les courriers faisaient le trajet en douze ou treize jours.

6. L'armée réunie sur le Duero comptait plus de cinq mille chevaux et huit mille hommes d'infanterie, mais manquait d'artillerie.

7. Tome XIII, p. 448. — C'est le 1er octobre que la reine et son fils, avec tous les fonctionnaires, arrivèrent à Vitoria : *Gazette*, p. 497 ; *Dangeau*, p. 256 ; *Sourches*, p. 373.

8. Louis XIV pensait en effet que la reine gagnerait Pampelune, et viendrait de là à Bayonne ou à Bordeaux (*Sourches*, p. 358).

* Ici et dans le texte, *Vailladolid*. — ** Ce verbe est en interligne.

de là en Roussillon; son armée.

d'Albe, pour lui envoyer tout ce qu'il pourroit trouver d'argent dessus[1]. Le duc de Noailles, après deux ou trois jours de séjour et de conférence[2], reprit le chemin de Catalogne, et trouva un courrier à Toulouse[3], qui le fit venir à la cour rendre compte au Roi de l'état des affaires en Espagne, et des partis pris à Valladolid : il arriva à Marly le 14 octobre, eut force longues audiences du Roi[4], et repartit le 28 pour aller[5] attendre à Perpignan le détachement que le duc de Berwick eut ordre de lui envoyer de Dauphiné, où les neiges avoient terminé la campagne[6]. L'armée du duc de Noailles fut en tout de cinquante escadrons et de quarante bataillons[7], les places fournies, et cinq lieutenants généraux sous lui[8].

1. Toute cette phrase, depuis *En mesme temps*, a été ajoutée en interligne et sur la marge, avec signe de renvoi. — « La reine a déjà engagé une partie de sa vaisselle d'or et d'argent dans les villes frontières, et elle a envoyé à Paris un exempt des gardes du corps, avec une cassette dans laquelle il y a des pierreries de grand prix, afin d'emprunter de l'argent dessus » (*Gazette d'Amsterdam*, Extraordinaire XCIV; voyez aussi *Dangeau*, p. 275, et la lettre LXXXI de Mme Dunoyer).

2. Ci-dessus, p. 114. Le rapport de cette mission est au volume *Espagne* 201, fol. 280-299. Philippe V avait nettement refusé d'abdiquer.

3. L'auteur prend cette indication dans le *Journal de Dangeau*, p. 256-257; comparez *Sourches*, p. 373. On voit dans le *Journal de Torcy* qu'il fut très difficile de faire parvenir le contre-ordre.

4. Notamment une de plus de trois heures chez Mme de Maintenon, le 15 octobre, dans laquelle il exposa ses plans pour agir en Catalogne (*Dangeau*, p. 262 et 269; *Sourches*, p. 380 et 381; *Journal de Torcy*, p. 286-288), et, déjà en août, Mme de Maintenon avait vanté sa capacité à la princesse des Ursins (recueil Bossange, tome II, p. 97). Le 21 octobre, il écrivit à Vendôme pour lui faire part de sa réception (ms Fr. 14178, fol. 398). Il fut de retour à Perpignan le 9 novembre.

5. Tout ce qui précède, depuis *arriva*, est en interligne, au-dessus de *ne fut que 5 ou 6 jours auprés du Roy et s'en retourna*, biffé.

6. *Dangeau*, p. 267-268; *Sourches*, p. 388; vol. Guerre 2254, nos 183, 184, 191, 206.

7. Il avait déjà en Roussillon une douzaine de bataillons et autant d'escadrons; on fit venir de Dauphiné et de Provence vingt-six bataillons et quatre mille chevaux (*Dangeau*, p. 264 et 268).

8. A MM. de Brancas et de Guerchy, qui étaient déjà en Roussillon, on adjoignit MM. de Fiennes, de Kercado et de Muret, venant

Six nouveaux capitaines généraux d'armée.

Le roi d'Espagne fit à Valladolid six capitaines généraux, qui, en Espagne, est le dernier grade militaire[1] : le marquis d'Ayetone, grand d'Espagne[2]; le duc de Popoli, Italien, grand d'Espagne[3]; le comte de las Torrès[4] et le marquis de Valdecañas[5], Espagnols; le comte d'Aguilar, grand d'Espagne, de qui j'ai souvent parlé[6], et dont j'aurai lieu de parler encore, et M. de Touy, lieutenant général françois[7]. Il partit incontinent après la reine et le duc de

de l'armée du maréchal de Berwick. — Pendant son séjour à Valladolid, M. de Noailles avait reçu du roi d'Espagne de pleins pouvoirs en date du 25 septembre (Cabinet des titres, dossier bleu NOAILLES, vol. 494, fol. 444). Sa correspondance avec le ministre Voysin pendant toute cette campagne est dans les mss. Fr. 6927-6928 et dans le volume Guerre 2254; les lettres qu'il adressa au roi et à la reine d'Espagne ont été vues par le P. Baudrillart à Alcala-de-Henarès. Beaucoup de celles que ses amis lui envoyaient de Paris viennent d'être publiées par M. Léon Pélissier d'après les originaux entrés récemment à la bibliothèque de Florence.

1. Il a déjà été parlé de ce grade, usité autrefois en France, dans nos tomes VII, p. 27, VIII, p. 262, XI, p. 37, et ci-dessus, p. 105. En Espagne, on distinguait les capitaines généraux des armées et ceux des provinces; notre auteur reviendra sur les premiers, avec plus de détails, dans la suite des *Mémoires*, tome XVIII de 1873, p. 134. Leur traitement annuel s'élevait à trente-deux mille livres lorsqu'ils étaient employés, et à seize mille le reste du temps. Tessé avait eu ce grade en 1704, et il avait été question de le donner à M. de Marcin en 1703. La promotion dont va parler notre auteur datait du 20 ou du 22 septembre (*Gazette*, p. 485), quoique Dangeau ne l'annonce que le 21 octobre, p. 265.

2. Tome XVII, p. 381-382.

3. Tome XI, p. 323.

4. Tome XIII, p. 223. C'était un ami de cœur de M. de Vendôme, à ce que dit le chevalier de Bellerive.

5. Melchior d'Avellaneda, marquis de Valdecañas, était lieutenant général des armées; il fut nommé inspecteur général de l'infanterie en décembre 1711, à la place du marquis d'Aguilar, commandant des armées d'Aragon en 1712 et vice-roi de Majorque en 1713, succéda en 1716 à son beau-père Villadarias, comme vice-roi de Valence, et mourut en avril 1719, âgé de soixante-trois ans.

6. En dernier lieu, dans le tome XVIII, p. 60, 61 et 99.

7. Antoine-Balthazar de Longecombe, marquis de Thouy (Saint-Simon écrit : *Touy*, et il signait : THOY DE PESIEU), né en 1649, volon-

Noailles, et marcha à Salamanque avec le duc de Vendôme et douze mille hommes bien complets, bien[1] armés et bien payés[2], tandis que le comte de Stahremberg faisoit relever de la terre autour de Tolède[3], où l'Archiduc, en partant de Madrid, ordonna à toutes les dames qui étoient demeurées, et dont les maris avoient suivi le roi et la reine d'Espagne, de s'y retirer sous peine de confiscations de biens et de meubles[4]. Le marquis de Paredès[5] et le comte de Palma[6], neveu du feu cardinal Portocarrero, et si continuellement maltraité par Mme des Ursins[7], tous deux

Paredès et Palma, grands; passent à l'Archiduc, qui, de

taire en 1663, lieutenant-colonel d'infanterie en 1680 et colonel en 1685, brigadier en 1690, maréchal de camp en 1696, lieutenant général en 1704, est passé alors en Espagne, puis est revenu en 1705 à la suite de démêlés avec M. de Puységur, a servi alors en Dauphiné, mais est retourné en avril 1710 auprès de Philippe V, pour ne plus quitter son service qu'en 1715. Il obtiendra en 1722 le gouvernement de Belle-Isle, et mourra le 12 mars 1726. Louis XIV n'approuva pas que son petit-fils lui eût donné le grade de capitaine général (vol. Guerre 2253, nos 8, 9, 96 et 185).

1. Avant ce deuxième *bien*, Saint-Simon a biffé *et*.

2. Philippe V et le duc de Vendôme arrivèrent à Salamanque le 6 octobre, mais n'y restèrent qu'un jour, et marchèrent avec l'armée vers Placencia (*Gazette*, p. 497 et 511).

3. *Gazette*, p. 545-546; *Dangeau*, p. 270.

4. C'est le texte même de Dangeau, p. 272, et M. de Blécourt avait annoncé cette nouvelle le 30 octobre (vol. *Espagne* 201, fol. 328). On trouvera à l'Appendice, p. 417-418, une lettre de Vendôme à M. de Stahrenberg, sur ce procédé discourtois envers les dames.

5. Joseph de la Cerda Manrique et Gonzague, comte de Paredès du chef de sa mère, né en 1683, avait été fait gentilhomme de la chambre en 1698 et avait épousé, le 7 octobre 1703, une sœur du duc d'Osuna, fille d'honneur de la reine; après sa défection, il se retira à Vienne, devint gentilhomme de la chambre de l'Empereur, et mourut le 20 janvier 1728. C'est sa mère qui, très autrichienne, l'avait poussé dans le parti de l'Archiduc; elle-même se retira à Barcelone.

6. Louis-Antoine-Thomas Portocarrero, comte de Palma : tome VII, p. 249.

7. Quoique nommé vice-roi de Catalogne en 1701 (notre tome VIII, p. 185), sa fidélité était douteuse; mais il avait bénéficié de l'amnistie accordée en 1707 pour la naissance du prince des Asturies (*Gazette*, p. 438).

grands d'Espagne, passèrent à l'Archiduc[1]. Le fils aîné du duc de Saint-Pierre fut arrêté[2], et le marquis de Torrecusa, grand d'Espagne napolitain[3], le fut aussi, accusé d'avoir voulu livrer Tortose à l'Archiduc[4]. Il partit le 11 novembre d'autour de Madrid, prit une légère escorte de cavalerie pour aller en Aragon, où il ne fit que passer, et de là à Barcelone[5]. Stahremberg ne fit pas grand séjour à Tolède; mais, en quittant la ville, il brûla le superbe palais que Charles V y avoit bâti à la moresque, qu'on appeloit l'Alcazar[6], qui fut un dommage irréparable[7]. Il pré-

sa personne, se retire à Barcelone. D'autres seigneurs arrêtés.

Stahremberg, en quittant Tolède, en brûle le beau palais.

1. *Sourches*, p. 406; *Dangeau*, p. 277; *Ursins*, tome V, p. 121 et 127.

2. Luc Spinola, prince de Molfetta, baptisé en 1680 (notre tome XI, p. 336, note 8), avait eu tout enfant un régiment d'infanterie espagnole en Italie, et Philippe V venait de lui donner, en septembre 1709, une charge de gentilhomme de la chambre. Il épousa dans sa prison une fille de basse naissance et en eut deux fils. Son père et sa mère avaient rejoint la reine à Vitoria.

3. Nicolas-Antoine Caraccioli, marquis de Torrecuso, mais non Torrecusa comme l'écrit notre auteur d'après Dangeau, et duc de San-Giorgio, avait fait sa couverture devant Philippe V lors du voyage à Naples.

4. *Dangeau*, p. 277. La *Gazette* (p. 544) dit : « On a découvert à Tortose une conspiration que les ennemis tramoient pour s'emparer de la place ; mais le chef de l'entreprise et quelques officiers furent arrêtés et envoyés prisonniers à Peniscola, en attendant les ordres du roi. » M. de Torrecuso, qu'Amelot croyait très fidèle, resta en prison jusqu'en 1712 ; on reconnut alors son innocence, et il fut mis en liberté (*Gazette*, p. 138).

5. *Gazette*, p. 546 et 582-587. — Il ne quittera plus Barcelone que pour aller recueillir la couronne impériale.

6. Comme celui de Ségovie : ci-dessus, p. 105. — Il s'élevait à un angle de la ville, sur un rocher escarpé au-dessus du Tage. Saint-Simon, qui écrit, à l'espagnole : *Alcaçar*, avait annoncé par avance cet incendie dans notre tome XIII, p. 447, se souvenant alors d'avoir vu de ses yeux les « superbes restes qui le font déplorer. »

7. *Dangeau*, p. 296 ; *Sourches*, p. 410 (billet de Vendôme) ; ms. Bellerive, 14178, fol. 367, 368 et 401 ; *Gazette*, p. 605 et 616, avec de curieux détails ; *Mercure* de mai, 2e partie, p. 142-144 ; *Campagnes de M. de Vendôme*, p. 83-90 ; *Mémoires de Saint-Philippe*, p. 400-405 ; *Gazette de Leyde*, no 101 ; *Journal de Verdun*, tome XIV, p. 93-94. Ne pouvant brûler toute la ville, Stahrenberg chargea le général Hamilton d'incendier le château avec les vivres qui s'y trouvaient. L'ordre fut exécuté le 28 novembre, tandis que les alliés évacuaient la ville ; mais, heu-

tendit que cet incendie étoit arrivé par malheur, et tourna[1] vers l'Aragon. Rien n'empêchant plus le roi d'Espagne d'aller voir ses fidèles sujets à Madrid, il quitta l'armée pour quelques jours, et entra dans Madrid le 2 décembre, au milieu d'un peuple infini et d'acclamations incroyables[2]. Il fut descendre à Notre-Dame-d'Atocha, dont je parlerai ailleurs[3], et qui est la grand dévotion[4] de la ville, d'où il fut trois heures à arriver au palais, tant la foule étoit prodigieuse. La ville lui fit présent de vingt mille pistoles. Dans les trois jours qu'il y demeura, il fit une chose presque inouïe en Espagne, et qui y reçut la plus sensible et la plus générale approbation : ce fut d'aller voir le marquis de Mancera chez lui, qui en pensa mourir de joie. Cette visite fut accompagnée de toutes les marques d'estime, de reconnoissance et d'amitié si justement dues à la vertu, au courage et à la fidélité de ce vieillard si vénérable[5], et de toutes les distinctions possibles. Le roi l'entretint seul de sa situation présente, de ses projets et de tout ce qui lui pouvoit marquer toute sa confiance, puis fit entrer les gens distingués, sans permettre au marquis de se lever de sa chaise. En le quittant il l'embrassa, et ne voulut jamais qu'il mît le pied hors de sa chambre pour le conduire[6].

Le roi d'Espagne, pour trois jours à Madrid, y visite le marquis de Mancera.

reusement, les poudres qui devaient tout renverser ne firent pas explosion : voyez une feuille du temps dans Manuel de Assas, *Monumentos architectonicos de España*, tome VIII, avec des descriptions et des planches.

1. Le manuscrit porte : *toura*.

2. Non pas le 2 décembre, mais le 3, au matin : *Gazette*, p. 606, 607 et 616 ; *Gazette d'Amsterdam*, Extraordinaire cui ; *Dangeau*, p. 300 ; *Sourches*, p. 410 ; *Nouveau Mercure* de février 1711, p. 59-68 ; *Journal de Verdun*, tome XIV, p. 94-97, 151-154, 160-163 ; Geffroy, *Lettres de Mme des Ursins*, p. 398-399 ; Affaires étrangères, vol. *Espagne* 203, fol. 178-179 ; Guerre, vol. 2329, n° 229, relation de Bourk.

3. Il en a déjà parlé au tome VIII, p. 177.

4. On a rencontré ce terme, au sens de « lieu de dévotion, » dans le tome VIII, p. 150 et 177. *L'Académie* ne donnait pas ce sens.

5. Ces trois mots sont en interligne, au-dessus de *vieux sgr*, biffé.

6. Ce récit ne vient pas de Dangeau.

Je ne sais si aucun roi d'Espagne a jamais visité personne depuis Philippe II qui alla chez le fameux duc d'Albe qui se mouroit, et qui, le voyant entrer dans sa chambre, lui dit qu'il étoit trop tard, et se tourna de l'autre côté sans lui avoir voulu parler davantage[1]. Le quatrième jour après son arrivée à Madrid, le roi en repartit, et alla rejoindre M. de Vendôme et son armée[2].

Ce monarque presque radicalement détruit[3], errant, fugitif, sans argent, sans troupes, sans subsistance, se voyoit presque tout à coup à la tête de douze ou quinze mille hommes bien armés, bien habillés, bien payés, avec des vivres et des munitions en abondance, et de l'argent, par la subite conspiration universelle de l'inébranlable fidélité et de l'attachement sans exemple de tous les ordres de ses sujets, par leur industrie et leurs efforts aussi prodigieux l'une que l'autre[4]. Ses ennemis, au contraire, qui, après avoir triomphé dans[5] Madrid de sa défaite, qui pour tout autre étoit sans ressource, périssoient dans la disette de toutes choses, se retiroient parmi des pays soulevés contre eux, qui se voyoient brûler plutôt que de leur fournir la moindre chose, et qui ne donnoient quartier à pas un de leurs traîneurs, jusqu'à cinq cents pas de leurs troupes[6]. Vendôme, dans la dernière surprise d'un chan-

1. Saint-Simon, qui avait dans sa bibliothèque (n° 908 du catalogue) l'*Histoire du duc d'Albe* par Piani (1698), y avait lu sans doute cette anecdote, déjà insérée par lui dans la notice du duché d'ÉPERNON (*Écrits inédits*, tome V, p. 278 et 373), mais qu'il eût pu rappeler dans notre tome XI, p. 328-329.

2. *Dangeau*, p. 300 ; *Gazette*, p. 616. Les originaux de la correspondance de Vendôme avec le Roi et avec Torcy, depuis cette époque jusqu'à sa mort, sont dans les volumes *Espagne* 203 et 204.

3. Au sens de décrédité entièrement, qu'indique encore *l'Académie*.

4. Les Madrilènes lui envoyèrent un présent de six mille pistoles et lui en remirent quatorze mille autres lorsqu'il entra dans la ville (*Dangeau*, p. 300; *Sourches*, p. 410) ; la *Gazette*, p. 618, dit vingt-quatre mille.

5. *Dans* est en interligne, au-dessus d'*à*, biffé.

6. Les correspondances de la *Gazette* confirment tous ces détails. On peut voir aussi le *Journal de Verdun*, tome XIV, p. 37-40.

gement si peu espérable, voulut en profiter, et fit le projet de joindre l'armée d'Estrémadoure [1], que Bay tenoit ensemble [2], trop foible pour se présenter devant celle de Stahremberg, mais en état pourtant de la fatiguer, et de percer jusqu'au roi à la faveur de ses mouvements. Il s'en fit donc [3] quantité de prompts et de hardis pour exécuter cette jonction [4], que Stahremberg, débarrassé de la personne de l'Archiduc, ne songeoit qu'à empêcher. Il connoissoit bien le duc de Vendôme pour, à son retour du Tyrol, lui avoir gagné force marches, passé cinq rivières devant lui, et, malgré lui, joint le duc de Savoie, comme je l'ai raconté en son lieu [5]. Tout occupé à lui tendre des pièges avec adresse et vigilance, il chercha à l'attirer au milieu de son armée, et de [6] l'y mettre en telle posture qu'il lui pût subitement rompre le cou [7] sans qu'il pût échapper [8]. Dans cette vue, il mit son armée en des quartiers dont tous les accès étoient faciles, qui étoient proches les uns des autres, et qui se pouvoient mutuellement secourir avec promptitude et facilité, donna bien ses ordres partout, et mit dans Brihuega [9] Stanhope avec tous ses An-

Piège tendu par Stahremberg.

1. *L'é* semble surcharger un *a*. — 2. Ci-dessus, p. 107.

3. *Donc* a été ajouté en interligne.

4. On a vu ci-dessus, p. 128, l'armée royale marcher vers Salamanque; Philippe V la rejoignit à Guadalajara le 6 décembre (lettres de Vendôme, vol. Guerre 2238, n°s 112, 115, 116 et 119). Pendant le séjour de Vendôme à Talaveira, 29 novembre, le roi lui envoya, avec l'assentiment des grands, une patente de vicaire général du royaume (*Gazette de Leyde*, n° 99). La jonction avec les troupes du marquis de Bay n'était pas encore effectuée le 10 décembre, lors de la prise de Brihuega et de la bataille de Villaviciosa, que notre auteur va raconter.

5. Dans notre tome XI, p. 164, été de 1703. — 6. Pour *à*.

7. Avant *cou*, Saint-Simon a biffé un premier *cou*.

8. Saint-Hilaire, lui aussi, accuse le prince d'avoir toujours plus compté sur la fortune que sur la prudence et le calcul.

9. Petite ville entre Guadalajara et Siguenza, à une vingtaine de lieues de Madrid, comme Saint-Simon le dira plus loin, p. 141. Elle était entourée « de hautes et épaisses murailles, avec de grosses tours à l'antique, et un grand château fortifié de même, » dit la *Gazette*, p. 617. — Saint-Simon a écrit ici et presque partout : *Briguhéla*, avec ou sans accent.

glois et Hollandois. Brihuega est une petite ville fortifiée[1], dont le château, de plus, étoit bon, et où l'art avoit ajouté tout ce que le temps avoit pu permettre. Elle étoit à la tête de tous les quartiers de son armée, et à l'entrée d'un pays plein[2], et nécessaire à traverser pour la jonction du roi avec Bay. En même temps Stahremberg étoit à portée d'être joint d'un moment à l'autre[3] par son armée d'Estramadure, qui s'étoit ébranlée en même temps que Bay avoit fait marcher la sienne, et qui n'avoit ni la distance, ni pas une des difficultés que celle de Bay rencontroit pour sa jonction avec celle du roi d'Espagne. Vendôme cependant, avec une armée bien fournie, qui croissoit tous les jours par les renforts que chaque seigneur, chaque prélat, chaque ville envoyoit à mesure qu'ils étoient prêts[4], marchoit toujours sur Stahremberg, n'ayant que sa jonction pour objet, et, malgré la rigueur de la saison, trouvant partout ses logements bien fournis comme dans les meilleurs temps, par les prodiges de soins et de zèle de ces incomparables Espagnols. Il fut informé de la situation où étoit Stahremberg, mais en la manière que Stahremberg desiroit qu'il le fût, c'est-à-dire qu'il crut Stanhope aventuré mal à propos, en état d'être enlevé, et trop éloigné de l'armée de Stahremberg pour en être secouru à temps, par conséquent tenté de se commettre à un exploit facile qui lui ouvriroit le passage pour sa jonction avec Bay. En effet, les choses parurent ainsi à Vendôme. Il pressa sa marche, fit ses dispositions, et, le 8 décembre après midi, il s'approcha de Brihuega, la fit sommer, et, sur le refus de se rendre, se mit[5] en état de l'attaquer. Incontinent après, sa surprise fut grande lorsqu'il découvrit

1. Avant *ville*, il y a une *f* biffée.
2. Au sens de pays plat ou plan, pays de plaine. L'orthographe *plain* serait meilleure.
3. Après *l'autre*, Saint-Simon a biffé *d'estre joint luy mesme*.
4. *Gazette*, p. 511, 521, 534-535, 544, 545, 557, 570, 593, etc.
5. Ces deux mots sont en interligne, au-dessus d'un premier *se mit* biffé.

Stanhope, etc., emportés et pris dans Brihuega.

qu'il y avoit tant de troupes, et que, croyant n'avoir affaire qu'à un poste peu accommodé, il se trouvoit engagé devant une place. Il ne voulut pas reculer, et ne l'eût peut-être pas fait bien impunément : il se mit donc à tempêter avec ses expressions accoutumées, aussi peu honnêtes qu'injurieuses, à payer d'audace, et à faire tout ce qui étoit en lui pour exciter ses troupes à diligenter[1] une conquête si différente de ce qu'il se l'étoit figurée, et, avec cela, si dangereuse à laisser languir. Cependant, le poids de la bévue s'appesantissant à mesure que les heures s'écouloient et qu'il venoit des nouvelles des ennemis, Vendôme, à qui deux assauts avoient déjà mal réussi, joua à quitte ou à double[2], et ordonna un troisième assaut. Comme la disposition s'en faisoit le 9 décembre, on apprit que Stahremberg marchoit au roi d'Espagne avec quatre ou cinq mille hommes, c'est-à-dire avec la franche[3] moitié moins qu'il n'en amenoit en effet. Dans cette angoisse, Vendôme ne balança pas à jouer la couronne d'Espagne à trois dés[4] : il hâta tout pour l'assaut; et lui cependant, avec le roi d'Espagne, prit toute sa cavalerie, marcha sur des hauteurs par où venoit l'armée ennemie. Durant cette marche, toute l'infanterie attaqua Brihuega de toutes ses forces, et toute à la fois. Chacun des assaillants, connoissant l'extrémité du danger de la conjoncture, s'y porta avec tant de vaillance et d'impétuosité, que la ville fut

1. *Diligenter*, au sens de presser, avec un complément direct, était indiqué par le *Dictionnaire de l'Académie* de 1718; on en peut signaler un emploi dans un texte des *Mémoires de Sourches*, tome XII, p. 424, et il reviendra ci-après, p. 274, et dans le tome X de 1873, p. 202.

2. « On dit figurément *jouer à quitte ou à double*, pour dire risquer, hasarder tout pour se tirer d'une mauvaise affaire » (*Académie*, 1718).

3. Au sens de plus que vraie, entière, complète, que donnait *l'Académie*.

4. « On dit : *Je jouerois cela à trois dés*, pour marquer l'indifférence où l'on est du choix qu'on peut faire entre deux ou plusieurs choses » (*Académie*, 1718). Nous en avons un exemple dans les *Lettres de Mme de Sévigné*, tome V, p. 16.

emportée malgré[1] une opiniâtre résistance, avec une perte fort considérable des attaquants[2]. Les assiégés retirés dans le château capitulèrent incontinent[3], c'est-à-dire que la garnison, composée de huit bataillons et de huit escadrons[4], se rendit prisonnière de guerre[5], et, avec elle, Stanhope leur général, Carpenter[6] et Wilz[7], lieutenants généraux, et deux brigadiers[8], toute leur artillerie, armes, munitions et bagages; et ce fut là où Stanhope, si triomphant dans Madrid, revomit[9] les tapisseries du roi d'Espagne qu'il avoit prises dans son palais[10]. Tandis qu'on faisoit cette capitulation avec les otages envoyés du château, il vint divers avis de la marche du comte de Stahremberg, qu'il fallut avoir une attention extrême à cacher à ces otages, qui auroient pu rompre, et le château

1. *Malgré* est en interligne, au-dessus d'*après*, biffé.

2. Ci-après, appendice IV, p. 431, une lettre autographe du roi de six pages, la lettre de félicitation de Torcy, etc. ci-après, appendice IV, p. 19.

3. Dans le roman de 1731 intitulé : *Histoire de Mme de Mucy* (l'amie du duc de Bourbon), p. 165-177, il y a une anecdote de fantaisie expliquant comment Vendôme parvint à pénétrer dans Brihuega. On trouvera ci-après, p. 419, 420 et 432-433, les lettres de Philippe V et de M. de Vendôme, et la capitulation du 10 décembre.

4. Toutes ces troupes étaient anglaises, sauf un bataillon portugais.

5. Les officiers devaient conserver leurs armes et bagages, mais à condition que ceux-ci ne continssent pas de vases sacrés volés dans les églises d'Espagne.

6. Ci-dessus, p. 109.

7. L'Anglais Charles Wills, né en 1666, lieutenant-colonel d'infanterie, envoyé en 1705 comme quartier-maître général de l'armée du comte de Peterborough, brigadier depuis 1707, lieutenant général de 1710, devint gouverneur de Portsmouth en 1717, général d'infanterie en 1739, et mourut en 1741, membre du conseil privé de Georges Ier.

8. Ces trois mots ont été ajoutés en interligne après coup, Dangeau n'en parlant pas. Outre les deux brigadiers, toutes les relations mentionnent deux maréchaux de camp.

9. Verbe déjà rencontré, au sens de restituer violemment, dans le tome XVII, p. 206, et qui reparaîtra plus loin, p. 298.

10. Ci-dessus, p. 125.

se défendre, s'ils avoient su leur libérateur à une lieue et demie d'eux, comme il y étoit déjà, et qu'il continuoit sa marche[1] à l'entrée de la nuit après s'être un peu reposé avec ses troupes. La nuit fut pourtant tranquille. Le lendemain matin 11[2], M. de Vendôme se trouva dans un autre embarras : il s'agissoit en même temps de marcher pour aller recevoir Stahremberg, déjà fort proche, et de pourvoir à la sortie de Brihuega de cette nombreuse garnison, qui y étoit demeurée enfermée durant la nuit, et qu'il falloit acheminer en la Vieille-Castille. Tout cela se fit pourtant fort heureusement. Les régiments des gardes espagnoles et wallonnes[3] restèrent à Brihuega jusqu'à la parfaite évacuation, et, lorsque Vendôme, toujours marchant à Stahremberg, vit l'action prochaine, il envoya chercher en diligence son infanterie à Brihuega, avec ordre de n'y laisser que quatre cents hommes.

Bataille de Villaviciosa perdue par Stahremberg, qui se retire en Catalogne.

Alors il mit son armée en bataille dans une plaine assez unie, mais embarrassée par de petites murailles sèches en plusieurs endroits, fort nuisibles pour la cavalerie[4]. Incontinent après, le canon commença à tirer de part et d'autre, et presque aussitôt les deux lignes du roi d'Espagne s'ébranlèrent pour charger. Il étoit alors trois heures et demie après midi[5], et il faut remarquer que les jours d'hiver sont un peu moins courts en Espagne qu'en

1. Saint-Simon, ayant d'abord écrit : *qu'ils continuoient leur marche*, a remis au singulier le verbe et son sujet, biffé *leur*, et mis *sa* en interligne.

2. Non pas le 11, mais le 10, comme l'indique exactement Dangeau, en ajoutant toutefois que ce fut deux jours après la prise de Brihuega, tandis que la bataille, au vrai, se donna le lendemain même.

3. Ici, *wallones*.

4. Le marquis de Quincy dit (p. 448) : « Les deux armées étoient séparées par des ravins, par un terrain pierreux, de vieilles masures, quelques restes de murailles de pierres sèches. » Bellerive, dans les *Campagnes de M. de Vendôme*, p. 186, rapporte que son maître du faire percer ces murailles, détail confirmé par le marquis de Franclieu.

5. « Il étoit trois heures après midi avant qu'on eût achevé les dispositions du combat, » dit Quincy.

ces pays-ci[1]. La bataille[2] commença dans cet instant par la droite de la cavalerie, qui rompit leur gauche, la mit en déroute et tomba sur quelques-uns de leurs bataillons, les enfonça, et s'empara d'une batterie que ces bataillons avoient à leur gauche. Un moment après, la gauche du roi d'Espagne chargea leur droite, fit plusieurs charges, poussa et fut poussée à diverses reprises, repoussa enfin, gagna les derrières de leur infanterie, et fut jointe par la cavalerie de la droite du roi d'Espagne, qui avoit battu et enfoncé les ennemis de son côté, par les derrières de cette infanterie de leur droite qui combattoit la cavalerie de

1. Pour Paris, le coucher du soleil, au 10 décembre, a lieu à quatre heures une minute du soir; à Villaviciosa, par suite de la différence de latitude, il ne se produit qu'à quatre heures vingt-trois minutes, temps moyen. Les *Mémoires de Saint-Philippe* (p. 431-432) disent aussi que la bataille dura pendant une demi-heure de nuit; d'une heure à six, selon Bellerive. Selon Franclieu, le froid était épouvantable.

2. Le récit de Saint-Simon est conforme aux diverses relations imprimées, si ce n'est pour ce qui regarde le commencement de retraite effectué par Vendôme, fait qui est cependant confirmé par les relations manuscrites. On verra plus loin, p. 146-147, que notre auteur dit tenir ces détails de don Pedro de Zuniga, envoyé à Paris par Philippe V. Sur la prise de Brihuega et la victoire de Villaviciosa qui suivit, on peut voir la relation envoyée par Philippe V à son aïeul, du camp de Fuentès, le 12 décembre (Dépôt des affaires étrangères, vol. *Espagne* 203, fol. 499-503), que nous donnerons ci-après, appendice IV, p. 422 et suivantes, la *Gazette* de 1710, p. 617-618, 624 et 625-631 (relation spéciale), et de 1711, p. 4-6, 21, 42, 46-47, 56-58, 63, 67 et 127, la *Gazette d'Amsterdam*, n^os^ CIV de 1710, et I et II de 1711 (la relation apportée par don Pedro de Zuniga), le récit du chevalier de Bellerive dans les mss. 14173 et 14174 et dans les *Campagnes de M. de Vendôme*, p. 128-242 (ce chevalier fut témoin oculaire comme aide de camp et resta pour mort), le ms. Fr. 11246, fol. 188, le *Journal de Dangeau*, p. 302-303 et 305, les *Mémoires de Sourches*, p. 413-415, 417-418, 420 et 421-426 (relation envoyée par le duc de Vendôme), les correspondances et récits du Dépôt de la guerre, vol. 2253, n°s 267-287, le *Journal de Verdun*, p. 97-105, le *Nouveau Mercure* de février 1711, p. 71-82 et 93-107, les *Lettres historiques de la Haye*, tome XXXIX, p. 85-109; l'*Histoire militaire*, par le marquis de Quincy, tome VI, p. 444-450, les *Mémoires de Noailles*, p. 231-232, le *Journal de Torcy*, p. 319-322, les *Œuvres de Louis XIV*, tome VI, p. 212, les

notre gauche avec beaucoup de vigueur et la poussoit sur la réserve. Cette réserve étoit les gardes wallonnes, qui venoient d'arriver de Brihuega : elles pénétrèrent les deux lignes des ennemis et leur corps de réserve, et poussèrent ce qui se trouva devant elles bien au delà du champ de bataille. Néanmoins, le centre espagnol plioit, et la gauche de sa cavalerie n'entamoit pas la droite des ennemis. M. de Vendôme s'en aperçut si fort, qu'il crut qu'il falloit songer à se retirer vers Torija[1], et qu'il en donna les ordres. Il s'y achemina avec le roi d'Espagne[2] et une bonne partie des troupes[3]. Dans cette retraite, il eut nouvelle que le marquis de Valdecañas et Mahony avoient chargé l'infanterie ennemie avec la cavalerie qu'ils avoient à leurs ordres, l'avoient fort maltraitée, et s'étoient rendus maîtres du champ de bataille, d'un grand nombre de prisonniers, et de l'artillerie que les ennemis avoient aban-

Mémoires du marquis de Franclieu (témoin oculaire), p. 76-81, les *Lettres de Mme de Maintenon,* recueil Geffroy, tome II, p. 265, celles *de Mme des Ursins,* dans le recueil la Trémoïlle, tome V, p. 128-142, les *Mémoires de Saint-Philippe,* tome II, p. 409-435, les *Felzdüge des Pr. Eugen,* p. 431-456, le récit qu'en a fait M. Bittard des Portes dans *le Carnet historique* de juillet 1899, p. 12-26, d'après les lettres de MM. de Vendôme, de Thouy, Mahony, du Bourk, de Trivié, etc., une relation qui se trouve dans les Papiers du maréchal de Berwick, ms. Fr. 7940, p. 957-971, etc. Nous avons, au Dépôt des affaires étrangères, dans le volume *Espagne* 203, fol. 510-549, et, dans le volume 2303 du Dépôt de la guerre (ci-après, appendice IV), les lettres du roi et de la reine d'Espagne, avec les réponses de Versailles, une lettre de Vendôme au duc de Noailles, et les relations publiées par les ennemis pour dissimuler leur défaite. On y trouve aussi, fol. 481-484, l'Extraordinaire que la *Gazette* fit paraître le 29 décembre. Bruzen de la Martinière a placé dans son *Histoire de Louis XIV* une médaille avec la devise VICTORIA REDUX ; mais elle ne fait pas partie de l'*Histoire métallique,* étant postérieure à cette publication de 1701.

1. Avant *Torija,* il a biffé *Tarrija.* — C'est un petit village dépendant de Brihuega, sur la route de Guadalajara.

2. D'après la disposition de la bataille, Philippe V était à la droite, M. de Vendôme à la gauche.

3. On verra ci-après, p. 144, une note sur ce mouvement de retraite, auquel le marquis de Quincy fait à peine allusion.

donnée[1]. Des avis si agréables et si peu attendus firent prendre le parti au duc de Vendôme de remarcher avec le roi d'Espagne et les troupes qui les avoient suivis[2], et de s'avancer, en attendant qu'il fût jour, sur les hauteurs de Brihuega, pour rentrer au champ de bataille et y joindre les deux vainqueurs. Ils y avoient formé, fort près des ennemis, un corps de cavalerie, et ces ennemis étoient cinq ou six bataillons et autant d'escadrons, qui étoient demeurés sur le champ de bataille ne sachant où se retirer, et qui se firent jour avec précipitation, abandonnant vingt pièces de canon, deux mortiers, leurs blessés et leurs équipages, que la cavalerie victorieuse avoit pillés le soir et entièrement dispersés[3] sur le champ de bataille. Aussitôt on détacha après les débris de l'armée : beaucoup de fuyards, de traîneurs et d'équipages furent pris[4] ; mais le comte de Stahremberg se retira en bon ordre avec sept ou huit mille hommes, parce qu'il avoit l'avance de toute la nuit. Ses bagages et la plupart des charrettes de son armée et de ses munitions furent la proie du vainqueur[5]. On ne doit pas oublier une action particulière

1. Comparez le récit du marquis de Quincy, p. 448-449.

2. Notre auteur a dit la même chose de Villars à Friedlingue : tome X, p. 299-300. — *Suivi* est au singulier dans le manuscrit.

3. *Pillé* et *dispersé*, sans accord, au manuscrit.

4. Quincy dit (p. 450) que les Espagnols, dans les deux jours, prirent dix paires de timbales, quatorze étendards, cinquante-quatre drapeaux, vingt pièces de canon, deux mortiers, quatre-vingt-seize chariots, et plus de mille chevaux ou mulets.

5. Stahrenberg, tout en avouant sa retraite et la perte de son artillerie et de ses bagages, s'attribua cependant la victoire dans la relation qu'il envoya à l'Archiduc, et qui parut dans la *Gazette d'Amsterdam*, dans le *Journal de Verdun*, et dans le recueil de Lamberty, tome VI, p. 170-172 ; comparez l'imprimé qui est dans le volume Guerre 2303, n°s 38 et 39, une autre lettre dans le volume des Affaires étrangères *Espagne* 203, fol. 536-543, et une riposte dans le Chansonnier, ms. Fr. 12 695, p. 65. Voltaire, qui glorifie Vendôme, raconte (*Siècle de Louis XIV*, chap. XXII), que, Philippe V n'ayant pas de lit, le duc lui promit le plus beau où roi eût jamais couché, et le lui fit disposer sur les drapeaux pris à l'ennemi.

Belle action du comte de San-Estevan-de-Gormaz. [Add. S^tS. 958]

dont la piété, la résolution et la valeur méritent une louange immortelle. Comme on alloit donner le troisième assaut à Brihuega[1], le comte de San-Estevan-de-Gormaz[2], grand d'Espagne, officier général, et capitaine général d'Andalousie, vint se mettre avec les grenadiers les plus avancés. Le capitaine qui les commandoit, surpris de voir un homme si distingué vouloir marcher avec lui, lui représenta combien ce poste étoit au-dessous de lui : San-Estevan-de-Gormaz lui répondit froidement qu'il savoit là-dessus tout ce qu'il pouvoit lui dire, mais que le duc d'Escalona son père, plus ordinairement nommé le marquis de Villena, étoit depuis très longtemps[3] prisonnier des Impériaux, indignement traité à Pizzighettone, avec les fers aux pieds, sans qu'ils eussent jamais voulu entendre à aucune rançon[4] ; qu'il y avoit dans Brihuega des principaux officiers généraux impériaux et anglois, qu'il étoit résolu à les prendre pour délivrer son père, ou de mourir en la peine. Il donna dans la place avec ce détachement, fit merveilles, prit de sa main quelques-uns de ces généraux, et, peu de temps [après][5], en fit l'échange avec son père, qui avoit été pris à Gaëte, vice-roi de Naples, les armes à la main, comme je l'ai raconté en son lieu[6]. J'aurai occasion ailleurs de parler de ce père et de ce fils illustres[7], morts tous deux successivement majordomes-majors du roi, chose qui n'a point d'exemple en Espagne. Le père surtout étoit la vertu, la valeur, la modestie et la piété même, le seigneur le plus estimé et respecté d'Espagne[8], et, chose bien rare en ce pays-là, fort

1. Ici, *Brighuega*, le second *g* surchargeant un *l*. En espagnol, on écrivait aussi : *Vriguega*.
2. Lopez Pacheco : tome VII, p. 254. — 3. Depuis trois ans passés.
4. *Rançon* est en interligne, au-dessus de *raison*, biffé.
5. Ce sera en 1712 : suite des *Mémoires*, tome IX de 1873, p. 329.
6. Dans notre tome XV, p. 232-233, année 1707.
7. Suite des *Mémoires*, tome XVIII de 1873, p. 79-82.
8. Les mêmes termes se retrouvent dans une des lettres de Saint-Simon au cardinal Gualterio (p. 32) datée d'août 1724.

savant[1]. En comptant la garnison de Brihuega[2], il en coûta aux ennemis onze mille hommes tués ou pris, leurs munitions, artillerie, bagages, et grand nombre de drapeaux et d'étendards[3]. Le roi d'Espagne y perdit deux mille hommes. Thouy[4], bien que fort blessé à la main, dont il demeura estropié, à l'attaque de Brihuega, se voulut trouver encore à la bataille[5], qui fut appelée de Villaviciosa, d'une villette[6] fort proche[7]. Il s'y distingua fort, et y servit très utilement. Il fut même fait prisonnier, mais bientôt après relâché[8] quand le désordre commença à se mettre parmi les ennemis. Il faut dire, pour fixer la position, que Brihuega[9] est entre Siguenza et Guadalajara[10], et plus près de la dernière, qui est sur le chemin de France, à vingt-cinq de nos lieues en deçà de Madrid lorsqu'on prend le chemin de Pampelune[11].

Quand on considère le péril extrême, et, pour cette fois, Réflexions sur ces deux

1. Comme fondateur de l'Académie espagnole, il était en relations avec les savants de tous les pays. Cela a déjà été dit dans le tome VII, p. 267, et sera répété plus tard.

2. Ici, *Brihüéga*, et, cinq lignes plus loin, *Brihuega*.

3. Ci-dessus, p. 139.

4. Ci-dessus, p. 127.

5. Les diverses relations célèbrent en effet son courage, notamment le *Mercure* de janvier 1711, p. 66-68, et Quincy lui a fait les honneurs de tout un alinéa, p. 450.

6. Le *Dictionnaire de l'Académie* de 1718 ne donnait pas ce terme. « Petite ville ; ce n'est quelquefois qu'un village, » dit le *Dictionnaire de Trévoux*. Hatzfeld en a cité un exemple du douzième siècle.

7. Village de l'ancien domaine des Bragance déjà connu par une victoire que les Français et les Portugais y avaient gagnée le 17 juin 1665, sur les Espagnols commandés par le marquis de Caracène.

8. La seconde lettre de *relaché* surcharge une *n*.

9. Ici, de nouveau, *Brighuela*, et de même plus loin.

10. Villes de la Nouvelle-Castille, la première à cent vingt-cinq kilomètres, la seconde à cinquante-deux kilomètres N. E. de Madrid. A Guadalajara se trouvait un important palais des ducs de l'Infantado. C'est Dangeau qui a indiqué cette position.

11. L'excellent chef de partisans don Joseph Vallejo fut fait brigadier et comte de Brihuega.

actions et sur l'étrange conduite du duc de Vendôme.

si elle eût mal bâté[1], sans ressource, de la fortune du roi d'Espagne dans cette occasion, on en tremble encore aujourd'hui[2]. Celle qu'il avoit trouvée[3] dans le cœur et le courage des fidèles et magnanimes Espagnols après sa défaite à Saragosse[4] étoit un prodige inespéré, qui, une fois perdue encore[5], ne pouvoit plus se réparer. Il y en avoit encore moins à espérer de la France dans une seconde catastrophe : son épuisement et ses pertes ne lui permettoient pas d'entreprendre de relever de telles ruines. Flattée par des pensées ténébreuses de paix, dont le besoin extrême croissoit à tous moments par l'impuissance de se défendre elle-même, elle auroit vu[6] la perte de la couronne d'Espagne comme un affranchissement des conditions affreuses d'y contribuer qui lui étoient imposées pour obtenir cette honteuse et dure paix après laquelle elle soupiroit avec tant de violence. Au lieu de ménager des forces comme miraculeusement rassemblées, et rétablir peu à peu les affaires sans les commettre toutes à la fois aux derniers hasards, l'imprudence de M. de Vendôme le fait jeter à corps perdu dans le panneau qui lui est tendu[7]. Sa négligence ne se donne pas la peine d'être instruit du lieu qu'il prétend enlever[8] d'emblée[9] : au lieu d'un poste, il trouve une place lorsqu'il a le nez

1. Ces cinq mots ont été ajoutés en interligne; *eust* surcharge *av*[*oit*], et Saint-Simon a écrit par inadvertance *ma basté*. — L'expression, au sens de mal tourner, a été déjà relevée plusieurs fois.

2. Nous allons avoir la récapitulation des griefs accumulés dans les pages précédentes, p. 138-139, en vue d'ôter à Vendôme une partie du mérite de cette victoire si décisive, peut-être même de le faire soupçonner des calculs les plus odieux.

3. Le manuscrit porte : *celles*, au pluriel (les ressources), et *trouvée*, au singulier; mais le verbe *estoit* qui vient ensuite est au singulier.

4. Ci-dessus, p. 120-121. — 5. Une fois cette occasion perdue encore.

6. *Veu*, oublié d'abord, a été ajouté en interligne.

7. Ci-dessus, p. 132-134.

8. Après *enlever*, il a biffé un second *enlever*, répété par mégarde.

9. « *D'emblée* signifie du premier effort, de plein saut, et n'a guère d'usage que dans ces phrases : *prendre, emporter une ville d'emblée* » (*Académie*, 1718).

dessus[1]; au lieu de quelque foible détachement avancé, il rencontre une grosse garnison commandée par la seconde personne, mais la plus puissante de l'armée ennemie, et cette armée à portée de venir tomber sur lui pendant son attaque. Alors il commence à voir où il s'est embarqué, il voit le double péril d'une double action à soutenir tout à la fois contre Stanhope, qu'il faut emporter de furie[2], après y avoir été repoussé par deux fois, et Stahremberg, qu'il faut aller recevoir, et le défaire, et, s'il les manque, leur laisser la couronne d'Espagne sûrement, et peut-être la personne de Philippe V pour prix de sa folie. Le prodige s'achève : Brihuega est emporté sans lui, et sans lui la bataille de Villaviciosa est gagnée. Seconde faute insigne : ce coup d'œil tant vanté par les siens se trouble ; il ne voit pas le succès, il n'aperçoit qu'un léger ébranlement du centre[3]. Ce héros qui se récrie si outrageusement à Audenarde contre une indispensable retraite[4], la précipite ici avec ce qu'il trouve de troupes sous sa main, et ce même homme qui crut tout perdu à Cassan[5], qui se retire[6] seul dans une cassine éloignée du lieu du combat, qui y pourpense tristement par où se sauver de ce revers, et qui y apprend par Albergotti[7], qui l'y découvre enfin après l'avoir longtemps cherché, que le combat [est] ga-

1. Comparez ce qui a déjà été dit de pareils mécomptes du maréchal d'Humières à Walcourt, en 1689, et du duc de Savoie à Chiari, en 1701.

2. « *Furie* signifie aussi ardeur, impétuosité de courage : *les troupes donnèrent de furie sur l'ennemi* » (*Académie*, 1718).

3. A ce propos, Alberoni écrivait, le 13 mai 1711 (*Lettres intimes*, p. 144) : « Est-il (le comte Gazola) si neuf dans le métier, de ne pas savoir que, dans plusieurs batailles gagnées, il y eut des droites et des gauches battues ? Il n'a qu'à lire les Histoires.... Notre gauche a plié pendant un temps, il est vrai, mais non pas défaite ; car nous savons que tout le bagage des ennemis fut pillé par nos gens pendant l'action, et il étoit derrière les deux lignes des ennemis de leur droite, qui vient être notre gauche... »

4. Tome XVI, p. 188-189.

5. Tome XIII, p. 94-95. — 6. *Retira* corrigé en *retire*.

7. Non pas Albergotti, mais Chemerault : tome XIII, p. 95.

gné, qui y pique des deux à sa parole et s'y va montrer en vainqueur, ce même homme apprend dans Torija[1] même, où il s'étoit retiré, et où il étoit arrivé, que la bataille est gagnée[2] : il y retourne avec les troupes qu'il en avoit emmenées, et, quand il est jour, il aperçoit toutes les marques de la victoire. Il n'est honteux ni de sa lourde méprise, ni de l'étrange contretemps[3] de sa retraite, ni d'avoir sauvé Stahremberg par l'absence des troupes dont il s'étoit fait suivre[4] sans s'embarrasser de ce que deviendroient les autres. Il s'écrie qu'il a vaincu avec une impudence à laquelle il n'avoit pas encore accoutumé l'Espagne comme il avoit fait l'Italie et la France, et qui aussi ne s'en paya pas : tellement qu'après avoir mis le roi d'Espagne à un cheveu[5] de sa perte radicale, il manqua encore, par cette aveugle retraite, de finir la guerre d'un seul coup en détruisant l'armée de Stahremberg, qui ne

1. On lirait plutôt *Troija*. — 2. Ci-dessus, p. 138.

3. Il avait commencé à mettre *du con[tretemps]*, qu'il a surchargé en *honteux*, puis a récrit *contretemps* à la suite, a corrigé *du* en *de*, biffé *honteux*, et a ajouté *l'estrange* en interligne.

4. Pour escorter le roi à Torija : ci-dessus, p. 138. On verra dans les pièces de l'appendice, p. 424-431, que ce fait est bien acquis. Saint-Simon l'avait déjà signalé avec la même aigreur dans la notice du duché de VENDÔME (*Écrits inédits*, tome V, p. 177) : « M. de Vendôme força Brihuega en arrivant, puis donna, le 10 décembre suivant, la bataille de Villaviciosa. La vérité est qu'étant pleinement gagnée, il la crut si bien perdue, qu'il proposa et pressa même le roi d'Espagne de se retirer, qui ne le voulut point ; et, sur cette contestation, il se trouva que ce que l'on voyoit ensemble étoit ses troupes victorieuses : ils les joignirent, et envoyèrent toute la nuit des partis pour avoir des nouvelles de l'armée des ennemis battue, en déroute, en fuite et dispersée. Cet événement remit le roi d'Espagne dans Madrid, qui, secouru des prodiges de la reine et du cœur de ses sujets, rentra dans presque tout ce qu'il avoit perdu. »

5. Nous ne trouvons dans le *Dictionnaire de l'Académie* de 1718 que ces locutions toutes voisines : « *Ne tenir qu'à un cheveu* se dit d'une chose qui est tout à fait sur le point d'arriver ; on dit dans le même sens : *Il ne s'en est fallu que de l'épaisseur d'un cheveu.* » Littré ne cite que le présent exemple.

lui auroit pu échapper, s'il n'avoit pas emmené les troupes, et qui, par cette faute insigne, eut le moyen de se retirer, et toute la nuit devant soi, et longue, pour se mettre en ordre et ramasser tout ce qu'il put pour se grossir. Tel fut l'exploit de ce grand homme de guerre si desiré en Espagne pour la ressusciter, et la première montre[1] de sa capacité tout en y arrivant[2].

Zuniga dépêché au Roi.

Du moment que le roi d'Espagne fut ramené sur le champ de bataille, avec ses troupes, par Vendôme[3], et qu'ils ne purent plus douter de leur bonheur, il fut dépêché un courrier à la reine[4]. Ses mortelles angoisses furent à l'instant changées en une si grande joie, qu'elle sortit à l'instant à pied par les rues de Vitoria, où tout retentit d'allégresse, ainsi que par toute l'Espagne, et surtout à Madrid, qui en donna des marques extraordinaires[5]. Don Gaspard de Zuniga[6],

1. Ci-dessus, p. 104.

2. Les *Mémoires de Saint-Philippe*, tome II, p. 437, disent que le succès fut surtout dû aux officiers espagnols Valdecañas, Aguilar, San-Estevan-de-Gormaz, etc., mais que Vendôme en emporta toute la gloire et fut appelé le « Restaurateur du royaume. »

3. *Ibidem*, p. 432.

4. Les lettres que Philippe V écrivit à la reine les 11 et 12 décembre furent livrées à la publicité, et la marquise d'Huxelles en communiqua des copies à M. de la Garde (ms. Avignon 1420, fol. 507-509).

5. Les correspondances reçues d'Espagne par la *Gazette* de 1711 (p. 6) décrivent les réjouissances qui eurent lieu à Madrid. La reine écrivit à M. de Vendôme, le 13, une lettre qui sera donnée à l'Appendice, p. 434, et, dès la veille, 12 décembre, une autre lettre à la duchesse de Vendôme. A Paris, on sut la prise de Brihuega le 19 décembre, et la victoire de Villaviciosa le 20, par un laquais de Blécourt qui avait réussi à dépasser M. de Zuniga (ci-dessous) bien que celui-ci eût obtenu de la reine une défense aux maîtres de poste de fournir des chevaux à tout autre que lui (*Dangeau*, p. 302-305; *Sourches*, p. 413-415; *Journal de Torcy*, p. 318-322). Le 27 décembre, le bruit courut d'une nouvelle bataille, qui aurait été encore une victoire décisive; mais il fut bientôt démenti (ms. Nouv. acq. fr. 4037, fol. 9 v°).

6. Pierre-Antoine de Sotomayor (et non Gaspard, comme le dit à tort Saint-Simon), marquis de Zuniga, né en 1683, avait commandé dès 1700 un régiment en Flandre; aide de camp du roi en 1704, il était déjà venu en France en 1707, à l'occasion de la naissance du

frère du duc de Bejar[1], jeune homme de vingt-deux ans[2] qui avoit fort servi en Flandres pour son âge, fut [Add. StS. 954] dépêché au Roi, à qui le roi d'Espagne manda[3] qu'il ne pouvoit lui envoyer personne qui lui rendît un meilleur compte de l'action où il s'étoit fort distingué[4]. Il le rendit en effet tel[5], que le Roi et tout le monde en admirèrent la justesse, l'exactitude, la netteté et la modestie[6]. J'aurai lieu de parler de lui ailleurs[7]. J'eus loisir et commodité de l'entretenir et de le questionner tout à mon aise

duc de Bretagne. Il fut fait lieutenant général en 1710, mais mourut prisonnier dans le château d'Alicante, sous le ministère d'Alberoni. Le chevalier de Bellerive parle de sa carrière dans les *Campagnes du duc de Vendôme*, p. 183-185.

1. Jean-Emmanuel de Sotomayor, douzième duc de Bejar (tome IX, p. 149), né en 1680, avait épousé le 20 juillet 1700 une fille du comte de Benavente. Étant venu au devant de Philippe à Mont-de-Marsan en janvier 1701, il a reçu une charge de gentilhomme de la chambre et a été fait aide de camp général en 1704. A partir d'octobre 1725, il occupa la place de majordome-major du prince des Asturies. Il mourut en mars 1732.

2. Vingt-sept, et non vingt-deux. — 3. *Manda* est ajouté en interligne.

4. C'est ce que dit Dangeau, p. 308; voyez aussi le *Journal de Torcy*, p. 321, et les *Mémoires de Sourches*, p. 417.

5. On en trouvera à l'Appendice, p. 432, l'analyse donnée dans les *Mémoires de Sourches*, p. 417-418, et le texte même parut aussi dans la deuxième feuille de la *Gazette d'Amsterdam* de 1711.

6. Le Roi remercia son petit-fils de lui avoir envoyé ce messager (Guerre, vol. 2256, n° 50; ci-après, p. 442-443) : « Par le compte que don Pedro de Zuniga m'a rendu, je vois les heureux effets de votre attention à savoir les mouvements de vos ennemis, de votre diligence à profiter de leur séparation, enfin de votre valeur lorsqu'il a été question de combattre et de donner l'exemple à vos troupes, animées déjà par l'honneur de la nation espagnole et par votre présence.... J'espère qu'après avoir livré entre vos mains les principales forces de vos ennemis, Votre Majesté devra bientôt à Dieu la parfaite tranquillité de l'Espagne.... J'ai été fort aise de voir les glorieux témoignages que vous rendez à la capacité et aux grands services du duc de Vendôme... « Zuniga reçut un portrait entouré de diamants.

7. Saint-Simon ne reparlera plus du marquis de Zuniga, mais seulement de son frère le duc de Bejar et de leur maison, dans la suite des *Mémoires*, tome XVIII de 1873, p. 12-13.

chez le duc de Lauzun, tout en arrivant à Versailles, où je dînai avec lui. Il ne cacha ni au Roi, ni au public, rien de ce qui vient d'être expliqué sur le duc de Vendôme, dont la cabale essaya de triompher, vainement pour cette fois : il étoit démasqué, il étoit disgracié ; sa cabale ne put se dissimuler ce que le Roi en savoit et pensoit de cette dernière affaire[1] ; elle n'osa s'élever à la cour, ni guères dans le monde ; elle se contenta de ses manèges accoutumés dans les cafés[2] de Paris, et dans les provinces ignorantes des détails et frappées en gros d'une bataille gagnée[3]. Bergeyck étoit venu faire un tour à Versailles, où il apprit cette grande nouvelle[4].

Vains efforts de la cabale de Vendôme.

Le roi d'Espagne marcha à Siguenza[5], où il prit quatre ou cinq cents hommes qui s'étoient sauvés de la bataille,

La cour d'Espagne presque tout l'hiver *.

1. Torcy (*Journal*, p. 323) raconte cette curieuse anecdote : « S. M. voulut lui écrire (à Vendôme) une lettre de sa main. Lorsque je lui en montrai la minute, que je devois transcrire en imitant son écriture, elle fit une observation sur ce que je marquois la bonne opinion qu'elle avoit toujours eue de ses talents. « On me demandera, dit le Roi, « pourquoi j'ai cessé de me servir de lui en Flandre, puisque j'ai si « bonne opinion de ses talents ! » L'expression fut retranchée ; la lettre cependant étoit gracieuse. » Le chevalier de Quincy (*Mémoires*, t. III, p. 57-58) rapporte ce mot du Roi sur Vendôme dans cette occasion : « Un seul homme a fait ce miracle. » Alberoni (*Lettres intimes*, p. 133) cite un mot analogue ; voyez aussi un couplet de chanson du *Nouveau siècle*, ci-après, p. 433. Voysin, en qualité de ministre de la guerre, félicita le vainqueur : vol. Guerre 2253, fol. 302 et 306-307. Louis XIV se hâta d'envoyer une relation imprimée à Mme de Maintenon, avec un billet qui est dans le tome VI de ses *Œuvres*, p. 212. Torcy rapporte encore (*Journal*, p. 394-395) que Berwick, comme d'ailleurs en 1708, se laissa aller à des critiques tellement vives que la reine, l'ayant su, parla de lui faire enlever sa dotation et sa grandesse. Peut-être notre auteur s'est-il inspiré de son ami Berwick. D'autres ne laissèrent pas de protester contre la continuation de la guerre, au nom des intérêts de la France.

2. Tome XVI, p. 235.

3. Voyez le recueil Bossange, tome I, p. 131-133.

4. *Dangeau*, p. 304 ; *Œuvres de Fénelon*, tome XXII, p. 414.

5. Ci-dessus, p. 141 ; c'était un des quatre plus riches évêchés de la Castille.

* Le manuscrit porte : *hier*, écrit ainsi par mégarde.

à Saragosse.

et quelque bagage, parmi lequel étoit celui du comte de Stahremberg, que le roi d'Espagne lui renvoya civilement[1]. Ce général gagna comme il put la Catalogne; le roi d'Espagne mena son armée en Aragon, et s'établit à Saragosse, où il passa une partie de l'hiver, et[2] où, après un assez long temps, la reine le fut joindre[3].

Stanhope perdu et dépouillé de ses emplois.

Tout tomba sur Stanhope[4] dans le dépit extrême que les alliés conçurent de cette révolution si merveilleuse : les assaillants étoient fort peu supérieurs à ce qu'il avoit dans Brihuega, et il y avoit abondance de munitions de guerre et de bouche, et de l'artillerie à suffisance ; le lieu étoit bon, et il savoit le dessein de Stahremberg et pourquoi il l'y avoit mis, que sept ou huit heures de résistance de plus faisoit réussir, et écrasoit tout ce qui restoit de troupes et de ressources au roi d'Espagne. Stahremberg, outré d'un succès si différent, et qui changeoit en entier la face des affaires, cria fort contre Stanhope, qui pouvoit tenir encore longtemps dans le château, Quelques-uns des principaux officiers qui étoient avec lui secondèrent les plaintes de Stahremberg. Stanhope même n'osa trop disconvenir de sa faute : il fut contraint de demander congé pour s'aller défendre ; il fut mal reçu, dépouillé de tout grade militaire en Angleterre et en Hollande, et lui et les autres officiers qui, comme lui, avoient été d'avis de se

1. *Dangeau*, p. 309 ; *Gazette* de 1711, p. 56.

2. Cet *et* surcharge un premier *où*.

3. La jeune reine, à laquelle il était venu depuis peu des grosseurs au cou, prélude de la maladie qui devait l'emporter en 1714, avait d'abord eu l'intention d'aller aux eaux de Bagnères et en avait avisé Louis XIV (ci-après, Appendice, p. 434); il répondit par une lettre si aimable, qu'elle écrivit à Vendôme, le 13 décembre : « Je suis charmée de la politesse et de l'air galant dont il m'écrit ; je ne sais même si mon petit roi n'auroit point un peu de jalousie, s'il savoit jusqu'à quel point j'en ai été touchée. Tenez-lui le cas bien secret. » Mais, après Villaviciosa, elle renonça à son projet, et rejoignit Philippe V à Saragosse (*Dangeau*, p. 293, 297 et 310 ; *Sourches*, p. 408 et 419 ; recueil Bossange, tome II, p. 120, 121, 123, etc.).

4. Ci-dessus, p. 124.

rendre ne furent pas sans inquiétude pour leur dégradation et pour leur vie [1].

Duc de Noailles investit Girone.

Le duc de Noailles investit Girone[2] le 15 décembre. Cette expédition, qui est plus de l'année 1711 que de celle-ci, y sera remise[3], pour retourner aux choses qui se sont passées, et qui ont été suspendues ici[4] pour n'interrompre point la suite importante des événements d'Espagne. On eut envie d'y envoyer l'abbé de Polignac ambassadeur.

Misérable flatterie de l'abbé de Polignac sur Marly.

Il brilloit cependant à Marly, à son retour de Gertruydemberg. Le Roi lui fit voir ses jardins comme à un nouveau venu. La pluie surprit la promenade sans l'interrompre. Le Roi en fit une honnêteté à l'abbé de Polignac, qui étoit l'hôte de cette journée : il répondit, avec toutes ses grâces, que la pluie de Marly ne mouilloit point. Il crut avoir dit merveilles ; mais le rire du Roi, la contenance du courtisan, et leurs propos au retour dans le salon, lui montrèrent qu'il n'avoit dit qu'une fade et plate sottise[5].

Amelot inutilement redemandé en Espagne, qui ne veut point de l'abbé de Polignac *.

L'Espagne ne voulut point de lui, et redemanda instamment Amelot, qui y avoit si parfaitement réussi : elle n'eut ni l'un ni l'autre[6].

1. Pendant sa captivité à Saragosse, Stanhope ayant tenté de faire révolter les prisonniers, Philippe V le fit transférer au château de Pampelune (*Mémoires de Sourches*, tome XIII, p. 71 et 76), et il resta aux mains des Français plus de dix-huit mois, de crainte que, si on le rendait en échange de M. de Villena, il n'allât faire opposition à la paix désirée. Aussi, quand il traversa ensuite la France pour rentrer en Angleterre, en août 1712, il refusa de se laisser présenter à la cour par le plénipotentiaire Bolingbroke. Par bonheur pour lui, ses amis whigs étaient alors au pouvoir, et il sortit parfaitement absous de l'enquête ouverte en 1714 sur l'affaire de Brihuega ; mais il avait été cassé de son grade de lieutenant général, ainsi que Wills et Carpenter, et les autres officiers généraux avaient été remboursés de leurs charges (*National biography*, tome LIV, p. 16-17).

2. Tome II, p. 156. — Ici, *Gironne*.

3. Ci-après, p. 295. — 4. Ci-dessus, p. 101.

5. Anecdote déjà racontée de même dans notre tome XIII, p. 215-216.

6. C'est Bonnac qui ira, en 1711, relever le chargé d'affaires Blécourt.

* Cette manchette a été placée quatre lignes trop haut dans le manuscrit.

Prince de Lorraine coadjuteur de Trèves.

M. de Lorraine, par la protection de l'Empereur, avoit forcé le chapitre de Trèves de souffrir que son frère[1] y entrât : je dis forcé, parce que ce chapitre et celui de Mayence[2], faits sages, et en cela appuyés de toute la noblesse de l'Empire, par l'exemple de celui de Cologne[3], qui n'a plus d'archevêque, il y a longtemps, que de la maison de Bavière[4] depuis que ces princes se sont introduits dans le chapitre, ne veulent plus souffrir de princes dans les leurs[5] : ce que celui de Trèves craignoit du frère du duc de Lorraine, et qui[6] lui arriva. Les prières et les menaces furent employées par la cour de Vienne. M. de Lorraine traita, et répandit l'argent à pleines mains ; l'archevêque, qui étoit un baron d'Orgbreicht, et[7] qui avoit soixante-quinze ans[8], fut gagné[9] : la brigue emporta les chanoines, et le frère du duc de Lorraine fut élu coadjuteur sur la fin de septembre[10].

1. L'évêque d'Osnabrück : tome XVI, p. 408.

2. Les chapitres de Trèves et de Mayence se composaient chacun de quarante-deux chanoines, tous barons ou simples gentilshommes ayant fait preuve de seize quartiers de noblesse paternelle et maternelle ; les princes et comtes n'y pouvaient être admis. Voyez ci-après, p. 244.

3. Le chapitre de Cologne se composait de soixante chanoines, tous princes ou comtes. Les vingt-quatre plus anciens, comme capitulaires, avaient seul droit d'élire l'archevêque ; huit portaient le titre de chanoines-prêtres, et les autres n'étaient que domicellaires, avant de recevoir l'ordination pour passer capitulaires.

4. En effet, depuis 1583, Cologne n'avait plus eu pour archevêques que des princes de Bavière, tandis qu'à Trèves et à Mayence les archevêques s'appelaient Schönborn, Metternich, Leyen, Ingelheim, etc.

5. *Leur*, au singulier, dans le manuscrit.

6. Les mots *et qui* ont été ajoutés en interligne.

7. Cet *et* surcharge le commencement d'un *f*.

8. Jean-Hugues d'Orsbeck (telle est la vraie forme du nom), d'une famille du pays de Juliers, naquit le 13 janvier 1634 ; d'abord chanoine de Trèves, il fut élu coadjuteur en 1672, devint évêque de Spire en juillet 1675, fut sacré archevêque-électeur de Trèves le 13 juillet 1676, et mourut à Coblenz le 6 janvier 1711.

9. *Sourches*, tome XIII, p. 54.

10. L'élection eut lieu le 24 septembre (*Gazette*, p. 480 ; vol. Guerre

Mort et caractère du cardinal Grimani.

L'Empereur fit incontinent après une perte d'un de ses plus effrénés partisans en la personne du cardinal Grimani[1], qui n'eut de Dieu que son service[2], à qui les crimes ne coûtoient rien[3], et qui en fut singulièrement récompensé de la vice-royauté de Naples[4], où il mourut[5] à la grande satisfaction de ce royaume, qu'il tyrannisoit fort[6], et du Pape et de tout Rome, qu'il maîtrisoit sans ménagement d'une étrange sorte[7]. Ce prince perdit aussi sa

Mort et famille

2317, nos 5 et 71). Dangeau dit, au 28 (p. 253) : « Madame reçut des lettres de Mme de Lorraine sa fille, qui lui mande que M. l'évêque d'Osnabrück, frère de M. de Lorraine, a été élu coadjuteur de Trèves. L'électeur a soixante-quinze ans. Il s'appeloit le baron d'Orgebec et avoit été coadjuteur longtemps. Les chanoines de Trèves n'avoient pas voulu se trouver à la réception de Monsieur d'Osnabrück quand il fut reçu chanoine, et M. de Lorraine a trouvé le moyen, par ses ménagements, de leur faire donner leurs voix à son frère pour la coadjutorerie, qui est chose très capitale pour la maison de Lorraine. »

1. Vincent Grimani, dont il a été parlé en dernier lieu dans le tome XVII, p. 34 et 38.

2. C'est-à-dire qui n'eut d'autre dieu que le service de l'Empereur.

3. « Il ne prenoit pas même la peine de se cacher d'être capable de toutes sortes de crimes, et de n'y être pas apprentif, » a-t-il été dit en 1702 (tome X, p. 158).

4. L'Empereur, ou plutôt l'Archiduc, lui avait donné cette charge, d'abord par intérim, puis définitivement à la fin de 1707, pour le récompenser de la part prise par lui à la reddition de la ville et à l'occupation du royaume (notre tome XVI, p. 272; *Gazette d'Amsterdam* de 1707, Extraordinaire LXII).

5. Le 26 septembre, à l'âge de cinquante-huit ans (*Gazette*, p. 512, 523 et 525; *Gazette d'Amsterdam*, 1710, no LXXXV; *Dangeau*, p. 263; *Sourches*, p. 386; *Nouveau Mercure*, janvier 1711, p. 167-169; *Journal de Verdun*, tome XIV, p. 83-84).

6. En août 1709, des désordres suscités à Naples par ses rigueurs l'avaient forcé à se retirer au Château-Neuf (*Dangeau*, tome XIII, p. 4; *Journal de Verdun*, année 1709, tome XI, p. 190-195).

7. En 1702, il n'avait pas craint d'insulter la femme de l'ambassadeur de Philippe V auprès du Pape (lettre du cardinal de Janson à Vendôme, ms. Fr. 14177, fol. 258). A Rome, dans sa demeure du palais Riario, il entretenait une troupe de bandits, et ne ménageait les affronts ni au Pape, qui eut la velléité de lui enlever juridiquement sa dignité, ni aux autres cardinaux, ainsi que notre auteur l'a déjà dit

de la duchesse de Modène; son deuil.

belle-sœur la duchesse de Modène[1]: elle n'avoit[2] que trente-neuf ans, et avoit deux ans plus que l'Impératrice[3]; toutes deux filles de la duchesse d'Hanover, desquelles j'ai parlé à l'occasion de ce qui les fit sortir de France[4], et de la feue princesse de Salm[5], dont le mari mourut aussi fort peu après[6]. Il avoit eu les premiers emplois à la cour de Vienne[7]; il avoit été gouverneur de la personne de l'Empereur[8], et avoit fait son mariage avec sa nièce[9]. Des mécontentements l'avoient fait renoncer à toutes ses

Mort et fortune du prince de Salm.

plusieurs fois (nos tomes X, p. 158-161, XVI, p. 272 et 406, et XVII, p. 34; *Gazette* de 1706, p. 343-344, 368 et 379, de 1707, p. 212, et de 1709, p. 608 et 619; *Dangeau,* tomes IX, p. 85, et XII, p. 249; *Sourches,* tome X, p. 123). Il y a dans le volume *Rome* 485, fol. 15, au Dépôt des affaires étrangères, la copie d'un bref du Pape contre lui. Voyez, aux Additions et corrections, p. 572, une notice du baron de Breteuil. Le comte Borromée fut nommé vice-roi, mais ne fit guère mieux.

1. Charlotte-Félicité de Hanovre (tome I, p. 112); elle mourut en couches le 29 septembre : *Dangeau,* p. 261; *Sourches,* p. 387; *Gazette,* p. 603; *Gazette d'Amsterdam,* n° XCVIII.

2. L'élision *n'* surcharge un *a*.

3. Notre auteur copie le texte de Dangeau.

4. Tome I, p. 110-112, et tome XVII, p. 93-95.

5. La phrase est peu compréhensible. Saint-Simon veut dire qu'à la même occasion il a aussi parlé de la feue princesse de Salm, Marie-Louise de Bavière, morte en 1699, qui était sœur de la duchesse de Hanovre.

6. Charles-Théodore-Othon, prince de Salm (tome I, p. 112), né le 27 juillet 1645, mourut à Aix-la-Chapelle le 10 novembre 1710 (*Dangeau,* p. 286; *Sourches,* p. 403 et 405; *Mercure* de décembre, p. 31-33; *Lettres de Mme Dunoyer,* lettre LXXXI, au tome IV, p. 26). Notre auteur a dit (tomes VI, p. 186, et XV, p. 188) que c'est ce prince qui avait ménagé le mariage de Joseph « comptant avec raison faire un grand coup pour lui que de faire sa nièce reine des Romains. »

7. Nommé grand maréchal de la cour en 1685, il avait eu peu après le gouvernement de Waradin, et, en novembre 1687, une charge de conseiller d'État. Joseph Ier, en montant sur le trône, lui donna le titre de feld-maréchal général de ses armées. Voyez ci-après, p. 573. Additions et corrections.

8. C'est en juillet 1685 que Léopold l'avait fait gouverneur de son héritier l'archiduc Joseph.

9. Tome I, p. 112.

charges et à la cour depuis quelques années[1]; il s'étoit retiré chez lui[2], et il mourut à Aix-la-Chapelle[3]. Madame la Princesse étoit sœur de sa femme et de la duchesse d'Hannover[4]. Le Roi prit le deuil quatre ou cinq jours de Mme de Modène[5]: M. de Modène avoit l'honneur d'être son parent[6].

Mort du comte de Noailles.

Le jeune comte de Noailles[7] mourut de la petite vérole à Perpignan[8]. De beaucoup de frères qu'avoit eus le duc de Noailles, c'étoit le seul qu'il restoit[9]. Il lui avoit donné

1. Sauf une retraite momentanée en 1707 (tome XV, p. 188), il ne quitta ses fonctions de chef du Conseil de l'Empereur qu'en août 1709. Voici le portrait qu'un contemporain, peut-être Villars, dans les *Portraits des généraux de l'Empereur* en 1689, faisait de lui (ms. Clairambault 288, p. 144): « C'est un digne choix pour rendre ce jeune prince (l'archiduc Joseph) un grand homme. Il a de la valeur, de l'esprit, de la noblesse, de la vertu, et, s'il inspire toutes ces qualités à son pupille, il peut en faire un galant homme. Il est fort ennemi de la France, et, si jamais le roi de Hongrie est à la tête des armées, ou le prince de Salm n'aura pas de crédit, ou elles seront tournées contre nous. »

2. Le pays de Salm, ancien fief de l'Empire avec droits régaliens, quoique enclavé dans la Lorraine, avait été érigé en principauté en 1622, par Ferdinand II, pour Philippe-Othon, comte de Salm, de la famille des Rhingraves. Le baron Frédéric Seillière a publié en 1898 des *Documents pour servir à l'histoire de la principauté de Salm.*

3. Le Roi alla faire des compliments de condoléance à Madame la Princesse, qui prit le deuil ainsi que Madame, les d'Orléans et les Condé (*Sourches*, p. 403 et 405).

4. Déjà dit dans le tome I, p. 110-112.

5. Du 26 octobre au 3 novembre: registre de Desgranges, ms. Mazarine 2746, fol. 28.

6. Pour établir la parenté de Louis XIV avec le duc Renaud de Modène, il fallait remonter jusqu'à Côme Ier de Médicis, grand-père de la reine Marie de Médicis, et dont la fille Virginie avait épousé le bisaïeul du duc Renaud.

7. Jules-Adrien, né en 1690: tome III, p. 123.

8. Le 17 septembre: *Dangeau*, p. 252; *Sourches*, p. 369; *Gazette*, p. 480.

9. Le maréchal de Noailles n'avait pas eu moins de dix fils, la plupart morts en bas âge. Notre auteur se trompe en disant que le comte de Noailles était le seul frère qui restât au duc: le dernier de tous, Jean-

son régiment de cavalerie[1], et il étoit aussi lieutenant général au gouvernement d'Auvergne; cela ne vaut que huit mille livres de rente[2]. Le Roi donna l'un et l'autre au duc de Noailles[3].

Mort et caractère de Mme de Ravetot; sa famille et celle de son mari. [Add. St S. 955]

Mme de Ravetot[4] mourut aussi[5]. Ce fut une perte pour ses amis, dont elle avoit beaucoup des deux sexes, et la plupart de haut parage ; c'en fut aussi une pour le monde, dont elle étoit fort, et avec considération. On l'appeloit *Belle et bonne,* et elle étoit l'une et l'autre, avec de l'esprit, des grâces, et rien de recherché ni d'affecté. Elle avoit été fort de la cour de Monsieur[6]. Elle étoit fille de Pertuis[7] autrefois capitaine des gardes de M. de Turenne[8],

Emmanuel, né en 1692 et titré marquis de Noailles, existait encore, et ne mourut qu'en 1725.

1. L'année précédente.

2. Nous lui avons vu donner cette charge en 1696 à la mort du marquis son oncle (tome III, p. 123 et 542-543). Elle sera vendue cent quinze mille livres en 1719 (*Dangeau,* tome XVII, p. 482-483).

3. *Dangeau,* tome XIII, p. 252-253.

4. Henriette-Françoise de Pertuis, mariée par contrat du 13 septembre 1662 à Antoine-Alexandre de Canouville (ci-après), marquis de Raffetot, et non Ravetot, mourut le 30 ou le 31 octobre 1710.

5. Du pourpre, à Paris, d'après les *Mémoires de Sourches,* p. 391 ; chez sa mère, en Normandie, selon Dangeau, p. 270, et suivant les généalogies du Cabinet des titres.

6. Elle avait été alors accusée par les empoisonneuses de s'être fait dire des évangiles sur la tête par le prêtre Mariette, en compagnie de Mme de Montespan (*Archives de la Bastille,* tome IV, p. 11).

7. Guy, comte de Pertuis, d'abord capitaine au régiment Royal-Vaisseaux en 1658, gouverneur d'Épernay en 1659, et de Courtray en 1668, avec la charge de grand bailli de cette ville, eut un régiment de cavalerie en 1673, le gouvernement de Menin en 1679, le grade de maréchal de camp en 1680, et mourut le 7 juillet 1694. Dès 1655, il était lieutenant de la compagnie de mousquetaires à cheval servant de garde à Turenne, et il en devint capitaine en 1659 ; il assista à l'abjuration de ce maréchal, et lui était si attaché, que, lors de sa mort, il songea à quitter le service. Il avait épousé, par contrat du 14 mai 1669 (reg. Y 218, fol. 467 v°), Angélique-Élisabeth-Adrienne de Canouville-Raffetot, tante de son futur gendre.

8. *Turene,* dans le manuscrit.

qui s'étoit fait estimer et[1] considérer, et étoit mort gouverneur de Menin[2]. Le nom de son mari étoit Canonville[3], gentilshommes riches, anciens et bien alliés, de haute Normandie[4]. Le maréchal de Gramont[5] avoit une fille aînée[6] borgnesse, boiteuse et fort laide[7], qui ne voulut point être religieuse : ne sachant qu'en faire, il la maria à Ravetot[8] presque pour rien[9], après la mort duquel elle se ravisa [Add. St-S. 956]

1. La conjonction *et* a été ajoutée en interligne.

2. Tome XI, p. 303. M. de Pertuis avait eu ce gouvernement lorsqu'il fallut quitter celui de Courtray, rendu par la paix de Nimègue. On trouve dans les *Mémoires de Sourches,* tome III, p. 318 et 517-519, la relation de sa défense de Menin en 1690, et, dans les *Lettres de Mme Dunoyer,* lettre XXXIX, au tome II, p. 62-64, le récit d'une aventure qu'il eut avec le bourreau de Paris.

3. Antoine-Alexandre de Canouville, et non Canonville, marquis de Raffetot, destiné d'abord à l'Église et pourvu de l'abbaye de Sordes en 1679, quitta le petit collet pour épouser Mlle de Pertuis (ci-dessus) et obtint une compagnie au régiment Dauphin en 1683 ; il devint colonel du régiment de Brie en 1690, brigadier en 1702, maréchal de camp en 1709, lieutenant général en 1718, et mourut le 9 mai 1739, à soixante-quinze ans, s'étant remarié le 26 décembre 1730.

4. Cette famille, dont le nom ne s'écrit plus que Canouville (dép. Seine-Inférieure), faisait remonter sa généalogie jusqu'à la fin du douzième siècle. Il y en a des filiations au Cabinet des titres, *Dossiers bleus,* vol. 151, et *Pièces originales,* vol. 588. Outre l'alliance avec les Gramont dont il va être parlé, elle en avait pris d'autres avec les Choiseul, les Plessis-Chivré, etc. ; mais, si notre auteur parle en général de « bonnes alliances, » ce doit être parce que Jean de Canouville de Raffetot avait épousé en 1536 une Saint-Simon, fille du seigneur de Précy.

5. Antoine III : tome I, p. 216.

6. Henriette-Catherine de Gramont, mariée par contrat du 13 septembre 1662 au marquis de Raffetot, se retira après la mort de son mari, non pas aux Carmélites comme va le dire notre auteur, mais aux Bénédictines du Saint-Sacrement de la rue Cassette, y fit profession en 1685, et y mourut le 25 mars 1695.

7. L'annotateur des *Mémoires de Sourches* (tomes II, p. 194, III, p. 270, et XII, p. 391) dit qu'elle aurait été la plus belle personne de son temps, si elle n'eût perdu un œil à la suite d'une maladie.

8. Alexandre de Canouville, marquis de Raffetot, né en 1640, gentilhomme ordinaire du Roi, mort le 27 janvier 1682, à quarante-deux ans.

9. Ces trois mots ont été ajoutés en interligne.

et se fit carmélite. C'est la belle-mère de celle dont je parle. Le mari[1] étoit un fort brave homme, qui buvoit bien, fort bête et fort débauché, qui s'est ruiné[2], et est mort lieutenant général, et qui n'a laissé qu'une fille[3], son seul fils étant mort longtemps devant lui sans avoir été marié[4], après avoir perdu sa fortune par une prison de douze ou quinze ans pour s'être battu avec Armentières[5] mort depuis premier gentilhomme de la chambre de M. le duc d'Orléans[6].

Mort, famille et singularité de l'abbé de Pompadour. [Add. St-S. 957]

L'abbé de Pompadour mourut en même temps[7], et emporta moins de regrets. C'étoit un petit homme qui, à quatre-vingt-cinq ou six ans, couroit encore la ville, et qui n'avoit jamais fait la moindre figure. Son père et son frère[8]

1. Antoine-Alexandre, mari de Mlle de Pertuis.

2. Voyez plusieurs pièces du dossier CANOUVILLE des *Pièces originales*, vol. 588, dossier 13 649. En 1699, il fut disgracié et renvoyé à Perpignan, où était son régiment : *Histoire journalière de la Haye*, n° 61 ; *Sourches*, tome VI, p. 171. Chamillart le protégeait, et c'est sans doute sur sa recommandation qu'il obtint une pension de trois mille livres en 1706 (Esnault, *Michel Chamillart*, tomes I, p. 360, et II, p. 13 ; *Sourches*, tome X, p. 50). Sa femme s'était séparée de biens d'avec lui : Arch. nat., reg. E 1944, n° 27.

3. N. de Canouville, qui se fit religieuse aux Bénédictines de la rue Cassette au commencement de 1731, sans doute à la suite du second mariage de son père (ci-dessus, p. 155, note 3).

4. N. de Canouville, comte de Raffetot, devint colonel du régiment de Brie en mars 1709, sur la démission de son père, et mourut dans les premiers mois de 1726.

5. Michel de Conflans, marquis d'Armentières : tome III, p. 336-337.

6. Il y a ici une confusion qu'on pourrait attribuer à l'allongement de la phrase : ce n'est pas le fils Raffetot qui se battit à Courtray en 1694 avec Armentières, mais bien le fils de M. de Pertuis, et il a été parlé deux fois de ce duel, sans la même confusion, dans nos tomes X, p. 381, et XVI, p. 441.

7. Pierre de Pompadour, d'abord prieur d'Arnac, puis abbé de Vigeois, au diocèse de Limoges, en 1680, mourut en novembre 1710, à plus de quatre-vingts ans (*Dangeau*, p. 275 ; *Sourches*, p. 398-399).

8. Léonard-Philbert, vicomte de Pompadour, et Jean IV, marquis de Pompadour : tome XVI, p. 84.

étoient chevaliers de l'Ordre en 1633 et en 1661[1]. Son père s'étoit bien différemment marié, d'abord à une Montgomery, après à une Rohan-Guémené, sans enfants d'aucune, enfin à une Fabri[2], dont il en eut[3]. Son fils aîné[4] fut père de Mmes de Saint-Luc et d'Hautefort[5], et cet abbé, leur oncle paternel, a fini cette branche, qui étoit l'aînée[6]. Il avoit un laquais, presque aussi vieux que lui, à qui il donnoit, outre ses gages, tant par jour pour dire son bréviaire[7] en sa place, et qui le barbotoit[8] dans un

1. A ce titre, ils ont tous deux des notices dans les *Légères notions des chevaliers du Saint-Esprit*, vol. 34 des Papiers de Saint-Simon, aujourd'hui *France* 189, fol. 109 et 124.

2. Léonard-Philbert avait épousé : 1° en 1610, Marguerite de Montgommery, qui mourut en couches l'année suivante ; 2° en 1612, Marguerite de Rohan, fille de Louis VI de Rohan-Guémené, comte de Montbazon, et veuve de Charles, marquis d'Espinay en Bretagne, morte vers 1607 ; 3° par contrat du 2 avril 1618, Marie Fabry, fille de Jean Fabry, trésorier général de l'extraordinaire des guerres, et sœur de la chancelière Séguier, morte le 4 septembre 1662. M. G. Clément-Simon a publié, dans la *Revue des Questions historiques*, au mois d'avril 1897, une étude sur ce vicomte de Pompadour et sur sa troisième femme.

3. Trois fils et quatre filles.

4. *Aisné* a été ajouté en interligne. C'est Jean IV, ci-dessous, note 6.

5. Marie de Pompadour, marquise d'Espinay-Saint-Luc (tome I, p. 211), et Marie-Françaisе de Pompadour, comtesse d'Hautefort (tome VI, p. 109).

6. La branche de Laurière, qui finit dans le père de Mme de Courcillon ci-contre, p. 158, était en effet la cadette. Jean IV de Pompadour avait eu cependant un fils, Jean V : lorsqu'il mourut en 1685 étant guidon des gendarmes de la garde, la fille d'un bailli de province prétendit qu'il l'avait épousée avant de se marier avec une Montéclair, et réclama à sa succession une indemnité de vingt mille livres (Journal du P. Léonard, ms. Fr. 10 265, fol. 131 v°).

7. M. l'abbé Batiffol a publié en 1894 une *Histoire du bréviaire romain*.

8. « *Barboter* se dit de ceux qui parlent entre leurs dents et qui font un certain bruit pareil à celui des canards, sans qu'on puisse entendre ce qu'ils disent » (*Dictionnaire de Trévoux*). Le *Dictionnaire de l'Académie* ne donnait pas ce sens ; mais on en trouve des exemples dans Molière, Regnier, etc.

coin des antichambres où son maître alloit. Il s'en croyoit quitte de la sorte, apparemment sur l'exemple des chanoines qui payent des chantres pour aller chanter au chœur pour eux[1]. Il avoit un autre frère[2], de qui[3] le fils n'a laissé que Mme de Courcillon, dont la fille unique[4], veuve d'un fils du maréchal-duc de Chaulnes[5], s'est re-

1. L'âge généralement avancé des chanoines et leur état souvent maladif avaient fait introduire de bonne heure dans les chapitres des cathédrales l'usage d'avoir des chantres à gages qui assurassent le service du chœur et le chant obligatoire des offices canoniaux. Plus tard, quand les canonicats, devenus de riches prébendes, furent donnés trop souvent à des laïques non engagés dans les ordres, et qui ne se croyaient pas obligés d'en remplir les obligations, l'emploi des chantres payés fut indispensable pour un autre motif. Boileau, dans le *Lutrin*, a dit :

> Les chanoines vermeils et brillants de santé
> S'engraissoient dans une longue et sainte oisiveté ;
> Sans sortir de leurs lits plus doux que des hermines,
> Ces pieux fainéants faisoient chanter matines,
> Veilloient à bien dîner, et laissoient en leur lieu
> A des chantres gagés le soin de louer Dieu....

Comparez la Bruyère, dans le chapitre *De quelques usages*, tome II, p. 175-177.

2. Cet autre frère, François de Pompadour, chevalier de Malte, était mort en 1639. Ce n'est donc pas de lui qu'il peut s'agir ici, mais de Philbert de Pompadour, marquis de Laurière (tome XVI, p. 85), qui, marié en 1645 à une Sainte-Maure de Montausier, en eut Léonard-Hélie (tome VII, p. 37), père de Mme de Courcillon,

3. *De qui* a été ajouté en interligne, au-dessus de *dont*, biffé.

4. Marie-Sophie de Courcillon, née le 6 août 1713, épousa, le 17 janvier 1729, le duc de Picquigny, puis, le 2 septembre 1732, le duc de Rohan-Rohan ; elle mourut le 4 avril 1756.

5. Louis-Auguste d'Albert de Chevreuse, né le 20 décembre 1676, d'abord capitaine au régiment d'infanterie du Roi, puis colonel de ce régiment en 1695, acheta en 1702 la charge de sous-lieutenant des chevau-légers de la garde ; créé duc de Chaulnes en octobre 1711, il eut l'ordre du Saint-Esprit en 1724, devint maréchal de France en 1741, et mourut le 9 novembre 1744. De Marie-Anne-Romaine de Beaumanoir-Lavardin (tome IX, p. 71), qu'il avait épousée en 1704, il eut le premier mari de Mlle de Courcillon, Charles-François d'Albert, d'abord

mariée au prince de Rohan[1], et n'a point d'enfants de l'un ni de l'autre.

Dixième denier.

L'impossibilité, trop bassement éprouvée, d'obtenir la paix[2], et l'épuisement où étoit le Royaume, jetèrent le Roi dans les plus cruelles angoisses[3], et Desmaretz dans le plus funeste embarras[4]. Les papiers de toutes les es-

comte de Picquigny, né le 6 septembre 1707, colonel d'infanterie en 1721, créé duc de Picquigny en 1729, lieutenant des chevau-légers la même année, mort le 14 juillet 1731.

1. Hercule-Mériadec de Rohan-Soubise, qui fut duc de Rohan-Rohan (1669-1749) : tome II, p. 126. Il avait soixante-trois ans lorsque son dernier mariage eut lieu.

2. Ci-dessus, p. 104.

3. C'est alors que Fénelon adressa à ses amis Chevreuse et Beauvillier la lettre navrante et désespérée du 4 août 1710 (*Correspondance*, tome I, p. 387-398), espèce d'ultimatum où il ne laissait plus voir de ressource que dans un appel au peuple sous la forme, non pas d'états généraux, mais d'une réunion de notables, pour nationaliser, en quelque sorte, la guerre et décréter d'urgence des mesures radicales, coûte que coûte. Suivant lui, c'est le duc de Bourgogne et la duchesse qui devaient proposer ces mesures, et ne plus compter sur des miracles, ni sur les bénéfices d'une dévotion mal appliquée.

4. On en peut juger soit par le fameux *Compte rendu* que ce ministre présenta plus tard au Régent, reproduit ensuite dans le livre de Forbonnais et, en dernier lieu, au tome III de la *Correspondance des Contrôleurs généraux*, soit dans les mémoires qu'il adressa directement au Roi et à Mme de Maintenon en 1709 et en 1710 (*ibidem*, p. 602-608). Il y représentait l'anéantissement de toutes ressources, taille, capitation, affaires extraordinaires, taxes ; plus d'industrie, ni de travail, ni de consommation ; les fermiers, receveurs et traitants épuisés par les soixante-cinq millions qu'on leur a demandés ; presque tous les banquiers culbutés et réduits à l'impuissance ; le clergé, la noblesse, les Cours incapables de fournir de nouvelles finances ; les officiers et les rentiers non plus payés les uns que les autres ; nul expédient possible pour soutenir les armées pendant l'hiver. C'était miracle que, depuis 1708, le Trésor eût fourni plus de cinq cents millions, et tout avait été dépensé en pure perte. Aussi Mme de Maintenon comprenait-elle l'embarras du ministre : « Il me paroît qu'il travaille beaucoup et avec grand courage. Sa besogne est difficile : il s'agit de contenter le Roi et de ne point aigrir le peuple, de nourrir des soldats et de ne pas ruiner des paysans. On lui demande des millions, et il n'a pas le sou ; il ne

pèces[1] dont le commerce se trouvoit inondé, et qui tous avoient plus ou moins perdu crédit, faisoient un chaos dont on n'apercevoit point le remède : billets d'État[2], billets de

peut que fournir les moyens d'en avoir, et ces moyens irritent parce qu'ils sont aujourd'hui tous violents.... » (Lettre de septembre 1710, dans le recueil de 1806, tome IV, p. 220). Selon Forbonnais (p. 221-224), il ne restait de recette en perspective pour l'année 1710 que trente-six millions et demi ; on en consomma par anticipation environ dix-sept sur 1714, cinq sur 1715, huit cent cinquante mille livres sur 1716, et la capitation ne fournit pas tout à fait trente millions, les fonds extraordinaires environ cent trente-neuf. La dépense totale s'éleva ainsi à près de deux cent vingt-sept millions et demi.

1. Suivant un autre mémoire de Desmaretz (*Contrôleurs généraux*, tome III, p. 612), au début de la guerre de Succession on avait établi ces différentes sortes de papiers de l'État : « billets des Monnoies, promesses à cinq ans, assignations, billets des receveurs généraux et fermiers, billets des trésoriers, et autres billets de subsistance et ustensile. » Il en est parlé longuement dans un projet de Banque présenté vers 1708 (*ibidem*, p. 644-646), et nous avons, dans les Papiers de Desmaretz (Arch. nat., G⁷ 715), plusieurs propositions de 1709 pour en faire le visa et les convertir en un type unique. Feu M. Adolphe Vuitry, au chapitre VII de son livre : *le Désordre des finances à la fin du règne de Louis XIV*, p. 183, a établi qu'au 1er janvier 1708 l'État devait soixante-douze millions de billets de monnaie, trente-quatre millions et demi de billets des receveurs et fermiers généraux, soixante millions et demi de la Caisse des emprunts, soixante-deux de l'extraordinaire des guerres, etc. ; que la réforme des espèces monétaires fit rentrer quarante-trois millions seulement de billets de monnaie, etc., et que, en somme, cette dette flottante montait encore à six cents millions quand le Roi mourut ; le total était déjà de quatre cent quarante dans un état de la dette publique fourni aux Hollandais, en 1709, et qui a été imprimé au tome V du recueil de Lamberty, p. 269-270. A cette époque, Saint-Simon nous a parlé (tome XVII, p. 188) du payement des dépenses militaires en billets.

2. Ce terme de *billets d'État*, qu'il ne faut pas confondre avec les billets de l'État qui seront créés lors du visa de 1716 en place de tous les autres papiers (*Forbonnais*, tome II, p. 393, 410, 422, etc.), paraît ici ne désigner que les papiers de toute espèce, et dont l'auteur énumère une partie, émis pour faire face aux besoins d'un Trésor vide et incapable même de placer des assignations à long terme. Avant les temps difficiles, on n'avait connu que les billets de l'Épargne, c'est-à-dire des caisses du Roi.

monnoie[1], billets des receveurs généraux[2], billets sur les tailles[3], billets d'ustensile[4], étoient la ruine des particu-

1. Les billets de monnaie ayant été l'objet d'un appendice spécial dans notre tome XIV, p. 603-616, à l'année 1706, il est d'autant moins nécessaire d'en traiter de nouveau, que Saint-Simon y reviendra lui-même au temps de la Régence. J'ai cité nombre de documents du temps de Chamillart, et j'ai aussi indiqué les premières mesures prises en 1708 par Desmaretz. Au début de 1709, on a en vain essayé de supprimer ces billets au moyen de la création d'une banque qui aurait émis du papier au porteur. Depuis leur limitation à soixante-douze millions en 1707, c'étaient des titres sur parchemin, portant les signatures du prévôt des marchands et d'un notable député du corps de ces mêmes marchands ; les payeurs des rentes en acquittaient les intérêts (*Sourches*, tome X, p. 325 ; *Journal de Verdun*, année 1708, tome VIII, p. 93-95 ; *Contrôleurs généraux*, tome III, n° 494).

2. Les quarante receveurs généraux des finances, chargés de recouvrer les revenus royaux dans les provinces, d'acquitter les assignations tirées sur leurs caisses, et de verser le surplus au Trésor, étaient en même temps ou traitants, ou fermiers généraux, ou munitionnaires. En 1707, ils avaient prêté six millions. A la fin de 1709, on les a chargés de la régie des affaires extraordinaires, et, sur la prière de Desmaretz, les douze principaux ont institué une caisse émettant des billets : c'est ce qu'on appela la caisse Legendre ; son fonctionnement est expliqué dans le *Compte rendu*, à l'année 1710. Elle fut d'une grande utilité, en faisant presque tout le service au lieu du Trésor royal.

3. C'est-à-dire des billets émis sur le produit à recouvrer des tailles par les receveurs.

4. Les mots *billets d'ustancille* (sic) ont été ajoutés en interligne. — On appelait *ustensile*, dit Pierre Clément (*Lettres de Colbert*, tome II, p. CCXXV), « la contribution quotidienne allouée aux troupes en quartier d'hiver, pour laquelle devaient se cotiser, indépendamment de leurs obligations individuelles, les habitants des communautés astreintes au logement des gens de guerre. » N'en étaient pas passibles les privilégiés ou favorisés exempts de ce logement. Louis XIV l'avait fixé en 1666 à dix-huit deniers par fantassin et trois sols par cavalier, acquittés par tiers par l'hôte, par la ville et par l'élection. Cette contribution dispensait l'habitant de la fourniture en espèce, c'est-à-dire de l'ustensile proprement dit, lit et draps, pot, verre et écuelle. « On appelle *billets d'ustensile* les billets dont le payement est assigné sur le droit d'ustensile » (*Académie*, 1718). Ces billets étaient émis par les receveurs des tailles (*Contrôleurs généraux*, tome III, n° 633), tandis que la levée de l'ustensile incombait aux syndics et marguilliers

liers, que le Roi forçoit de prendre en payement de lui, qui perdoient moitié, deux tiers et plus[1], et avec le Roi comme avec les autres. Ces escomptes[2] enrichissoient les gens d'argent et de finance aux dépens du public, et la circulation de l'argent ne se faisoit plus parce que l'espèce[3] manquoit[4], parce que le Roi ne payoit plus personne, et qu'il tiroit[5] toujours, et que ce qu'il y avoit d'espèces hors de ses mains étoit bien[6] enfermé dans les coffres des partisans. La capitation doublée et triplée à volonté arbitraire des intendants des provinces[7], les marchandises

des paroisses. Dangeau a dit, à l'automne de 1697 (tome VI, p. 200), que l'ensemble de la taxe annuelle représentait environ douze millions.

1. Dans un projet de Banque présenté en 1708 (*Contrôleurs*, tome III, p. 651), l'auteur disait : « On ne paye plus les assignations tirées sur les recettes générales ou particulières.... Les caissiers font une note des noms des porteurs, et, quelque temps après, ils leur envoient des agioteurs pour leur demander s'ils ont des assignations sur une telle recette ou traité dont ils sont caissiers; et on offre de payer le tout en billets de monnoie, et quelquefois une partie en billets d'ustensile, et d'autres fois en leurs billets particuliers, payables dans six mois en billets de monnoie.... On peut juger de là quels sont les profits qu'ils font, et combien ce commerce décrédite toutes les assignations.... » — Encore Saint-Simon n'a-t-il pas parlé de certains autres billets qui couraient aussi sur la place quoique discrédités aussi, comme les promesses à cinq ans des fermiers généraux émises en 1706 et 1707, que les agioteurs rachetaient à quatre-vingts pour cent de perte, mais dont ils se tirent rembourser plus tard en rentes au denier vingt, les billets des trésoriers de l'extraordinaire des guerres, qu'on avait été obligé, en 1708, de convertir en rentes sur la Ville (notre tome XVI, p. 669), etc.

2. « *Escompte*, remise que fait au payeur celui qui veut être payé avant l'échéance » (*Académie*, 1718). On vient de voir jusqu'où allait l'escompte en ces temps-là.

3. L'espèce monnayée. — 4. Ou parce que chacun la dissimulait.

5. *Tirer*, au sens de tirer la quintessence d'une chose, tirer de l'argent des gens. Voyez ci-après, p. 163, *tirer le sang jusqu'au pus*.

6. L'initiale de *bien* surcharge une *f*.

7. Dans les deux appendices de nos tomes II et VIII sur la capitation de 1695 et sur celle de 1701, j'ai indiqué les modifications, ou plutôt les aggravations venues du fait du gouvernement; Saint-Simon parle ici des augmentations venant du fait des intendants dans leur appréciation des fortunes.

et les denrées de toute espèce imposées[1] en droits au quadruple[2] de leur valeur, taxes d'aisés[3] et autres[4] de toute nature et sur toutes sortes de choses[5], tout cela écrasoit nobles et roturiers, seigneurs et gens d'Église, sans que ce qu'il en revenoit au Roi pût suffire, qui tiroit le sang de tous ses sujets sans distinction, qui en exprimoit jusqu'au pus[6], et qui enrichissoit une armée infinie de traitants et d'employés à ces divers genres d'impôts, entre les mains de qui en demeuroit la plus grande et la plus claire partie[7]. Desmaretz, en qui enfin le Roi avoit été forcé de mettre toute sa confiance pour les finances, imagina d'établir, en sus de tant d'impôts, cette dîme royale sur tous les biens de chaque communauté et de chaque particulier du Royaume, que le maréchal de Vauban d'une façon, et que Boisguilbert de l'autre, avoient autrefois proposée ainsi que je l'ai rapporté alors[8], comme une taxe unique, simple, qui suffiroit à tout, qui entreroit toute entière dans les coffres du Roi, au moyen de laquelle tout autre impôt

1. *Imposés,* au masculin, dans le manuscrit.

2. Contre son habitude, Saint-Simon a écrit ici : *quatruple.*

3. C'est au mois de mars 1710 que fut émise une création de rentes au denier dix-huit, sur les aides et gabelles, à faire souscrire obligatoirement par les gens aisés de chaque province. On peut en voir l'effet dans diverses lettres de la *Correspondance des Contrôleurs généraux,* tome III, n°s 694, 739, 777, 891, etc., et dans une lettre de la *Correspondance de Fénelon,* tome I, p. 392. Nous en dirons quelques mots aux Additions et corrections, p. 573-574.

4. Le manuscrit porte : *autre,* au singulier.

5. Forbonnais, dans le tome II de ses *Recherches et considérations,* a donné les principales taxes, créations et affaires extraordinaires de chaque année.

6. Ni en 1718, ni en 1878, *l'Académie* n'a défini le sens de *pus* autrement qu'au propre : « Sang corrompu, matière corrompue qui se forme dans les parties où il y a inflammation, contusion, plaies, abcès, etc. ». Ni Littré non plus, ni Hatzfeld n'ont cité d'emploi au figuré.

7. Idée déjà développée lorsque notre auteur, en 1707, a parlé de la Dîme royale comme remède aux exactions du fisc ou de ses agents : tome XIV, p. 329-331.

8. Dans notre tome XIV, p. 323-344 et appendices XII et XIII.

seroit aboli, même la taille, et jusqu'[à] son nom[1]. On a vu au même lieu, et[2] avec quel succès[3], que les financiers en frémirent, que les ministres en rugirent, avec quel anathème cela fut rejeté, et à quel point ces deux excellents[4] et habiles citoyens en demeurèrent perdus. C'est dont il faut se souvenir ici, puisque Desmaretz, qui n'avoit pas perdu de vue ce système, non comme soulagement et remède, crime irrémissible dans la doctrine financière, mais comme surcroît[5], y eut maintenant recours. Sans dire mot à personne, il fit son projet, qu'il donna à examiner et à limer[6] à un bureau qu'il composa exprès et uniquement de Bouville, conseiller d'État, mari de sa sœur[7], Nointel, conseiller[8] d'État, frère de sa femme[9], Vaubourg, conseiller d'État, son frère[10], Bercy, intendant des finances, son gendre[11], Harlay-Cély[12], maître des requêtes, son affidé, mort depuis conseiller d'État et intendant de Paris[13], et de trois maîtres financiers[14]. Ce fut donc

1. On disait communément que cette dîme produirait quatre-vingts millions pour soutenir la guerre (*Sourches*, p. 358).

2. Cette conjonction a été ajoutée en interligne.

3. Quel résultat. — 4. *Excelents*, au manuscrit.

5. Ce qu'on appelle aujourd'hui « impôt de superposition. »

6. *Limer*, « corriger avec soin, polir, perfectionner » (*Académie*, 1718). Nous en verrons divers emplois.

7. Nous avons vu ce conseiller d'État revenir en 1709 de l'intendance d'Orléans (tome XVIII, p. 112), et sa femme nous avait déjà été nommée auparavant, en même temps que lui, tome XIV, p. 342.

8. L'initiale de *Cons*r surcharge *f* [*rère*].

9. Louis Béchameil, marquis de Nointel, ancien intendant aussi (tome VI, p. 61-62), conseiller d'État semestre depuis 1700 et membre du conseil de commerce, frère de Mme Desmaretz.

10. Jean-Baptiste Desmaretz de Vaubourg : tome XVII, p. 452.

11. Devenu intendant des finances en 1709 : tome XVIII, p. 116.

12. Ici, *Cœli*, par mégarde.

13. Fils du plénipotentiaire qui a été nommé en même temps que lui à l'occasion des négociations de Ryswyk, tome IV, p. 143, etc., et petit-fils du chancelier Boucherat : homme très léger, étourdi, bien connu pour ses folies et ses dissipations. Ci-contre, note 1, et ci-après, p. 255.

14. Dangeau nomme de la Croix, le plus important des receveurs

à ces gens si biens triés à digérer l'affaire, à en diriger l'exécution, et à en dresser l'édit[1]. Nointel, seul d'entre eux, eut horreur d'une exaction si monstrueuse, et, sous prétexte du travail du bureau qu'il avoit des vivres des armées[2], il s'excusa d'entrer en celui-ci ; il fut imité par un des trois traitants[3] à qui, apparemment, il restoit encore quelque sorte d'âme. On fut étonné que Vaubourg ne s'en fût point retiré, lui qui avoit beaucoup de probité et de piété, et qui s'étoit retiré des intendances par scru-

généraux (notre tome XIV, p. 396), l'ancien receveur général Paulin Prondre, qui passera président aux comptes en 1711, et Jean Orry, qui a été renvoyé d'Espagne en 1706, mais y retournera en 1713.

1. Voici l'article de Dangeau, au 23 septembre (p. 248-249), que suit notre auteur : « On parle fort d'une dîme royale sur tous les biens du Royaume. M. le duc de Sully en parle dans ses Mémoires ; Boisguilbert avoit travaillé sur cela et en avoit parlé à M. le Chancelier pendant qu'il étoit contrôleur général ; depuis ce temps-là, feu M. le maréchal de Vauban avoit fait imprimer un livre dans cet esprit-là, et où il étoit entré dans de plus grands détails. M. Desmaretz fait examiner l'idée que les uns et les autres ont eue : il y fait travailler M. de Nointel, M. de Bouville et M. de Vaubourg, tous trois conseillers d'État, dont l'un est son frère, et les deux autres ses beaux-frères, M. de Bercy, intendant des finances et son gendre, trois autres gens qui sont dans les affaires, savoir la Croix, Prond (*sic*) et Orry ; mais il n'y a encore rien de réglé là-dessus. » On remarquera que Cély n'est point nommé ici, quoique Dangeau le cite l'année suivante (p. 445) comme travaillant encore à l'affaire du dixième avec M. de Bouville, M. Bignon l'intendant de Paris et M. de Bercy, MM. le Rebours et le Peletier des Forts, autres intendants des finances, et un second maître des requêtes, M. d'Ableiges le fils. Comparez ci-après, p. 461.

2. C'est en juin 1709 que, pour se soulager du travail des troupes, Desmaretz l'avait fait nommer inspecteur général des vivres des armées à la place de M. Poulletier (*Mercure* de juin 1709, p. 338-339 ; *Sourches*, tome XI, p. 351 ; Papiers du Contrôle général, G7 973, 1805 et 1806 ; *Correspondance des Contrôleurs généraux*, tome III, n° 446). Avec Nointel, le bureau des vivres du conseil d'État se composait de quatre autres conseillers d'État et de quatre maîtres des requêtes.

3. Il ne pourrait s'agir de Jean Orry, puisque Malet, qui prit part aux travaux, raconte qu'il proposa de prendre le dixième des biens-fonds. Prondre dut abandonner lorsqu'il fut nommé président aux comptes.

pule, où il avoit longtemps et bien servi[1]. Ces commissaires travaillèrent donc avec assiduité et grand peine à surmonter les difficultés qui se présentoient de toutes parts[2] : il falloit d'abord tirer de chacun une confession de bonne foi, nette et précise, de son bien, de ses dettes actives et passives, de la nature de tout cela ; il en falloit exiger des preuves certaines, et trouver les moyens de n'y être pas trompé. Sur ces points roulèrent toutes les difficultés. On compta pour rien la désolation de l'impôt même dans une multitude d'hommes de tous les états si prodigieuse, et leur désespoir d'être forcés à révéler eux-mêmes[3] le secret de leurs familles, la turpitude d'un si grand nombre,

1. Cet éloge sera répété deux fois ; il est confirmé par l'annotateur des *Mémoires de Sourches*, qui disait en 1685 (tome I, p. 291) : « Il étoit frère de M. Desmaretz, et par conséquent neveu de M. Colbert, auprès duquel il avoit servi de commis jusqu'à sa mort. Il étoit honnête homme et d'un esprit doux, et ce n'avoit pas été sans peine qu'il avoit travaillé si longtemps sous les ordres de son oncle, dont le génie étoit si différent du sien. » Selon les mêmes *Mémoires* (tome VI, p. 7), c'est la paix de 1698 qui força Vaubourg à quitter son intendance lorsque la Lorraine fut rendue au duc de Lorraine ; mais il eut encore la Franche-Comté, puis Rouen, et quitta cette dernière province au bout de quelques mois, ayant laissé à Boisguilbert un excellent souvenir de son caractère et de ses tendances. En annonçant sa retraite avec l'honorariat de maître des requêtes, Dangeau dit (tome VIII, p. 72) : « C'est un homme d'un grand mérite, et qu'on croit qui ne prend ce parti-là que par dévotion. Son frère, qui étoit capitaine aux gardes avec réputation, quitta de même le régiment des gardes et a mené toujours depuis une vie fort retirée. » C'est en juin 1709 qu'il entra au Conseil comme semestre à la place de Bouville. Vaubourg, quels que fussent ses sentiments comme les indique notre auteur, ne pouvait s'abstenir, puisqu'il avait été jadis, en ces matières, l'intermédiaire de Boisguilbert au temps où il occupait l'intendance de Rouen, puis avait travaillé avec lui, Bouville et Chamlay aux essais de 1705 (tome XIV, p. 587, 592, 593 et 597). Or, nous savons qu'en août 1710 Boisguilbert a été appelé à Paris pour besogner avec les gens du Contrôle et avec d'Argenson : *Contrôleurs généraux*, tome III, n° 840.

2. Ici l'écriture change. — Comparez la tirade qui va suivre avec la lettre LVIII de Mme Dunoyer, ci-après, p. 472-473.

3. Le pluriel a été ajouté après coup à *mesme*.

le manque de bien suppléé par la réputation et le crédit dont la cessation alloit jeter dans une ruine inévitable, la discussion des facultés de chacun, la combustion[1] des familles par ces cruelles manifestations et par cette lampe portée sur leurs parties les plus honteuses[2] : en un mot, plus que le cousin germain[3] de ces dénombrements impies qui ont toujours indigné le Créateur, et appesanti sa main sur ceux qui les ont fait faire, et presque toujours attiré d'éclatants châtiments[4]. Moins d'un mois suffit à la péné-

1. Nous avons déjà eu, au tome XVI, p. 109, *combustion entre deux maisons* (Soubise et Roquelaure). *L'Académie* de 1718 disait que *combustion* « signifie proprement un grand désordre, un grand tumulte qui s'excite tout d'un coup dans une population, dans une grande assemblée, etc. »

2. En parlant du corps humain, on disait *parties honteuses, parties naturelles, parties nobles, parties vitales* (*Académie*, 1718).

3. Même emploi au figuré que dans notre tome XVII, p. 162.

4. Ce passage si connu sur l'impiété de tout dénombrement avait été bien autrement développé et expliqué par notre auteur dans la « Lettre anonyme au Roi » d'avril 1712 que Prosper Faugère a fait rentrer à bon droit, sans toutefois se souvenir du présent passage, dans l'œuvre de Saint-Simon, et qu'il a comprise au tome IV des *Écrits inédits*. Nous en reportons le texte aux Additions et corrections, p. 574, à cause de son étendue. Vauban, dans la *Dîme* dont il va être parlé de nouveau, avait réclamé que l'on procédât chaque année à un dénombrement général du Royaume. Cette opération se faisoit alors approximativement dans les principales capitales d'Europe, et notre *Gazette* en donnait les résultats chaque année ; la *Gazette de Leyde*, pour la première fois je crois, fit connaître dans son 2e numéro de 1713 un relevé des naissances, mariages et décès de Paris. L'histoire de France parle de dénombrements généraux ordonnés anciennement par Charles VIII en 1492, par Louis XII en 1503. En 1694 et en 1703, à l'occasion de la capitation, en 1709 à cause de la disette, on avoit beaucoup pensé à la nécessité d'un dénombrement, et même, lors de la rédaction des Mémoires de 1698 sur l'état des provinces, quelques intendants avaient cru être en mesure de donner des chiffres d'ensemble ; mais, à bon droit, chacun se défiait de ceux qu'on obtenait par un procédé plus ou moins empirique, comme le disait Vauban dans cette lettre autographe à Catinat que j'emprunte au recueil de l'*Isographie des hommes célèbres* : « A Basoches ce 7 apuril 1687. J'ay receu Monsieur celle que uous auez pris la paine de m'escrire du ij du passé, auec le memoire du reuenu des

tration de ces humains commissaires pour rendre bon compte de ce doux projet au cyclope qui les en avoit chargés [1]. Il revit avec eux l'édit qu'ils en avoient dressé [2], tout hérissé de foudres contre les délinquants qui seroient convaincus, mais qui n'avoit aucun égard aux charges que les biens portent par leur nature, et, dès lors, il ne fut
[Add. S^tS. 958] plus question que de le faire passer [3]. Alors Desmaretz proposa au Roi cette affaire, dont il sut bien faire sa cour; mais le Roi, quelque accoutumé qu'il fût aux impôts les plus énormes, ne laissa pas de s'épouvanter de celui-ci. Depuis longtemps il n'entendoit parler que des

princes d'Italie qui est fort différent de celuy que je uous auois enuoyé. Il sen faut beaucoup quelle ne soit habitée de quinze millions dames. Je doute mesme qu'il y en aye huit car ce pays là est fort depeuplé, et jestime qu'il y en a presque autant eu autrefois dans la seule ville de rome qu'à present dans tout le reste de son estendue. Quand à la France je comte quell'en contient entre 14 et 15 millions. toutes les recherches que jay faites là dessus quoyque auec beaucoup de soin ne me donnent pas lieu de croyre qu'il y en aye d'avantage mais je sçay fort bien quelle en pouroit aizement nourir de son cru jusques à 21, et 22, mesme 24, millions. Je suis surpris de ne trouuer au pape que 6 millions de reuenu ueu la grandeur de pays quil possede en Italie, cela est très different de mon memoire par lequel je uoy quil en a dix ; uous donnez aussy six millions au roy despagne plus que moy et au grand duc 5 de moins. Pour le duc de Sauoye jauois tousiours cru que ses estats luy en fournissoient huict. C'est ce qui me fait uous supplier de chercher làdessus toutes les certitudes que uous pourez et de uouloir bien m'en faire part et quand uous me lenuoyerez je uous donneray en echange le reuenu des souurains Dallemagne. Je suis assurement de tout mon cœur Monsieur vostre tres humble et tres obeissant seruiteur. VAUBAN. » L'étude de la population fut toujours aussi un des objectifs favoris de l'abbé de Dangeau, et ses manuscrits abondent en documents qu'il recueillait comme Vauban.

1. Il a déjà qualifié Pontchartrain fils de « cyclope furieux de sa chute » en 1704 (tome XII, p. 326 et 503); mais, ici, ce ne peut être que le synonyme de monstre cruel, comme dans les *Mémoires de l'abbé Legendre*, p. 274, sur le P. le Tellier.

2. Nous avons dans le carton G[7] 1138 les brouillons de cette préparation, tous venant de Desmaretz seul et corrigés à mainte reprise par lui avant l'expédition dernière, comme on le verra à l'Appendice.

3. *Ibidem*.

plus extrêmes misères : ce surcroît l'inquiéta jusqu'à l'attrister d'une manière si sensible, que ses valets intérieurs s'en aperçurent dans les cabinets plusieurs jours de suite, et assez pour en être si en peine, que Mareschal, qui m'a conté toute cette curieuse anecdote[1], se hasarda de lui parler de cette tristesse qu'il remarquoit, et qui étoit telle depuis plusieurs jours, qu'il craignoit pour sa santé. Le Roi lui avoua qu'il sentoit des peines infinies, et se jeta vaguement sur la situation des affaires. Huit ou dix jours après, et toujours la même mélancolie, le Roi reprit son calme accoutumé : il appela Mareschal, et, seul avec lui, il lui dit que, maintenant qu'il se sentoit au large[2], il vouloit bien lui dire ce qui l'avoit si vivement peiné, et ce qui avoit mis fin à ses peines. Alors il lui conta que l'extrême besoin de ses affaires l'avoit forcé à de furieux impôts; que l'état où elles se trouvoient réduites le mettoit dans la nécessité de les[3] augmenter très considérablement; qu'outre la compassion, les scrupules de prendre ainsi les biens de tout le monde l'avoient fort tourmenté; qu'à la fin, il s'en étoit ouvert au P. Tellier, qui lui avoit demandé quelques jours à y penser, et qu'il étoit revenu avec une consultation des plus habiles docteurs de Sorbonne[4] qui décidoit nettement que tous les biens de ses sujets étoient à lui en propre, et que, quand il les prenoit, il ne prenoit que ce qui lui appartenoit[5]; qu'il avouoit

P. Tellier persuade le Roi que tous les biens de ses sujets sont à lui.

1. Comme tant d'autres.

2. Nous n'avons eu jusqu'ici que *tenir le large*. *L'Académie* de 1718 ne donnait, comme pris au sens figuré, qu' « *être au large*, pour dire être dans l'opulence, et *mettre au large*, pour dire mettre dans un état plus commode et plus opulent. » Voyez quatorze lignes plus loin.

3. Ce *les* est en interligne, au-dessus de l'élision *l'*, biffée.

4. On a vu, dans le précédent volume (tome XIX, p. 176), le duc de Bourgogne consulter la Sorbonne, ou du moins « des docteurs particuliers, » sur le point de conscience de « savoir si, dans les conjonctures présentes, il est ou il n'est pas permis de faire la guerre au roi d'Espagne. »

5. Le R. P. Bliard, dans son étude sur le P. le Tellier d'après nos *Mémoires*, p. 371-377, a rejeté tout le récit que nous avons ici, mais sans preuve, ne s'appuyant que sur la répétition des mêmes procédés

que cette décision[1] l'avoit mis fort au large, ôté tous ses scrupules, et lui avoit rendu le calme et la tranquillité qu'il avoit perdue[2]. Mareschal fut si étonné, si éperdu[3] d'entendre ce récit, qu'il ne put proférer un seul mot. Heureusement pour lui, le Roi le quitta dès qu'il le lui eut fait, et[4] Mareschal resta quelque temps seul en même place, ne sachant presque où il en étoit. Cette anecdote, qu'il me conta peu de jours après, et dont il étoit presque encore dans le premier effroi, n'a pas besoin de commentaire : elle montre, sans qu'on ait besoin de le dire, ce qu'est un roi livré à un pareil confesseur, et qui ne parle qu'à lui, et ce que devient un État livré en de telles mains.

Explication du conseil des finances.

Maintenant il faut dire ce que c'étoit que le conseil des finances, et ce qui s'y faisoit, et[5] qui est de même encore aujourd'hui[6]. Le Roi le tenoit tous les mardis ma-

et des mêmes effets dramatiques, comme les confidences du Roi à Mareschal et de celui-ci à Saint-Simon, qui en était terrifié jusqu'à la syncope. Et, en effet, nous aurons une toute pareille scène lorsqu'il s'agira de la bulle *Unigenitus* et de la Constitution (éd. 1873, tome X, p. 101-102). Il est évident que le moindre souvenir personnel venant ou du P. le Tellier, ou de Mareschal, aurait plus de valeur qu'un récit émouvant sans doute, puisque tous les historiens n'ont cessé de s'en servir, et toutefois dénué de preuves ; mais, dans le livre récent dû à un descendant du grand chirurgien, on ne trouve que reproduction ou paraphrase des textes de Saint-Simon, sans justifications. La conversation du Roi est bien plus complète dans l'Addition n° 958, écrite à propos de la capitation de 1695.

1. Le *c* de *decision* corrige une *s*.

2. Il semble bien que cette doctrine ait été de tout temps celle de Louis XIV lui-même, si l'on se reporte à ses Instructions pour son fils, où il dit en propres termes (ses *Œuvres*, tome II, p. 121 et ses *Mémoires*, éd. Dreyss, tome I, p. 209) : « Les Rois sont seigneurs absolus et ont naturellement la disposition pleine et libre de tous les biens, tant des séculiers que des ecclésiastiques, pour en user comme sages œconomes, c'est-à-dire selon les besoins de leur État.... »

3. Après *eperdu*, il a effacé du doigt une virgule.

4. Cet *et* et l'initiale de *Maréchal* surchargent *ce d*, effacé du doigt.

5. Cet *et* et les sept mots suivants ont été ajoutés en interligne.

6. Ci-après, p. 172. Il suffit de renvoyer à ce que j'ai dit du conseil des finances dans l'appendice I de notre tome VI, p. 477-512, et aussi

tin, et les samedis matin encore; mais celui du[1] samedi étoit supprimé toujours à Marly. Outre Monseigneur et Mgr le duc de Bourgogne, qui entroient en tous, il étoit composé du Chancelier parce qu'il avoit été contrôleur général[2], du duc de Beauvillier comme chef du conseil des finances, de Desmaretz comme contrôleur général, et de deux conseillers d'État comme conseillers[3] du conseil royal des finances[4], qui étoient lors Peletier de Souzy et Daguesseau père du Chancelier d'aujourd'hui[5]. Il faut se souvenir ici de ce qui a été rapporté ailleurs[6] de la création de l'inutile charge de chef de ce conseil, lorsque Colbert, pour perdre Foucquet et se rendre maître des finances, persuada au Roi d'en supprimer le surintendant et d'en faire la fonction lui-même: ainsi ce conseil se passoit presque entier en signatures et en bons que le Roi mettoit et faisoit au lieu du surintendant[7], en jugement d'affaires entre particuliers que leur nature, ou la volonté du ministre y portoit, et en appel du jugement du conseil des prises des vaisseaux ennemis, mais marchands, que tenoit chez lui M. le comte de Toulouse, dont l'appel venoit au conseil des finances, que Pontchartrain y rapportoit, et où, pour ces affaires seulement, le

à une page de la *Lettre anonyme au Roi*, en 1712, imprimée dans le tome IV des *Écrits inédits*, p. 31-33, ou aux *Projets de gouvernement du duc de Bourgogne*, publiés par Paul Mesnard, p. 86-87.

1. *Celuy* est en interligne, au-dessus de *ce*, corrigé en *du*.

2. Pontchartrain père. — 3. *Cons^rs* corrige *com*. — 4. Tome IV, p. 13.

5. Le Peletier de Souzy, frère cadet du ministre Claude, avait remplacé Pomereu en 1702, et Henri Daguesseau M. d'Argouges en 1695.

6. Il en a été dit quelques mots; mais c'est surtout à propos de la mort de M. de Beauvillier (suite des *Mémoires*, tome X, p. 280-281) que les circonstances principales de la création de 1661 seront rappelées. Autrement, je les ai résumées dans l'appendice I de notre tome VI, p. 489-493.

7. J'ai indiqué (tome VI, p. 511) ce que sont devenues les séries d'arrêts du conseil des finances. Quelques registres ou cartons égarés se trouvent encore au Cabinet des manuscrits de la Bibliothèque nationale et ailleurs. Pour les « bons du Roi, » j'ai publié en 1876 un *Choix de pièces extraites des registres des Décisions du Roi*.

comte de Toulouse entroit avec voix délibérative[1]. Toutes les autres y étoient rapportées par le contrôleur général, où le comte de Toulouse et Pontchartrain n'entroient pas. Rien autre n'y étoit agité ni délibéré. Tout ce qui s'appelle affaires de finances, taxes, impôts, droits, impositions de toute espèce nouveaux, augmentation des anciens, régies de toutes les sortes, tout cela est fait par le contrôleur général, seul chez lui avec un intendant des finances dont la fonction est d'être son commis, quelquefois avec le traitant seul. Si la chose est considérable à un certain point, elle est rapportée au Roi par le contrôleur général seul, dans son travail avec lui tête à tête : tellement qu'il sort des arrêts du Conseil en finance qui[2] n'ont jamais vu que le cabinet du contrôleur général, et des édits bursaux[3] les plus ruineux qui de même n'ont pas été portés ailleurs, que le secrétaire d'État ne peut refuser de signer, ni le Chancelier de viser et sceller sans voir, sur la simple signature du contrôleur général, et ceux qui entrent au conseil des finances n'en apprennent rien que par l'impression de ces pièces devenues publiques, comme tous les particuliers les plus éloignés des affaires. Cela se passoit ainsi alors, et s'est toujours continué de même depuis jusqu'à aujourd'hui. L'établissement de la capitation fut proposé et passa sans examen au conseil des finances comme je l'ai raconté en son lieu[4], singularité donnée à l'énormité de cette[5] espèce de dénombrement[6]. La même énormité redoublée engagea Desmaretz à la même cérémonie, ou plutôt au même jeu. Le Roi, mis[7] au large par le P. Tellier et sa consultation de Sorbonne, ne douta plus que tous les biens de tous ses su-

1. J'ai parlé du conseil des prises et des arrêts rendus en cette matière dans le tome VII, p. 413-415. Voyez ci-dessus, p. 66.

2. Ce *qui* surcharge un *d*. — 3. Tome XIV, p. 333.

4. Tome II, p. 223 et appendice IV, p. 458-468. Comparez, pour la nouvelle capitation de 1701, notre tome VIII, p. 246-247.

5. *Cet* corrigé en *cette*. — 6. Ci-dessus, p. 167.

7. L'initiale de *mis* surcharge l'abréviation d'*et*.

jets ne fussent siens, et que ce qu'il n'en prenoit pas, et qu'il leur laissoit, étoit pure grâce : ainsi, il ne fit plus de difficulté de les prendre à toutes mains et en toutes les sortes. Il goûta donc le dixième en sus de tous les autres droits, impôts et affaires extraordinaires, et Desmaretz n'eut plus qu'à exécuter. Ainsi, le mardi 30 septembre, Desmaretz entra au conseil des finances avec l'édit du dixième dans son sac[1]. Il y avoit déjà quelques jours que chacun savoit la bombe en l'air et en frémissoit, avec ce reste d'espérance qui n'est fondé que sur le desir, et toute la cour, ainsi que Paris, attendoit dans une morne tristesse ce qui en alloit arriver. On s'en parloit à l'oreille, et, bien que ce projet près d'éclore fût déjà exprès rendu public[2], personne n'en osoit parler tout haut. Ceux du conseil des finances y entrèrent ce jour-là sans en savoir davantage que le public, ni même si l'affaire baiseroit ou non le bureau[3] de ce conseil[4]. Tout le monde assis, et Desmaretz tirant un gros cahier de son sac[5], le Roi prit la parole, et dit que l'impossibilité d'avoir la paix et l'extrême difficulté de soutenir la guerre avoient fait travailler Desmaretz à trouver des moyens extraordinaires qui lui paroissoient bons ; qu'il lui en avoit rendu compte, et qu'il avoit été du même avis, quoique bien fâché d'être

1. Même expression que dans notre tome XI, p. 359.

2. Le 23, Dangeau en avait pris note : ci-dessus, p. 165. Les *Mémoires de Sourches* en disent ceci dès le 21 (p. 358) : « On parloit ce jour-là, dans Versailles, de mettre une taxe du dixième denier sur tous les biens du Royaume, laquelle devoit produire au Roi quatre-vingts millions pour les frais de la guerre de l'année prochaine. » Remarquons que notre auteur n'avait encore parlé que de dîme royale, tandis qu'il écrit ici le nom de dixième ou dixième denier.

3. *Bureau*, « table sur laquelle le rapporteur met les pièces du procès qu'il rapporte, et c'est en ce sens qu'on dit qu'*il est au bureau*, qu'*il a mis un procès sur le bureau*, qu'*il lui a fait baiser le bureau*, pour dire qu'il en a entamé le rapport » (*Dictionnaire de Trévoux*).

4. Voyez ci-après, p. 176, note 2.

5. Ce cahier est encore dans le carton G[7] 1138 des Papiers du Contrôle général.

réduit à ces secours[1] ; qu'il ne doutoit pas qu'ils ne fussent d'avis semblable après que Desmaretz[2] le leur auroit expliqué. Après une préface si décisive, et si contraire à la coutume du Roi, Desmaretz fit un discours pathétique[3] sur l'opiniâtreté des ennemis et l'épuisement des finances, court et plein d'autorité, qu'il conclut par dire qu'entre laisser le Royaume en proie à leurs armes, ou se servir des seuls expédients qui restoient, lui n'en sachant aucuns autres, il croyoit encore moins dur de les mettre en usage que de souffrir l'entrée des ennemis dans toutes les provinces de France ; qu'il s'agissoit de l'imposition du dixième denier, sans exception de personne ; qu'outre la raison d'impossibilité susdite, chacun encore y trouveroit son compte, parce que cette levée, qui seroit modique pour chacun en comparaison de ce qu'il avoit sur le Roi en rentes ou[4] en bienfaits (mais, outre cette iniquité criante à ceux-là, combien de gens qui n'avoient rien du Roi, ni sur le Roi !), en procureroit le payement régulier désormais, et, par là, un recouvrement de moyens pour tous les particuliers, et une circulation, pour le général, qui remettroit une sorte de petite abondance et de mouvement d'argent ; qu'il avoit tâché de prévenir tous les inconvénients tant pour le Roi que pour ses sujets, et que ces Messieurs en jugeroient mieux par la lecture de l'édit même qu'il alloit faire, que par tout ce qu'il leur en pourroit dire de plus. Aussitôt, et sans attendre de réponse, il se mit à lire l'édit, et il le lut d'un bout à l'autre tout de suite, sans aucune interruption ; puis il se tut. Personne ne prenant la parole, le Roi demanda l'avis à Daguesseau, à qui, comme le dernier du Conseil, c'étoit à parler le premier. Ce digne magistrat répondit que l'affaire lui pa-

1. Voyez, dans l'appendice, les considérants de la déclaration.

2. Ayant écrit : *le Roy*, il a biffé *le* et surchargé *Roy* en *Desmarests*.

3. Il a écrit ici : *patétique*, comme au tome XVII. p. 164, quoique la bonne orthographe fût déjà donnée par les dictionnaires.

4. Cet *ou* surcharge *et*.

roissoit d'une si grande importance qu'il n'en pouvoit dire ainsi son avis sur-le-champ; qu'il lui faudroit, pour le former, lire longtemps chez lui l'édit, tant sur la chose même que sur la forme : partant, qu'il supplioit le Roi de le dispenser d'opiner là-dessus. Le Roi dit que Daguesseau avoit raison; que l'examen qu'il demandoit étoit même inutile, puisqu'il ne pourroit être travaillé plus que ce qu'avoit fait Desmaretz, qui étoit d'avis de faire cet édit, et tel qu'ils le venoient d'entendre; que c'étoit aussi son sentiment à lui, à qui Desmaretz en avoit rendu compte, et qu'ainsi ce ne seroit que perdre le temps que de le discuter davantage[1]. Tous se[2] turent hormis[3] le duc de Beauvillier, qui, séduit par le neveu de Colbert, son beau-père, qu'il croyoit un oracle en finance, et touché

1. Dans sa lettre anonyme de 1712, notre auteur dira au Roi (*Écrits inédits*, tome IV, p. 32-33) : « Il est très ordinaire que les ministres qui assistent au conseil royal des finances avec Votre Majesté n'apprennent les édits et les déclarations qui en portent le nom, et sont censées en émaner, que par les entendre crier sous leur fenêtre, et les envoyer acheter comme le plus commun des gens. C'est un fait, Sire, que ces ministres ne vous dénieront pas, et ils le disent très franchement, quand l'occasion s'en présente. Votre Majesté se souvient sans doute que le dixième ne fut ni débattu ni discuté au conseil des finances, et que Votre Majesté, sans prendre les voix, interrompit la lecture de l'édit tout dressé, à peine commencée, sans qu'auparavant il eût été nulle mention de dixième en ce conseil, et dit que M. Desmaretz l'avoit suffisamment digéré. Si donc la plus grande et la plus grave affaire de finances qui se soit proposée sous aucun règne a si légèrement passé devant le conseil de finance, sans qu'aucun de ceux qui le composent en eussent jamais ouï parler que comme le public, il n'est pas surprenant qu'on s'y taise de toutes les autres, et que tout s'y réduise au mécanique manuel et trompeur de la surintendance, ou à l'examen léger et court de quelque procès particulier : par quoi, le conseil des finances n'est plus qu'un vain fantôme comme la Chambre des comptes, et tous ceux qui y sont d'autres fantômes, qui (à commencer par Votre Majesté même) ignorent si, pourquoi, quand et comment les choses les plus principales et les plus légères se passent en matière de finance, qui est uniquement en la main despotique du seul contrôleur général, qui en dit en particulier à Votre Majesté ce qu'il en juge à propos seulement. »

2. *Ce*, dans le manuscrit. — 3. *Horsmis*, dans le manuscrit.

de la réduction à l'impossible[1], dit en peu de mots que, tout fâcheux qu'il reconnût ce secours, il ne pouvoit ne le pas préférer à voir les ennemis ravager la France, ni trouver que ce parti ne fût plus salutaire à ceux-là même qui en souffriroient le plus. Ainsi fut bâclée cette sanglante affaire[2], et, immédiatement après, signée, scellée, enregistrée[3] parmi les sanglots suffoqués, et publiée parmi les plus douces, mais les plus pitoyables plaintes. La levée, ni le produit n'en furent pas tels à beaucoup près qu'on

1. *Réduction* « se dit aussi de l'état fâcheux où on se trouve quand on est dans l'indigence ou dans une mauvaise fortune.... *Réduction à l'impossible* ou *à l'absurde* se dit, en termes de logique, en parlant d'un argument par lequel on démontre une proposition en faisant voir que le contraire seroit impossible ou absurde. » (*Académie*, 1718 et 1878.) Nous avons déjà eu des emplois de *réduction* dans le tome XVI, p. 244 et 298, et ailleurs.

2. *Dangeau*, p. 254, 30 septembre : « Le Roi tint le conseil de finances, dans lequel la dîme royale fut réglée. On n'en sait pas encore la manière; mais on assure que le Roi en tirera un prodigieux argent et qu'on éteindra les billets de monnoie, que les rentes de la maison de ville seront payées dans leur entier à l'avenir, et que l'argent qu'on tirera de cette affaire viendra tout entier dans les coffres du Roi sans passer par les mains des traitants. L'édit en paroîtra au premier jour. » En effet, la pièce avait été déjà préparée, et elle fut même signée sous la forme d'édit, c'est-à-dire sans date de jour, avec la formule *A tous présents et à venir*, et la clause finale *Et, afin que ce soit chose ferme et stable à toujours, nous y avons fait mettre notre scel;* mais, en dernière revision, on substitua aux premières formules celles qui transformaient l'édit en déclaration royale, comme on le verra à l'appendice. Tout fut consommé dans ce conseil du 14, à la suite duquel le Roi travailla longuement avec Desmaretz et Voysin. (*Dangeau*, p. 261). La veille, Desmaretz avait écrit à son confident le Rebours, dans une lettre absolument désespérée (*Correspondance des Contrôleurs généraux*, tome III, p. 608) : « Je crois qu'il n'y a plus de temps à perdre pour la déclaration du dixième et pour envoyer aux intendants le mémoire pour en préparer l'établissement. »

3. Dangeau dit que le Chancelier signa « par extraordinaire l'édit de la dîme royale » le 20 octobre, et qu'il fut enregistré ensuite à la chambre des vacations du Parlement, et publié le jour même. En réalité, cet enregistrement avait été fait la veille, 25 octobre (Arch. nat., X[1A], 8707, fol. 603, et X[1B], 8893, et 9008), et il ne passa que le 7 novembre à la Chambre des comptes, le 27 à la Cour des aides.

se l'étoit figuré dans ce bureau d'anthropophages[1], et le Roi ne paya non plus un seul denier à personne qu'il faisoit auparavant. Ainsi tourna en fumée[2] ce beau soulagement, cette sorte de petite abondance, cette circulation et ce mouvement d'argent, lénitif[3] unique du beau discours de Desmaretz. Je sus dès le lendemain tout le détail que je viens de rapporter par le Chancelier. Quelques jours après la publication de l'édit, il se répandit qu'il s'y étoit opposé avec vigueur au conseil des finances. Cela lui fit grand honneur; mais il s'en fit un bien plus véritable en rejetant hautement le faux : il avoua à quiconque lui en parla qu'il s'étoit tu absolument, qu'il n'avoit pas été mis à portée de dire un seul[4] mot là-dessus, qu'il en étoit même bien aise parce que tout ce qu'il auroit pu dire n'auroit rien changé à une résolution de ce poids absolument prise, dont on ne[5] leur avoit parlé que par forme: cérémonie qui l'avoit même surpris. D'ailleurs, il ne se cacha pas de blâmer cette invention affreuse avec toute l'amertume que méritoit un remède tourné en poison. Le maréchal de Vauban étoit mort de douleur du succès de son zèle et de son livre, comme je l'ai raconté en son lieu[6]. Le pauvre Boisguilbert, qui avoit survécu à l'exil que le sien lui avoit coûté[7], conçut une affliction

1. *Anthropophage* « ne se dit que des hommes qui mangent de la chair humaine » (*Académie*, 1718). Saint-Simon écrit ce mot sans *h* à la deuxième syllabe.

2. Locution déjà relevée dans notre tome XVII, p. 398.

3. *Lénitif*, substantif, « se dit de toute drogue dont on se sert pour purger et pour adoucir les humeurs. Il signifie figurément adoucissement, soulagement, consolation. Enfin, c'est aussi un électuaire.... » (*Académie*, 1718.)

4. L'initiale de *seul* surcharge *m[ot]*.

5. *Le[ur]* corrigé en *ne*.

6. En 1707 : tome XIV, p. 323-344. Ci-dessus, p. 163.

7. Tome XIV, p. 326-341 et appendice XII. Rappelons que le système de Boisguilbert, dans son dernier *Factum*, eût été un impôt unique, non pas perçu, comme celui de Vauban, sur les terres et en nature, et pesant plus modérément sur le commerce et l'industrie, mais réparti pro-

extrême de ce que, par n'avoir songé qu'au bien de l'État et au soulagement universel de tous ses membres, il se trouvoit l'innocent donneur d'avis d'une si exécrable monopole[1], lui qui n'avoit imaginé et proposé le dixième[2] denier qu'en haine et pour la destruction totale de la taille et de toute monopole, et soutint constamment que ce dixième denier en sus des monopoles ne produiroit presque rien par le défaut de circulation et de débit qui formoit l'impuissance ; et l'événement fit voir en bref qu'il ne se trompoit pas. Ainsi, tout homme, sans aucun excepter, se vit en proie aux exacteurs[3], réduit à supputer et à discuter avec eux son propre patrimoine, à recevoir leur attache et leur protection sous les peines les plus terribles, à montrer en public tous les secrets de sa famille, à produire eux-mêmes au grand jour les turpitudes domestiques enveloppées jusqu'alors sous les replis des précautions les plus sages et les plus multipliées, la plupart à convaincre, et vainement, qu'eux-mêmes, propriétaires, ne jouissoient pas de la dixième partie[4] de leurs fonds. Le Languedoc entier, quoique sous le joug du comite[5] Bâville, offrit en corps d'abandonner au Roi tous ses biens sans réserve, moyennant assurance d'en pouvoir conserver quitte et franche la dixième partie, et le demanda comme

portionnellement sur toute espèce de revenu, et payable en argent. Tous deux, mais sans parfait accord, entendaient que cet impôt unique remplaçât les anciens, tandis que Desmaretz le superposa à ceux-ci.

1. Nous avons déjà eu *monopole*, féminin, aux tomes XV et XVII.

2. Le manuscrit porte : *10*.

3. *Exacteur*, « celui qui est commis pour exiger des droits ; ce mot se prend ordinairement en mauvaise part pour celui qui exige plus durement qu'il ne devroit » (*Académie*, 1718). Peiresc a employé le substantif *exactesse* dans une de ses *Lettres*, tome IV, p. 12.

4. Le manuscrit porte : *dixme*, et *partie* a été ajouté après coup en interligne.

5. *Comite*, « officier préposé pour faire travailler la chiourme d'une galère... : *impitoyable comme un comite* » (*Académie*, 1718). Comparez un pareil emploi au figuré dans la grande Addition de notre auteur sur le règne de Louis XIV : *Dangeau*, tome XVI, p. 61.

une grâce[1]. La proposition non seulement ne fut pas écoutée, mais réputée à injure, et rudement tancée[2]. Il ne fut donc que trop manifeste que la plupart payèrent le quint[3], le quart, le tiers de leurs biens pour cette dîme seule, et que, par conséquent, ils furent réduits aux dernières extrémités. Les seuls financiers s'en sauvèrent par leurs portefeuilles inconnus[4], et par la protection de leurs semblables, devenus les maîtres de tous les biens des François de tous les ordres[5]. Les protecteurs du dixième denier virent clairement toutes ces horreurs sans être capables d'en être touchés. Quelques jours après la publication de l'édit, Monseigneur, par grand extraordinaire, alla dîner à la Ménagerie[6] avec les princes ses enfants et leurs épouses, et des[7] dames en petit nombre[8]. Là, Mgr le duc

Monseigneur et Mgr le duc de Bourgogne fâchés du dixième. Sortie de Mgr le duc

1. Ce n'est nullement le sens de l'article du *Journal de Dangeau*, p. 307.

2. Le bruit courut que Bâville, très hostile à cet établissement et enclin à protéger le parlement de Languedoc dans l'opposition à tout enregistrement, déclarait ne pouvoir en venir à bout, si on ne lui donnait le secours de vingt mille hommes de troupes. Sans dissimuler son opinion personnelle, il protesta contre ces imputations par deux lettres à Desmaretz, 17 et 21 novembre 1710, que j'ai publiées dans la *Correspondance des Contrôleurs généraux,* tome III, nos 893 et 895, et obtint que, pour les terres, les États fissent un abonnement comme ceux d'autres provinces (*Dangeau,* p. 307); Bâville s'en félicita toujours, ainsi que le prouve sa lettre de 1715 au duc de Noailles, que j'ai donnée dans le *Mémoire de la généralité de Paris en 1698* p. 486, et qui a été déjà citée dans notre tome XIV, p. 334, note 2.

3. Terme déjà relevé dans notre tome XV, p. 67.

4. C'est-à-dire les valeurs mobilières, en papier, qui remplissaient leurs caisses ou leurs portefeuilles : voyez un premier emploi dans ce sens moderne au tome XVII, p. 276.

5. Il y eut le « dixième d'industrie » frappant les banquiers, marchands, négociants, et généralement tous ceux dont la profession était de « faire valoir leur argent, » comme on le verra ci-après, p. 201-202, et dans l'appendice V, p. 465-468.

6. Tome XII, p. 104.

7. *Et des* a été écrit en interligne, au-dessus d'*et leurs,* biffé et surchargeant *av*[*ec*].

8. Ni Dangeau, ni les *Mémoires de Sourches* ne font mention de ce dîner.

de Bourgogne contre les financiers.

de Bourgogne, moins gêné que d'ordinaire, se mit sur les partisans, dit qu'il falloit qu'il en parlât parce qu'il en avoit jusqu'à la gorge[1], déclama contre le dixième denier et contre cette multitude d'autres impôts, s'expliqua avec plus que de la dureté sur les financiers et les traitants, même sur les gens de finance[2], et, par cette juste et sainte colère, rappela le souvenir de saint Louis, de Louis XII père du peuple[3], et de Louis le Juste. Monseigneur, ému par cette sorte d'emportement de son fils qui lui étoit si peu ordinaire, y entra aussi un peu avec lui et montra de la colère de tant d'exactions aussi nuisibles que barbares, et de tant de gens de néant si monstrueusement[4] enrichis de ce sang, et tous deux surprirent infiniment ce peu de témoins qui les entendirent, et les consolèrent un peu dans l'espérance en eux de quelque ressource[5]. Mais

1. Le *Dictionnaire de l'Académie* de 1718 ne donnait pas cette locution, que nous retrouvons cependant dans les *Lettres de Saint-Simon au cardinal Gualterio*, p. 27.

2. La lettre LXXXIV de Mme Dunoyer (tome IV, p. 127-133) fait voir que l'on crut, une fois Monseigneur mort, que son fils, initié aux finances par Desmaretz et par le Conseil, y mettrait bon ordre aussi bien qu'aux affaires religieuses. Saint-Simon y reviendra après la mort de Monseigneur, et j'ai déjà publié en 1893 un mémoire sur les affaires du temps, que le duc du Maine remit, en août 1709, aux mains du duc de Bourgogne, n'ayant osé le déposer dans celles du Roi lui-même.

3. Surnom décerné à Louis XII par les états généraux réunis à Tours en 1506.

4. La première lettre de cet adverbe surcharge un *p*.

5. Quand le duc de Bourgogne mourut, la *Gazette d'Amsterdam* (année 1712, n° LIX) dit qu'on trouva dans ses papiers un traité sur le dixième ou la dîme royale, avec des remarques sur les erreurs que contenait le livre de Vauban, quoiqu'il eût toujours témoigné en faire beaucoup de cas; mais ce pouvait n'être qu'un exemplaire d'une des nombreuses critiques qui avaient circulé partout. Un journal du temps (ms. Nouv. acq. fr. 4037, fol. 11) raconte que le duc de Berry, au contraire, répondit aux plaintes d'une dame qu'il n'y avait que les mauvais sujets qui pussent trouver à redire à la nouvelle imposition, et que le Roi eût bien pu prendre davantage puisque tout lui appartenait. Voyez ci-dessus, p. 169.

le décret en était porté[1]. Le vrai successeur de Louis XIV étoit le fils d'un rat de cave[2], qui ajouta, dans son long et funeste gouvernement, à tout ce qui s'étoit auparavant inventé en ce genre, et qui mit les publicains[3] et leurs vastes armées en effroi, et, s'il étoit possible, en honneur, par la vénération qu'il leur porta, la puissance et le crédit sans bornes qu'il leur donna, le[4] respect odieux qu'il leur fit porter par les plus grands et par tout le monde, et les grâces et les distinctions de la cour, de l'Église et de la guerre, qu'ils partagèrent avec les seigneurs, même avec préférence, jusqu'à pas une desquelles, jusqu'alors, aucun d'eux[5] n'avoit osé lever les yeux.

Du Mont m'avertit de la plus folle calomnie persuadée contre moi à Monseigneur. Crédulité inconcevable de ce prince.

Il faut maintenant parler d'une nouvelle bombe[6] qui[7] me tomba sur la tête, et rapporter ce que je n'ai fait qu'indiquer ailleurs[8] de l'incroyable crédulité de Monseigneur. Il faut se souvenir de ce que j'ai [dit] de du Mont, de la confiance de Monseigneur pour lui, et de son constant souvenir de ce que mon père avoit fait pour le sien[9]. Il faut encore remarquer que le Roi déclara, le lundi[10] 2 juin, à Marly, le mariage de M. le duc de Berry,

1. Cette locution n'a pas été relevée dans les lexiques, même dans le *Littré* au mot PORTER 24°.
2. Expression appliquée à Orry dans le tome X, p. 389. Ici cependant, il s'agit du cardinal de Fleury, fils d'un receveur des décimes du clergé.
3. « Dans le style familier, on appelle *publicains* les traitants et les gens d'affaires, mais toujours en mauvaise part » (*Académie*, 1718). Souvent, dans les livres saints, l'épithète de *peccatores* est accolée à *publicani*, ceux-ci s'étant fait haïr en Judée, sous la domination romaine, comme « exacteurs » du fisc.
4. Avant *le*, Saint-Simon, a biffé *et*.
5. Les mots *aucun d'eux* ont été écrits en interligne, au-dessus de *pas un encore*, biffé.
6. Ci-dessus, p. 173. — Comparez le récit qui va suivre avec celui de la *Notice sur la maison de Saint-Simon*, tome XXI et supplémentaire de l'édition de 1873, p. 121-123.
7. La première lettre de *qui* surcharge un *d*.
8. Tome XVI, p. 329. — 9. Tomes IX, p. 42, et XIII, p. 321.
10. La première lettre de *lundy* surcharge une *r*.

et qu'il alla, le même jour, faire à Madame la demande de Mademoiselle[1]; que, le dimanche 15 juin, Mme de Saint-Simon fut nommée dame d'honneur de la future duchesse de Berry de la manière qui a été rapportée[2], dans le[3] cabinet du Roi à Versailles; que, le dimanche 6 juillet, le mariage se fit dans la chapelle de Versailles[4]; que, le mercredi suivant, 9 juillet, le Roi alla [à] Marly jusqu'au samedi 2 août[5]; qu'il y retourna le mercredi 20 août jusqu'au samedi 13 septembre; qu'il y retourna encore le mercredi 8 octobre jusqu'au samedi 18 du même mois; enfin, qu'il y retourna le lundi 3 novembre jusqu'au samedi 15[6] du même mois[7], et qu'il n'alla point à Fontainebleau cette année, retenu par les fâcheuses affaires, et par la dépense de ce voyage. Ce sont quatre voyages de Marly depuis le mariage de Mme la duchesse de Berry, et il n'y en eut plus après de cette année[8]. Quelques jours après le second voyage de Marly commencé[9], revenant avec le Roi de la messe, du Mont, dans le resserré[10] de la porte du petit salon de la chapelle[11], prit son temps de n'être pas aperçu, me tira par mon habit, et, comme je me tournai, mit un doigt sur sa bouche, et me mon-

1. Tome XIX, p. 277-281. — 2. *Ibidem*, p. 327-329.

3. Ce *le* est en interligne, au-dessus de *son*, biffé, et les mots *du Roy* ont été ajoutés ensuite en interligne.

4. Tome XIX, p. 350 et suivantes.

5. *Dangeau*, p. 203-218; *Sourches*, p. 261-288.

6. Saint-Simon, ayant d'abord écrit: *mardy 19 d[u]*, a biffé ces trois mots et écrit: *mercredi*, en interligne, puis a biffé encore pour écrire au commencement de la ligne suivante: *samedi*, et ajouté le nombre *15* corrigeant d'autres chiffres.

7. *Dangeau*, p. 229-242, 258-263 et 273-282; *Sourches*, p. 333-353, 375-382 et 393-400.

8. Le Roi alla seulement se promener à Marly, sans y coucher, les 20, 24 et 27 novembre, 1er, 4, 11, 18, 19, 22 et 29 décembre.

9. Ce serait donc, selon qu'il a été dit huit lignes plus haut, à la fin d'août.

10. Participe pris substantivement; Littré a cité le présent passage.

11. Tome XIX, p. 280.

tra les jardins qui sont au bas de la Rivière, c'est-à-dire de cette superbe cascade que le cardinal Fleury a détruite, et qui étoit en face derrière le château[1]. En même temps, du Mont me glissa dans l'oreille : « Aux Berceaux[2]. » Cette partie du jardin en étoit entourée avec des palissades qui ôtoient la vue de ce qui étoit dans ces Berceaux : c'étoit le lieu le moins fréquenté de Marly, qui ne conduisoit à rien, et où, l'après-dînée même et les soirs, il étoit rare qu'on se promenât. Inquiet de ce que me vouloit du Mont avec tant de mystère, je gagnai doucement l'entrée des Berceaux, où, sans être vu, je regardai par une des ouvertures que je le visse paroître. Il s'y glissa par le coin de la chapelle[3], et j'allai au-devant de lui. En me joignant, il me pria de retourner vers la Rivière afin d'être encore plus écartés, et nous nous[4] y mîmes contre la palissade la plus épaisse, et dans l'éloignement des ouvertures, pour être encore plus cachés sous ces berceaux. Tant de façons me surprirent et m'effrayèrent ; je le fus

1. Il est souvent question, dans le *Journal de Dangeau* et dans les *Mémoires de Sourches*, de la grande cascade appelée cascade de la Rivière, ou les Grandes Nappes, qui fut commencée vers 1695, et dont les travaux, non encore achevés en 1703, avaient, à certain moment, nécessité l'emploi de plus de mille ouvriers (*Dangeau*, tomes V, p. 316, VI, p. 42, VII, p. 83 et 84, IX, p. 104, 105 et 110, et XI, p. 260 ; *Sourches*, tome XII, p. 111, note ; *Gazette d'Amsterdam*, 1698, n° LXVI). Guillaumot a donné le plan et la description de la cascade, avec une vue des parties les plus importantes, dans son ouvrage sur Marly. En 1728, comme elle était en mauvais état, le cardinal de Fleury la fit remplacer par un « tapis vert, » et les marbres en furent donnés au curé de Saint-Sulpice pour décorer son église, alors en construction.

2. Les Berceaux, formés de treillages et d'arbustes verts, reliaient d'abord l'un à l'autre les pavillons placés de chaque côté en avant du château et se continuaient ensuite derrière celui-ci, après une interruption occasionnée d'un côté par la chapelle, de l'autre par la Perspective, jusqu'à la partie supérieure de la cascade ; on en voit le plan et la disposition dans l'ouvrage de Guillaumot.

3. C'est-à-dire par la partie la plus rapprochée de la chapelle, à laquelle ces berceaux s'appuyaient.

4. *Ns ns* surcharge *nous*.

bien autrement quand j'appris de quoi il étoit question. Après quelques compliments de reconnoissance sur mon père, et d'amitié pour moi, du Mont me dit qu'il venoit me donner la plus grande marque de l'une et de l'autre, mais à deux conditions : la première, que je ne ferois pas, en la moindre chose du monde, aucun semblant de savoir rien de ce qu'il m'alloit apprendre ; l'autre, que je n'en ferois aucun usage que lorsqu'il me le diroit, et que de concert avec lui ; et je lui donnai parole de l'un et de l'autre. Alors il me dit que, deux jours après le mariage de M. le duc de Berry[1], étant entré sur la fin de la matinée dans le cabinet de Monseigneur, où il étoit tout seul, avec l'air fort sérieux, il l'avoit suivi, tout seus encore, par le jardin, où il entroit par les fenêtres de sel cabinets, chez Mme la princesse de Conti, chez laquelle il entroit aussi de la terrasse de l'Orangerie de Versailles[2] par les fenêtres de son appartement, laquelle aussi il trouva seule dans son cabinet ; que, tout en entrant, Monseigneur lui avoit dit[3] d'un air, contre son naturel, fort enflammé, et comme par interrogation, qu'elle étoit là bien tranquille : ce[4] qui la surprit à tel point, qu'elle lui demanda avec frayeur s'il y avoit des nouvelles de Flandres, et qu'est-ce qui étoit arrivé. Monseigneur répondit avec un air de dépit qu'il n'y avoit point de nouvelles, sinon que j'avois dit que, maintenant que le mariage du duc de

1. C'est-à-dire le 8 juillet.

2. L'Orangerie de Versailles avait été installée, dès avant 1676, dans l'emplacement qu'elle occupe encore aujourd'hui, entre les deux escaliers dits des Cent marches, et sous la terrasse du Midi ; on y avait apporté les orangers de Fontainebleau, et aussi ceux que le duc de la Rocheguyon, le duc Mazarin, le duc de Créquy, la duchesse de Verneuil et autres avaient offerts au Roi. Elle avait été décorée par le protestant Rousseau. Un devis du 25 janvier 1676, signé par Louis Lehongre, pour la peinture de mille caisses d'orangers, grenadiers et lauriers, aux orangeries de Clagny et de Versailles, a passé en vente en 1892.

3. *Dit* est en interligne, au-dessus d'un second *avoit* biffé.

4. Le pronom *ce*

Berry étoit fait, il falloit faire chasser Madame la Duchesse et elle, et qu'après cela nous gouvernerions tout à notre aise ce bon imbécile, en parlant de soi ; qu'elle ne devoit donc pas être si assurée, ni si en repos. Puis, tout à coup, et comme se battant les flancs[1] pour s'irriter davantage, il tint tous les propos qu'eût mérités ce discours, ajouta des menaces, et dit qu'il avertiroit bien le duc de Bourgogne de me craindre, de m'écarter, et de s'éloigner tout à fait de moi. Cette manière de soliloque[2] dura assez longtemps sans[3] que j'aie su ce que Mme la princesse de Conti dit là-dessus ; mais, par le silence de du Mont à cet égard, par le dépit qu'elle montra[4] du mariage, et par presque tout ce qui l'environnoit, je n'eus pas lieu de[5] croire qu'elle cherchât à rien adoucir. Du[6] Mont, seul en tiers, collé à la muraille, frémissoit sans oser dire une parole, et la scène ne finit qu'à l'arrivée de Sainte-Maure[7], qui fit tout court changer de discours. On ne peut comprendre l'effet que fit sur moi ce récit. Entre plusieurs, l'étonnement l'emporta : je regardai du Mont ; je lui demandai comment un pareil rapport se pouvoit concevoir, comment il osoit se faire, et comment il pouvoit être cru, et je le priai de me dire par quel biais et par quel moyen proposer au Roi, et réussir à lui faire chasser ses deux filles, princesses du sang, qu'il aimoit, et Monseigneur encore mieux, et s'il ne falloit pas être plus fou que

1. Ni le *Dictionnaire de l'Académie* de 1718, ni celui *de Trévoux* ne donnent cette expression figurée, signifiant s'agiter, se donner beaucoup de mouvement sans succès, et dont Littré cite un exemple de Voltaire.

2. Nous avons relevé ce terme au tome XIX, p. 302.

3. La première lettre de *sans* surcharge un *d*.

4. *Le* est en interligne, au-dessus de *son*, biffé, et de même les mots *qu'elle montra*.

5. Cette préposition est répétée deux fois, en fin de ligne et au commencement de la ligne suivante.

6. *Du* surcharge *ces*.

7. Honoré, comte de Sainte-Maure, camarade d'enfance du Dauphin : tome XVII, p. 298.

les plus enfermés pour concevoir un projet si radicalement insensé et si parfaitement impossible, plus fou encore de s'en vanter et de le dire, et plus que démon pour l'inventer, et en affubler quelqu'un qui, au moins, n'avoit jamais passé pour fou ni pour visionnaire. Je lui demandai encore ce qu'il lui sembloit de celui qui s'en étoit si aisément persuadé[1]. Du Mont m'avoua que tout ce que je disois étoit véritable et d'une évidence parfaite, mais que la calomnie n'en étoit pas moins faite et reçue. Je n'osai enfoncer[2] sur la crédulité de Monseigneur, content que du Mont, en haussant les épaules, et par quelques mots échappés, me laissât entendre qu'il en pensoit tout comme moi. Après la première surprise, qui fut en moi le sentiment le plus fort, je vis l'abîme qu'on avoit creusé sous mes pieds, et je demandai à du Mont qu'y faire. « Rien du tout pour le présent, me dit-il ; je n'ai osé vous avertir plus tôt, parce qu'ayant été le seul témoin de la scène avec Mme la princesse de Conti, j'ai voulu laisser éloigner le temps. Il n'est pas encore venu de rien faire ; attendez que je vous avertisse, et je le ferai soigneusement. — Mais, Monsieur, lui répondis-je, qui suis-je, moi, vis-à-vis de Monseigneur en fureur, et toujours dans les mêmes lieux que lui hors à Meudon ? Que devenir ici dans le salon en sa présence, comment oser lui faire ma cour chez lui, et comment oser ne la lui pas faire en attendant que vous m'avertissiez et que nous ayons trouvé le moyen de lui faire entendre raison avec tous les démons qui l'obsèdent, et qui l'entretiendront dans cette humeur[3], ceux surtout qui ont

1. Cependant nous ne voyons rien d'invraisemblable à ce que notre auteur eût tenu quelque discours de ce genre, si étrange qu'il fût.

2. Au sens d'appuyer avec force. Nous avons eu *enfoncer la surface* dans le tome VI, p 227, mais non cet emploi au neutre sans régime direct.

3. Le manuscrit porte : *cet humeur,* et ce n'est peut-être pas une inadvertance de l'auteur, puisque nous rencontrons ainsi *humeur,* masculin, dans les *Lettres de Chapelain,* tome I, p. 688, et dans les *Mémoires de Lenet,* p. 452.

osé abuser de lui jusqu'à lui faire accroire une absurdité, trop forte même pour un enfant de six ans? — Tout cela est très embarrassant, me répliqua du Mont; ne demandez point pour Meudon, ne vous approchez guères[1] ici de Monseigneur dans le salon; allez chez lui de loin à loin, mais allez-y. Vous ne vous êtes aperçu de rien de lui jusqu'à cette heure; en vivant de la sorte à son égard, il ne s'échappera à rien avec vous. C'est tout ce que je puis vous dire. » Il me recommanda après, tant et plus[2], l'observation exacte des deux conditions qu'il m'avoit fait promettre, reçut mes remerciements à la hâte, et s'enfuit par où il étoit venu dans la frayeur d'être avisé par quelqu'un. Je demeurai assez longtemps à me promener sous ces berceaux, à rêver à l'excès de la scélératesse, à l'opinion que ceux qui l'avoient conçue pouvoient avoir d'un prince à qui ils avoient osé espérer de la lui faire croire, et à qui ils l'avoient si bien persuadée, et à m'abîmer dans les réflexions de ce qu'on pourroit devenir sous un roi gouverné par de pareils démons, et incapable de ne pas gober[3] les absurdités les plus grossières et les plus palpables Revenant à moi, je ne savois ni comment me tirer de celle-ci, bien moins encore parer toutes celles qu'il plairoit aux mêmes gens d'inventer, et d'en coiffer[4] ce pauvre prince. Je me retirai chez moi dans tout le malaise[5] qu'il est aisé de s'imaginer, et que je ne confiai qu'à Mme de Saint-Simon, qui n'en fut pas moins étonnée que moi, ni moins épouvantée. Je suivis

1. Cet adverbe a été ajouté après coup en fin de ligne.

2. Cette locution *tant et plus* a été relevée par Littré dans Lesage et dans J.-J. Rousseau.

3. « *Gober* signifie figurément croire de léger : *C'est un homme qui gobe tout ce qu'on lui dit* » (*Académie*, 1718). Nous retrouverons ce verbe ci-après, p. 193-194 et p. 279, et les exemples de l'époque ne manquent pas.

4. « On dit : *Je ne sais qui l'a coiffé d'une opinion si extravagante*, pour dire je ne sais qui l'en a entêté » (*Académie*, 1718).

5. Ici, il a écrit : *malaise*, en un seul mot, et non plus en deux.

exactement la conduite que du Mont m'avoit prescrite. J'allois assez médiocrement chez Monseigneur, et même à Marly fort rarement autour de lui, parce que[1] cette cabale qui le gouvernoit, et dont j'ai plus d'une fois parlé[2], étoit toute composée de gens qui me haïssoient parfaitement. Je n'avois donc aucune familiarité avec Monseigneur, j'allois assez rarement à Meudon : ainsi, la[3] conduite que j'eus à garder fut imperceptible au monde. Je n'ai jamais su, et j'en loue Dieu encore, qui avoit fait accroire à Monseigneur cette ineptie si cruelle, et, parmi cette troupe mâle et femelle de cette cabale, je n'ai pu démêler ni asseoir aucun soupçon sur personne de distinct. Les choses de rang pour les deux Lillebonne et leur oncle de Vaudémont, Rome à l'égard de d'Antin, ce qui s'étoit passé avec feu Monsieur le Duc et Madame la Duchesse, les choses de Flandres sur le tout, les avoient tous rendus mes ennemis personnels. Ils m'avoient vu, malgré toutes leurs menées, ressusciter auprès du Roi ; ils[4] frémissoient de ce que je n'étois pas resté perdu ; ma liaison intime avec M. et Mme la duchesse d'Orléans aigrissoit leur haine ; enfin, le mariage de M. le duc de Berry en avoit comblé la mesure : quoique les détails en demeurassent ignorés, il n'avoit que trop transpiré que je l'avois fait[5], et la démarche que je fis par Bignon auprès de la Choin si proche de la déclaration du mariage[6] acheva de les en persuader, quoique je me fusse bien gardé d'en rien laisser imaginer dans tout ce qui se passa entre Bignon et moi. Mes liaisons si intimes avec le Chancelier, les ducs de Chevreuse et de Beauvillier, ces deux

1. *Que* a été ajouté en interligne. Notre auteur l'omet souvent après *parce*.
2. Notamment dans le tome XVIII et dans le tome XIX.
3. L'initiale de *la* surcharge *m*[*a*].
4. *Il*, au singulier, dans le manuscrit.
5. Nous avons vu (tome XIX, p. 289) qu'on le lui attribuait ouvertement, mais peut-être pour flatter ses prétentions de tout mener.
6. Tome XIX, p. 252 et suivantes.

derniers qu'ils haïssoient parfaitement, et tant d'autres principaux personnages des deux sexes, leur faisoient[1] peur ; et, plus que tout, comme[2] je le sentis par ce qu'en dit Monseigneur, ce qui commençoit à se former d'intime entre Mgr le duc de Bourgogne et moi, que des yeux si perçants et si attentifs commençoient à apercevoir parmi les ténèbres, leur faisoit frayeur[3], et les déterminoit à tout oser et à tout entreprendre. Dans une situation d'autant plus violente, dans la contrainte de son secret, que l'avenir en étoit plus terrible que le présent n'en étoit fâcheux et embarrassant, à quelque point qu'il le fût, je pris du Mont dans le salon, un matin, tout à la fin de ce même voyage. Après force répétitions de l'absurdité de la calomnie, de respects pour Monseigneur, je lui proposai de lui dire qu'ayant appris ce qui m'étoit imputé auprès de lui, et le regardant comme étant déjà Roi par avance, je ne pouvois demeurer dans cet état, et que j'avois prié du Mont d'obtenir de lui la grâce de le pouvoir entretenir un quart d'heure, ou de recevoir comme un sacrifice fait à son injuste colère de me retirer en Guyenne jusqu'à ce qu'il me permît de lui démontrer l'absurdité d'une si noire calomnie. Du Mont ne put désapprouver mon impatience de sortir de cette étrange affaire, ni le respect avec lequel je m'y prenois : il me promit de parler à Monseigneur avec étendue ; mais il le fit avec un air beaucoup moins ouvert, et en homme que cela embarrassoit pour avoir été témoin de la scène[4]. C'étoit un homme de fort peu d'esprit, timide et fort mesuré, qui craignoit tout, et qui s'embarrassoit de tout : il me dit

1. *Faisoit,* au singulier, dans le manuscrit.

2. L'abréviation *co^e^* surcharge *par*[*ce*].

3. *Frayeur* a été ajouté en interligne, au-dessus de *peur,* biffé pour éviter une répétition. Cette expression équivalente de *faire frayeur* n'était pas donnée par les lexiques.

4. Le récit de la *Notice sur la maison de Saint-Simon,* beaucoup plus abrégé, ne parle pas de cette promesse d'intervention de du Mont auprès de Monseigneur.

qu'il n'étoit pas temps encore, qu'il le prendroit dès qu'il le verroit à propos, et se rabattit à m'exhorter à la patience et au secret, et à la conduite que je lui avois promise. Monseigneur traversa le salon, et me vit parler à du Mont tête à tête; j'en fus bien aise dans l'espérance qu'il lui demanderoit ce que je lui disois, et qu'il en pourroit profiter pour ce que je desirois. La messe du Roi finit notre conversation[1]. Ce Marly, comme je l'ai dit[2], étoit le second depuis le mariage. J'espérois peu des mesures et de la foiblesse de du Mont : nous songeâmes donc, Mme de Saint-Simon et moi, à nous aider d'ailleurs dès que du Mont m'en laisseroit libre ; mais, comme ce que nous résolûmes ne s'exécutoit pas aisément par la mécanique[3] si principale en toutes les choses de la cour, fatigués d'ailleurs d'une situation si pénible, et dans le dessein de ne laisser pas refroidir les promesses de liberté pour y accoutumer de bonne heure, et s'établir sur le pied d'en prendre, un peu avant le troisième Marly[4], Mme de Saint-Simon eut une audience de Mme la duchesse de Bourgogne qui, depuis le mariage, ne pouvoit plus être remarquée : elle la supplia d'obtenir la permission du Roi pour elle d'aller passer ce voyage de Marly, qui devoit être très court[5], à la Ferté, pour se trouver au retour à Versailles. Cela ne fit aucune difficulté, mais grand bruit, et grande envie par la distinction : aucune dame d'honneur, pas même celle[6] des bâtardes du Roi, n'avoit[7] eu liberté de s'absenter deux jours seulement, et cet esclavage étoit passé en loi par-

1. *Conversion*, au manuscrit, en fin de ligne. — 2. Ci-dessus, p. 182.

3. Emploi rencontré en dernier lieu dans le tome XIX, p. 73.

4. On verra, p. 192, qu'il faut lire « second Marly, » du 20 août au 13 septembre, et que l'erreur de compte vient des passages où il a été parlé du deuxième voyage.

5. Onze jours pour le troisième, douze pour le dernier, au lieu de vingt et un et vingt-quatre.

6. Il y a bien *celle*, au singulier, dans le manuscrit, quoique chaque bâtarde eût sa dame d'honneur.

7. *Ne* corrigé en *n'avoit*.

l'habitude[1]. Mme de Saint-Simon usa sagement de cette liberté ; mais elle en usa plusieurs fois, et fut la seule à qui elle fut accordée, laquelle même lui tourna à bien. Nous allâmes donc nous reposer et réfléchir à la Ferté[2], et nous y prîmes la résolution dont je parlerai tout à l'heure[3]. De retour à Versailles, le Roi fit le troisième voyage[4] à Marly depuis le mariage. Vers le milieu du voyage, du Mont, comme la première fois, me tira en revenant de la messe du Roi, et me montra les Berceaux : j'allai aussitôt l'y attendre. Là, il me dit qu'il croyoit maintenant que je pouvois faire parler à Monseigneur parce qu'il y avoit assez longtemps de ce dont il m'avoit averti pour que j'eusse pu l'être d'ailleurs, et le laisser hors de soupçon de l'avoir fait ; que néanmoins, après y avoir bien réfléchi, il n'avoit pas cru pouvoir hasarder de parler à Monseigneur parce qu'il avoit été témoin de la scène, mais que, si Monseigneur, plein de ce qu'on lui auroit dit pour moi là-dessus, lui en parloit, il saisiroit l'occasion, et diroit merveilles. Je lui fis valoir l'exactitude si pénible avec laquelle je lui avois tenu les deux conditions qu'il m'avoit demandées ; je ne fis pas semblant de sentir sa foiblesse et sa timidité, parce qu'on ne peut tirer des gens plus que ce qui est en eux, et que le service de l'avis n'en étoit pas moins grand, et, pour accomplir toute fidélité[5] avec lui, je lui proposai de faire parler à Monseigneur par Mme la duchesse de Bourgogne : il l'approuva fort. Je ne laissai pas pourtant de lui demander si ce canal seroit agréable, et il m'en assura. Je lui promis de l'instruire du

1. Voyez, dans le tome XIX, p. 337, note 3, ce qui a été dit des fonctions des dames d'honneur.

2. Les *Mémoires de Sourches* (p. 334) signalent la présence de Mme de Saint-Simon le 21 août au souper du Roi, mais non plus les jours suivants pendant le deuxième voyage.

3. Ci-après, p. 192 et suivantes.

4. Du 8 au 18 octobre, si c'est bien le troisième.

5. Au sens d'accomplir entièrement sa promesse, son obligation Littré ne cite qu'*accomplir la loi,* de Bossuet.

succès, et nous nous séparâmes de la sorte avec force amitiés, et recommandations, de sa part, de continuer ma même conduite à l'égard de Monseigneur jusqu'à ce qu'il pût être pleinement détrompé. L'impossibilité de trouver personne assez de nos amis, et assez avant dans la privance de Monseigneur pour lui faire parler, nous avoit tournés vers Mme la duchesse de Bourgogne. Mme de Saint-Simon en eut une audience, dans laquelle elle lui conta ce qui vient d'être rapporté[1], sans lui nommer du Mont, l'excita sur le mariage imputé à crime, auquel elle avoit eu une si principale part, lui fit sentir, jusque pour elle-même et pour Mgr le duc de Bourgogne, en quel danger chacun étoit par l'incroyable crédulité de Monseigneur, livré sans réserve à de tels scélérats. Mme la duchesse de Bourgogne en fut vivement touchée ; elle en sentit tout le péril, entra pleinement en tout ce que Mme de Saint-Simon lui dit, lui parla avec toute sorte d'intérêt et d'amitié, reçut[2] avec mille bontés la prière qu'elle lui fit de parler à Monseigneur, et lui promit de prendre son temps pour le faire avec l'étendue que la chose méritoit et en soi, et à mon égard. Quinze ou vingt jours après, elle eut l'attention de dire à Mme de Saint-Simon, qui ne lui en avoit point reparlé, de ne s'impatienter pas, qu'elle n'avoit pu trouver encore occasion de pouvoir parler avec étendue, mais qu'elle pouvoit compter qu'elle la cherchoit, et ne la manqueroit pas. Cela dura jusqu'après le quatrième et dernier voyage de Marly, d'où le Roi[3] revint le samedi 15 novembre[4].

Mme de Saint-Simon s'adresse à Mme la duchesse de Bourgogne, qui détrompe pleinement Monseigneur et me tire d'affaire.

1. *Raconté* corrigé en *rapporté*. — 2. *Receut* surcharge *avec*.
3. *Roy* surcharge *revi[nt]*.
4. Saint-Simon semble avoir un peu confondu ces quatre séjours à Marly, après les avoir cependant énumérés p. 182. Si c'est pendant le deuxième que du Mont lui parla la première fois (*ibidem*), et pendant le troisième qu'il alla à la Ferté (p. 190-191), c'est pendant le quatrième qu'il eut la seconde conversation avec Du Mont, p. 191. Comment alors expliquer qu'il parle maintenant du quatrième voyage comme postérieur d'une vingtaine de jours à l'audience de la duchesse de Bourgogne qui suivit cette même seconde conversation avec du Mont? Sans doute,

Le lendemain dimanche, Monseigneur s'en alla à Meudon pour plusieurs jours[1]. Il vint à Versailles le mercredi suivant, 19 novembre, pour le conseil d'État, au sortir duquel il retourna dîner à Meudon, et y mena tête à tête avec lui Mme la duchesse de Bourgogne[2]. Ce fut là qu'elle lui parla. Sûre du temps, d'être seule, et de ne pouvoir être interrompue, elle entama sur Mme de Saint-Simon qui alloit aussi dîner à Meudon avec Messeigneurs ses fils et Mme la duchesse de Berry. Sur ce que Monseigneur la loua fort, la princesse lui dit qu'il la mettoit pourtant au désespoir ; il fut très surpris, et demanda comment : alors elle lui parla franchement de l'affaire qu'on m'avoit faite auprès de lui. Il l'avoua, et s'en irrita de nouveau. Elle lui laissa tout dire, et puis lui demanda si, bien sérieusement, il en étoit persuadé ? de là, lui dit avec adresse qu'elle aimoit fort Mme de Saint-Simon ; que, de moi, elle ne s'en soucioit point, mais que, pour lui-même, elle ne pouvoit souffrir de le voir la dupe d'une invention si grossière ; qu'il n'étoit pas imaginable qu'un homme avec la moindre teinture de la cour, combien moins un homme qu'on lui avoit dépeint comme si remuant, si plein d'esprit et de connoissances, si dangereux, pût se mettre dans la tête un projet aussi insensé que celui de faire chasser de la cour deux veuves de prince du sang[3], si aimées de lui et du Roi, qui étoit leur père, bien moins encore de le dire, et qu'à la première vue de la chose, nul homme du moindre sens n'y pourroit ajouter foi. Il n'en fallut pas davantage à ce pauvre prince pour lui persuader l'ineptie d'une supposition qu'il avoit si aisément go-

voulant dire le premier, il a dit le second, et, de même, le troisième pour le second.

1. *Dangeau*, p. 283.

2. *Journal de Dangeau*, p. 284. Les *Mémoires de Sourches* ne parlent point des menus faits de la cour pendant cette période de l'automne de 1710.

3. Le manuscrit ne porte que l'abréviation *P. du sg.* Est-ce le singulier ou le pluriel ?

bée[1], et, tout d'un coup, pour lui faire naître la honte d'avoir si pleinement donné dans un panneau si grossièrement tendu : il l'avoua à l'instant de bonne foi, convint de tout avec elle, et dit qu'il n'avoit pas tant fait de réflexion parce que la colère l'avoit surpris. Elle en prit occasion de lui donner des soupçons contre des personnes qui avoient eu assez peu de respect pour lui pour l'exposer à une colère si peu fondée, et si fort à leur gré, et pour lui représenter qu'étant ce qu'il étoit, il ne pouvoit être trop en garde contre les faux rapports, et contre les gens qu'il y auroit surpris, et si grossiers encore. Elle n'osa lui demander qui c'étoit, et se contenta de lui dire que tout ce qui l'approchoit me haïssoit, les uns par rang, les autres pas d'autres raisons. Elle le laissa changer[2] de discours, dont il eut hâte, après qu'elle lui eut[3] fait suffisamment sentir combien ce rapport étoit peu respectueux, hardi, scélérat, et incroyable, et combien honteux[4] et dangereux pour lui d'y avoir donné sans y faire la moindre attention. Elle ne voulut faire semblant de rien à Mme de Saint-Simon à Meudon ; mais, à Versailles, le soir même, elle lui rendit toute cette conversation, dont Mme de Saint-Simon lui rendit les grâces que méritoit ce service rendu avec tant de force, d'esprit, de bonté, et de succès. Dès que je pus voir du Mont, je lui dis, mais sans détail, que Mme la duchesse de Bourgogne avoit parlé à merveilles, et réussi à détromper Monseigneur, dont il me parut fort aise. M. de Beauvillier et le Chancelier, qui étoient en grand peine de me savoir dans ce bourbier[5], se réjouirent

1. Même verbe que ci-dessus, p. 187.
2. Avant *changer,* Saint-Simon a biffé *apres.*
3. *Eut,* oublié, a été ajouté en interligne.
4. L'initiale de *honteux* surcharge *da*[*ngereux*].
5. « Figurément, en parlant d'un homme qui s'est engagé dans une mauvaise affaire d'où il est malaisé de se tirer, on dit qu'*il s'est mis dans un bourbier d'où il aura peine à se tirer* » (*Académie,* 1718).

fort de m'en savoir dehors, et fort d'avis[1] du parti que je m'étois proposé de continuer à l'égard de Monseigneur, avec qui je n'avois qu'à perdre par ses entours infernaux[2], et rien à gagner, la même conduite que je gardois depuis cette aventure, et de laisser croire ainsi aux honnêtes gens qui m'y avoient mis que j'y étois encore, pour ne leur pas donner envie de quelque autre invention qui me perdroit peut-être auprès d'un prince si facile à croire, et si fort entre leurs mains, sans que j'en pusse être averti.

Abbé de Vaubrun rappelé après dix ans d'exil ; sa famille, son caractère.

L'abbé de Vaubrun[3], depuis dix ans en exil[4], et les dernières avec permission d'être à Paris sans approcher plus près de la cour[5], eut enfin permission de venir saluer le Roi le jour du retour à Versailles du dernier voyage de Marly de cette année[6]. Son nom étoit Bautru[7], de la plus petite et nouvelle bourgeoisie de Tours[8]. Vaubrun, son père[9], étoit frère de Nogent tué maître de la garde-robe au passage du Rhin[10], qui avoit épousé la

1. Et furent fort d'avis. — 2. Les « démons » dont il a parlé.

3. Nicolas-Guillaume Bautru : tome V, p. 342.

4. Nous l'avons vu reléguer à Serrant en 1700 comme agent et espion du cardinal de Bouillon : tome VII, p. 152-154, 493 et 498.

5. Il eut la permission d'aller au Mont-Dore en 1701, et en 1707 d'aller aux eaux de Barèges, où il avait jadis rencontré le duc du Maine sans que ni l'un ni l'autre y trouvassent la guérison. Dès ce moment, Mme des Ursins intercédait en sa faveur auprès de Mme de Maintenon, le plaignait comme « martyr du cardinal de Bouillon, » mais n'osait cependant solliciter sa grâce (*Lettres*, recueil Bossange, tomes I, p. 222, et IV, p. 133).

6. Son rappel est annoncé dès la fin de septembre 1709 dans les *Mémoires de Sourches*, tome XII, p. 85 et 97, mais son retour l'est seulement en novembre 1710 dans le *Journal de Dangeau*, p. 279, où Saint-Simon a pris le présent article. C'est aussi en 1709 qu'en parle la princesse des Ursins (recueil Geffroy, p. 384). Il reprit ses entrées de lecteur le 29 janvier 1711, selon Dangeau.

7. Ici, *Beautru*.

8. Déjà dit dans le tome XV, p. 391 ; sera encore répété en 1711. On trouve des documents sur cette famille dans les Papiers des Biron, aux Archives nationales, série T 479, cartons 49-51 et 118.

9. Nicolas II Bautru, marquis de Vaubrun : tome VII, p. 152.

10. Armand Bautru : tomes XII, p. 283, et XV, p. 390.

sœur de M. de Lauzun[1], du[2] chevalier de Nogent[3] et de la Montauban[4], cette fausse princesse dont j'ai parlé quelquefois[5]. Leur père[6] avoit fait sa fortune par beaucoup d'esprit et de souplesse sur la fin de Louis XIII, et surtout dans la minorité de Louis XIV, et étoit devenu capitaine de la porte; Nogent eut sa charge à sa mort, et, après, celle de maître de la garde-robe, pour épouser pour rien la sœur de M. de Lauzun, qui étoit fille de la Reine mère[7]. Vaubrun avoit épousé la fille[8] de Serrant, frère de son père, qui étoit très riche et avoit été maître des requêtes, qui vivoit encore à quatre-vingt-cinq ou six ans[9], retiré à Serrant en Anjou[10], où l'abbé de Vaubrun avoit passé son exil[11]. Vaubrun fut tué lieutenant général

1. Diane-Charlotte de Caumont-Lauzun, mariée le 29-30 avril 1663 (tome XII, p. 283, note 4), porta le grand deuil toute sa vie après la mort de son mari. Nous la verrons mourir le 4 novembre 1720, âgée de quatre-vingt-huit ans. Mademoiselle parle d'elle fort souvent dans ses *Mémoires*.

2. Avant *du*, Saint-Simon a biffé *et*.

3. Louis Bautru : tome XII, p. 283.

4. Charlotte Bautru : tome V, p. 259.

5. En dernier lieu, dans le tome XVIII, p. 121-122, à propos de la visite qu'elle se risqua à faire chez la duchesse de Mantoue.

6. Nicolas Bautru, comte de Nogent : tome XV, p. 391.

7. Tout cela a déjà été dit à diverses reprises.

8. Marie-Marguerite-Thérèse Bautru : tome VII, p. 39.

9. Guillaume III Bautru, comte de Serrant (tome VII, p. 152), conseiller au Parlement en 1641, intendant de l'armée de Bourgogne en 1643, intendant de justice, police et finances à Tours en 1644, puis conseiller d'État ordinaire, gouverneur des Ponts-de-Cé en 1647, devint chancelier de Monsieur en 1650, conserva ces fonctions jusqu'en 1670, se retira alors à Serrant, en Anjou, où il mourut le 19 septembre 1711, âgé de quatre-vingt-treize ans. Les chronologies des maîtres des requêtes ne contiennent pas son nom.

10. Tome VII, p. 152. En 1659, M. de Serrant avait joint à son domaine la forêt de Belle-Poule (Archives nationales, reg. du Parlement X1A 8663, fol. 202). Depuis que nous avons eu à parler de son château, la restauration en a été achevée par M. le duc de la Trémoïlle, héritier du comte Walsh de Serrant, et c'est là que se conserve maintenant le chartrier si connu des historiens.

11. Ci-dessus, p. 195, note 4.

au combat d'Altenheim[1], à cette belle et fameuse retraite que mon beau-père fit à la mort de M. de Turenne[2]; il laissa deux filles, dont l'aînée fut, en 1688, seconde femme du duc d'Estrées[3], et une autre[4] dont j'ai parlé à l'occasion de son enlèvement[5], et qui fut depuis enfermée

1. Tomes X, p. 331, note 6, XV, p. 390, et XVIII, p. 198. La *Gazette* de 1675 donne de minutieux détails sur le rôle de Vaubrun dans cette campagne, p. 93, 194, 216-217, etc. ; voyez aussi les *Lettres de Pellisson,* tome II, p. 186 et 402.

2. Déjà dit dans les mêmes termes à diverses reprises, et notamment dans le tome VII, p. 152.

3. Madeleine-Diane Bautru de Vaubrun (tome V, p. 342) épousa en 1688 François-Annibal III, duc d'Estrées, veuf de Madeleine de Lionne.

4. Il a écrit : *un autre,* par mégarde.

5. Notre auteur n'a point encore parlé de cette aventure, qui arriva en mars 1689, et dont on trouve les détails dans le *Journal de Dangeau,* tome II, p. 359-361, 364 et 371, dans les *Mémoires de Sourches,* tome III, p. 59 et 62, dans les *Lettres de Mme de Sévigné,* tomes VIII, p. 550-555, et IX, p. 13, et recueil Capmas, tome II, p. 274-276, dans la *Correspondance administrative* publiée par Depping, tome II, p. 261-262, dans le livre d'Allaire : *la Bruyère dans la maison de Condé,* tome II, p. 221-225. Il y a aussi des vers dans le Chansonnier, ms. Fr. 12 689, p. 473. Marguerite-Thérèse de Vaubrun avait à peine quinze ans quand elle fut enlevée par le comte Henri de Béthune-Selles, surnommé Cassepot, âgé d'une soixantaine d'années, et veuf d'une Dauvet des Marets qu'il avait épousée en 1663 malgré ses parents. Exilé pour ce rapt, il mourut l'année suivante, en novembre 1690. Voici comment les *Mémoires de Sourches,* au 25 mars 1689 (tome III, p. 59), racontent l'événement : « On sut à la cour une affaire la plus ridicule du monde. M. le comte de Béthune, qui avoit bien soixante ans, enleva Mlle de Vaubrun, qui n'en avoit pas dix-sept, ayant forcé pour cet effet la grille du monastère des Filles de la Visitation de la rue du Bac, à Paris ; et l'on assuroit qu'il l'avoit épousée, et même que M. le duc de Gesvres leur avoit donné un appartement chez lui, dans lequel ils avoient couché deux nuits. M. le duc d'Estrées, qui avoit épousé la sœur aînée de Mlle de Vaubrun, et qui d'ailleurs étoit neveu à la mode de Bretagne de M. le comte de Béthune, lequel avoit même fait amitié avec Mlle de Vaubrun dans l'hôtel d'Estrées, où il demeuroit, entreprit cette affaire avec beaucoup de chaleur, aussi bien que tout le reste de la famille. Ils firent informer contre le ravisseur, et peut-être que, s'ils eussent pu, ils y eussent aussi compris M. le duc de Gesvres, disant que quatre de ses gardes,

aux Annonciades[1] de Saint-Denis[2], où elle a fait profession, et un fils[3] unique[4], mais absolument nain, extrêmement boiteux, qui, par ces défauts naturels[5], se fit d'Église[6]. Avec ses jambes torses et une tête à faire peur, il ne laissoit pas d'être fort audacieux avec les femmes, pour lesquelles il se croyoit de grands talents. Il avoit du

avec un maréchal des logis, avoient servi à appuyer l'enlèvement. D'autre côté, M. de Gesvres apporta au Roi un billet de la damoiselle, par lequel elle certifioit avoir épousé M. le comte de Béthune ; mais, comme elle étoit mineure, et qu'on n'avoit observé, dans ce prétendu mariage, aucune des formalités requises pour le rendre valable, qu'il n'y avoit point de sûreté à Paris pour M. de Béthune, et que, n'ayant aucun bien, il ne savoit en quel lieu du monde il pourroit l'emmener, M. le duc de Beauvillier, M. le duc de Charost et les autres parents et amis communs firent en sorte qu'on remît la damoiselle entre les mains de sa mère, à laquelle on prétend qu'elle fit bientôt voir un autre billet de la main de M. de Béthune, par lequel il reconnoissoit qu'il ne l'avoit point épousée, et que ce n'étoit qu'à sa prière qu'elle lui avoit donné le billet que M. le duc de Gesvres avoit porté au Roi. Pour M. de Béthune, il se sauva de Paris, et l'on ne fit peut-être pas toutes les diligences qu'on auroit pu faire pour le prendre. » On verra aux Additions et corrections, p. 575, que ce récit est parfaitement conforme au rapport du lieutenant criminel.

1. L'ordre des Annonciades ou des Dix vertus de Notre-Dame, qu'on appelait communément les Filles bleues, fondé en 1501 à Bourges, par sainte Jeanne de Valois, fille de Louis XII, avait à Paris deux couvents, le premier à Popincourt, l'autre dans la rue Culture-Sainte-Catherine.

2. Le couvent de Saint-Denis, fondé en 1629, par M. de Versigny, président à la cour des aides, comptait en 1698 cinquante-cinq religieuses, avec douze mille livres de revenu, d'après le *Mémoire de la généralité de Paris*, p. 39. Mlle de Vaubrun y avait passé quelques mois avant son enlèvement. Rendue à sa famille, elle fut acceptée par le même couvent le 3 avril, ayant alors quinze ans accomplis, et fut admise à prendre l'habit le 23 avril 1690 ; mais ses parentes n'eurent permission de l'y visiter que plusieurs années après (Arch. nat., registre LL 1627, p. 64, 69, 92 et 102).

3. L'initiale de *fils* corrige la fin d'*une*. — 4. L'abbé dont il est question.

5. Autrefois comme encore aujourd'hui, l'évêque avait tout pouvoir pour juger si une difformité risquait d'être gênante dans l'exercice des fonctions sacerdotales, ou de nuire à la considération des prêtres.

6. Comparez ce qui va suivre avec ce qui a déjà été raconté du même Vaubrun en 1700, au tome VII, p. 153-154.

savoir, beaucoup d'esprit, peu ou point de jugement, une grande hardiesse, la science du monde, où il vouloit tout savoir, être de tout, se mêler de tout, frappant à toutes les portes[1], obséquieux, respectueux, bassement valet de tous gens en place souvent ennemis, toujours dès qu'ils y arrivoient, et se fourrant chez tout ce qui figuroit. Une folle ambition et la passion du grand monde lui firent acheter une charge[2] de lecteur[3] pour s'introduire à la cour. L'intrigue étoit son élément; mais dangereux[4], imprudent, peu sûr d'ailleurs, et, comme tel, craint, évité, méprisé. Il se dévoua au cardinal de Bouillon, dont les intrigues le firent chasser, et les siennes avec les jésuites le firent revenir[5]. Il finit par se faire l'âme damnée de M. et de Mme du Maine, qui ne le menèrent à rien[6]. Toute sa vie il eut la rage d'être évêque[7].

Bulle qui condamne les jésuites sur les usages chinois. [Add. St-S. 959]

En ce temps-ci parut une bulle du Pape, qui décida très nettement toutes les disputes des missionnaires et des jésuites de la Chine sur les cérémonies chinoises de Confucius, des ancêtres, et autres[8], qui les déclara idolâtri-

1. « On dit figurément qu'*un homme heurte à toutes les portes*, pour dire qu'il s'adresse à toutes sortes de personnes et cherche toutes sortes de moyens pour réussir dans une affaire » (*Académie*, 1718).

2. *Chare* corrigé en *charge*.

3. Le 2 janvier 1696 : *Dangeau*, tome V, p. 345 ; registre O[1] 40, fol. 9 v°. C'était la charge que le baron de Breteuil possédait depuis 1677, et Vaubrun la paya cent trois mille livres.

4. « Vilain et dangereux escargot, » a dit notre auteur en 1700.

5. Ci-dessus, p. 195.

6. Ce fut lui qui imagina les Grandes Nuits de Sceaux, et il en devint un des héros (Desnoiresterres, *les Cours galantes*, tome IV, p. 127-128 ; *Mémoires du président Hénault*, p. 118).

7. Il avait un appartement à vie à la Sorbonne (*Mémoires de Luynes*, tome I, p. 326), sans doute comme administrateur du collège de Corbeil (reg. MM 276, p. 327). Les papiers de sa succession sont aux Archives nationales, T 479, carton 118 et registres 19-20. On trouvera aux Additions et corrections, p. 575-576, un portrait de lui tiré des *Mémoires du président Hénault*.

8. Il en a été parlé déjà dans nos tomes VII, p. 165-170, XVII, p. 57-58, et XVIII, p. 267. Saint-Simon en a résumé l'historique dans

ques, les proscrivit, condamna les jésuites dans leur tolérance et leur pratique là-dessus[1], approuva la conduite du feu cardinal de Tournon[2], dont les souffrances, la constance et la mort y étoient fort louées[3], et les menées et la désobéissance des jésuites fort tancées. Cette bulle les mortifia moins qu'elle ne les mit en furie : ils l'éludèrent[4], puis, à découvert, la sautèrent à joint pied[5]. On a tant écrit sur ces matières, que je n'en dirai pas davantage[6] ; je fais seulement mention de cette bulle comme

sa notice du P. le Tellier, qui est imprimée au tome II des *Écrits inédits*, p. 471-472 et 475-476.

1. C'est dans le consistoire du 1er octobre que le Pape promulgua le décret rendu le 24 septembre précédent par la congrégation du Saint-Office au sujet des cérémonies chinoises (notre tome VII, p. 165-170), lequel confirmait le décret du 20 novembre 1704 et le mandement du cardinal de Tournon, légat apostolique en Chine, du 25 janvier 1707 : *Dangeau*, p. 267 et 284 ; *Gazette*, p. 524 ; *Mémoires de Mathieu Marais*, tome I, p. 135 et 306-307.

2. Charles-Thomas Maillard de Tournon, d'origine savoyarde, naquit à Turin le 21 décembre 1668, entra dans les ordres à Rome et y occupa divers postes subalternes jusqu'à ce que, en décembre 1701, le Pape le sacra archevêque *in partibus* d'Antioche et l'envoya ensuite légat apostolique en Chine pour régler les différends qui existaient entre les jésuites et les autres missionnaires au sujet des cérémonies chinoises, et dont Saint-Simon a déjà parlé en 1700. Il partit au cours de l'année 1702, mais n'entra dans l'empire chinois qu'en avril 1705. L'empereur le reçut d'abord avec bienveillance, puis, après la publication du mandement dont il a été parlé dans la note précédente, le fit incarcérer au couvent des Jésuites de Macao, où il succomba le 8 juin 1710, par suite des mauvais traitements que les Chinois lui avaient fait subir. Il avait été appelé au cardinalat en août 1707. Saint-Simon reparlera de lui et de sa morten 1711.

3. La bulle ne pouvait parler ainsi du cardinal puisque sa mort, quoique arrivée en juin 1710, ne fut connue en France qu'en septembre 1711 ; c'est donc à tort que notre auteur le qualifie de « feu. »

4. Il fallut en effet que le Pape fît écrire, le 11 octobre, au général des jésuites, par un secrétaire du Saint-Office, pour bien préciser la condamnation absolue de leur doctrine, et enjoindre d'en avertir tous les missionnaires (*Gazette d'Amsterdam*, Extr. XCII ; *Dangeau*, p. 284).

5. Expression déjà rencontrée dans le tome XIII, p. 129.

6. Sur les incidents de cette affaire depuis la première décision ponti-

de la source de tout le fracas qui arriva bientôt après, et dont la persécution dure encore, et n'a fait que croître en fureur. Je parlerai en son temps de ce chef-d'œuvre du démon et des jésuites, et, en particulier, du P. Tellier[1].

Le dixième établi[2] donna lieu à augmenter toute l'infanterie de cinq hommes par compagnie[3]. On fit aussi une taxe sur les usuriers qui avoient gagné gros à trafiquer les papiers du Roi[4], c'est-à-dire à profiter du besoin de ceux à qui le Roi les donnoit en payement[5]. On appeloit

ficale de 1700, on peut voir les recueils du P. Léonard qui sont aux Archives nationales, M 243, n° 2, et K 1324, n° 123, ses lettres conservées dans le deuxième volume du manuscrit 304 de la bibliothèque de Grenoble, les documents de celle de Carpentras indiqués p. 68-71 du tome I du *Catalogue général des manuscrits*, les *Œuvres de Bossuet*, tome XXXVIII, p. 341-343, la *Gazette d'Amsterdam*, 1704, n° XXXII, et 1709, n° LXX, le *Mercure historique et politique*, 1705, p. 351-354 et 371-372, le *Theatrum Europæum*, tome XVIII, 1708, p. 212, le *Journal de Verdun*, tome X, 1709, p. 278-288, l'*Histoire générale de la Société des Missions*, par le P. Adrien Launay (1894), t. I, p. 380 et suivantes, 466 et suivantes, *le P. le Tellier*, par le P. Bliard, p. 107-113, et divers recueils factices de mémoires et de factums contemporains. Saint-Simon possédait dans sa bibliothèque vingt et un volumes de *Lettres édifiantes et curieuses écrites des Missions étrangères* que publièrent les Jésuites à partir de 1717. M. Henri Cordier a établi toute la bibliographie dans le tome I de sa *Bibliotheca sinica* (1881), col. 373-408.

1. La constitution *Unigenitus*, dont il sera traité en 1714.

2. Ci-dessus, p. 159 et suivantes.

3. *Dangeau*, p. 257. Par ordonnance du 20 septembre, les compagnies furent portées de quarante-cinq hommes à cinquante, et les capitaines durent les compléter à l'aide d'une levée de milices dont parle le *Nouveau Mercure historique*, mars 1711, p. CIX-CXIII.

4. « *Trafiquer* est quelquefois actif : *trafiquer une lettre de change* » (*Académie*, 1718).

5. Ci-dessus, p. 161-162. C'est en novembre 1710 que cette taxe fut mise en recouvrement ; mais, dès l'été précédent, le lieutenant général de police avait fait des perquisitions chez plusieurs usuriers, presque tous juifs, et il les continua (*Correspondance des Contrôleurs généraux*, tome III, n°s 770, 964, 988, 1393, 1720, etc. ; *Dangeau*, p. 280, 283, 285 et 288 ; *Sourches*, p. 404 ; *Gazette d'Amsterdam*, Extr. XCV, XCVII et XCIX). Cette taxe était indépendante de celle des aisés dont il a été parlé p. 163, qui remontait au mois de mars 1710, et des deux

ces gens-là *agioteurs*[1], et leur manège, suivant la presse où étoient les porteurs de billets de donner par exemple trois ou quatre cents livres, et souvent encore la plupart en denrées[2], pour un billet de mille francs[3], ce manège[4],

émissions de trois cent mille livres de rente que l'on répartit, en forme d'emprunt forcé, entre les financiers qui avaient pris quelque part aux « affaires du Roi » (édits de janvier 1711) : c'est ce qu'on appela rentes provinciales, et il en sera parlé ci-après, p. 467, dans l'appendice du Dixième, et dans l'Addition, p. 573.

1. On dit que le mot d'*agiot* était venu de Hollande, mais dérivait de l'italien *agio* signifiant avantage, commodité, et, par extension, le change, courtage ou commission prélevée sur une opération de banque ou de commerce ; le premier emploi officiel en aurait été fait dans les déclarations de 1706 et 1707 contre le commerce usuraire des billets de monnaie. « On nomme *agioteurs* les monopoleurs de billets de monnoie, » est-il dit dans la même lettre LXXXIII de Mme Dunoyer qui parle de l'établissement du dixième ; comparez le *Journal de Dangeau*, en novembre 1710, p. 280, 285, 288, et les *Mémoires de Sourches*, douze jours plus tard, p. 404. On appelait spécialement *agioteurs* les courtiers ou intermédiaires qui cherchaient les porteurs d'assignations refusées par les caisses du Roi et leur rachetaient ce papier à vil prix (*Correspondance des Contrôleurs généraux*, tome III, nos 231, 539, 770, 870, etc., et Appendice, p. 651 ; Brillon, *Dictionnaire des arrêts*, 1727, tome I, p. 102 ; article du *Dictionnaire de Littré*). Dancourt fit paraître en octobre 1710, et représenter en novembre, chez la duchesse de Bourgogne, une pièce intitulée : *les Agioteurs*, où un certain Zacharie disait : « J'ai fait cette semaine plus de quarante mille livres de conversions, et si nous ne sommes encore qu'au jeudi. Il y a le tiers de profit pour le moins. Le papier baisse de huit pour cent. Voilà deux mille francs de papier que je viens de troquer contre un sac de mille livres.... » Le *Mercure* d'octobre publia (p. 147-182) une autre pièce intitulée : *l'Agioteur dupé*, et il y a dans le Chansonnier, ms. Fr. 12 694, p. 577, des couplets sur l'agiot. Ce mot, ainsi écrit, et ses dérivés entrèrent immédiatement, en 1718, dans le *Nouveau dictionnaire de l'Académie françoise*, lequel reprit ensuite l'orthographe primitive *agio*.

2. *Danrées*, par un *a*.

3. Ici, *franc*, en toutes lettres, mais sans le pluriel, omis par mégarde. A la ligne précédente, c'était le sigle ₶.

4. Sur le « manège » des agioteurs, on peut voir *les Manieurs d'argent*, par feu M. Edmond Rousse (1857), et le tome I, p. 797 et suivantes, de la publication de Daire sur *les Principaux économistes français*. Une

dis-je, s'appeloit *agio*[1]. On prétendit tirer une trentaine de millions[2] de cette taxe[3] : bien des gens y gagnèrent gros ; je ne sais si le Roi y fut le mieux traité. Bientôt après on refondit la monnoie, ce qui fit un grand profit au Roi[4], et un extrême tort aux particuliers et au commerce. On a, dans tous les temps, regardé comme un très grand malheur, et comme quelque chose de plus, de toucher aux blés et aux monnoies : Desmaretz a accoutumé au manège de la monnoie, Monsieur le Duc et le cardinal Fleury à celui des blés, et de la famine factice[5].

Refonte et profit de la monnoie.

Le pont que Mansart avoit bâti à Moulins sur l'Allier avoit été emporté aussitôt qu'achevé, comme je l'ai rapporté en son lieu[6]. Il y en avoit rebâti un autre, qu'il

Pont de Moulins tombé ; ravages de la Loire.

estampe du temps, reproduite par M. Émile Bourgeois dans *le Grand Siècle*, p. 255, représente « la Déroute des agioteurs frappés par la foudre. » Nous avons la correspondance de police pour 1706-1710 dans les Papiers du Contrôle général, G⁷ 1725-1727.

1. Voyez la note 1 ci-contre, p. 202.

2. Dangeau dit seulement vingt. — 3. La taxe sur les usuriers.

4. C'est l'opération dont il a été parlé dans le tome XVII, p. 212 et appendice III, p. 541-547. En 1710, on a prorogé encore d'août à septembre le délai assigné pour déposer les espèces à réformer.

5. Déjà dit à propos de la disette de 1709, dans le même tome XVII, p. 209-211.

6. Rencontrant déjà la même anecdote en 1708 (tome XVI, p. 41-42), nous avons fait quelques observations, mais insuffisantes ou inexactes, si on les rapproche de ce qui a été dit depuis des deux ponts de Moulins, par M. l'abbé Clément, dans le *Bulletin de la Société d'émulation du Bourbonnais* pour l'année 1901, p. 111-113, et, tout récemment, en 1906, par M. Flament, dans son édition du *Mémoire de la généralité de Moulins en 1698*, p. 28. Comme nous l'avions fait remarquer, le premier pont, qu'on appelait pont Ginguet, ayant été entièrement emporté par l'Allier en 1689, on se borna à y suppléer par un bac jusqu'à ce que l'intendant d'Aquin de Châteaurenard obtînt de faire établir le devis d'un nouveau pont par l'inspecteur Mathieu, et c'est celui-ci que Mansart, qui vint lui-même tracer les dessins et engager les travaux, commença en 1706. Son tort fut d'en asseoir les culées sur un fond de sable mouvant, et cela malgré les observations de l'ingénieur Germain le Duc, un des constructeurs de Marly. La dépense devait être couverte par une imposition annuelle de quatre-vingt-seize mille livres sur les cinq généralités

avoit assuré devoir durer[1] jusqu'à la postérité la plus reculée. Il avoit coûté plus de huit cent mille livres. Il fut emporté aux[2] premiers commencements de cet hiver[3] par l'inondation de la Loire[4], qui, par ses ravages, coûta plus de dix millions au Royaume[5], qui, comme il a été expli-

intéressées : Moulins, Riom, Bourges, Lyon et Orléans. Le 14 octobre 1710, l'arrêt du conseil des finances ordonnant une prorogation (Arch. nat., E 821A, nº 1 du jour) s'exprima ainsi : « Encore que les trois arches du pont de Moulins sur l'Allier aient été heureusement fermées dans le cours de cette année au moyen des fonds qui ont été faits pendant ladite année et les quatre précédentes, il est nécessaire de faire par augmentation plusieurs ouvrages aux avenues et aux quais pour la sûreté et la perfection dudit pont.... » C'est donc au moment où le pont lui-même était enfin terminé, et très admiré pour la beauté de ses trois arches, que, vingt-cinq jours après l'arrêt, le 8 novembre, une crue d'eau de quinze pieds, amenée par la fonte des neiges, renversa toute la construction sans qu'il en restât une pierre. La responsabilité en fut imputée à Mansart pour les raisons dites plus haut; mais, où Saint-Simon s'est trompé, soit ici, soit dans son récit primitif, c'est : 1º sur l'attribution au même Mansart du premier pont emporté en 1689; 2º sur l'état de la construction du nouveau pont, qui n'était pas encore parfaite; 3º sur le nom de la rivière cause du désastre, qu'il a bien dit d'abord être l'Allier, mais qu'il va appeler la Loire six lignes plus loin, en suivant de trop près Dangeau; 4º sur Mansart lui-même, qui ne dirigeait plus les travaux depuis trente mois, étant mort, comme nous l'avons vu au tome XVI, le 11 mai 1708 : c'est même cette mort qui avait amené Saint-Simon à parler par avance, en 1708, du sinistre du 8 novembre 1710. Dix mois plus tard, en septembre 1711, M. de Bercy, allant porter des consolations et de bonnes paroles aux riverains, contempla avec tristesse les « débris du plus bel ouvrage qui ait jamais été fait » (Papiers du Contrôle général, G7 365).

1. *Devoir* a été ajouté en interligne, et l'initiale de *durer* surcharge une autre lettre.

2. *Au*, écrit par mégarde au singulier.

3. Le 8 novembre : *Dangeau*, p. 284; *Sourches*, p. 399; H. Faure, *Histoire de Moulins*, tome II, p. 673-675; *Correspondance des Contrôleurs généraux*, tome III, nº 454; ci-après, Additions et corrections, p. 576.

4. L'Allier, qui causa le désastre à Moulins, ne déversa qu'au Bec-d'Allier sa crue dans la Loire; mais celle-ci causa les plus grands ravages, et Saint-Simon fait, entre la rivière et le fleuve, la même confusion qu'on retrouve dans presque tous les écrits du temps, à commencer par Dangeau.

5. C'est Dangeau qui dit tout cela. La Loire emporta, comme

qué ailleurs[1], en fut redevable[2] au crédit du duc de la Feuillade[3].

Grand Prieur enlevé par une espèce de partisan impérial.

Le Grand Prieur, encore sorti du Royaume comme il a été rapporté en son lieu, s'étoit, à force d'errer, établi à Venise[4]. Ne se trouvant bien nulle part, il alla promener ses inquiétudes tout à la fin d'octobre, et se mit en chemin pour Lausanne en Suisse[5]. Une manière de bandit, nommé Massenar[6], ayant pourtant une commission de l'Empereur, et dont le fils avoit été pris depuis quelques mois et mis à Pierre-Encise pour les crimes de son père et pour les siens[7], attrapa le Grand Prieur dans son che-

l'avait été le pont de Moulins, ceux d'Amboise, de Baugency et autres, et la Seine, grossie par ses affluents sauf la Marne, causa aussi beaucoup de pertes, surtout en bois de flottage.

1. Tome XV, p. 191-193. Il y reviendra encore en 1712.

2. *Redevable* surcharge des lettres effacées du doigt.

3. Dans un article récent des *Études rabelaisiennes* (tome III, année 1905, p. 242), M. Abel Lefranc a fait connaître que de pareils désordres de la Loire avaient eu pour cause, au seizième siècle, l'établissement de moulins, d'un barrage à poisson, etc., par Gaucher de Sainte-Marthe, seigneur de Lerné en Chinonnais, qui serait le Picrochole de Rabelais.

4. En 1708 (tome XVI, p. 22), le Grand Prieur, ayant eu permission de revenir en France à charge de rester à quarante lieues de Paris et de la cour, s'était établi à Lyon. Il quitta cette ville dans les premiers jours d'août 1709, se rendit à Gênes, et, de là, gagna Venise au mois d'octobre, avec l'intention d'y séjourner jusqu'après le carnaval, pour passer ensuite à Malte.

5. Pour Soleure, selon la *Gazette d'Amsterdam*, Extr. XCII.

6. Thomas Masner, et non Massenar, du pays des Grisons, conseiller de la ville de Coire, ayant reçu de l'Empereur, en novembre 1702, une patente de commissaire aux contrebandes, en profitait pour commettre toute espèce de vols, de violences, de pillages et d'assassinats. Pendant un temps il avait également servi d'espion à l'ambassadeur de France ; mais c'est lui aussi qui avait arrêté Barbezières en 1703 (notre tome XI, p. 72-73), et on trouve au Dépôt de la guerre, vol. 2317, comme dans le *Nouveau Mercure historique* de mars 1711, p. 127, 156, dans le *Journal de Verdun* et dans les autres gazettes, un mémoire imprimé des crimes qui avaient été commis depuis 1703 sous la raison sociale *Thomas Masner et Cie*.

7. Ce fils, arrêté en Savoie en mai 1710 et enfermé d'abord au fort de l'Écluse, puis à Pierre-Encise, finit par être relâché en 1714 sur la prière de l'Empereur (*Gazette d'Amsterdam*, 1710, Extr. XLIII et LIV, n° LVIII et Extr. LXII, et 1714, n° XCI). Il sera reparlé de ces gens-là.

min[1], lui fit passer diligemment le Rhin, l'enferma dans un château de l'Empereur[2], et lui déclara qu'il le traiteroit tout pareillement que son fils seroit traité. Il eut permission d'en envoyer avertir le comte du Luc, ambassadeur du Roi en Suisse[3], qui en donna avis par un courrier[4].

Cinq hommes d'augmentation par compagnie d'infanterie. Taxe d'usuriers.

1. C'est le 27 octobre que ce guet-apens eut lieu, à un quart de lieue de Coire (*Dangeau*, p. 274-275; *Sourches*, p. 393-394: *Gazette d'Amsterdam*, Extr. XCII, XCVII et XCIX, et nos C et CII; *Journal de Torcy*, p. 297-299; Zurlauben, *Histoire des Suisses*, tome VII, p. 453-462; *Lettres de Mme Dunoyer*, lettres LXXXI et LXXXIII, dans le tome IV, p. 24-25 et 94-95; Desnoiresterres, *les Cours galantes*, tome IV, p. 10 et suivantes; copies de la correspondance du duc de Vendôme, ms. Fr. 14178, fol. 402-409, 411, 418 et 443-444). Voici les détails fournis par la *Gazette d'Amsterdam*, Extraordinaire XCII: « Le capitaine des gardes de M. le Grand Prieur, marchant environ mille pas devant lui, rencontra un homme armé, qui lui demanda son nom; ce qu'ayant refusé de faire, il vit sortir de divers endroits plusieurs pelotons de gens armés. M. de Vendôme arrivant sur ces entrefaites, M. Masner, qui étoit l'homme armé, quitta le capitaine des gardes et s'adressa à ce prince, lui demandant son nom. Le prince lui répondit: « Pourquoi me faites-vous cette « question? » — « Je veux savoir, répliqua M. Masner, si vous êtes « François. » — « Je le suis, repartit M. de Vendôme; et « de plus je suis le grand prieur de France. » — « Eh bien! reprit « M. Masner, je vous arrête parce qu'on retient mon fils en France, et « que M. l'ambassadeur ne l'a pas fait relâcher comme il l'avoit promis. » M. de Vendôme fut ensuite conduit avec ses gens au château de Balzers appartenant à l'Empereur, et il fut consigné à un officier de S. M. I. »

2. A. Balzers, dans la principauté de Liechtenstein, puis à Feldkirk.

3. Tome XVII, p. 227.

4. Toutes les correspondances diplomatiques relatives à cette affaire sont au Dépôt des affaires étrangères, vol. *Suisse* 222-223 et *Autriche* 89-90, et l'on trouve dans le premier de ces volumes, fol. 187-189, une relation de l'incident. Le 29 octobre, Masner s'engagea à relâcher son prisonnier aussitôt que son fils sortirait de Pierre-Encise; mais c'est grâce à l'intervention des autorités grisonnes que le Grand Prieur fut mis en liberté vers le 15 décembre à condition de ne point quitter Soleure tant que le fils Masner ne serait pas rendu et nous le retrouverons dans cette situation en 1711. Quant au bandit qui l'avai arrêté, les trois ligues des Grisons, se voyant compromises de son fait, et menacées par la France, prirent le parti de lui faire faire son procès, qui aboutit dans l'été de 1711 à une condamnation à être écartelé vif comme « traître de la patrie, séditieux, rebelle, voleur de grand chemin, faux-monnoyeur. » Cette sentence n'était prononcée que

Il ne parut pas que le Roi fût fort ému de cette nouvelle, ni que personne y prît grand part[1].

Apanage et maisons de M. et de Mme la duchesse de Berry.

L'emprunt continuel où M. le duc et Mme la duchesse de Berry étoient sans cesse[2] réduits d'officiers de chambre[3] et de gardes du Roi, et de table de Mme la duchesse de Bourgogne[4], lassa enfin par l'importunité[5] ; tellement qu'au lieu d'attendre la paix qui paroissoit encore si éloignée, le Roi, contre sa première résolution, se porta à donner un apanage[6] à son petit-fils[7]. Les pensions

par contumace; mais Masner mourut au mois de mai suivant, alors qu'on allait procéder à son exécution par effigie (recueil de Lamberty, tome VI, p. 215 et 588-604; *Mercure* de septembre 1711, 4e partie, p. 1-10; *Gazette* de 1711, p. 452; *Sourches*, tome XIII, p. 60; *Lettres de J.-B. Rousseau*, tome I, 2e partie, p. 28-29).

1. Cependant M. de Torcy proposa tout de suite de faire intervenir les ministres de France et d'Espagne en Suisse; cet avis fut approuvé par le Roi, et un courrier expédié aussitôt (*Journal de Torcy*, p. 299): M. du Luc s'y employa activement, et le prince Eugène intervint aussi, comme on le voit dans les copies de la correspondance du duc de Vendôme prises par Bellerive et dans le dossier conservé aux archives de Chantilly. Nous en donnerons quelques pièces à l'appendice VI.

2. *Sans cesse* est en interligne, au-dessus de *continuellem*t, biffé.

3. *L'Académie* ne donnait que ces trois termes : *officiers de la bouche, officiers du gobelet* et *officiers du commun*.

4. Il a été dit d'abord (tome XIX, p. 292, 298 et 564) que le Roi ne donnerait « ni apanage ni maison aux futurs époux jusqu'à la paix, et qu'en attendant ils mangeroient chez Mme la duchesse de Bourgogne, et se serviroient des officiers et des équipages du Roi. » Cependant on va voir que l'apanage fut constitué dès le mariage.

5. Il avait d'abord écrit : *que l'importunité en lassa et que*, mais a biffé ensuite le premier *que*, a mis au-dessus, en interligne, *lassa enfin par*, a biffé *en lassa et que*, et a écrit en interligne : *tellem*t *que*.

6. Sur les apanages des fils de France, on peut voir un mémoire de J. du Tillet (Arch. nat., reg. U 959), le traité rédigé au dix-huitième siècle par l'avocat Gigon du Bessin (*ibidem*, reg. R4 801), et la thèse moderne (1900) de M. L.-A. Maffert : *les Apanages en France du seizième au dix-neuvième siècle*. Pour la constitution de l'apanage du duc de Berry, Desmaretz releva les exemples historiques anciens et consulta les intendants (Papiers du Contrôle général, G7 1322²).

7. L'apanage (ici, *appanage*) avait été constitué avant même la célébration du mariage, et les lettres patentes, datées de juin 1710, en

furent accordées sur le pied de celles qu'avoient eues Monsieur et Madame[1]; mais l'apanage fut fort différent. La Reine mère, qui aimoit tendrement Monsieur, et qui étoit régente, régla le sien et n'y garda point de mesure[2]; on tomba pour celui-ci dans l'extrémité contraire. Le revenu[3] ne suffit pas à la dépense du pied de la maison[4]; les extraordinaires[5], si souvent indispensables, se trouvèrent sans fonds : on ne donna pas le moindre meuble, ni aucune maison de ville ni de campagne, et ce ne fut que du temps après que le palais de Luxembourg ou d'Orléans[6] leur fut donné à Paris[7]. Cet apanage fut des duchés d'Angoulême et d'Alençon[8], avec quelque extension légère, et du pays de Ponthieu[9], avec la collation de tous les bénéfices de no-

sont dans le registre O[1] 54, fol. 209 v°; le *Mercure* de juin-août, p. 58-71, puis le *Journal de Verdun*, tome XIII, p. 156-163, en reproduisirent le texte, et Dangeau les annonça le 23 juin, p. 191.

1. Il en a été parlé lors de la mort de Monsieur, tome VIII, p. 357, note 1. Le duc de Berry eut seulement cent mille livres ; mais nous verrons, en 1712, le Roi ajouter un supplément de quatre cent mille livres.

2. Saint-Simon se trompe. L'apanage de Monsieur frère du Roi n'avait pas été constitué sous la régence d'Anne d'Autriche, mais seulement en mars 1661, après la mort du cardinal Mazarin (Arch. nat., registre du Parlement X[1A] 8662, fol. 276 v°) : voyez notre tome VIII, p. 357, note 2, et les *Mémoriaux du Conseil de 1661*, tome I, p. 45, 55, 56. En 1710, les bureaux du Contrôle fournirent à Desmaretz tous les éléments de comparaison qui pouvaient être utiles.

3. On estimait que le revenu pourrait atteindre deux cent mille livres toutes charges payées (G[7] 1322[2]).

4. La dépense que comportait le train de maison indiqué cinq lignes plus haut.

5. « On appelle *extraordinaire*, dans les comptes des dépenses, ce qui est outre la dépense ordinaire » (*Académie*, 1718). Pour la maison de Monsieur, il avait été prévu un fonds de cent mille livres par an, outre la dépense ordinaire de quarante-cinq mille livres par mois.

6. Tomes I, p. 122, III, p. 63, et XII, p. 100.

7. Nous verrons la duchesse s'y établir en 1715.

8. Sur ces deux duchés, voyez *les Droits du Roi*, par Dupuy, p. 688-691 et 822-825, et les *Écrits inédits de Saint-Simon*, tome VII, p. 232 et suivantes.

9. Le Ponthieu n'était qu'un simple comté (*Droits du Roi*, p. 929-

mination royale excepté les évêchés, comme à feu Monsieur[1], mais qui s'y[2] trouvèrent rares et petits[3].

Tout cela fait et passé, Messieurs d'Abbeville[4], qui, par leur ancienne fidélité et services, ont obtenu et conservé le privilège de garder eux-mêmes le Roi lorsqu'il passe par leur ville, et de n'y recevoir aucunes troupes[5], députèrent pour demander, en cette considération, que[6] leur ville fût détachée de l'apanage, et réservée immédiatement à la couronne. La Vrillière, secrétaire d'État, qui l'avoit dans son département, en rendit compte au Roi, dont la surprise fut extrême d'apprendre qu'Abbeville fût de l'apanage, et demanda pourquoi : la question parut étrange ; mais l'étonnement le devint quand, à la réponse, il dit qu'il ne savoit pas que le Ponthieu fût là, ni qu'Abbeville en fût la capitale[7]. Il ajouta que ce pays sentoit trop la

Rare méprise.

930) revenu à la couronne, avec Angoulême et Alençon, par la mort de la duchesse de Guise. On ajouta, en plus de ces trois domaines, la châtellenie de Cognac et celle de Merpins.

1. Comparez la déclaration du 31 juillet 1626, pour Monsieur Gaston, dans le recueil publié en 1656 sous le titre de : *l'Apanage de Son Altesse Royale*, p. 13-15. Comparez la suite de nos *Mémoires*, tome IX, p. 261.

2. *Se* corrigé en *s'y*.

3. Déclaration du 2 juillet 1710 : Arch. nat., X1A 8707, fol. 364 v° ; *Dangeau*, p. 291 ; *Journal de Verdun*, tome XIII, p. 164-165. Cette collation des bénéfices par le prince apanagiste n'était qualifiée que de *présentation*, le droit de *nomination* ne pouvant appartenir qu'au Roi seul, de par le Concordat (*Dangeau*, p. 291).

4. Cette ville avait eu pour origine le prieuré de Saint-Riquier ; Hugues Capet fonda autour du couvent une place forte pour résister aux invasions venant du Nord, et la donna à son gendre Hugues, avoué de Saint-Riquier ; l'énumération de ses privilèges se trouve dans l'*Histoire généalogique des comtes de Ponthieu et des maïeurs d'Abbeville*, par le P. Ignace de Jésus-Maria (1657).

5. Voyez l'*Histoire des maïeurs* qui vient d'être indiquée, p. 14-20.

6. *Que* a été ajouté en interligne.

7. M. Lacour-Gayet (chap. III, p. 94 et suivantes) a relevé le côté défectueux des études de Louis XIV et son ignorance en matière historique et géographique, dont nous avons ici un exemple, vrai peut-être. Où notre auteur en a-t-il eu connaissance ?

poudre à canon[1] pour être donné en apanage, et le fit retirer. Le Berry en la place, et même[2] tout d'abord, convenoit mieux qu'aucune autre pièce puisque le prince en portoit le nom; mais, en examinant, on trouva que tout le domaine en étoit engagé à la maison de Condé[3]: on eut donc recours au comté de Gisors[4] et à quelques environs pour remplacer le Ponthieu[5], et, comme les noms d'Angoulême et d'Alençon[6] avoient été profanés par la bâtardise de Charles IX[7], et par le fils mort enfant du dernier duc de Guise[8], le Roi fit expédier des lettres patentes à son petit-fils pour porter le nom de duc de Berry[9], qui lui avoit été imposé[10] en naissant[11], quoiqu'il n'y eût aucune pro-

[Add. S^tS. 960]

1. « Quand un pays est exposé aux courses des ennemis, on dit qu'*il sent la poudre à canon* » (*Académie*, 1718).

2. *Mesme* a été ajouté en interligne.

3. Les domaines de Bourges et de Dun-le-Roi avaient été engagés à Monsieur le Prince, pour un revenu de sept mille livres, le 7 avril 1645.

4. Ce comté donnait un revenu de soixante à soixante-dix mille livres. C'est le même qui fut érigé en duché-pairie, en 1759, pour le maréchal de Belle-Isle.

5. Les corps du Ponthieu, ayant appris que leur pays, contrairement à ses privilèges, était détaché de la couronne pour devenir pairie, firent présenter une protestation au Roi, et de nouvelles lettres patentes, en septembre, y substituèrent les vicomtés de Gisors, des Andelys et de Vernon. Ces secondes lettres furent envoyées au Parlement le 21 septembre, et l'enregistrement prononcé le 2 octobre : Arch. nat., registre X^1A 8707, fol. 557, et carton X^1B 9008 ; collection Rondonneau, AD I, carton 1 ; *Journal de Verdun*, tome XIII, p. 387-388 ; Papiers du Contrôle, G^7 1322[2].

6. *Alançon* corrigé en *Alençon*.

7. Charles de Valois, duc d'Angoulême, fils naturel de Charles IX et de Marie Touchet : tome III, p. 61.

8. François-Joseph de Lorraine, mort à quatre ans et demi, le 16 mars 1675 (tome I, p. 24 ; *Gazette* de l'année, p. 195-196), fils de Louis-Joseph, duc de Guise, et d'une fille de Gaston d'Orléans.

9. Brevet du 30 juin : reg. O^1 54, fol. 96. Il y avait eu trois ducs de Berry : Jean, frère du roi Charles V, en 1364 ; Charles, frère de Louis XI, en 1460, et François, fils du même roi, en 1465. Voyez l'Addition 960.

10. *Imposé* corrige *d[onné]*. — 11. *Gazette* de 1686, p. 490.

priété. L'affaire de l'apanage consommée, on mit en vente les charges de la maison de M. et de Mme la duchesse de Berry[1]. Comme ils y desirèrent des noms[2], la chose fila[3] assez lentement. Son peu d'importance n'en fera pas ici à deux fois[4]. Le duc de Beauvillier, qui, comme ayant été

1. La déclaration pour la mise en vente des charges de la maison est du 2 septembre 1710 (reg. O[1] 54, fol. 214); le Roi y disait : « La guerre que nous sommes obligé de soutenir depuis longtemps ne nous permettant pas de faire des libéralités ainsi que nous aurions inclination de le faire, nous sommes persuadé que ceux sur qui tombera notre choix se porteront volontiers à donner pour les besoins de l'État les mêmes sommes qu'ils payeroient aux officiers à qui nous voulons bien permettre de tirer récompense des charges dont ils sont pourvus en notre maison ou autres maisons royales. Dans cette vue, nous nous sommes proposé de tirer de la plupart de ces charges une finance modérée, qui puisse être spécialement employée à l'établissement des maisons de notre petit-fils le duc de Berry et de notre petite-fille la duchesse de Berry, sa femme, sans que cet établissement soit à charge à nos sujets, qui donnent avec tant d'affection des marques de leur zèle par le payement des sommes que nous nous trouvons en état de lever pour aider à la défense de l'État.... » L'annotateur des *Mémoires de Sourches* dit, le 16 octobre (p. 381) : « Tout le monde avoit cru qu'on n'en trouveroit pas un sol ; mais, en France, il n'y avoit qu'à proposer de la marchandise nouvelle : il se trouvoit assez de marchands. » La première évaluation avait été de plus de six millions pour la maison du duc, et de 1,400,000# pour celle de la duchesse ; mais, par suite des réductions et des gratuités, on n'arriva qu'à un total de 3,770,276 l. 13 s. 7 d., du moins jusqu'au 9 mars 1714 (G[7] 1574) La gazette de Hollande intitulée *Lettres historiques* publia en octobre 1710, p. 417-418, un article assez mordant sur cette opération financière. — Le Roi, après la nomination de la dame d'honneur (tome XIX, p. 338), avait déclaré que « tout le reste de la maison seroit formé sur le pied de celle de Madame. » La nouvelle duchesse quitta alors sa qualification d'Altesse Sérénissime pour devenir Altesse Royale en qualité de petite-fille du Roi (*Lettres de Madame*, recueil Jaeglé, tome II, p. 122).

2. Des noms de bonne noblesse.

3. Au sens d' « aller de suite, l'un après l'autre et près à près, » comme des troupes en marche (*Académie*, 1718). Voyez notre tome VII, p. 106.

4. Les cartons du Contrôle général cotés G[7] 1569-1575 et les cartons O[1] 3715 et 3716 de la Maison du Roi, aux Archives nationales, renferment les documents relatifs aux deux maisons du duc et de la duchesse :

gouverneur de M. le duc de Berry[1], étoit seul de droit premier gentilhomme de sa chambre, eut la disposition de cette charge. Comme tout se régloit sur le premier pied de la maison de feu Monsieur pour le nombre des charges et de leurs appointements[2], M. de Beauvillier fit deux charges de la sienne[3] : il fit présent, en plein[4], de l'une au duc de

projets, recherches historiques demandées à l'auditeur Rousseau, listes des officiers, évaluation du revenu et du prix de chaque charge, états et bordereaux, demandes, soumissions originales, correspondances, etc. On trouvera quelques-uns de ces documents ci-après, à l'appendice VII, et on peut voir aussi le *Journal de Dangeau*, tome XIII, p. 241-417, *passim*, les *Mémoires de Sourches*, tome XII, p. 381, 387-389, 417, 419, 420, 427, etc. La liste générale des officiers fut imprimée dans le *Mercure* d'avril 1711, 2e partie, p. 73-79, époque où ils entrèrent en fonction, et dans l'*État de la France* de 1712, tome II, p. 65-106. On trouvera dans le carton G7 973 du Contrôle général l'état des gages et gratifications en 1711. Il peut être intéressant de comparer l'étude sur les finances de la reine Marie de Médicis que M. Louis Batiffol vient de faire paraître.

1. *Dangeau*, p. 349 et 358-359. M. de Beauvillier avait été désigné comme gouverneur des petits-fils de France dès la constitution de la maison du duc de Bourgogne en 1689. C'est en août 1693, le duc de Berry ayant alors sept ans, que, sans lui constituer une maison proprement dite, on avait attaché à sa personne, outre M. de Beauvillier, un sous-gouverneur, un sous-précepteur, un lecteur, deux gentilshommes de la manche, un premier valet de chambre et un de garde-robe, avec quelques petits domestiques qui avaient fait partie de la maison de sa mère (*Dangeau*, tome IV, p. 345-346 ; Papiers du Contrôle, G7 1322[2]). A la fin de 1705, il a été délivré de ses gouverneurs : notre tome XIII, p. 187.

2. Tome XIX, p. 338, et ci-dessus, p. 208. Le carton G7 1569 des Papiers du Contrôle renferme des états des officiers de la maison de Monsieur ; ils étaient d'ailleurs enregistrés à la cour des aides de Paris.

3. Nous avons déjà dit (tome VI, p. 439, note 1) que presque toutes les charges de la maison de Monsieur avaient été partagées en deux ; à la fin même, il avait eu jusqu'à quatre premiers gentilshommes de sa chambre (*Dangeau*, tome XI, p. 288). L'une des deux charges primitives avait été vendue cent soixante-huit mille livres (*ibidem*, tome IV, p. 287) ; celle du duc de Beauvillier, en totalité, fut évaluée à trois cent vingt mille livres, pour plus de vingt-neuf mille livres de gages et profits (G7 1569).

4. Tout gratuitement et sans rien percevoir.

Saint-Aignan[1] son frère, dont la naissance, et encore plus la dignité, flattèrent extrêmement M. et Mme la duchesse de Berry, et vendit l'autre[2] au marquis de Béthune, gendre de Desmaretz, devenu depuis duc de Sully[3]. Le chevalier de Roye[4] acheta une des deux charges de capitaine des gardes[5]; Clermont d'Amboise, gendre d'O[6], prit l'autre[7]; Montendre[8], celle de capitaine des cent-

1. Dont il a été parlé en dernier lieu, dans le tome XIX, p. 35-37.

2. On trouve dans le carton G⁷ 1570 une lettre du président Portail, du 21 mars 1711, relative au prix de cette charge; voyez aussi les *Mémoires de Sourches*, tome XIII, p. 50, et le *Journal de Dangeau*, p. 359.

3. En mars 1711. Ce marquis de Béthune-Orval, que nous avons vu épouser Mlle Desmaretz en 1709 (tome XVI, p. 436-437), a obtenu depuis le 3 mai 1710, la charge de lieutenant général au pays Chartrain (reg. O¹ 54, fol. 67).

4. Barthélemy de la Rochefoucauld: tome XVI, p. 368.

5. Il fut agréé par le Roi le 6 décembre, moyennant soixante-quinze mille livres (*Dangeau*, p. 293; *Sourches*, p. 409; carton G⁷ 1574). Le marquis de Levis avait demandé qu'on lui donnât gratuitement cette charge ou Clermont.

6. *Dangeau*, p. 291, et *Sourches*, p. 411. Pierre-Gaspard de Clermont, primitivement comte de Clermont d'Amboise, puis marquis de Gallerande, né en 1682, fut mousquetaire (1697), ensuite officier au régiment du Roi et mestre de camp réformé de dragons (1706). Aide de camp du duc de Bourgogne en 1708, il fut nommé capitaine des gardes du duc de Berry le 31 janvier 1711, devint brigadier en 1719, et eut, la même année, les charges de capitaine des gardes du Régent et de grand bailli de Dôle. Par la suite, il devint premier écuyer du duc d'Orléans et chevalier du Saint-Esprit en 1724, mestre de camp des dragons d'Orléans en 1726, maréchal de camp en 1734, lieutenant général en 1738, et il mourut le 27 octobre 1756, à la Rochelle, y résidant depuis plusieurs années comme commandant en Aunis, Poitou et Saintonge. Il avait épousé, par contrat du 24 mars 1706, Gabrielle-Françoise de Villers d'O, qui, d'abord dame du palais de la duchesse de Bourgogne, fut nommée dame de la duchesse d'Orléans en 1719, devint sa dame d'atour en 1727, passa en la même qualité auprès des filles de Louis XV en 1750, et mourut le 30 septembre 1765, à soixante-seize ans.

7. *Dangeau*, p. 297. Le prix des deux charges était fixé à cent cinquante mille livres, pour six mille livres d'appointements (G⁷ 1569 et 1573).

8. Paul-Auguste-Gaston de la Rochefoucauld de Montandre, que nous avons vu épouser Mlle de Jarnac en 1709: tome XVII, p. 350-351.

[Add SᵗS. 961 et 962]

suisses[1]. Rasilly[2], porté par le duc de Beauvillier, qui l'avoit fait sous-gouverneur des princes[3], et qui, depuis la fin de cet emploi, n'avoit pas quitté M. le duc de Berry d'un pas, avec des fatigues de courses, de chasses et de veilles incroyables[4] par ordre du Roi et sans appointements, en fut récompensé par le beau présent de la charge de premier écuyer, demandée pour un prix fort haut par des gens de la première qualité[5]. Toute la cour applaudit à cette grâce parce qu'il la méritoit, et qu'il s'étoit fait universellement aimer, estimer et considérer[6]. Mme la duchesse de Berry, qui y vouloit de plus grands noms, en pleura amèrement, et n'en cacha son dépit à personne. Il est pourtant vrai que Rasilly étoit gentilhomme ancien de for tbon lieu, bien allié, lieutenant général de sa province, et que ses pères l'avoient été quand ne l'étoit pas qui vouloit, ni pour de l'argent[7]. Cette princesse ne fut pas si délicate

1. La charge avait été demandée par le comte d'Hautefort, le chevalier de Novion et MM. de Maillé et de Dampierre; M. de Montandre l'eut pour cent mille livres sur la recommandation des ducs de la Rochefoucauld et de la Rocheguyon (carton G⁷ 1573).

2. Gabriel, marquis de Rasilly: tome XV, p. 225. Son portrait est au musée de Versailles, nº 1703. Saint-Simon écrit : *Razilly*.

3. Le 24 août 1693. Le texte du brevet de cette charge a été publié, d'après l'original des archives du château patrimonial, dans le bel ouvrage que M. le marquis de Rasilly actuel a fait paraître en 1903 sur sa famille, p. 393-394.

4. Et parfois au péril de sa vie, tout en essuyant les boutades de son élève (*Sourches*, tomes VI, p. 108-109, et VII, p. 399; *Correspondance de Madame*, recueil Jaeglé, tome I, p. 189).

5. *Dangeau*, p. 256; *Sourches*, p. 409. D'après les documents des cartons G⁷ 1569 et 1573, la charge avait été demandée, mais à titre gratuit, par le marquis de Coëtquen. On en voulait deux cent cinquante mille livres, pour seize mille livres et quelque chose de gages et profits. Le brevet délivré à M. de Rasilly, en date du 1ᵉʳ octobre, est publié dans la *Généalogie de la famille de Rasilly*, p. 398-399.

6. Sur son caractère, voyez notre tome XVI, p. 19.

7. D'après les titres reproduits dans l'ouvrage indiqué ci-dessus, la famille de Rasilly, originaire de Touraine, faisait remonter son origine à un Renaud de Razillé ou Rasilly qui vivait au commencement du

pour la Haye, écuyer de M. le duc de Berry[1], à qui elle fit donner pour rien la charge de premier veneur[2], et, bientôt après, lui fit acheter par M. le duc de Berry celle de premier chambellan[3], qui lui donnoit place dans son carrosse, et à sa table quand il mangeoit avec des hommes : il s'en redressa et s'en regarda au miroir[4] avec plus de complaisance. Il étoit bien fait, mais avec une taille haute de planche contrainte[5], et un visage écorché qui d'ailleurs n'avoit rien de beau. Il fut heureux en plus d'une sorte, et plus attaché à sa nouvelle maîtresse qu'à son maître[6]. Le Roi fut fort en colère quand il sut que

douzième siècle. Toutefois, il ne semble pas qu'aucun des ancêtres de M. de Rasilly eût eu de lieutenance générale de province; mais le grand-père, François de Rasilly, avait été gouverneur de Loudun sous Henri III. Les principales alliances de la famille étaient l'Isle-Bouchard, du Dresnay, Chevigné, Clermont-Thoury, etc.

1. Louis Bérault de la Haye, d'une famille de l'évêché de Nantes, né le 30 décembre 1677, d'abord page de la petite écurie, écuyer du duc de Berry en novembre 1700, devenu premier veneur et premier chambellan du même prince en 1710, passa gentilhomme de la manche de Louis XV en avril 1716, et mourut le 24 mars 1754. Il avait épousé en premières noces Anne Helvétius, veuve d'un lieutenant général des armées navales d'Espagne, qui passait pour avoir été la maîtresse du comte de Toulouse, et qui mourut en couches, puis, en second lieu, Mme de Mézières, dont il eut un fils et une fille (*Mémoires de Luynes*, tome XVI, p. 174).

2. Elle rapportait six mille livres.

3. Il y a là une interversion : M. de la Haye eut gratuitement, à la prière du duc de Berry, dès le commencement d'octobre 1710, la charge de chambellan, qui avait été demandée aussi par M. de Villebreuil, et une des charges d'écuyer ordinaire (*Dangeau*, p. 257 ; *Sourches*, p. 373; carton G⁷ 1574); le 28 décembre suivant, il déposa sa soumission pour la charge de premier veneur, mais au prix de soixante mille livres, et c'est de cette somme que le duc de Berry lui fit encore présent (carton G⁷ 1573; *Dangeau*, p. 321 ; *Sourches*, p. 420).

4. « On dit d'une femme qui aime à se mirer qu'*elle passe les jours à se regarder au miroir* » (*Académie*, 1718).

5. « *Contraint* signifie aussi serré, mis à l'étroit » (*Académie*, 1718). — Nous aurons ailleurs : « Un grand homme sec, à taille contrainte. »

6. Saint-Simon reparlera des relations de M. de la Haye avec la duchesse dans la suite des *Mémoires*, en 1712 et 1715.

M. le duc de Berry avoit emprunté ce présent[1]. De Pons[2] et Mouchy[3], gens de bonne maison[4], achetèrent les deux charges de maîtres de la garde-robe[5]. Champignelle[6], gentilhomme de bon lieu[7], et gendre de feu Denonville premier sous-gouverneur des princes[8], prit celle de premier maître d'hôtel[9], et la fit très honorablement. Le fils

1. Dangeau dit seulement, le 12 janvier : « La Haye, qui eut depuis peu la charge de premier chambellan et d'écuyer chez Mgr le duc de Berry, a encore la charge de son premier veneur. Cette charge étoit taxée à vingt mille écus ; Mgr le duc de Berry a fait donner les vingt mille écus pour lui. »

2. Louis de Pons-Saint-Maurice, dit le marquis de Pons, dont la femme était dame d'atour de la duchesse de Berry et qui mourut après 1770.

3. Jean-Charles de Bournel de Namps, marquis de Mouchy, né en 1666, capitaine d'infanterie en 1688, puis colonel en 1691, était devenu brigadier en 1704 et maréchal de camp en mars 1710. Maître de la garde-robe du duc de Berry par provisions du 13 janvier 1711, il fut nommé commandeur de l'ordre de Saint-Louis en 1716, passa lieutenant général en 1734, et mourut le 7 novembre 1742.

4. Il a été parlé de la maison de Pons de la Caze au tome XIX, p. 26, note 6 ; les Bournel, originaires de Picardie, divisés en deux branches, celle de Thiembronne, déjà éteinte, et celle de Namps, faisaient remonter leur généalogie jusqu'au quatorzième siècle.

5. *Dangeau*, p. 302 et 326 ; *Sourches*, p. 413. Le prix de ces charges, d'abord fixé à cent trente mille livres pour chacune, fut réduit de moitié (lettre de M. de Pontchartrain, du 3 janvier 1711, dans le carton G[7] 1574). Les soumissions originales sont dans le carton G[7] 1573.

6. Louis-Charles de Rogres, marquis de Champignelles et vicomte de Sens, d'abord page de la chambre, puis mousquetaire, était devenu en 1700 cornette des chevau-légers de Bourgogne ; il mourut le 27 avril 1756, âgé de quatre-vingt-un ans, étant retiré à la campagne depuis bien des années.

7. La famille, originaire du Poitou, faisait remonter sa filiation jusqu'au treizième siècle (Cabinet des titres, dossier bleu Rogres, vol. 576). Elle avait fourni quatre chevaliers de Malte en 1663, 1664, 1671 et 1675.

8. Ci-dessus, p. 94. M. de Champignelles avait épousé en 1702 Catherine-Louise-Marie de Brisay de Denonville : ci-dessus, p. 95, note 5.

9. Pour le prix de cent cinquante mille livres, au lieu de deux cent mille, et seulement à la fin de décembre (*Dangeau*, p. 307 et 309).

du baron de Beauvais[1] et de cette Mme de Beauvais première femme de chambre si confidente de la Reine mère desquels j'ai parlé ailleurs[2], acheta celle de capitaine de la porte[3]; le Roi l'avoit fait défaire de la capitainerie de Grenelle, Montrouge, etc.[4], en faveur de Bontemps[5], par une noire malice de Benoist[6], contrôleur de la bouche[7].

1. Michel-Gabriel-Raphaël de Beauvais servit d'abord dans la marine à partir de 1707, acheta ensuite de M. Testu de Balincourt la charge de capitaine des chasses de la Varenne du Louvre, et en fut pourvu le 9 mars 1709 (reg. O[1] 53, fol. 25 v°); mais, atteint sérieusement dans sa fortune, il se démit en 1710 pour acheter la toute petite charge de capitaine des seize archers de la porte. Il ne mourut que le 30 mars 1766, âgé de quatre-vingts ans. Il était fils de Louis, baron de Beauvais (tome I, p. 290), et avait épousé, par contrat du 25 novembre 1709, Françoise-Charlotte Landouillette de Logivière, des fournisseurs de la marine. Celle-ci mourut le 29 mars 1719, et son mari se remaria le 9 novembre 1721 avec Marie-Jeanne-Charlotte de Maupeou, fille de l'intendant et veuve du comte de Vitrac, mais n'eut pas de postérité.

2. Au tome I, p. 291. Michel-Gabriel-Raphaël n'était que son petit-fils, ainsi qu'il est dit plus exactement dans l'Addition indiquée ci-après. Jal a fait la même erreur que notre auteur. Voyez *Madame de Beauvais et sa famille*, par A. de Boislisle (1878), p. 29-41.

3. Moyennant cinquante mille livres (*Dangeau*, p. 267; *Sourches*, p. 387). Le marquis de la Chaise avait demandé cette charge en pur don, ayant la même chez le Roi.

4. Son père avait vendu à Catelan cette partie de la capitainerie de la Varenne du Louvre qui se trouvait sur la rive droite de la Seine; à sa mort, le Roi obligea la famille à céder l'autre moitié au même Catelan, qui la vendit peu après à M. de Balincourt, et le jeune Beauvais l'avait rachetée en mars 1709 (*Sourches*, tome XI, p. 280, note).

5. Louis-Alexandre Bontemps, premier valet de chambre du Roi après son père: tome VIII, p. 46. Il reçut la capitainerie en novembre 1710 (reg. O[1] 54, fol. 150). Voyez, sur le produit, le *Journal de Dangeau*, tomes I, p. 98, XIII, p. 264 et 267, et *Sourches*, tome XII, p. 384.

6. Georges Benoist, d'abord écuyer de la bouche, avait été pourvu de la charge de contrôleur ordinaire le 9 juin 1683 (registre O[1] 27, fol. 182). Nous croyons qu'il céda cette fonction en 1717.

7. Il a déjà été parlé de la « bouche du Roi » dans le tome VIII, p. 162. Selon l'article XVI du règlement de la maison du Roi arrêté en 1681 (reg. O[1] 25, fol. 14 v°), le contrôleur ordinaire avait pour fonctions de recevoir les viandes, poissons, fruits, confitures et vins desti-

Benoist, contrôleur de la bouche, homme dangereux. [Add. S^tS. 963]

C'étoit un gros brutal qui servoit toute l'année, fils d'un cuisinier de Louis XIII[1]; il s'étoit rendu si familier avec le Roi par son assiduité et son attention à ses mets[2], qu'il s'étoit fait craindre à toute la cour, à Livry même[3], et ménager jusque par Monsieur le Prince et Monsieur le Duc[4]. Il traita souvent fort mal ce petit Beauvais sur du gibier, assez mal à propos, qui se rebéqua[5] : Benoist fit languir le gibier, vanta les autres capitaines des chasses[6] qui en envoyoient de bonne heure, et quantité, se plaignit qu'il n'en pouvoit tirer de celui-ci, l'accusa de le vendre, et fit si bien, qu'il mit le Roi en colère, et qu'il le perdit.

nés à la table du Roi, de remettre à la bouche et au gobelet les nouveautés de viandes et de fruits, et de distribuer lui-même les confitures et vins de liqueur. Voyez aussi l'*État de la France*, éd. 1712, tome I, p. 83. Il a été parlé de Benoist, à propos du pain du Roi, dans notre tome XIX, p. 561.

1. Dans l'état des officiers de la cuisine de Louis XIII en 1633 (Arch. nat., reg. Z^1A 472), un Thomas Benoist figure parmi les « hâteux » ou rôtisseurs, et a pour survivancier son fils Georges. Celui-ci et son propre fils, nommé aussi Georges, figurent comme écuyers de cuisine dans l'état de 1656 (reg. KK 209, fol. 22 v°) : c'est du dernier qu'il s'agit ici.

2. « Vieil écuyer de la bouche du Roi (dit l'annotateur des *Mémoires de Sourches*, tome X, p. 305), qu'il en avoit fait contrôleur ordinaire, et auquel il avoit beaucoup de confiance, avec raison, car c'étoit un très bon domestique, et dont toute la famille étoit attachée aux Rois depuis plus de trois cents ans. » Louis XIV lui donna, en avril 1707, vingt-cinq mille livres pour acheter une maison à Saint-Cyr, et il jouissait, depuis 1690, d'une pension de douze cents livres (registre O^1 34, fol. 355). C'est lui qui semble désigné dans ce passage des *Caractères* (éd. Servois, tome I, p. 300) : « On entrevoit l'air de cour en des fourriers, en de petits contrôleurs, en des chefs de fruiterie. »

3. Premier maître d'hôtel.

4. Comme grands maîtres de la maison du Roi.

5. Verbe déjà relevé dans le tome X, p. 394.

6. C'étaient : à la plaine Saint-Denis, Catelan ; à Boulogne et Madrid, Armenonville ; à Saint-Germain, le comte de Mornay ; à Séquigny, le duc de Noailles ; à Corbeil et Senart, les Villeroy ; à Fontainebleau, Saint-Hérem ; à Livry et Bondy, le comte de Livry ; à Montceaux, le duc de Tresmes ; à Halatte, Monsieur le Duc ; à Compiègne, le duc d'Humières ; à Villers-Cotterets, le duc d'Estrées ; à Chambord, Saumery.

Je sens bien qu'en soi c'est la dernière des bagatelles pour être rapportée ; mais elle caractérise et dépeint[1].

Scrupule du Roi sur la vénalité des charges de ses aumôniers.

L'abbé Turgot, aumônier du Roi, venoit d'être sacré évêque de Séez[2], et cherchoit à vendre sa charge. Il n'y avoit plus que lui et l'abbé Morel[3] qui les eussent achetées ; le Roi les avoit toutes retirées peu à peu par scrupule de simonie[4] : il croyoit avec raison que ces charges s'achetoient pour se frayer et s'abréger le chemin aux abbayes et à l'épiscopat, et que c'étoit indirectement les acheter. Cette considération fit l'évêque de Séez premier aumônier de M. le duc de Berry pour la plupart[5] du prix de sa charge, dont le Roi lui paya le surplus[6]. C'étoit un très bon et honnête homme. Je procurai à Coëtenfao, mon ami de tout temps[7], la charge de chevalier d'honneur de Mme la duchesse de Berry, la plus belle sans comparaison, et la plus commode de toutes à faire[8], et qui portoit naturellement à être chevalier de l'Ordre[9].

1. Sans doute comme facilité de tromper le Roi.

2. Ci-dessus, p. 82. — 3. Fr.-Phil. Morel : tome II, p. 244.

4. La suppression de la vénalité de ces charges a été expliquée au tome IV, p. 94 et 95, notes. En 1710, sur les huit charges, le Roi en avait remboursé deux, et donné quatre vacantes par mort des titulaires. L'abbé Morel finit par vendre la sienne en mai 1716, et, dès l'année suivante, il y en eut une donnée en survivance (*Dangeau*, tome XVII, p. 70).

5. « *La pluspart*, façon de parler qui signifie la plus grande partie » (*Académie*, 1718, au mot PLUS).

6. *Dangeau*, p. 310, et *Sourches*, p. 427. Il eut cette charge, estimée soixante-quinze mille livres, et produisant quatre mille livres d'appointements, moyennant dix mille livres et la démission de sa charge d'aumônier du Roi (lettre de Pontchartrain, du 31 décembre 1710, dans le carton G[7] 1574). C'est lui qu'on chargea de l'acquisition de l'orfèvrerie, des ornements et des linges nécessaires pour la chapelle, comme on le voit par sa lettre du 25 février 1711 (G[7] 1579).

7. Tome XVIII, p. 188.

8. Elle était mise à prix à cent mille livres, pour six mille de produit ; nous avons une lettre de Coëtenfao, relative au payement, dans le carton G[7] 1570. Le vicomte de Polignac avait demandé cette charge.

9. Le duc d'Orléans promit le cordon à Coëtenfao pendant la Régence ; mais il n'y eut pas de promotion alors.

Il étoit lieutenant général[1], et des bons, et premier officier des chevau-légers, qu'il vendit[2]; pour m'être trop pressé, il n'eut point la diminution que la difficulté de vendre introduisit quelque temps après qu'il fut pourvu[3]. Le chevalier d'Hautefort[4] acheta la charge de premier écuyer[5]; le[6] frère de son père l'étoit de la Reine[7]. Il fut curieux de voir en même temps lui avec cette charge chez une fille de France, et son frère écuyer de M. le comte de Toulouse, lequel encore faisoit l'important[8]. Saumery, frère du sous-gouverneur des princes[9], mais homme droit,

1. Nous avons vu sa promotion pour sa belle conduite à Malplaquet.

2. Il ne revendit qu'en 1718 sa sous-lieutenance, qui venait après la charge de capitaine-lieutenant.

3. *Dangeau*, p. 258-260. En mars 1711, la taxation des charges non vendues fut réduite; les états et bordereaux sont au carton G⁷ 1569.

4. Gabriel, chevalier d'Hautefort, neveu de l'amie du roi Louis XIII, avait eu le régiment de Charolais en 1692, un régiment de dragons de son nom en 1696. Brigadier en 1702, maréchal de camp en 1709, il devint lieutenant général le 8 mars 1718, et mourut le 22 février 1743, à soixante-treize ans. Depuis juin 1708 il avait une pension de mille écus, sans doute pour l'aider à payer ses dettes (Arch. nat., E 1930, n° 35).

5. Tarifée à cent cinquante mille livres, cette charge en rapportait seize mille. Le prix en fut réduit de moitié, et M. d'Hautefort fut agréé en décembre (*Dangeau*, p. 297, et *Sourches*, p. 411; carton G⁷ 1574).

6. *S[on]* corrigé en *le*.

7. Le chevalier d'Hautefort était fils de Gilles d'Hautefort (tome II, p. 178), qui avait été fait premier écuyer de Marie-Thérèse en 1680, à la mort de son frère aîné Jacques-François (et non François-Isaac, comme il a été dit par erreur dans le tome II, p. 178, note 4), maréchal de camp en 1650, premier écuyer en 1659, mort le 3 octobre 1680, à soixante et onze ans. Il y a une notice de Saint-Simon sur ce premier écuyer dans le volume *France* 200, fol. 187.

8. Gilles, chevalier puis comte d'Hautefort, baptisé le 25 octobre 1666, entra dans la marine et fut nommé capitaine de vaisseau après la bataille de la Hougue. Chef d'escadre en 1712, il devint lieutenant général des armées navales en juin 1722, et mourut le 6 février 1727. Le comte de Toulouse, l'ayant pris dans la marine, lui avait donné en novembre 1704 la charge de son premier écuyer. Saint-Simon fera un portrait de lui dans la suite des *Mémoires*, tome XVI de 1873, p. 79.

9. Jean-Baptiste, comte de Saumery (tome XVII, p. 625), frère de Jacques-François et collègue de Rasilly, ci-dessus, p. 214.

simple et d'honneur, qui s'ennuyoit de sa retraite après avoir longtemps servi[1], acheta la charge de premier maître d'hôtel[2], et la remplit très honnêtement. Celle de premier aumônier[3] demeura longtemps à vendre, ainsi qu'une infinité de petites[4]. A la fin, l'abbé de Castries[5], frère du chevalier d'honneur de Mme la duchesse d'Orléans[6], maintenant archevêque d'Albi et commandeur de l'ordre du Saint-Esprit[7], le fut très longtemps après[8].

Mme de la Rochepot fort étrangement admise comme femme

Voysin profitant de sa faveur, et ne sachant que faire de sa fille aînée[9], qu'il aimoit fort, et qui étoit exclue de tout par avoir épousé un homme de robe, la Rochepot[10], fils de la Berchère[11], fort riche, il lui fit acheter[12] la charge de

1. Il avait été guidon des gendarmes de la garde, mais s'était retiré du service depuis longtemps, tout en conservant le gouvernement de Salins.

2. Taxée à cent mille livres, cette charge en rapportait quatre mille, plus la nourriture et divers profits.

3. Avec mille écus de gages, cette charge était à vendre pour quarante mille livres.

4. Le carton G^7 1574 renferme des soumissions pour les charges qui restaient invendues en décembre 1712. Toutes les grandes se trouvèrent achetées dès janvier 1711.

5. Aumônier ordinaire de la duchesse de Bourgogne : tome IV, p. 350.

6. Joseph-François, marquis de Castries : tome III, p. 328.

7. Il eut l'archevêché d'Albi en 1719, la croix de l'Ordre en 1733.

8. Seulement en mars 1713 (*Dangeau*, tome XIV, p. 366).

9. Madeleine-Charlotte Voysin : tome XIX, p. 34 ; elle avait épousé le 25 janvier 1706 M. de la Rochepot qui suit.

10. Louis le Goux de la Berchère, comte de la Rochepot, né le 10 octobre 1676, conseiller au Parlement en janvier 1699, maître des requêtes en juillet 1703, conseiller d'État semestre en mai 1715 et conseiller ordinaire le 23 juillet 1721, mourut le 26 avril 1737, sans enfants. Le Roi lui a accordé, le 15 décembre 1710, une dispense pour être garde des sceaux et chef du Conseil du duc de Berry (registres du Parlement, X^{1A} 8708, fol. 65 v°).

11. Urbain le Goux de la Berchère, conseiller au parlement de Metz en 1663, maître des requêtes en septembre 1673, intendant à Moulins en février 1683, en Auvergne en janvier 1684, à Montauban en novembre 1684, et à Rouen en décembre 1691, quitta cette dernière intendance en août 1693, reçut le titre de maître des requêtes honoraire en 1698, et mourut le 31 août 1721, dans sa soixante-dix-huitième année.

12. Après *acheter*, il y a un *a*, inutile, dans le manuscrit.

du chancelier de M. le duc de Berry à Marly, à table et dans les carrosses de Mme la duchesse de Bourgogne.

Mme la duchesse de Bourgogne seule maîtresse indépendante de sa maison.

chancelier de M. le duc de Berry[1], et fit[2] accroire au Roi qu'avec cela il pouvoit lui faire la grâce de l'admettre dans les carrosses et à la table de Mme la duchesse de Bourgogne, et, par là, la mener à Marly, ce qui fut très extraordinaire[3]. En même temps, le Roi fit pour Mme la duchesse de Bourgogne ce qu'il n'avoit accordé ni à la Reine, ni à Madame la Dauphine; il lui laissa l'entier gouvernement des affaires de sa maison, et la disposition de toutes les charges et places[4], même sans lui rendre compte de rien: en un mot, maîtresse absolue[5]. Il s'en expliqua ainsi tout haut, dit qu'il se fioit assez en elle pour cela, et qu'elle seroit capable de choses plus difficiles et plus importantes. Cette faveur très signalée vint de lui-même. Mme la duchesse de Bourgogne se seroit perdue avec lui pour toujours, si elle avoit fait la moindre tentative pour l'obtenir; on peut croire qu'elle sut ménager une faveur si distinguée, et que, pour peu que ce dont elle eut à disposer ne fût pas tout à fait dans le petit, elle connois-

1. Cette charge donnait vingt mille huit cents livres de profits. Elle était demandée par MM. de la Faluère, président au parlement de Bretagne, de Charmont, secrétaire du cabinet, Doublet de Persan et Charron de Ménars, et fut adjugée à M. de la Rochepot pour cent soixante mille livres (carton G[7] 1374; Dangeau, p. 257, dit: cent soixante-dix mille). Sur le prix, le duc de Beauvillier préleva cent vingt mille livres, et quatre-vingt mille sur celui de la charge de surintendant, faisant l'équivalent des deux cent mille que le Roi lui avait assurées lors du mariage de sa fille, comme on l'a vu au tome XI, p. 331, note 3.

2. *Fit* a été ajouté en interligne.

3. Dangeau dit, le 13 août 1711 (p. 459): « Le Roi a souhaité que Mme la duchesse de Berry donnât chez elle les grandes entrées à Mme de la Rochepot, femme de son chancelier; elle est la fille aînée de M. Voysin. » Elle fut admise pour la première fois à Marly en novembre 1712 (*Dangeau*, tome XIV, p. 252). On verra aux Additions, p. 576-577, pour quelle raison particulière l'auteur insiste sur ce petit fait.

4. Il y avait encore un certain nombre de charges invendues.

5. *Dangeau*, tome XIII, p. 295; *Sourches*, p. 411. Depuis 1707, les provisions de ses dames étaient expédiées par le secrétaire de ses commandements, et non plus, comme auparavant, par le secrétaire d'État de la maison du Roi (*Dangeau*, tome XI, p. 322).

soit trop bien le Roi[1] pour rien faire sans lui, mais sûre alors de son approbation, et du gré de cette déférence.

Retour des généraux.

Berwick, chassé par les neiges, revint le premier[2] après avoir détaché une partie de ses troupes pour le Roussillon[3]. Harcourt revint ensuite, Bezons après[4], et tous les officiers de leurs armées entrées en quartier d'hiver[5]. Villars aussi arriva des eaux de Bourbonne[6]. Goësbriand fut reçu en gendre de ministre[7], et eut, avec l'Ordre, une pension de vingt mille livres en attendant le premier gouvernement[8].

1. *Le Roy* a été ajouté en interligne, et, avant *conoissoit,* Saint-Simon a biffé *le.*

2. Il arriva à Saint-Germain le 5 novembre, au soir (*Dangeau,* p. 275; *Sourches,* p. 394). La campagne s'était passée sans aucune action : *Histoire militaire,* tome VI, p. 401-406; lettres publiées par A. Templier, en 1883, dans le *Bulletin de la Société d'études des Hautes-Alpes.*

3. Ci-dessus, p. 126. On attendit longtemps pour expédier ce détachement, qui ne quitta le Dauphiné qu'en octobre, les positions occupées par M. de Savoie faisant craindre pour la sûreté de la province, si l'armée qui la couvrait était trop affaiblie (*Dangeau,* p. 260, 264 et 267). L'état du détachement est dans les *Mémoires militaires,* tome X, p. 358.

4. Harcourt arriva à Versailles le 24 novembre, et, comme il était en quartier de capitaine des gardes, il reprit aussitôt le bâton (notre tome XIX, p. 440); Bezons rentra le 28, mais dut s'aliter à Paris en arrivant (*Dangeau,* p. 287 et 294).

5. Voyez l'état des quartiers d'hiver dans les *Mémoires militaires,* p. 327-331, 359 et 371-372.

6. Nous l'avons vu s'y rendre dans l'automne de 1710; les eaux lui avaient fait du bien, disait-il, et il commençait à plier le genou (*Dangeau,* p. 293; *Sourches,* p. 404; *Villars d'après sa correspondance,* tome I, p. 387-388). Voyez ci-après, p. 577. Le médecin qui dirigeait l'établissement depuis vingt-sept ans était Antoine Duport, de la faculté de Dôle, et il fut nommé intendant des bains le 27 décembre 1711.

7. Il vit le Roi le 23 novembre, qui lui dit : « Vous m'avez très dignement servi; j'en suis content au dernier point, et je vous en donnerai bientôt des marques » (*Dangeau,* p. 286-287). Voyez ci-après, p. 577.

8. Dangeau dit, le 24 novembre (p. 287) : « Le Roi manda le matin, par M. Voysin, à M. de Goësbriand, qu'il le faisoit chevalier de l'Ordre et qu'il lui donnoit douze mille francs de pension, et, quand M. de

Fervacques quitte le service.

Fervacques[1], colonel du régiment de Piémont[2] et brigadier d'infanterie avec réputation, quitta le service[3]. J'ai parlé ailleurs[4] de ces Bullions à l'occasion du carrosse de Madame, où Mme de Bullion, sa mère[5], entra une fois pour de l'argent qu'elle donna à Mme de Ventadour, mais sans que cela ait été plus loin. C'étoit une femme fort impérieuse, qui fit quitter son fils, piquée qu'il ne fût pas maréchal de camp au sortir de Douay, quoi[que] brigadier seulement de l'hiver[6]. Le Roi en fut fort blessé[7]. Qui lui auroit dit que ce même Fervacques seroit fait offi-

Goësbriand alla remercier le Roi, il lui dit : « Monsieur, ce n'est qu'en « attendant le premier gouvernement vacant, et je souhaite qu'il soit « bon. » Comparez les *Mémoires de Sourches*, p. 404-405, et les lettres de Mme de Maintenon, dans le recueil Bossange, tome II, p. 115.

1. Anne-Jacques de Bullion : tome XV, p. 438 et 616.

2. Ce régiment, dont il a déjà été parlé dans notre tome I, p. 255, était le cinquième des six « vieux corps ; » il avait été formé en 1569 par la réunion des diverses bandes d'infanterie qui servaient au delà des Alpes depuis la fin du quinzième siècle. On a son historique dans le tome VI de l'ouvrage de Roussel et dans le tome II de celui du général Susane ; une histoire manuscrite s'en trouve aussi dans le ms. Mazarine 2878. Un de ses drapeaux est conservé à Chantilly, au musée Condé.

3. *Dangeau*, p. 298 ; *Sourches*, p. 412.

4. Dans le tome V, p. 137-139.

5. Marie-Anne Rouillé de Meslay : *ibidem*.

6. Il avait fait partie de la promotion du 30 mars 1710. L'annotateur des *Mémoires de Sourches* (p. 412) dit qu'il quitta plutôt par dépit de n'avoir pas été choisi comme capitaine des gardes du duc de Berry.

7. Notre auteur suit ce texte de Dangeau, p. 297-298 : « M. de Fervacques, brigadier d'infanterie et colonel du régiment de Piémont, et qui étoit cette année à Douay durant le siège, a quitté le service. C'est un galant homme, et en bonne réputation dans les troupes ; mais il n'étoit brigadier que de l'hiver passé, et vouloit qu'on le fît maréchal de camp. M. Voysin a fait tout ce qu'il a pu pour lui faire entendre raison, et n'en vouloit point parler au Roi quoiqu'il y eût déjà quelques jours que M. de Fervacques l'en pressât ; mais enfin il a tant pressé, et a paru si déterminé à quitter, qu'il a fallu qu'il en rendît compte au Roi, et le Roi, fort blessé du procédé de M. de Fervacques, a fixé le prix du régiment de Piémont à vingt-cinq mille écus. Il lui avoit coûté près de cent mille francs. »

cier général comme s'il n'eût point quitté[1], et chevalier de l'Ordre en 1724[2], il auroit été étrangement étonné et scandalisé, comme le fut aussi toute la France. Le Roi le punit par la bourse : Piémont lui avoit coûté cent mille livres[3] ; il le fixa à soixante-quinze mille[4]. Ils purent être fâchés de ce petit coup de houssine[5], mais trop riches pour se soucier de vingt-cinq mille livres.

Mort du lord Greffin.

Le lord Greffin pris avec le marquis de Levis, en mer, lors de la tentative d'Écosse, dont il a été fait à cette occasion mention honorable[6], mourut à Londres, dans un grand âge, de sa mort naturelle, ayant eu des répits de sa condamnation de temps en temps, et sûreté qu'il en auroit toujours[7]. Il a été parlé alors assez de lui pour n'avoir rien à y ajouter.

Mort de Spanheim.

Spanheim[8], si connu dans la République des let-

1. Démissionnaire depuis janvier 1711, mais ayant obtenu en octobre 1715 le gouvernement du Maine, du Perche et du comté de Laval, il se fit rétablir à la tête de Piémont le 16 janvier 1717, et put ainsi être promu maréchal de camp lors de la guerre d'Espagne, 1er février 1719, eut encore le cordon bleu en 1724, fit la campagne d'Italie en 1733-34, et, ayant été enfin nommé lieutenant général le 1er mars 1738, ne servit plus à ce titre.

2. A cause de sa liaison galante avec la duchesse d'Orléans, disait-on (*Mémoires de Mathieu Marais*, tome III, p. 82).

3. Il fut payé quatre-vingt-dix mille selon Dangeau, tome X, p. 254, et quatre-vingt-treize mille d'après les *Mémoires de Sourches*, tome IX, p. 174, sans doute en comptant les « épingles. »

4. *Dangeau*, p. 313, et ci-contre, note 7 ; *Sourches*, p. 412.

5. Ni les lexiques modernes, ni le *Dictionnaire de l'Académie* de 1718 ne donnent cette expression au figuré.

6. Tome XV, p. 423 et 428-429.

7. Il était cependant enfermé à la Tour, et c'est là qu'il mourut le 21 novembre (*Dangeau*, p. 291 ; *Sourches*, p. 408 ; *Gazette*, p. 597 ; *Gazette d'Amsterdam*, n° XCVI ; recueil de Lamberty, tome V, p. 16). Il avait eu de la fille du comte de Suffolk un fils, auquel la reine Anne rendit le titre et les biens, mais qui mourut en 1715.

8. Le protestant Ézéchiel Spanheim, né à Genève, d'une mère française, le 7 décembre 1629, étudia à l'université de Leyde, puis professa l'éloquence à Genève, et fut appelé en 1654 à diriger l'éducation du fils de l'électeur palatin. Ce prince l'envoya successivement en mission en

tres[1], et qui ne l'a pas moins été par ses négociations et ses emplois[2], mourut en ce même temps à Londres, à

Italie, de 1661 à 1665, puis en Allemagne, au congrès de Breda en 1667, en France pendant l'année 1668, à Cologne en 1671, à Londres en 1675, au congrès de Nimègue en 1677; mais, en 1679, il passa au service de l'électeur de Brandebourg, qui l'envoya à Paris en 1680 et lui donna en 1685 les titres de conseiller privé et de ministre d'État. La guerre le força de quitter la France en 1689, et il resta sans emploi jusqu'en 1697, mais fut alors renvoyé à Paris, après avoir été pendant quelques mois commissaire des Provinces-Unies à Ratisbonne. La guerre de la Succession d'Espagne l'ayant encore fait rappeler en 1701, il alla à Londres comme ministre de l'Électeur devenu roi de Prusse, et y fut retenu par la reine Anne jusqu'à sa mort, 25 novembre 1710. Il a un long article dans le tome XXV de la Biographie allemande. Il écrivit tout autant sur la diplomatie, sur les livres saints, sur les empereurs romains, plus encore sur la numismatique ancienne, que sur les pays où il séjourna en mission, comme la France ou l'Angleterre; mais nous le connaissons surtout pour sa *Relation de la cour de France en 1690,* que Ch. Schefer a publiée en 1872 pour la Société de l'Histoire de France, et que nous citons bien souvent, soit d'après cette édition-là, soit d'après celle que M. Émile Bourgeois a donnée en 1900. Bayle, Daniel Huet, Chapelain parlent fort souvent de lui dans leurs correspondances, comme lettré, comme antiquaire, comme homme d'un « mérite extraordinaire. » Ses biographes et les éditeurs de sa *Relation* ont établi la bibliographie de ses œuvres en tout genre.

1. « On appelle figurément *la République des lettres* les gens de lettres en général, considérés comme s'ils faisoient un corps » (*Académie*, 1718).

2. L'annotateur des *Mémoires de Sourches* disait déjà de lui en 1688, dans son premier séjour à Paris (tome II, p. 183) : « Très sage et très habile ministre; il n'en étoit guère venu en France, depuis vingt ans, de la part des princes étrangers, qui eussent meilleure tête que lui, et d'ailleurs il avoit beaucoup d'érudition. » Et, quand il reparut en 1698 (tome VI, p. 13) : « Le 15 février, le comte de Spanheim, envoyé de l'électeur de Brandebourg, eut une audience secrète du Roi dans son cabinet, et l'on fut ravi de voir un aussi honnête homme et un aussi habile ministre que celui-là revenu à la cour. » La *Gazette d'Amsterdam* annonça sa mort en ces termes (1710, n° CXVII) : « Le baron de Spanheim, ambassadeur extraordinaire du roi de Prusse, mourut ici (à Londres) mardi au soir, à onze heures et demie, âgé de quatre-vingt-deux ans, aussi généralement regretté qu'il étoit estimé par son intégrité, son grand savoir et ses autres beaux talents, de même que par sa charité envers les pauvres. Il recommanda, en mourant, que son corps fût enterré

quatre-vingt-quatre ans[1], avec une aussi bonne tête que jamais et une santé parfaite jusqu'à la fin[2]. Il avoit été longtemps à Paris envoyé de l'électeur de Brandebourg, et il passa en la même qualité à Londres lorsque les affaires se brouillèrent sur la succession d'Espagne[3].

Mort et deuil de la duchesse de Mantoue.

La duchesse de Mantoue[4] mourut aussi à Paris, à la fleur de son âge, et d'une beauté qui promettoit une grande santé, le 16 décembre[5] : sa maladie fut longue, dont elle sut heureusement profiter[6]. Depuis son bizarre mariage[7], sa vie

auprès de celui de feu son épouse, dans l'abbaye de Westminster. » La fille unique de Spanheim avait épousé, le 2 mai précédent, François de la Rochefoucauld, marquis de Montandre, émigré protestant qui était devenu officier général dans l'armée anglaise, frère cadet du colonel que nous avons vu périr à Luzzara, mais aîné de celui que nous venons de voir fait premier capitaine des cent-suisses du duc de Berry. La reine Anne tint à offrir à Mme de Montandre le présent qu'elle avait déjà destiné à son père pour l'époque où il serait rappelé à Berlin.

1. Le mot *ans* a été ajouté en interligne. — Il mourut le 14/25 novembre, n'ayant pas encore quatre-vingt-un ans accomplis, et fut enterré à Westminster (*Gazette*, p. 598 ; *Gazette d'Amsterdam*, n^{os} XCVI-XCVIII ; *Dangeau*, p. 297).

2. Il mourut d'une indigestion de raisin.

3. Quittant alors avec regret cette cour de France où il était universellement goûté, et prenant congé de Louis XIV le 25 janvier 1701, il tint à couvrir la rupture du prétexte que la création de la royauté en Prusse n'avait pas encore été reconnue et consacrée dans le cérémonial de Versailles.

4. Suzanne-Henriette de Lorraine-Elbeuf, dont il a été parlé en dernier lieu dans le tome XVIII, p. 118-129.

5. Elle mourut le 16, à quatre heures du matin, assistée par le P. Gaillard, et dans les sentiments d'une grande piété (*Dangeau*, p. 300; *Sourches*, p. 412 ; *Mercure* de janvier 1711, p. 178-180 ; *Lettres de Mme de Maintenon*, recueil Geffroy, tome II, p. 261 et 263). Elle avait à peine vingt-cinq ans. Rigaud avait peint son portrait quand elle rentra en France en 1709. Dangeau mentionne sa maladie dès le commencement de septembre (p. 240) : c'était une affection de poitrine, et l'on crut qu'elle l'avait gagnée en passant une partie des nuits au lansquenet.

6. Au milieu de novembre, elle demanda au Roi de continuer à la duchesse d'Elbeuf, sa mère, la pension de quarante mille livres qu'elle-même recevait, mais ne put l'obtenir (*Journal de Torcy*, p. 305-307).

7. Nous avons, au Musée Condé de Chantilly, ms. 1871, le brouillon

avoit été fort triste[1]; aucun des beaux projets de la duchesse d'Elbeuf, ni de ses grandes prétentions pour elle, n'avoit pu réussir[2]. Elle avoit, depuis son retour, mené à Paris une vie fort triste[3]. Elle n'avoit point d'enfants, et n'eut rien de son mari[4]. Il avoit l'honneur d'appartenir au Roi, qui prit le deuil en noir pour cinq ou six jours[5].

Prétendu faiseur d'or. Boudin; son état et son caractère. [*Add. St-S.* 964]

Il se produisit en ces derniers jours de l'année un de ces aventuriers escrocs qui prétendoit avoir le grand secret de faire de l'or[6]: Boudin, premier médecin de Monsei-

corrigé de la main de Monsieur le Prince lui-même et la mise au net d'un mémoire fort vif contre ce mariage.

1. Voyez notre tome XII, p. 248-249, les *Mémoires de Tessé*, tome II, p. 126-130, et les lettres de plaintes qu'elle adressa à Mme de Maintenon (recueil de la Beaumelle, tome VIII, p. 165 et 187). Après sa retraite à Pont-à-Mousson, dont il a été parlé dans notre tome XV, p. 38, elle s'était jetée dans la piété (recueil Bossange, tome I, p. 156 et 292).

2. Tome XVIII, p. 118-129.

3. On a vu dans le tome XVIII, p. 128 et 505-506, qu'elle avait de gros embarras d'argent; pendant sa maladie, le 27 novembre, sa mère demanda pour elle un secours au contrôleur général, parce qu'elle manquait de quoi avoir du bouillon et nourrir son domestique (carton G⁷ 1021). Comparez le recueil Bossange, tome II, p. 70-71, 116, 125, 127.

4. Voyez nos tomes XIV, p. 450, note 2, et XV, p. 37, note 8.

5. Comme lors de la mort du duc: tome XVI, p. 158 et note 3. — La marquise d'Huxelles écrivit (lettre inédite du 17 décembre): « Mme de Mantoue mourut hier. Mme d'Elbeuf, sa mère, s'est retirée aux Carmélites. Il y a trois testaments. On l'enterrera demain, sans pompe, au tombeau de M. et Mme de Navailles, dans les Petits-Jacobins du faubourg Saint-Germain. C'est Mme d'Elbeuf qui est légataire universelle et exécutrice; mais on dit qu'il n'y aura rien que des dettes, et beaucoup d'embarras. On nomme encore M. de Rothelin pour quelque chose, et qu'on a fait part de ses dispositions à M. de Torcy. On dit aussi les affaires de Mme d'Elbeuf fort en désordre. » Cette dernière demanda en 1713 une surséance pour le payement des dettes de sa fille (Archives nationales, E 1972, fol. 175). Elle aurait voulu que le scellé fût mis chez la défunte dans la même forme que chez les princes du sang; mais le Roi refusa: registre de Desgranges, ms. Mazarine 2746, fol. 19; *Journal de Torcy*, p. 317-318.

6. Notre auteur prend cette nouvelle dans le *Journal de Dangeau*, p. 301, 17 décembre: « Il y a ici (à Versailles), depuis plusieurs jours, un homme qui prétend faire de l'or. Boudin, premier médecin de Mon-

gneur[1], le fit travailler chez lui, sous ses yeux, et sous clef[2]. On le verra dans quelque temps un hardi et dangereux personnage pour un homme de son espèce[3]; il est bon d'en dire un mot puisqu'il se trouve naturellement ici sous la main. Il étoit boudin de figure[4] comme de nom, fils

seigneur, le fait travailler chez lui à la ville. Il est très bon artiste à ce qu'on prétend ; mais personne, pourtant, n'est persuadé qu'il réussisse ; mais on ne hasarde rien, car on ne lui donne pas d'argent. » Il s'agissait sans doute du nommé Jean Troin, dit de Lisle, dont nous parlerons plus loin, p. 233, note 2.

1. Jean Boudin : tome X, p. 291.

2. C'est dans sa maison de la rue de Montreuil, où le contrôleur général ne dédaignait pas d'aller voir le travail, que Boudin installa ces « escrocs » sous la surveillance d'exempts de police (*Journal du commissaire Narbonne*, p. 4-5 ; le Roi, *Histoire anecdotique des rues de Versailles*, tome II, p. 345-347). Voici dans quels termes Narbonne raconte les faits en l'année 1708 : « Il vint à Versailles un charlatan trouver Boudin, premier médecin du Roi. Il lui fit entendre qu'il avoit le secret de la pierre philosophale, et qu'il pouvoit faire de l'or et de l'argent. Boudin le crut, et en parla au Roi. Boudin plaça ce charlatan dans une petite maison qu'il avoit à Montreuil (dans Versailles). On lui fit des fourneaux, on y porta des creusets et tout ce qui étoit nécessaire, et on le fit garder par un sous-brigadier et deux gardes du corps. Il y resta ainsi deux mois, pendant lesquels Chamillart, alors contrôleur général des finances, les autres ministres, et jusqu'aux princes et aux seigneurs de la cour, allèrent le voir travailler, et se laissèrent séduire à ses discours. Malgré tout cela, il ne put réussir. Boudin eut la honte de l'avoir proposé, la cour d'avoir été trop crédule et d'avoir laissé travailler un pareil charlatan à la porte de Versailles et aux yeux de tout le public : il falloit au moins sauver l'honneur du Roi et de ses ministres, et le faire travailler dans le château de Noisy sans que personne en eût connoissance ; car, par suite de la pénurie des finances et du mauvais état des armées, les ennemis pouvoient croire que le Royaume étoit dans le plus grand épuisement, puisqu'on cherchoit par des voies tout extraordinaires, et tout à fait incertaines, à se procurer de l'argent. Pour s'être ainsi joué de la cour, ce charlatan fut enfermé. »

3. En 1712, Boudin affirmera que le duc et la duchesse de Bourgogne avaient été empoisonnés, et il en fera soupçonner le duc d'Orléans (suite des *Mémoires*, tome IX de 1873, p. 247-257).

4. Cet emploi de *boudin* appliqué par comparaison aux parties du corps humain ne se trouve pas dans les lexiques, quoique encore usité dans le langage vulgaire ; il était déjà dans l'Addition n° 964 placée ici.

d'un apothicaire du Roi dont personne n'avoit jamais fait cas[1]. Il étudia en médecine, fut laborieux, curieux, savant. S'il fût demeuré dans l'application et le sérieux, c'eût été un bel et bon esprit ; il l'avoit d'ailleurs extrêmement orné de littérature et d'histoire, et en avoit infiniment, d'un tour naturel, plein d'agrément, de vivacité, de reparties, et si naïvement plaisant, que personne n'étoit plus continuellement divertissant, sans jamais vouloir l'être[2]. Il fut doyen de la Faculté de Paris[3], médecin du Roi, et enfin premier médecin de Monseigneur, avec lequel il étoit au mieux. Il subjugua M. Fagon, le tyran de la médecine et le maître absolu des médecins, au point d'en faire tout ce qu'il vouloit, et d'entrer chez lui à toute heure, lui toujours sous cent verrous. Il haïssoit le tabac jusqu'à le croire un poison : Boudin lui dédia une thèse de médecine contre le tabac, et la soutint toute en sa présence[4], se cre-

1. Philbert Boudin, dont le nom n'apparaît qu'à partir de 1684, avec mille livres de gages, sur les états de la maison du Roi (Archives nationales, Z[1A] 475).

2. Les contemporains sont d'accord pour le peindre sous les traits d'un homme très en crédit à la cour, fort lié avec les principaux courtisans et les gens de lettres, plein d'esprit, savant, mais hardi de manières et de discours, et ami des plaisirs (*Souvenirs de Mme de Caylus*, éd. Raunié, p. 248 ; *Siècle de Louis XIV*, p. 530 ; *Œuvres de Racine*, tome VII, p. 265). Palaprat lui dédia en 1698 sa pièce *les Charlatans*. C'est lui que le Roi a envoyé à Vauban mourant : tome XIV, p. 338, note 3.

3. La faculté de médecine de Paris, dont les statuts remontaient à la fin du seizième siècle, mais avaient été renouvelés en 1696, lors de la victoire remportée sur les médecins sortis de facultés étrangères, était administrée par un doyen élu chaque année, et par six professeurs, également élus, qui enseignaient la physiologie, la pathologie, la pharmacie, la botanique, la chirurgie latine et la chirurgie française. Il y avait en outre trois professeurs au Jardin royal des plantes et quatre au Collège royal. L'École de médecine siégeait sur la rive gauche, rue de la Bucherie, à proximité du Petit-Pont et de l'Hôtel-Dieu.

4. Au tome XI, p. 58, note 2, à propos de l'aversion du Roi pour le tabac et de l'utilité de cette drogue pour détourner les humeurs (ç'avait été l'opinion de d'Aquin), nous avons dit que Fagon et Boudin la considé-

vant de tabac, dont il eut toujours les doigts pleins, sa tabatière à la main, et le visage barbouillé. Cela eût mis Fagon en fureur d'un autre ; de lui tout passoit. Un homme de si bonne compagnie réussit bientôt dans une cour où il ne pouvoit faire envie à personne. Il fut des soupers familiers de Monsieur le Duc, de ceux de M. le prince [de] Conti ; c'étoit à qui l'auroit, hommes et femmes du plus haut parage et de la meilleure compagnie, et ne l'avoit pas qui vouloit, vieux[1] à dîner, jeunes dans leurs parties ; libertin et débauché à l'excès, gourmand à faire plaisir à table, et tout cela avec une vérité et un sel qui ravissoit. De cette façon Boudin fut bientôt gâté. D'ailleurs, c'étoit un compagnon hardi, audacieux, qui se refusoit peu de choses, et qui n'en ménageoit aucune quand il n'en craignoit point les retours ou quand il étoit poussé, et devenu fort familier, et de là, fort tôt, très impertinent. Initié de cette sorte dans le monde le plus choisi, il se mit dans l'intrigue, et il sut et fut[2] de bien de choses secrètes

raient comme un poison quoique le second en abusât, et que la *thèse*, c'est-à-dire l'opinion de Fagon, fut soutenue à la Faculté le 26 mars 1699. On pourrait se méprendre à cette façon de parler. Voici le passage de la *Gazette d'Amsterdam*, correspondance de Paris du 27 mars (nº XXVII), qui nous en avait fourni l'indication : « On soutint hier, dans les écoles de la Faculté de médecine, une thèse dressée par M. Fagon, premier médecin du Roi, contre l'usage du tabac. Il devoit y présider ; mais le doyen présida en sa place. Le sieur Berger, bachelier en médecine, fils d'un docteur de la Faculté, fut le soutenant. » En effet, M. le docteur Hahn, bibliothécaire de la Faculté actuelle, quand je lui soumis le texte de Saint-Simon que nous avons ici, a bien voulu me répondre que Jean Boudin ne dut pas faire de thèse sur le tabac, et que, d'ailleurs, il n'avait pu soutenir sa thèse qu'entre 1681 et 1683, époques où il obtint son grade de docteur. Si Saint-Simon a confondu un souvenir de la soutenance de Claude Berger, qui fut aussi un professeur de talent, et s'il l'a mise au compte de Boudin, il faut, en plus, constater que Fagon n'assista pas à cette séance de 1699, où la thèse avait pour titre : *An ex tabaci usu frequenti vitæ summa brevior?* En 1681-83, Fagon n'était ni premier médecin, ni doyen.

1. Le *v* de *vieux* surcharge *j[eunes]*.
2. *Sceut et fut* est écrit en interligne, au-dessus de *fut et sceut*, biffé.

et importantes de la cour. Le maréchal de Villeroy, durant sa brillante faveur, se mit à le plaisanter devant Monseigneur un matin qu'il prenoit médecine. Ses grands airs déplurent à Boudin, qui répondit sec[1]. Le maréchal continua ; l'autre n'en fit pas à deux fois : il l'insolenta[2] si net[3], que la compagnie en resta confondue, et le maréchal muet et outré. Monseigneur, qui n'aimoit pas le maréchal et qui se divertissoit de son médecin, fort bien avec lui et avec tout ce qui l'environnoit, ne dit mot. Après un peu de silence, le maréchal s'en alla, et Monseigneur se mit à rire. L'histoire courut incontinent, et il n'en fut autre chose. Quoique Boudin[4] aimât son métier, il s'y rouilla[5] tout à fait parce qu'il ne prenoit plus la peine de voir les malades ; mais sa curiosité pour toutes sortes de remèdes et de secrets ne l'abandonna point. Il étoit sur cela de la meilleure foi du monde, et tomboit sur la Faculté, qui n'en veut point, et qui laisse mourir les gens dans ses[6] règles. Il aimoit la chimie, il y étoit savant, et aussi bon artiste[7] ; mais il alla plus loin : il souffla[8], il se mit dans la tête que la pierre philosophale[9] n'étoit pas

1. « On dit *répondre sec, parler sec à quelqu'un*, pour dire lui faire une réponse rude, brusque, rebutante » (*Académie*, 1718).

2. Verbe déjà relevé dans le tome XIX, p. 285, mais que nous n'avons pas rencontré ailleurs que chez notre auteur.

3. *Si net* a été ajouté en interligne. — 4. *Boudin* surcharge *il ai[mast]*.

5. « On dit figurément *cet homme-là est bien rouillé dans la province, l'esprit se rouille dans l'oisiveté* » (*Académie*, 1718).

6. *Ses* est en interligne, au-dessus de *leurs*, biffé.

7. « *Artiste* signifie celui qui travaille dans un art ; il se dit particulièrement de ceux qui font des opérations chimiques » (*Académie*, 1718). Comparez plusieurs textes des *Archives de la Bastille*, tomes VI, p. 49, et VII, p. 152 et 156, celui de Dangeau. ci-dessus, p. 228, le *Livre commode des adresses*, tome I, p. 169, etc. Nicolas de Blegny s'intitulait « médecin artiste ordinaire du Roi. » Notre auteur dira *arts* pour science chimique.

8. Verbe relevé avec ce sens, en dernier lieu, au tome XVI, p. 423.

9. « L'art de transmuer les métaux en or, » disait le *Dictionnaire de l'Académie* de 1718. Toute l'alchimie du moyen âge avait eu pour objectif cette transmutation, et, encore au dix-huitième siècle, beaucoup

impossible à trouver, et, avec toute sa science et son esprit, il y fut cent fois dupé ; il lui en coûta beaucoup d'argent, et, quoiqu'il l'aimât beaucoup, rien ne lui coûtoit pour cela, et il quittoit les parties et les meilleures compagnies pour ses alambics[1] et pour les fripons qui l'escroquoient. Mille fois attrapé, mille autres il s'y laissoit reprendre ; il s'en moquoit lui-même, et de ses frayeurs, car il avoit peur de tout, et en faisoit les contes les plus comiques. Ce faiseur d'or-ci l'amusa, et le trompa enfin comme les autres, et lui coûta bien de l'argent, qu'il regretta fort, car il ne négligeoit, pour en amasser, aucun des moyens que sa faveur lui pouvoit fournir[2]. Seigneurs

de bons esprits la croyaient possible. Nous trouvons dans le recueil Thoisy, vol. 68, à la Bibliothèque nationale, une collection de recettes du dix-septième siècle, et un libraire de Cologne publia en 1693 *l'Escalier des sages, trésor de la philosophie des anciens, où l'on conduit le lecteur par degrés à la connoissance de tous les métaux et minéraux, et la manière de les travailler et de s'en servir pour arriver à la perfection du* GRAND ŒUVRE. Monconys raconte, dans la 2e partie de ses *Voyages*, p. 336-341 et 371-377, que, en 1664, l'Empereur et surtout l'électeur de Mayence croyaient fermement à la pierre philosophale et en cherchaient la fabrication. On peut voir des cas semblables, aux environs de l'époque où nous place Saint-Simon, dans la *Gazette* de 1706, p. 267, dans les dossiers de la Bastille 10 555, 10 590 et 10 598-99, dans les Papiers du Contrôle général, G7 1435, 17 décembre 1709, 1438, 11 avril 1710, etc., dans les Papiers de la police, ms. Clairambault 984, p. 47, et ms. Nouv. acq. fr. 5248, fol. 151, dans le recueil de Lamberty, tome IV, p. 460, dans le *Journal de Verdun,* mars 1708, p. 193, dans la lettre LXXIX de Mme Desnoyers, etc. On appelait *poudre de projection* « une poudre par laquelle les chimistes prétendent changer les métaux en or, » dit encore *l'Académie* de 1718.

1. « *Alambic*, sorte de vaisseau qui sert à distiller » (*Académie*, 1718). Ici, *alembics*.

2. On trouvera dans la *Correspondance des Contrôleurs généraux*, tome III, no 775, et dans les *Archives de la Bastille,* tome XII, p. 52-68, toute l'histoire d'un faiseur d'or nommé Jean Troin, dit de l'Isle, de Fréjus, ancien armurier, dont les expériences de transmutation furent officiellement encouragées et patronnées par les plus hauts personnages de la cour et de la finance, de 1703 à 1711. Est-ce de lui qu'il s'agit ici ? Il semble que, seuls, Desmaretz et le comte de Grignan y virent

et ministres le comptoient et le ménageoient comme un homme fort dangereux, et lui aussi, pourvu qu'il ne fût pas poussé, connaissoit à qui il avoit affaire, et ne laissoit pas de se ménager aussi avec eux. Il tenoit fort à la cabale de Meudon, et assez à celle des seigneurs[1].

Bals, fêtes et plaisirs à a cour tout l'hiver.

Dès le commencement de décembre, le Roi déclara qu'il vouloit qu'il y eût à Versailles des comédies et des appartements[2] même lorsque Monseigneur seroit[3] à Meudon, contre l'ordinaire[4]. Il crut apparemment devoir tenir sa cour en divertissements pour cacher mieux au dehors, et au dedans, s'il l'eût pu, le désordre et l'extrémité des affaires. La même raison fit qu'on ouvrit de bonne heure le carnaval[5], et qu'il y eut tout l'hiver force bals à la cour

clair, et parvinrent à désabuser l'abbé de Saint-Auban, le commissaire général des Monnaies et l'intendant de Provence. Le principal patron de ce faiseur d'or avait été l'évêque de Senez, le fameux Soanen ; mais, au printemps de 1711, on chercha à se débarrasser de lui en l'envoyant à Paris, et, comme M. de Grignan, qui n'avait pas été sa dupe, voulut donner une escorte de gardes à cet individu, celui-ci se révolta en chemin, blessa même plusieurs hommes, et il fallut l'amene pieds et poings liés à la Bastille, où il mourut quelques mois plus tard, en janvier 1712, sur le point d'être relâché, mais sans avoir pu rien produire dans le laboratoire installé pour lui (*Gazette d'Amsterdam*, 1711, n° XXXI ; *Lettres de Mme Dunoyer*, lettre LXXIV, tome III, p. 330-331 ; *Journal de Dangeau*, tome XIII, p. 68 ; ms. Grenoble 104, tome II, p. 172-178 ; lettres inédites du comte de Grignan, 1710 et 1711 ; ci-après, appendice VIII, etc.).

1. T. XVIII, p. 7-8, 10-11. — 2. Comme en 1708 : t. XV, p. 349-350.

3. *Seroit* est en interligne, au-dessus d'*estoit*, biffé.

4. Dangeau dit, le 3 décembre (p. 292) : « Le soir, il y eut ici comédie. Il n'y en avoit point les autres années quand Monseigneur n'y étoit pas ; mais le Roi veut qu'en son absence il y ait des comédies et des appartements comme s'il y étoit. » Et, le 9 (p. 295) : « Il y a presque tous les jours ici comédie ou appartement, et souvent, les après-dînées, Mme la duchesse de Bourgogne fait répéter des danses aux dames et aux courtisans qui doivent être des bals de cet hiver. » C'étaient des contredanses nouvelles et de vraies entrées de ballet, fort échauffantes.

5. Avant *carnaval*, il y a un premier *carnava[l]*, biffé. — « *Carnaval*, temps destiné aux divertissements, qui commence le jour des Rois et finit le mercredi des Cendres. » (*Académie*, 1718). Les fêtes de la cour commençaient dès le temps de Noël.

de toutes les sortes, où les femmes des ministres en donnèrent de fort magnifiques, et comme des espèces de fêtes à Mme la duchesse de Bourgogne et à toute la cour[1]; mais Paris n'en demeura pas moins triste, ni les provinces moins désolées.

1711.

Prince de Conti, Médavy, du Bourg, Albergotti, Goësbriand reçus chevaliers de l'Ordre. Singularité sur le prince de Conti. Goësbriand gouverneur de Verdun. [*Add. StS. 965*]

Cette année[2] commença par la cérémonie de faire chevaliers de l'Ordre M. le prince de Conti, Médavy et du Bourg, longtemps depuis maréchaux de France, Albergotti et Goësbriand[3]. M. le prince de Conti n'avoit pas quinze ans ; Madame sa mère ne laissoit pas de demander l'Ordre pour lui depuis longtemps avec le dernier empressement. L'âge des princes du sang pour l'avoir est vingt-cinq ans[4] ; mais le Roi, qui l'avoit donné au comte de Toulouse avant quatorze ans[5], ne sut que répondre à cet exemple, que M. du Maine fit valoir dans la liaison intime où les affaires de la succession de Monsieur le Prince l'avoient mis avec Mme la princesse de Conti[6]. Ainsi, moyennant les bâtards, qui peu à peu renversèrent tout et

1. Il y eut bal à Marly les 6, 10, 12, 14 et 16 janvier, bal enfantin le 27, chez le jeune duc de Bretagne, puis bal en masque chez la duchesse de Bourgogne, sa mère. Ensuite, la cour étant retournée à Marly au commencement de février, on y donna des bals les 6, 8, 10, 12, 14, 16 et 17 février, sans compter les comédies, musiques, appartements et jeux, où la princesse jouait « le plus gros jeu qu'on n'avoit joué depuis longtemps. » Le 23 janvier, elle assista au bal masqué que Mme Voysin donna pour le mariage de sa fille, et, le 30, à celui de Mme Desmaretz.

2. Changement d'écriture.

3. *Dangeau*, p. 313 ; *Sourches*, tome XIII, p. 1-2 ; *Gazette*, p. 10-11. Nous avons indiqué les preuves d'Albergotti dans notre tome XIX, p. 401, mais non celles de Goësbriand (*ibidem*, p. 415), qui sont au Cabinet des titres, dossier bleu 8126, vol. 318, fol. 14-33.

4. Voyez l'appendice IV de notre tome XI, p. 444, l'Addition n° 6 placée dans notre tome I, p. 341-347, les *Mémoires de Sourches*, tome II, p. 335, ceux *du duc de Luynes*, tome XIV, p. 374, et un mémoire de notre auteur, dans le volume 34 de ses Papiers (*France* 189), fol. 153-155. Le grand Condé n'avait eu l'Ordre qu'à quarante ans.

5. En 1693 : *Dangeau*, tome IV, p. 229 ; *Sourches*, tome IV, p. 158.

6. Ci-après, p. 315 et suivantes.

défigurèrent tout[1], les princes du sang eurent l'Ordre sans âge comme les fils de France : c'est-à-dire que, les fils de la couronne et ceux de l'adultère y étant traités pour l'âge en toute égalité, les princes du sang ne purent demeurer exclus du même avantage. La présentation de M. le prince de Conti fut une[2] autre nouveauté tout aussi étrange. Les parrains doivent être de même rang que le présenté[3] ; lorsque les chevaliers manquent, comme en 1661 et en 1688, on n'y regarde point, par l'impossibilité, et les fils de France sont parrains indifféremment de tous les chevaliers novices, à leur tour ; mais, quand il y a des chevaliers suffisamment, on revient à la règle toujours observée. C'étoit donc à deux princes du sang à présenter le prince de Conti ; mais il n'y avoit de prince du sang que Monsieur le Duc qui fût chevalier de l'Ordre : la raison vouloit donc que, pour le second parrain, on en approchât au plus près, et que M. du Maine, ou, si sa jambe boiteuse l'en empêchoit, le comte de Toulouse, le fût, puisqu'il ne[4] leur manquoit rien, nulle part en France, du rang de prince du sang, que des bagatelles au Parlement imperceptibles[5], et que les enfants même de M. du Maine y étoient pareillement montés[6]. Néanmoins, avec la pique d'entre Madame la Duchesse et M. du Maine, qui étoit dès lors très vive sur la succession de Monsieur le Prince, le Roi hésita à coupler[7] M. du Maine avec Monsieur le Duc.

1. Déjà dit à bien des reprises.

2. Il y a *un*, par mégarde, dans le manuscrit.

3. Article XXX des statuts primitifs. Sur les parrains, on peut voir l'Addition n° 6, dans notre tome I, p. 321, l'Addition n° 965 placée ici et relative à la réception du 2 juin 1686, les *Mémoires de Sourches*, tome IX, p. 190, ceux *du duc de Luynes*, tomes I, p. 166, XII, p. 15 et 312, et XIV, p. 404, la suite de nos *Mémoires*, édition 1873, tome X, p. 221-222, et une dissertation conservée aux Archives nationales, carton O¹ 281, 4e dossier.

4. *Ne* est répété deux fois, en fin de ligne et au commencement de a ligne suivante.

5. Tome II, p. 106-107. — 6. Tome XIX, p. 91 et suivantes.

7. Ce verbe a déjà été employé au tome V, p. 354, dans le cas que

On pouvoit, pour honorer les princes du sang, coupler Monsieur le Duc avec M. le duc d'Orléans ; mais le rang de petit-fils de France, si récent, et si distingué de celui des princes du sang, s'accommoda encore moins de cela que Monsieur le Duc de M. du Maine. Pour couper court, on remonta au faîte, afin que tout y fût sans proportion : on ne s'arrêta point aux[1] fils de France, quoiqu'il n'y en pût avoir d'un prince du sang avec eux, et la présentation se fit par Monseigneur et Mgr le duc de Bourgogne[2]. Les

précisément indique le *Dictionnaire de l'Académie* de 1718 : « Loger deux personnes ensemble dans les occasions où les logements sont marqués par des maréchaux des logis. »

1. *Au*, au singulier, dans le manuscrit.

2. Voici le récit des *Mémoires de Sourches*, tome XIII, p. 1-2 : « L'ouverture de l'année 1711 se fit par la cérémonie de l'ordre du Saint-Esprit. Le Roi ayant assemblé le chapitre pour la réception des nouveaux chevaliers, et les preuves du marquis Albergotti et du marquis de Goësbriand ayant été lues, la marche commença, les novices marchant les premiers avec leurs habits blancs, leurs capots de velours noirs et leurs toques de même ornées de plumes blanches et de masses de héron, à la réserve du prince de Conti, qui marchoit, quoique en habit de novice, à son rang de prince du sang. On marcha ainsi jusqu'à la chapelle, où chacun prit son rang d'ancienneté hormis le prince de Conti, auquel le duc d'Orléans soutint qu'il falloit donner un pliant séparé et sa place de prince du sang. Toute la cérémonie se fit à l'ordinaire. Monseigneur et le duc de Bourgogne furent les parrains du prince de Conti, et il n'y eut que deux parrains (*en note* : Ce sont deux chevaliers qui mènent les récipiendaires faire toutes les révérences, se mettant à leur droite et à leur gauche, comme pour leur apprendre leur métier) pour les quatre gentilshommes, afin d'abréger la cérémonie : laquelle étant finie, la marche recommença au même ordre, les nouveaux chevaliers marchant avec leurs grands manteaux, et le prince de Conti (*en note* : Il étoit d'une complexion extraordinairement foible) n'auroit jamais pu monter les degrés avec le sien, si un homme de la cour (*en note* : C'étoit l'auteur de ces *Mémoires*) ne lui eût donné la main pendant que Béroulte, son gouverneur, soutenoit son manteau. » Dangeau (p. 313) dit que M. de Conti fut présenté par Monseigneur et son fils, les quatre autres par le marquis de la Salle et le maréchal de Chamilly ; mais il ne parle pas de l'incident rapporté dans les *Mémoires du marquis de Sourches*, ce qui nous prive de savoir si celui-ci en est réellement l'auteur.

quatre autres, on a vu à quelle occasion ils furent nommés[1], et jusqu'à quel point la décoration de la cour, des plus hautes dignités, de la première naissance, devint de plus en plus, depuis Louvois et sa promotion de 1688, récompense militaire[2]. Les deux premiers[3] portoient l'Ordre depuis longtemps jusqu'à ce qu'ils pussent être reçus : à cette occasion, ils furent mandés pour l'être, l'un de Strasbourg, où il commandoit sur toute la frontière du Rhin, l'autre de Grenoble, où il commandoit sur toute la frontière de Savoie[4]. Les deux autres venoient d'être nommés, et ne portèrent l'Ordre qu'après avoir été reçus. Les deux premiers retournèrent bientôt après à leur commandement, et Goësbriand s'en alla commander à Saint-Omer[5] ; le Roi lui donna une pension de vingt mille livres en attendant le premier gouvernement vacant[6] : c'étoit bien le moins pour le gendre de celui qui les payoit. Goësbriand n'attendit pas longtemps le gouvernement de Verdun[7], que la mort de Feuquière lui procura[8].

Mariage de Châtillon

Voysin maria sa seconde fille au comte de Châtillon[9], fils

1. Pour M. du Bourg, dans le tome XVIII, p. 168, et, pour Albergotti et Goësbriand, dans le tome XIX, p. 401 et 415 ; mais Saint-Simon n'a pas parlé de la nomination de M. de Médavy, Dangeau n'en disant rien. Les *Mémoires de Sourches* racontent seulement (tome XII, p. 406 et 411), le 29 novembre 1710, qu'il avait alors son congé pour revenir de l'armée de Dauphiné, où il servait de premier lieutenant général, qu'il devait être reçu chevalier de l'Ordre au 1er janvier suivant avec les quatre autres, et, ensuite, qu'il fit la révérence au Roi le 22 décembre. Nous avons vu (tome XIV, p. 83) qu'il avait été désigné pour recevoir l'Ordre dès le 21 septembre 1706, après l'affaire de Castiglione, et que les preuves de son aïeul le maréchal lui servirent pour la présentation.

2. Déjà dit dans le tome V, p. 261 et 567, et rappelé depuis lors.

3. Médavy et du Bourg. — 4. *Dangeau*, p. 294 ; *Sourches*, p. 406.

5. *Dangeau*, p. 292. — 6. Ci-dessus, p. 223.

7. C'est le 28 janvier que le Roi lui accorda ce gouvernement (*Dangeau*, p. 330 ; *Sourches*, tome XIII, p. 21) ; il valait de dix-huit à vingt mille livres.

8. Ci-après, p. 249. — Toute cette phrase a été ajoutée après coup dans le blanc resté à la fin du paragraphe et sur la marge.

9. Charlotte-Vautrude Voysin (tome XIX, p. 34, note 3) épousa

et neveu des deux premiers gentilshommes de la chambre de Monsieur et de M. le duc d'Orléans[1], qui, sûrement, n'auroient pas cru à son horoscope[2], si elle[3] leur eût dit la fortune dans laquelle il est aujourd'hui[4], et que son oncle, le favori de Monsieur, a eu loisir de voir, quelque année avant sa mort à quatre-vingt-sept ou huit ans, retiré depuis longtemps dans sa province[5]. Voysin, au lieu des deux cent mille livres que le Roi, avant cette dernière guerre, donnoit aux filles de ses ministres[6], eut,

avec une fille de Voysin.

Alexis-Madeleine-Rosalie, comte de Châtillon (tome XVIII, p. 52), le 21 janvier 1711 (*Dangeau*, p. 310, 313, 324 et 326; *Sourches*, tome XIII, p. 2), fut nommée dame d'honneur de la princesse de Conti en juillet 1719, et mourut le 13 avril 1723, âgée de trente ans. Son mari épousa en secondes noces, deux ans plus tard, Mlle de Tillières.

1. Il était fils de Claude-Elzéar, comte de Châtillon, premier gentilhomme de la chambre du duc d'Orléans, et neveu d'Alexis-Henri, marquis de Châtillon, qui avait occupé la même place auprès de Monsieur (tome II, p. 206, et tome XVIII, p. 51-52).

2. « *Horoscope*, observation qu'on fait de l'état du ciel au point de la naissance de quelqu'un, et par laquelle les astrologues prétendent juger de ce qui lui doit arriver dans le cours de sa vie » (*Académie*, 1718). Comme spécimen, on peut voir, dans les mss. Dupuy 88, fol. 17-21, et 89, fol. 280, des horoscopes de 1595 et de 1608 dressés par Côme Ruggieri. Brantôme raconte (*Œuvres*, tome V, p. 240) que, lors de l'avènement de Charles IX, « il y eut plusieurs philosophes astrologues, et surtout Nostradamus, qui, curieux de sonder son ascendant et horoscope, trouvèrent qu'il seroit un jour, etc. » Le Pape envoyait chaque année « une » horoscope à Louis XIV.

3. *Horoscope* était alors du féminin.

4. Il a déjà fait ce rapprochement en 1709 (tome XVIII, p. 52) entre le père, « seigneur fort pauvreteux, » et ce « duc de Châtillon qui, sans y penser, a si rapidement fait la plus grande fortune. » L'érection en duché fut accordée en 1736.

5. Il mourut en Poitou en 1737, étant disgracié depuis vingt ans, et le neveu le fut aussi en 1744. — Comparez une réflexion pareille ci-dessus, p. 224-225, sur Fervacques.

6. *Dangeau*, p. 313. Le Roi avait encore donné deux cent mille livres à Mlle Chamillart pour épouser la Feuillade (tome IX, p. 314) ; mais, en 1708 (tome XVI, p. 437), Desmaretz n'a voulu accepter qu'une pension de dix mille livres pour sa troisième fille. M. de Beauvillier fut autorisé, on l'a vu p. 222, note 1, à prendre sur la vente des char-

comme ils ont eu depuis, dix mille livres de pension pour sa fille[1].

Électeur de Cologne à Paris et à la cour; dit la messe à Mme la duchesse de Bourgogne. Son étrange poisson d'avril. [Add. S^tS. 966]

L'électeur de Cologne, qui étoit venu de Valenciennes voir l'électeur de Bavière à Compiègne, arriva à Paris les deux ou trois premiers jours de cette année[2]. Il eut incontinent après une audience du Roi *incognito*[3], et alla de même tout de suite chez Mme la duchesse de Bourgogne, où Mgr le duc de Bourgogne se trouva[4]. L'Électeur s'amusa quelques semaines à Paris[5], et vint après dîner à Meudon[6]. Monseigneur se mit à table dans son fauteuil, à sa place ordinaire, et[7] sans cadenas[8], parce qu'à Meudon il[9] n'en avoit jamais, et, comme à l'ordinaire, une serviette

ges de la maison de Berry les deux cent mille livres promises pour sa fille Mortemart en 1703 (tome XI, p. 331, note 3).

1. La sœur aînée, en épousant M. de Broglie l'année précédente, n'a eu que huit mille livres de pension (tome XIX, p. 34, note 8).

2. Notre auteur prend ce nouvel article à côté du précédent, dans le *Journal de Dangeau*, p. 313. L'Électeur venait réclamer les subsides qu'on ne lui payait plus, et, dans son mécontentement, il avait annoncé en chaire son intention de se retirer chez les ennemis. Son frère l'électeur de Bavière, qui est toujours à Compiègne (tome XVIII, p. 221-226), a voulu en vain le dissuader de venir à la cour (*Correspondance des Contrôleurs généraux*, tome III, n° 531; *Journal de Torcy*, p. 163; Dépôt de la guerre, vol. 2224, n° 356). Voyez ci-après, Additions et corrections, p. 577.

3. Le 4 janvier: *Dangeau*, p. 315; *Sourches*, tome XIII, p. 4.

4. Ce duc ne le reçut pas dans son appartement, à cause des difficultés de cérémonial (*Correspondance de Fénelon*, tome I, p. 214).

5. Nous le verrons en partir, le 7 février: ci-après, p. 244.

6. Le 29 janvier: *Dangeau*, p. 334, avec l'Addition indiquée ci-contre. Torcy raconte quelles négociations de cérémonial précédèrent ce dîner, et pour quelles raisons le prélat accepta tout ce qui avait déplu jadis à son frère (*Journal*, p. 361-362). Saint-Simon en a parlé aussi dans son mémoire du mois de mai suivant sur les *Changements arrivés à la dignité de duc et pair*, imprimé au tome III de ses *Écrits inédits*, p. 189-190.

7. Cette conjonction, dans le manuscrit, est couverte d'encre.

8. Tome IX, p. 230.

9. *Il* a été répété deux fois, à la fin de la page 1059 et au commencement de la page 1060 du manuscrit.

plissée sur la nappe, sous son couvert[1], et servi par du Mont avec une soucoupe pour boire[2]. L'électeur de Cologne se mit vis-à-vis de Monseigneur, parmi les courtisans, sur un siège pareil à eux, et cette place vis-à-vis de Monseigneur n'étoit point celle des princes du sang, ni distinguée en rien. Il n'eut point de serviette sous son couvert, ni de couvert distingué, mais fut servi par un officier de la bouche, et sans soucoupe pour boire, comme tous les autres courtisans[3]. Il fut par toute la maison avec Monseigneur, qui, aux portes étroites, passoit devant lui sans aucun compliment, et l'Électeur s'arrêtoit et se rangeoit avec un air de respect; et, parlant à lui, l'appela toujours *Monseigneur*, usage qui avoit tellement prévalu, que le Roi ne lui parloit jamais autrement, et que, parlant de lui, il le[4] nommoit plus ordinairement *Monseigneur* qu'il ne disoit *mon fils;* mais, *Monsieur le Dauphin*, il ne le disoit jamais[5]. Deux jours après, qui fut le mardi 3 février, il vit l'Électeur dans son cabinet, lequel, en sortant de là, s'en alla dire la messe à Mme la duchesse de Bourgogne[6]. Il aimoit à la dire et basse et haute, et à [*Add. St-S. 967*] faire toutes sortes de fonctions[7] : il avoit fort prié Mme

1. Il en était ainsi pour le Roi : *État de la France,* 1712, tome I, p. 71 ; Alfred Franklin, *Variétés gastronomiques*, p. 32, 36 et 39.

2. Cette soucoupe, en or ou en vermeil, servait pour présenter le verre couvert et les carafes d'eau et de vin, dont Monseigneur, comme le Roi, se servait lui-même après que le gentilhomme servant en avait fait l'essai (*État de la France*, tome I, p. 76).

3. Il a été déjà parlé plusieurs fois de l'admission de courtisans à ces repas de Meudon : tomes II, p. 366, XII, p. 103, etc.

4. *Le* surcharge *di*[*soit*].

5. Tout cela a déjà été dit dans notre tome XVII, p. 296-298.

6. *Dangeau*, p. 335. Les *Mémoires de Sourches* (p. 28) et le *Journal de Torcy* (p. 365) disent, au contraire de Dangeau, que la messe précéda l'audience, qui n'eut lieu qu'à midi trois quarts.

7. Il a déjà été parlé de ce goût si vif dans le tome XIV, p. 258 ; voyez aussi les *Lettres de Mme de Maintenon,* dans le recueil Geffroy, tome II, p. 265, et le *Bulletin de la Société de Compiègne,* tome XI, p. 234. — *Fonction* est toujours au sens de cérémonie solennelle.

la duchesse de Bourgogne de l'entendre. Il la dit au grand autel de la chapelle, basse et comme un évêque ordinaire. Mme la duchesse de Bourgogne étoit en haut dans la tribune, pour éviter le corporal[1] que le prêtre lui apporte à baiser à la fin de la messe quand elle étoit[2] en bas, et pour que cette messe eût l'air d'une messe ordinaire; mais l'Électeur la salua profondément en entrant et en sortant de l'autel, et s'inclina comme un chapelain ordinaire aux *Dominus vobiscum* et à la bénédiction. En entrant et en sortant de l'autel, Mme la duchesse de Bourgogne reçut debout son inclination profonde, et lui fit une révérence fort marquée. Madame fut outrée de cette messe, et se garda bien de s'y trouver[3] : l'Électeur, en effet, auroit pu s'en passer; mais non seulement ce fut lui qui la proposa, mais qui en pressa, et qui témoigna que Mme la duchesse de Bourgogne le désobligeroit, si elle l'en refusoit. Il n'y avoit point de cérémonies qu'il n'aimât à faire[4]. Enfin il aimoit même à prêcher, et on peut juger comment il prêchoit. Il s'avisa, un premier jour d'avril, de monter en chaire; il y avoit envoyé inviter[5] tout ce qui

1. « *Corporal*, linge empesé et bénit que le prêtre étend sur l'autel pour mettre le calice dessus et ensuite l'hostie » (*Académie*, 1718). Sur ce détail de cérémonial, voyez la *Correspondance de Madame*, édition Jaeglé, tome II, p. 115.

2. *Est* corrigé en *estoit*.

3. *Ibidem*, p. 42. Torcy dit, dans son *Journal* (p. 335-336) : « Madame ne dissimula pas à l'Électeur le chagrin qu'elle avoit de croire la dignité électorale avilie en le voyant à Versailles, lui répétant ce qu'elle lui avoit dit à son premier voyage, qu'elle croyoit apparemment un bon mot : « Qu'un électeur dans ce lieu étoit un poisson hors de l'eau. »

4. Quelques jours plus tard, il célébra à Paris, en grande pompe, sa millième messe (*Mercure* de mars, p. 133-137; registre de Desgranges, ms. Mazarine 2746, fol. 23-25). Pour la première, qu'il avait dite à Lille le 1er janvier 1707, il avait demandé à l'Académie des inscriptions de composer une médaille commémorative, avec son portrait et « quelque emblème ingénieux de sa personne et de son zèle pour la religion » (*Histoire de l'Académie*, tome I, p. 326). Nous donnerons à l'Appendice, n° IX, le procès-verbal de la millième messe.

5. *Invité* corrigé en *inviter*.

étoit à Valenciennes, et l'église étoit toute remplie. L'Électeur parut en chaire, regarda la compagnie de tous côtés, puis tout à coup se prit à crier : « Poisson d'avril ! poisson d'avril[1] ! » et sa musique, avec force trompettes et timbales[2], à lui répondre. Lui[3] cependant fit le plongeon[4], et s'en alla[5]. Voilà des plaisanteries allemandes, et de prince, dont l'assistance, qui en rit fort, ne laissa pas d'être bien étonnée[6]. Après avoir dit la messe à Mme la duchesse de Bourgogne, il dîna chez le duc de Villeroy, et fut ensuite[7] voir Mme de Maintenon à Saint-Cyr, qui[8] lui donna Mme de Dangeau[9] pour le conduire à voir toutes les classes des demoiselles et l'accompagner par toute la maison[10]. Il avoit pris congé du Roi le matin, qui lui fit

1. « On dit proverbialement *donner un poisson d'avril à quelqu'un*, pour dire l'obliger à faire quelque démarche inutile pour avoir lieu de se moquer de lui » (*Académie*, 1718). Comparez une anecdote dans la *Vie du duc Charles IV de Lorraine* (par J. de la Brune), publiée en 1691, p. 13. L'historiette que nous avons ici est rappelée dans un long article de la *Grande Encyclopédie*, tome I, p. 1090, sur cette coutume légendaire, dont l'origine, remontant probablement au seizième siècle, semble encore inconnue. Dans le peuple, le maquereau était appelé « poisson d'avril. »

2. Il écrit : *tymbales*. — 3. Avant *luy*, il y a un *et* biffé.

4. Locution déjà relevée au tome XVI, p. 87.

5. Le chevalier de Quincy, dans ses *Mémoires*, tome III, p. 6-7, raconte aussi, et avec des détails non moins amusants que précis, cette anecdote, qu'il place au 1er avril 1710.

6. On trouve d'autres traits analogues du prince dans les mêmes *Mémoires*, p. 5-9, et dans le *Journal de Torcy*, p. 336, note, et Introduction, p. XXXVI-XXXVII. Madame écrivait que c'était « l'innocence personnifiée, » et Torcy (p. 370) pensait que « son enfance dureroit jusqu'à cent ans, s'il les vivoit. » Cet électeur, dit Quincy, « étoit un peu ratier et bouffon. »

7. *Ensuitte* a été ajouté en interligne, au-dessus d'un *apres* biffé.

8. Ici, il a biffé un autre *ensuitte*.

9. En qualité de princesse allemande de sa maison.

10. *Dangeau*, p. 335 : « Elle le mena dans toutes les classes, et, à chacune, il y trouva des amusements qui lui plurent fort. On eut peine à l'arracher de cette maison, dont il admiroit l'ordre. » Voici le récit du *Journal de Torcy* (p. 365) : « Après son dîner, il alla à Saint-Cyr

donner beaucoup d'argent, et le renvoya fort content[1]. Deux jours après, il apprit la vacance d'un canonicat de Liège, dont il étoit aussi évêque[2] : il l'envoya offrir galamment à Mme de Dangeau pour le comte de Levenstein son frère[3], chanoine de Cologne et grand doyen de Strasbourg, mort longtemps depuis évêque de Tournay[4] ; et le canonicat fut accepté avec l'agrément du Roi[5]. L'électeur de Cologne s'en alla le 7 février à Compiègne, d'où il s'en retourna à Valenciennes. On apprit quelques jours après la mort de l'électeur de Trèves[6] : ainsi le frère de M. de Lorraine ne fut pas longtemps coadjuteur[7], et ces chapitres de Mayence et de Trèves, si résolus, par l'exemple de celui de Cologne, à se faire sages contre l'ambition des princes, et à n'en point recevoir parmi[8] eux, tombèrent dans le même inconvénient, Trèves dès lors, et Mayence ensuite, dont le coadjuteur étoit le grand

Mort de l'électeur de Trèves*.

où ses discours et ses actions puériles laissèrent une foible idée de la solidité d'esprit dont il se piquoit ; car il se jeta plusieurs fois aux genoux de Mme de Maintenon, les embrassa, lui demanda sa protection auprès du Roi, plus encore auprès de M. Desmaretz, la pria de lui tenir lieu de mère ; et, après ces humiliantes extravagances, il demanda en particulier à Mme de Dangeau si Mme de Maintenon n'étoit pas abbesse de Saint-Cyr. » Les lettres de l'Électeur lui-même à Torcy, sur cette visite, sont au Dépôt des affaires étrangères, vol. *Cologne* 59, fol. 52 et 54.

1. *Dangeau*, p. 339. Sur les négociations qui précédèrent cette remise d'argent, voyez le *Journal de Torcy*, p. 334-341, 362 et 366-370, et ci-après, Additions et corrections, p. 578.

2. Ci-dessus, p. 29. — 3. Jean-Ernest de Levenstein : tome VII, p. 94.

4. Il était grand doyen de Strasbourg depuis septembre 1690, eut l'évêché de Tournay en 1713, à la place de M. de Beauvau, et mourut en 1731.

5. *Dangeau*, p. 339. Dangeau a soin de dire que sa femme n'avait rien demandé.

6. Jean-Hugues d'Orsbeck, ci-dessus, p. 150, qui mourut le 6 janvier (*Dangeau*, p. 322), avant que les bulles fussent arrivées à son coadjuteur.

7. Ci-dessus, p. 150. — 8. *Parmi* surcharge *dans*.

* Cette manchette est deux lignes trop haut dans le manuscrit, en face de *mort longtemps depuis*

maître de l'ordre Teutonique[1], frère de l'électeur palatin et de l'Impératrice douairière[2].

La Porte déclare la guerre à la Russie.

Le roi de Suède, de son asile de Bender[3], sut si bien remuer la Porte en sa faveur, qu'on sut par des Alleurs[4], qui avoit succédé à Ferriol[5] dans l'ambassade de Constantinople[6], que le Grand Seigneur déclaroit la guerre et prétendoit, avec une armée de trois cent mille Turcs, Tartares ou Cosaques, chasser les Moscovites et les Saxons de Pologne, et rétablir le roi de Suède et le roi Stanislas[7].

1. François-Louis de Bavière-Neubourg, né le 24 juillet 1664, chanoine de Münster, de Liège et d'Olmütz, évêque de Breslau en 1683, était devenu grand maître de l'ordre Teutonique, à la place de son frère, le 12 juillet 1694. Élu chanoine de Mayence en 1695, coadjuteur de ce siège en décembre 1710, il passa évêque de Trèves en février 1716, l'échangea contre Mayence en janvier 1729, et mourut le 18 avril 1732.

2. Il était frère de Jean-Joseph-Guillaume, électeur palatin, et d'Éléonore-Madeleine-Thérèse, veuve de l'empereur Léopold. C'est l'article du *Journal de Dangeau* en date du 14 janvier (p. 322) qui a fourni cette réflexion sur les deux électorats. Comparez la *Gazette* de 1710, p. 551, et celle de 1711, p. 71.

3. Tome XVIII, p. 220. Sur le séjour de Charles XII à Bender, voyez la *Gazette* de 1710, p. 302, la *Gazette d'Amsterdam*, n° XVI, et le volume 2213 du Dépôt de la guerre, n° 136.

4. Pierre Puchot des Alleurs : tome IV, p. 277.

5. Charles de Ferriol (tome VI, p. 213), que sa santé et aussi ses démêlés avec la Porte avaient fait rappeler en France.

6. Nommé en avril 1710, des Alleurs n'arriva à son poste qu'au mois de décembre, en passant par la Hongrie, selon une lettre de sa femme au contrôleur général Desmaretz, 21 février 1710, dans le carton G^7 572, aux Archives nationales.

7. *Dangeau*, p. 308-309, 315, 321, 324, 326-327, 357-358 ; *Sourches*, p. 4, 13-14, 19, 22 et 23. La déclaration de guerre fut faite le 22 novembre 1710, et Charles XII quitta solennellement Bender le 26 février, après avoir lancé un manifeste (vol. Guerre 2236, n° 210, 2239, n° 241, et 2302, n° 215 ; *Gazette de Leyde*, 1710, n° 69 ; *Lettres historiques*, tome XXXIX, *passim* ; *Nouveau Mercure*, avril 1711, p. 147-149, et mai, p. 138-140). L'Empereur, de son côté, fit fortifier ses places pour empêcher la violation des frontières. Les armées turque et russe se trouvèrent en présence le 1er juillet 1711 ; mais Catherine, femme du Czar, sut négocier une paix où il ne fut pas question du roi de Suède

Cette nouvelle, qui pouvoit influer sur les affaires de l'Empereur, fit un peu de soulagement.

Nangis colonel du régiment du Roi.

Le Roi, lassé de voir son régiment d'infanterie[1] dans un assez mauvais état, donna le gouvernement de Landrecies[2] à du Barail et le fit maréchal de camp[3] : il étoit lieutenant-colonel lorsque le Roi l'ôta, comme on l'a dit[4], à Surville et le donna à du Barail, à qui il le reprit, et le donna à Nangis[5]. Cela parut un grand commencement de fortune à tous les détails que le colonel de ce régiment avoit fréquemment tête à tête avec le Roi, qui se croyoit le colonel particulier de ce régiment, avec le même goût qu'un jeune homme qui sort des mousquetaires[6].

Mort, famille et caractère de Feuquière.

Feuquière[7] mourut en ce temps-ci[8]. Il étoit ancien lieutenant général, d'une grande et froide valeur[9], de beaucoup plus d'esprit qu'on n'en a d'ordinaire, orné et

1. Le régiment du Roi : tome XIII, p. 119.

2. Ce gouvernement rapportait dix ou douze mille livres.

3. *Dangeau*, p. 329, 26 janvier; *Sourches*, p. 20-21.

4. Tome XIII, p. 222. Depuis 1692, les colonels-lieutenants du régiment du Roi n'étaient plus forcément des officiers généraux (*Sourches*, tome IV, p. 139). Celui-ci passera lieutenant général en 1720.

5. « Le Roi fit entrer le matin M. de Nangis dans son cabinet, et lui dit qu'il l'avoit choisi pour le faire colonel de son régiment, et qu'il espéroit qu'il le mettroit en meilleur état qu'il n'avoit été les dernières campagnes, et qu'il falloit qu'il s'y en allât incessamment, ce que Nangis va faire » (*Dangeau*, p. 329; comparez p. 342).

6. Déjà dit dans les tomes XIV, p. 390, et XV, p. 572.

7. Antoine de Pas, marquis de Feuquière : tome I, p. 243, et tome X, p. 91-96.

8. Il mourut le 27 janvier, à soixante et un ans, après avoir écrit une dernière fois au Roi, en faveur de son fils (*Dangeau*, p. 330; *Sourches*, p. 21; *Mercure* de février, p. 114-120; *Journal de Verdun*, tome XIV, p. 248-249; Gallois, *Lettres inédites des Feuquières*, tome V, p. XXVII; Seilhac, *l'Abbé Dubois*, tome I, p. 61; *Lettres de Mme Dunoyer*, éd. 1720, tome IV, p. 177-178). Ce Feuquière n'a pas son portrait à Versailles.

9. Saint-Simon est d'accord avec les contemporains : *Mémoires de Saint-Hilaire*, édition Lecestre, tome II, p. 193; *Mémoires de Luynes*, tome X, p. 255. Comparez Rousset, *Histoire de Louvois*, tome IV, p. 452-453, etc.

instruit, et d'une science à la guerre qui l'auroit porté à tout pour peu que sa méchanceté suprême lui eût permis de cacher, au moins un peu, qu'il n'avoit ni cœur ni âme. On en a vu quelques traits ici répandus[1], dont sa vie ne fut qu'un tissu. C'étoit un homme qui ne servoit jamais dans une armée qu'à dessein de la commander, de s'emparer du général, de s'approprier tout, de se jouer de tous les officiers généraux et particuliers; et, comme il ne trouva point de général d'armée qui s'accommodât de son joug, il devenoit son ennemi, et encore celui de l'État, en lui faisant, tant qu'il pouvoit, manquer toutes ses entreprises. On feroit un livre de ces sortes de crimes. Aussi ne servoit-il plus il y avoit très longtemps, parce qu'aucun général ne le vouloit dans son armée, pour en avoir tous tâté[2]. Il a laissé des Mémoires sur la guerre qui seroient un chef-d'œuvre en ce genre, et savamment, clairement, précisément et noblement écrits, si, comme un chien enragé, il n'avoit pas déchiré, et souvent mal à propos, tous les généraux sous lesquels il a servi[3]. Aussi mourut-il pauvre, sans récompense et sans amis[4]. Il n'avoit qu'une

1. Tome I, p. 243, et surtout tome X, p. 91-94, où j'ai rappelé qu'on le surnommait *le Diable*. Le duc de Luynes, qui parle de toute cette famille au tome X de ses *Mémoires*, p. 255-256, rapporte qu'on disait aussi celui-là le plus brave de tous les hommes « parce qu'il couchoit tous les jours entre cent mille de ses ennemis. »

2. Pinard, *Chronologie militaire*, tome IV, p. 381-384.

3. Saint-Simon a déjà parlé à peu près en semblables termes, dans notre tome X, p. 94-95, des *Mémoires de Feuquière*, qu'il utilisait parfois, et il en avait fait pareille appréciation dans la notice du maréchal d'Hocquincourt, qui est au volume 45 de ses Papiers, aujourd'hui *France* 200, fol. 148. On possède à la Bibliothèque nationale, mss. Fr. 9 746, 11 231, 11 232 et 11 249, des manuscrits des mémoires et critiques militaires de Feuquière.

4. Compromis dans l'affaire des Poisons, il avait pu se disculper (P. Clément, *la Police sous Louis XIV*, p. 185-186; Charles de Coynart, *Une sorcière au dix-huitième siècle*, 1902, p. 151 et suivantes). Le 29 mai 1691, lui et son frère Rebenac obtinrent un privilège pour une machine propre à faire remonter les bateaux sur les cours d'eau (Archives nationales, X^{1A} 8685, fol. 332 v°).

pension de six mille livres, que le Roi laissa à sa famille[1]. Leur nom est Pas, bonne et ancienne noblesse de Picardie[2]. Son père[3] fut tué approchant fort du bâton[4], vers

1. *Dangeau*, p. 329-330. Les *Mémoires de Sourches* disent, au 27 janvier (p. 21) : « Le soir, comme le Roi sortoit de son cabinet pour passer à l'appartement de la marquise de Maintenon, la duchesse du Lude, accompagnée de la comtesse de Feuquière et de la marquise de Souvré, présenta au Roi la marquise de Feuquière en habit de veuve ; elle se jeta aux pieds du Roi et lui représenta sa misère, qui alloit jusqu'à n'avoir pas de pain pour elle ni pour ses deux enfants. Le Roi la releva aussitôt, et lui parla avec beaucoup de bonté et de douceur. Dès le même soir,... on sut que le Roi avoit conservé à la famille du défunt marquis de Feuquière la pension de six mille cinq cents livres qu'il lui donnoit. » Dangeau dit : 5 500.

2. Tome V, p. 117. La famille a un article généalogique dans le *Mercure* d'avril 1691, p. 169-182, et Clairambault a recueilli un certain nombre de pièces du quinzième siècle (ms. 1101, fol. 63) ; mais la filiation la plus intéressante est dans le *Nobiliaire de Picardie*, par Haudicquer de Blancourt, p. 402-412, et le Cabinet des titres possède un dossier considérable dans la série des *Dossiers bleus*, vol. 512, n° 13 267. Pas était un château fort sur l'Authie, au comté de Saint-Pol, et Feuquière est du département actuel de l'Oise. Rochebilière avait relevé quelques actes paroissiaux (ms. Nouv. acq. fr. 3617, n°s 3313-3320). Étienne Gallois a publié en 1845 cinq volumes de *Lettres des Feuquières*. Presque tous avaient appartenu à la R. P. R., puis s'étaient convertis.

3. Avant *pere*, il a biffé *grd*. — Isaac de Pas, né le 10 mai 1618 et baptisé le 13 au temple de Charenton, eut un régiment d'infanterie en 1636, devint en 1640 gouverneur de Verdun et lieutenant général au gouvernement de Toul. Maréchal de camp et marquis de Feuquière en 1646, lieutenant général en 1653, vice-roi d'Amérique en 1660, il fut envoyé comme plénipotentiaire en Allemagne en 1672, passa de là en Suède et y réussit fort bien, fut envoyé en Savoie en 1676, reçut le titre de conseiller d'État ordinaire en janvier 1678, retourna en Suède en 1679, et quitta enfin ce pays en 1685 pour aller représenter le Roi en Espagne, mais mourut à Madrid le 6 mars 1688, et fut inhumé à l'hôpital Saint-Louis. Il avait été désigné pour l'ordre du Saint-Esprit en janvier précédent, ayant un brevet depuis 1651.

4. Notre auteur fait confusion : c'est le grand-père du Feuquière mort en 1711 qui fut « tué approchant fort du bâton, » et c'est son père, Isaac, qui « s'étoit signalé dans les plus importantes négociations de son temps, » dont il va être parlé deux lignes plus loin.

lequel il avoit rapidement et vertueusement couru, et son grand-père[1] s'étoit signalé dans les plus importantes négociations de son temps, sur les traces duquel Rebenac[2], frère de celui-[ci], commençoit à marcher quand il mourut[3] ; et, avec cela, ils n'ont jamais pu rien obtenir de la fortune que le gouvernement de Verdun, qui fut donné à Goësbriand[4]. Son fils mourut bientôt après lui sans enfants[5], et sa fille unique[6], dont la mère[7] étoit fille du mar-

1. Manassès de Pas, né posthume à Saumur le 1er juin 1590, d'abord capitaine et mestre de camp d'infanterie, devenu maréchal de camp en 1629 et gouverneur de Verdun en 1631, avec la lieutenance générale du pays Messin, fut chargé en 1633 d'une mission extraordinaire en Allemagne, reçut l'ordre du Saint-Esprit la même année, et le grade de lieutenant général en 1637. Blessé au siège de Thionville le 6 mars 1640, et emmené prisonnier dans cette ville par Piccolomini, il y mourut le 13. Il figure comme commandant d'armée dans le tome I de la *Chronologie militaire*, p. 480-483, et il eut la promesse du bâton avant de mourir. Il avait été converti en 1632 par le P. Joseph, qui fut toujours son protecteur. L'abbé Arnauld, son ami, disait de lui (*Mémoires*, p. 503) qu'il fut « grand en toutes choses hormis en fortune, » et qu'il « s'acquitta de tous les emplois avec une réputation particulière de valeur et de prudence. » Sa correspondance diplomatique de 1633 a été publiée en 1753 (une partie des originaux est rentrée à la Bibliothèque), et sa relation d'Allemagne a été insérée dans l'ouvrage d'Aubery : *Mémoires pour servir à l'histoire du cardinal de Richelieu*. — Un de ses fils, François de Pas, dit l'abbé de Feuquière, entra dans les ordres, eut l'abbaye de Relecq et fut grand doyen de Verdun ; il avait la passion de suivre le Roi dans toutes ses campagnes, et mourut ainsi de maladie au siège de Mons, le 5 avril 1691, âgé de soixante-douze ans. C'est à cette occasion que Saint-Simon écrivit l'Addition ci-contre, dont la substance ne se retrouve pas dans les *Mémoires*. [Add. StS. 968]

2. François de Pas : tome IV, p. 321.

3. Le 22 juin 1694, à quarante-quatre ans.

4. Ci-dessus, p. 238.

5. Antoine-Charles de Pas, mort en 1728 : tome X, p. 96. Dans ce passage du tome X, notre auteur a dit plus exactement : « Son fils unique mourut sans enfants. »

6. Pauline-Chrysante ou Corisande de Pas : tome X, p. 96.

7. Marie-Madeleine-Thérèse-Geneviève de Monchy, mariée en 1695 : tome X, p. 95.

quis d'Hocquincourt chevalier de l'Ordre[1], fils du maréchal[2], laquelle hérita de tous ses frères[3], porta tous ces biens à un Seiglière[4], dont la vie honteuse[5] a même déshonoré jusqu'à la bassesse de sa naissance[6], et dont la mère[7], fille du marquis de Soyecourt chevalier de l'Ordre

1. *Dangeau*, p. 330. Georges de Monchy, marquis d'Hocquincourt, capitaine de cavalerie en 1644, eut un régiment d'infanterie en 1649, devint maréchal de camp en 1651, fut nommé en 1655 lieutenant général au gouvernement de Péronne, Montdidier et Roye, en survivance de son père, et lieutenant général des armées la même année; il mourut en décembre 1689, ayant reçu le cordon du Saint-Esprit l'année précédente. Il est surtout connu pour avoir fait tirer le canon de Péronne en 1656, contre le maréchal son père, qui voulait livrer la place aux Espagnols.

2. Tome XIII, p. 46. Le maréchal avait eu quatre autres fils, tous morts sans alliance.

3. Outre Mme de Feuquière, le marquis d'Hocquincourt avait eu cinq fils : Charles de Monchy, colonel d'un régiment d'infanterie, gouverneur de Péronne en 1689, tué en Irlande le 1er juillet 1690 ; Jean-Georges, gouverneur de Péronne après son frère, tué près de Huy le 27 août 1692 ; Armand, mort jeune ; Louis-Léonor, abbé de Bohéries, mort le 9 mai 1705 (tome XIII, p. 46); Gabriel-Antoine, chevalier de Malte. Leur sœur recueillit aussi l'héritage de MM. de Maisons.

4. Joachim-Adolphe de Seiglière de Boisfranc, dit le marquis de Soyecourt, né le 28 octobre 1686, d'abord mousquetaire en 1702, capitaine de cavalerie en 1703, puis colonel du régiment de Bourgogne-infanterie en 1704, fit toutes les campagnes suivantes, fut promu brigadier en 1719, mais se retira à Venise, et y mourut le 25 mars 1738.

5. Il dira en 1720 (suite des *Mémoires*, tome XVI de 1873, p. 442) que ce Soyecourt « se perdit de débauches, de jeu, de toutes sortes d'infamies : tellement que, de juste frayeur des arrêts qui le pouvoient conduire au gibet, il sortit de France peu d'années après, se cacha longtemps dans les pays étrangers, et mourut enfin en Italie. »

6. Le premier connu des Seiglière est Alexandre, receveur des tailles de l'élection de la Marche en 1639, et père de Joachim Seiglière de Boisfranc le chancelier de Monsieur. Il y a une généalogie de cette famille au Cabinet des titres, dossier bleu n° 16029, vol. 609.

7. Marie-Renée de Belleforière de Soyecourt épousa par contrat du 5 février 1682 Timoléon-Gilbert de Seiglière de Boisfranc, chancelier de Monsieur après son père, qui la laissa veuve en 1695 ; elle ne mourut que le 25 avril 1739, à quatre-vingt-deux ans. Sur ce ménage, voyez Bertin, *les Mariages dans l'ancienne société*, p. 553 et suivantes,

et grand veneur[1], avoit aussi hérité de ses deux frères, tués sans alliance tous deux à la bataille de Fleurus[2] : et voilà comme on donne des filles de qualité à des vilains, parce qu'ils les prennent pour rien, desquelles après ils ont tous les biens de leurs maisons ! Ce faux Soyecourt est mort fugitif à Venise[3], sa femme bientôt après, et leur fils[4] a eu un régiment tandis que les gens les plus qualifiés n'en peuvent obtenir du cardinal Fleury[5]. *Similis simili gaudet*[6]; cela se retrouve en tout. Il n'y a plus d'Hocquincourt, qui est Monchy[7], ni de Pas ; Rebenac

Réflexion sur les vilains*.

et la Notice biographique de la Bruyère, dans l'édition Servois des *Œuvres*, p. CXXXIV.

1. Maximilien-Antoine de Belleforière : tome V, p. 298.

2. Jean-Maximilien de Belleforière, marquis de Soyecourt, colonel du régiment de Vermandois en mars 1685, tué le 1er juillet 1690, et Adolphe de Belleforière, chevalier de Soyecourt, capitaine-lieutenant des gendarmes du Dauphin en juin 1685; mort le 3 juillet 1690 des blessures reçues à la même bataille de Fleurus. A propos de leur mort et de la mésalliance de leurs sœurs (la seconde fille avait épousé un Romillé de la Chesnelaye), Mme de Sévigné écrivait, le 12 juillet : « La voilà (Mme de Soyecourt mère) sans garçons, avec deux gendres. Ne me faites point parler ! C'est une belle chose que de ne chercher que le bien, et on se défait bien vite de ses filles. Voilà des coqs d'Inde avec des plumes de paon ! Demandez à M. le chevalier ce que c'est que Tilloloy (terre des Soyecourt) ; c'est une maison royale. » Voyez aussi une apostrophe de la Bruyère, dans les *Caractères*, tome I, p. 367.

3. Ci-contre, p. 250. Le Supplément à l'*Histoire généalogique*, tome IX, 2e partie, p. 921, dit que cette mort arriva à Gênes.

4. Louis-Armand de Seiglière, comte de Soyecourt, né le 22 janvier 1722, nommé mestre de camp en 1742, maréchal de camp en 1759, mourut le 5 septembre 1791, veuf en premières noces d'une Beauvillier, en secondes noces d'une Béthune-Chabris, mais remarié depuis 1783 à une Nassau-Saarbrück.

5. Au moment où notre auteur écrit ceci, M. de Soyecourt vient d'obtenir, le 8 août 1742, l'agrément du Roi pour acheter de M. de Polignac le régiment de cavalerie Dauphin étranger, au prix de cent quarante-neuf mille livres (*Mémoires de Luynes*, tome IV, p. 197-199).

6. Proverbe latin équivalant au français *Qui se ressemble s'assemble*.

7. Tome XV, p. 443.

* Les trois premiers mots de cette manchette semblent ajoutés après coup.

n'a laissé que Mme de Souvré[1], mascarade de Tellier[2], et leur troisième frère[3] est mort fort vieux[4] sans enfants de la fille de Mignard[5], ce peintre fameux[6], qui, pour sa beauté, l'a peinte en plusieurs endroits de la galerie de Versailles et dans plusieurs autres de ses ouvrages[7].

Mort et caractère d'Estrades; sa naissance. [Add. S^tS. 969, 970 et 971]

Estrades[8] mourut presque en même temps[9]. Il étoit fils aîné de ce maréchal d'Estrades[10] si capable dans son métier, et si célèbre par le nombre, l'importance et le succès de ses négociations[11], et qui mourut en 1686[12], en fé-

1. Catherine-Charlotte de Pas de Rebenac : tomes IV, p. 321, et V, p. 117.

2. « *Mascarade,* troupe de gens déguisés et masqués pour quelque divertissement » (*Académie,* 1718). Ici, cela veut dire que le nom de Souvré est un masque sous lequel se déguisaient les le Tellier, dont était le mari de l'héritière Rebenac.

3. Jules de Pas, comte de Feuquière : tome II, p. 33.

4. En 1711, à quatre-vingt-sept ans.

5. Catherine Mignard : tome II, p. 282. — 6. *Ibidem,* p. 281-282.

7. J'ai déjà indiqué le célèbre portrait de cette comtesse peint par son père, dont il y a des exemplaires à Versailles, n° 3677, au musée Condé de Chantilly et au musée d'Orléans; une autre toile, due à un peintre inconnu, a figuré à l'Exposition du Trocadéro.

8. Louis, marquis d'Estrades, capitaine de cavalerie, fut blessé à Saint-Gothard, eut une mission de compliments à Londres en 1662 et un régiment en 1671, devint maire perpétuel de Bordeaux en 1674, par la démission de son père, lui succéda en 1686 comme gouverneur de Dunkerque et Gravelines, et mourut au commencement de février 1711. Il s'était marié deux fois, la seconde avec une fille de Blouin.

9. A sa maison de campagne de Baisemont, en Picardie, où il s'étoit retiré depuis deux ans : *Dangeau,* p. 340 ; *Sourches,* p. 35.

10. Godefroy, maréchal d'Estrades : tome III, p. 241.

11. Le maréchal, envoyé en Angleterre une première fois en 1652, y retourna en 1661, alla en Hollande de 1662 à 1668, et y revint en 1678 pour négocier la paix de Nimègue. Outre ses correspondances diplomatiques conservées au Dépôt des affaires étrangères, il y a des pièces dans les mss. Clairambault 571, 582, 594 et 599, et un recueil de ses *Lettres, mémoires et négociations* a eu plusieurs éditions en 1709, 1718, 1719 et 1743. Son éloge comme diplomate vient de paraître dans l'Appendice du tome II des *Mémoriaux du Conseil de 1661,* p. 319-328. L'état détaillé de ses services militaires a été donné par Pinard dans le tome III de la *Chronologie militaire,* p. 1-7.

12. Les mots *en 1686 en f^r à 79 ans* ont été ajoutés en interligne.

vrier, à soixante-dix neuf ans, gouverneur de M. le duc de Chartres[1]. Il venoit de conclure et de signer la paix à Nimègue, en 1678[2]; il dépêcha ce fils au Roi sur-le-champ: il s'amusa à Bruxelles à une maîtresse[3], et donna ainsi le temps au prince d'Orange, qui étoit au désespoir d'une paix qui mettoit des bornes à sa puissance en Hollande[4], de donner la bataille de Saint-Denis à M. de Luxembourg[5], qui ne s'attendoit à rien moins, comptant la paix faite, et qui en reçut la nouvelle du Roi le lendemain. Le prince d'Orange l'avoit dans sa poche avant le combat; mais il espéra la rompre par une victoire, et, s'il ne la remportoit pas, profiter de la paix[6]. Estrades fit dire vrai encore

1. Depuis décembre 1684.

2. Les mots *Nimegue en 1678* sont en interligne, au-dessus d'*Aix la Chapelle*, biffé.

3. Nous avons vu de même, et pour pareil motif, dans le tome IV, p. 237, s'attarder en route le jeune Harlay-Cély, ci-dessus, p. 164, chargé d'apporter au Roi la nouvelle de la paix de Ryswyk.

4. Voyez l'article de la *Gazette* de 1678, p. 458-459.

5. Bataille perdue par Guillaume d'Orange le 14 août 1678, et ainsi nommée d'une abbaye distante de quelques kilomètres de Mons, où le maréchal de Luxembourg avait son quartier général. Voyez les relations de la *Gazette*, p. 747, 757-758 et 764-776, et celle du *Mercure* de septembre, p. 257-327, les *Mémoires de Catinat*, tome I, p. 197-204, ceux de *Saint-Hilaire*, édition Lecestre, tome I, p. 302 et suivantes, ceux de *Feuquière*, tome III, p. 254-262, les *Lettres inédites des Feuquières*, tome IV, p. 213-222, l'*Histoire de Louis XIV*, par Bruzen de la Martinière, tome IV, p. 172 et suivantes, l'*Histoire de Louvois*, par C. Rousset, tome II, p. 514-528, l'ouvrage du comte de Lort de Sérignan sur *Guillaume III*, p. 276-290, et celui du marquis de Ségur sur le maréchal de Luxembourg, tome II, p. 492-520. Selon Feuquière (*Mémoires*, tome II, p. 156), Guillaume fut battu parce qu'il ne connaissait pas le pays; il échappa à une entière défaite grâce à Owerkerque, à qui les Hollandais offrirent une épée d'honneur.

6. La mauvaise foi du prince d'Orange semble évidente. Gourville (*Mémoires*, tome II, p. 99) l'ayant questionné, trois ans plus tard, sur les bruits qui avaient couru à Paris, il répondit qu'il savait bien alors la conclusion de la paix, mais n'en eut notification que le jour suivant, et qu'il avait compté que M. de Luxembourg ne serait plus sur ses gardes. M. de Sérignan cite une lettre péremptoire de ce dernier.

à ce proverbe : *Filii heroum noxæ*[1]; il mena toujours une vie obscure avec peu[2] de commerce, peu d'amis, et moins de considération. Celle[3] de son père, qui sut faire le marché si important du secours maritime des États-Généraux pour prendre Dunkerque[4], dont il eut le gouvernement après le maréchal de Rantzau[5], le lui valut[6] après lui, et

1. Proverbe traduit du grec en latin par Valère Maxime (chap. III, § 5), qui signifie que les enfants des grands hommes sont souvent pour ceux-ci des châtiments, des maux, des êtres nuisibles. Le jeune Brienne l'a cité comme il l'est ici, à propos de la Meilleraye héritant de Mazarin.

2. *Peu* est en interligne, au-dessus de *moins*, biffé.

3. La considération.

4. Dunkerque fut pris par Turenne le 23 juin 1658, quelques jours après la bataille des Dunes. Notre auteur se trompe en disant que les Hollandais y contribuèrent: M. d'Estrades, alors ambassadeur à Londres, avait décidé le gouvernement d'Angleterre à fournir une flotte pour bloquer la ville par mer, mais sous la condition qu'elle serait livrée aux Anglais après la prise, et on ne la leur racheta que quatre ans plus tard, moyennant cinq millions de livres. Voyez la note qui suit.

5. Josias, comte de Ranzau, d'une illustre famille du Holstein, servit d'abord comme colonel dans l'armée suédoise. Ayant accompagné en France, en 1635, le chancelier Oxenstiern, il passa au service de Louis XIII, qui lui donna le grade de maréchal de camp. Il devint lieutenant général en 1643, commanda en Allemagne sous le prince de Condé, reçut en juillet 1645 le bâton de maréchal, et abjura aussitôt le protestantisme. Gouverneur de Dunkerque en 1646 lors de la reprise de cette ville, il fut arrêté en mars 1649 sur des soupçons que Mazarin eut de sa fidélité, mais recouvra sa liberté en janvier 1650, et mourut le 14 septembre suivant. Un pamphlet de 1693 prétend qu'il avait eu des relations avec Anne d'Autriche, et que ce fut le véritable père de Louis XIV. Pendant la détention de Ranzau, d'Estrades avait exercé, par commission du 1er mars 1649, le gouvernement de Dunkerque, et il l'avait eu en titre, après la mort de ce dernier, le 4 octobre 1650, mais fut forcé de remettre la ville aux mains de l'Archiduc le 11 septembre 1651. Comme compensation, il eut la mairie perpétuelle de Bordeaux le 10 octobre 1653, une assurance de cordon bleu le 4 septembre 1654, puis échangea le gouvernement de Mézières contre celui de Gravelines en 1660. Quand la restitution de Dunkerque fut négociée avec Charles II, c'est d'Estrades qui conclut le traité, et il en reçut alors le gouvernement pour la seconde fois, le 28 novembre 1662, avec survivance pour son fils. Voyez son article de la *Chronologie militaire*, tome II, p. 558.

6. Il avait écrit : *de Dunquerque luy en valut le gouv[t]*, mais a

la mairie perpétuelle de Bordeaux[1]. Son fils[2], devenu lieutenant général, voulut bien accompagner les enfants de M. du Maine en Hongrie[3], où il fut tué devant Belgrade en 1717[4], et a laissé des enfants qui n'ont pas percé dans le monde[5]. Le maréchal d'Estrades avoit deux fils qui valoient mieux que l'aîné : le chevalier d'Estrades, attaché à M. le duc de Chartres d'alors, qui fut tué à la tête de son régiment à Steinkerque en 1692, et qui seroit devenu digne de son père[6], et l'abbé d'Estrades[7], dont il sera [*Add. St-S. 972*]

ensuite biffé les sept derniers mots, corrigé *de* en *du*, et ajouté en interligne la suite du nouveau membre de phrase.

1. Henri IV, puis Louis XIII avaient enlevé aux jurats de Bordeaux l'élection de leur maire. Après la Fronde, en 1653, le Roi imposa M. d'Estrades comme maire perpétuel avec l'autorité d'un gouverneur, sans en avoir le titre; il en retirait environ vingt mille livres de rente, plus onze mille pour la citadelle.

2. Ce fils aîné, Louis-Godefroy, comte d'Estrades, né du premier mariage, capitaine de cavalerie en 1683, colonel de dragons en 1692, brigadier en 1702, maréchal de camp en 1704, lieutenant général en 1710, maire perpétuel de Bordeaux en 1711, obtint en avril 1717 un brevet de retenue de quatre-vingt mille livres sur cette charge, et mourut le 18 août suivant.

3. Saint-Simon reparlera en son temps de cette expédition du prince de Dombes, qui n'était point accompagné de son frère le comte d'Eu.

4. Il eut la jambe emportée par un boulet le 4 août, et mourut le 18 : *Gazette* de 1717, p. 423, 444 et 459.

5. De son mariage, 29 avril 1691, avec Charlotte le Normant du Fort d'Étiolles, fille du fermier général, il eut cinq enfants : 1° Louis-Godefroy II, né en 1695, qui avait accompagné son père en Hongrie, eut après lui la mairie perpétuelle de Bordeaux, et mourut le 2 mars 1769 ; 2° Jean-Godefroy-Charles, abbé d'Estrades, né en 1697, mort en octobre 1719; 3° Charles-Jean, comte d'Estrades, né en 1709, enseigne puis lieutenant aux gardes françaises, tué au combat de Dettingen le 19 juillet 1743; 4° Marie-Charlotte, née en 1696, mariée en 1717 à Pierre-Jean de Romanet, conseiller au Parlement, puis président au Grand Conseil ; 5° Anne-Renée, née à Paris le 16 avril 1700, mariée le 12 août 1720 à Henri de Baschi d'Aubaïs, marquis du Pignan, et morte à Montpellier le 4 novembre 1725.

6. Gabriel-Joseph, chevalier d'Estrades, gentilhomme du duc de Chartres, qui lui donna à commander son régiment d'infanterie en août 1691, fut blessé à Steinkerque le 3 août 1692, et mourut deux jours après.

7. Jean-François d'Estrades, abbé de Conches en 1670, puis de Mois-

parlé ailleurs[1]. On ne connoît rien au delà du grand-père[2] du maréchal d'Estrades. Son père[3], qui étoit brave et sage, et qui avoit servi Henri IV contre la Ligue, fut successivement gouverneur du comte de Moret bâtard d'Henri IV[4],

sac en 1672, ambassadeur à Venise en 1675, fut envoyé à Turin, à la place du marquis de Villars, en 1679, reçut l'abbaye de Saint-Melaine de Rennes en 1684, quitta le Piémont en 1685, fut envoyé en Portugal en 1692, et mourut à Passy le 19 mai 1715, âgé de soixante-treize ans. C'est lui qui avait mené à bonne fin le traité de Casal de 1681.

1. A l'occasion de sa mort en 1715. — Outre ces trois fils, le maréchal en avait eu un autre, Jacques, entré dans l'ordre de Malte en 1663, fait colonel d'un régiment de cavalerie en 1665, mais qui mourut au siège de Fribourg en 1677.

2. Jean d'Estrades, seigneur de Bonnel et de Campagnac, enseigne dans la compagnie de M. de Bellegarde, mort après 1607. — *L'Histoire généalogique* cite aussi le père de celui-là, François d'Estrades, seigneur de Bonnel et de Campagnac. Voyez l'éloge qui a été indiqué p. 252, note 11. Une généalogie du Cabinet des titres prétend les rattacher à un Radulphe maréchal de France en 1305.

3. François II d'Estrades, gentilhomme de la chambre d'Henri IV, eut la charge de gouverneur du comte de Moret en 1620, puis des autres princes que va nommer Saint-Simon, le gouvernement de la ville et du duché de Vendôme en février 1631, une pension de deux mille livres en 1635, et mourut en 1656. Dans l'historiette de M. et Mme d'Estrades, Tallemant (tome VII, p. 5-15) dit, presque textuellement comme va le faire notre auteur : « M. d'Estrades, que nous voyons aujourd'hui en passe de maréchal de France, est fils d'un gentilhomme d'Agenois *dubiæ nobilitatis* et assez mal à son aise, qui a été gouverneur de M. le comte de Moret, de MM. de Vendôme, et enfin de MM. de Nemours. Lui-même a été écuyer de l'un de MM. de Vendôme.... Il fut employé par le feu cardinal en quelques négociations avec le feu prince d'Orange le père, qui avoit grande confiance en lui : ce fut le commencement de sa fortune, car, ce parent qu'il avoit étant mort, le prince d'Orange lui envoya les provisions du régiment (où il avait une compagnie) toutes musquées. Le cardinal Mazarin prit deux capitaines des gardes : Estrades en fut un, et Noailles l'autre. Ensuite il fut gouverneur de Dunkerque par commission, et, heureusement pour lui, le maréchal de Ranzau mourut comme on lui avoit promis de le rétablir dans Dunkerque. »

4. Antoine de Bourbon, né des amours d'Henri IV et de Jacqueline de Bueil, légitimé en 1608, eut les abbayes de Savigny, de Saint-Étienne de Caen, de Saint-Victor de Marseille et de Signy, s'attacha au parti de Gaston d'Orléans, et fut tué le 1er septembre 1632, à la bataille

et des ducs de Mercœur[1] et de Beaufort[2], enfin des ducs de Nemours[3], de Guise[4] et d'Aumale[5]. La mère de celui-là étoit fille d'un conseiller au parlement de Bordeaux et d'une Jeanne, dite de Mendozze[6], qui étoit de race de juive[7] d'Espagne. On a parlé ailleurs[8] de la ridicule coutume de ce pays-là de donner aux juifs qui se convertissent, et dont on est parrain, non seulement son nom de baptême comme partout, mais encore son nom de maison et ses armes, qui deviennent le nom et les armes du juif filleul et de sa postérité[9] : le père ou le grand-père de cette Jeanne Mendozze[10] eut ainsi le nom et les

de Castelnaudary. Comme son cadavre ne fut pas reconnu, on prétendit qu'il s'était retiré dans un ermitage. Un portrait de lui aux deux crayons, daté de 1630, existe au Cabinet des estampes, et un autre est au Musée Condé.

1. Louis de Vendôme : tome XIV, p. 386.

2. François de Vendôme : tomes I, p. 78, et V, p. 243. Ces deux princes étaient fils du bâtard qu'Henri IV avait eu de la belle Gabrielle. — La lettre *f* de *Beaufort* surcharge un *v*.

3. Louis de Savoie, duc de Nemours, né vers 1622, mort le 16 septembre 1641, au siège d'Aire, sans alliance.

4. Henri II de Lorraine, duc de Guise, né en 1614 : tome II, p. 95.

5. Charles-Amédée de Savoie, duc d'Aumale puis de Nemours, né en 1624 : tome I, p. 77.

6. Antoinette Arnoul, mariée à François II d'Estrades en mars 1579, était fille de Bertrand Arnoul, seigneur de Nieuls, conseiller au parlement de Bordeaux, et de Jeanne de Mendoze, celle-ci fille de Bertrand de Mendoze, sieur de Moulan, et de Jeanne de Cossé-Pierrelongue (*Dossiers bleus*, vol. 257, dossier 6581).

7. Il y a bien, au manuscrit, « de race de juive. »

8. Tome IX, p. 168-169.

9. Gregorovius, parlant du Ghetto de Rome, dit ceci pour l'Italie : « Selon la coutume du moyen âge, le parrain donnait son nom au néophyte, et, comme les Juifs recherchaient leurs parrains dans les classes les plus considérées de Rome, il arriva que nombre d'entre eux s'introduisirent ainsi dans les plus anciennes familles de la noblesse. Il y eut des Colonna juifs, des Massimi juifs, des Orsini juifs. On prétend à Rome que plus d'une fois, les générations premières étant venues à s'éteindre, elles furent continuées par des juifs du Transtévère. »

10. L'initiale de ce nom est une minuscule corrigée en majuscule.

armes de Mendozze[1] de son parrain, et M. d'Estrades en décora ses armes[2], et sa postérité après lui[3]. Il y [a] d'excellents Mémoires du maréchal d'Estrades[4].

Prétention et procès de d'Antin sur la dignité de duc et pair d'Épernon. [Add. S^tS. 973]

Maintenant il est temps de venir au procès que d'Antin[5] intenta sur des chimères aussi folles que rances[6] de l'ancienne duché-pairie d'Épernon[7], et aux adresses incomparables par lesquelles il sembla faire grâce au Roi et aux ducs de le devenir, et à l'édit qui, à cette occasion, sous prétexte de grâces et de bienfaits, donna comme le dernier coup à une dignité que le Roi voulut sans cesse abattre[8], et dont le sort étoit d'en recevoir des coups de massue[9] à

1. La maison de Mendoza (tome VIII, p. 104) ou Mendoce portait écartelé en sautoir, aux 1 et 4 de sinople à la bande de gueules bordée d'or, aux 2 et 3 d'or chargé au 2 du mot *Ave* d'azur et au 3 du mot *Maria* de même.

2. Les d'Estrades portaient de gueules au lion d'argent couché sur une terrasse de sinople, sous un palmier d'or : armes quasi parlantes, donc nullement nobles ni anciennes. Ils écartelaient ce blason des armes de la Pole Suffolk, parce que François d'Estrades avait épousé en 1604 une Roque-Secondat dont la grand'mère maternelle était bâtarde du duc de Suffolk, et des armes de Mendoze et d'Arnoul (*Pièces originales*, vol. 1085, dossier 24 906, fol. 53).

3. On remarquera que, dans l'Addition, qui est de date antérieure, notre auteur s'était défendu de « faire application, parce qu'elle seroit faite au hasard, » de cette légende de l'origine juive couverte par l'adoption et par le nom du parrain.

4. M. d'Estrades ne composa pas de Mémoires ; mais, comme il a été dit ci-dessus, p. 252, un recueil de *Lettres, mémoires et négociations de M. le comte d'Estrades pendant le cours de son ambassade en Hollande depuis 1663 jusqu'en 1668* parut à la Haye en 1709, suivie de deux autres éditions des négociations antérieures. Les documents sont parfaitement authentiques et « excellents, » mais nullement complets.

5. Les mots *que d'Antin* ont été ajoutés en interligne.

6. Le *Dictionnaire de l'Académie* de 1718 ne donnait ce terme qu'au propre : « *Rance,* qui commence à se gâter, et qui, avec le temps, a contracté une certaine odeur, un certain goût désagréable. » Littré a simplement cité l'emploi au figuré que nous avons ici.

7. Il a déjà été parlé du duché d'Épernon, érigé en 1581, dans le tome II, p. 97, et des prétentions de M. d'Antin, en 1704, dans le tome IX, p. 325.

8. Déjà dit bien des fois.

9. Locution déjà relevée au tome XVI, p. 272.

chaque occasion de procès de préséance que des chimères et l'ambition intentoit[1] aux ducs. Ce récit, qui ne sauroit être court, et qui pourra même avoir des parties ennuyeuses[2], sert si fort à peindre les ruses d'un courtisan, la jalousie des autres, les artifices des bâtards, un intérieur de cour et de seigneurs peu connu, et à montrer à découvert les pierres d'attente[3] et la préparation de grands événements de cour et d'intérieur d'État, qu'il ne sera pas un des moins curieux de ce genre[4].

On a vu, lors du procès de préséance de feu M. de Luxembourg[5], la tentative que firent les Estrées en faveur de Mlle de Rouillac[6] pour ce duché d'Épernon en sa per-

1. Ainsi, au singulier, dans le manuscrit.
2. Notre auteur va suivre l'article de Dangeau, p. 319-320, sur lequel il avait fait l'Addition placée ici, et on en trouvera le texte ci-après, p. 262, fin de note.
3. Ci-dessus, p. 45.
4. On peut se rappeler que déjà, et en toute occasion, Saint-Simon avait accusé d'Antin de le « poursuivre attentivement dans le monde, » particulièrement (tomes XIII, p. 244-245, XV, p. 77, XVI, p. 304 et 305, XVIII, p. 93, 95 et 385) de s'être opposé à ce qu'il eût l'ambassade de Rome, et (tome XIX, p. 192) d'être « attentif à lui nuire et pour les choses passées et pour ses liaisons toutes opposées à lui. » Il a dit que d'Antin et Madame la Duchesse n'étaient « qu'un de vues, de besoins, de vices, de lieux » (tomes XIII, p. 234, et XVIII, p. 10 et 18). Enfin, il ne lui pardonnait ni de l'avoir devancé à annoncer la déclaration du mariage Berry, ni d'avoir intrigué pour que Mme de Saint-Simon ne devînt pas dame d'honneur (tome XIX, p. 288, 290, 317, etc.). Cependant nous verrons se produire un rapprochement tout aussitôt après la réception au Parlement, ci-après, p. 276, et, par la suite, cette liaison s'accentuera, comme d'ailleurs d'Antin lui-même l'a dit dans ses propres *Mémoires* sur l'année 1715. Tous les documents dont notre auteur va se servir avaient été réunis par lui-même dans le tome 67 de ses Papiers, aujourd'hui vol. *France* 222 du Dépôt des affaires étrangères.
5. Tome II, p. 98-100.
6. Élisabeth-Régine de Goth de Rouillac, dite Mlle d'Épernon (tome II, p. 98), que nous avons vue mourir en septembre 1706, retirée depuis plusieurs années au Calvaire du Marais (tome IX, p. 68-70) et dans une situation assez gênée (Archives nationales, reg. Y 270, fol. 495 et 495 v°, et reg. 274, fol. 299 et 408 v°). Lorsque sa sœur aînée

sonne[1], et que le comte d'Estrées devoit épouser en cas de succès, et qui fut depuis gendre de M. de Noailles[2]. Ce
[Add. S^tS. 974] coup manqué, feu M. de Montespan avoit passé avec elle tous les actes nécessaires pour succéder après elle à sa terre d'Épernon et à ses prétentions, et n'avoit rien oublié pour les tenir secrets[3] quoiqu'il n'eût pu se tenir

fut morte en 1685, comme il y avait à sauver une énorme fortune, on essaya de tirer la cadette du couvent; mais elle s'y refusa absolument, et l'abbé Testu la mena aux Carmélites en septembre 1695 (*Sourches*, tomes I, p. 206, IV, p. 373, et V, p. 55). L'abbé J.-J. Boileau écrivit sa vie, dont une partie a été publiée par Tamizey de Larroque. Son père, « haut et puissant seigneur Louis Goth, duc d'Épernon, pair de France, sire de Lesparre et marquis de Rouillac, » mort le 19 mai 1662 (*Gazette*, p. 484), et sa mère, Anne Vialart, morte le 10 mai 1680, furent inhumés à cette dernière date dans l'église d'Épernon.

1. En 1690 (*Sourches*, tome III, p. 253-254)), un mois après la mort de son mari Rouillac, la duchesse d'Épernon demanda au Roi « que Mademoiselle sa fille, en se mariant, fît passer la duché sur la tête de celui qu'elle épouseroit. Cette affaire n'étoit pas sans difficulté : il est vrai que la duché d'Épernon étoit femelle, et que, par cette raison, elle étoit dévolue à feu M. de Rouillac, neveu du duc d'Épernon dernier mort, lequel avoit pris le nom de duc d'Épernon et l'avoit porté jusqu'à sa mort, et, par la même raison, sa fille étoit aussi en droit d'avoir la duché et de la faire passer sur la tête de son mari; mais, malheureusement, M. de Rouillac, qui jouissoit de la terre d'Épernon, avoit eu beau prendre le titre de duc et faire mettre le manteau ducal à son carrosse, le Roi n'avoit jamais voulu le reconnoître pour tel, ni lui accorder les honneurs du Louvre, et le Parlement avoit suivi l'exemple du Roi. » Il s'agissait alors de marier l'héritière avec le fils de Louvois.

2. Victor-Marie d'Estrées, comte puis maréchal d'Estrées, que nous avons vu épouser en 1698 Lucie-Félicité de Noailles : tomes II, p. 99, et V, p. 28. C'est en 1694 (*Dangeau*, tome IV, p. 475) que le cardinal d'Estrées eût voulu que Mlle d'Épernon-Rouillac épousât ce neveu, si elle obtenait de faire juger ses prétentions au titre ducal. Il a déjà été parlé de cela dans notre tome II, p. 98-99. Ci-après, p. 578-579.

3. M. de Montespan avait pensé en 1687 à relever le titre de duc de Bellegarde, lorsqu'il hérita du Pardaillan qui le portait indûment (*Dangeau*, tome II, p. 35, avec l'Addition). Onze ans plus tard, il acquit la terre d'Épernon, et Dangeau dit alors (tome VI, p. 302): « M. de

d'essayer de prendre dans ses terres de Guyenne, où il demeuroit, le nom de duc d'Épernon, et de s'y faire moquer de lui. Il étoit mort dans ces idées, et d'Antin s'en étoit toujours nourri[1]. Arrivé enfin à la faveur et aux privances avec le funeste appui de la coupable fécondité de sa mère, il sentit ses forces, et il se crut en état de se faire écouter du Roi, et craindre de ceux qu'il avoit à attaquer[2]. Il choisit Marly comme un lieu qui lui étoit encore plus favorable : il épia son moment dans les cabinets, et le trouva le samedi 10 janvier de cette année[3]. Là, il D'Antin

Montespan a acheté la terre d'Épernon environ cinquante mille écus. Elle ne vaut que quatre à cinq mille livres de rente ; mais il l'a achetée cher par la prétention qu'ils ont, dans leur maison, de pouvoir faire revivre le duché d'Épernon. Ils ont fait renoncer Mlle d'Épernon et l'abbé d'Épernon à la succession, et ont pris des lettres d'héritiers sous bénéfice d'inventaire. Ils viennent par femme d'une sœur du duc d'Épernon le favori de Henri III, qui épousa le fils de Sébastien Zamet, et dont la fille fut mariée à un de leurs grands-pères. »

1. Cela a déjà été dit et commenté dans notre tome IX, p. 325, en 1701. Les gazettes de Hollande en parlèrent dans les années 1702 et 1704.

2. La notice Épernon, dans le tome V des *Écrits inédits*, p. 275-276, finit ainsi : « M. d'Antin, fils de M. de Montespan, dont la mère, Zamet, étoit fille d'Hélène de Nogaret et de Jacques Goth, prétendit à la dignité d'Épernon, dont sa trop fameuse mère avoit acquis la terre, et se fit par ce mauvais procès un chausse-pied à obtenir une nouvelle érection.... » La Beaumelle a publié, peut-être en l'altérant, cette lettre de d'Antin à Mme de Maintenon, avec la date du 28 août, qui serait de l'année 1710 (édition de 1789, tome XIV, p. 9-10) : « J'ai demandé ce matin au Roi la permission de faire juger mon procès d'Épernon, arrêté depuis si longtemps par une lettre de cachet. J'ai représenté à S. M. que j'étois le seul de ses sujets à l'égard duquel il se servît de son autorité. J'ai ajouté que, si je pouvois espérer qu'il voulût bien me donner de nouvelles lettres, je renoncerois de bon cœur à mes prétentions : malgré l'ancienneté du duché d'Épernon, je préfère une grâce de sa main à tous les avantages du monde. Je vous dois tout, Madame ; c'est par vous que je suis le plus heureux homme de France. Achevez votre ouvrage, etc. » Nous donnerons aux Additions et corrections, p. 579, le texte des Mémoires de d'Antin lui-même.

3. A cette date, les *Mémoires de Sourches* (tome XIII, p. 8) disent seulement : « On sut ce jour-là que le Roi avoit permis au marquis d'Antin de

obtient permission du Roi d'intenter son procès. Ruse et artifice de son discours.

dit[1] au Roi que, comblé de ses grâces, il lui siéroit mal de l'importuner pour de nouvelles, mais qu'étant le plus juste des rois, il croyoit devoir à S. M. et à soi-même de lui représenter qu'il souffroit une[2] injustice de sa part, qu'il ne pouvoit se persuader qui fût dans sa mémoire, puisque, comblé de ses bienfaits, il ne pouvoit croire[3] qu'il la voulût faire au plus inconnu de ses sujets. Après ce bel exorde, il dit au Roi que sa coutume étoit de laisser à chacun le libre cours de la justice, et, entre particuliers, de ne se mêler point de leurs affaires ; que néanmoins il en avoit une où il alloit de toute sa fortune, qui ne touchoit le Roi en rien, et qui étoit arrêtée par sa seule autorité ; que cette affaire étoit la prétention à la dignité de

faire juger au parlement de Paris son procès au sujet de la préséance de sa duché-pairie d'Épernon avec les autres duchés-pairies ; ainsi, il n'y avoit plus à douter qu'il ne fût duc et pair. » Notre auteur suit l'article de Dangeau à la date du 11 janvier, p. 319 : « Le Roi donna hier permission à M. d'Antin de poursuivre au parlement de Paris sa réception en qualité de duc d'Épernon pair de France ; voici sur quoi il fonde sa prétention. Le duc d'Épernon favori de Henri III avoit eu plusieurs enfants, et sa postérité, tant masculine que féminine, finit au mois de juillet 1661, par la mort de son fils le duc d'Épernon, colonel général de l'infanterie françoise. Ce favori de Henri III avoit une sœur, qui épousa [Jacques] Goth de Rouillac et en eut un fils et une fille. Le fils fut le marquis de Rouillac, ambassadeur en Portugal, qui eut un fils, lequel, en 1661, après la mort du dernier duc d'Épernon, prétendit être duc d'Épernon pair de France, et en prit le nom ; dans le public, on l'appeloit le faux duc d'Épernon. En 1665, le Roi empêcha qu'on ne jugeât cette prétention au Parlement. La sœur du marquis de Rouillac ambassadeur en Portugal épousa le fils de Sébastien Zamet, fort connu par sa richesse du temps de Henri IV. Ce Zamet eut une fille unique, qui épousa le grand-père de M. d'Antin. Le faux duc d'Épernon n'avoit laissé qu'une fille, avec laquelle M. d'Antin traita ; elle renonça à la succession, et M. d'Antin eut la terre d'Épernon comme héritier. Voilà son droit. Il avoit demandé plusieurs fois au Roi que son affaire fût jugée, et jusqu'ici le Roi ne l'avoit point voulu. S'il réussit dans toutes ses prétentions, il sera un des plus anciens pairs du Royaume. »

1. *Dit* est en interligne, au-dessus de *representa,* biffé.
2. Cet *une* semble ajouté après coup en fin de ligne.
3. Avant *croire,* Saint-Simon a biffé *se persuader.*

duc et pair d'Épernon que le dernier marquis de Rouillac[1] avoit poursuivie après son père[2], et que le crédit des ducs, prêts à la perdre, avoit suspendue par un coup d'autorité du Roi[3]; que, depuis, il avoit eu la bonté de permettre à Mlle de Rouillac de reprendre cette instance, dont le succès auroit fait son établissement[4]; que les difficultés, toujours plus fâcheuses à ce sexe, et la grande piété de Mlle de Rouillac, lui avoient fait prendre le parti d'un saint repos, dans lequel elle étoit morte[5]; qu'il avoit recueilli ses droits avec sa succession dans des temps où il n'avoit pas trop osé demander justice[6]; que, maintenant qu'il se croyoit assez heureux pour que ces temps fussent changés, il ne demandoit pour toute grâce que celle qu'il ne refusoit à personne, et de lui permettre de faire valoir son droit; qu'il ne seroit importuné de rien, que ce seroit un procès à l'ordinaire à la grand chambre; qu'il avoit extrêmement examiné et fait examiner la question, qu'elle étoit indubitable, et que, de plus, quoiqu'il dût s'attendre à des oppositions, il tâcheroit de mériter

1. Jean-Baptiste-Gaston de Goth : tome II, p. 97. Il se qualifia duc d'Épernon, sire de Lesparre, marquis de Rouillac, comte de Castillon, seigneur et baron de divers autres lieux, maréchal de camp général des armées et amirauté de France, lieutenant général ès armées du Roi, dans le contrat de son mariage, passé le 13 février 1664 (Arch. nat., Y 213, fol. 162 v°), avec Marie d'Estampes, veuve du comte de Béthune-Selles, et dans une donation mutuelle qu'ils se firent le 15 mars 1668 (*ibidem*, fol. 417 et 466).

2. Louis de Goth : tome II, p. 96.

3. Le 3 février 1662, le parlement de Paris refusa de le recevoir comme duc d'Épernon, n'étant point « issu du corps » de celui qui était mort au mois de juillet précédent : Arch. nat., X[1A] 8393, fol. 19; mémoire de 1664, dans les Papiers du chancelier Séguier, ms. Fr. 17564, fol. 173-174. En 1665, les ducs de Rouannez, de Richelieu, de Luynes, de Lesdiguières, de Saint-Simon et de Navailles s'unirent pour faire opposition : *Histoire généalogique*, tome III, p. 850-851.

4. Ci-dessus, p. 259.

5. Voyez, au tome II, p. 101, fin de note, la citation du *Mercure*, et ci-dessus, p. 260.

6. Tome IX, p. 325.

par sa conduite de s'en attirer une dont il n'eût pas lieu de se plaindre ; que d'ailleurs c'étoit si peu de chose pour chacun des ducs de reculer d'un pas, et pour lui une si grande fortune que de se trouver leur confrère, et du même coup à leur tête, qu'il ne savoit si beaucoup s'opposeroient bien sérieusement à lui ; que, par là, devenu duc et pair sans grâce, personne ne seroit en droit d'exemple d'importuner S. M. ; qu'il espéroit assez de ses bontés pour oser se flatter qu'il ne seroit point fâché de le voir en ce rang sans qu'il lui en coutât rien. C'étoit là toucher le Roi par son endroit sensible après lui avoir menti de point en point sur tous les faits qu'il avoit avancés, et avoir mis dans son discours tout l'art du plus délié et du plus expérimenté courtisan. Il étoit vrai que, le Roi subjugué par lui, il étoit hors de portée du refus ; mais la prostitution des dignités et l'outrecuidance françoise y portoit des gens que le Roi ne vouloit ni faire ni mécontenter, mais la raison intime, et que d'Antin avoit bien sentie, étoit la jalousie du Roi contre ses favoris, dont il redoutoit autant l'apparence d'être gouverné comme il leur en abandonnoit la réalité de bonne grâce. La faveur si éclatante de d'Antin n'avoit pas besoin d'un nouvel accroissement aux yeux du monde, et il sut mettre le Roi si avant dans ses intérêts par ce tour adroit et si ajusté à son goût, que la partialité du Roi eut peine à demeurer en quelques bornes. Parler donc en ce sens et obtenir ne fut qu'une même chose, laquelle fut plus tôt faite qu'éventée. Le lendemain dimanche, j'entrai dans le salon vers l'heure que le Roi alloit sortir pour la messe. Je m'approchai d'abord d'une des cheminées[1], où la Vrillière se chauffoit avec je ne sais plus qui ; à peine les eus-je joints[2], que la Vrillière m'apprit la nouvelle. Je baissai la tête et haussai les

1. Le grand salon de Marly, de forme octogonale, avait quatre cheminées, placées symétriquement dans les pans coupés (*Dangeau*, tome VII, p. 180 ; Guillaumot, *le Château de Marly-le-Roi*).
2. *Joint*, sans accord, au manuscrit.

épaules. Il me demanda ce que j'en pensois : je lui dis que je croyois que le triomphe ne coûteroit guères sur des victimes comme nous. Un moment après, je vis de l'autre côté du salon les ducs de Villeroy, de Berwick et de la Rocheguyon qui parloient tous trois ensemble, et qui, dès qu'ils m'aperçurent, m'appelèrent. Non seulement ils savoient la chose, mais tout le propos de d'Antin que j'ai rapporté. Le Roi, à Marly, n'avoit que deux cabinets ; encore le second étoit-il retranché en deux pour une chaise percée[1], dont le lieu étoit assez grand aux dépens du reste du cabinet qui lui donnoit le jour, pour que ce fût là que le Roi se tînt après son souper avec sa famille : ainsi, les valets intérieurs dont ces cabinets étoient pleins, et dont les portes étoient toujours toutes ouvertes[2], voyoient tout ce qui s'y passoit, et entendoient tout. Blouin, qui n'aimoit pas d'Antin, n'avoit pas perdu un mot de son discours, et l'avoit rendu aux ducs de Villeroy et de la Rocheguyon, ses intimes, et qui soupoient chez lui presque tous les soirs. Dès que je fus à eux, ils me le rendirent, et me demandèrent mon avis : je leur répondis comme je venois de faire à la Vrillière. Ma surprise fut grande de les voir tous trois s'en irriter, et me demander si j'avois résolu de ne me point défendre. Je dis languissamment que je ferois comme les autres, et, dans la vérité, c'étoit bien ma résolution de laisser tout aller, par les expériences que j'avois de ces choses, et ce qui m'en étoit arrivé, qui[3] se trouvent ici en plusieurs endroits[4] ; mais je trouvai une vigueur qui ranima un peu la mienne[5], mais sans me faire sortir des bornes que je crus ne pas

Appartement du Roi à Marly.

1. Déjà dit aux tomes V, p. 162, et VIII, p. 317-318.

2. Il a déjà fait remarquer au tome VIII, p. 318, que c'était une habitude particulière à Marly.

3. Ayant d'abord écrit : *et que*, il a biffé *et*, puis a corrigé *que* en *qui*.

4. En effet, il s'est déjà plaint bien des fois de la mollesse des ducs à défendre leurs prérogatives.

5. *Miene*, au manuscrit.

Ferme et nombreuse résolution de défense.

devoir outrepasser. Ils me dirent qu'ils venoient de parler aux maréchaux de Boufflers et d'Harcourt, qui pensoient comme eux à une juste et verte[1] défense ; que d'Antin, sorti exprès des cabinets, leur venoit de dire ce qu'il avoit obtenu ; qu'il y avoit ajouté des respects infinis, entre autres que, s'il lui étoit possible de détacher l'ancienneté de la prétention, il s'estimeroit trop honoré d'être le dernier de nous, et toutes sortes de déférences et de beaux propos sur les procédés dans l'affaire, que je supprime ici ; qu'ils lui avoient répondu avec la politesse que demandoit son compliment, mais avec la fermeté la plus nette sur la défense ; qu'ils y étoient résolus ; qu'il y auroit de la honte à marquer de la crainte en sa faveur, et de la défiance du droit ; que j'étois celui[2] qui entendoit le mieux ces sortes d'affaires pour avoir défendu celle contre M. de Luxembourg[3] et empêché celle d'Aiguillon[4]; que, ne doutant pas de mon courage, ils venoient à moi me prier de me joindre à eux, et de leur dire ce qu'il y avoit à faire. Ils ajoutèrent qu'il ne falloit pas douter que le Roi ne fût pour d'Antin ; que l'espérance de celui-ci étoit qu'il ne se trouveroit personne qui osât le traverser, chose dont sûrement le Roi seroit bien aise, mais que ce seroit la dernière lâcheté ; qu'il falloit tous nous bien entendre et marcher d'un pas égal ; que, cela fait, le Roi n'oseroit nous en montrer du mécontentement, ni, pour d'Antin seul, fâcher tout ce qui l'environnoit dans les principales charges, qui, réunis, feroient au favori la moitié de la peur[5]; qu'il falloit commencer par rassembler ce qui étoit à Marly, et que cet exemple seroit puissant sur les autres. La Rocheguyon surtout insista que céder seroit abandonner la cause pendante contre M. de Luxembourg, ouvrir la porte à toutes les prétentions du

1. « *Vert* se prend figurément pour ferme, résolu : *faire une réponse bien verte* » (*Académie*, 1718).
2. Avant *celuy*, il a biffé *ce*. — 3. Voyez nos tomes II et III.
4. Tome XII, p. 343-349. — 5. Voyez Additions et corrections, p. 579.

monde, et prit avidement ce hameçon[1] de l'affaire de M. de Luxembourg que je lâchai froidement dans le discours. Ils insistèrent donc vivement pour savoir mon sentiment, et surtout comment il s'y falloit prendre pour se bien et fermement défendre. A ce qu'ils venoient de dire sur le Roi, je sentis qu'ils parloient de bonne foi sur tout le reste. Je leur dis donc, mais sans sortir du flegme[2], que j'étois bien aise de les voir dans des sentiments que l'expérience de toute ma vie les devoit empêcher de douter qu'ils ne fussent les miens, mais que je leur avouois aussi que mon expérience particulière me rendoit leur ardeur nécessaire pour rallumer la mienne ; que, puisqu'ils vouloient savoir ce qu'il falloit faire, et ne pas perdre un moment, la première démarche nécessaire étoit de signer une opposition à ce que nul ne fût reçu duc[3] et pair à la dignité d'Épernon, et de la faire signifier au procureur général et au greffier en chef du Parlement, moyennant quoi il n'y avoit plus de surprise à craindre ; la seconde, de nous former un conseil ; que le meilleur, à mon avis, étoit de prendre ce qui restoit du nôtre contre M. de Luxembourg[4], et que je m'offrois de pourvoir à ces deux préliminaires. Ils m'en conjurèrent avec mille protestations de courage et d'union : aussitôt j'exécutai, par une lettre chez moi, l'engagement[5] que je venois de prendre. Rentrant au château, je trouvai M. de Beauvillier, qui se jeta dans mon oreille, et me dit de ne me point séparer des autres ducs, de faire même tout ce que je pourrois contre d'Antin, mais de me contenir dans l'extérieur en des mesures d'honnêteté et de modération, et

1. Tome II, p. 240. *L'Académie* ne disait pas alors que la consonne initiale d'*hameçon* fût parfois aspirée.

2. Tome VI, p. 300. « *Phlegme*, qualité d'un esprit posé, patient, qui se possède, et qui fait que l'on agit posément, et que l'on ne s'émeut de rien » (*Académie*, 1718). Saint-Simon écrit bien : *flegme*

3. *Duc* surcharge *à la*.

4. Tome II, p. 70-71.

5. Les premières lettres de *l'engagem^t* surchargent *cet*.

qu'il en avoit dit autant à son frère et à son gendre [1]. C'étoit bien mon projet; mais je ne laissai pas d'être surpris et encouragé de cet avis d'un homme si mesuré, surtout en ces sortes d'affaires. Arrivant dans le salon, les trois qui m'avoient parlé, et que j'y avois laissés, m'avertirent de me trouver chez le maréchal de Boufflers dans une demi-heure, où ils se devoient rendre. Les ducs de Tresmes et d'Harcourt y vinrent: je leur rendis compte de ce que je venois de faire, et je les réjouis fort de leur apprendre que les ducs de Mortemart et de Saint-Aignan seroient des nôtres de l'aveu du duc de Beauvillier, d'autant [2] que le duc de Mortemart avoit répondu au duc de Villeroy, qui lui avoit parlé à ce qu'il nous dit là, qu'il consulteroit son beau-père. Nous raisonnâmes, sur une liste de ducs, sur lesquels on pourroit compter ou non. Chacun se chargea d'écrire à ses amis, excepté à ceux qui avoient des duchés femelles [3], quoique l'exemple de M. de Richelieu contre M. de Luxembourg [4] les dût rassurer. On parla ensuite de notre conduite de cour: il fut résolu, M. d'Harcourt menant la parole, que nous payerions d'Antin de compliments, que nous déclarerions notre union et notre attachement à notre défense, que nous ne ferions pas semblant de nous douter que le Roi, quoi qu'il fît, pût souhaiter contre nous, afin de l'obliger par cette surdité volontaire à des démarches plus marquées, que nous savions bien que d'Antin, avec toute sa faveur, n'arracheroit pas contre des personnes desquelles plusieurs l'approchoient de si près dans ses affaires, ou autour de sa personne, outre sa conduite ordinaire, en ces sortes d'affaires, de se piquer de neutralité. On discuta ensuite les démarches du Palais. Il fut question de donner

Avis sensé et hardi d'Harcourt.

1. Les ducs de Saint-Aignan et de Mortemart.

2. *D'autant* est en interligne, au-dessus d'un premier *d'autant* biffé.

3. Les ducs de Richelieu, de Luxembourg et Mazarin.

4. Tome II, p. 87 et suivantes.

une forme à la conduite de l'affaire. Je rendis compte de celle du procès contre M. de Luxembourg : il fut jugé à propos de l'imiter en tout pour celui-ci. M. d'Harcourt appuya fort sur la nécessité d'en choisir un ou deux, parmi nous, qui eussent la direction de l'affaire, qui y donnassent le mouvement par leur soin et leur présence, et qui eussent le pouvoir d'agir et de signer pour tous, quand il seroit nécessaire, pour ne point perdre de temps aux occasions pressées, puis proposa de me prier de vouloir bien m'en charger. Je n'avois pas eu peine à reconnoître que la chose avoit été agitée entre eux auparavant l'assemblée[1], et résolue. Tous applaudirent, et joignirent à l'invitation la plus empressée toute l'adresse et la plus flatteuse politesse pour piquer mon courage. Je répondis avec modestie, bien résolu à ne pas accepter un emploi dont j'avois bien prévu la nécessité et[2] les inconvénients, et qu'il me seroit présenté. Je fus pressé avec éloquence : je représentai que mon assiduité à la cour ne m'en pouvoit permettre assez à Paris pour suivre l'affaire d'aussi près qu'il étoit nécessaire. Comme je vis que rien ne les satisfaisoit, je leur dis que ces affaires communes ne m'avoient pas personnellement assez bien réussi pour m'engager de nouveau à les conduire ; que d'ailleurs les raisons particulières qui m'avoient plus d'une fois commis avec M. d'Antin ne me permettoient pas de m'exposer volontairement à une occasion nouvelle ; que je les suppliois de n'imputer point mes excuses à paresse ni à mollesse, mais à une nécessité qui ne pouvoit se surmonter. Nous nous séparâmes de la sorte, contents de nos mesures prises en si peu de moments, mais ces Messieurs fort peu de mon refus à travers toutes les honnêtetés possibles. Tant de fermeté dans un temps de si misérable foiblesse, et parmi des courtisans si rampants qui voyoient claire-

Causes de fermeté.

1. Emploi d'*auparavant* comme préposition qui n'a jamais été admis par *l'Académie*.

2. *Et* est en interligne.

ment le Roi contre eux, eut des raisons que, dans ma surprise, je découvris sans peine. Les ducs de Villeroy et de la Rocheguyon avoient de tout temps vécu dans un parfait mépris pour d'Antin, et si marqué, que d'Antin, dont la politique avoit toujours été de ne s'aliéner personne, s'en étoit souvent plaint à eux par des tiers, et quelquefois par lui-même; et, comme ç'avoit été sans succès, il s'en étoit formé une inimitié, même assez peu voilée, que la jalousie[1] de la cour intérieure de Monseigneur avoit fomentée, et que la faveur déclarée de d'Antin auprès du Roi avoit comblée dans les deux beaux-frères, qui, avant de l'être, et de toute leur vie, n'avoient jamais été qu'un[2], et M. de Liancourt avec eux[3]. Harcourt, extrêmement leur ami, et plus encore du premier écuyer, qui haïssoit sournoisement d'Antin, et qui, de plus, ne lui pouvoit pardonner les bâtiments sur lesquels il avoit eu lieu de compter[4], avoit épousé leurs sentiments avec d'autant plus de facilité qu'il regardoit d'Antin comme un dangereux rival pour le Conseil, et comme un[5] obstacle à y entrer[6]. Boufflers, si droit et si touché de la dignité, n'avoit pas oublié les mauvais offices de d'Antin lors de la bataille de Malplaquet[7], et Villars, lié à d'Antin par la raison contraire, n'osa jamais abandonner une communauté d'intérêts qui lui faisoit un si prodigieux honneur. Tresmes, né noble je ne sais pas pourquoi[8], avoit de plus Harcourt pour boussole[9], et Berwick, fort anglois, ne pouvoit souffrir l'interversion des rangs. Notre conseil fut formé en vingt-quatre heures, et notre opposition, dressée, me fut

Mesures prises.

1. Avant *jalousie*, Saint-Simon a biffé *faveur*.
2. Déjà dit plusieurs fois, et en dernier lieu dans le tome XVIII, p. 43.
3. Henri-Roger de la Rochefoucauld, marquis de Liancourt, frère cadet du duc de la Rocheguyon : tome II, p. 212.
4. Tome XVI, p. 51-55. — 5. *Une* corrigé en *un*.
6. Tome XVI, p. 255-258. — 7. Tome XVIII, p. 202.
8. On a vu ce que Saint-Simon pensait de la noblesse des Potier.
9. Même emploi qu'au tome XII, p. 404.

renvoyée. Il fut singulier que le hasard fit que celui de d'Antin fut celui de Madame la Duchesse pour la succession de Monsieur le Prince[1], et le nôtre le même qui lui fut opposé par ses belles-sœurs[2]. Je dis à ces Messieurs, en arrivant pour la messe du Roi, que j'avois l'opposition[3]. Le Roi, au sortir de sa messe, étant entré chez Mme de Maintenon, MM. de Tresmes et d'Harcourt firent sortir tout ce qui se trouva dans l'antichambre, et en firent fermer les portes[4]. Là, je rendis compte aux mêmes de la

Je refuse

1. Ci-après, p. 320.

2. Tome XVIII, p. 415-416. Ainsi, l'avocat de d'Antin fut Guyon-Dechesne, et celui des opposants fut le Magueux dont il a été parlé en 1694, et sur lequel on trouvera une note aux Additions et corrections, p. 579.

3. Comme cette affaire tourna court, nous n'avons que le mémoire contre d'Antin, ou plutôt ce mémoire et une réduction (Bibl. nat., impr. Fm in-4°, nos 10670-72) : 1° « Mémoire de MM. les ducs et pairs de France contre le sieur marquis d'Antin ; » 2° « Réduction sommaire » du même factum. L'une et l'autre de ces pièces à consulter sont signées de Magueux ; en voici les principales divisions : M. d'Antin ne descend du duc d'Épernon de 1581 que par trois femmes, et n'a acquis la duché-pairie qu'en qualité d'acheteur étranger ; quelle avait été l'érection de 1581, et comment s'en était faite la vérification ; tentative de M. de Montespan le père en 1698, ses traités secrets avec Mlle de Rouillac, son acquisition du 6 juin 1698 moyennant cent quarante mille livres, dissimulée sous la qualification de délaissement, et son abandon du même jour à d'Antin de la nue-propriété d'Épernon, avec faculté de faire confirmer le titre ducal et de prendre rang au Parlement. Douze années de silence ont suivi, après lesquelles l'affaire vient de renaître. Quelles sont les origines et la nature des pairies considérées à travers les siècles ; sont-elles transmissibles par femmes, et l'exemple du cas Joyeuse est-il valable ? — Ces pièces sont également dans les Papiers de la Pairie (Arch. nat., K 617, n° 2), dans les *Dossiers bleus* du Cabinet des titres, vol. 495, dossier 12 827, fol. 65-72, dans le volume 66 du recueil Thoisy, fol. 115-123, dans la collection Rondonneau (Arch. nat., ADx 1A), etc. Le mémoire pour les ducs fut signé, après Magueux, par les procureurs Daurcé, Calaud et Hébert ; mais une autre minute-brouillon de « Projet de mémoire sur la prétention de M. le duc d'Antin, » qui se trouve dans le ms. Clairambault 516, fol. 275-287, semble être écrite de la main de Gaignières.

4. L'un était premier gentilhomme de la chambre, l'autre capitaine des gardes du corps en quartier.

la direction de l'affaire, dont je fais charger les ducs de Charost et d'Humières.

veille de la formation de notre conseil et des mesures prises, et il fut arrêté qu'on proposeroit l'opposition à signer aux ducs qui étoient à Marly. On y dansoit[1], et le Roi y avoit mené pour cela de jeunes gens, entre autres le duc de Brissac[2]. Je fis observer qu'à son âge[3], sa signature de plus ou de moins n'auroit pas grand poids, et qu'il embarrasseroit fort au contraire, s'il s'avisoit de consulter auparavant son oncle Desmaretz[4], et celui-ci le Roi, et qu'après il refusât sa signature : cela fit qu'on ne lui en parla point. On reprit après l'article qui étoit demeuré indécis la veille, de la conduite de l'affaire, dont je fus pressé de me charger, sans comparaison[5] plus fortement que je ne l'avois été. Plus j'y avois pensé depuis vingt-quatre heures, plus je m'étois fortifié dans ma résolution, mais de faire en sorte d'en tenir les rênes de derrière la tapisserie[6]. Ainsi, après avoir fait valoir les excuses que j'avois déjà apportées, je leur dis que ce n'étoit pas pour refuser mon temps ni mes soins ; que je me rendrois même le plus souvent que je le pourrois aux assemblées de notre conseil, mais que, ne pouvant me livrer[7] à ce qu'ils desiroient de moi, j'estimois qu'il y avoit deux de nos confrères très capables d'y suppléer, et assez de mes amis pour vouloir bien user de mes conseils dans le cours de l'emploi dont j'étois d'avis qu'ils fussent priés de se charger, et je leur proposai les ducs de Charost et d'Humières,

1. Ci-dessus, p. 234.
2. Charles-Timoléon-Louis de Cossé, né le 1er février 1693, avait succédé à son père en 1709 comme duc et pair de Brissac et grand panetier de France ; il eut un régiment de cavalerie en 1712, et mourut le 18 avril 1732. A la fin de 1709, on avait parlé de son mariage avec une des filles de Barbezieux.
3. Il n'avait pas encore dix-huit ans.
4. Il était fils de Marie-Louise Béchameil de Nointel, sœur de Mme Desmaretz.
5. Locution déjà expliquée au tome XVIII, p. 16.
6. Locution qui a déjà passé dans le tome XVI, p. 17.
7. *Livrer* est en interligne, au-dessus de *rendre,* biffé.

par qui je comptois bien gouverner l'affaire comme si j'en avois accepté le soin. J'ajoutai que, d'Antin attaquant tous les ducs, les vérifiés[1] n'avoient pas un moins juste sujet de défense que les pairs, que les vérifiés se trouveroient flattés d'avoir part en la direction de l'affaire ; et, après avoir dit ce que je crus de convenable sur ceux que je proposois, je les assurai qu'encore que M. d'Humières fût l'ancien de M. de Charost[2], il lui céderoit sans difficulté partout en une cause de pairie. Ces raisons, et, s'il faut l'avouer, celle de l'influence que j'aurois avec ces Messieurs sur la[3] conduite de l'affaire, déterminèrent à s'y arrêter. Ils n'étoient ni l'un ni l'autre à Marly : on remit à le leur proposer au retour à Versailles, et on résolut de signer ce jour même l'opposition. Elle fut datée de Paris en faveur de ceux qui y étoient, et qui la voudroient signer le lendemain avant qu'elle fût signifiée, comme elle le fut ce lendemain-là même à Daguesseau, procureur général, et au greffier en chef du Parlement. Ceux qui la signèrent furent : les ducs de la Trémoïlle, Sully, Saint-Simon, Louvigny, Villeroy, Mortemart[4], Tresmes, Aumont, Charost, Boufflers, Villars, Harcourt[5] et Berwick, pairs ; la Rocheguyon, pour soi et pour M. de la Rochefoucauld, pair et aveugle ; Humières et Lauzun, vérifiés. On ne jugea pas à propos d'en faire signer davantage, pour en réserver en adjonction[6]. Je fus averti par le duc de

Opposition à d'Antin signée.

1. C'étaient, en 1711, les ducs de la Feuillade, de Duras, d'Humières, de Quintin-Lorge, de Lauzun et de Châtillon.

2. Le duché d'Humières avait été érigé en avril 1690, celui de Charost en août suivant ; mais le second était pairie. Ces deux ducs étaient d'anciens et intimes amis de Saint-Simon.

3. Il y a *le*, par mégarde, dans le manuscrit, et l'initiale de *sur* semble surcharger un *a*.

4. *Mortemart* surcharge *Tresmes*. — Ces deux duchés avaient été enregistrés ensemble au Parlement le 15 décembre 1663 ; mais la priorité était pour Mortemart.

5. *Harcourt* est en interligne, au-dessus d'un premier *Harcourt* biffé, qui surchargeait *Pairs*.

6. Ci-après, p. 276, 278 et 280.

Villeroy de me trouver le soir de ce même jour chez le duc de la Rocheguyon pour y discuter encore je ne sais quoi. Comme j'y entrois, on proposa d'attendre le duc de Mortemart. Je le connoissois trop[1] depuis mon aventure avec lui sur Mme de Soubise[2] pour parler de rien devant lui : je le dis à la compagnie, avec ménagement toutefois pour le gendre du duc de Beauvillier, et je me contentai de les avertir que ce n'étoit pas un homme sûr[3]. La Rocheguyon et Villeroy, qui pourtant en savoit davantage là-dessus que son beau-frère, traitèrent cela de fantaisie, et soutinrent que, tout fou et léger qu'étoit Mortemart, il ne feroit rien de mal à propos dans une[4] affaire où il avoit même intérêt, et dans laquelle il étoit entré de bonne grâce. Là-dessus il entra : ces Messieurs lui firent signer l'opposition, et la lui donnèrent pour la faire signer à Villars, et me la remettre après, le soir même, dans le salon, sans qu'on pût s'en apercevoir, et lui recommandèrent fortement le secret de l'opposition même. Je me défendis de la reprendre en lieu si public ; toutefois, cela passa brusquement, et ils renvoyèrent aussitôt le duc de Mortemart sous prétexte de diligenter la signature dont il s'étoit chargé, et, en effet, pour me laisser la parole libre. Quand nous eûmes achevé, je retournai au salon.

Étrange procédé du duc de Mortemart.

Bientôt après j'y aperçus M. de Mortemart au milieu d'un tas de jeunes gens, qui parloit d'un air fort sérieux à M. de Gondrin[5], fils aîné de d'Antin. Je m'approchai doucement par derrière : j'entendis des compliments, et je me retirai. Un peu après, le duc de Mortemart vint à moi, son papier à la main, qui, tout haut, en plein salon et devant tout le monde, me dit qu'il n'avoit pu trouver le maréchal de Villars, et qu'il me le rendoit. Le trait

1. *Trop* a été ajouté en interligne. — 2. Tome XVII, p. 84-88.

3. Il a écrit, par mégarde : *sœur*, au lieu de *seur*.

4. Il y a *un*, par mégarde, dans le manuscrit, et plus loin, au contraire, le féminin *laquelle*.

5. Louis de Pardaillan : tome XIV, p. 264.

étoit complet. Nous ne voulions pas qu'il parût d'autres mesures que de simple raisonnement entre nous, moins encore que d'Antin sût qu'il y avoit des opposants, quels, ni combien, que par la signification. Tout cela avoit été bien expliqué au duc de Mortemart, et le secret fort recommandé ; et moi, qui, plus que nul des autres, craignois d'y paroître, je m'y vis affiché dans le salon, et tout auprès du lansquenet. Je me battis en retraite[1], et le Mortemart après moi, disant : « Tenez, tenez ! » son papier à découvert en main, jusque dans le petit salon de la Perspective[2], plein de gens et de valets. Là, je le lui pris rudement, sans lui dire un seul mot ; je m'en allai chez moi, et j'eus encore la peine de le faire signer à Villars ce même soir. Une heure après, Gondrin[3] donna au public notre opposition, avec les compliments que lui avoit faits le duc de Mortemart. Le duc de Villeroy en fut outré de colère plus que pas un de nous, avec[4] plus de raison qu'aucun, parce qu'il en avoit davantage de se défier de lui après ce qu'il en avoit su de moi. Chacun de nous s'expliqua sur lui sans ménagement, et il fut résolu de se défier de lui comme de d'Antin même, et de l'exclure[5] de toutes nos assemblées, en pas une desquelles, aussi, il n'osa se présenter depuis, ni même s'informer de l'affaire. D'Antin, de son côté, pouilla son fils d'importance d'avoir compromis leur cousin, comme si la chose se fût passée tête à tête. Il apprit donc par là qu'il y avoit une opposition, et, quoiqu'il ne pût savoir que le petit nombre de ceux de Marly qui avoient signé, il ne laissa pas d'être étonné que quelqu'un osât lui résister, et de trouver des charges et du crédit déclarés contre lui. Ce n'étoit pas qu'il n'eût affecté de publier que, s'il avoit un fils honoré

1. Façon de parler déjà rencontrée dans le tome VII, p. 350.
2. Tome XIX, p. 279.
3. Ici, *Gondren*.
4. Ayant mis *et* en interligne avant *avec*, il l'a biffé ensuite.
5. Son orthographe est *exclurre*.

de cette dignité, il l'obligeroit à s'opposer à lui ; mais le Gascon parloit au plus loin de sa pensée : il jetoit ce propos à tout événement, comme un sentiment de douceur et d'équité, pour voir comme il seroit reçu dans le monde, et pour décorer sa cause, si la lâcheté se trouvoit telle qu'il espéroit par un silence unanime, ou rompu seulement par un si petit nombre, et de considération si légère, qu'il en pût encore plus triompher. Ce début si peu attendu lui fit juger à propos de tâcher à ralentir ce premier feu par des marques de partialité du Roi qui effrayassent, et qui empêchassent de pousser contre lui les mesures qu'il voyoit prises. Je fus pressé par mes amis de faire une honnêteté à d'Antin, à l'exemple des autres, en même intérêt : j'eus peine à m'y rendre ; mais je le fis. Je n'ai point pénétré quel put être son objet ; mais, si j'eusse été le favori, il ne m'eût pas accablé de plus de respects, ni de plus profonds, et de remerciements plus excessifs de l'honnêteté que je lui voulois bien faire. Non content de cela, il vint chez moi les redoubler quoique je n'eusse point été chez lui ; il affecta de publier ma politesse à son égard et la satisfaction qu'il en ressentoit ; il s'en vanta[1] au Roi, et cela me revint aussitôt : j'en fus extrêmement surpris, et beaucoup de gens aussi le furent. Cependant notre opposition signifiée avoit eu le temps de lui revenir ; les seize noms qu'il y trouva[2] achevèrent de le presser de faire usage de son crédit. Le Roi, à la promenade, parla de l'absence de d'Antin, et, à ce propos, de l'affaire qui le rendoit absent. Il choisit le duc de Villeroy, qu'il compta apparemment embarrasser davantage, et lui demanda, d'un air et d'un ton mal satisfait, s'il seroit des opposants : ce n'étoit pas sans doute qu'il ignorât ce qui en étoit. Il répondit qu'il y en avoit déjà nombre, que la chose lui importoit trop pour n'en être pas, et qu'il croyoit qu'il y en auroit encore d'autres. Le

Souplesse de d'Antin. (marginal note beside "le fis. Je n'ai point pénétré…")

Partialité du Roi pour d'Antin inutile. (marginal note beside "de le presser de faire usage de son crédit…")

1. Ici, *venta*.
2. Ci-dessus, p. 273.

Roi reprit que d'Antin avoit fort consulté son affaire[1], et qu'il la croyoit indubitable[2]; et, sans plus adresser particulièrement la parole, il tâcha, en prolongeant le propos, d'engager des réponses auxquelles il pût répliquer ; mais Villeroy, content de n'avoir point molli, s'en tint à ce qui avoit été arrêté entre nous, et fut sourd et muet. Le lendemain, le duc de Tresmes essuya la même question, et fit la même réponse. Le Roi dit qu'au moins ne se falloit-il point fonder en longueurs, et aller de bon pied[3] au jugement. Une troisième fois, le Roi parla vaguement de l'affaire, et, s'adressant encore au duc de Villeroy, lui dit qu'il ne comprenoit pas que personne se pût opposer à d'Antin, que sa prétention ne faisoit rien à personne hormis quelques anciens devant lesquels il se trouveroit, ce qui seroit imperceptible à tous les autres, et qu'il n'y avoit point d'intérêt à être avancé ou reculé d'un rang[4]. Villeroy répondit que chacun y étoit fort intéressé, puisque ce pas de plus ou de moins étoit ce qui, de tout temps, étoit le plus cher aux hommes, qu'il retomboit sur les nouveaux comme sur les anciens, que d'ailleurs la prétention de d'Antin ouvriroit la porte à quantité d'autres[5], que chacun disputoit bien une mouvance, à plus forte raison ce qui appartenoit à la première dignité du Royaume. Le Roi, qui ne s'attendoit qu'à étourdir son homme, et de là sans doute à étonner et ralentir les opposants, ne répli-

1. « *Consulter* régit aussi l'accusatif de la chose sur quoi on prend conseil : *consulter une affaire, une maladie* » (*Académie*, 1718). Notre auteur disait : *consulter un mal* (éd. 1873, tome XVIII, p. 167, *consulter un scrupule* (*Écrits inédits*, tome V, p. 160). Comparez un exemple dans les *Lettres de Mme de Sévigné*, tome III, p. 523.

2. Ci-dessus, p. 263.

3. « On dit *aller de bon pied dans une affaire*, pour dire s'y comporter avec beaucoup de chaleur et de bonne foi » (*Académie*, 1718).

4. C'est ce que d'Antin a dit ci-dessus, p. 264.

5. Parmi les pièces réunies par Saint-Simon sur cette affaire dans le volume 51 de ses Papiers (*France* 206), il y a, fol. 200, une « Liste de MM. les ducs qui prétendent à d'anciens rangs de duchés, etc.... » écrite de sa propre main.

qua rien à une si digne réponse ; il cessa même de plus rien témoigner sur ce procès, non qu'il pût se tenir d'en parler encore quelquefois, mais vaguement, et sans plus rien témoigner de partial. Nous reconnûmes bien à quel point il l'étoit, et combien salutaire la résolution que nous avions prise à cet égard, puisque, si on eût molli et parlé en vils courtisans qui veulent faire leur cour, nous étions désarmés sans ressource, au lieu que, nous conduisant[1] comme nous l'avions arrêté, le Roi, rebuté de ses tentatives et en garde contre la réputation d'être gouverné, n'osa jamais passer outre dans cette crainte, et, par le même esprit, professa bientôt la neutralité. Maintenant il est juste de montrer tout de suite quels furent les ducs qui surent se respecter, quels les lâches, quels enfin les déserteurs. Les ducs de Ventadour, Montbazon, Lesdiguières, Brissac, la Rochefoucauld, la Force, Valentinois, Saint-Aignan et Foix, pairs, la Feuillade et Lorge, vérifiés, se joignirent à nous. Notre surprise fut grande d'apprendre que M. de Luxembourg, qui avoit été envoyé en Normandie pour quelque émeute qui le retenoit à Rouen[2], trouvoit la prétention de d'Antin si étrange malgré la sienne, qui ne l'étoit guères moins, qu'[il] s'unit[3] à nous contre lui, mais, en même temps, se mit en état de recommencer son procès de préséance[4]. La Feuillade, moins uni et plus semblable à lui-même, s'étoit joint à nous, et il avoit paru que c'étoit de bonne foi. Séduit tôt après par l'abbé de Lignerac[5] détaché par d'Antin, il chercha à se retirer ; il prit

Misérable procédé de la Feuillade.

1. Il y a *conduisans*, au pluriel, dans le manuscrit. Cet accord se faisait presque constamment.

2. On verra dans le prochain volume le récit de cette émeute de Normandie.

3. L'abréviation de *que* a été ajoutée en interligne, mais sans *il*.

4. Il en a été longuement parlé dans nos tomes II et III.

5. Joseph Robert, abbé de Lignerac, grand joueur de profession, et qui avait appartenu à ce titre à la cour de Monsieur, mourut en 1722, âgé de près de quatre-vingts ans. La chronique galante l'accusait d'avoir été l'amant de la maréchale de la Ferté et de sa belle-fille la duchesse (*His-*

pour prétexte que les pairs moins anciens qu'il n'étoit duc le précéderoient dans les actes et les énoncés d'un procès de pairie[1]. Cette fantaisie, qu'auroit dû guérir, si elle avoit été réelle, l'exemple des autres ducs vérifiés joints à nous, ne put être soutenue. Quelques jours après s'être rendu là-dessus, il allégua au duc de Charost une prétention de pairie et d'ancienneté de Rouannez[2], qu'il inventa parce qu'elle étoit sans apparence; le bon Charost, qui goba[3] ce leurre, eut la facilité de lui répondre que nous ne prétendions pas lui faire tort en rien, et que c'étoit à lui à voir son intérêt. J'avois su le manège de l'abbé de Lignerac, et que d'Antin s'en vantoit: j'en parlai vivement chez moi à Mme Dreux[4], et du peu de succès que ce procédé trouvoit dans le monde, et je me moquai un peu de ce qu'il songeoit, dans l'état où il étoit plongé depuis Turin, à faire valoir ce que son père avoit oublié dans sa longue faveur. J'ajoutai qu'il étoit plaisant de voir un homme de plus de quarante ans qui, dans sa courte prospérité, avoit, à propos de rien, insulté d'Antin à Meudon de la façon la plus cruelle[5], qui, depuis ses infortunes, avoit abdiqué la cour avec éclat[6], n'oublier rien pour s'y raccrocher, jusqu'à l'infamie d'agir contre sa signature qui étoit entre nos mains, pour acheter la protection du même d'Antin, qui ne feroit, avec l'ancienne rancune, que le mépriser et en rire après en avoir fait ce

toire amoureuse des Gaules, tome II, p. 420 et 447). Il avait un frère, le chevalier de Lignerac, qualifié de « grand fripon au jeu » dans les généalogies du Cabinet des titres, dossier bleu ROBERT 15 052, vol. 569.

1. Ici, *pairrie*, et de même plus loin.

2. Tome III, p. 317-319. On a vu, en cet endroit et au tome XV, p. 192, l'origine de ce duché, dont la première érection, par Charles IX, en 1566, n'avait jamais pu être enregistrée au Parlement.

3. Ci-dessus, p. 187. On appelle *gobbe* un appas en bol ou boulette destiné à attirer les chiens errants ou bêtes fauves, et à les empoisonner.

4. Belle-sœur de la Feuillade, et celle des filles de Chamillart que Saint-Simon préférait.

5. Tome XV, p. 112. — 6. Tome XIV, p. 95-96.

qu'il auroit voulu. J'étendis ces choses avec peu de ménagement pour la Feuillade, et peu de souci, de notre part, de lui de plus ou de moins, mais par amitié pour Chamillart, qui seroit très affligé des suites. Je lui appris en même temps qu'étant informés de l'usage juridique que d'Antin se proposoit de faire de la désertion, la résolution étoit prise et arrêtée entre nous de faire énoncer par nos avocats en plaidant, et la chose étoit vraie, les raisons et les motifs de chacun des déserteurs, sans ménagement aucun pour des gens qui en avoient si peu pour nous et pour eux-mêmes. Deux jours après, la Feuillade se plaignit qu'il avoit été mal entendu et rigoureusement traité ; sans s'expliquer mieux, il protesta qu'il n'avoit jamais eu dessein de se séparer de nous, et nous le fit dire en forme. Peu de jours après, je le trouvai chez Chamillart, que je voyois régulièrement tous les jours que j'étois à Paris. La Feuillade m'y demanda un entretien tête à tête : il s'entortilla dans un long éclaircissement, dans des protestations inutiles, dans des compliments personnels sans fin. Je pris tout cela pour bon. La fin fut que la peur le tint joint à nous; mais, le premier payement fait[1], il n'en voulut plus ouïr parler, et nous[2] ne le vîmes ni aux assemblées, ni aux sollicitations, ni en aucune des démarches sur ce procès. Avec cette conduite il s'attira ceux que d'effet[3] il abandonnoit, et qui ne s'en contraignirent pas dans le monde, lequel leur fit écho sur un homme peu estimé et aimé pour avoir abusé de sa faveur et en être tombé par ses fautes avec une grande brèche à l'État[4]. Il n'apaisa pas l'ancienne haine de d'Antin, bien loin de se concilier son secours, par n'oser prendre son parti, et il n'y eut pas jusqu'à l'entremetteur Lignerac qui fut trouvé fort ridicule. Les ducs démis[5],

1. Payement des frais de conseil.
2. Avant *nous*, il a écrit un *que* inutile. — 3. Ci-dessus, p. 102.
4. C'est toujours l'affaire de Turin.
5. C'étaient le duc de Beauvillier, qui avait cédé son duché à son

destitués de qualité pour agir, ne purent que demeurer dans l'inaction ; les pairs ecclésiastiques furent réservés pour être juges[1], quoique les trois ducs[2] nous eussent offert leur jonction, et Monsieur de Metz[3] n'étoit pas encore en situation de rien faire. Le duc de Noailles ne répondit jamais un mot là-dessus aux maréchaux de Boufflers et d'Harcourt, qui lui en écrivirent plus d'une fois. Le cardinal son oncle[4] avoit alors bien d'autres affaires à démêler. Le duc d'Uzès[5] en usa tout autrement : il manda franchement à d'Antin qu'étant son beau-frère[6], et alors en Languedoc, il se tairoit sous prétexte[7] d'ignorance, mais que, s'il s'avisoit de le faire assigner comme il prétendoit faire à tous pour les obliger à une déclaration expresse, il feroit la sienne contre lui : sur quoi d'Antin n'osa passer outre avec lui. M. d'Elbeuf, au-dessus ou au-dessous de tous procédés, en avoit eu un fort inégal dans l'affaire de M. de Luxembourg[8], et fort différent de celui de son père, qui s'étoit porté vivement toujours,

Ducs dyscoles[*].

frère Saint-Aignan, et les ducs de Gramont et de Guiche, démissionnaires en faveur du duc de Louvigny (tome XIX, p. 33).

1. *Juge* a été corrigé en *juges*.

2. L'archevêque de Reims et les évêques de Laon et de Langres.

3. Le duc de Coislin : tome XIX, p. 115-129.

4. Duc de Saint-Cloud comme archevêque de Paris.

5. Jean-Charles de Crussol, qui, en 1694 (tome II, p. 16 et 122), avait bien voulu se joindre aux ducs malgré l'ancienneté de son érection

6. D'Antin avait épousé en 1686 Julie-Françoise de Crussol : tome XV, p. 109-110.

7. *Pretexte* est en interligne, au-dessus d'un premier *pretext[e]* biffé.

8. Tome II, p. 101-103, 237, 259 et 323.

* Saint-Simon écrit : *discole*. Cet adjectif n'entra dans le *Dictionnaire de l'Académie* qu'en 1762, avec la même définition qui a été encore maintenue en 1878 : « Avec qui il est difficile de vivre, ou qui s'écarte des opinions reçues. » Notre auteur l'emploiera de nouveau dans la suite des *Mémoires*, tome X de 1873, p. 94; nous en trouvons aussi des exemples dans une pièce de la *Correspondance administrative* publiée par Depping, tome IV, p. 253, dans le *Journal de Jean Vallier*, tome I, p. 174, et dans Jean-Jacques Rousseau. Il n'était guère usité qu'en droit canon, avec le sens de dissident. Voyez ci-après, Additions, p. 580.

et de grand concert, dans cette affaire[1], et dans les pareilles qui s'étoient offertes de son temps et qui n'intéressoient pas les prétentions de sa naissance. M. d'Elbeuf, seul de tous les pairs de sa maison[2], ne s'étoit point fait recevoir au Parlement, et il n'eut point honte de chercher bassement à faire sa cour en se déclarant verbalement pour d'Antin. Le duc de Chevreuse, toujours arrêté par son idée de l'ancien Chevreuse[3], et par une nouvelle, aussi peu fondée pour le moins, sur Chaulnes[4], se tint à part comme il avoit fait sur l'affaire de M. de Luxembourg[5], et en fit user de même au jeune duc de Luynes son petit-fils[6]. Les ducs de Richelieu et de Rohan, si vifs sur M. de Luxembourg[7], ne jugèrent pas à propos d'entrer dans celle-ci[8]. Véritablement leurs procédés avoient été si pénibles à supporter en cette affaire, leur crédit présent si peu de chose, qu'on fut aisément consolé de n'avoir rien de commun avec eux. On les a vus dans le récit de cette affaire[9]. M. de Rohan prit feu d'abord, et se plaignit de n'avoir pas été invité, comme quelques autres le furent, à signer d'abord l'opposition, et s'en étoit pris à moi : la vérité étoit que cela s'étoit proposé à Marly chez le maréchal de Boufflers, et que ses disparades[10] m'engagèrent à

1. Tome II, p. 101.

2. Les branches de la maison de Lorraine établies en France avaient eu ou possédaient encore les pairies de Guise (1528), d'Aumale (1547), de Mayenne (1573), de Mercœur (1576) et d'Elbeuf (1582), auxquelles on pourrait ajouter le duché-pairie d'Aiguillon, érigé en 1600 pour le duc de Mayenne qui mourut sans postérité en 1621.

3. Tome II, p. 57-58, et suite des *Mémoires*, éd. 1873, tome IX, p. 122-128.

4. Tome V, p. 343-346. Nous verrons cette prétention se développer en 1711.

5. Tome II, p. 58. — 6. Tome XIX, p. 31-32. — 7. Tome II, p. 70-72.

8. C'est au duc de Richelieu qu'était arrivé en 1694 (tome II, p. 79) le « singulier contretemps de lavement. »

9. « Gens à boutades, a-t-il dit dans le tome II, p. 70, qui ne donnèrent pas peu d'affaires aux autres. »

10. Mot déjà rencontré dans le tome VI, p. 84. L'*Académie* n'admet-

en détourner pour cette première signature. Je sus ses plaintes; je dis mes raisons, qui ne lui plurent pas : il demeura piqué et spectateur, et nous y gagnâmes plus que nous n'y perdîmes. M. de Fronsac[1] suivit M. de Richelieu son père. M. de Bouillon, qui, lors du procès de M. de Luxembourg, s'étoit si bien fait moquer de lui avec sa chimère de l'ancien Albret et Château-Thierry[2] qui l'avoit empêché de se joindre à nous, laissa entendre la même excuse sans pourtant oser l'énoncer : nous comprîmes que, dans la situation critique où l'éclat du cardinal de Bouillon l'avoit mis[3], il comptoit avoir besoin de tout, et n'osoit choquer d'Antin, de la faveur duquel il pouvoit espérer et craindre. Le duc d'Estrées, fidèle au cabaret et au tripot[4], y attendit paisiblement les événements, si toutefois il sut l'affaire. M. Mazarin, absent[5], et toujours au troisième ciel[6], ne se détourna point aux choses de la terre. Le duc de la Meilleraye, son fils[7], de vie et de mœurs si opposées[8], mais qui ne mettoit jamais le pied à la cour, se rangea[9] du côté de d'Antin sans qu'il sût lui-même pourquoi, et[10] s'attira la risée. Le duc

tait que *disparate*, « emprunté de l'espagnol, chose faite ou dite hors de propos, à contretemps, hors de saison. »

1. Louis-François de Vignerot du Plessis : tome X, p. 113, et ci-après, p. 303.

2. Tome II, p. 61 et 91. — 3. Ci-dessus, p. 34.

4. Voyez la note 1 de la page 385 de notre tome XIV.

5. Armand-Charles de la Porte (tome III, p. 15) avait alors quatre-vingts ans, et était presque toujours dans sa terre de la Meilleraye.

6. « On dit, par exagération, d'un homme qu'on a loué extraordinairement, qu'*on l'a élevé jusqu'au troisième ciel* » (*Académie*, 1718). Ici, serait-ce une comparaison avec l'apôtre saint Jean, dans l'*Apocalypse*, ravi jusqu'au troisième ciel et y oubliant les choses de la terre?

7. Paul-Jules de la Porte : tome III, p. 15.

8. *Opposés*, au masculin, dans le manuscrit. — Il vivait dans un extrême mépris de tout le monde, dit une Addition au *Journal de Dangeau*, tome XIV, p. 384; comparez la *Relation de Spanheim*, p. 421.

9. *Rangea* est en interligne, au-dessus de *mit*, biffé.

10. *Et* a été ajouté en interligne.

de Duras[1], qui, depuis son mariage, ne connoissoit plus que les Noailles[2], si liés à d'Antin, n'osa se déclarer contre lui. Il s'étoit attaché au comte de Toulouse, et avoit demandé à servir en Catalogne sous le duc de Noailles, qui l'avoit envoyé peu décemment porter la nouvelle de la prise de Girone[3]. Il étoit avec eux sur le pied de ces sortes d'amis qu'on souffre pour en abuser. Cela m'avoit impatienté souvent d'un homme de sa naissance, de sa dignité, et si proche de Mme de Saint-Simon[4] ; cette conduite sur d'Antin acheva de me choquer, tellement qu'il m'échappa qu'il n'en falloit pas attendre une autre du portemanteau[5] de M. le comte de Toulouse et du courrier de M. le duc de Noailles : ils le surent, et en furent désolés. Le duc de Châtillon[6], malgré la démarche du duc de Luxembourg son frère, prétexta son procès contre nous[7] pour ne pas entrer dans celui-ci. Le duc de Noirmonstier[8], plus franchement, déclara qu'étant aveugle, et sans enfants ni espérance d'en avoir, il n'avoit aucun intérêt à prendre. On ne laissa pas de tomber fortement de notre part sur ces Messieurs, qui cependant[9] se trouvèrent fort embarrassés. MM. de Charost et d'Humières conduisirent l'affaire avec une suite et un concert qui furent extrêmement utiles, et qui méritèrent toute la reconnoissance des intéressés.

Ce seroit ici le lieu d'expliquer la prétention de

1. Jean-Baptiste de Durfort : tome IV, p. 258.

2. Nous l'avons vu épouser en 1705 (tome XIII, p. 184) Mlle de Bournonville, nièce à la mode de Bretagne de la maréchale de Noailles.

3. Ci-après, p. 295.

4. Ils étaient cousins germains.

5. Il a été parlé dans le tome XIV, p. 105, des portemanteau du Roi et de leurs fonctions inférieures.

6. Paul-Sigismond de Montmorency-Luxembourg : tome I, p. 256.

7. L'ancien procès du duc de Luxembourg contre les ducs.

8. Antoine-François de la Trémoïlle : tome VII, p. 62.

9. *Cependant* a été ajouté en interligne, au-dessus de *ne laisserent pas de*, biffé, et *trouver* corrigé en *trouverent*.

d'Antin et les raisons contraires : cela seroit long, et peut-être ennuyeux, cela couperoit trop aussi la suite des matières. Cette explication se trouvera plus convenablement parmi les Pièces, ainsi que celle de la prétention de Matignon au duché d'Estouteville[1] : il perdit cette terre par un grand procès contre la duchesse de Luynes, héritière de la duchesse de Nemours[2] ; il la racheta ensuite, et forma sa prétention à la dignité. Je fis un mémoire sur cela, que je donnai au Chancelier[3] : sur le compte qu'il en rendit au Roi, la permission de poursuivre fut refusée. On verra aux Pièces[4] l'ineptie de pareilles prétentions[5].

1. Ici, il a écrit sur la marge du manuscrit : « Voir les Pièces sur Espernon et sur Estouteville. » C'est l'affaire dont il a été parlé ci-dessus, p. 95. Les prétentions de M. de Matignon avaient été appuyées jadis par Mme de Soubise, comme notre auteur l'a dit en 1709 (tome XVII, p. 77) ; Clairambault rédigea une consultation en sa faveur (Arch. nat., KK 601, p. 1111-1115), et trois mémoires de l'avocat Georges le Roy furent imprimés. Saint-Simon possédait une suite de pièces dans les volumes 51 et 67 de ses Papiers, aujourd'hui vol. *France* 206, fol. 212-219, et vol. *France* 222, fol. 61-84. De plus, il avait fait, dans ses *Duchés-pairies éteints*, une notice de l'ancien duché d'Estouteville que le continuateur de Prosper Faugère a publiée au tome VII des *Écrits inédits*, p. 112-128, et qui comprend la reprise des mêmes prétentions par le comte de Creuilly Colbert sous le règne de Louis XV. Quoique cette dernière phase du procès soit antérieure au temps de la rédaction de nos *Mémoires*, puisque M. de Creuilly s'affubla de la couronne ducale et fit imprimer des *Recueils des titres de la maison d'Estouteville* entre 1731 et 1741, nos *Mémoires* ne feront aucune autre allusion plus explicite aux origines de l'affaire de M. de Matignon, ni à ses suites. Nous donnerons donc à l'Appendice, nº XIII, la portion de la notice du duché qui est relative au procès de 1710, et ajouterons quelques indications.

2. Ci-dessus, p. 95.

3. C'est la pièce autographe, en deux feuillets, qui se trouve au folio 218 du volume *France* 206. Nous la donnons dans l'appendice XII.

4. Ces deux mots ont été ajoutés sur la marge, en fin de ligne.

5. Saint-Simon avait rédigé en 1740, deux ans environ avant l'époque où il écrivit la présente partie des *Mémoires*, un « Mémoire sur l'extinction du duché d'Estouteville et sur la nouvelle prétention de M. Colbert de Creuilly, en supplément de celui contre la prétention de feu M. le comte de Matignon, » qui se trouve dans le volume 51 de ses Papiers indiqué ci-dessus, aujourd'hui *France* 206, fol. 212.

Aiguillon.

J'y joindrois ce qui regarde celle d'Aiguillon, qui n'est pas mieux fondée[1]; mais, ayant été, depuis ce règne[2], portée au Parlement malgré le refus du feu Roi et l'édit sur les duchés dont il sera parlé[3], le[4] procès, mal défendu de notre part, et sollicité par Mme la princesse de Conti, qui en fit publiquement son affaire, réussit pour Aiguillon[5] comme fit, vers le même temps, la Czarine[6] pour la Courlande, et par les mêmes raisons, que ni l'une ni l'autre ne s'embarrassèrent pas de cacher[7] : ainsi, les factums imprimés, quoique mauvais, font assez connoître de quoi il s'agissoit, pour me dispenser d'en grossir les Pièces. Tout ce qui reste pour le présent à ajouter sur l'affaire de d'Antin[8], c'est que nos sollicitations faites ensemble et en apparat contre lui l'étonnèrent fort, et qu'il se sentit tout à fait déconcerté sur la partialité du Roi, qu'il avoit adroitement su persuader au Parlement. Les maréchaux de Boufflers et d'Harcourt en parlèrent ensemble au Roi en gens de leur sorte, et si bien, que le Roi ne fut pas

Le Roi fait déclarer son impartialité au Parlement.

1. Il y a dans le même volume *France* 206 plusieurs pièces et mémoires de notre auteur sur l'affaire de ce duché.

2. Le règne de Louis XV. — 3. Dans le prochain volume.

4. Avant *le*, Saint-Simon a biffé *et*.

5. C'est en 1730 que le comte d'Agenois, amant avoué et public de la princesse de Conti, renouvela la prétention, déjà émise par son père en 1704 (tome XII, p. 343-349, 504-506 et 578-583), de relever le titre de duc d'Aiguillon avec rang de la première érection faite en 1638 pour Mme de Combalet. Le 16 mai 1731, malgré l'opposition de vingt-deux ducs et pairs, il obtint de prendre le titre de duc d'Aiguillon, mais avec rang de ce jour-là seulement. Nous avons les pièces, mémoires et exploits de cette affaire dans le carton K 617, n° 16, aux Archives nationales, ainsi que dans le ms. Clairambault 722, fol. 10-16, dans les *Pièces originales* du Cabinet des titres, vol. 2994, dossier 66475, fol. 35-39, et dans la collection des Factums imprimés. En 1704, à la mort de Mme d'Aiguillon, Saint-Simon avait écrit le mémoire que nous avons publié dans l'appendice XV du tome XII, p. 578-583; comparez p. 627.

6. Anne-Ivanowna : tome VII, p. 368.

7. C'est en juin 1737 seulement que la czarine Anne fit élire duc de Courlande son favori Biren : *ibidem*.

8. Ci-dessus, p. 258 et suivantes.

fâché de s'en trouver quitte pour une déclaration d'entière neutralité : il la déclara tout de suite au premier président, avec ordre de la rendre de sa part à sa Compagnie[1]. Nous eûmes soin de nous assurer de son exécution, MM. de Charost, d'Humières et moi, en allant chez le premier président, qui nous la certifia, et de nous en procurer la dernière certitude par plusieurs juges, qui nous certifièrent que le premier président l'avoit signifiée à la Compagnie de la part du Roi d'une manière nette et positive. Une déclaration si précise, et si contraire aux idées, et beaucoup au delà, que d'Antin avoit données au Parlement, et dont il avoit rempli le public, qui fut incontinent informé du vrai, changea fort l'affaire de face. Les noms de faveur, de grandes charges, de généraux d'armée, de gens de privance et de réputation, qui se trouvèrent parmi nous, emportèrent la balance sur d'Antin dès que le Roi se fut si nettement et si hautement expliqué. Les fins de non-recevoir contre d'Antin ajoutèrent fort au démérite du fonds de ses prétentions ; le public revint de l'opinion qu'il avoit[2] prise que la cause du favori étoit celle du Roi, et le Parlement commença à trouver qu'il avoit au moins la cause à juger, et non plus uniquement les personnes[3]. Outre toutes les raisons du fonds[4], on verra dans les Pièces que la terre d'Épernon avoit été vendue à Armenonville ; que d'Antin lui avoit fait parler si net par Monseigneur, qu'il la lui revendit[5] ; que ce manège avoit été couvert par toutes sortes d'artifices[6], jusqu'à avoir retiré des notaires les deux minutes des deux

1. Les archives du Parlement ne conservent pas trace, que nous sachions, de cette communication officieuse.

2. Les mots *qu'il avoit* surchargent *que ces*.

3. Dangeau dit, le 13 mars (p. 361) : « Le procès de M. d'Antin pour le duché d'Épernon est remis après la Quasimodo. »

4. Voyez ci-dessus, p. 271, l'analyse du factum des ducs et pairs.

5. On a vu dans notre tome IX, p. 325, note 2, et p. 347, comment son père, ayant acheté la terre en 1698, lui en fit don aussitôt.

6. Comme son père, ci-dessus, p. 260, pour s'assurer cette acquisition.

contrats de vente[1] et les avoir brûlés[2], parce qu'une vente éteint de droit un duché, et qu'il ne peut être recueilli que par héritage par celui qui a le droit le plus clair à sa dignité : c'est ce que d'Antin s'étoit voulu ménager. Il fut bien étonné de la découverte des deux ventes, et lui, et plus encore Armenonville, effrayés du parti que nous résolûmes, et dont nous ne nous cachâmes pas, de les faire jurer[3]. Il se trouvera encore parmi les Pièces que l'érection d'Épernon portoit une clause par laquelle tout roturier en étoit exclus : c'est-à-dire, la femelle en droit de recueillir la dignité épousant un roturier, ce roturier ni sa postérité ne pouvoient succéder à la dignité, qui s'éteignoit par cette clause[4]. La prétention de d'Antin venoit de sa grand mère Christine[5] Zamet[6], mère de M. de Montespan, qui étoit fille du fameux Sébastien Zamet[7] si connu

1. On trouvera ci-après, p. 580, le texte de la donation du père au fils.
2. Ce participe est bien au masculin dans le manuscrit.
3. Peut-être cette découverte fut-elle due à l'avocat Pierre Vesin, dont notre auteur vantera les services dans le prochain volume.
4. Les lettres d'érection du duché d'Épernon, dans l'*Histoire généalogique* (tome III, p. 847-849), ne contiennent pas cette clause.
5. *Chr.*, et, plus loin, *Seb.*, au manuscrit.
6. Marie-Christine Zamet, mariée par contrat du 11 juin 1635 à Roger-Hector de Pardaillan de Gondrin, marquis d'Antin, n'était que petite-fille de Sébastien, comme on le verra plus loin.
7. Sébastien Zamet, dit Bastien, né à Lucques vers 1547 et venu en France au temps de Catherine de Médicis, comme valet de chambre du Roi, prêta de l'argent à Henri III, en 1581, contre engagement de diverses pierreries de la couronne, fut l'un des meneurs de la Ligue, puis se rallia à Henri IV et parvint à obtenir les charges de surintendant de la maison de Marie de Médicis et de capitaine de Fontainebleau. Il mourut le 14 juillet 1614, à soixante-sept ans, et fut enterré aux Célestins. Piganiol a dit (tome IV, p. 108) qu'il était fils d'un cordonnier de Lucques ; selon d'autres légendes, lui-même commença par être cordonnier du roi Henri III. « Ce qu'il y a de constant, conclut Piganiol, c'est qu'il étoit un de ces Italiens affamés qui vinrent en France sous la protection de Catherine de Médicis pour y introduire toutes sortes d'impôts et de maltôtes, et pour s'engraisser de la misère du peuple françois. » C'est par la gabelle qu'il commença à devenir un traitant important, vers 1585. Sous Henri IV, son fameux hôtel, qui

sous Henri IV[1], qui s'intituloit plaisamment seigneur de dix-sept cent mille écus[2], somme alors prodigieuse pour un particulier. Ce riche partisan avoit épousé une Goth[3] sœur et tante des Rouillacs[4], dont la mère étoit sœur du célèbre duc d'Épernon, et morte avant qu'il fût fait duc[5]. Or, pour[6] s'en tenir ici à la roture et renvoyer tout le reste aux Pièces, ces Zamets étoient du bas peuple de Lucques[7], que la banque avoit enrichis, et qui ne s'étoient

fut plus tard celui des Lesdiguières, servait chaque jour de petite maison de ville ou de pied-à-terre à ce roi et à sa cour.

1. Confident des plaisirs du Roi, il était de toutes ses parties ; mais il n'aimait pas Gabrielle d'Estrées, et on l'accusa même de l'avoir empoisonnée (*Historiettes de Tallemant des Réaux*, tome I, p. 4).

2. « Comme un notaire lui demandoit ses qualités, il dit : « Mettez « seigneur de dix-huit cent mille écus ! » (*Ibidem*, p. 14).

3. Jeanne de Goth de Rouillac (tome IX, p. 325) épousa, le 3 février 1612, non pas le financier Sébastien Zamet, mais son fils Jean Zamet, gentilhomme ordinaire du Roi, mestre de camp du régiment de Picardie, maréchal de camp, capitaine et surintendant des bâtiments après le père. Ce Jean mourut le 8 septembre 1622, de blessures reçues quelques jours auparavant au siège de Montpellier. « Homme fort grave, et qui faisoit des révérences bien compassées, » dit Tallemant ; « homme extraordinaire, » au rapport de son ami intime Arnauld d'Andilly. La mère de M. de Montespan hérita de ces parents et en eut le duché d'Épernon. Saint-Simon ne parle pas du frère, Sébastien II Zamet, évêque-duc de Langres, qui mourut à quarante ans, le 2 février 1655, et à propos duquel les Zamet ont pris place dans l'*Histoire généalogique*. Ce prélat, qui fut doyen de l'épiscopat français, a été l'objet de deux publications en 1699 et en 1858 ; c'est lui qui fit élever aux Célestins, pour sa famille, le mausolée si connu dans l'histoire des beaux-arts.

4. Jacques et Louis de Goth, marquis de Rouillac : tome II, p. 96, et ci-dessus, p. 260.

5. Hélène de Nogaret (tome II, p. 96), sœur de Jean-Louis, duc d'Épernon (*ibidem*, p. 22).

6. L'abréviation p^r et l'élision *s'* ont été ajoutées entre *or* et *en*, sur des lettres illisibles.

7. Sébastien dit Bastien, Horace et Jean-Antoine Zamet, naturalisés le 2 décembre 1580, étaient piémontais selon une pièce du ms. Clairambault 1105, fol. 83. D'après l'*Histoire généalogique*, tome II, p. 236, ils venaient de Lucques comme le dit notre auteur, et leurs lettres de na-

jamais prétendus autre chose. J'écrivis donc au cardinal Gualterio[1] de faire chercher par ses amis, et par l'autorité du grand-duc[2], avec lequel il étoit intimement, tout ce qui pouvoit prouver juridiquement cette roture, de le faire authentiquer[3] par la république de Lucques[4], et de me l'envoyer. Nous tînmes cela secret entre quatre ou cinq de nous autres, de peur que le dessein ne[5] transpirât, et que d'Antin ne le fît échouer par Torcy, ou par le Roi même, sans s'y montrer, et pour avoir aussi le plaisir de le servir tout à coup de cette bombe[6] en plein Parlement. Les choses n'allèrent[7] pas jusqu'au jugement, comme on le verra ci-après[8]. Il faut maintenant terminer cette matière[9] par une frayeur du duc de Beauvillier qui ne fut pas sans fondement.

turalité ne furent signées à Saint-Maur-des-Fossés qu'en juillet 1581. On n'a pu retrouver ces lettres dans les registres du Parlement, fort mal tenus pendant cette époque de troubles ; mais nous avons au Cabinet des titres des pièces portant la signature de Bastien, et où l'on voit qu'en 1581 comme en 1556, il se qualifiait gentilhomme piémontais. M. Émile Picot lui a donné place dans *les Italiens en France*, p. 140-142.

1. Légat de Romagne : ci-dessus, p. 88.

2. Ce grand-duc était le dernier Côme, qui régna jusqu'en 1723. Son État enserrait le territoire de Lucques.

3. « *Authentiquer*, terme de pratique, n'a guère d'usage qu'en parlant des actes où on fait mettre l'attestation des magistrats et le sceau public » (*Académie*, 1718).

4. Il écrit : *Luques*. — Cette république, à peu près indépendante sous la suzeraineté nominale de l'Empereur, était gouvernée par un gonfalonier élu tous les deux mois parmi la noblesse et assisté de neuf anciens ; mais ces derniers ne pouvaient rien décider sans l'approbation d'un Grand Conseil composé de cent vingt bourgeois.

5. Ayant mis *dessein* en fin de ligne, il y a ajouté simplement, après coup, un *e*, ce qui fait *desseine* au lieu de *dessein ne*.

6. Le *Dictionnaire de l'Académie* de 1718 ne donnait pas la locution *servir quelqu'un de quelque chose ;* mais on disait plutôt *servir* ou *donner un plat de son métier*, comme *servir une balle à quelqu'un*.

7. Ayant d'abord mis *n'eurent*, l'auteur a simplement surchargé l'*u* de deux *ll*.

8. Ce sera dans le prochain volume.

9. Les mots *cette matiere* ont été ajoutés en interligne.

Inquiétude singulière du duc de Beauvillier à la réception du duc de Saint-Aignan, son frère. [*Add* St-S. 975]

Il avoit cédé son duché à son frère en le mariant[1], qui, de ce moment, avoit joui du rang et des honneurs, sans que personne se fût avisé même d'en parler. Cette année, il le fit recevoir pair au Parlement le 22 janvier[2], et il voulut se trouver à la cérémonie, avec sa famille, dans la lanterne[3]. Comme j'entrois ce matin-là dans la grand chambre, je fus surpris de trouver le duc de Beauvillier qui m'attendoit derrière la porte, qui, dès que je la débouchai[4], me prit par la main et me mena en un coin. Là, il me dit qu'il m'attendoit avec impatience dans[5] l'inquiétude extrême où il étoit sur un avis qui ne lui étoit venu que depuis qu'il étoit arrivé au Palais, mais qu'on lui avoit redoublé de plusieurs endroits : on l'avoit averti que plusieurs du Parlement étoient résolus à s'opposer à la réception de son frère, même plusieurs pairs, fondés sur ce que la duchesse de Beauvillier pouvoit mourir avant lui, lui se remarier et avoir un fils[6] ; que ce fils excluroit son oncle de droit, et pourtant se trouveroit lui-même exclus par la réception de ce même oncle, dont la postérité prétendroit succéder. M. de Beauvillier, fort alarmé d'une difficulté plausible, me demanda ce que je lui conseillois. Je pensai un moment ; je lui dis ensuite

1. En 1706 : tomes XIV, p. 123-127, et XIX, p. 35-36.

2. *Dangeau*, p. 331, avec l'Addition indiquée ci-contre, qui est plus détaillée et plus piquante ; *Gazette*, p. 60. L'information de vie et mœurs, datée du 15 janvier, est dans le carton des Archives K 616, n° 31 ; les témoins signataires étaient le curé de Saint-Nicolas-des-Champs, le duc de Chevreuse, le maréchal de Boufflers et le vidame d'Amiens. La réception est au registre X^1A 8427, fol. 47 v° et 48.

3. Tome III, p. 6 et 104.

4. On a déjà eu *déboucher*, en ce sens actif, dans le tome III, p. 230.

5. *Dans* est en interligne, au-dessus de *de*, biffé.

6. Il avait environ soixante-deux ans ; mais le père de Saint-Simon, lui aussi, s'était remarié à soixante-cinq ans, en 1672, et n'avait eu que vingt-sept mois plus tard l'auteur de nos *Mémoires*, qui, sans doute, se souvient de ces dates. Sur les Saint-Aignan eux-mêmes, voyez ci-après, p. 581. Comparez, en 1713, ce qui fut accordé au prince de Monaco pour le cas où il se remarierait.

que la cérémonie, commencée par l'arrivée des pairs et par celle des princes du sang et du reste des pairs qui alloit suivre, ne se pouvoit remettre ni interrompre; que je n'avois pas ouï dire un mot de ce qu'il m'apprenoit; que j'avois grand peine à croire qu'il y eût là-dessus plus que quelque raisonnement de conversation, et point du tout de dessein, ni de résolution prise sur un futur contingent[1] sans apparence, et qui ne blessoit personne; que, de plus, arrêter la réception en sa présence, étant ce qu'il étoit, et d'un homme jouissant par le consentement du Roi du rang et des honneurs de sa dignité, me paroissoit une démarche bien forte pour le temps où nous étions, n'étant surtout excitée par l'intérêt de personne[2]. « Mais néanmoins que faire, si la chose arrive? interrompit le duc, fort peiné. — Le voici, lui dis-je, et je réponds du succès. Mais, encore une fois, je ne croirai point qu'il y ait une seule voix qui s'élève que je ne l'aie entendue; mais, si le cas arrive, je compterai bien exactement les voix pour et contre, et je crois encore, en ce cas, que les voix contre seront si rares, que ce ne sera pas la peine de les réfuter. Que si, à toute reste[3], il le faut faire, j'attendrai mon tour à parler : alors, je dirai que je suis surpris que quelqu'un[4], dans la Compagnie, puisse faire difficulté de recevoir celui que le Roi en a si publiquement jugé capable et digne en lui permettant, et à vous, de céder et d'accepter le duché, en le faisant jouir du rang et des

1. Expression déjà expliquée dans le tome XVIII, p. 73.

2. Comparez la rédaction de l'Addition n° 975 indiquée ci-dessus.

3. Cette locution, qui signifie à la dernière extrémité, n'était pas citée par le *Dictionnaire de l'Académie* de 1718, qui faisait toujours *reste* du masculin. Il semble qu'elle fût déjà vieillie au temps de Saint-Simon, car on ne peut en citer d'exemples que de Rabelais, de Brantôme, des *Œconomies royales*, ou des gazettes du dix-septième siècle; mais notre auteur l'a employée à diverses reprises : *Écrits inédits*, tome III, p. 512; suite des *Mémoires*, édition 1873, tomes XVI, p. 428, et XVII, p. 114 et 283.

4. *Quelcun*, au manuscrit.

honneurs, et en lui permettant de se faire recevoir ; que le cas possible qui sert de fondement à la difficulté proposée est un cas chimérique et reconnu tel par le Roi, qu'il auroit dû arrêter sur la démission, s'il en eût fait le moindre cas, sur lequel le Parlement ne devoit pas montrer plus de délicatesse d'exécution que Roi n'en avoit eu pour la permission ; qu'enfin, pour lever tout scrupule, la Cour avoit dans ses registres un exemple tout semblable, non en sa cause, mais en son effet, qui paroissoit fait exprès pour servir d'exemple et de modèle de ce qui se devroit faire, si le cas proposé arrivoit : que la duchesse d'Halluyn avoit épousé le fils aîné du premier duc d'Épernon[1], qui, comme duc et pair d'Halluyn, avoit été reçu au Parlement ; que, huit ans[2] après, ces époux s'étant brouillés, et n'ayant point d'enfants, ils s'étoient accordés à faire casser leur mariage[3] ; qu'ensuite la duchesse d'Halluyn s'étoit remariée au fils du maréchal de Schonberg, depuis aussi maréchal de France[4], lequel, au titre de ce mariage, étoit devenu aussi duc d'Halluyn et pair de France, et avoit été reçu au Parlement en cette qualité[5], encore que l'autre mari l'eût conservée en sa totalité, parce que les rangs et les honneurs acquis par titres ne se perdent point ; qu'à la cour, aux cérémonies, le premier mari pré-

1. Anne d'Halluin-Piennes et Henri de Nogaret d'Épernon (tome V, p. 222-224), mariés en février 1611. On écrit maintenant : *Halwin de Piennes*.

2. *Ans* a été ajouté en interligne.

3. L'annulation juridique de leur mariage fut prononcée dans le courant de 1619.

4. Charles de Schönberg : tome V, p. 222.

5. Les lettres de continuation de pairie sont du 9 décembre 1620, et la réception du nouveau duc d'Halluin au Parlement eut lieu le 22 février 1621 (*Journal inédit d'Arnauld d'Andilly*, p. 9-10). Il y a un mémoire sur ce sujet dans les Papiers de la Pairie, aux Archives nationales, KK 600, p. 173-175, et on trouve des premières rédactions du récit de Saint-Simon dans l'Addition 74 (notre tome II, p. 384-385) et dans la notice du duché d'ÉPERNON publiée au tome V de ses *Écrits inédits*, p. 297 et 301.

cédoit le second ; qu'au Parlement, où on ne pouvoit connoître qu'un seul titulaire à la fois, celui des deux qui arrivoit le premier prenoit place, et l'autre, venant après, trouvoit le premier huissier qui l'abordoit dans la grand chambre et lui disoit que M. le duc d'Halluyn étoit en place, et aussitôt celui-ci s'en retournoit[1] ; que, le cas prévu arrivant, l'âge de l'oncle et du neveu seroient trop différents pour causer aucun embarras, mais qu'enfin leur leçon se trouveroit toute réglée, tant à la cour qu'au Parlement, par l'exemple des deux ducs d'Halluyn ; qu'à l'égard de la succession, il n'étoit pas douteux que le fils de l'oncle ne pourroit être duc au préjudice de son cousin, et par la teneur de l'érection, et parce qu'on ne peut être duc sans posséder de droit la terre érigée, qui retourneroit de droit à ce fils qu'on imaginoit, dont la naissance feroit tomber et annuleroit seule toutes les donations du père. Cet exemple ignoré du duc de Beauvillier, et, je crois, de bien d'autres, le soulagea extrêmement : il regagna sa lanterne, et je me mis en place Peu après que j'y fus, je remarquai quelque chose, des gens qui se parloient bas et, comme les pairs qui arrivent successivement coupent ceux qui sont placés pour se mettre en leurs rangs, je me trouvai d'abord voisin des ducs de la Meilleraye et de Villeroy, qui, en effet, sifflés[2] apparemment par quelques-uns, me firent la difficulté . je la rejetai comme ridicule ; je leur fis peur du Roi à qui on voudroit apprendre la leçon ; enfin j'alléguai MM d'Halluyn, qui leur firent ouvrir les oreilles. Je ne sais si, en attendant et pendant le rapport, cela courut par les bancs ; mais, quoi qu'il en soit, nulle voix ne s'éleva. Le duc de Saint-Aignan fut

1. Le manuscrit porte, par mégarde : *s'en retourneroit*.

2. « *Siffler quelqu'un*, l'instruire de ce qu'il aura à dire ou à faire en certaines occasions » (*Académie*, 1718) On a déjà eu cet emploi dans l'Addition n° 865, au tome XVII, p 500 Il était sans doute emprunté au vocabulaire des oiseleurs, qui enseignent ainsi des airs à leurs élèves, comme le dit d'ailleurs *l'Académie*.

reçu tout à l'ordinaire, et M. de Beauvillier sortit de là fort aise et fort content.

Prise de Girone. Brancas en est fait gouverneur, Estaires et Bauffremont chevaliers de la Toison d'or, et le duc de Noailles grand* d'Espagne de la première classe, qui passe en Espagne, dont l'armée ne peut s'assembler qu'en août.

On a vu dans les derniers jours de l'année précédente le siège de Girone[1] formé par le duc de Noailles après la bataille de Villaviciosa[2], et que, les neiges ayant fini la campagne de Savoie, il avoit[3] reçu un grand renfort de l'armée du maréchal de Berwick[4]. Ce siège commençoit à s'avancer lorsqu'un furieux ouragan, suivi d'un grand débordement d'eaux, renversa le camp et les travaux, mit l'armée en état de mourir de faim, et pensa sauver la place[5]. L'activité fut grande à réparer un inconvénient si fâcheux, qui donna une grande inquiétude au roi et retarda fort le siège. La basse ville fut emportée l'épée[6] à la main; le 23 janvier[7], la haute ville capitula à condition de se rendre le 30 avec les deux forts, s'ils n'étoient pas secourus. Stahremberg n'y songea pas; la garnison sortit avec les honneurs de la guerre[8]. Plan-

1. Saint-Simon emploie les deux orthographes *Girone* et *Gironne*.

2. Ci-dessus, p. 149. La ville, bien munie de tout par M. de Quinson, avait été investie le 15 décembre; la tranchée ne s'ouvrit que dans la nuit du 27 au 28, à l'opposé du côté attaqué les deux fois précédentes.

3. *Avoit* est en interligne, au-dessus d'*au*, biffé.

4. Ci-dessus, p. 126.

5. Guerre, vol. 2330, n° 32, 15 janvier; *Gazette* du 31 (p. 59): « On a eu avis du camp devant Girone, du 17, qu'il étoit tombé durant cinq jours des pluies si extraordinaires, qu'elles avoient fait déborder toutes les rivières, que le Ter avoit emporté tous les ponts, et que les batteries en avoient été fort endommagées; que, le temps s'étant remis au beau, le duc de Noailles avoit tout fait rétablir. »

6. Avant *l'espée*, Saint-Simon a biffé *le 23 janvier*.

7. Il a récrit par mégarde: *le 23 fr*.

8. *Gazette* de 1711, p. 12, 33-34, 45, 59, 72 et 73-84; *Mémoires de Noailles*, p. 232-236; *Dangeau*, p. 309, 317-318, 323, 327, 336 et 343-344; *Sourches*, tome XIII, p. 6, 7, 14, 20 et 28-31; *Mercure* de mars, p. 83-98; *Journal de Verdun*, tome XIV, p. 151-154 et 160-163; *Lettres historiques*, tome XXXIX, p. 239-242 et 467-470; *Nouveau Mercure historique*, février 1711, p. 21-34; *Gazette d'Amsterdam*, n°s III, V-IX et XI-XVI; *Histoire militaire*, tome VI, p. 454-463; Chan-

* Les premières lettres de *Grand* surchargent un jambage.

que[1], qui en apporta la première nouvelle, en fut fait brigadier[2], et le duc de Duras apporta celle de l'évacuation de la place[3], dont le gouvernement fut donné aussitôt au marquis de Brancas au grand scandale des Espagnols[4]. Le comte d'Estaires[5] porta la nouvelle de cette conquête au roi d'Espagne : il en eut la Toison[6], et, en même temps, Bauffre-

sonnier, ms. Fr. 12 694, p. 87-98. Les correspondances et relations sont dans les volumes 2254 et 2255 du Dépôt de la guerre. La lettre de congratulation adressée par le Roi au duc de Noailles est imprimée dans les *Œuvres de Louis XIV*, tome VI, p. 212-214. Mme de Maintenon écrivit à la princesse des Ursins (recueil Bossange, tome II, p. 141) que le duc avait « grand'raison d'être un peu fou de joie de voir l'accomplissement de ses prophéties. » La lettre qu'elle adressa à Bâville, en retour de ses félicitations, a été publiée dans les *Mémoires de la Société d'histoire de Genève*, tome XIX, p. 121. Nous donnerons à l'Appendice, p. 441-442 et 534-536, plusieurs pièces de la correspondance du duc de Noailles avec Vendôme.

1. Barthélemy de Planque, entré au service en 1672, lieutenant-colonel d'infanterie en 1693, brigadier en 1702, inspecteur général de l'infanterie depuis 1703. Dans son rapport au Roi, il fit un grand éloge du duc de Noailles (*Lettres de Mme de Maintenon*, éd. 1806, tome IV, p. 226-227, et recueil Geffroy, tome II, p. 266-267 ; *Gazette* de 1711, p. 72-84).

2. Non pas brigadier, mais maréchal de camp, par brevet du 14 février 1711. Il continua de servir en Roussillon jusqu'à sa mort, février 1713.

3. Il arriva le 13 février (*Dangeau*, p. 343 ; *Sourches*, p. 36). M. de Noailles l'avait chargé de cette mission pour reconnaître son assistance efficace ; mais nous avons vu, p. 284, que Saint-Simon blâma ce parent de sa femme d'avoir accepté une mission de « courrier. »

4. Louis de Brancas-Céreste, dit le marquis de Brancas (tome XV, p. 229), était un protégé de Mme des Ursins.

5. Anne-Auguste de Montmorency, comte d'Estaires, né en 1679, fait colonel du régiment de Normandie en mars 1700, brigadier en 1704, passa d'Italie en Espagne en 1706, devint maréchal de camp en 1710, chevalier de la Toison d'or en 1711, grand d'Espagne en 1716, à la mort de son frère aîné, et prit alors le titre de prince de Robecque, fut nommé lieutenant général en mars 1720, majordome-major de la reine veuve de Louis Ier en 1725, et mourut à Lille le 27 octobre 1745. Il signait : MONTMORENCY DESTAIRES. — Estaires est une commune du département actuel du Nord, qui relevait de la châtellenie de Cassel.

6. Par brevet du 8 ou 9 février. Il eut en outre une confiscation de douze mille livres de rente (*Sourches*, p. 46).

mont eut celle que la mort de Listenois, son frère, avoit laissée vacante dans Aire, où il fut tué[1]. En même temps aussi[2], le duc de Noailles fut fait grand d'Espagne de la première classe. On le sut aussitôt à la cour[3]. La maréchale de Noailles, ravie de cette nouvelle élévation de son fils, en reçut les compliments[4]; mais le Roi trouva les compliments et la grandesse fort mauvais. Il étoit convenu avec le roi d'Espagne, depuis que les affaires tournoient mal et qu'on se voyoit forcé de desirer la paix en l'abandonnant, qu'il ne donneroit plus de grandesses, ni de Toisons, à des François[5] : il fut donc fort choqué des trois grâces qui viennent d'être rapportées, et il le témoigna[6]. La ma-

1. Tome XIX, p. 413. — 2. *Aussy* a été ajouté en interligne.

3. *Dangeau*, p. 349, 22 février; *Sourches*, p. 42, 24 février.

4. Lettre de Mme des Ursins à la mère du duc, 6 février 1711, dans le recueil Geffroy, p. 401-402. Sa famille le regardait comme supérieur à tous les généraux passés, et ses propres Mémoires, rédigés plus tard d'après ses papiers par un familier de sa maison, ne font que répéter (p. 235) ce que Mme de Maintenon entendit dire alors par Planque : « La prudence et la prévoyance de Turenne, la valeur et la vigilance de Créquy, l'intelligence pour l'artillerie de la Frézelière, et le détail de Jacquier. » Nous aurons plus tard un portrait bien différent, l'un des plus remarquables d'ailleurs que renferment les *Mémoires*.

5 Déjà dit à plusieurs reprises. On a vu, en dernier lieu, dans le tome XVIII, p. 100, que cette faveur avait été refusée à Amelot pour son futur gendre. Comparez ce qui avait été dit au même sujet dans le tome IX, p. 276-277.

6. *Journal de Torcy*, p. 390, 26 février : « Le roi catholique avoit écrit au Roi que, content du duc de Noailles et voulant lui marquer la satisfaction qu'il avoit de la prise de Girone, il lui avoit donné la grandesse Le Roi avoit dit qu'il ne vouloit plus souffrir qu'aucun de ses sujets acceptât de ces dignités.... J'avois dressé la lettre dans cet esprit et selon l'ordre que le Roi m'en avoit donné en recevant celle du roi d'Espagne; cependant S. M. me dit qu'elle ne vouloit pas répondre décisivement, et qu'attendant des nouvelles du duc de Noailles, son intention étoit seulement de faire voir au roi son petit-fils que la chose n'étoit pas sans difficulté. C'est ce que j'exécutai. » Et, le 8 mars (p. 393) : « Avant que le conseil commençât, le Roi me dit qu'il avoit reçu des lettres du duc de Noailles au sujet de la grandesse que le roi d'Espagne lui avoit destinée. S. M. ajouta que son intention étoit de lui ordonner de l'ac-

réchale de Noailles et les siens en furent transis, revomirent[1] les compliments reçus, et ne savoient plus où ils en étoient, lorsqu enfin le Roi, apaisé par Mme de Maintenon sans la participation de qui Mme des Ursins ne l'eût pas hasardé[2], consentit enfin, et les compliments furent de nouveau faits et reçus[3]. Le duc de Noailles[4] pourvut Girone, sépara son armée, alla passer un mois à Perpignan, et de là à Saragosse, à[5] la suite de la cour d'Espagne, où il demeura[6] plusieurs mois[7]. On y envoya bientôt après vingt-six bataillons et trente-six escadrons[8] que le duc de Noailles y devoit commander à part, mais aux ordres de M de Vendôme[9], et le roi d'Espagne se mettre de bonne heure à la tête de l'armée; mais tout manqua tellement en Espagne par les désastres et les efforts précédents, que les troupes ne purent être mises en mouvement avant la fin d'août, et que le duc de Noailles,

cepter; mais, en même temps, elle vouloit tirer parole du roi son petit-fils de ne plus accorder de semblables grâces aux François. Elle me donna ses ordres pour écrire dans ce sens, et, le conseil étant assis, elle déclara sa résolution, comptant que le délai de quelques jours qu'elle avoit apporté à s'expliquer feroit assez voir la répugnance qu'elle avoit à permettre ces sortes de grâces. » C'est ce que Dangeau a enregistré le jour même du conseil (p. 359). La *Gazette* n'en parla que dans ses feuilles du 21 et du 28 mars, p. 156 et 161.

1. Emploi de ce verbe déjà rencontré ci-dessus, p. 135.

2. Voyez le recueil Bossange, tome II, p. 151, 153 et 160.

3. Il y a des copies des lettres patentes dans le registre O[1] 56, aux Archives nationales, fol. 207, et au Cabinet des titres, *Dossiers bleus*, vol. 494, dossier Noailles, fol. 448, etc

4 Ci-dessus, p. 114, 125, 149. — 5. Avant *à*, Saint-Simon a biffé *et*.

6. *Demeura* a été écrit en interligne, au-dessus de *passa*, biffé

7. Bellerive, *Campagnes du duc de Vendôme*, p. 275-278. M. de Noailles repassa par la France pour aller de Girone à Saragosse, mais sans séjourner à Perpignan, et rejoignit la cour espagnole le 1er avril (*Dangeau*, p. 365, 368, 370 et 376; *Sourches*, p. 76).

8. Le reste de son armée fut envoyé en Dauphiné (*Dangeau*, p. 356, 360-361 et 365; *Sourches*, p. 52 et 54).

9. Dont il avait l'amitié et la confiance entière, disent les *Mémoires de Noailles*, p. 237.

au lieu d'être un peu général en Espagne, n'y fut que courtisan[1]. Malgré l'étrange[2] détresse des affaires de ce pays-là, Mme de Rupelmonde[3], dont le triste mari avoit été tué à Brihuega dans les troupes d'Espagne[4], et lui avoit laissé un fils[5], sut si bien intriguer dans les deux cours[6], faire pitié à Mme de Maintenon, et s'aider de Desmaretz, beau-père de sa sœur[7], qu'elle obtint du roi d'Espagne une pension de dix mille livres[8].

10 000 ᵗᵗ de pension du roi d'Espagne à Mme de Rupelmonde, dont le mari avoit été tué à Brihuega.

Le duc de Medina-Celi mourut prisonnier à Bayonne bientôt après y avoir été transféré[9]; ce fut les premiers jours de février[10]. En lui finit la seconde race de ce titre, sortie d'un bâtard de Gaston-Phœbus, comte de Foix, qui épousa l'héritière de la Cerde[11]. Le marquis de

Mort du duc de Medina-Celi. [Add. S^tS. 976]

1. Il resta avec la cour espagnole jusqu'à la fin de la campagne.
2. Les premières lettres de *l'estrange* surchargent *cette*.
3. M.-M.-É. d'Alègre : tome XII, p. 414.
4. *Gazette*, p. 631. — 5. Yves-Marie : tome XII, p. 418.
6. Voyez le portrait déjà fait au tome XII, p. 415 et 417, de cette jeune femme, « rousse comme une vache, avec de l'esprit et de l'intrigue, mais avec une effronterie sans pareille. »
7. L'influence de Desmaretz, comme parent, ne put être pour rien dans l'affaire, puisque c'est seulement en janvier 1713 que Marie-Emmanuelle d'Alègre épousera M. de Maillebois. Elle était née le 31 juillet 1692, fut nommée dame du palais de Mesdames filles de Louis XV en octobre 1750, et mourut le 1er avril 1756. Saint-Simon parlera de ce mariage à sa date, et fera bientôt allusion au caractère difficile de la dame.
8. Dangeau annonce cette nouvelle le 14 février 1711, et les *Mémoires de Sourches* le 18.
9. Ci-dessus, p. 105-106.
10. On l'apprit à la cour dans les premiers jours de février (*Dangeau*, p. 337; *Sourches*, p. 33); mais l'événement remontait au 26 janvier, et c'est dans la citadelle de Pampelune que se trouvait le prisonnier, non à Bayonne comme le dit Saint-Simon. Il était devenu hydropique et refusait de manger depuis douze jours (vol. Guerre 2328, nº 30). Il mourut sans que Philippe V voulût révéler les vrais motifs de cette disgrâce, et sa mort parut suspecte (*Lettres historiques*, tome XXXIX, p. 348 et 457).
11. Gaston-Phœbus (tome V, p. 195) eut plusieurs bâtards, dont l'un, Bernard, épousa Isabelle de la Cerda, qui lui apporta la terre et le titre de Medina-Celi (Salazar, *Casa de Lara*, tome I, p. 187). Saint-Simon a traité de la maison de la Cerda et des ducs de Medina-Celi en parlant

Priego[1], déjà plus d'une fois grand d'Espagne[2], fils de la sœur aînée du duc de Medina-Celi[3], en prit le titre, et succéda à ses biens et à ses grandesses[4]. Son nom est Figueroa ; il y ajoute celui de Cordoue[5].

Mort du marquis de Leganez. [*Add. St-S.* 977]

Peu de jours après mourut à Paris, dans un honnête exil après la prison de Vincennes, le marquis de Leganès[6], à qui Mme des Ursins fit accroire qu'on avoit trouvé un grand amas d'armes au Buen-Retiro[7], dont il étoit gouverneur, et le fit arrêter et paqueter[8] en France, comme il a été dit en son lieu[9]. Il n'y eut jamais d'informations contre lui, beaucoup moins de preuves[10], et il fit à Paris,

du duché de Nemours (tome V des *Écrits inédits*, p. 26-29), puis en a fait, en suivant l'*Histoire généalogique*, une notice complète, encore inédite, qui est au volume 58 de ses Papiers, aujourd'hui *France* 213, fol. 70 v° et 71 ; mais la matière vient d'être récemment traitée avec beaucoup plus d'ampleur, et d'après les documents et papiers de famille, dans le tome V du grand ouvrage de don Fernandez de Béthencourt (1904), *Historia genealogica de la Monarquia española*.

1. Nicolas Fernandez de Cordoue, Figueroa et Aguilar, VIIIe marquis de Priego, épousa le 30 septembre 1703 Hiéronyme Spinola, fille du marquis de los Balbasès, devint duc de Medina-Celi en 1711, eut la Toison d'or en janvier 1724, et mourut le 28 mars suivant.

2. Comme marquis de Priego, comme duc de Feria, et comme marquis de Montalvan, de Villava, de Zelada, etc.

3. Son père était Louis-François-Maurice de Cordoue-Figueroa, marquis de Priego et duc de Feria, qui avait épousé Félice-Marie de la Cerda et Aragon.

4. Outre la grandesse attachée au duché de Medina-Celi, il hérita de celles des duchés de Cardone et de Segorbe. Son oncle, a dit déjà Saint-Simon (tome IX, p. 245), en avait seize ou dix-sept ; quatre seulement de son père, et cinq de sa mère, selon le *Journal de Verdun*.

5. Imhof, *XX in Hispania familiarum notitia*, p. 33-74, et *Notices historiques sur les grands d'Espagne*, p. 34-37 et 156-157 ; *Mercure* d'avril 1711, p. 85-87. Notre auteur aura lieu de revenir sur Priego.

6. Tomes III, p. 135, X, p. 236, et XIII, p. 57-60. Il mourut le 28 février, et fut enterré le lendemain aux Minimes de la place Royale (*Dangeau*, p. 353 ; *Gazette*, p. 131 ; *Gazette d'Amsterdam*, Extr. XXVIII ; ms. Clairambault 1171, fol. 25 ; ci-après, p. 381).

7. Le *t* de *Rétiro* surcharge un *c*.

8. Verbe relevé dans le tome XI, p. 103. — 9. Tome XIII, p. 56-60.

10. Aux références indiquées dans le tome XIII on peut ajouter

entre les mains du duc d'Albe, ambassadeur d'Espagne, les serments qu'on voulut[1]. Il avoit été vice-roi de Catalogne et gouverneur du Milanois, capitaine général de l'artillerie d'Espagne et conseiller d'État, à la vérité fort autrichien. On fut honteux enfin de le tenir à Vincennes[2]: on y adoucit sa prison[3], on lui permit enfin de demeurer à Paris[4]; mais on ne voulut pas le voir à la cour, et on n'osa le renvoyer en Espagne. Il étoit veuf et sans enfants[5]; le comte d'Altamire[6] hérita de ses grandesses et de ses biens[7]. Je ferois ici une disgression trop longue sur la naissance et la fortune de ces deux seigneurs : j'aurai

l'ouvrage du docteur Marcus Landau, *Geschichte Kaisers Karls VI* (1889), p. 249-251.

1. C'est en août 1709, quand les grands qui étaient en France prêtèrent serment au prince des Asturies entre les mains de l'ambassadeur tome XVII, p 380, note 1), que M. de Leganès consentit à remplir cette formalité (*Dangeau*, tome XIII, p. 15), dont il s'était toujours dispensé jusqu'alors « sous prétexte que l'exiger d'un homme comme lui, c'étoit une défiance qu'il réputoit à injure » notre tome XIII, p. 57-58).

2 C'est en août 1706 qu'il avait été transféré du Château-Trompette à Vincennes : *Dangeau*, tome XI, p 181 ; *Correspondance de Louis XIV avec Amelot*, tome I, p 143, Affaires étrangères, vol. *Espagne* 160, fol 84, 163, fol. 180 et 203, 164, fol. 250, et 165, fol. 78, 286-290.

3. On rouvera des détails sur sa vie en prison dans la *Correspondance de Louis XIV avec Amelot*, p. 193, dans le volume Guerre 2049, nos 166-167. dans le carton G7 562, aux Archives nationales (lettre du 9 janvier 1708), et dans une lettre de Mme de Maintenon à la princesse des Ursins, du recueil Bossange, tome I, p. 212. Sa mort fut suspecte comme celle du duc de Medina-Celi en Espagne.

4 Après le serment dont il vient d'être parlé.

5. Il avait épousé Hiéronyme de Benavidès, fille du comte de San-Estevan-del-Puerto.

6. Antoine Ossorio y Moscoso marquis d'Astorga et comte d'Altamira, fut gentilhomme de la chambre du prince des Asturies en 1715 et son sommelier du corps en 1721, reçut l'ordre du Saint-Esprit en 1724, et mourut le 3 janvier 1725, à trente-cinq ans.

7. Le marquis de Leganès était marquis de Morata et duc de San-Lucar. Nous avons un arrêt du Conseil, du 8 novembre 1711, pour la liquidation de ses dettes, dans le registre E 1955 fol. 376.

lieu de parler d'eux lorsque je m'étendrai sur l'Espagne à l'occasion de mon ambassade à Madrid[1].

Mort du prince de Médicis auparavant cardinal.

Le frère du grand-duc de Toscane mourut en ce même temps, celui qui quitta le chapeau pour épouser une Guastalle[2], dont il n'eut point d'enfants, et dont il a été parlé à l'occasion du voyage du roi d'Espagne à Naples[3]. Il avoit l'abbaye de Saint-Amand[4] étant cardinal, et, lorsqu'il se maria, il se réserva trente mille livres de rente dessus[5]. Ce fut un deuil en noir de quelques jours[6].

Bergeyck à Paris; passe en Espagne, d'où il est bientôt renvoyé par la princesse des Ursins.

Bergeyck, qui avoit toujours servi le roi d'Espagne avec tant de fidélité et de capacité à la tête de toutes ses affaires en Flandres[7], et mandé par lui pour l'aller trouver, passa à Paris, et eut plusieurs audiences du Roi[8]. On croyoit, et le Roi l'auroit fort desiré, qu'il auroit grand

1. Dans la suite des *Mémoires*, tome XVIII de 1873, p. 87-88.

2. François-Marie de Médicis : tomes XVIII, p. 104-105, et XIX, p. 18. Il mourut le 3 février 1711 (*Dangeau*, p. 350; *Sourches*, p. 41; Affaires étrangères, vol. *Florence* 49, fol. 58 et suivants).

3. Tome X, p. 163.

4. Ci-dessus, p. 69. Le brevet de nomination, en 1705, est dans le registre O[1] 49, fol. 188, aux Archives nationales.

5. Dangeau dit vingt mille, et les *Mémoires de Sourches* (tome XII, p. 215) dix-huit mille. Le cardinal de la Trémoïlle, auquel le Roi venait de donner l'abbaye par suite de la désertion de M. de Bouillon, bénéficia de l'extinction de cette rente viagère.

6. Le Roi prit le deuil du 2 mars au 5 avril : registre de Desgranges, ms. Mazarine 2746, fol. 26.

7. On a vu cependant, dans le tome XIX, p. 18, note 4, que la cour suspectait sa fidélité; en tout cas, sa politique était pleine de fluctuations déconcertantes. Fénelon, qui le voyait parfois à son passage par Cambray, lui reprochait surtout de faire une opposition invincible à la paix et de gêner l'œuvre des plénipotentiaires, et il le dénonçait au duc de Chevreuse (*Correspondance*, tome I, p. 385 et 414-415). Bien d'autres personnages pensaient comme Fénelon. Il fallut l'établissement du dixième et la reprise des préparatifs militaires pour donner satisfaction à Bergeyck.

8. Il s'agit du séjour très court que Bergeyck fit à Paris en février 1711, et dont parle le *Journal de Torcy*, p. 376-379. Torcy, lui non plus, ne goûtait pas toutes ses visées chimériques, et le Roi ne consentit à l'entendre que par égard pour son petit-fils.

part aux affaires en Espagne[1]; mais plus on en étoit capable, et moins on en étoit à portée tant que la princesse des Ursins y gouvernoit, qui sut barrer et renvoyer bientôt celui[2][-ci], comme elle en avoit chassé, puis exclus tant d'autres[3].

Premier mariage du duc de Fronsac, peu après mis en correction à la Bastille.

Le duc de Fronsac[4] épousa la fille unique du feu marquis de Noailles frère du cardinal[5], et de la troisième femme du duc de Richelieu[6], son père, qui, en se mariant, avoient arrêté cette affaire entre leurs enfants[7]. Ce petit duc de Fronsac, qui n'avoit guères alors que seize ans[8], étoit la plus jolie créature de corps et d'esprit qu'on

1. Philippe V le destinait au double ministère des finances et de la guerre. Le marquis de Franclieu, qui le vit à cette époque (*Mémoires*, p. 112-113), l'a représenté comme « un petit homme plein de feu et de vivacité, » et les *Mémoires de Noailles* (p. 247) lui reconnaissent beaucoup de zèle et de lumière, mais ajoutent qu'il était « entêté de ses systèmes. » Il arriva à Madrid en juillet (*Gazette*, p. 400).

2. Au-dessus de *celuy*, Saint-Simon avait écrit : *Bergheyck*, qu'il a ensuite effacé du doigt. — Bergeyck fut chargé de la gestion des finances, de leur réorganisation complète et du rétablissement du commerce ; mais, dès le mois de décembre, on le renvoya en Flandre comme second plénipotentiaire aux conférences nouvelles, et l'évêque de Girone, président du conseil *de hacienda*, fit l'intérim de ses fonctions (*Gazette* de 1711, p. 581, et de 1712, p. 17). Le volume S XVII des archives de Chantilly renferme nombre de lettres écrites par Bergeyck au duc de Vendôme pendant l'année 1711.

3. Il y a dans le volume Guerre 2255, n° 84, une lettre du baron de Sault, du 12 mai 1710, qui dénonce les intrigues de Mme des Ursins pour se débarrasser de tous ceux qui pouvaient lui porter ombrage, et notamment des Français.

4. Ci-dessus, p. 283.

5. Anne-Catherine de Noailles (tome III, p. 123, note 1) s'appelait Mlle de Sansac. Le mariage fut célébré dans la chapelle du cardinal de Noailles le 12 février ; le contrat, dont nous avons copie aux Archives nationales, registre Y 284, fol. 280 v°, avait été signé par le Roi le 28 janvier (*Dangeau*, p. 322 et 343 ; *Sourches*, tome XIII, p. 22).

6. Marguerite-Thérèse Rouillé, que nous avons vue épouser le duc de Richelieu en 1702 : tome X, p. 112-114.

7. *Ibidem*, p. 113.

8. Il n'avait même pas quinze ans, étant né le 13 mars 1696, tandis que sa fiancée en avait vingt. L'annotateur des *Mémoires de Sourches*

pût voir[1]. Son père l'avoit présenté déjà à la cour, où Mme de Maintenon ancienne amie de M de Richelieu comme je l'ai dit ailleurs[2], en fit comme de son fils[3], et par conséquent Mme la duchesse de Bourgogne[4], et tout le monde lui fit merveilles, jusqu'au Roi Il y sut répondre avec tant de grâce, et se démêler[5] avec tant d'esprit, de finesse, de liberté, de politesse[6], qu'il devint bientôt la coqueluche de la cour[7] Son père lui laissa la bride sur le cou[8]. Sa figure enchanta les dames; celle de sa femme, qui n'avoit pourtant rien de désagréable, ne le charma

raconte (p 22) qu'un courtisan, le voyant entrer dans le cabinet du Roi pour la signature du contrat, dit « qu'on ne savoit si c'étoit un mariage ou un baptême. » De même, Mme de Maintenon écrivait (recueil Geffroy, tome II, p. 270) qu'elle avait été sur le point de lui prendre le menton On connaît l'anecdote de la Dauphine à sa toilette, que Rulhière a racontée.

1. Lors de sa naissance au septième mois de grossesse, on avait prétendu qu'il n'était pas fils du duc de Richelieu, mais du diplomate Charmont; c'est ce que conteste Gaignières, dans son Chansonnier, ms. Fr. 12692, p. 202. Il avait été tenu au baptême, dans la chapelle de Versailles, le 15 février 1699, par le Roi et la duchesse de Bourgogne. Notre auteur omet de dire que M. et Mme de Richelieu avaient d'abord fait, en même temps que leur contrat de mariage, celui de Fronsac avec l'aînée des deux Noailles, mais qu'elle mourut quinze mois plus tard.

2. Tome II, p. 89.

3 *Lettres de Mme de Maintenon*, dans le recueil Bossange, tome II, p. 36, 139, 147, 149, 152 et 160, et éd. 1806, tome IV, p. 230-231

4. La princesse était sa marraine, comme on vient de le dire, et, en 1712, le jeune duc essaya de faire croire qu'elle le regardait favorablement (notre tome XII, p. 606).

5 « On dit figurément *se démêler d'une affaire*, pour dire s'en tirer, s'en dégager heureusement » (*Académie*, 1718).

6. Dangeau écrit, le 15 janvier (p. 322) : « Le Roi parla à sa promenade au petit duc de Fronsac, qui est fort à la mode ce voyage-ci, et qui a beaucoup d'esprit. » Comparez *Sourches*, tome XIII, p 6.

7. « On dit figurément qu'une personne est *la coqueluche de la cour, du beau monde, de la ville*, pour dire qu'elle est fort en vogue et qu'elle est extrêmement à la mode » (*Académie*, 1718).

8. « On dit figurément *mettre à quelqu'un la bride sur le cou*, pour dire ne le plus retenir comme on faisoit, l'abandonner à sa propre volonté, à sa propre conduite » (*Académie*, 1718).

pas[1] : livré au monde avec tout ce qu'il falloit pour plaire, et ne rien valoir, il fit force sottises[2] qui firent faire, moins de trois mois après son mariage, celle[3], à son père, de le faire mettre à la Bastille[4]. Ce fut un lieu avec lequel il fit si bonne connoissance, qu'on l'y verra plus d'une fois.

Fortune de Mme de Villefort. Fortune de Mlle Pincré, qui épouse le

Il se fit un petit mariage qui sembleroit devoir être omis ici, mais dont les singularités méritent d'y trouver place[5] : c'est celui de Villefort[6] avec Jeannette[7]. Cela ne promet pas, et toutefois cela va rendre[8]. Il faut expliquer

1. Elle fut présentée au Roi, le 24 février, par les duchesses de Ventadour et de Richelieu. Mme de Maintenon la trouvait « parfaitement laide, » mais avec de l'esprit et de la raison.

2. « Le Roi accorda au duc de Richelieu que son fils le duc de Fronsac, sans passer par les mousquetaires, allât servir d'aide de camp auprès du duc de Noailles, le cardinal son oncle ayant formé ce plan et en ayant aplani les difficultés dans la vue de dépayser un peu ce jeune seigneur et de l'empêcher de faire si souvent des pertes au jeu » (*Mémoires de Sourches*, p. 61, 18 mars 1711). Voyez aussi la correspondance de Mme de Maintenon, recueil Geffroy, tome II, p. 274.

3. La sottise.

4. *Dangeau*, 25 avril, p. 394 : « Le duc de Fronsac, fils du duc de Richelieu, ayant fait quelque nouvelle imprudence, son père a demandé au Roi qu'il fût mis à la Bastille, où il est actuellement ; on dit même que l'intention de sa famille est qu'il y demeure assez longtemps. Il est si jeune, qu'il y a grande espérance qu'il se corrigera, d'autant plus qu'il a beaucoup d'esprit. » Voyez les *Lettres de Mme de Maintenon*, recueil Bossange, tome II, p. 175, et les *Archives de la Bastille*, tome XII, p. 77-86. Cette détention dura quatorze mois.

5. Notre auteur va paraphraser les articles de Dangeau p. 347 et 360.

6. Étienne-Joseph d'Isarn de Villefort de Montjeu, né le 19 décembre 1687, titré marquis d'Haussy, enseigne de cavalerie en 1707, capitaine en 1709, puis colonel réformé à la suite du même régiment de Gondrin (*Chronologie militaire*, tome VIII, p. 334). Voyez ci-après, p. 306 et 310.

7. Jeanne-Thérèse de Launay de Penchrec'h, dite Jeannette, mariée à M. de Villefort d'Haussy le 12 mars 1711, succéda à sa belle-mère comme sous-gouvernante des enfants de France en 1746 (provisions du 3 février, dans le registre O[1] 90, p. 30). Lavallée a parlé d'elle dans une longue note des *Lettres historiques et édifiantes de Mme de Maintenon*, tome II, p. 266-270.

8. *Rendre* est ici, comme *promettre*, pris absolument, dans le sens

fils de Mme de Villefort. [Add. S^tS. 978]

les personnages. La mère de Villefort[1] étoit belle, de grand air, de belle taille. Elle perdit son mari, officier-major de je ne sais[2] plus quelle place[3]; elle n'avoit rien que des enfants[4], ou fort peu à partager avec eux[5]. Elle avoit de l'esprit et de l'intrigue, mais sans galanterie, et de la vertu. Elle eut quelque recommandation particulière auprès de Mme de Maintenon, à qui, par là, elle

de produire, rapporter. « Il y a de bonnes terres qui rendent soixante pour cent, » disait le *Dictionnaire de l'Académie* de 1718. Littré, 15°, a cité des exemples de toute provenance.

1. Marie-Suzanne de Valicourt, fille d'un subdélégué de Valenciennes, épousa M. de Villefort (ci-dessous) le 2 septembre 1684; elle fut nommée en 1709 sous-gouvernante des enfants de France, ne se démit de ses fonctions qu'en avril 1744, et obtint des pensions pour elle et sa famille (registre O[1] 88, p. 150-151); elle avait alors soixante-seize ans et occupait un logement au Louvre (*Mémoires de Luynes*, tomes III, p. 167, V, p. 409, et VII, p. 210). Nous avons des lettres d'elle au contrôleur général Desmaretz, dans les cartons G[7] 573, 4 mai 1710, et 602, sans date. La tradition est qu'elle sauva de la mort Louis XV jeune.

2. L'initiale de *scay* surcharge une autre lettre.

3. Jacques-Joseph d'Isarn de Villefort de Montjeu, baptisé le 26 décembre 1652, capitaine de dragons, chevalier de Saint-Louis et major de Valenciennes et de Mons en 1691, eut un régiment de garnison en 1695 et mourut le 24 septembre 1708. D'après le P. Léonard, c'était aussi un homme lettré : Archives nationales, M 760, 9e volume des Auteurs. Un de ses frères, Louis-François d'Isarn, chevalier de Villefort, devint brigadier d'infanterie en 1704, et mourut en 1712, commandant à Charleroy.

4. Mme de Villefort n'avait pas moins de huit enfants : 1° Louis-Antoine, abbé de Dillo en 1710, grand vicaire de Reims, mort en 1740; 2° Étienne-Joseph, ci-dessus, p. 305; 3° Louis-François, sous-lieutenant aux gardes françaises, puis colonel d'infanterie et gouverneur de la citadelle de Valenciennes, mort le 29 novembre 1753; 4° Jean-Jacques, chanoine de Saint-Victor, prieur de Montbéon en 1717; 5° autre Louis-François, qui fut chanoine au Mans; 6° Philippe, chevalier de Malte, enseigne aux gardes françaises, mestre de camp-lieutenant du régiment de cavalerie de Clermont en 1734, mort le 25 mars 1749, à quarante-sept ans; 7° Marie-Barbe, mariée le 4 mars 1710 à Abraham de la Fitte, marquis de Pelleport; 8° Suzanne-Edmonde, religieuse à Gomerfontaine.

5. En 1700, on voit le Roi faire don à M. de Villefort de quelques droits de lods et ventes : Archives nationales, registre O[1] 44, fol. 334.

parvint à être présentée[1]. Mme de Maintenon, ainsi que le Roi, étoit la personne du monde qui se prenoit le plus par les figures : l'air modeste, affligé, malheureux, de celle-ci la toucha ; elle lui fit donner une pension, la prit en protection singulière, lui trouva de l'esprit ; la[2] figure la soutint. Son mari étoit bien gentilhomme, et elle demoiselle[3]. Mme de Maintenon ne l'appeloit que sa belle veuve, et la fit une des deux sous-gouvernantes[4] des enfants de France[5]. Jeannette étoit une demoiselle de Bretagne dont le nom est Pincré[6]. Son père mourut, et laissa sa femme sans pain[7], avec un tas d'enfants tous petits ; réduite à la mendicité, elle s'en vint avec eux comme elle put, se jeter à genoux au carrosse dans lequel Mme de Maintenon s'en alloit à Saint-Cyr : elle étoit charitable, se fit informer de cette malheureuse famille, leur donna quelque chose, plaça les enfants, selon

1. Voici ce qu'écrivait d'elle, en septembre 1709, l'annotateur des *Mémoires de Sourches*, tome XII, p. 80 : « Mme de Villefort étoit fille d'un vieux Valicourt d'Arras, qui avoit été subdélégué de M. de Bagnols à Valenciennes, où elle avoit épousé Villefort, qui en étoit major après l'avoir été du régiment d'infanterie de Conti. Son mari étant mort, et se voyant chargée d'enfants et sans bien, elle vint à Versailles, où, par son bon esprit, elle sut gagner les bonnes grâces de la marquise de Maintenon, qui lui procura cet emploi (de sous-gouvernante du duc d'Anjou) au préjudice de bien des concurrentes, dont il y en avoit une, entre autres, qui étoit protégée par un grand prince. »

2. *Sa* corrigé en *la*.

3. Ci-après, p. 582. Les d'Isarn de Villefort étaient une ancienne famille du Rouergue, dont la généalogie remontait au quatorzième siècle (Cabinet des titres, dossier bleu 9541, et *Pièces originales*, dossier 35691. Quant aux Valicourt, ils devaient être roturiers, à voir les fonctions de commissaire provincial et de subdélégué d'intendant qu'avait remplies le père de Mme de Villefort : *Dangeau*, tome I, p. 324 ; *Sourches*, tome XII, p. 80, note 9 ; Arch. nat., E 1942, fol. 216.

4. Il y a *sougouvernantes*, en un seul mot, dans le manuscrit.

5. Le brevet, du 31 décembre 1709, est au registre O[1] 53, fol. 174 v°.

6. Les Launay, seigneurs de Penchrec'h, dans la paroisse de Pleubihan, évêché de Tréguier, pouvaient, eux aussi, faire remonter leur généalogie jusqu'à la fin du quinzième siècle.

7. Jean-Yves de Launay, seigneur de Penchrec'h, marié en 1688

leur âge, où elle put, et prit une petite fille tout enfant chez elle, qu'elle mit avec ses femmes[1] en attendant que ses preuves fussent faites[2], et elle en âge d'entrer à Saint-Cyr[3]. Cette enfant étoit très jolie ; elle amusa les femmes de Mme de Maintenon par son petit caquet[4], et bientôt elle l'amusa elle-même. Le Roi la trouva quelquefois comme on la renvoyoit, il la caressa : elle ne s'effaroucha point de lui ; il fut ravi de trouver une jolie petite enfant à qui il ne faisoit point peur[5], il s'accoutuma à badiner avec elle, et si bien que, lorsqu'il fut question de la mettre à Saint-Cyr, il ne le voulut pas[6]. Devenue plus grandelette[7], elle devint plus amusante et plus jolie, et montra de l'esprit et de la grâce, devint plus amusante[8],

1. Lavallée, *Lettres historiques et édifiantes de Mme de Maintenon*, tome II, p. 240 et 266-272 ; comte d'Haussonville, *Mémoires de Mlle d'Aumale*, tome I, p. 173, 187 et suivantes ; *Lettres de Mme de Maintenon*, recueil Geffroy, tome II, p. 136.

2. Les lettres patentes de fondation de juin 1686 exigeaient que les demoiselles de Saint-Cyr fissent preuve de quatre degrés de noblesse du côté paternel seulement ; Languet de Gergy raconte que l'on décida de ne demander aucune preuve du côté maternel parce que la nécessité obligeait souvent la noblesse pauvre à se mésallier. Les preuves des demoiselles admises de 1685 à 1766 sont conservées au Cabinet des titres, mss. Fr. 32118-32136, et M. de Riocour en a donné le catalogue dans le tome XVI de la *Revue historique et nobiliaire* (1879), p. 289-320 et 392-428.

3. L'article 5 des lettres patentes exigeait sept ans accomplis et moins de douze ans.

4. « *Caquet*, babil ; est du style familier » (*Académie*, 1718).

5. Voici ce qu'en dit l'annotateur des *Mémoires de Sourches* en 1706 (tome X, p. 28) : « C'étoit une pauvre damoiselle de Bretagne, dont la duchesse de Bourgogne s'étant chargée par compassion à l'âge de quatre ans, parce qu'elle étoit jolie, la marquise de Maintenon en avoit fait son affaire et la faisoit élever dans son appartement ; de sorte que le Roi avoit beaucoup de complaisance pour elle. » Il a répété la même chose dans le tome XIII, p. 42.

6. C'est alors sans doute, en 1702, qu'on y admit sa sœur, Marie-Gabrielle-Yvonne, dont les preuves sont dans le ms. Fr. 32122.

7. « *Grandelet*, diminutif de grand » (*Académie*, 1718). Ici, *grandellette*.

8. Les mots *devint plus amusante* sont ainsi répétés dans le manuscrit.

avec une familiarité discrète et avisée qui n'importunoit jamais. Elle parloit au Roi de tout, lui faisoit des questions et des plaisanteries, le tirailloit quand elle le voyoit de bonne humeur, se jouoit même avec ses papiers quand il travailloit, mais tout cela toujours avec jugement et mesure. Elle en usoit de même avec Mme de Maintenon, et se fit aimer de tous ses gens. Mme la duchesse de Bourgogne, à la fin, la ménageoit, la craignoit même, et la soupçonnoit d'aller redire[1] au Roi; néanmoins, elle n'a jamais fait mal à personne. Mme de Maintenon elle-même commença à lui trouver trop d'esprit et de jugement, et que le Roi s'y attachoit trop; la crainte et la jalousie la déterminèrent à s'en défaire honnêtement par un mariage: elle en proposa au Roi, qui trouva à tous quelque chose à redire[2]. Cela la pressa encore plus. Enfin elle fit celui du fils de sa belle veuve. Le Roi avoit donné des fonds à Jeannette à diverses fois[3]; il lui en donna encore pour ce mariage[4], le gouvernement de Guérande en Bretagne[5]

1. Le *Dictionnaire de l'Académie* de 1718 ne donnait *redire* qu'avec un complément. C'est comme *rendre*, p. 305. — Saint-Simon a écrit, en un seul mot: *alleredire*.

2. Michelet a pris texte de ces « dires » pour dénaturer les sentiments du Roi, dans le tome XIV de son *Histoire de France*, p. 172-173.

3. Elle eut trois cents livres de pension le 20 avril 1705 (registre O[1] 49, fol. 60), puis un fonds de trente mille livres en rentes sur la Ville, en février 1706 (*Dangeau*, tome XI, p. 26; *Sourches*, tome X, p. 28).

4. Le Roi lui donna soixante-trois mille livres pour son mariage d'après une lettre de Voysin à Desmaretz, du 2 mars 1711 (*Correspondance des Contrôleurs généraux*, tome III, n° 993). « Le Roi, en faveur de ce mariage,... grossissoit tellement la dot de la petite personne, qu'avec les trente mille qu'il avoit mises, il y avoit quelques années, à son profit à l'hôtel de ville de Paris, les pensions qu'il lui donnoit et les confiscations, elle se devoit trouver dix-neuf mille livres de rente » (*Mémoires de Sourches*, tome XIII, p. 42). Un brevet de quatre mille livres de pension, daté du 3 mars 1711, à l'occasion de son mariage, est dans le registre O[1] 55, fol. 19. Une analyse du contrat de mariage du 10 mars est dans le dossier bleu 9541.

5. Notre tome XVI, p. 91, note 5. Le Croisic était uni à Guérande.

pour son mari, qui étoit capitaine de cavalerie, avec assurance du premier régiment d'infanterie[1]. Mme de Maintenon se crut délivrée ; elle s'y trompa : tout conclu, le Roi lui déclara bien sérieusement qu'il n'agréoit le mariage qu'à condition que Jeannette demeureroit chez elle après le mariage tout comme elle y étoit devant, et il en fallut passer là. Croiroit-on qu'un an après[2] elle devint la seule ressource des moments oisifs de leur particulier, jusqu'à la fin de la vie du Roi? Le mariage se fit la nuit dans la chapelle[3] ; Mme Voysin donna le souper, les mariés couchèrent chez Mme de Villefort, où Mme la duchesse de Bourgogne donna la chemise à Mme d'Ossy : c'est le nom que Jeannette porta[4]. Son mari fut, dans la suite, un des gentilshommes de la manche du Roi d'aujourd'hui[5], et se poussa à la guerre[6].

Mariage d'un cadet de Nassau-Siegen

Le marquis de Nesle[7] avoit une[8] sœur[9] qui, moyennant la substitution des vieux Mailly[10], avoit fort peu de chose et

Le Roi donna le gouvernement le 3 mars 1711, et en porta les appointements à six mille livres (*Sourches*, tome XIII, p. 42). — Saint-Simon écrit : *Guerrande*.

1. Dès l'année suivante, on le nomma colonel du régiment de Forez le 27 février 1712.

2. A la mort du duc et de la duchesse de Bourgogne.

3. Dans la nuit du 11 au 12 mars : *Dangeau*, p. 360 ; *Sourches*, p. 42. L'acte de mariage fut écrit sur les registres de la Paroisse de Versailles.

4. C'est Haussy, localité du département actuel du Nord, arrondissement de Cambray, dont les Villefort avaient la seigneurie.

5. Les provisions, du 1er avril 1716, sont au registre O1 274, fol. 90.

6. A l'époque où écrit Saint-Simon (1742), M. d'Haussy est depuis huit ans brigadier d'infanterie et a commandé un bataillon de la milice de Bourgogne depuis 1734 jusqu'au licenciement de 1736. Il mourra en 1749.

7. Louis III de Mailly : tome XV, p. 135. — 8. *Unes*, au manuscrit.

9. Charlotte de Mailly-Nesle, née en 1688, fille du maréchal de camp tué à Philipsbourg, épousa le 13 mai 1711 le prince de Nassau-Siegen ci-contre ; elle ne mourut qu'après 1756.

10. Il a été parlé de cette substitution en 1708, lors de la mort du vieux marquis Louis-Charles de Mailly : tome XV, p. 442-445.

montoit en graine[1] sans vouloir tâter du voile. Il trouva un arrière-cadet de Nassau-Siegen[2] qui n'avoit pas de chausses[3], et qui servoit en petite charge subalterne en Flandres, dans les gardes du[4] roi d'Espagne. Le nom flatta les Mailly, qui firent ce mariage[5] où la faim épousa la soif[6], qui fut très malheureux, et qui donna force scènes au monde[7].

avec la sœur du marquis de Nesle*. [Add. St-S. 979]

En même temps Saint-Germain-Beaupré[8] maria son fils

Famille et mariage de

1. « En parlant d'une fille qui vieillit sans se marier, on dit qu'*elle monte en graine;* il est du style familier » (*Académie,* 1718). Nous avions déjà rencontré cette expression dans le tome III, p. 35.

2. Emmanuel-Ignace de Nassau-Siegen, troisième et dernier fils du prince Jean-François-Désiré et de sa troisième femme, Isabelle du Puget de la Serre, d'abord lieutenant des gardes wallonnes de Philippe V, passa ensuite au service de l'Empereur, devint son chambellan, sergent général des armées, chevalier de Saint-Hubert, capitaine des archers de l'archiduchesse gouvernante des Pays-Bas en 1725, conseiller intime en 1730, général-feld-maréchal-lieutenant en 1734, et mourut à Bruxelles le 11 août 1735, âgé de quarante-sept ans. — Cette branche de Siegen était devenue l'aînée de la maison de Nassau, dont le rameau appelé à la succession d'Orange (tome X, p. 136) n'était que cadet.

3. Tome I, page 88. « On dit proverbialement, d'un homme qui est fort pauvre, qu'*il n'a point de chausses* » (*Académie,* 1718).

4. Le manuscrit porte : *de,* par mégarde.

5. *Dangeau,* p. 352 et 410 ; *Mercure* de juin, 4e partie, p. 52-61 ; *Lettres de Madame,* recueil Jaeglé, tome III, p. 88 et 122.

6. Même locution qu'au tome VII, p. 173. — « On dit proverbialement, de deux personnes qui n'ont point de bien, et qui se marient l'une avec l'autre, *c'est la faim qui épouse la soif* » (*Académie,* 1718). — Tout en reconnaissant que le marié était fort pauvre, Dangeau dit que la jeune femme avait reçu de sa grand'mère la marquise de Mailly une dot de cent mille écus.

7. Saint-Simon reviendra dans la suite des *Mémoires* (tome XI de 1873, p. 133) sur cette princesse de Nassau, sur ses galanteries, et peut-être ses crimes.

8. Louis Foucault, marquis de Saint-Germain-Beaupré : tome IX, p. 13, note 1.

9. Armand-Louis-François Foucault, marquis de Saint-Germain-

* Cette manchette, écrite d'abord par mégarde sur la marge intérieure du manuscrit, a été biffée là et reportée sur la marge extérieure.

Saint-Germain-Beaupré avec la fille de Doublet, qui se fourre de tout. Mot cruel du premier président Harlay aux deux frères Doublet*.

à la fille de Doublet de Persan[1], conseiller au Parlement fort riche, qui avoit un frère, conseiller aussi, qui s'appeloit Doublet de Crouy[2]. Ils[3] se firent annoncer un jour au premier président Harlay sous ces noms de seigneurie. Le premier président leur fit d'abord de grandes révérences, les regarda après depuis les pieds jusqu'à la tête, et, faisant semblant de ne les avoir pas connus auparavant : « Masques, je vous connois, » leur dit-il ; et leur tourna le dos, les laissant confondus devant toute son

Beaupré, né le 20 septembre 1679, avait depuis 1704 un régiment de cavalerie, à la tête duquel il s'est distingué à Calcinato; gouverneur de la Marche en 1711, il devint brigadier en février 1719, et mourut le 14 mars 1752.

1. Anne-Bonne Doublet de Persan, mariée le 11 mars 1711. Voici l'article de Dangeau, p. 357 : « M. le marquis de Saint-Germain-Beaupré, gouverneur de la Marche, marie son fils aîné avec Mlle de Persan Doublet, à qui on donne trois cent soixante mille francs et beaucoup de nourriture. Elle en aura encore davantage après la mort du père et de la mère; outre cela, elle n'a qu'un frère, qui n'est point marié. » Comparez les *Mémoires de Sourches,* tome XIII, p. 48, et le *Mercure* de mars, p. 121. Quand cette dame fut enlevée par la petite vérole le 26 septembre 1754, deux ans après son mari, le duc de Luynes fit d'elle cet éloge (*Mémoires,* tome XIII, p. 358) : « C'est une vraie perte pour ses amis, et elle en avoit beaucoup. Elle étoit très aimable dans la conversation et dans la société; elle aimoit le jeu, elle aimoit aussi assez à manger, autant que sa santé le lui a permis. Elle avoit l'usage du monde et savoit tout ce qui se passoit. Il y avoit quelques années qu'elle avoit quitté le rouge. » Nous voyons, dans le testament de notre auteur, article 14, qu'elle avait pour femme de chambre une filleule de Mme de Saint-Simon nommée Gabrielle Bertaut.

2. Il a été parlé de ces deux frères Doublet, mais avec l'orthographe *Croÿ,* dans le tome XIV, p. 375-376, où est déjà racontée l'anecdote qui va suivre. M. de Persan avait été candidat à la charge de chancelier du duc de Berry, ci-dessus, p. 222.

3. *Ils* a été écrit en interligne, au-dessus de *qui,* biffé.

* Saint-Simon avait encore écrit sur la marge intérieure de son manuscrit la manchette suivante : « Mariage et famille de S. Germain Beaupré avec Mlle Doublet, qui se fourre de tout. Cruel mot aux deux Doublets du Pr P^t Harlay; » il l'a ensuite biffée, pour porter la manchette actuelle sur la marge extérieure.

audience[1]. Cette Doublet, qui étoit riche, et qui aimoit le monde, se mit à jouer gros jeu, s'intrigua chez Madame la Duchesse, et fut plus heureuse que sa belle-grand mère[2], fille du président le Bailleul et sœur de la mère du maréchal d'Huxelles. J'ai parlé ailleurs de ces deux sœurs[3]. Jamais la belle-grand mère ne put parvenir par tous ses amis et amies, dont elle avoit beaucoup[4], à manger, ni à entrer dans les carrosses; sa belle-petite-fille[5] l'obtint fort promptement et alla à Marly[6]. Le père étoit gouverneur de la Marche[7], qui n'avoit jamais rien fait qu'ennuyer le monde, où sa femme, qui étoit aussi de robe[8], n'avoit jamais paru, ni guères vécu. Le Roi permit au père de donner son gouvernement à son fils[9], aussi ennuyeux que lui, mais bien plus obscur, et goutteux, qui n'a presque

1. « *Audience* signifie aussi l'assemblée de ceux à qui on donne audience, qui assistent à l'audience » (*Académie*, 1718). Comparez notre tome XIV, p. 372 et 374.

2. *Grd* a été ajouté en interligne ici et trois lignes plus loin.

3. Tome IX, p. 12-13. Agnès le Bailleul, mariée en 1644 à Henri Foucault, marquis de Saint-Germain-Beaupré, était sœur de la marquise d'Huxelles. Le mari et la femme ont deux bien vilaines pages dans les *Historiettes de Tallemant*, tome V, p. 397-399.

4. Très mêlée dans la société précieuse de son temps, cette Bailleul est mentionnée dans la Carte du pays de Braquerie et dans le *Dictionnaire des Précieuses*. Une autre dame Doublet, morte en 1771, à quatre-vingt-quatorze ans, eut un salon littéraire, un « bureau d'esprit et de nouvelles, » d'où sortirent les *Mémoires secrets* de Bachaumont.

5. *Petitte* a été ajouté en interligne.

6. Elle n'alla à Marly qu'en avril 1714 (*Dangeau*, tome XV, p. 123), mais, dès 1712, accompagna la duchesse de Berry à la chasse du Roi (*ibidem*, tome XIV, p. 206).

7. Ce petit gouvernement ne rapportait guère que dix ou douze mille livres. C'est là qu'était le château de Saint-Germain, dont l'histoire a été écrite par l'abbé Ratier.

8. Hélène Ferrand de Janvry, qui avait vingt-cinq ans quand elle se maria, par contrat du 20 décembre 1677, avec Louis Foucault, marquis de Saint-Germain-Beaupré, était la fille unique d'un conseiller massacré dans l'émeute du 4 juillet 1652.

9. *Dangeau*, tome XIII, p. 357. Les lettres de provisions du 5 mars sont dans le registre O[1] 55, fol. 20.

jamais paru nulle part. Le maréchal Foucault[1] étoit frère de son grand-père, c'est-à-dire du mari de la Bailleul[2]. Il porta le nom de du Daugnon[3] avant d'être maréchal de France ; il fut page du cardinal de Richelieu, qui le mit après, comme un homme de confiance, auprès du duc de Fronsac, qu'il avoit fait amiral[4], et du Daugnon vice-amiral[5]. Il étoit auprès de lui lorsqu'il fut tué en 1646 devant Orbitelle[6] : du Daugnon s'en revint tout court

1. Louis Foucault de Saint-Germain-Beaupré, comte du Daugnon, né vers 1616, entra d'abord dans les pages du cardinal de Richelieu, qui le donna à son neveu Brezé. Celui-ci le prit en affection, l'introduisit dans la marine, et lui fit donner dès 1639, quoiqu'il n'eût que vingt-trois ans, la charge de vice-amiral, puis, en 1643, celle de son lieutenant général au gouvernement de Brouage. M. du Daugnon acheta en 1644 le gouvernement de la Rochelle et du pays d'Aunis, obtint en 1646 le grade de maréchal de camp dans l'armée de terre, devint maréchal de France en 1653, de la façon que va raconter Saint-Simon, et mourut le 10 octobre 1659, âgé d'environ quarante-trois ans. Son histoire a été écrite par M. Georges Berthomier en 1890. Saint-Simon avait fait sa notice de maréchal, qu'on trouvera ci-après, appendice XV.

2. Henri Foucault, seigneur de Saint-Germain-Beaupré (tome IX, p. 13, note 1), gouverneur d'Argenton en 1617, puis de la Marche en 1634, après son père, obtint en avril 1644 un brevet de conseiller d'État, et le grade de maréchal de camp en 1649, mais ne parvint pas à celui de lieutenant général. Il mourut dans ses terres le 11 septembre 1678, à soixante et onze ans. Il avait obtenu en 1645 l'érection de Saint-Germain-Beaupré en marquisat, par lettres du 8 avril. Tallemant des Réaux parle de lui dans ses *Historiettes*, tome V, p. 397-400.

3. Dognon (*sic*) est une localité voisine de Saint-Germain-Beaupré, dép. Creuse. Les représentants modernes de la famille orthographient Daugnon, comme notre auteur. Le maréchal signait : DAUGNON, et LE DAUGNION. On trouve aussi cette dernière forme dans la *Gazette*.

4. Armand de Maillé, duc de Fronsac (tome XVII, p. 274), plus connu sous le nom de duc de Brezé, n'eut que le titre de grand maître, chef et surintendant général de la navigation et du commerce, substitué à celui d'amiral.

5. En cette qualité, Jal a parlé assez longuement de lui dans son *Dictionnaire critique*, p. 472-474, surtout d'après les Mémoires de Nicolas Gargot. Comparez la *Chronologie militaire*, tome II, p. 604-606.

6. Tome XVII, p. 274-275. Comparez l'*Histoire généalogique*, tomes VII, p. 576 et 909. C'est ce texte que suit Saint-Simon.

s'emparer de Brouage[1], et, comme c'étoit la mode alors de faire la loi à la cour, il s'y maintint, et ne s'en démit que moyennant le bâton de maréchal de France, qu'il eut en mars 1652[2], et il mourut à Paris, sans alliance[3], à quarante-trois ans, en octobre 1659[4], sans avoir figuré depuis.

Mouvements du procès de la succession de Monsieur le Prince. [*Add. S^tS. 980*]

Le procès de la succession de Monsieur le Prince, suspendu par la mort de Monsieur le Duc[5], n'avoit pu être accommodé, et tous les soins de Madame la Princesse, peu secourue de lumière et de fermeté, avoient échoué à mettre la paix dans sa famille. Elle eut le déplaisir de voir la seule fille qui lui restoit lui échapper par un mariage qui ne pouvoit être de son goût[6], et qui, fait par

1. Brouage, petit port de Saintonge situé au milieu de salines, que Richelieu avait fait fort bien fortifier et distraire du gouvernement de Saintonge, et qu'il laissa à son neveu Brezé, rapportait de dix à quinze mille livres.

2. Il faut lire : *mars 1653*. M. du Daugnon, après la mort de M. de Brezé, ramena la flotte à Toulon, et partit secrètement pour aller s'emparer de Brouage ; il s'y maintint malgré la cour, à la faveur des troubles de la Fronde des princes, s'y conduisit en vrai tyran, et ne consentit à rendre la place que moyennant un don de cinquante mille écus, la confirmation du gouvernement et le bâton de maréchal de France, que le Roi lui accorda par brevet du 19 mars 1653 (*Histoire des princes de Condé*, tome VI, p. 18, 101 et 291-294 ; *Lettres de Mazarin*, tomes III, p. 755, et V, p. 511, 581 et 798 ; *Gazette* de 1653, p. 1248 ; Loret, *Muse historique*, tome I, p. 362 et 363 ; Chéruel, *Ministère de Mazarin*, tome I, p. 415-418 ; Cosnac, *Souvenirs du règne de Louis XIV*, tome VI, p. 372 ; C. Moreau, *Choix de mazarinades*, tome II, p. 430).

3. C'est une erreur. Il avait failli épouser en 1651 la veuve du duc de Châtillon, et tous les contemporains, y compris Loret, racontent comment, peu avant de recevoir le bâton, il se maria avec sa maîtresse, une Fouré de Dampierre dont il avait déjà un fils et deux filles. Voyez la notice publiée sur le maréchal par M. G. Berthomier, un factum, qui est dans le recueil Thoisy, vol. 188, fol. 335, et le *Nobiliaire du Limousin*, par Nadaud, tome II, p. 147-150.

4. Le 10 octobre. Il fut enterré au couvent de l'Ave-Maria. Les *Lettres de Guy Patin*, tome II, p. 275-276, le qualifient d'homme fort débauché et très dangereux, mais placent à tort sa mort au 16 février 1657.

5. Tomes XVIII, p. 415 et suivantes, et XIX, p. 51.

6. Le mariage Vendôme.

M. et Mme du Maine, la tira de chez elle, et de la neutralité, pour prendre le parti de Mesdames[1] ses sœurs et de son propre intérêt. Madame la Duchesse partagea son temps entre Paris, pour y vaquer à cette affaire, et la cour, où le soin de se rendre de plus en plus considérable en dominant Monseigneur la tenoit attentive à tout, et où celui[2] de l'amuser chez elle avoit étrangement mitigé les lois du deuil de sa première année[3]. On peut juger que les meilleurs avocats furent retenus de part et d'autre[4], et que, de chaque côté, ils se firent un point d'honneur de vaincre. Le Roi avoit défendu de part et d'autre de se faire accompagner, comme on l'a dit[5], et de faire solliciter. Le premier fut exécuté, le second écorné[6] par les sollicitations secrètes qui furent recherchées des deux côtés. La bâtardise me répugnoit; je ne pouvois aussi souhaiter pour Madame la Duchesse après tout ce qui a été rapporté[7] : je demeurai donc exactement spectateur à l'abri de l'ordre du Roi. Madame la Duchesse, en pauvre veuve vexée par ses belles-sœurs qui vouloient, disoit-elle, ruiner ses enfants, vit chez eux ses juges plusieurs fois, marchant modestement avec Mesdemoiselles ses filles, sa dame d'honneur[8], et la seule fille de sa dame d'honneur[9] pour suite des siennes, se rangeoit aux heures[10] de trouver[11] Messieurs[12], les complimen-

1. *Mes* est en interligne.
2. Le *c* de *celuy* corrige une *l* effacée du doigt.
3. Déjà dit au tome XIX, p. 217. — 4. Ci-après, p. 320.
5. Tome XVIII, p. 418. — Ces cinq mots sont ajoutés en interligne.
6. « On dit figurément *écorner quelque chose*, pour dire la diminuer » (*Académie*, 1718). Voyez tome XV, p. 183.
7. En dernier lieu, dans le tome XIX, p. 89-90.
8. C'était la marquise de Laigle : tome XIX, p. 89.
9. Élisabeth-Joséphine des Acres de Laigle, qui était gouvernante des jeunes princesses : tome VIII, p. 238.
10. S'accommodait aux heures. Voyez le *Littré*, 10° et 14°.
11. *Trouver* a été ajouté en interligne.
12. C'est ainsi qu'on désignait respectueusement les membres du Parlement : tome XIV, p. 376-377.

toit, entroit peu dans son affaire, mais s'étendoit fort à exciter leur compassion par l'excès des demandes qui étoient faites, et, si elles avoient lieu, par la dissipation des grands biens de Monsieur le Prince, par l'autorité de sa dernière volonté[1], par le nombre et le bas âge de ses enfants, par la dignité de l'aîné, par les pertes qui la livroient sans appui aux vexations de ses belles-sœurs au mépris de son contrat de mariage, et du testament et de l'honneur du père commun, qu'elle soutenoit seule contre des attaques si dures. Monsieur le Duc, accompagné de M. le comte de Charolois, son frère, encore enfant, et le plus beau du monde, alloit à part rendre les mêmes devoirs à Messieurs, et les toucher moins par ses paroles, qu'il n'a jamais eues à la main[2], que par l'état humilié devant eux de cette maison de Condé qui avoit été si formidable au Parlement et à l'État, et dont toute la fortune se trouvoit entre leurs mains. En revanche[3] de tant de modestie, la cour ne retentissoit que du bon droit de Madame la Duchesse, et de son autorité à le faire valoir. On y avoit peine à comprendre d'où pouvoient sortir de si hautes demandes contre la sœur si fort la bien-aimée d'un dauphin de cinquante ans, si près du trône, et si déclaré pour elle. Mme la princesse de Conti y passoit pour une emportée sans raison, pour une princesse du sang de Paris[4], à qui personne ne prenoit la peine de parler, et ses enfants pour ne pouvoir vivre qu'à l'ombre de la protection de ceux de Madame la Duchesse, et qui, renfermés dans leur faubourg Saint-Germain, croissoient obscurément sous une mère folle, dont la conduite avec Madame la Duchesse feroit le malheur de leur vie, s'ils n'obtenoient de sa générosité le pardon des fautes dont

1. Voyez tome XVII, p. 252, note 2.
2. Expression déjà relevée dans le tome XV, p. 259.
3. Saint-Simon, ayant d'abord écrit : *en reco[mpense]*, a surchargé l'*o* en *v*, pour écrire *revanche*, mais a laissé le *c* par mégarde.
4. C'est-à-dire ne vivant qu'à Paris, loin de la cour, bourgeoisement.

leur âge les pouvoit excuser en quelque sorte. M. du Maine, plus craint, et par là plus ménagé, étoit, disoit-on, le complaisant forcé de Madame sa femme sur cette affaire comme dans tout le reste[1], laquelle haïssoit trop Madame la Duchesse pour être capable de raison, et pour la laisser suivre à M. du Maine. La vie de Sceaux, l'assemblage bizarre des commensaux, les fêtes, les spectacles, les plaisirs de ce lieu, étoient chamarrés[2] en ridicule, et les brocards tomboient sur la vie à part de Mme de Vendôme, et jusque sur sa figure. Tel étoit l'air de la cour, et de cette partie de la ville qui établit tout son mérite sur l'imitation de la cour. Tout ce qui environnoit Monseigneur, et tout ce qui se proposoit de l'environner, même de s'en approcher, le gros du monde qui suivoit le torrent, parloit le même langage, tous s'empressoient de servir Madame la Duchesse et de se faire un mérite de ses[3] soins. Le formidable triumvirat[4] se remua solidement, et Monseigneur, tout asservi qu'il étoit à suivre les moindres impulsions du Roi, ne put refuser Madame la Duchesse, à ce coup de partie, de laisser nommer son auguste nom tout bas à l'oreille de ses juges. Mais la robe du Parlement est toute différente de celle du Conseil. La première est sans commerce avec la cour, comme elle vit sans espérance d'elle ; elle n'a point de part aux intendances, aux places de conseiller d'État, aux emplois brillants qui dévouent celle du Conseil à la fortune. La robe du Parlement n'est pas insensible à se dédommager d'un état fixe et borné par le mépris de ceux qui distribuent les grâces, et les occasions lui en sont d'autant

1. Voyez ce que nous avons déjà donné de sa correspondance.
2. Expression déjà expliquée dans le tome III, p. 191.
3. Il y a bien *ses*, et non *leurs*, dans le manuscrit.
4. Madame la Duchesse, Mlle de Choin et les Lillebonne. L'auteur a déjà employé ce terme de *triumvirat*, réminiscence de l'histoire de Rome ou de celle de la Ligue, pour l'association d'Eugène, de Marlborough et d'Heinsius (en dernier lieu, tome XVIII, p. 23) ; nous le retrouverons ci-après, p. 322 et 332. Voyez Additions et corrections, p. 582.

plus chères qu'elles se rencontrent plus rarement. Cet esprit parut dans celle-ci, où le parti des princesses ne négligea pas de piquer le courage des juges par les propos et le triomphe anticipé de celui de Madame la Duchesse. Ces princesses, assidues à leur conseil et à leurs sollicitations, les firent avec apparat[1]; mais elles y ajoutèrent le solide en plaidant elles-mêmes[2] leur cause, qu'elles possédoient fort bien. Elles demeuroient des heures entières, et souvent davantage, avec chaque juge, et elles les ravissoient de se montrer si instruites. M. du Maine les voyoit à part, et résumoit avec eux ce qui s'étoit dit aux visites des princesses. Lui-même travailloit aux écritures, et procuroit par de sourdes, mais fortes sollicitations, le fruit à son travail[3]. Son crédit auprès du Roi n'étoit pas ignoré au Parlement, ni sa partialité effective pour ce fils bien-aimé, qui fit impression sur ceux qui comptèrent le temps présent; et, dans la vérité, les dernières années surtout de Monsieur le Prince avoient tellement informé le public de presque toute sa vie, qu'on fut moins indigné que persuadé de tout ce qui fut plaidé sur l'état de son esprit avec une licence fort indécente[4]. Il fut surprenant combien peu de gens demeurèrent neutres. Le Roi, qui le voulut paroître, ne put souvent s'empêcher de laisser échapper des demi-mots, et peut-être à dessein, qui ne gardoient pas ce caractère, et qui ne purent empêcher Monseigneur de se montrer de plus en plus partial de l'autre côté, à mesure que l'affaire tendoit à sa fin. Elle produisit plusieurs contrastes[5], qui aug- [*Add. St-S. 980*]

1. Employant pour ces visites leurs carrosses de gala, la longueur des courses dans Paris et la pesanteur de ces voitures les induisit à y atteler six chevaux : ce qui fut tourné par la suite en une distinction spéciale aux princesses du sang, ainsi que Saint-Simon le raconte dans l'Addition qu'il fit à cette occasion, et qui est placée ci-contre.

2. *Elles* surcharge des lettres illisibles.

3. On verra à l'Appendice, n° XVI, l'édifiant récit de l'avocat général.

4. Voyez notre tome XVII, p. 230 et suivantes.

5. C'est le premier sens de *contraste* donné par *l'Académie* en 1718 :

mentèrent l'aigreur. Madame la Duchesse s'y prétendit lésée, et ne se contraignit pas en propos, tandis que ses parties surent se taire et cheminer à leur but. La cause solennellement plaidée[1], et tant qu'il plut aux deux parties[2], Joly de Fleury, avocat général[3], parla avec grand applaudissement, et conclut en faveur des princesses. Une heure après, car les opinions furent longues et à huis-clos, son avis fut confirmé; mais l'arrêt[4] alla plus loin encore : Monsieur le Duc perdit tout ce qui lui étoit demandé, de toutes les voix, excepté quatre, dont le poids même passa pour fort léger[5]. Il est aisé de com-

Monsieur le Duc perd en plein son procès contre

« contention, débat de paroles, » déjà relevé au tome IV, p. 189.

1. Dumont plaida pour la princesse de Conti, Secousse pour le duc et la duchesse du Maine, Fréteau pour le duc et la duchesse de Vendôme; de l'autre côté, les avocats furent Guyot-Dechesne pour le tuteur des enfants mineurs de Monsieur le Duc, et Tartarin pour Georges Gougenot, tuteur onéraire désigné par la Cour.

2. L'affaire dura vingt audiences. Sur la minute originale de l'arrêt, ce chiffre de *vingt*, laissé en blanc par le greffier, a été ajouté de la main du premier président le Peletier lorsqu'il apposa sa signature.

3. Guillaume-François Joly de Fleury : tome VIII, p. 378.

4. Cet arrêt, du 5 mars 1711, se trouve en minute au carton X^{1B} 7328, dans le fonds du Parlement, en transcription au registre X^{1A} 6866, fol. 1-4, et en imprimé au ms. Joly de Fleury 2274, fol. 88-89, dans le dossier du procès. La donation du 15 mars 1709 était déclarée non valable en tant que donation entre-vifs, et Monsieur le Duc condamné à opter dans le délai d'un mois entre être légataire universel et donataire, ou fils aîné et principal héritier; après son option, on procéderait au partage des biens selon la coutume. Les dépens étaient compensés.

5. Ces quatre juges sont nommés dans le récit de l'avocat général. Dangeau dit seulement, le vendredi 27 février (p. 353) : « Le grand procès de Monsieur le Duc contre les princesses ses tantes sera achevé de juger dans la semaine qui vient. M. Joly de Fleury, avocat général, parlera mardi et jeudi, et, dès qu'il aura donné ses conclusions, on terminera l'affaire. » Et, le mardi 3 mars (p. 356) : « L'avocat général a commencé à parler sur le procès de Monsieur le Duc avec Mesdames ses tantes; jeudi, il achèvera de parler, et l'affaire sera jugée. » Mais il n'a pas dit mot ensuite de l'arrêt rendu. Par contre, les *Mémoires de Sourches* l'enregistrent au jour même, 5 mars (p. 49): « Ce fut cette après-dînée qu'on apprit que le duc de Bourbon avoit

Mesdames ses tantes, et avec des queues fâcheuses.

prendre quelle fut la joie des victorieux, et quelle la rage de Madame la Duchesse. Elle se jeta au lit à l'instant, à l'hôtel de Condé, et ne voulut voir qui que ce fût de toute la journée. D'Antin, qui, moins en frère commun qu'en courtisan habile, avoit gardé un parfait équilibre, s'étoit tenu au Palais pour être plus à portée d'être instruit à l'instant même du jugement[1]. Il avoit secrètement dépêché trois courriers au Roi pendant la séance, tellement que le Roi fut le premier averti; mais il n'en fit pas semblant lorsque Chambonas[2] lui porta la nouvelle de la part du duc du Maine. Le Roi se contint tant qu'il put; mais, quelque longue habitude qu'il eût contractée d'être le maître de soi, et de savoir se posséder et se masquer parfaitement, sa joie le trahit et perça à travers des propos d'amitié commune à tous. Monseigneur, qui avoit été en des inquiétudes qu'il ne prenoit plus la peine de dissimuler, montra son dépit dans toute l'étendue qu'il put avoir : il s'émerveilla de l'issue, demanda à tout ce qu'il vit ce qu'il leur en sembloit, se tourmenta des noms des principaux juges, trouva l'arrêt mauvais, s'inquiéta fort du chagrin de Madame la Duchesse et de l'état des affaires de ses enfants, lui dépêcha un message, ne se contraignit par le soir, au cabinet, d'en montrer son dépit à M. du Maine, et de le laisser[3] remarquer à tout le monde plusieurs jours de suite. Mme la duchesse d'Orléans, à qui M. du Maine avoit envoyé un courrier sur-le-champ, me le manda à l'instant même. L'arrêt laissoit des queues[4] cruelles à démêler à Madame la Duchesse[5],

perdu dans tous ses chefs son grand procès contre la princesse de Conti, la duchesse du Maine et la duchesse de Vendôme, ses tantes. »

1. Même vigilance que lors de la déclaration du mariage Berry.
2. Le capitaine des gardes du duc du Maine : tome X, p. 99.
3. La première lettre de *laisser* corrige une *f*.
4. « *Queue* se dit figurément de la suite d'une affaire » (*Academie*, 1718). On a déjà rencontré au tome XV, p. 474, un emploi analogue.
5. Lettres de Mme de Maintenon, dans le recueil Bossange, tome II, p. 156 et 158.

qui eurent de fortes suites. M. du Maine consulta longtemps à l'hôtel de Conti leurs affaires communes en conséquence de l'arrêt, et alla de là chez Madame la Princesse : il lui témoigna, avec cette vérité qu'on connoissoit en lui, qu'il ne pouvoit sentir de joie dans un événement qui donnoit du déplaisir à Madame la Duchesse, avec tous les compliments si aisés à faire quand on a vaincu, et qu'on nage dans la joie. Madame la Princesse ne lui conseilla pas de voir Madame la Duchesse dans ces premiers instants, et se chargea des compliments. Il vint coucher à Versailles, où il déclara qu'il n'en recevroit aucuns avec une modestie qui ne trompa personne. Madame la Duchesse donna plusieurs jours, à Paris, à sa douleur et à ses affaires[1] ; elle fut longtemps à se remettre d'un revers que le triumvirat et que Monseigneur qualifièrent d'affront. On chercha à renouer un accommodement pour éviter une hydre[2] de procès qui naissoit du jugement de celui-ci[3] ; mais le surcroît d'aigreur y fut un obstacle invincible. Les tenants de Madame la Duchesse se lâchèrent en propos qui ne demeurèrent pas sans repartie, et sa consolation fut de se venger un jour des injures[4] du barreau par Monseigneur. M. du Maine me conta, peu de jours après, à Marly, que le parti de Madame la Duchesse s'exhaloit en injures contre lui et publioit qu'il avoit fait agir maîtresses et confesseurs, qu'il avoit soulevé jusqu'aux

1. Elle commença par renvoyer Maret, son intendant, pour avoir engagé son mari dans le procès perdu (*Sourches*, p. 57).

2. Ci-dessus, p. 3.

3. « On sut que le premier président avoit dit au Roi que, s'il n'avoit la bonté de se mêler de l'affaire qui étoit entre le duc de Bourbon et les princesses ses tantes, leurs partages ne seroient pas faits dans cent ans ; que cependant la princesse de Condé ne se donnoit encore nul mouvement sur cela, mais qu'étant aux Enfants-Trouvés avec le cardinal de Noailles, après y avoir donné cinquante louis d'or, elle lui avoit dit qu'elle ne pourroit plus donner l'aumône à cause qu'elle avoit beaucoup de petits-enfants ruinés, qui étoient ses premiers pauvres » (*Mémoires de Sourches*, p. 57-58).

4. Ces deux mots ont été ajoutés en interligne.

jansénistes en mémoire de l'ancien hôtel de Conti[1]. Le parti victorieux alla remercier les juges, et jusque chez les avocats de son conseil, qui triomphèrent de joie.

Mort et court éloge du maréchal de Choiseul. [Add. SᵗS. 981]

Je perdis le 15 mars[2] un ami que je regretterai toute ma vie, et de ces amis qui ne se trouvent plus[3], dont j'ai fait ici mention en diverses occasions : ce fut le maréchal de Choiseul[4], doyen des maréchaux de France, et ils étoient encore dix-sept[5], chevalier de l'Ordre et gouverneur de Valenciennes[6]. Quoique de la plus grande naissance[7], sans bien et sans parents, il ne dut rien qu'à sa vertu et à son mérite[8], assez grands l'un et l'autre pour s'être

1. Voyez ci-après, p. 542-543, le journal de Joly de Fleury. — On a dit dans le tome XVII, p. 256 et 257, note 2, que la Martinozzi avait eu beaucoup d'attaches jansénistes, et qu'elle prit Lancelot pour éducateur de ses enfants.

2. *Dangeau*, p. 362 ; *Sourches*, p. 55 ; *Gazette*, p. 156.

3. Il avait été un des témoins de notre auteur lors de la réception de celui-ci au Parlement (tome X, p. 454), et Saint-Simon mit son portrait dans la salle du Dais de son propre hôtel.

4. Claude de Choiseul-Francières : tome I, p. 114.

5. Il avait remis la connétablie, le mois précédent, au maréchal de Villeroy.

6. Ce gouvernement, que M. de Choiseul n'avait eu qu'en 1705, par la mort de Magalotti (tome XII, p. 452-453), rapportait une trentaine de mille livres.

7. Cette maison, que l'on croyait être sortie des anciens comtes de Langres ou du pays de Bassigny, remontait par titres jusqu'au onzième siècle, et elle comptait, dans ses nombreuses branches, quantité d'illustrations d'épée ou d'Église, plusieurs chevaliers de l'ordre du Roi, un premier maréchal de France et chevalier des ordres, le marquis de Praslin (tome II, p. 26), qui « commanda neuf armées, assiégea et prit cinquante-trois villes, se trouva à quarante-sept batailles ou combats, et reçut vingt-deux blessures en quarante-cinq ans de service » (*Histoire généalogique*, tome VII, p. 440), un second maréchal en 1645, César du Plessis-Praslin, fait chevalier des ordres et duc et pair en 1665 (notre tome III, p. 12), etc. Le maréchal dont il s'agit ici était de la branche de Beaupré, rameau de Francières.

8. Le portrait très élogieux qui va suivre est confirmé par tous les contemporains, Mme de Sévigné (*Lettres*, tome X, p. 491 et 540), Spanheim (*Relation*, éd. Schefer, p. 393-394), l'auteur des *Caractères inédits du Musée britannique*, p. 35, etc., et l'annotateur des *Mémoires de*

soutenus, malgré fort peu d'esprit, contre la persécution de Louvois et de son fils, avec une hauteur qu'il n'eut jamais pour personne, et un courage qu'il montra égal dans toutes les occasions de sa vie. La vérité, l'équité, le désintéressement au milieu des plus grands besoins, la dignité, l'honneur, l'égalité furent les compagnes de toute sa vie, et lui acquirent beaucoup d'amis et la vénération publique. Compté partout quoique sans crédit, considéré du Roi quoi[que[1]] sans distinctions et sans grâces, accueilli partout quoique peu amusant, il n'eut d'ennemis et de jaloux que ceux de la vertu même, qui n'osoient même le montrer, et des ministres qui haïssoient et redoutoient également la capacité, le courage et la grande naissance. On a vu en plus d'un endroit ci-dessus[2] combien il étoit capitaine ; il avoit aussi l'estime et l'affection des armées[3]. Tout pauvre qu'il étoit, il ne demandoit rien, il n'étoit jaloux de personne, il ne parloit mal de qui que ce soit, et il savoit trouver les deux bouts de l'année[4] sans dettes, avec un équipage et une table simple et modeste, mais qui satisfaisoit les plus honnêtes gens, et

Sourches a résumé le sentiment général dans cette phrase (p. 55) : « C'étoit un des plus vertueux seigneurs qui eût paru depuis longtemps, et l'on pouvoit dire que la vieille chevalerie françoise duroit encore en sa personne. » Outre les différents traits de son caractère que Saint-Simon a déjà relevés aux tomes I, p. 114 et 117, II, p. 134 et 159, III, p. 112 et 119, IV, p. 157, X, p. 57-60, XIII, p. 147, etc., il lui avait antérieurement consacré une notice, qui a été publiée par Faugère dans le tome VI des *Écrits inédits*, p. 284-285.

1. Saint-Simon a oublié *que* en passant de la page 1074 à la page 1075 de son manuscrit.

2. Notamment dans le récit des campagnes de 1696 et de 1697 : tomes III, p. 223-250, et IV, p. 157-176 et 217-223.

3. Les *Caractères du Musée britannique* disaient : « On doute, excepté M. de Catinat, qu'il y ait en France un aussi bon général que lui. »

4. Littré, au mot Bout 6°, cite ce passage et dit : « La locution entière est *joindre les deux bouts de l'année*, c'est-à-dire aller sans dépasser son revenu d'un bout de l'an à l'autre. »

où ceux du plus haut parage de la cour s'honoroient d'être conviés et de s'y[1] trouver. Il avoit soixante-dix-sept ans, et ne se prostituoit ni à la cour, où il paroissoit des moments rares par devoir, ni dans le monde, où il se montroit avec la même rareté ; mais il avoit chez lui bonne compagnie, et il se peut dire qu'au milieu d'un monde corrompu, la vertu triompha en lui de tous les agréments et de la faveur qu'il recherche. Il mourut avec une grande fermeté, la tête entière toute sa vie, et le corps sain sans être presque malade, et reçut tous les sacrements avec beaucoup de piété[2]. Monsieur le Prince, qu'il avoit suivi en Flandres comme tant d'autres[3], a toujours fait un cas très distingué de lui. Il ne laissa point d'enfants de la sœur du marquis de Renti[4], qu'il avoit perdue, mais dont il étoit séparé de corps et de biens depuis un grand nombre d'années[5].

Chevalier de Luxembourg gouverneur de Valenciennes.

Le chevalier de Luxembourg eut aussitôt après le gouvernement de Valenciennes[6].

1. *Se* corrigé en *s'y*.

2. C'est Dangeau qui le rapporte. Son épitaphe est dans le ms. Clairambault 945, fol. 127, et le P. Desternes, religieux augustin, prononça son oraison funèbre à Langres, le 31 août 1711. D'ailleurs, l'article publié dans le *Mercure* d'avril 1711, 3e partie, p. 2-66, est un véritable tableau des « Faits les plus importants » de sa vie.

3. Non pas dans la rébellion après la Fronde, mais dans les campagnes de 1672 à 1674, au sortir desquelles il devint lieutenant général. Voyez sa notice dans la *Chronologie militaire*, tome III, p. 66-71.

4. Catherine-Alphonsine de Renty et Jean-Jacques, marquis de Renty, que nous avons vus mourir tous deux en 1710 (tome XIX, p. 396).

5. Depuis plus de cinquante ans.

6. *Dangeau*, p. 362, 15 mars : « Le Roi, en sortant du sermon, apprit la mort du maréchal de Choiseul. Il avoit le gouvernement de Valenciennes, et le Roi, étant le soir chez Mme de Maintenon, envoya querir M. Voysin, et lui dit que, pour éviter que beaucoup de gens lui demandent ce gouvernement, il en vouloit disposer sur l'heure, et qu'il le donnoit au chevalier de Luxembourg, qui y commande actuellement, et qui est déjà lieutenant général de Flandre. » Les *Mémoires de Sourches* (p. 55-56) citent, parmi les postulants, les maréchaux de Montrevel

Mort de Boileau Despréaux. [*Add. St-S. 932*]

En même temps mourut Boileau Despréaux[1] si connu par son esprit, ses ouvrages, et surtout par ses satires[2]. Il se peut dire que c'est en ce dernier genre qu'il a excellé[3] quoique ce fût un des meilleurs hommes du monde[4]. Il

et de Matignon, le comte de Chamilly, et les marquis du Saillant, de Biron et de Sailly, tous lieutenants généraux. Voyez aussi les *Lettres de Mme de Maintenon*, éd. 1806, tome IV, p. 151.

1. Tome VI, p. 173. Il mourut le 13 mars, au cloître Notre-Dame, et fut enterré à la Sainte-Chapelle (*Dangeau*, p. 362; *Sourches*, p. 58; *Gazette*, p. 155 et 168; *Gazette d'Amsterdam*, 1711, n° XXVI). Rigaud avait fait son portrait en 1704, et il y en a un autre peint par F. de Troy, tous deux gravés plusieurs fois; Brossette (*Correspondance*, p. 317) en certifie la ressemblance. Il avait la manie de ne porter que des perruques cendrées. L'auteur écrit : *Despreaux*.

2. Malgré ses satires, c'était « un des meilleurs hommes du monde, » dit Dangeau. Voyez une épitaphe dans la lettre LXXVIII de Mme Dunoyer, tome III, p. 399-400.

3. Outre ce qu'ont dit d'Alembert dans son *Histoire des membres de l'Académie françoise*, tome I, p. 37-94, et Gros de Boze dans l'éloge du 14 avril à l'Académie des inscriptions, où il était vétéran pensionnaire depuis 1706, il faut consulter, sur Boileau et ses œuvres, les ouvrages modernes de MM. Gustave Lanson et Paul Morillot, et la publication faite en 1906, par M. Lachèvre, du commentaire de Pierre le Verrier et de celui de Boileau lui-même sur les onze satires. Sa dernière satire fut envoyée au contrôleur général Desmaretz, en juin 1711, par le même le Verrier (Archives nationales, carton G^7 578). Saint-Simon avait dans sa bibliothèque plusieurs des innombrables éditions de ses œuvres; la permission pour faire imprimer la première est du 28 mars 1674 (registre O^1 18, fol. 33).

4. Ce sont les propres termes de Dangeau (p. 362), et, dans l'Addition indiquée ci-contre, notre auteur avait dit : « Dangeau regardoit Boileau comme un bon homme parce que ce satirique l'avoit loué; tous les satiriques de profession louent bassement les gens en place ou en faveur. » Cependant sa « dent venimeuse » et ses satires n'avoient point été sans lui attirer beaucoup d'ennemis, même Mme de Maintenon, qui ne lui pardonna guère ce qu'il avait dit du genre burlesque et de Scarron. Comme bien des gens de robe, il avait la faiblesse de s'attribuer une antiquité de noblesse plutôt douteuse (notre tome XII, p. 365, note 2), et son ami Brossette, malignement, lui recommanda (sa *Correspondance*, p. 263) de ne pas oublier de faire figurer parmi ses ancêtres le fameux prévôt Étienne Boileau, l'auteur du *Livre des métiers*, qui vivait sous saint Louis.

avoit été chargé d'écrire l'Histoire du Roi[1] : il ne se trouva pas[2] qu'il y eût presque travaillé[3].

Mort du fils aîné du maréchal de Boufflers, dont la survivance passe au cadet.

Peu de jours après, il arriva un cruel malheur au maréchal de Boufflers. Son fils aîné[4] avoit quatorze ans ; joli, bien fait, qui promettoit toutes choses[5], et qui réussit à merveilles à la cour lorsque son père l'y présenta au Roi pour le remercier de la survivance du gouvernement général de Flandres et particulier de Lille, qu'il lui avoit donnée[6]. Il retourna ensuite au collège des jésuites[7], où il étoit pensionnaire. Je ne sais quelle[8] jeunesse[9] il y fit avec les deux fils d'Argenson[10] : les jésuites voulurent

1. Il a été parlé du choix de Boileau et de Racine pour écrire cette Histoire, en 1677, dans notre tome VI, p. 173. Valincour fut désigné pour remplacer Boileau, l'ayant aidé depuis 1699, comme « son résident auprès du Roi. » Son placet, transmis par le comte de Toulouse, est imprimé dans *les Correspondants du duc de Noailles*, p. 125-126.

2. *Pas* a été ajouté en interligne.

3. C'est ce que confirment les contemporains (notre tome VI, p. 173, note 4). Boileau, qui avait une certaine aisance, ainsi que l'a établi M. le vicomte de Grouchy dans ses *Documents relatifs à Boileau* (1893), préférait la vie tranquille avec des amis, dans sa maison d'Auteuil, au séjour d'une cour où il comptait bien des ennemis. Lui et ses frères, Pierre Boileau, sieur de Puymorin, contrôleur général de l'argenterie, et l'abbé Jacques Boileau, docteur de Sorbonne et doyen de Sens, s'étaient fait, le 1er février 1683, une donation mutuelle de dix mille livres à prendre sur les biens du premier mourant (Arch. nat., Y 243, fol. 181 v°).

4. Antoine-Charles-Louis, comte de Boufflers : tome XVI, p. 485.

5. La première lettre de *choses* surcharge un jambage.

6. Tomes XVI, p. 485, et XVII, p. 471.

7. Le collège de Clermont ou Louis-le-Grand : tome XIV, p. 388.

8. *Quelle* corrige l'abréviation de *que*.

9. Tome XV, p. 87. « *Jeunesse* se dit quelquefois de l'imprudence et des folies de la jeunesse » (*Académie*, 1718). — Selon les *Mémoires du marquis d'Argenson* (édition Rathery, tome I, p. 18), la « jeunesse » avait consisté à envoyer des pois, au moyen d'une sarbacane, sur le visage du P. le Jay, régent de rhétorique.

10. Les deux fils du lieutenant général de police étaient : René-Louis de Voyer, titré marquis d'Argenson, né le 18 octobre 1694, conseiller au Parlement en 1716, maître des requêtes en 1718, conseiller d'État semestre et intendant du Hainaut en janvier 1720, garde des sceaux de l'ordre de Saint-Louis en 1721, conseiller d'État ordinaire en

montrer qu'ils ne craignoient et ne considéroient personne, et fouettèrent le petit garçon[1], parce qu'en effet ils n'avoient rien à craindre du maréchal de Boufflers; mais ils gardèrent bien d'en faire autant aux deux autres, quoique également coupables, si cela se peut appeler ainsi, parce qu'ils avoient à compter tous les jours avec Argenson, lieutenant de police très accrédité, sur les livres, les jansénistes, et toutes sortes de choses et d'affaires qui leur importoient beaucoup. Le petit Boufflers, plein de courage[2], et qui n'en avoit pas plus fait que les deux d'Argenson, et avec eux, fut saisi d'un tel désespoir,

décembre 1728, ministre et secrétaire d'État des affaires étrangères du 18 novembre 1743 au mois de janvier 1747, mort le 26 janvier 1757; et Pierre-Marc de Voyer de Paulmy, comte d'Argenson, né le 16 août 1696, avocat au Parlement en 1715, avocat du Roi au Châtelet en 1718, conseiller au Parlement en août 1719 et maître des requêtes le 17 novembre de la même année, lieutenant général de police de janvier 1720 à juillet 1721, puis intendant à Tours et garde des sceaux de l'ordre de Saint-Louis, rappelé à la police en avril 1722, chancelier et surintendant des finances du Régent en 1723, conseiller d'État en 1724, reçu membre honoraire de l'Académie des sciences le 31 août 1726, secrétaire d'État de la guerre en août 1742, surintendant des postes en 1744, qui donna le 1er février 1757 la démission de toutes ses charges, et mourut le 22 août 1764.

1. Cette correction était alors le véritable stimulant du régime scolaire: voyez de nombreuses citations dans l'*Intermédiaire des chercheurs et des curieux,* année 1889, col. 474-479, 504, 525-529, 570-571, 589-592, 622-624 et 683-684, et année 1896, 2e semestre, col. 146-158, et dans les *Lectures pour tous,* septembre 1903, p. 1061-1069; mais Madame (*Correspondance,* recueil Jaeglé, tome I, p. 24-25) accusait surtout les jésuites de s'en servir. Henri IV, lui aussi, fouettait Louis XIII de sa propre main (*Mémoires de Richelieu,* édition de la Société de l'Histoire de France, tome I, p. 22); Louis XIV lui-même n'y avait point échappé, au moins jusqu'à neuf ans (*Bibliothèque de l'École des chartes,* 2e série, tome IV, p. 18), et, au dire de Coulanges, on avait vu M. de Pontcarré, premier président du parlement de Rouen, donner le fouet à sa fille âgée de dix-sept ans.

2. *Courage* semble pris ici dans le sens de fierté, dépit, ressentiment, que donnait le *Dictionnaire de l'Académie* de 1718. — Le marquis d'Argenson a laissé un curieux portrait de ce jeune homme.

qu'il en tomba malade le jour même. On le porta chez le maréchal, où il fut impossible de le sauver. Le cœur étoit saisi, le sang gâté ; le pourpre[1] parut : en quatre jours cela fut fini[2]. On peut juger de l'état du père et de la mère[3]. Le Roi, qui en fut touché, ne les laissa ni demander ni attendre : il leur envoya témoigner la part qu'il prenoit à leur perte par un gentilhomme ordinaire[4], et leur manda qu'il donnoit la même survivance au cadet[5] qui leur res-

1. Il a déjà été parlé du « pourpre » dans le tome II, p. 294. *L'Académie* le définissait en 1718 : « Sorte de maladie qui paroît au dehors par de petites taches rouges qui viennent sur la peau. » Une hémorragie sous-cutanée de ce caractère pouvait être l'effet de la décomposition du sang amenée par une violente émotion. D'ailleurs, on distinguait plusieurs espèces de pourpre, comme le *pourpre rouge,* dont il est question dans la *Correspondance des Contrôleurs généraux,* tome II, nº 158, et la *fièvre pourpreuse,* dont parle le *Journal de Dangeau,* tome VIII, p. 181. Le *Journal de Verdun* avait annoncé en juillet 1711 un nouveau traitement par les herbes.

2. Il mourut le 22 mars, au soir, et son père, qui était dans ses terres, arriva peu d'instant avant qu'il n'expirât (*Dangeau,* p. 365 ; *Sourches,* p. 65 ; *Gazette,* p. 168 ; recueil Bossange, tome I, p. 162). Dangeau parle de pourpre ; mais les *Mémoires de Sourches* et Mme de Maintenon, dans une lettre à la princesse des Ursins, prononcent le nom de petite vérole, sans rien dire de ce qui avait provoqué la maladie. Le marquis d'Argenson, un des deux complices, prétend, dans ses *Mémoires,* que le jeune homme ne mourut que quelques mois après, et de la petite vérole.

3. Catherine-Charlotte de Gramont : tome I, p. 301.

4. « S. M. envoya sur-le-champ Roland, un de ses gentilshommes ordinaires, pour faire des compliments de sa part au maréchal, aussi bien qu'à la maréchale : il trouva le maréchal tout en pleurs, et ses sanglots l'empêchèrent longtemps de pouvoir lui répondre, ce qui fut suivi de ses étouffements ordinaires ; pour la maréchale, elle parut moins agitée » (*Mémoires de Sourches,* p. 65). C'est à propos de l'envoi de ce gentilhomme que Saint-Simon a fait l'Addition placée dans notre tome XII, p. 470, nº 523. Nous verrons le maréchal mourir avant la fin de l'année.

5. Joseph-Marie de Boufflers, d'abord titré comte de Milly, né le 22 mai 1706, colonel d'infanterie et gouverneur de Lille et de la Flandre en survivance en mars 1711, devint duc de Boufflers six mois plus tard par la mort de son père, brigadier en 1734, maréchal de camp en 1740, lieutenant général et aide de camp du Roi en 1744, et mourut à Gênes le 2 juillet 1747, ayant eu l'Ordre en 1743.

toit[1]. Pour les jésuites, le cri universel fut prodigieux ; mais il n'en fut autre chose[2].

Commencement de l'affaire qui a produit la constitution *Unigenitus*. [*Add. St-S.* 983]

Ce même mois de mars vit éclore les premiers commencements de l'affaire qui produisit la constitution *Unigenitus*[3] si fatale à l'Église et à l'État, si honteuse à Rome, si funeste à la religion, si avantageuse aux jésuites, aux sulpiciens, aux ultramontains, aux ignorants, aux gens de néant, et surtout à tout genre de fripons et de scélérats, dont les suites, dirigées autant qu'il leur a été possible sur le modèle de celles de la révocation de l'édit de Nantes, ont[4] mis le désordre, l'ignorance, la tromperie, la confusion partout, avec une violence qui dure encore, sous[5] l'oppression de laquelle tout le Royaume tremble et gémit, et qui[6], après plus de trente ans de la persécution la plus effrénée, en éprouve en tout genre et en toutes professions un poids qui s'étend à tout, et qui s'appesantit toujours. Je me garderai bien d'entreprendre une histoire théologique, ni même celle qui seroit bornée aux faits et aux procédés : cette dernière partie seule composeroit plusieurs volumes. Il seroit à desirer qu'il y en eût moins de donnés au public sur la doctrine, où bien des répétitions se trouvent multipliées, et qu'il y en eût davantage sur l'historique de la naissance, du cours et des progrès de cette terrible affaire, de ses suites, de ses branches, de la conduite et des procédés des deux côtés, des fortunes, même séculières, qui en sont nées, et qui en ont été ruinées, et des effets si étendus et si prodigieux de l'ouverture de cette boîte de Pandore[7], si fort

1. *Dangeau*, p. 367. — 2. Comparez la suite des *Mémoires*, t. X, p. 193.
3. Il a été déjà parlé, d'avance, de cette constitution ou bulle, notamment dans nos tomes XVII, p. 229, et XVIII, p. 117.
4. Saint-Simon, par mégarde, a écrit : *a*, au lieu d'*ont*.
5. Avant *sous*, il a biffé un *et*.
6. Ce *qui*, inutile et de trop, a été ajouté en interligne, et, plus loin, *plus de 30* est également en interligne, au-dessus de *30*, biffé, qui corrigeait un autre nombre.
7. Dans la mythologie, Pandore était une femme fabriquée par Vul-

au delà des espérances des uns, et de l'étonnement des autres, qui ont fait taire les lois, les tribunaux, les règles, pour faire place à une inquisition militaire qui ne cesse point d'inonder la France de lettres de cachet[1], et d'anéantir toute justice. Je me bornerai à ce peu d'historique qui s'est passé sous mes yeux, et quelquefois par mes mains, pour traiter cette matière comme j'ai tâché de traiter toutes les autres, et laisser ce que je n'ai ni vu, ni appris des acteurs, à des plumes instruites, meilleures, et moins paresseuses.

Pour entendre ce peu qui, de temps en temps, sera[2] rapporté d'une affaire qui a si principalement occupé tout le reste du règne de Louis XIV, la minorité de Louis XV, et tout le règne, caché sous Monsieur le Duc, et à découvert depuis sa chute, du cardinal Fleury, il faut se souvenir de bien des choses qui se trouvent éparses dans ces *Mémoires*[3], et qui seroient trop longues et trop ennuyeuses à répéter ici, mais qu'il faut remettre[4] en deux mots sous les yeux, pour en donner le souvenir, et le moyen de se les rappeler aisément dans les lieux épars où elles se trouvent rapportées. Il faut d'abord se remettre[5] l'orage du quiétisme, la disgrâce de Monsieur de Cambray[6], le danger des ducs de Chevreuse et de Beauvillier, qui fut extrême, et qui n'a fait que resserrer les liens de leur

cain, et qui avait reçu de chacun des dieux quelque perfection. Jupiter, irrité contre Prométhée parce qu'il avoit dérobé le feu du ciel, envoya Pandore sur la terre, avec une boîte fatale, qu'Épiméthée, frère de Prométhée, fit la faute d'ouvrir en sorte que tous les maux dont elle était pleine se répandirent sur la terre.

1. Tome V, p. 286.

2. Les cinq derniers mots sont en interligne, au-dessus de *sera estre*, biffé, qui corrigeait *va estre*, et le premier *temps* est écrit *tant*.

3. Il va en faire ci-après une énumération sommaire.

4. *Remettre* surcharge un mot illisible.

5. On a déjà relevé *se remettre*, au sens de rappeler, remettre sous les yeux, en lumière, dans le tome VII, p. 304.

6. Il en a été longuement parlé dans nos tomes III, IV et V.

abandon à ce prélat[1], le triumvirat contre lui[2], la conduite secrète des jésuites, dont le gros et le ministère public[3] se déclara contre lui, mais sans lui nuire, et[4] le sanhédrin[5] ténébreux et mystérieux le servit de toutes ses forces[6]; l'union qui en résulta ; ce qui a été dit de Saint-Sulpice, de Bissy, évêque de Toul, puis de Meaux et cardinal[7], enfin du P. Tellier[8], conséquemment de l'état de l'épiscopat soigneusement rempli de gens sans nom, sans lumière[9], de plusieurs sans conscience et sans honneur, et de quelques-uns publiquement vendus à l'ambition la plus déclarée et à la servitude[10] la plus parfaite du parti qui les pouvoit élever ; l'affaire de la Chine[11], la situation si fâcheuse des jésuites à cet égard, la part si personnelle que le P. Tellier y prenoit, la haine des jésuites et la sienne particulière pour le cardinal de Noailles[12], et l'usage si heureux qu'ils ont toujours su faire du jansénisme; enfin, le caractère du cardinal de Noailles, et ce qu'on[13] a vu de ceux du Roi et de Mme de Maintenon.

Ces choses rappelées à l'esprit et à la mémoire, on se persuadera aisément de l'extrême desir du P. Tellier de sauver les jésuites de l'opprobre où leur condamnation sur la Chine les livroit, et d'abattre le cardinal de Noailles. Pour frapper deux si puissants coups, il falloit une affaire

1. Tomes IV, p. 71, et V, p. 144 et suivantes.

2. Le triumvirat du cardinal de Noailles, archevêque de Paris, de Bossuet, évêque de Meaux, et de Godet des Marais, évêque de Chartres.

3. « *Ministère public*, c'est proprement service public, fonction publique ; on désigne par ce terme ceux qui remplissent la fonction de partie publique, » disait le *Dictionnaire de Trévoux*.

4. *Et* a été ajouté en interligne.

5. Terme déjà rencontré dans le tome XIX, p. 208.

6. *Ibidem*. — 7. Tomes IV, p. 91-92, et V, p. 36-37.

8. Tome XVII, p. 57 et suivantes.

9. *Ibidem*, p. 49, et ci-dessus, p. 75-76.

10. *Servitude*, au sens d'asservissement, a déjà été relevé dans le tome XIV, p. 86.

11. Tomes VII, p. 165, et XVII, p. 58, et ci-dessus, p. 199.

12. Tome IV, p. 83. — 13. *On* a été ajouté en interligne.

éclatante qui intéressât Rome en ce qu'elle a de plus sensible, et sur laquelle elle ne pût espérer qu'en la protection du P. Tellier[1]. Il étoit sans cesse occupé d'en trouver les moyens et d'en ménager la conjoncture ; l'affaire de la Chine, qui ne lui laissoit plus le[2] temps de différer, précipita son entreprise, dans laquelle il n'eut pour conseil unique, à la totale exclusion de tous autres, même jésuites, que[3] les PP. Doucin[4] et Lallemant[5], aussi fins, aussi[6] faux, aussi profonds que lui, et dont les preuves étoient faites que les crimes ne leur coûtoient rien[7], jésuites aussi furieux que lui, et aussi emportés contre le cardinal de Noailles, qui, pour quelque excès du P. Doucin, lui avoit fait ôter une[8] pension du clergé qu'il avoit attrapée d'un temps de foiblesse et de disgrâce des der-

1. On a vu, au tome XIII, p. 270-279, le P. de la Chaise et les jésuites échouer dans un furieux assaut à l'occasion de l'assemblée du clergé et de la disgrâce de M. du Charmel.

2. *De* corrigé en *le*.

3. Avant *que*, il y a un *et*, inutile, dans le manuscrit.

4. Louis Doucin, né à Vernon le 21 août 1652, entra au noviciat des Jésuites en 1668, fut exilé de Paris en novembre 1715, et mourut à Orléans le 21 septembre 1726. Il est l'auteur de plusieurs ouvrages sur le nestorianisme, l'origénisme, le protestantisme, le jansénisme et la constitution *Unigenitus ;* un lot de ses papiers est conservé à la Bibliothèque nationale, ms. Fr. 13 337. Turbulent, téméraire, affectant des allures de grand politique.

5. Jacques-Philippe Lallemant, né à Saint-Valery-sur-Somme le 18 septembre 1660, entra au Noviciat en 1677, et ne mourut que le 24 août 1748, après avoir été nommé en 1717 recteur du collège Louis-le-Grand. Il publia de très nombreux ouvrages sur les affaires de la Chine, contre le P. Quesnel et contre le jansénisme, enfin sur la bulle *Unigenitus*. Sa réfutation du P. Quesnel, parue en 1704, eut un grand succès selon une lettre inédite du duc de Beauvillier à l'évêque d'Alet, 12 décembre 1704. C'est lui qui, avec le P. le Tellier, avait conseillé au duc du Maine, en 1701, de fonder la publication des *Mémoires de Trévoux*.

6. Les deux *ss* d'*aussy* corrigent une autre lettre.

7. Sur le caractère des deux jésuites, voyez les *Mémoires de l'abbé le Gendre*, p. 275, 280, 288-290, 299, 302, 311 et 358.

8. *Un*, au manuscrit.

nières années d'Harlay, archevêque de Paris[1]. Ces deux jésuites demeuroient à Paris, en leur maison professe, où le P. Tellier demeuroit aussi, et tous trois, pour leur violence, leur profondeur et leur méchanceté, étoient secrètement la terreur de tous les autres jésuites, jusqu'aux plus confits[2] et les plus livrés aux vues, aux sentiments et aux intérêts de la Société. Les conjonctures aussi parurent favorables au P. Tellier. Il avoit, par Monsieur de Cambray, les ducs de Chevreuse et de Beauvillier; il avoit Pontchartrain par opposition à son père et par basse politique, il avoit d'Argenson[3]: par ces deux hommes, il étoit maître de faire revenir au Roi tout ce qui lui seroit utile sans y paroître. L'alliance et la liaison personnelle du cardinal de Noailles avec Mme de Maintenon ne l'embarrassoit plus: elle étoit usée dans cet esprit changeant. Trois hommes avoient succédé auprès d'elle à Monsieur de Chartres: l'évêque successeur et neveu, à cause de Saint-Cyr[4], mais qui, à vingt-sept ou vingt-huit ans, en étoit, pour ainsi dire, à recevoir encore du bonbon de sa main[5]; la Chétardie, curé de Saint-Sulpice, son confesseur, dont on a vu ailleurs l'extrême imbécillité[6], et Bissy, évêque de Meaux, que feu Monsieur de Chartres

1. Les registres des pensions sur le clergé pour les dernières années de l'archevêque Harlay (1690-1693) ne contiennent pas de mention du P. Doucin; mais il y a pour lui, dans le registre de la maison du Roi O[1] 52, fol. 109, au 24 juillet 1708, un brevet de pension de quatre cents livres sur le Trésor royal.

2. « On dit figurément qu'*une personne est toute confite en dévotion*, pour dire qu'elle est dans les grandes pratiques de la dévotion, et on dit aussi figurément, mais bassement, d'une personne très malicieuse, qu'*elle est confite en malice* » (*Académie*, 1718).

3. On a vu, p. 328, que les jésuites « comptoient » avec d'Argenson.

4. Tome XVIII, p. 238-239.

5. Les lexiques d'alors ne donnent pas cette locution figurée; le mot *bonbon* n'entra d'ailleurs dans le *Dictionnaire de l'Académie* qu'en 1798, avec cet exemple: « On promet du bonbon aux enfants, » ajoutant: « et ce mot semble tiré de leur langage. »

6. Tome XVIII, p. 240-241.

lui avoit donné comme son Élisée[1], qu'elle avoit adopté sur le même pied, et qui, sans qu'elle s'en aperçût, étoit à vendre et dépendre[2] corps et âme, pour sa fortune, aux jésuites, et plus particulièrement encore au P. Tellier et à ses deux acolytes : c'étoit une suite de ses menées secrètes à Rome pour la pourpre du temps qu'il étoit à Toul[3], et il s'étoit d'autant plus attaché à eux depuis sa translation à Meaux, que la confiance déclarée de Mme de Maintenon en lui le leur rendoit très considérable[4], comme eux à lui, en supplément, à Rome, des moyens d'arriver qui lui étoient retranchés par sa translation, qui faisoit cesser ses disputes avec M. de Lorraine[5]. Quelque bien qu'il fût avec Mme de Maintenon, le siège et l'alliance du cardinal de Noailles avec elle, un reste de considération et de privance qu'elle ne pouvoit lui refuser, faisoit toujours peur à l'évêque de Meaux, qui, par cet intérêt, n'étoit pas moins ardent à la ruine du cardinal de Noailles que le P. Tellier même[6]. Tous ces côtés assurés, l'épiscopat ne leur fit point de peur. Il faut se souvenir ici du

1. Le prophète Élisée, au commencement du neuvième siècle avant Jésus-Christ, était un disciple d'Élie, auquel Dieu avait ordonné de l'établir en sa place. — Saint-Simon emploiera de nouveau la même comparaison, encore pour M. de Bissy, dans la suite des *Mémoires*, tome XII, p. 143 et 145.

2. « On dit proverbialement : *C'est un homme qui est à moi à vendre et à dépendre*, pour dire c'est un homme dont je puis entièrement disposer » (*Académie*, 1718). Nous retrouverons cette locution dans la suite des *Mémoires*.

3. Tome XII, p. 54. — *Thoul* est en interligne, au-dessus de *Meaux*, biffé.

4. C'était le seul sens donné par le *Dictionnaire de l'Académie* de 1718 : « qui doit être considéré, important, de conséquence, dont on doit faire cas. »

5. Il a été dit en 1704 (tome XII, p. 54) que ses querelles avec le duc de Lorraine lui avaient « suffisamment frayé le chemin à Rome » pour le cardinalat.

6. Voyez le jugement que Fénelon portait en 1710 sur M. de Bissy, dans sa *Correspondance*, tome I, p. 373 et suivantes.

crédit que feu Monsieur de Chartres avoit emblé sur les[1] nominations pendant les dernières années du P. de la Chaise, et de quels misérables sujets il l'avoit rempli, avec les meilleures intentions du monde[2], et le P. Tellier avoit renchéri par art et dessein en pernicieux choix[3]. Ainsi, ils méprisèrent le gros, et ne doutèrent pas d'intimider et d'entraîner presque tous les autres. Il ne faut pas oublier encore qu'avec toute l'aversion et la crainte de ceux de Saint-Sulpice, des jésuites, et la jalousie et la haine de ceux-ci pour ceux-là, ils convenoient entièrement sur tout ce qui regardoit jansénisme en détestation[4], et Rome en adoration, les uns par le plus puissant intérêt, les autres par la plus grossière ignorance. Ainsi, les jésuites menèrent en cette affaire Saint-Sulpice en laisse tant qu'il leur plut[5], les yeux bandés, et s'en servirent à tous les usages qu'ils voulurent.

Le plan dressé et les mesures prises, il fut résolu d'exciter l'orage sans y paroître, et de le faire tomber sur un livre intitulé *Réflexions morales sur le Nouveau Testament*, par le P. Quesnel[6], et d'en choisir l'édition approuvée par le cardinal de Noailles lors évêque-comte de Châlons[7]. Quel étoit le P. Quesnel, dont il a été quelquefois mention dans ces *Mémoires*[8], et d'ailleurs si uni-

1. *La* corrigé en *les*.
2. Tomes XVII, p. 49, et XVIII, p. 237.
3. Ce qui précède, depuis *et le P. Tellier*, a été ajouté en interligne et sur la marge.
4. Ce substantif *détestation* est encore maintenu par l'*Académie*, avec la même définition et les mêmes exemples qu'en 1718.
5. Les mots *leur plut* ont été écrits en interligne, au-dessus de *voulurent*, biffé, et *ils* corrigé en *il*.
6. Il en a été parlé au tome XVII, p. 47.
7. C'est la seconde partie de l'ouvrage, relative aux Actes et Épîtres des apôtres, dont l'archevêque approuva l'édition parue en 1696 par un mandement à son clergé séculier daté du 23 juin 1695. Voyez notre tome II, p. 359, note 2, et ci-après, Additions et corrections, p. 582-584
8. Tomes II, p. 359, XI, p. 117-121, XIII, p. 274, et XVII, p. 47-48.

versellement connu, ce seroit chose superflue à expliquer[1]. Ce livre avoit été approuvé par un grand nombre de prélats et de théologiens[2]. Le célèbre Vialart[3], prédécesseur à Châlons du cardinal de Noailles, en avoit été un[4]. Son successeur, qui, avec toute l'Église de France, avoit une grande vénération pour un prélat d'une si grande réputation de piété et de doctrine, ne balança pas sur la même[5] approbation sans autre examen, et[6] à donner la sienne à une nouvelle édition qui s'en fit. Il y avoit plus de quarante ans[7] que ce livre édifioit toute l'Église sans avoir reçu la moindre contradiction. Bissy, évêque de Toul[8], qu'on va voir faire tant de figure et de fortune à ses dépens, l'avoit proposé à tout son diocèse, et, par un mandement public imprimé et fait exprès[9], avoit recommandé à tous ses curés d'en avoir

1. Les mots *à expliquer* ont été ajoutés en interligne.

2. Quand parut la première édition de 1672, l'évêque Vialart (ci-dessous) fut seul à l'approuver; mais plusieurs Sorbonistes, tels que Blampignon, Hideux, Ellies du Pin, recommandèrent celle de 1687.

3. Félix Vialart de Herse, né en 1613, docteur de la maison de Navarre en 1638, abbé de Pébrac et coadjuteur de Châlons-sur-Marne en 1640, évêque de la même ville en 1641, prit une très grande part aux affaires du Formulaire et de la Paix de Clément IX, et mourut le 10 juin 1680, en odeur de sainteté, ayant traité avec Quesnel, l'année précédente, pour son séminaire : c'est le marquis de Laigues qui les avait mis en relation. Le P. Léonard a laissé quelques notes sur lui, qui sont aux Archives nationales, MM 828, fol. 89. Sa vie fut écrite par Goujet, et le *Moréri* lui a consacré un article très élogieux. Ami de Mme de Sévigné, il figura comme témoin au mariage de sa fille.

4. Voyez l'ouvrage de feu M. Albert le Roy : *la France et Rome de 1700 à 1715*, p. 4-5, et la *Correspondance de Quesnel*, publiée par Mme Albert le Roy, tome II, p. 36. C'est l'*Abrégé de la morale de l'Évangile, ou Pensées chrétiennes*, en cours d'impression, que Vialart approuva par un mandement du 9 novembre 1671, où il conseillait à son clergé et à ses ouailles de lire et méditer ce livre.

5. Les mots *la mesme* sont en interligne, au-dessus de *son*, biffé.

6. *Et* a été ajouté en interligne. — De 1671 à 1711.

7. *Ans*, omis, a été écrit en interligne.

8. *Thoul* est en interligne, au-dessus de *Châlons*, biffé.

9. Il y a *expré* dans le manuscrit.

chacun un exemplaire, en les assurant que[1], dans l'impossibilité où leur peu de moyens les mettoit d'avoir plusieurs livres, celui-là seul leur suffiroit pour y trouver, pour eux et pour[2] l'instruction de leurs peuples, toute la doctrine et toute la piété qui leur étoient nécessaires[3]. Le P. de la Chaise l'avoit toujours sur sa table, et, sur ce qu'au nom de l'auteur quelques personnes lui en parlèrent avec surprise, il leur répondit qu'il aimoit le bien et le bon de quelque part qu'il vînt, que ses occupations lui ôtoient le temps de faire des lectures, que ce livre étoit une mine de doctrine et de piété excellente, que c'étoit pour suppléer à son peu de loisir qu'il le vouloit toujours sous sa main, parce que, dès qu'il avoit quelques moments[4], il l'ouvroit, et qu'il y trouvoit toujours de quoi s'édifier et s'instruire. Il sembloit qu'un livre si universellement lu et estimé depuis un si grand nombre d'années, et dont la bonté et la sûreté étoit annoncée dès les premières pages par un si grand nombre d'approbateurs célèbres, eût dû être à couvert de[5] tout dessein de l'attaquer ; mais l'exemple du succès obtenu contre le livre de *la Fréquente communion* de M. Arnauld[6], plus illustre encore par le nom de son auteur, le nombre, la dignité, la réputation de ses approbateurs, l'applaudissement avec lequel il fut reçu et lu, avoit rassuré le P. Tellier contre de pareilles craintes, et il ne douta[7] point de le faire attaquer

1. Conjonction écrite avec un *u* en plus de l'abréviation ordinaire.
2. Ce *pr* est répété deux fois, par mégarde.
3. Déjà dit dans le tome XVII, p. 47 et 48 ; voyez ce qu'en pensait l'auteur de *la France et Rome*, p. 297-298.
4. *Quelque*, au singulier, et *moments* au pluriel.
5. *Eust* est en interligne, au-dessus d'*eussent*, biffé, et *estre à couvert de* est également en interligne, au-dessus d'*empescher*, biffé.
6. Il a été parlé de ce livre du grand Arnauld dans notre tome V, p. 286, note 2. L'histoire en est racontée dans la 2e partie du tome I du *Moréri*, p. 350. Quand il fut soumis à l'examen de la Sorbonne, en 1656, soixante-douze docteurs se retirèrent plutôt que de le censurer. — Saint-Simon n'a pas souligné le titre ici.
7. *Douter*, ici encore, est pris au sens d'hésiter, balancer.

conjointement avec le cardinal de Noailles comme l'ayant approuvé. Pour un coup si hardi, il se servit de deux hommes les plus inconnus, les plus isolés, les plus infimes, pour qu'ils pussent être moins abordés, et plus dans sa parfaite dépendance. Champflour, évêque de la Rochelle[1], [*Add. St-S. 984*] étoit l'ignorance et la grossièreté même, qui ne savoit qu'être follement ultramontain, qui avoit été exilé pour cela lors des propositions du clergé de 1682, et que Saint-Sulpice et les jésuites, réunis en faveur de ce martyr de leur cause favorite, avoient, à la fin, bombardé à la Rochelle[2]; l'autre étoit Valderies de Lescure[3], moins ignorant, mais aussi grossier et aussi ultramontain que l'autre[4], aussi abandonné aux jésuites, qui l'avoient fait évêque de Luçon[5], ardent, impétueux et boute-feu[6] par sa nature : celui-ci pauvre[7] et petit gentilhomme[8], l'autre le

1. Étienne de Champflour : tome X, p. 401.

2. Cet évêque eut l'estime de tout son parti pour sa piété, sa droiture, et pour l'activité qu'il déploya dans l'affaire de la Constitution. Sa Vie a été écrite par l'abbé Antoine de Lantenay, en 1881 et 1883 ; par l'abbé Stanislas Braud, en 1883 ; par l'abbé Louis Bertrand, en 1900, dans le tome III de sa *Bibliothèque sulpicienne*, p. 92-136, où sont relevées et rectifiées plusieurs des allégations que nous allons rencontrer sous la plume de Saint-Simon, en même temps que d'autres du R. P. Bliard dans *le P. le Tellier et Saint-Simon*, et d'Albert le Roy dans *la France et Rome de 1700 à 1715*. Voyez-ci après, Additions et corrections, p. 584.

3. Jean-François de Valderiès de Lescure (Saint-Simon écrit : *Valderies*, sans accent), né à Clermont le 5 janvier 1644, avait été supérieur des prêtres du Mont-Valérien et était pénitencier et vicaire général du diocèse d'Albi lorsqu'il fut nommé à l'évêché de Luçon, en juin 1699 ; il mourut le 23 mai 1723.

4. *Mémoires de l'abbé le Gendre*, p. 279 ; Bliard, *le P. le Tellier*, p. 117 et suivantes.

5. Il les en remercia en leur donnant la direction de son grand séminaire ; c'est le cardinal de Noailles qui l'avait sacré dans la chapelle de l'Archevêché.

6. « On dit figurément, de ceux qui sèment des discordes et des querelles, que ce sont des *boute-feux* » (*Académie*, 1718).

7. Le *p* de *pauvre* surcharge *un*.

8. La famille de Lescure était originaire de l'Albigeois, où elle pos-

néant; et tous deux noyés dans la plus parfaite obscurité, et sans commerce avec personne[1]. Pour les dresser à ce qu'on leur voulut faire faire, on leur envoya un prêtre nommé Chalmet[2], élève de Saint-Sulpice, perfectionné à Cambray[3], et bien instruit par le célèbre Fénelon, qui espéroit son retour, et tout ce qui le pouvoit suivre de plus flatteur, de la chute de celui[4] de ses trois vainqueurs qui restoit[5], et de l'appui du P. Tellier, appuyé lui-même de ses anciens amis, mais qui ne pouvoient ouvrir la bouche en sa faveur. Ce Chalmet avoit de l'esprit et de la véhémence en pédant dur et ferré[6], livré aux maximes ultramontaines de Saint-Sulpice, dévoué à Monsieur de Cambray, et abandonné sans réserve aux jésuites, et en particulier au P. Tellier. Il s'en alla donc secrètement en Saintonge, s'établit tantôt à la Rochelle, tantôt à Luçon, et, fort caché dans ces commencements, les fit aboucher souvent tous deux en sa présence, les[7] endoctrina, mais si durement et si haut à la main, qu'ils firent souvent leurs plaintes d'un précepteur si absolu, et les ont depuis très souvent renouvelées avec peu de jugement et de discré-

sédait la seigneurie de Valderiès. Une généalogie insérée dans le tome X de l'*Histoire généalogique des pairs de France*, par le chevalier de Courcelles, remonte au douzième siècle.

1. Point du tout malins, au dire de M. de la Chétardye.

2. Philippe Chalmette, et non *Chalmet*, docteur en théologie, un des deux prêtres que Fénelon avait choisis pour organiser son séminaire en 1701. M. de Champflour le prit comme archidiacre à la Rochelle en 1707, et il fut envoyé plus tard à Rome pour l'affaire de la Constitution (Bliard, *le P. le Tellier*, p. 122, 124-127 et 183-184; Albert le Roy, *la France et Rome*, p. 323-332). On a des lettres et des mémoires de lui dans la *Correspondance de Fénelon*.

3. *Correspondance de Fénelon*, tomes I-IV, *passim*.

4. Le *c* de *celuy* corrige une *s*. — 5. Le cardinal de Noailles.

6. Nous avons eu *gueule ferrée* dans le tome XVIII, p. 65. « On dit figurément qu'*un homme est ferré*, qu'*il est ferré à glace*, pour dire qu'il est extrêmement habile dans la matière dont on parle, et très capable de s'y bien défendre. — *Style ferré*, qui a de la force avec beaucoup de dureté. » (*Académie*, 1718.)

7. *Les* surcharge *et*.

tion pour leur honneur. Il leur fit faire un mandement en commun portant condamnation du *Nouveau Testament*[1] du P. Quesnel, de l'édition approuvée par le cardinal de Noailles, lors évêque-comte de Châlons, avec une censure si reconnoissable de ce[2] prélat, que personne ne l'y put méconnoître, comme fauteur d'hérétiques, et avec les plus vives couleurs, sans aucune sorte de ménagement[3]. Cette pièce, qui étoit proprement un tocsin[4], n'était pas faite pour demeurer ensevelie dans les diocèses de Luçon et de la Rochelle: elle fut[5] non seulement envoyée à Paris, qu'on en inonda, mais, contre toute règle ecclésiastique et de police, affichée partout, et principalement aux portes de l'église et de l'Archevêché de Paris[6]; et ce fut par où le cardinal de Noailles et tout Paris en eurent la première notion[7].

1. Il a écrit en abrégé : *N. T.*

2. L'initiale de *ce* surcharge une autre lettre.

3. La correspondance de l'abbé de Langeron a autorisé l'auteur de *la France et Rome* à conclure que le véritable inspirateur de cette instruction pastorale, projetée depuis 1707, était Fénelon lui-même, quoiqu'il le niât formellement, tandis que les relations imprimées en faveur de M. de Noailles prouveraient, d'après les documents dont parlera Saint-Simon, que c'était l'œuvre du P. le Tellier. Elle fut signée par les deux évêques le 10 juillet, mais ne reçut de la publicité qu'au commencement de 1711. Voyez aussi les *Mémoires de l'abbé le Gendre*, p. 278-279, qui qualifient cette instruction d' « excellent ouvrage, d'un très grand travail, livre solide et bien écrit. »

4. Nous avons eu dans le tome XII, p. 276, l'emploi de *tocsin* au figuré. Plus tard on appela ainsi les libelles ou pamphlets publiés sur les affaires religieuses et destinés à mettre en branle l'opinion publique : voyez la suite des *Mémoires*, tomes XIII, p. 423, et XVI, p. 389, et la *Gazette d'Amsterdam*, 1716, Extraordinaires LII et LIV, et n° XCIII, annonce. A cette dernière date, on imprima un recueil de six tocsins attribués aux PP. Doucin et Fleuriau.

5. *Elle fut* corrige *ils furent*, et, plus loin, *envoyés* et *affichés* ont été corrigés en *envoyée* et *affichée*.

6. Tome IV, p. 111.

7. Cela se passa en février 1711. Le récit le plus précis est celui que J.-B. Denis, ancien secrétaire de l'évêque de Meaux, fit paraître en 1712 sous le titre de : *Mémoires-anecdotes.... du différend du cardinal*

Ces deux évêques avoient chacun un neveu au séminaire de Saint-Sulpice, fort sots enfants pour leur âge, et aussi peu capables[1] que leurs oncles de quoi que ce fût sans impulsion d'autrui, beaucoup moins d'une publication de ce mandement[2] si nerveuse, si prompte, si hardie, qui marquoit un concert entre plusieurs. Le cardinal de Noailles, si étrangement outragé par deux évêques de campagne[3], commit la faute capitale d'imiter le chien qui mord la pierre qu'on lui jette, et qui laisse le bras qui l'a[4] ruée[5] : il manda le supérieur du séminaire de Saint-Sulpice[6], à qui il ordonna de mettre dehors de sa maison ces deux jeunes gens sitôt qu'il y seroit retourné[7]. Le supérieur représenta le scandale d'un congé si subit, la vertu des deux ecclésiastiques, le tort que cela feroit à leur réputation : rien ne fut écouté. Le curé de Saint-Sulpice[8], averti par le supérieur en arrivant de l'Archevêché, espéra mieux de son crédit. Sa piété et sa simplicité n'étoient pas à l'abri de l'enflure[9] que lui donnoit la confiance entière de Mme de Maintenon, et la considération mêlée de

de Noailles avec les évêques de Luçon et de la Rochelle, et les Jésuites. Nous reproduirons, p. 584, une des lettres de Mme Dunoyer.

1. Le *p* de *capables* surcharge un *b*.

2. Le manuscrit porte : *mandem^ts*, au pluriel.

3. Comparez ci-dessus, p. 80, *curés de* campagne, et ci-après, p. 346.

4. *La,* sans apostrophe, au manuscrit.

5. « *Ruer,* jeter avec impétuosité, » était le premier sens donné par le *Dictionnaire de l'Académie* de 1718.

6. François Leschassier (tome IV, p. 83, note 4), doyen de la Faculté de Sorbonne, était supérieur du séminaire depuis 1704. Il mourut le 18 août 1725, à quatre-vingt-quatre ans.

7. Voyez ci-après, p. 585, l'indication de divers documents compris dans *la Correspondance de Fénelon.* L'abbé le Gendre, dans ses *Mémoires*, p. 281, attribue à ces jeunes gens l'affichage et la distribution du mandement : « Ils en distribuèrent des exemplaires largement, et la firent annoncer par plus de quinze cents affiches. Elles formoient comme une litre autour de notre église (Notre-Dame), tant il y en avoit ; on en compta jusques à vingt tant aux portes de l'Archevêché que dans l'avant-cour. » Comparez la *Relation* de 1712 indiquée ci-dessus, p. 341, note 7.

8. C'était M. de la Chétardye. — 9. Même emploi que ci-dessus, p. 19.

crainte qui en résultoit[1] : il courut à l'Archevêché[2] plein de cette confiance ; elle fut trompée. Il s'en revint plein d'indignation. Il fallut obéir sur-le-champ ; mais il arriva que Mme de Maintenon fut piquée du peu de considération que le cardinal de Noailles avoit montré pour son cher directeur, dont Bissy, évêque de Meaux, sut bien profiter. Cette expulsion fit grand vacarme[3]. Le cardinal rendit compte au Roi de l'injure qu'il recevoit, et lui en demanda justice[4] : le Roi entra dans sa peine, mais lui fit entendre qu'il avoit commencé par se la faire, et la chose traîna par la lenteur naturelle du cardinal et par le délai de ses audiences de huit jours en huit jours[5], qu'il ne crut pas devoir prévenir. Pendant ces intervalles on aigrissoit le Roi, qui différoit toujours, mais qui aimoit et respectoit le cardinal. Le P. Tellier directement, et le Meaux par Mme de Maintenon, retenoient le Roi, que le cardinal ne pressoit que mollement, et qui ne doutoit pas d'obtenir justice d'une chose si criante, tandis qu'on envoyoit aux deux évêques une lettre toute faite pour le Roi, à signer, qui la reçut par le P. Tellier, à qui elle fut adressée comme au ministre naturel de tous les évêques, et qui la présenta au Roi comme une fonction de sa place qui ne se pouvoit refuser. La lettre étoit également furieuse et adroite, et en commun des deux évêques ; il ne falloit que jeter les yeux dessus, car elle devint bientôt publique[6], pour voir que ces deux animaux

1. Ci-dessus, p. 334.

2. Saint-Simon a écrit en abrégé : *arch.*, qu'on pourrait aussi bien lire *archevêque*. — Nous avons déjà eu occasion (tome IV, p. 111) de dire que le palais archiépiscopal se trouvait dans la Cité, au sud de l'église Notre-Dame, et en communication avec elle.

3. *La France et Rome*, p. 338-340.

4. Voyez le livre du P. Bliard sur le P. le Tellier, p. 131 et suivantes, et la lettre LXXXIV de Mme Dunoyer.

5. Le vendredi, jour du conseil de conscience.

6. Elle parut dans les gazettes : *Lettres historiques*, tome XXXIX, p. 685-693.

mitrés[1] n'y avoient[2] eu de part que leur signature, et qu'elle étoit du plus habile et du plus délié courtisan, aussi bien que de l'écrivain le plus malicieusement emporté. Après avoir comblé le Roi d'éloges et l'avoir comparé à Constantin[3] et à Théodose[4] par[5] son amour et sa protection pour l'Église, ils la lui demandoient, non[6] pour eux-mêmes, prosternés à ses pieds, ni pour leurs neveux, mais pour l'Église, pour l'épiscopat, pour la liberté de la bonne doctrine, et justice de l'attentat par lequel le cardinal de Noailles prétendoit l'opprimer, en montrant, par l'exemple fait sur leurs neveux, ce que pouvoit attendre tout homme soupçonné de défendre la bonne cause, sans en être même convaincu, comme leurs neveux ne l'étoient pas de la distribution ni de l'affiche de leur mandement. Après une longue et[7] forte prosopopée[8] contre le P. Quesnel et[9] ses *Réflexions morales sur le Nouveau Testament* approuvées par le cardinal de Noailles, ils représentèrent ce cardinal[10] comme un ennemi de l'Église, du Pape et du Roi, tel que, sous Constantin et ses premiers

1. « *Mitré* n'a d'usage que dans ces phrases : *abbé crossé et mitré, abbaye crossée et mitrée* » (*Académie*, 1718). Il a déjà été parlé du libelle *le Cochon mitré*, publié contre l'archevêque de Reims (tome XIX, p. 46), et nous avons eu *fripons mitrés*, ci-dessus, p. 86, note 4.
2. *Avoit* a été corrigé en *avoient*.
3. Constantin (274-337 après J.-C.), fils de Constance Chlore et d'Hélène, fut désigné comme césar en juillet 306 ; converti en 312, au milieu de la bataille du Tibre, par l'apparition du Labarum, il se fit alors recevoir catéchumène, et arrêta la persécution contre les chrétiens. C'est par ses soins que se réunit le concile œcuménique de Nicée.
4. Théodose, d'origine espagnole, commandait les troupes romaines en Asie-Mineure lorsqu'il fut associé à l'Empire en 379 ; s'étant fait baptiser l'année d'après, il réunit en 381 le concile général de Constantinople et détruisit autant qu'il put les restes de l'idolâtrie.
5. *P^r* corrigé en *par*. — 6. *Non* a été ajouté en interligne.
7. *Et* a été ajouté en interligne.
8. Terme de rhétorique déjà relevé au tome XV, p. 227.
9. Cet *et* a été ajouté en interligne.
10. Les mots *ce Card.* ont été ajoutés en interligne ; mais Saint-Simon a oublié de biffer *le* avant *representerent*.

successeurs, furent ces évêques de la Ville impériale[1] qui faisoient tout trembler sous leur autorité, et sous qui les évêques orthodoxes[2] gémissoient[3]. La lettre étoit longue et se soutenoit par tout le style, l'art qui perçoit à travers la ruse[4]. Ce portrait si dissemblable au naturel[5], à la vie, aux mœurs, à la conduite du cardinal de Noailles, l'emportement de toute la pièce dévoiloit à nu[6] le mystère d'iniquité, et découvroit à plein qu'une lettre si hardie, si fine, si forte, n'avoit pas été composée à la Rochelle ni à Luçon, et que dans l'embarras[7] de couvrir une attaque faite de gaieté de cœur avec l'éclat le plus irrégulier et le plus injurieux, dont l'art étoit employé à profiter de l'expulsion des neveux du séminaire de Saint-Sulpice pour irriter un Roi si jaloux de son autorité, et pour changer[8] l'état de la question, se rendre agresseurs, et réduire le cardinal à la défensive. C'est ce qui lui arriva en effet. Il avoit été bien reçu sur les plaintes des injures du mandement, l'expulsion des neveux lui avoit été plutôt remise devant les yeux que reprochée ; mais, quand il voulut porter ses plaintes de la lettre, le Roi, qu'on avoit eu le temps d'aigrir et de préparer, revint sèchement aux neveux, avec un reproche amer de s'être fait

1. Comme Macédonius, Eudoxe, Démophile, Arsace, Nestorius, tous ariens ou hérétiques de Constantinople, en rupture avec l'Église de Rome.

2. Il a écrit : *ortodoxes*, et le *t* surcharge un *d*.

3. « Les nouveautés, disait-elle, en matière de religion, n'ont jamais prévalu dans les États qu'autant qu'elles ont été appuyées par des évêques puissants et redoutables à leurs confrères, et les plus grands maux de l'Église sous les empereurs chrétiens sont venus des évêques des Villes impériales, qui abusoient de l'autorité que leur place leur donnoit. » Comparez la suite des *Mémoires*, tome IX de 1873, p. 161.

4. On en trouvera le texte dans le livre de Denis, p. 219-224, dans les *Œuvres complètes de Fénelon*, dans le livre de l'abbé Braud, etc.

5. Le *Dictionnaire de l'Académie* de 1718 donnait des exemples de *dissemblable* suivi des préposition *à* et *de*.

6. *Nud* est en interligne, au-dessus de *plein*, biffé.

7. Et qu'elle n'avait été composée que dans l'embarras.

8. L'initiale de *changer* corrige *se r[endre]*.

justice au lieu de l'attendre de lui. Néanmoins, quoique pris à un hameçon si grossier, il demeura encore plus choqué de l'insolence des deux évêques : il laissa voir au cardinal qu'il sentoit que la querelle sur le livre étoit aussi peu nécessaire que peu attendue après un si long espace de la réputation non interrompue de cet ouvrage, et qu'ils lui en vouloient moins qu'à sa personne. Ce fut une seconde et très lourde faute du cardinal de n'avoir pas porté le mandement et la lettre à cette audience : pour peu qu'il en eût lu au Roi quelques endroits principaux en injures et en adresse, qu'il eût su les paraphraser, profiter de la disposition du Roi à cet égard, lui faire sentir la cabale, le desir de faire du bruit, et combien deux plats évêques de campagne[1] étoient peu capables d'eux-mêmes d'enfanter ce dessein, et de l'exécuter avec tant d'art, d'éclat et de hauteur, il auroit déterminé le Roi à imposer de façon que l'affaire auroit été dès là étouffée ; mais le cardinal, lent, doux, peu né pour la cour et pour les affaires, plein de confiance en sa conscience et en ce qu'il étoit en soi et auprès du Roi[2], se tint pour content d'avoir remis les choses, à la fin de son audience, où elles en étoient avant la lettre des deux évêques, et ne douta point de recevoir une satisfaction convenable, telle que le Roi la lui avoit promise lorsqu'il lui en avoit parlé la première fois[3]. A son tour, le P. Tellier eut son audience : il y eut moyen de piquer le Roi de nouveau sur son autorité, et sur la protection due à des prélats infimes et abandonnés, qui se trouvoient à la veille d'être persécutés pour la bonne doctrine. L'évêque de Meaux avoit, de son côté, travaillé auprès de Mme de Maintenon : de manière que, lorsque, huit jours après, le cardinal de

1. Ci-dessus, p. 80. Comparez, tome II, p. 346, *diocèse de campagne.*

2. Ci-dessus, p. 340-343. Saint-Simon reviendra encore sur ces traits de caractère ; voyez aussi les *Mémoires de l'abbé le Gendre,* p. 417, et Albert le Roy, *la France et Rome,* p. 7-8 et 237.

3. Ci-après, Additions et corrections, p. 585-586.

Noailles revint à l'audience, il fut bien étonné que le Roi lui ferma la bouche sur cette affaire, et lui déclara que, puisque sans lui il s'étoit fait justice à lui-même, il n'avoit qu'à s'en tirer tout comme il voudroit, sans l'y mêler davantage, et que c'étoit tout ce qu'il pouvoit de plus en sa faveur[1]. C'étoit bien là où on en vouloit venir pour les deux évêques, qui ne s'étoient plaints que pour se soustraire à ce que méritoit l'injure qu'ils avoient faite, et qui, ainsi mis hors de cour[2], se trouvoient, après une calomnie si publique, et sur la foi, égalés au cardinal de Noailles malgré tant et de si grandes disproportions. Dans ce fâcheux état, le cardinal dit au Roi que, puisqu'il l'abandonnoit à la calomnie et à l'insulte, sans même avoir pu mériter ni deviner ce qui lui arrivoit, il le supplioit au moins de trouver bon qu'il se défendît, et il se retira avec la sèche permission de faire tout ce qu'il jugeroit à propos. Deux jours après, il publia un mandement court et fort[3], par lequel il prétendit montrer diverses erreurs dans celui des deux évêques. Il l'y traita de libelle fait sous leur nom, dont il disoit, assez peu à propos, qu'il les croyoit incapables, s'éleva contre l'inquiétude du temps sur la doctrine, et sur la licence de quelques évêques de s'ingérer dans la moisson d'autrui, défendit, sous les peines de droit, la lecture de ce mandement, qu'il flétrit en plusieurs manières. Il sembloit qu'il eût droit d'en user de la sorte par l'abandon et par la permission du Roi, et que c'étoit encore avec ménagement par rapport à

1. Voyez les *Mémoires-anecdotes* de Denis, p. 236-240.

2. « On dit, en termes de pratique, *mettre hors de cour*, ou *hors de cours et de procès*, pour dire renvoyer les parties, ou une des parties, comme n'y ayant pas sujet de plaider » (*Académie*, 1718).

3. Ce mandement, daté du 28 avril 1711, fut imprimé et publié sous le titre suivant : « Ordonnance de Son Éminence le cardinal de Noailles, archevêque de Paris, portant défense de lire certains écrits publiés sous le prétendu titre d'*Ordonnances et instructions pastorales attribuées à Messieurs les évêques de Luçon et de la Rochelle*, et de *Mandement de M. l'évêque de Gap*. » Saint-Simon va parler de ce dernier, p. 349.

la nature de la chose ; néanmoins, ce fut un nouveau crime, qui lui fit envoyer défense d'aller à la cour, s'il n'y étoit mandé[1]. Les deux évêques, c'est-à-dire ceux qui les mettoient en avant, profitant du succès de leur trame, écrivirent de nouveau[2]. Hébert, de la congrégation de la Mission[3], avoit acquis une grande et juste réputation étant curé de Versailles[4] ; le cardinal de Noailles lui avoit fait donner l'évêché d'Agen[5] nonobstant les constitutions de cette congrégation qui excluent leurs membres de l'épiscopat[6]. Il faisoit merveilles dans son diocèse, où il étoit comprovincial[7] des deux évêques[8]. Il leur écrivit une

1. Ci-après, p. 585-586.

2. Dès le 14 mai ils publièrent une « Instruction pastorale.... au clergé et aux peuples de leurs diocèses sur le livre intitulé : *Justification des Réflexions sur le Nouveau Testament*, etc., » dans laquelle ils renouvelaient leurs attaques. Il parut aussi en même temps une « Dissertation théologique sur cette parole de saint Paul à Timothée : « Gardez le dépôt, *depositum custodi*, » dans laquelle était examinée la question de savoir s'il était permis à un évêque d'interdire à ses diocésains la lecture de mandements émanés d'un autre évêque. En revanche, les libraires de Paris publièrent une requête en faveur du cardinal, qui est reproduite dans les *Mémoires* de Denis, p. 231-234.

3. François Hébert : tome VIII, p. 241. Il était né à Tours le 13 septembre 1651, mais était fils d'un marchand de Paris. Le Dépôt des affaires étrangères possède des Mémoires de lui, qui auraient été communiqués à la Beaumelle. M. l'abbé Durengues a écrit sa *Vie* en 1898.

4. Les contemporains s'accordent à lui reconnaître un grand esprit, une science éminente, une vertu exemplaire.

5. Le premier éditeur de la correspondance de Madame prétend (recueil Brunet, tome II, p. 26) que ç'aurait été en récompense de sa participation au mariage de Mme de Maintenon avec le Roi. — Cet évêché rapportait vingt ou vingt-cinq mille livres.

6. Les Prêtres de la Mission, ou Lazaristes, ne pouvaient être que vicaires apostoliques dans les pays infidèles, mais non évêques, et cette prohibition, imposée par la règle de saint Vincent de Paul, est encore en vigueur de nos jours.

7. Appartenant à la même province ecclésiastique. Ce mot n'est pas admis par *l'Académie*. Nous l'avons déjà eu, au tome VIII, p. 444, dans un acte de l'évêque de Noyon, et le trouvons dans les *Mémoires de Mathieu Marais*, tome III, p. 529.

8. Ils relevaient tous trois de la métropole de Bordeaux.

excellente lettre, savante, forte, pieuse, par laquelle il leur représenta avec beaucoup de modestie épiscopale le tort extrême qu'ils avoient de troubler l'Église, et d'attaquer personnellement le cardinal de Noailles[1]. Cependant ses ennemis ne dormoient pas[2], et travailloient à lui en susciter d'autres. Il parut un mandement de Berger de Malissoles, évêque de Gap[3], moins grossier, mais aussi mordant[4], que le cardinal défendit par un[5] autre, comme il avoit fait celui des deux évêques[6]. Ensuite il écrivit une belle lettre à l'évêque d'Agen contenant l'histoire de tout ce qui s'étoit passé, mais avec une mesure et une modestie qui la relevoit encore, et qui fut comme un manifeste de sa part qui fut distribué partout[7]. L'affaire[8], en elle-même, avoit indigné tout ce qui n'étoit pas dévoué aux

1. « Lettre de Monseigneur l'évêque d'Agen à Messeigneurs les évêques de Luçon et de la Rochelle, sur leur lettre écrite au Roi contre M. le cardinal de Noailles. » Voyez *la France et Rome*, p. 342 et suivantes. Dès le 24 avril, le chapitre de Paris avait pris une conclusion contre la lettre des deux évêques (Bibl. nat., Ld⁴, n° 656), et il fit pour eux, le 27, une espèce d'amende honorable au cardinal. Le texte des principales pièces fut publié dans le *Journal de Verdun* et dans les gazettes étrangères, comme il a été dit plus haut.

2. Voyez, dans le *Catalogue de la Bibliothèque nationale*, tome V, série Ld⁴, n°s 659 et 667, les titres de deux pamphlets qui parurent alors.

3. François Berger de Malissoles, né en 1676, était vicaire général de l'évêché de Die et contribua fort à la réorganisation de ce diocèse lorsque le Roi l'eut nommé évêque de Gap en avril 1706; il mourut le 21 août 1738.

4. Le ms. Arsenal 2031 renferme les correspondances et papiers de l'évêque de Gap, à partir du 21 mai 1711. Albert le Roy a parlé de cette intervention dans le conflit (4 mars 1711) à la page 341 de *la France et Rome*. Le mandement de Monsieur de Gap fut imprimé, affiché et distribué à Paris même, ce qui constituait un nouveau manquement aux règles de la hiérarchie diocésaine.

5. Ici, on passe à la page 1080 du manuscrit, ce chiffre corrigeant *1078*.

6. Ordonnance du 28 avril, qui parut le 3 mai, défendant la lecture des divers mandements et lettres déjà parus (*ibidem*, p. 342). Voyez les *Mémoires-anecdotes* de Denis, p. 225-231.

7. Le Roy, *la France et Rome*, p. 342 et suivantes.

8. *L'affaire* surcharge *tout ce* [*la*].

jésuites ou à la fortune, ou aveuglé de l'abus qui se faisoit du jansénisme pour décrier et perdre qui on vouloit. Ce manifeste acheva d'enlever ce qui restoit de gens neutres, et fit un tel effet, que les agresseurs, qui pensoient déjà avoir étourdi le cardinal de Noailles, en furent effrayés, et ne[1] songèrent que plus efficacement aux moyens de profiter de tous leurs avantages et de le pousser en si beau chemin. J'en demeurerai là pour le présent[2] : il est temps de rentrer en d'autres matières.

Bagatelles d'Espagne.

L'Espagne, comme je l'ai dit d'avance[3], produisit peu de choses cette année. Ses incroyables[4] efforts l'avoient trop épuisée pour pouvoir profiter par de nouveaux succès de ceux qu'ils avoient produits contre toute espérance, et les ennemis, battus contre la leur après un court triomphe, n'étoient pas en état de se relever. Ils abandonnèrent Balaguier[5], où ils n'avoient que deux ou trois cents hommes, sur le bruit qu'il alloit être assiégé[6]. Bientôt après Muret, lieutenant général[7], prit la Seu-d'Urgel[8]; mais, peu après[9], le gouverneur de Miranda-de-Duero, place

1. *Ne ne*, au manuscrit.
2. Il n'y reviendra qu'à la fin de 1711, dans notre tome XXII, lorsque le Roi renverra l'affaire au jugement du duc de Bourgogne.
3. Ci-dessus, p. 298-299.
4. Les premières lettres d'*incroyables* surchargent *eff*[*orts*].
5. Ci-dessus, p. 106.
6. C'est le 23 février que les deux derniers bataillons laissés dans Balaguer par M. de Stahrenberg abandonnèrent cette ville sans coup férir (*Gazette*, p. 149 ; *Dangeau*, p. 344, 349, 354 et 358 ; *Sourches*, p. 43 et 48 ; vol. Guerre 2328, n° 46, lettre du duc de Vendôme du 25 février ; *Lettres historiques*, tome XXXIX, p. 236, 338, 465-466.
7. Tome XIV, p. 94.
8. Ville et évêché de Catalogne, dans la province de Lerida, près du confluent de la Sègre et de la Belica : Vayrac, *État présent de l'Espagne*, tome I, p. 134. C'est Dangeau (p. 365) qui a annoncé le siège de cette ville, dont ne parlent ni la *Gazette*, ni les *Mémoires de Sourches*. Le 25 novembre, la prise de Cardone fut une très belle action : Guerre, vol. 2329, n°s 188, 207, 212, 228, 232, 234.
9. Les mots *peu apres* sont en interligne, au-dessus de *bientost*, biffé.

importante sur la frontière de Portugal[1], se laissa corrompre, et vendit pour une grosse somme d'argent aux Portugais la place et mille hommes qu'il avoit dedans[2]; et bientôt après, en Sicile, les Autrichiens se saisirent de Palerme[3].

Maillebois, reste otage à Lille, s'en sauve.

Maillebois, fils de Desmaretz, à qui sa femme[4] et le cardinal Fleury ont longtemps depuis fait faire un si grand et si triste personnage[5], étoit toujours à Lille depuis sa prise, demeuré par la capitulation[6] en otage, avec un commissaire des guerres[7], de ce qui étoit dû aux magistrats et aux bourgeois de la ville[8]. Ils surent que, pour en

1. Ci-dessus, p. 107. Ce gouverneur ou lieutenant de roi s'appelait Mendoza.

2. *Dangeau*, p. 370-371 et 374; *Sourches*, p. 85; *Gazette*, p. 185, 197 et 209; *Gazette d'Amsterdam*, n[os] xxx et xxxi; vol. Guerre 2328, n° 85.

3. Ce qui précède, depuis *et bientost*, a été ajouté dans le blanc resté à la fin du paragraphe. Il n'y avait pas eu de prise de Palerme; sans doute Saint-Simon a mal lu le passage suivant de Dangeau (6 mai, p. 402) : « Il étoit parti une flotte de Naples qui porte à Barcelone quinze cents hommes et beaucoup de vivres.... L'on a appris ces jours-ci que cette flotte avoit été battue d'une cruelle tempête. Les vaisseaux ont été dispersés, et il y en a eu deux qui ont été portés à Palerme, et dont les Espagnols se sont rendus maîtres. » C'est dans cette même rade de Palerme que du Quesne et Vivonne avaient détruit la flotte hispano-hollandaise le 2 juin 1676.

4. Marie-Emmanuelle d'Alègre : ci-dessus, p. 299.

5. Maillebois fut nommé maréchal de France en 1741 par la protection du cardinal de Fleury, quoique sa valeur militaire fût fort controversée : voyez les critiques qui coururent sur sa campagne d'Italie en 1746, dans le tome II des *Lettres de Marville au ministre Maurepas*, p. 264-272, 277 et 279-280. Quant à la maréchale, c'était une « très méchante femme, » dont les criailleries, plus tard, importunèrent tout le monde (*Journal de Barbier*, tome III, p. 393).

6. Le participe *demeuré* a été répété par mégarde après le substantif *capitulation*.

7. C'était M. de Saint-Martin, et il y avait un troisième otage, M. de Tournin, maréchal de camp.

8. Tome XVI, p. 366, 480 et 681-682. Dangeau a dit alors (tome XII, p. 286, 13 décembre 1708): « Le prince Eugène a retenu pour otages des dettes faites par les François à Lille MM. de Tournin, de Maillebois et de Saint-Martin. Il étoit porté par la capitulation qu'ils retiendroient trois otages à leur choix pour le payement de ces dettes-là, et ils ont choisi

presser le payement, on étoit sur le point de les enfermer dans la citadelle contre la teneur de la capitulation[1] : ils se sauvèrent, et[2] gagnèrent Arras avec une escorte que le maréchal de Montesquiou envoya à mi-chemin au-devant d'eux[3]. D'Arras ils écrivirent au comte d'Albemarle, qui commandoit en Flandres pour les ennemis, et lui rendirent raison de leur conduite[4] ; et, de là, Maillebois vint à la cour, où le Roi l'entretint longtemps dans son cabinet, Desmaretz seul en tiers[5]. Il avoit rencontré en chemin

M. de Maillebois comme fils aîné de M. Desmaretz, et, en même temps, ils lui ont donné congé pour venir ici passer quelques jours. » C'était la règle en pareil cas, et, pendant ce séjour sur parole, le bruit courut que M. de Maillebois épouserait Mlle de Jarnac en même temps que se ferait le mariage de sa sœur avec le marquis de Béthune-Orval nommé ci-dessus, p. 213.

1. Dès le mois d'octobre 1709, M. de Maillebois étant encore à Paris, les Hollandais avaient fait enfermer dans la citadelle les deux autres otages, pour activer, disaient-ils, le payement des dettes, et on n'avait pu les faire sortir de prison qu'au mois de février suivant (*Correspondance des Contrôleurs généraux,* tome III, n° 599). En 1711, selon les *Mémoires de Sourches,* p. 70, il fut question de les envoyer à Groningue, et même en Angleterre. Voyez aussi *Dangeau,* p. 367, la *Gazette d'Amsterdam,* n° XXVI, et Sautai, *le Siège de Lille,* p. 422-423. Suivant une lettre de Saint-Martin (Guerre, vol. 2299, n°s 128-129), ils se décidèrent à la fuite parce que, au lieu de leur donner congé pour aller chercher des fonds, et malgré la résistance de M. d'Albemarle, les représentants des États-Généraux avaient décidé de les remettre en réclusion dans la citadelle et d'agir de même avec tous les otages qui se trouvaient dans le même cas.

2. *Et* a été ajouté en interligne.

3. C'est dans la nuit du 22 au 23 mars qu'eut lieu l'évasion : *Dangeau,* p. 367, où tout cela est pris ; *Sourches,* p. 70.

4. *Dangeau,* p. 370. La lettre de M. de Maillebois, datée d'Arras, le 23 mars, a été publiée dans les *Pièces intéressantes et connues,* tome V, p. 389-394. Cet incident, contraire en apparence au droit des gens, mais provoqué par les rigueurs qui ont été dites plus haut, donna lieu à des réclamations du duc d'Albemarle, mais surtout du commissaire hollandais Pesters, comme on le verra ci-après, dans l'appendice XVII, et dans d'autres lettres que contiennent les volumes du Dépôt de la guerre 2302, 2303 et 2310.

5. Le 27 mars, aussitôt après le lever du Roi (*Dangeau,* p. 368)

Surville, en otage aussi à Tournay[1], d'où il avoit eu permission de faire un tour chez lui, et qui s'en retournoit à Tournay. Maillebois l'avertit de son aventure, lui fit peur d'être mis dans la citadelle de Tournay, tellement que Surville s'en retourna chez lui en Picardie, en attendant les ordres du Roi là-dessus[2].

Étrange fin de l'abbé de la Bourlie à Londres.

J'ai parlé ailleurs de l'abbé de la Bourlie frère de Guiscard, qui, ayant plusieurs bénéfices et nul mécontentement, passa en Hollande et en Angleterre, promit merveilles aux Cévennes, qu'il ne tint pas, et publia des libelles très séditieux par le Languedoc[3]. Traître à sa patrie, il ne fut pas plus fidèle à ceux à qui il s'étoit donné. Je ne sais de quoi il se mêla contre le ministère[4]; mais, à la fin de mars, il fut arrêté à[5] Londres, dans le parc de Saint-James[6], par ordre de la reine, pour des commerces suspects[7]. Conduit chez Saint-Jean, secrétaire d'État[8], il se saisit d'un canif qu'il trouva sur une table de

1. Depuis septembre 1709: tome XVIII, p. 158.

2. Saint-Simon prend cette nouvelle à Dangeau, p. 325 et 367-368. Surville, à ce propos, expliqua ses engagements avec Malborough et Eugène (Guerre, vol. 2299, nos 359, 360).

3. Tome XII, p. 145-147, et tome XIII, p. 439. Depuis qu'il était en Angleterre, il portait le titre de marquis de Guiscard.

4. Le *Journal de Torcy*, p. 399-400 et 413, nous révèle qu'il avait fait des offres de service, et qu'on était tout près de lui envoyer l'agent Bussy. Comparez un article du *Journal de Verdun*, mai 1711, p. 341-347.

5. *A* surcharge *da[ns]*.

6. Il a été parlé du palais de Saint-James dans le tome V, p. 60. Le parc qui y attenait, et qui était public, réunissait naguère encore les deux palais de Saint-James et de Whitehall.

7. *Dangeau*, p. 369 ; *Sourches*, p. 75. On trouvera à l'Appendice, no XVIII, le récit que la *Gazette d'Amsterdam* fit de cet événement dans ses Extraordinaires XXV et XXVIII ; il s'était passé le 8 mars. Comparez le recueil de Lamberty, tome VI, p. 532-541, et les volumes Guerre 2299, no 296 ; et 2317, nos 175, 201, 204, 216, 228.

8. Henri Saint-John, plus connu sous le nom de Bolingbroke, né en 1678, élu membre de la Chambre des communes en 1699, tenait depuis lors une place très importante dans le parti tory. Il devint secrétaire d'État de la guerre en 1704, garde des sceaux en 1710, fut créé

l'antichambre sans qu'on s'en aperçût ; il entra dans le cabinet où il étoit attendu par les ducs d'Ormond[1], de Buckingham[2] et d'Argyle[3], et par les deux secrétaires d'État Harley[4] et Saint-Jean. Le premier[5] l'interrogea : au lieu de lui répondre, il lui donna deux coups de canif dans le ventre, qui, heureusement, ne firent que glisser légèrement. On se jeta sur ce galant homme, qui reçut trois coups d'épée. Il fallut le lier pour le panser à la prison de Newgate[6], où on le mena. Il demanda à parler en par-

vicomte Bolingbroke en 1712, et prit sous ce nom une part très active aux négociations d'Utrecht. Destitué à l'avènement de Georges Ier, et accusé de haute trahison, il dut s'enfuir en France, et ne s'en retourna qu'en 1723, se consacra depuis lors à la littérature politique et aux controverses religieuses, et mourut le 12 décembre 1751. Son ouvrage le plus connu, les *Mémoires secrets sur les affaires d'Angleterre depuis 1710 jusqu'en 1716*, eut plusieurs éditions.

1. Jacques Butler : tome X, p. 231.

2. Jean Sheffield, titré d'abord comte Mulgrave, né en 1648, capitaine de cavalerie en 1667, colonel en 1673, devint un des favoris de Jacques II, qui le fit entrer au conseil privé et le nomma lord chambellan en 1685 ; lors de la révolution de 1688, il se rallia à Guillaume III, qui le créa marquis de Normanby et l'appela dans le conseil du cabinet en 1694 ; disgracié en 1696, il revint en faveur à l'avènement de la reine Anne, qu'il avait, selon la chronique galante, fort courtisée dans sa jeunesse, rentra au conseil privé, fut créé duc de Buckingham en 1703, et eut en 1711 la présidence du Conseil ; il mourut le 24 février 1721. Il avait épousé en 1706 la comtesse Anglesey, bâtarde de Jacques II, qui fut faite première dame d'honneur de la reine en juin 1711, à la place de la duchesse de Marlborough.

3. Jean Campbell, deuxième duc d'Argyll, né en 1678, avait eu en 1709 le grade de lieutenant général et s'était distingué à la prise de Tournay et à la bataille de Malplaquet. Très hostile à Marlborough pour des causes restées mystérieuses, il contribua à sa chute, et fut envoyé commander en Catalogne en mars 1711, à la place de Stanhope. Grand maître de la garde-robe en 1714, chargé en 1715 de commander les troupes envoyées en Écosse contre le comte de Mar, mais disgracié en 1716, il fut rappelé en 1719, fait grand maître de la maison du roi et créé duc de Greenwich ; il mourut en 1743.

4. Robert Harley : tome XII, p. 156. — 5. *Le pr* corrige *ce dr*.

6. Cette prison tirait son nom d'une ancienne porte de la Cité conservée lors de la démolition des fortifications.

ticulier au duc d'Ormond, qui y fut. Ce malheureux y mourut peu de jours après, sans avoir voulu prendre de nourriture ni parler, et des blessures qu'il se fit[1].

Mariage de Lassay; sa famille. [Add. SᵗS. 985]

Lassay[2] maria, en ces temps-ci, son fils[3] à sa sœur[4]. Leur nom est Madaillan, trop connu dans l'histoire de la vie du fameux duc d'Épernon, sur la fin[5]. Lassay avoit fait toutes sortes de métiers, dont Madame la Duchesse a fait une chanson qui les décrit d'une manière très plaisante et peu flatteuse[6]. Elle ne se doutoit pas alors de ce qui lui est arrivé depuis avec son fils[7]. Le père avoit été marié plusieurs fois, et mal toutes[8]; il épousa en secondes noces la fille d'un apothicaire, que le duc Charles IV de Lorraine avoit voulu épouser aussi[9], et dont il ne put être empêché

1. *Dangeau*, p. 375; *Sourches*, p. 81; Dépôt de la guerre, vol. 2299, nº 275; lettres LXXVII et LXXVIII de Mme Dunoyer, dans le tome III, p. 388-397. Il mourut de la gangrène le 28. On vendit ses meubles pour payer ses dettes (*Gazette d'Amsterdam*, nº XXXII). Ci-après, appendice XVIII.

2. Saint-Simon écrit ici : *Lassé*.

3. Léon de Madaillan : tome III, p. 32. Nous le verrons chargé en 1713 d'une mission diplomatique en Prusse. Le comte Clément de Ris a jadis consacré une notice à ce Lassay dans le *Bulletin du Bibliophile*, année 1870-1871, p. 240-258.

4. Sa sœur consanguine. — Reine de Madaillan, fille du marquis de Montataire père de Lassay, et de sa seconde femme Anne-Marie-Thérèse de Rabutin, fille du fameux Bussy (tome XIV, p. 372), épousa par contrat du 2 avril 1711 (*Dangeau*, p. 371; *Sourches*, p. 77; *Mercure* du mois, 2ᵉ partie, p. 116-120) son neveu consanguin Léon de Madaillan. Elle ne mourut que cinquante-trois ans plus tard, et l'abbé Fresneau, vicaire à Saint-Eustache, prononça son oraison funèbre, le 21 avril 1763, dans la chapelle de l'hôpital de la Charité. Saint-Simon a fait son éloge dans l'Addition nº 143, qui a été placée au tome III, p. 344.

5. Déjà dit dans le tome III, p. 30.

6. *Nouveau siècle de Louis XIV*, tome IV, p. 145 :

Dévot guerrier, impie amant,
Courtisan héros de province,
Tu n'es encore, à quarante ans,
Que maquereau d'un jeune prince.
Le mérite, à la cour, est mal récompensé :
N'est-il pas vrai, Lassé ?

7. Ci-après, p. 357. — 8. Tome III, p. 31-33.

9 Marie-Anne Pajot : *ibidem*, p. 31-32.

que par force. Lassay la perdit, et, dans le désespoir de son amour, il se retira dans la plus grande solitude auprès des Incurables, et dans une grande dévotion. Quelques années le consolèrent[1], l'ennui le prit : il ajusta sa maison[2], et chercha à se remettre dans le monde. Il avoit de l'esprit, de la lecture, de la valeur ; il avoit peu servi, et fait après le noble de province avant sa retraite[3]. Le voyage des princes de Conti en Hongrie[4] lui parut propre pour en[5] sortir tout à fait. Comme ils y allèrent contre le gré du Roi, ils étoient fort seuls ; tout leur fut bon : Lassay les suivit. Au retour, l'un étant mort, l'autre exilé à Chantilly[6], Lassay s'attacha à Monsieur le Duc, se fourra dans ses parties obscures, y fut acteur commode, s'intrigua vainement, mais tant qu'il put. Il épousa une bâtarde de Monsieur le Prince, qui mourut folle quelques années après[7]. Il fréquenta la cour sans avoir jamais pu en être[8]. Son fils servit et fut brigadier d'infanterie[9], non sans talent, et avec beaucoup d'esprit. Par son père il se trouva attaché à la maison[10] de Condé. Avec un visage de singe,

1. Tome III, p. 33.
2. « *Ajuster,* embellir par des ornements : *il a bien ajusté son logis, voilà une chambre bien ajustée* » (*Académie,* 1718).
3. Voyez l'étude du marquis de Ségur sur Lassay, dans *Gens d'autrefois* (1903).
4. Tome XVII, p. 126-127 et 531.
5. Après *en* commence la page 1081, dont le numéro, comme à la page précédente, et par suite de la même erreur, corrige *1079*.
6. Tome XVII, p. 535.
7. Mlle de Guénani : tomes III, p. 28-29, et XIX, p. 49. Son contrat de mariage avec Lassay, du 5 mars 1696, est transcrit dans le registre Y 266 des Insinuations, aux Archives nationales, fol. 462.
8. Il ne fut jamais que « des faubourgs, » a dit notre auteur dans le tome III, p. 33.
9. En 1719. Il avait servi dans les mousquetaires aux campagnes de 1696 et 97, puis dans le régiment du Roi, avait eu un régiment de son nom en 1702, et était lieutenant-colonel du régiment d'Enghien depuis 1710.
10. *Maison,* écrit par une minuscule corrigée en majuscule.

il étoit parfaitement bien fait : il plut à Madame la Duchesse vers ce temps-ci de son mariage avec sa tante, elle le trouva sous sa main; la liaison entre eux se fit la plus intime, et la plus étrangement publique[1]. Il devint à visage découvert le maître de Madame la Duchesse et le directeur de toutes ses affaires[2]. Il y eut bien quelque voile de gaze là-dessus pendant le reste de la vie du Roi, qui ne laissa pas de le voir, mais qui, dans ces fins, laissoit aller bien des choses de peur de se fâcher et de se donner de la peine; mais, après lui, il n'y eut plus de mesure. Cela se retrouvera en son temps[3]. C'est ce qui fit son père chevalier de l'Ordre en la promotion de 1724 si abondante en étranges choix[4]. Lassay père a vécu très vieux[5], fade et abandonné[6] adulateur du cardinal Fleury,

1. Lassay lui fit oublier le prince de Conti (notre tome XVII, p. 129-130). Voyez les *Lettres de Madame*, recueil Jaeglé, tome III, p. 96, les *Mémoires du marquis d'Argenson*, tomes I, p. 258, et III, p. 10, et des couplets de Mme de Bouzols, dans le Chansonnier, mss. Fr. 12 628, p. 303, 315 et 370, et 12 629, p. 92, 178 et 273, dont il a déjà été parlé dans le tome III, p. 35-36. Quant à Lassay, on lui connaissait des liaisons galantes avec la princesse de Carignan et avec Mme d'Aligre de Boislandry (Desnoiresterres, *les Cours galantes*, tome II, p. 265-267).

2. Lassay et Madame la Duchesse firent élever en 1726 deux hôtels contigus l'un à l'autre, entre le quai de la Grenouillère et la rue de l'Université (*Topographie historique du vieux Paris*, tome IV, p. 218, 225, etc.), et leurs marchés pour la construction et la décoration de ces hôtels sont entremêlés dans le minutier de l'ancienne étude du notaire Beauvais, aux 12 et 27 avril, 23 et 29 mai, 15 juin 1726.

3. Cependant il n'y sera plus revenu que par de courtes allusions.

4. Le père avait sollicité cette distinction, comme lieutenant général de Bresse, dès le règne de Louis XIV, et la lettre qu'il écrivit à ce sujet à Mme de Maintenon, en lui envoyant un mémoire sur la noblesse des Madaillan, est insérée dans son *Recueil de différentes choses*, éd. in-quarto, 1re partie, p. 339-362; il avait aussi demandé la Toison d'or (Campagne, *la Maison de Madaillan*, p. 158-159).

5. Il est mort le 21 février 1738, à quatre-vingt-six ans.

6. Nous avons déjà eu (tome V, p. 406) ce participe ou substantif, qui se disait « d'un homme perdu de libertinage et de débauche, et

qui avaloit ses louanges à longs traits[1] et lui en savoit le meilleur gré du monde. Ce pauvre flatteur se cramponnoit au monde[2], qu'il fatiguoit[3], et mourut enfin en homme qui avoit quitté Dieu pour le monde[4]. Il avoit eu une fille de son premier mariage[5], qui épousa le dernier de cette ancienne et illustre race des Colignis[6], de laquelle il sera parlé dans la suite[7]; de la fille de l'apothicaire il eut son fils, et, de la bâtarde de Monsieur le Prince et de la Montalais[8] dont Mme de Sévigné parle si

d'une femme qui se prostitue » (*Académie*, 1718). Plus tard (tome X de 1873, p. 356), notre auteur parlera des « principaux abandonnés des Jésuites. »

1. « On dit *boire à longs traits*, pour dire boire lentement, en savourant ce qu'on boit, et, figurément, *goûter un plaisir à long trait* » (*Académie*, 1718).

2. « On dit *se cramponner*, pour dire s'attacher fortement à quelque chose pour s'empêcher d'en être arraché » (*Académie*, 1718). Ce verbe a déjà passé dans nos tomes XII, p. 65, et XIV, p. 94, et ci-dessus, p. 31, ainsi que le substantif *crampon*.

3. Sur la vieillesse de Lassay, on peut voir une lettre de Bolingbroke à Mme de Villette citée par Sainte-Beuve dans ses *Causeries du lundi*, tome IX, p. 201, et aussi *le Château de Montataire*, par le baron de Condé, p. 434 et suivantes.

4. G. Desnoiresterres, dans ses *Cours galantes*, tomes II, p. 293-304, 307-310, et IV, p. 197 et suivantes, et Lassay lui-même, dans son *Recueil*, 1re partie, p. 365, ont parlé de ses amours avec Sophie-Dorothée de Hanovre, avec Mme de Bouzols, etc. Il finit ses jours entre cette dernière et Mme de Saint-Just.

5. Adélaïde-Marie-Constance de Madaillan, mariée en 1690, morte en 1725 : tome III, p. 31.

6. Déjà dit au même endroit. La maison de Coligny, originaire de Bresse, faisait remonter sa généalogie jusqu'au onzième siècle, et on la disait sortie des anciens comtes de Bourgogne. Du Bouchet rédige a des *Preuves de l'histoire généalogique de la maison de Coligny*, qui parurent en 1662, et Guichenon en a parlé dans son *Histoire de Bresse*, 3e partie, p. 124; voyez aussi Chasot de Nantigny, *Généalogies historiques des maisons souveraines*, tome IV, p. 393-411.

7. Il n'a pas plus tenu cette promesse que la précédente sur Lassay.

8. Françoise-Charlotte de Montalais, comtesse de Marans : tome III, p. 29.

plaisamment dans ses lettres[1], il eut une fille qu'il maria au fils de M. d'O[2]. Elle fut galante, et après folle, et mourut à l'hôtel de Condé[3]. Elle ne laissa qu'une fille[4] belle comme le jour, à qui Lassay, plein de millions et sans enfants ni parents, donna prodigieusement[5] pour épouser le fils du duc de Villars-Brancas[6], dont la noce se fit chez Madame la Duchesse comme de sa petite-nièce bâtarde[7]. C'est peut-être une des moindres infamies où ce duc de Villars soit tombé[8].

Les enfants de M. du Maine triomphèrent toute la

Enfants de M. du Maine

1. Dans cette société, on la désignait sous le nom de *Merlusine*, et on se revanchait abondamment de ses mauvais propos en railleries et en mortifications. Mme de Sévigné la haïssait cordialement.

2. Anne-Louise de Madaillan (tomes III, p. 33, et XIX, p. 49), que nous verrons épouser en 1715 Gabriel-Simon, comte d'O. Celui-ci, né en 1698, fut nommé colonel-lieutenant du régiment de Toulouse-infanterie en mars 1718, devint brigadier en 1734, mourut le 27 octobre de la même année, et fut enterré à l'église Saint-Eustache.

3. Le 2 octobre 1723.

4. Adélaïde-Geneviève-Félicité d'O, née le 14 août 1716, mariée le 27 août 1731 au duc de Lauraguais (ci-dessous), morte en couches le 26 août 1735.

5. La première lettre de ce mot surcharge un *d*.

6. Louis de Brancas, fils de Louis-Antoine, duc de Brancas-Villars, naquit le 7 mars 1714, fut titré d'abord comte de Lauraguais, devint duc et pair lors de son mariage, sur la démission de son père, et prit le nom de duc de Lauraguais, fut fait colonel du régiment d'infanterie d'Artois en 1734, brigadier en 1743, maréchal de camp en 1745, lieutenant général en 1748, eut mission, en 1745, d'aller chercher à la frontière l'infante d'Espagne fiancée au fils de Louis XV, et reçut alors la Toison d'or, obtint le gouvernement de Guise en 1758, prit le titre duc de de Brancas en 1760, et mourut à Paris en décembre 1793, ayant épousé en secondes noces Mlle de Mailly (tome XVII, p. 169) et, en troisièmes, en 1774, Wilhelmine de Neukirchen, dont un fils.

7. La copie du contrat de mariage, du 15 août 1731, est dans le registre Y 333 des Archives nationales, fol. 13 v°. La duchesse de Lorraine écrivait alors (*Lettres*, p. 303) que ce mariage était très bon au point de vue du bien, mais que la mère et la grand'mère de la fiancée avaient été « folles à lier. »

8. On aura son portrait dans la suite des *Mémoires*, éd. 1873, tome XIII, p. 123-124.

en princes du sang à la chapelle.

semaine sainte en rang de princes du sang[1] : la joie de M. et de Mme du Maine en fut grande, la complaisance que le Roi en[2] prit extrême, le scandale encore plus fort[3].

Mort de la duchesse douairière d'Aumont : son caractère.

La duchesse douairière d'Aumont[4] mourut le jour de Pâques, assez brusquement, à soixante et un ans[5], veuve depuis sept ans[6], et peu regrettée dans sa famille. Elle étoit sœur aînée des duchesses de Ventadour et de la Ferté, et n'eut d'enfants que le duc d'Humières[7]. C'étoit une grande et grosse femme, qui avoit eu plus de grand mine que de beauté[8], impérieuse, méchante, difficile à vivre, grande joueuse, grande dévote à directeurs[9]. Elle avoit été fort du grand monde et de la cour, où elle ne paroissoit plus depuis beaucoup d'années. Elle étoit riche et fut très attachée à son bien[10]. Le Roi lui donnoit dix

1. C'est cet article de Dangeau, du jeudi saint 2 avril (p. 371), que notre auteur paraphrase et commente : « Les enfants de M. le duc du Maine se mirent à ténèbres en rang, entre Monsieur le Duc et M. le comte de Toulouse. »

2. *En* a été ajouté en interligne.

3. Avant *fort*, il a biffé un premier *fort* surchargeant *grd*.

4. Françoise-Angélique de la Motte-Houdancourt : tomes XIII, p. 196, et XVII, p. 15 et 17.

5. Le 5 avril : *Dangeau*, p. 374 ; *Sourches*, p. 79 · *Lettres de Mme de Maintenon*, recueil Bossange, tome II, p. 165.

6. *Ans* a été ajouté en interligne.

7. Louis-François d'Aumont : tome II, p. 177, note 5. Celui-ci était brouillé avec elle, et il ne la revit que dans la nuit qui précéda sa mort.

8. Il existe au musée Condé un portrait d'elle peint par Juste Van Egmont, et on en connaît un autre peint par Boulogne aîné ; voyez aussi les collections de modes de Bonnart pour 1695. Il a déjà été dit qu'elle était belle, dans le tome XII, p. 104 ; mais elle est devenue borgne en 1709 (*Sourches*, tome XII, p. 126).

9. Selon le Chansonnier, ms. Fr. 12 690, p. 241, elle s'était compromise avec ses deux directeurs, le jésuite Gaillard et l'oratorien de la Roche, mais surtout avec l'archevêque de Reims (tome XIX, p. 46, note 1), et son beau-fils Villequier lui reprochait publiquement cette dernière liaison. Pour tout dire, ce fut une des héroïnes de Bussy-Rabutin.

10. Elle faisait des affaires de finance, d'après ses lettres au Contrô-

mille livres de pension[1]. Il envoya un gentilhomme ordinaire faire compliment aux ducs d'Humières[2] et d'Aumont, et aux duchesses de Ventadour, la Ferté, Aumont et d'Humières[3]. Monseigneur, Mgr et Mme la duchesse de Bourgogne, M. et Mme la duchesse de Berry et Madame allèrent voir la duchesse de Ventadour[4]. J'ai parlé ailleurs[5] de la suppression de la visite aux duchesses et princesses étrangères ; celle-ci fut donnée à la place de gouvernante des enfants de France, et de[6] fille de la maréchale de la Mothe, qui avoit été la leur. Madame y fut par amitié, et comme ayant été sa dame d'honneur.

Mort et famille de Mme de Châteauneuf. [*Add. St-S. 986*]

Mme de Châteauneuf[7] mourut quelques semaines après[8], à cinquante-cinq ans, à Versailles, d'où elle n'avoit presque bougé de sa chambre, et y avoit passé sa vie fort seule. Elle étoit[9] d'une prodigieuse grosseur[10] ; la meilleure femme du monde, et veuve depuis onze ans du secrétaire d'État[11], et mère de la Vrillière. Elle étoit fille de

leur général : Archives nationales, cartons G[7] 543[1] et 1404, 29 octobre 1703.

1. Notre tome XII, p. 38, note 5.

2. Saint-Simon, ayant d'abord écrit : *Duch. d*, a biffé les lettres *h.* et *d.*, sans ajouter une *s* après le *c*.

3. Dangeau (p. 374) dit que le Roi n'envoya pas un gentilhomme ordinaire (ci-dessus, p. 329), mais le premier valet de chambre Blouin, à la duchesse de Ventadour, qui fut aussi visitée par Monseigneur et le duc et la duchesse de Bourgogne. Il ne parle point des autres dames.

4. *Ibidem*. — 5. En dernier lieu, au tome XVII, p. 272.

6. *De* surcharge des lettres illisibles, et, plus loin, le premier *la* surcharge *cel[le]*.

7. Marie-Marguerite de Fourcy, veuve du secrétaire d'État que nous avons vu mourir en 1700 : tomes IV, p. 271, et VII, p. 141-148.

8. Le 8-9 avril, quatre jours après, et non pas quelques semaines : *Sourches*, p. 82. Le service eut lieu le lendemain à Saint-Eustache. L'erreur est venue de ce que Dangeau ne fixe pas de date.

9. Les mots *elle estoit* ont été ajoutés en interligne, au-dessus d'*et*, biffé.

10. Tome VII, p. 142.

11. Leur contrat de mariage, du 20 décembre 1670, est transcrit au registre Y 221 des Archives nationales, fol. 36 v°.

Fourcy[1] conseiller au Grand Conseil, et d'une sœur d'un premier lit d'Armenonville depuis garde des sceaux, qui avoit plus de vingt ans plus que lui, et qui se remaria à Peletier depuis ministre d'État et contrôleur général des finances, qui fit la fortune d'Armenonville[2].

1. Jean de Fourcy : tome IV, p. 271.

2. Tout cela a déjà été dit dans le tome IV, p. 271-272.

APPENDICE

PREMIÈRE PARTIE

ADDITIONS DE SAINT-SIMON AU *JOURNAL DE DANGEAU*

942. *Désertion du cardinal de Bouillon.*

(Pages 9-10.)

24 mai 1710. — .... Le[1] procès qu'il perdit contre les réformés de Cluny, te qu'il tenta vainement de faire juger une seconde fois par le même conseil qui, le Roi présent, l'avoit condamné, mit le comble à sa rage et le dernier sceau à sa sortie du Royaume, vers laquelle il s'achemina de la Ferté incontinent après. Il eut la foiblesse de tourner autour de sa maison de Pontoise, où il avoit tant dépensé et passé de si beaux jours, et, n'osant y entrer, de s'arrêter aux grilles. Le prince d'Auvergne, son neveu, le reçut dans sa fuite[2] avec un gros détachement, et le conduisit à l'armée du prince Eugène, qui lui fit donner l'ordre et les plus grands honneurs : il étoit fils de la sœur de Mme de Bouillon, et bien aise de ne manquer pas cette occasion de piquer le Roi. La considération du cardinal se tourna bientôt en misère et en mépris ; la colère du Roi n'y tourna guères moins. On n'osa pousser un cardinal, on en craignit les embarras. Sa famille, qui trembla pour un rang aussi en l'air que le sien, et en même temps pour ses charges, n'oublia rien pour piquer le Roi de générosité, et l'ancienne habitude et amitié du Roi pour M. de Bouillon les sauva de tout. Le patrimoine du cardinal fut confisqué, et ses bénéfices saisis ; et ce fut tout après bien du vacarme. Le Roi seulement fit rechercher tous les endroits, papiers, inscriptions, registres, etc., où les Bouillons avoient pris la qualité de princes, qui fut partout biffée. Il ne se doutoit pas que Monsieur de Fréjus, devenu premier ministre, pour le moins, de son successeur, les feroit reconnoître,

1. Le commencement de cette Addition a été placé dans notre tome XVI, en regard de la page 114.
2. Ici, *d'Arras* a été ajouté en interligne par un correcteur.

par lui et malgré les princes du sang, princes, et par la grâce de Dieu. Ainsi va le monde.

943. *Destruction des marques funéraires de la princerie de Bouillon.*

(Page 46.)

18 juillet 1710. — A la mort de M. de Turenne, où le Roi fit tant pour sa mémoire, il ne voulut pas que les honneurs faits au héros tournassent en titres pour sa maison : il défendit le nom, le titre, et tout ce qui pouvoit sentir le prince, et même les armes de sa maison, qu'il ne jugea pas convenables dans l'église de la sépulture des Rois. Dans la suite, sous prétexte d'orner la chapelle de M. de Turenne, le cardinal de Bouillon glissa ce qu'il voulut; il paya, il caressa, et tout passa. Le Roi, dans cette colère-ci [1], ayant su que la généalogie de Baluze faisoit descendre MM. de la Tour des anciens ducs d'Aquitaine et comtes d'Auvergne fondateurs de Cluny, se douta bien que le cardinal de Bouillon, abbé de Cluny, s'y seroit espacé en monuments conformes, et, comme le livre et l'auteur furent condamnés et châtiés, il ne voulut pas qu'il demeurât à Cluny de vestiges qui le soutinssent. Cela le fit souvenir que, malgré ses ordres, le cardinal de Bouillon auroit bien pu fourrer aussi des monuments de sa vanité à Saint-Denis, et c'est ce qui fit faire ces recherches, où ceux qui y furent employés se hasardèrent à montrer plus de pitié que de fidélité, autant qu'ils le purent sans se trop commettre, et obliger sensiblement MM. de Bouillon, qui n'osèrent souffler. Rien ne piqua tant le cardinal que cette recherche, et c'est ce qui lui fit vomir les libelles qu'il fit faire à Tournay, dont les Mémoires parlent en la page suivante [2].

944. *Cause de la disgrâce du prince de Turenne.*

(Page 49.)

30 novembre 1684. — M. de Turenne, fils aîné de M. de Bouillon et grand chambellan en survivance, profita mal de cette correction, et se fit enfin exiler : un matin, en donnant la chemise au Roi, il ne prit pas la peine d'ôter des gants à frange, de laquelle il donna par le nez au Roi fort rudement; qui le trouva aussi mauvais qu'il est aisé de le croire.

945. *Le Roi défend de porter le deuil du prince d'Auvergne.*

(Page 68.)

4 août 1710. — Le refus que le Roi fit à M. de Bouillon et aux

1. Ce texte primitif a été changé par le correcteur en *dans sa colère contre ce cardinal*, en interligne.
2. *Journal*, p. 211 : « On a imprimé à Tournay un écrit sur le décret de prise de corps, etc. »

parents du prince d'Auvergne de prendre le deuil de ce dernier, et la permission accordée aux moines de Cluny de revenir contre l'élection qu'ils avoient faite de l'abbé d'Auvergne pour coadjuteur de Cluny à la plus que sollicitation du Roi, marquoient une colère qui se sentoit impuissante contre un homme qui, à l'abri de son invulnérable pourpre, ne gardoit plus aucune sorte de mesure avec un roi si accoutumé aux respects les plus outrés et à la soumission la plus orientale. C'étoit de lui toutefois que MM. de Bouillon tenoient deux dignités de duc et pair, deux offices de la couronne, une des principales et plus grandes charges de la guerre, deux gouvernements de provinces, trois survivances de bénéfices, et des biens immenses, ce chapeau même qui devenoit l'occasion et le rempart de celui qui en abusoit contre lui, et un rang de prince sans prétexte, qui se pouvoit anéantir d'un mot, qui n'avoit jamais pu passer dans aucun parlement, et dont la perte eût châtié le cardinal plus cruellement que toutes les peines méritées par un sujet qui nie formellement à son souverain qu'il est son sujet, et qui l'offense en toutes les manières à lui possibles; et le tout pour la préférence de l'évêché de Strasbourg.

946. *Mademoiselle de Montigny, maîtresse de l'électeur de Bavière.*

(Page 71.)

16 juin 1710. — Mlle de Montigny, parfaitement belle et bien faite, étoit chanoinesse de Mons, dont son père étoit gouverneur quand le Roi le prit. L'électeur de Bavière en devint amoureux après Mme d'Arco mère du comte de Bavière, et l'a été jusqu'à sa mort. Le comte d'Albert, perdu en France comme on l'a vu ici en son temps, s'étoit accroché à lui, et, n'ayant rien, se laissa aller à épouser Mlle de Montigny, à qui l'Électeur vouloit faire une fortune. Il lui donna immensément, fit le comte d'Albert son grand écuyer, et souvent son ministre en France et dans d'autres cours. Sa famille fut outrée d'un si étrange mariage. Après la mort de l'Électeur[1], son fils ne s'accommoda point de ce qui avoit régné sous lui[2], et le comte d'Albert revint en France avec sa femme, qui avoit hérité beaucoup de son frère, mort sans enfants. Ils prirent le nom de princes de Grimberghe, sans rangs ni honneurs, et n'ont qu'une fille unique, qui aura d'immenses biens.

947 et 948. *L'abbé de Maulévrier.*

(Page 83.)

7 février 1708. — L'abbé de Maulévrier étoit aumônier du Roi, cousin de l'abbé de Langeron lecteur des princes et chassé avec Monsieur

1. Entre ce nom et *son*, le correcteur a ajouté en interligne: *en 1726, l'Électeur.*
2. Le correcteur a substitué, en interligne, *son père.*

de Cambray, leur précepteur, qu'il suivit dans sa disgrâce. Cet aumônier étoit un grand homme, pâle, mourant, ignorant, intriguant, se fourrant par tous les bons endroits, grands ou petits, où il y avoit espérance, et, tant qu'il pouvoit, entrant dans tout; sa réputation d'ailleurs fort équivoque: ce qui est sûr, c'est qu'il est mort banqueroutier longtemps après le Roi, et toujours intriguant. Il s'appeloit Andrault comme les Langeron, gens de fort peu de chose. Par son cousin, il s'étoit fait ami de Monsieur de Cambray, et il étoit à merveilles avec le P. de la Chaise, dont il avoit cultivé la famille du temps qu'il résidoit comte de Lyon, dont le chapitre a su mollir comme Malte. Cette liaison l'avoit initié avec M. de Beauvillier et tous les amis de Monsieur de Cambray, et il s'étoit concilié tous les ministres. Il étoit très vif avec un air glacial, et s'étoit fort brouillé avec le cardinal de Noailles. Il eut dans la suite d'autres démêlés, dont il se tira mal, et eut grand peine à être évêque. Le feu Roi, tout à la fin de sa vie, lui donna Autun : il n'en voulut que pour l'honneur, et le refusa sous prétexte des bulles, mais en effet se trouvant trop vieux, et eut une abbaye à la place. Les commerces qu'il avoit étoient infinis; il passoit ses jours à visiter, et ses nuits à écrire. Il mourut subitement à Bourbon; il ne se trouva pas de quoi payer l'hôte, mais des papiers des coffres tous pleins. Ce fut lui qui, par son intrigue, fit envoyer son neveu Maulévrier en Espagne, où il attrapa enfin la Toison, et en rapporta le mépris et l'aversion de cette cour.

18 juin 1710.— L'abbé de Maulévrier, tel qu'il a été, devint ami intime des jésuites et de Monsieur de Cambray, et, nommé à l'évêché d'Autun, qu'il vouloit rendre pour une abbaye, ne garda pas grande mesure avec le cardinal de Noailles, qui, à la fin, ne crut pas en devoir tout souffrir.

949. *Le marquis de Denonville.*

(Page 94.)

25 septembre 1710. — Ce Denonville étoit un brave brigadier de dragons, et qui avoit fait merveilles en Canada, où il avoit été gouverneur général; c'étoit pourtant un espèce d'imbécile, bien dévot, et bien incapable d'élever personne, encore moins des fils de France. Il eut la douleur de voir son fils perdu à Hochstedt, qui avoit auparavant la mine tournée à la fortune. C'étoit un très bon et honnête gentilhomme, très propre à la congrégation des jésuites ou à la communauté des Messieurs à Saint-Sulpice, et à rien du tout au delà. On l'avoit attaché plus particulièrement au roi d'Espagne quoiqu'il fût le premier des trois sous-gouverneurs; il crut lui avoir tout dit, quand il fut déclaré roi d'Espagne, de lui avoir prononcé cette belle maxime de « récompenser les bons et de punir les mauvais. » Ces deux mots, selon lui, contenoient toutes choses.

950. *Le marquis de Bellefonds.*

(Page 96.)

4 août 1692. — Bellefonds étoit fils unique du maréchal, et gendre du duc Mazarin.

951. *Le duc de Vendôme envoyé en Espagne.*

(Page 104.)

8 mars 1710. — Il y avoit longtemps que les affaires d'Espagne se trouvoient en grand danger, et avec peu ou point d'espérance de ressources de France, où l'on étoit bien embarrassé à se défendre. Cette situation donna lieu à M. de Vendôme de tâcher d'en profiter pour se tirer de la sienne, qui lui devenoit tous les jours plus insupportable, et qu'il voyoit s'approfondir tous les jours de plus en plus. En Espagne aussi, ils manquoient tout à fait de généraux ; on y soulagea le Roi en le délivrant de M. de Vendôme, et on se flatta de montrer, par le mettre à la tête des armées, que la France s'intéressoit toujours essentiellement aux événements de ce pays. C'est ce qui fit l'affaire de M. de Vendôme, qui aima mieux se confiner avec des gens presque aux abois, que de supporter l'abandon et la disgrâce dans un lieu où il avoit vu toute la France à ses pieds, et Monseigneur en donner l'exemple.

952. *Fidélité du vieux marquis de Mancera.*

(Page 118.)

9 novembre 1710. — .... La[1] reine d'Espagne, qu'il (le marquis de Mancera) suivit même en chaise à porteurs, eut toutes les peines du monde à le renvoyer à Madrid pour qu'il ne mourût pas en chemin. Les Mémoires auroient pu ajouter que l'Archiduc l'alla voir ; il le reçut au lit, avec toutes sortes de respects, mais sans jamais vouloir le reconnoître.... Dès que le roi fut arrivé dans Madrid, il envoya savoir de ses nouvelles, et, dès le lendemain, il le fut embrasser et visiter chez lui.

953. *Le comte de San-Estevan-de-Gormaz à Brihuega.*

(Page 140.)

19 décembre 1710. — Il ne faut pas oublier une belle action qui fut faite à Brihuega par le comte de Saint-Estevan-de-Gormaz. Il étoit officier général et capitaine général d'Andalousie. On détacha des grenadiers pour l'attaque de cette place : il vint se mettre avec eux. L'officier

1. Le début de cette Addition, a été placé à l'année 1702, Addition n° 371, dans notre tome VIII, p. 396.

qui commandoit ces espèces d'enfants perdus fut surpris d'y voir un seigneur de son caractère, et le lui représenta. Saint-Estevan lui répondit qu'il savoit bien tout ce qu'il lui pouvoit représenter, mais qu'il avoit son père prisonnier des Impériaux, qui l'avoient mis aux fers à Pizzighiton depuis longtemps, sans avoir voulu entendre à aucune rançon; qu'il y avoit des premiers officiers généraux impériaux et anglois dans Brihuega: qu'il étoit résolu de les prendre, ou de mourir à la peine, pour délivrer son père par échange. Il donna dans la place à la tête du détachement, fit merveilles, et prit en effet de sa main quelques-uns de ces officiers généraux, dont il fit peu de temps après l'échange de son père, avec tout l'applaudissement dû à cette piété et à sa valeur. Cela mérite qu'on dise un mot d'eux[1].....

954. *Le marquis de Zuniga.*

(Page 146.)

20 décembre 1710. — Don Gaspard[2] de Zuniga étoit un jeune homme de vingt-deux ans, frère du duc de Bejar, lequel est un des grands du temps de Charles V et de grande maison, et doyen des chevaliers de la Toison d'Espagne. Il l'avoit eue à dix ans, lors du siège de Vienne, où son père, qui avoit la Toison, étoit allé voir la guerre avec le duc d'Escalone dont on vient de parler[3]. Ils s'y trouvèrent à la glorieuse victoire du roi Jean Sobieski, et le duc de Bejar y fut tué. Don Gaspard de Zuniga promettoit beaucoup et étoit déjà fort avancé. Il étoit blond, blanc, incarnat, et étoit fort à la mode en Espagne, y fut de même en France, et fort au gré des dames, qui n'avoient jamais vu d'Espagnol avec des dents et des couleurs. Il avoit de l'esprit, du savoir, chose aussi fort rare au pays, de la galanterie et de la politesse, se mettoit bien, et parloit fort bien françois. Il fut du temps en France, d'où il ne pouvoit se tirer à un second voyage qu'il y fit. Il alloit à tout en Espagne; le roi et les troupes le goûtoient, la cour et la ville de même: Alberoni, dans sa puissance, en prit jalousie, lui imputa ce qu'il voulut, et le fit périr de misère et de rage, prisonnier dans le château d'Alicante[4]....

955. *La marquise de Raffetot fille de Pertuis.*

(Page 154.)

28 octobre 1710. — Cette Mme de Raffetot étoit belle, aimable, d'excellente compagnie et avec toute la meilleure, fort liée avec les filles du Roi, Monsieur et ses enfants, puis galante, mais charmante et douce. On l'appeloit *Belle et bonne*, et avoit une infinité d'amis et

1. La suite correspond à la notice sur la maison d'Acuña qui viendra à son rang dans les Grands d'Espagne.
2. Même erreur que dans les *Mémoires*. — 3. Dans l'Addition précédente.
4. La fin de cette Addition, sur le duc de Bejar, se placera de même en regard des pages 12-13 du tome XVIII de 1873

beaucoup de considération. Pertuis, son père, avoit été capitaine des gardes de M. de Turenne ; il s'étoit élevé et avoit acquis de la considération, et il étoit mort gouverneur de Menin depuis longtemps. Pour la mère de Raffetot, elle étoit fort défigurée, et les Gramont furent heureux de s'en défaire à qui ils purent.

956. *La marquise de Raffetot née Gramont.*

(Page 155.)

3 mai 1689. — Cette fille du maréchal de Gramont, carmélite, veuve de Raffetot, l'avoit épousé faute de savoir qu'en faire, borgnesse et hideuse.

957. *L'abbé de Pompadour.*

(Page 156.)

6 novembre 1710. — C'étoit un petit homme, qui n'avoit jamais fait ni figure ni métier dans le monde, et dont ce ne seroit pas la peine de rien dire sans un trait aussi plaisant qu'ignorant[1]. Il avoit un vieux laquais qui le suivoit, et qui disoit son bréviaire dans toutes les antichambres ; son maître, outre ses gages, lui donnoit tant par jour pour dire son bréviaire pour lui, et s'en croyoit quitte de la sorte. Je ne sais si tant de chanoines qui gagent des clercs pour chanter et pour assister pour eux au chœur ne lui avoient point servi de quelque exemple.

958. *Scrupules du Roi au sujet des impôts nouveaux.*

(Page 168.)

23 novembre 1694. — Depuis que Pontchartrain étoit contrôleur général, on lui avoit souvent proposé la capitation comme un secours grand à volonté, et de la perception la plus facile, sans qu'il eût jamais voulu y entendre par ces deux mêmes raisons. A la fin, les cris, les brigues et les besoins pressants lui forcèrent la main, et l'expérience a montré combien il avoit eu raison de s'obstiner à rejeter un impôt de nature à ne voir jamais finir. A ce propos ne peut être mieux placée une chose qui n'arriva que depuis[2], et qui mérite de n'être pas oubliée. Le Roi fut pendant plusieurs jours dans une mélancolie profonde, et telle que l'intérieur de ses cabinets en fut fort en peine. De ses principaux et plus familiers valets, premiers valets de chambre, premier médecin et chirurgien prirent la liberté de lui en parler : il ne répondoit rien. Enfin, le trouvant plus gai, ils reprirent courage et la liberté de lui témoigner leur joie et toute leur inquiétude passée. « Je vous dirai, leur répondit-il, ce que c'étoit. La guerre me presse de tous côtés. J'ai

1. Ce texte primitif étant peu intelligible, le correcteur y a substitué *assez plaisant*.

2. A propos du dixième de 1710, et non plus de la capitation de 1694-95.

tâté tous mes ennemis, j'ai fait les propositions les plus raisonnables, et même les plus fortes. Il n'y a point de paix à espérer ; je suis à bout de ressource, et je vois que j'opprime et que je ruine mes peuples, et ce scrupule me rongeoit d'autant que j'ai entrepris cette guerre, que je ne sais quand j'en sortirai, et que je ne la puis soutenir qu'en accablant tout le monde d'impôts de plus en plus. J'en ai parlé à mon confesseur, qui m'a dit que tous les biens de mes sujets m'appartenoient, et que ce qu'il leur restoit dépendoit de moi, et qu'ils ne le tenoient que de moi. Je vous avoue que je ne l'ai pu croire, et mon confesseur, voyant qu'il ne pouvoit me rassurer, m'a proposé de le faire consulter en Sorbonne. J'en ai été bien aise, et il m'a rapporté la consultation conforme à son avis, signée de douze docteurs, tous des meilleurs. Je vous avoue que cela m'a ôté un poids qui m'accabloit. Maintenant je serai fâché de faire de la peine par les impôts ; mais, puisqu'il n'y a plus de scrupule, et que tout est à moi, cela m'est bien différent. »

959. *Les jésuites et les cérémonies chinoises.*

(Page 199.)

23 octobre 1710. — Les disputes entre les jésuites et les autres missionnaires de la Chine, la légation et le martyre du cardinal de Tournon, et ses suites, ont trop d'étendue et trop fait de bruit pour en rien dire ici. Quelque étrangement adouci que fût ce décret par les cabales et le crédit des jésuites, ce fut un coup qui leur alla au cœur. Le change que leur politique ne tarda pas de donner à la cour de Rome, dont l'Église de France gémit encore sous le poids de la persécution qu'ils y ont excitée, mérite bien de remarquer ici cette époque.

960. *L'apanage du duc de Berry.*

(Page 210.)

23 juin 1710. — Cet apanage changea encore ; il s'y trouva des morceaux entiers où il ne restoit aucun domaine à donner, sans qu'on y eût pris garde. A l'égard du nom, il est vrai que M. le duc de Berry desira n'en point changer, et le Roi aussi. Le fils de M. de Guise dernier et un bâtard de Charles IX avoient dégradé pour un fils de France les noms d'Alençon et d'Angoulême ; mais, pour la signature, le bonhomme Dangeau ne savoit pas qu'il n'y eut rien de nouveau à l'égard de M. le duc de Berry, et que tous les fils et filles de France ne signent jamais que leur nom de baptême, comme le Roi et la Reine[1].

1. Dangeau avait dit : « Mgr le duc de Berry a souhaité de ne point changer de nom quoiqu'il n'eût rien dans le Berry ; mais il signera seulement, dans tous les actes : CHARLES, FILS DE FRANCE. »

961 et 962. *Le marquis de Rasilly.*

(Page 214.)

24 août 1693. — Rasilly étoit un homme de condition de Touraine, qui, sans être rien moins qu'un aigle, étoit de fort loin le meilleur des trois gouverneurs[1], et c'étoit tout[2]....

5 octobre 1710. — Rasilly reçut là un grand présent[3] pour sa portée; mais c'étoit un gentilhomme de bon lieu, et qui, avec peu d'esprit, s'étoit conduit si uniment et si honnêtement depuis qu'il étoit auprès des princes, que, quoique beaucoup de gens fort supérieurs à lui offrissent la taxe de la charge qu'il eut pour rien, toute la cour applaudit à cette grâce, jusqu'à ceux qui la vouloient acheter.

963. *Le baron de Beauvais et Benoist.*

(Page 218.)

23 octobre 1710. — Ce baron de Beauvais, du père et de la grand mère duquel il a été parlé en ces Additions en leur temps[4], ne tenoit plus à rien après eux. C'étoit un honnête garçon et obligeant, mais qui se brouilla avec Benoist, qui étoit une espèce de vieux sanglier très dangereux pour la familiarité qu'il avoit acquise auprès du Roi, de la bouche duquel il avoit le soin et le détail sous Livry, et fort ménagé par Livry même. Il n'eut pas assez de gibier pour le Roi, ou pour lui-même, de la capitainerie de Montrouge: il brutalisa Beauvais, et tôt après lui fit commander de vendre sa charge à Bontemps, premier valet de chambre, qui apparemment en avoit eu envie, et qui ne ressembloit en rien à son père.

964. *Le médecin Boudin, et son faiseur d'or.*

(Page 228.)

17 décembre 1710. — Boudin, de figure comme de nom, étoit fils d'un apothicaire du Roi qui se fit médecin, et qui avoit tout l'esprit, l'agrément et l'ornement d'esprit qu'il est possible d'avoir, la débauche et le libertinage pareil, d'excellente et très divertissante compagnie, et qui, par là, s'étoit fourré avec Monsieur le Duc, M. le prince de Conti et la meilleure et la plus trayée compagnie de la cour en hommes et en femmes, gâté aussi à merveilles par eux, et insolent et impertinent à l'excès; mais on lui passoit tout, et c'étoit la mode. Avec cela,

1. Du duc de Berry.
2. La suite de cette Addition trouvera place en regard de la page 412 du tome XII de l'édition de 1873.
3. La charge de premier écuyer du duc de Berry.
4. Dans les Additions 61 et 62, placées au tome I.

il étoit dangereux par hardiesse, par étourderie, pour se refuser peu de chose. Il insolenta un jour cruellement le maréchal de Villeroy, et dans ses plus beaux jours, dans le caveau de Monseigneur, qui étoit un arrière-cabinet où il couchoit les hivers à Versailles; et il n'en fut autre chose. C'étoit à qui l'auroit, les jeunes en leurs parties, les vieux à dîner et souper. Il s'étoit fort appliqué à son métier, et il étoit parvenu à faire tout ce qu'il vouloit de Fagon, le roi et le tyran de la médecine, et qui étoit à merveilles avec le Roi et Mme de Maintenon. Il ne laissoit pas de savoir à qui il avoit affaire, et les ministres mêmes le ménageoient. Devenu homme initié dans les intrigues de la cour, il abandonna fort la pratique. Il avoit une curiosité infinie de toutes sortes de remèdes et de secrets, ne rebutoit point les empiriques comme font tous les médecins, souffloit volontiers, et se moquoit de soi-même, le plus plaisamment du monde, de sa folie à chercher la grande œuvre. Il y avoit été attrapé nombre de fois, et en faisoit des contes, ainsi que de ses frayeurs, qui étoient des farces les plus comiques, et qu'il racontoit très plaisamment. C'est cette curiosité qui lui fit rechercher ce faiseur d'or et y employer l'autorité, dont il fut la dupe enfin comme il l'avoit déjà été souvent, et qui, ainsi que les précédents, lui coûta bien de l'argent quoiqu'il aimât fort à en amasser, et qu'il n'en négligeât pas les moyens que la faveur lui pouvoit faire naître. Il sera parlé de lui encore, mais sur des choses plus sérieuses.

965. *Les rangs des princes aux cérémonies de l'Ordre.*

(Page 235.)

2 juin 1686. — On voit par là[1] la continuation de ce qui avoit toujours été aux cérémonies de l'Ordre, que ceux de même rang marchoient ensemble : Monseigneur seul, comme héritier présomptif et nécessaire ; Monsieur, comme fils de France ; M. de Chartres, comme petit-fils de France ; les trois princes du sang ensemble, et M. du Maine seul, déjà mis au-dessus de tous, mais non encore avec les princes du sang. Le rang de petit-fils de France fut établi par Louis XIII pour Mademoiselle, unique alors que Monsieur Gaston eût d'enfant[2], et le Roi n'en ayant point. La grand duchesse de Toscane, qui a passé sa vie en France, Mme de Guise, sa sœur, et sœurs de père de Mademoiselle, l'ont eu à son exemple, et de même les enfants de Monsieur, et ce rang approche bien plus du fils de France que du prince du sang, quoique fait pour être une sorte de milieu entre deux. M. du Maine est le premier bâtard qui ait eu l'Ordre à quinze ans ; nul prince du sang non plus à cet âge, et il s'en trouvera peu au-dessous de vingt-deux ans.

1. Dangeau indiquait l'ordre dans lequel s'était faite la marche pour la cérémonie du Saint-Esprit.
2. Le correcteur a rectifié cette phrase en : « alors fille unique de Monsieur Gaston. »

Les fils de France, qui le portent en naissant, reçoivent le collier vers cet âge. C'est la dernière cérémonie où se soit trouvé le grand Condé. M. le duc de Bourbon étoit donc mal fondé de prétendre marcher avec M. le duc de Chartres, n'étant pas de même rang, en habit de novice, en allant, et Monsieur le Prince, trop goutteux pour marcher, se trouva seulement à la chapelle. On verra dans la suite comme cela fut changé. M. de Chartres étoit le seul petit-fils de France qu'il y eût eu depuis l'établissement de ce rang par Louis XIII.

Pour la prétendue prétention de M. de Montausier sur M. de Saint-Aignan[1], ni elle n'eut lieu, ni on ne peut présumer que M. de Montausier l'eût imaginée, puisque les ducs démis n'y ont jamais perdu que leur séance au Parlement, et quoi que ce soit d'ailleurs; tout en est exemple, et jamais rien au contraire.

966. *L'électeur de Cologne et le Dauphin.*

(Page 240.)

1er février 1711. — L'électeur de Cologne ne fit difficulté sur rien; à peine même fut-il *incognito,* et ne s'avisa jamais de rien prétendre. Monseigneur se mit à table à sa place ordinaire, dans son fauteuil, avec sa double serviette plissée, dont une sous son couvert, et sans cadenas, parce qu'à Meudon il n'en avoit jamais. L'Électeur se mit à table tout vis-à-vis de Monseigneur parmi les courtisans, et cette place de vis-à-vis n'étoit point celle des princes du sang, ni distinguée en rien. Il n'eut point de serviette sous son couvert. Il fut partout avec Monseigneur, qui, aux portes étroites, passoit devant lui, et l'Électeur se rangeoit même avec un air de respect. Il lui dit toujours *Monseigneur,* comme cela étoit devenu en tel usage, que le Roi l'y appeloit toujours.

967. *L'électeur de Cologne dit la messe devant la duchesse de Bourgogne.*

(Page 241.)

3 février 1711. — Madame fut outrée de cette messe de l'Électeur. En effet, il auroit pu s'en passer; mais ce fut lui, au contraire, qui la proposa, qui en pressa, et qui montra que Mme la duchesse de Bourgogne le désobligeroit de l'en refuser. La vérité est que, pour rendre la chose moins sensible, elle l'entendit de la tribune comme à l'ordinaire; mais il est vrai aussi que l'Électeur ne manqua à aucun des respects que les chapelains qui la disent ont accoutumé de rendre. L'Électeur aimoit passionnément à dire la messe, et à faire toutes les

1. Dangeau a dit que le duc de Montausier eût pu disputer au duc de Saint-Aignan l'honneur d'être parrain du duc du Maine, Saint-Aignan s'étant démis au profit de son fils Beauvillier.

fonctions de prêtre et d'évêque. Il s'y plaisoit comme les jeunes enfants qui ont des chapelles disent la messe et font des processions. Il aimoit jusqu'à prêcher. Il s'avisa un jour de faire inviter tout Valenciennes à le venir voir officier et ouïr son sermon : c'étoit au commencement d'avril ; les tribunes étoient garnies de sa musique et de trompettes et de timbales, et l'église toute pleine. Il monta en chaire, fit le signe de la croix, salua les assistants, puis tout d'un coup se mit à crier : « Poisson d'avril ! poisson d'avril ! » et sa musique à lui répondre ; lui, à rire de tout son cœur et à regarder la compagnie. Les trompettes et les timbales sonnèrent, et il fit le plongeon et s'enfuit.

968. *L'abbé de Feuquière.*

(Page 249, note.)

5 avril 1694. — Cet abbé de Feuquière étoit un oncle de Feuquière et de Rébenac, fort dans le monde autrefois, et qui s'étoit mis toute sa vie sur le pied de suivre le Roi à l'armée, où le Roi, pour la singularité, le traitoit bien, et le voyoit rarement ailleurs.

969, 970 et 971. *Le maréchal d'Estrades, son fils et sa famille.*

(Page 252.)

29 décembre 1684. — Le maréchal d'Estrades dut tout à son mérite, et[1] fut aussi domestique du cardinal de Richelieu, et très bien avec le cardinal Mazarin, bon dans les armées, meilleur encore dans les négociations, où il excella ; mais le lustre qu'il acquit à sa famille finit avec lui. La négligence de son fils, chargé de la nouvelle de la signature de la paix de Nimègue, fut cause de la bataille de Saint-Denis. Le[2] maréchal fut chevalier de l'Ordre de la promotion de 1661, et maréchal de France 1673.

26 février 1686. — Le maréchal d'Estrades étoit fort peu de chose ; il avoit été page du cardinal de Richelieu, qui se l'étoit depuis fort attaché, et qui l'employa en quantité de choses de la plus grande confiance au dehors. Il étoit fort bon à la guerre, meilleur aux négociations, où il a bien servi l'État et s'est fait un grand nom. Le prince d'Orange avoit pour lui estime, amitié, et autant de confiance que cela se pouvoit entre eux. L'affaire qu'il eut à Londres avec Batteville, ambassadeur d'Espagne, est célèbre, et valut la déclaration précise et solennelle du roi Philippe IV de quitter toute compétence. Son fils aîné fut cause de la bataille de Saint-Denis pour s'être amusé avec une maîtresse, étant chargé du paquet de la paix. Ce fut un homme

1. *Et* a été corrigé en *Il* par une main moderne, qui a également biffé *aussy* après *fut*.
2. *Le* a été corrigé en *Ce* par une main autre que celle de Saint-Simon.

paresseux, glorieux et obscur. Ses frères valoient bien mieux, l'abbé en négociations, les autres à la guerre et dans le monde ; mais ils ne furent pas heureux. Les armes de Mendozze, dont le maréchal d'Estrades para ses armes, sont une cause d'erreur à beaucoup de gens. Le grand-père paternel du maréchal, qui fut enseigne de la compagnie d'ordonnances de M. de Bellegarde, avoit épousé en 1579 la fille de Bertrand Arnoul, conseiller au parlement de Bordeaux, et de Jeanne de Mendozze. Or, on pouvoit juger quelle pouvoit être cette Mendozze, et si même une bâtarde de cette maison auroit passé les Pyrénées pour venir épouser un bourgeois de Bordeaux recrépit d'une charge de conseiller au Parlement. On remarquera, mais sans application, parce qu'elle seroit faite au hasard, que, lorsque des juifs se convertissent, soit de leur gré, encore plus pour se tirer des griffes de l'Inquisition, les plus grands seigneurs se font honneur de les présenter au baptême, et de leur donner non seulement le nom de leurs patrons, mais d'y ajouter celui de leur maison, qui devient alors celui du juif leur filleul, et des enfants, etc., qui sortent de lui.

8 février 1711. — Le marquis d'Estrades étoit fils aîné du maréchal d'Estrades célèbre par son espèce [1], et plus encore par sa capacité aux négociations. Il avoit signé la paix [2], et envoya le marquis d'Estrades en porter la nouvelle : celui-ci s'amusa à une maîtresse pendant quelques heures, et donna le temps au prince d'Orange, qui étoit outré de la paix, et à qui la nouvelle en fut incontinent portée, d'engager sur-le-champ la bataille de Saint-Denis avec M. de Luxembourg, dans l'espérance de la rompre, s'il le battoit. Cela fit un grand tort au marquis d'Estrades, qui a toujours mené une vie obscure. C'étoit un grand homme à mine triste, même patibulaire, fort particulier, avec de l'esprit, peu de commerce et moins d'amis, et fort peu de considération [3]....

972. *Le chevalier d'Estrades.*

(Page 255.)

14 août 1692. — Le chevalier d'Estrades étoit un cadet du feu maréchal, et homme de grand mérite en tout genre.

973. *Les prétentions du marquis d'Antin au duché-pairie d'Épernon.*

(Page 258.)

11 janvier 1711. — On a déjà dit que ces Additions sont trop courtes pour comporter le récit des prétentions de ceux qui prétendent se faire ducs et pairs, ou qui, l'étant, prétendent des rangs d'anciennes pairies

1. Sans doute pour *esprit*.
2. Le correcteur a ajouté en interligne : *à Nimègue et il*.
3. La fin de cette Addition, relative à l'abbé d'Estrades, trouvera place en regard de la page 124 du tome XI de l'édition de 1873.

éteintes[1]. Celles-ci étoient si fort destituées de toutes apparences, que le Roi n'avoit jamais voulu y entrer, ni permettre qu'elles fussent portées au Parlement, et, quand il céda aux importunités du cardinal d'Estrées en faveur du maréchal d'aujourd'hui et de son mariage avec la fille unique de M. de Rouillac qu'on appeloit le faux Épernon, cela ne put avoir aucune suite. D'Antin savoit aussi bien que personne que cela ne pouvoit réussir; mais il crut cette permission très importante pour lui faire un chausse-pied à se faire faire duc-pair, et, dans cette vue, il obtint de tous les enfants de sa mère de demander conjointement et tous ensemble cette permission au Roi comme une grâce qui les touchoit d'une manière très sensible; et cela fut exécuté un soir après souper, à Marly, dans le cabinet, où ils étoient toujours tous à cette heure-là. M. le duc d'Orléans porta la parole; il ne put le refuser à Mme la duchesse d'Orléans après le mariage de leur fille, et d'Antin, avec sa souplesse, son art et son esprit, avoit eu le temps de passer assez l'éponge sur ce qui s'étoit passé à la mort de Mme de Montespan pour obtenir d'eux une demande qui ne leur coûtoit guères, et qui ne pouvoit que leur faire honneur. Les ducs, accoutumés à tout, furent d'abord fort étourdis; ils crurent que le Roi marquoit assez qu'il vouloit que d'Antin réussît, puisqu'il lui donnoit liberté d'entreprendre à la prière de ce qu'il aimoit le plus vivement[2], et n'osoient se commettre avec ceux et celles qui avoient demandé et obtenu cette grâce; mais quelques-uns d'eux estimèrent que le pis qui pouvoit arriver étoit de succomber à l'autorité et au crédit, et qu'il étoit honteux de s'abandonner soi-même. Trois ou quatre se déclarèrent donc dès le lendemain, quelques autres s'y joignirent après; enfin, la plus saine partie s'unit et soutint l'affaire. On verra par la suite qu'ils firent très bien, et que d'Antin aussi ne s'étoit pas trompé.

974. *Le duché de Bellegarde.*

(Page 260.)

20 mars 1687. — Ce feu duc de Bellegarde étoit Pardaillan, et n'eut jamais aucun rang de duc, non plus que de droit, parce qu'outre que Bellegarde n'étoit point femelle, M. de Bellegarde pour qui l'érection fut faite n'étoit pas le père, mais le frère de sa mère, et sa mère n'étoit point appelée dans les lettres : ainsi, trois raisons péremptoires d'exclusion. C'étoit un homme obscur et fort extraordinaire. M. de Montespan étoit exclus aussi par les mêmes raisons.

975. *La réception du duc de Saint-Aignan au Parlement.*

(Page 291.)

29 janvier 1711. — M. de Beauvillier, étant, avec Madame sa femme

1. Dangeau a parlé des d'Épernon, Rouillac, Zamet, etc.
2. Corrigé en *tendrement.*

et bien du monde, dans les lanternes, à la réception de son frère, fut averti, un moment avant qu'on se mît en place, qu'on y feroit difficulté sur ce que, Mme de Beauvillier pouvant mourir, et lui se remarier et avoir un fils, sa démission alors deviendroit un cas nouveau, et fort embarrassant. Il fut averti que non seulement des magistrats s'en étoient frappés, mais aussi des pairs : tellement qu'il tomba dans une grande inquiétude, et d'autant plus que, n'étant préparé à rien, il ne savoit comment répondre, ni que faire. Cela lui fit prendre le parti de se tenir tout contre la porte du parquet des huissiers en dedans, où il attendit le duc de Saint-Simon, son ami intime et de toute confiance, quoique fort disproportionnés d'âges et d'emplois ; et, dès qu'il entra, il le saisit, le mena à l'écart, et lui conta sa peine. M. de Saint-Simon, à qui cela fut tout nouveau, lui dit qu'il avoit peine à croire qu'il fût bien informé ; que, si cette difficulté avoit eu à naître, ç'auroit dû être lors des arrêts préparatoires et des conclusions du procureur général ; que la faire là seroit un manque d'égard et de considération qui n'avoit encore été fait à personne, et qui ne se commenceroit pas par lui. Ces raisons ne le purent rassurer : tellement que, comme les moments étoient courts, il demanda à M. de Saint-Simon que faire si le cas arrivoit. Après un instant de réflexion : « Rien de votre part, lui répondit le duc ; mais laissez-moi faire, et vous verrez que je les mettrai à ne pas pouvoir répliquer un mot, si quelqu'un met en avant cette belle difficulté. — Mais comment ferez-vous ? répliqua M. de Beauvillier. » Alors M. de Saint-Simon lui dit qu'il citeroit le fait du fils aîné de M. d'Épernon, qui, par son mariage avec l'héritière d'Halluyn, fut duc et pair, et reçu en cette qualité au Parlement. Ils se brouillèrent, sa femme et lui, au bout de sept ou huit ans, et, n'ayant point eu d'enfants, ils firent de concert casser leur mariage. La femme se remaria au maréchal de Schonberg frère de la célèbre duchesse de Liancourt. Il fut duc et pair par ce mariage, et reçu en cette qualité au Parlement. Le premier mari y avoit conservé son rang, sa séance et sa voix, et partout ailleurs tous deux en jouissoient partout à même titre commun, et se trouvoient partout ensemble, le premier mari précédant l'autre immédiatement ; mais, au Parlement, seoir et opiner qu'un seul pair d'Halluyn (*sic*) : le premier des deux qui y arrivoit se mettoit en place, et, quand l'autre survenoit, le premier huissier l'arrêtoit dans la grand chambre, et lui disoit que M. le duc d'Halluyn étoit en place, et ce dernier venu s'en alloit. M. de Saint-Simon ajouta qu'il parieroit bien que les trois quarts et demi de ce qui seroit ce jour-là en place ignoroient entièrement ce fait ; qu'il étoit sur les registres du Parlement, qu'il y faisoit loi, et qu'il décidoit la difficulté qu'on voudroit faire entre son frère et son fils d'un second lit, mais qu'alors M. de Saint-Aignan ne seroit duc et pair que pour sa personne, et que la dignité retourneroit aux enfants de son neveu, et point aux siens. M. de Saint-Simon dit après comment il se proposoit de paraphraser cet allégué en opinant, et ôta un grand poids de dessus la poitrine de M. de Beauvillier, qui remonta dans sa lanterne, et M. de

Saint-Simon se mit en place, et à observer fort la compagnie. En effet, un de ses voisins lui demanda s'il n'avoit point ouï parler qu'il pourroit y avoir quelque difficulté : M. de Saint-Simon n'eut garde d'en faire aucun semblant, et, sur ce qu'elle lui fut exposée, il la traita d'absurde en général et de prévoyance par delà le but, qui n'alloit qu'à manquer de respect à la permission que le Roi avoit donnée, et de considération à un homme comme M. de Beauvillier là présent, dans une idée abstraite et ridicule, et dans un temps où il n'y avoit point d'exemple qu'on eût attendu à arrêter personne, puisque tous les arrêts préparatoires et les conclusions étoient données, et qu'il ne s'agissoit plus là que de la simple forme du rapport de ces pièces, et de celles de l'information de vie et mœurs. La conversation demeura là ; mais il y eut de la chuchotterie le long des bancs. Cela tint M. de Saint-Simon en attention, qui n'avoit pas voulu dire un mot de l'exemple de MM. d'Halluyn, pour en mieux assommer la compagnie ; mais il n'en fut pas besoin : tout se passa à l'ordinaire, et personne ne fit de difficulté.

976. *Arrestation du duc de Medina-Celi.*

(Page 299.)

5 février 1711. —.... Mme[1] des Ursins fit merveilles au duc de Medina-Celi. Son père avoit été premier ministre et sommelier du corps ; lui avoit eu de grands emplois et la vice-royauté de Naples, et Mme des Ursins l'avoit mis à la tête du Conseil. Soit qu'il ne lui fût pas assez souple, soit, comme il en fut accusé, qu'il eût des intelligences criminelles avec le duc d'Uceda, son très proche parent par sa mère fille du duc d'Ossone, lequel duc d'Uceda trahit Philippe V étant son ambassadeur à Rome, et renvoya enfin le collier du Saint-Esprit, le duc de Medina-Celi fut arrêté au plus haut point de sa puissance et conduit de Madrid à Ségovie, puis à Pampelune, comme on le voit dans ces Mémoires, sans que, jusqu'à sa mort en prison, on eût fait son procès, ni rien publié de ce qui lui étoit imputé....

977. *Les marquis de Leganès.*

(Page 300.)

28 février 1711. — Le marquis de Leganès étoit issu de mâle en mâle d'Étienne Domingo, favori d'Alphonse X, roi de Castille, et de Chimène Blasquès d'Avila, dont leurs enfants, laissant le nom de Domingo, prirent celui d'Avila. Le second fils de ce mariage épousa Agnès, fille de Louis Gonçalez de Guzman, maître de l'ordre de Calatrava, dont les enfants, laissant le nom d'Avila, prirent celui de Guzman. Le petit-fils du

1. Le commencement et la fin de cette Addition, contenant la généalogie des Medina-Celi, trouveront place dans la suite des *Mémoires*, tome XVIII de 1873, p. 24-30.

cadet de ce mariage fut fait marquis de Leganès et grand d'Espagne en 1627, et fut gendre du fameux Ambroise Spinola, et il a commandé les armées d'Espagne en Italie et en Catalogne. Celui-là fut père du second marquis de Leganès, mort en 1667, et le fils de ce dernier est le marquis de Leganès dont il s'agit, qui a été vice-roi de Catalogne, gouverneur général du Milanez, capitaine général de l'artillerie d'Espagne et gouverneur du Buen-Retiro. Il avoit eu toute sa vie un grand attachement pour la maison d'Autriche, et ne le put cacher à l'avènement de Philippe V à la couronne, auquel, sous divers prétextes, il ne voulut pas prêter serment. D'ailleurs il eut une conduite sage et unie; mais il déplut à Mme des Ursins, qui lui fit accroire [1] qu'il assembloit des armes dans le Retiro et dans quelques couvents. Il fut arrêté et envoyé en France, où il fut mis à Vincennes. Jamais il n'y a eu ni informations, ni encore moins de preuves sur quoi que ce soit contre lui, et, à la longue, on fut honteux de l'avoir arrêté. Le reste se trouve dans les Mémoires, et qu' [2] il prêta enfin serment à Paris, entre les mains de l'ambassadeur d'Espagne. Sa grandesse passa au comte d'Altamira, de la maison de Moscoso.

978. *Mariage de M. de Villefort et de Jeannette de Penchreo'h.*

(Pages 305-306.)

20 février 1711. — Mme de Villefort étoit veuve d'un officier-major de place qui la laissa sans bien. Elle vint demander une pension, et eut quelque recommandation auprès de Mme de Maintenon, qui étoit la femme du monde qui se prenoit le plus par les figures : Mme de Villefort avoit de la beauté, avec une grande et belle taille, l'air modeste, affligé et malheureux ; Mme de Maintenon en fut touchée, lui fit donner une pension, la prit en protection, la fit ensuite sous-gouvernante des enfants de France, et l'appeloit toujours sa belle veuve. Elle se trouva de l'esprit, de la vertu, du manège, et une figure qui se soutint, et qui la soutint. La même aventure, mais qui tient plus du roman, fit la fortune de sa belle-fille. La mère de cette belle-fille, sans pain ni ressource, se vint jeter un matin aux pieds de Mme de Maintenon avec ses enfants : elle en eut pitié, en plaça quelques-uns suivant leur âge, et garda celle-ci pour Saint-Cyr. Tandis qu'on en faisoit l'épreuve, et qu'elle attendoit d'être moins enfant pour être reçue, elle demeura chez Mme de Maintenon avec ses femmes, et les amusa par son petit caquet. Elle étoit jolie et avoit plus d'esprit et d'avisement qu'on n'en pouvoit attendre de son âge : Mme de Maintenon s'en amusa à son tour, et le Roi, qui la trouva souvent avec Mme de Maintenon, qui la renvoyoit pour ne l'en pas importuner, la caressa et fut ravi de trouver un joli petit enfant qui n'avoit point peur de lui, et qui s'y apprivoisoit. Il

1. Le correcteur a changé en *qui fit accroire à S. M. C.*
2. Ces neuf premiers mots ont été biffés par le correcteur.

s'accoutuma à badiner avec elle, et si bien que, lorsqu'il fut question de l'envoyer à Saint-Cyr, il voulut que Mme de Maintenon la gardât. Devenue plus grande, elle n'en devint que plus amusante, et, avec une familiarité discrète qui n'alloit jamais à l'importunité, elle parloit au Roi de tout, lui faisoit des questions et des plaisanteries, le tirailloit quand elle le voyoit de bonne humeur, et se jouoit même avec ses papiers quand il travailloit, mais tout cela avec jugement et mesure. Elle en usoit de même avec Mme de Maintenon, et se fit aimer de tous ses gens. Mme la duchesse de Bourgogne, à la fin, la ménageoit et la soupçonnoit d'aller dire au Roi et à Mme de Maintenon ce qu'elle faisoit dans un cabinet où elle se tenoit les soirs à jouer avec des dames familières qui étoient admises à ce particulier, qui toutes aussi ménageoient fort Jeannette, qui toutefois ne fit jamais mal à personne. Mme de Maintenon elle-même commença à lui trouver trop d'esprit et de jugement, et que le Roi s'y attachoit trop, en un mot à la craindre : c'est ce qui la détermina à s'en défaire honnêtement par un mariage. Elle en proposa au Roi, qui y trouva, à tous, quelque chose à redire, et cela pressoit encore plus Mme de Maintenon. A la fin, elle fit celui-ci, et le Roi l'agréa ; mais Mme de Maintenon y fut attrapée, car le Roi déclara bien sérieusement que ce n'étoit qu'à condition qu'elle demeureroit chez elle Mme d'Aussy[1] comme elle étoit Jeannette, et il fallut en passer par là. Trop tôt après, elle devint la seule ressource des moments oisifs de leur particulier après la mort de Mme la duchesse de Bourgogne. On a déjà vu combien cette princesse aimoit à voir tout et à aller partout : on l'a encore vu depuis peu, au mariage de la fille de Voysin avec M. de Châtillon ; elle en usa encore de même à celui-ci.

979. *Mariage du prince de Nassau et de Mademoiselle de Mailly.*

(Pages 310-311.)

27 février 1711. — Ce mariage ne fut ni heureux ni vertueux : grande pauvreté, haine et séparation prompte, nul rang ni honneurs, et force tristes scènes dans le monde.

980. *Les sollicitations des princesses et l'usage des carrosses à six chevaux.*

(Page 316.)

25 février 1711. — Madame la Duchesse, d'une part, et Mme la princesse de Conti et Mme du Maine, ses belles-sœurs, d'autre, sollicitoient de porte en porte à Paris leur procès de la succession de Monsieur le Prince. Elles avoient de fort grands et beaux carrosses, et fort pesants. Les conseillers de la grande chambre, ainsi que les prési-

1. *Aussy* a été surchargé en *Ossy* par le correcteur.

dents à mortier, épars dans tous les quartiers de Paris, crevoient leurs chevaux[1] avec ces grands carrosses fort remplis de leurs amis[2], et fort chargés de pages et de laquais; cela leur fit prendre d'y mettre six chevaux. La première des trois qui s'en avisa fut bientôt imitée des deux autres. Comme ces sollicitations furent suivies avec vivacité et à diverses reprises, cet usage de six chevaux continua. Cela parut nouveau, et, à la fin, la nouveauté leur sembla une distinction, qu'elles ont depuis conservée dans leurs visites. Telle est l'époque des princesses du sang d'aller à six chevaux dans Paris. Le Roi et la Reine, tant qu'ils y ont demeuré, Monsieur et Madame, qui y passoient toujours quelque temps tous les ans, et qui sortoient ou pour visites ou pour dévotions, n'ont jamais été qu'à deux chevaux par la ville, et, quand le Roi et, dans les derniers temps, Mme la duchesse de Bourgogne alloient à la Paroisse de Versailles pour leurs pâques ou pour les deux Fêtes-Dieu, jamais leurs carrosses n'ont été qu'à deux chevaux. Personne n'a ni droit ni défense d'aller à six chevaux par Paris; mais tant est procédé, que c'est maintenant passé en distinction des princesses du sang qu'aller par Paris à six chevaux, c'est-à-dire de n'y aller plus autrement. On a lu en son temps comment[3] Mme de Guise, fille de Gaston, fut l'époque, aux princesses du sang, d'aller à deux carrosses et d'ôter la housse des leurs; et c'est ainsi que tout s'augmente et se confond.

981. *Le maréchal de Choiseul.*

(Page 323.)

15 mars 1711. — Les Mémoires parlent si bien et si vrai de ce maréchal de Choiseul, qu'ils ne laissent rien à dire à ces Additions, qui ne sont faites que pour éclaircir le laconisme froid et ablitique[4] des *Mémoires*. Un plus honnête homme que celui-là n'étoit point né, ni un meilleur. Monsieur le Prince en fit toujours grand cas pour la guerre, où sa vertu, connue à la cour et dans le monde, fut toujours universellement aimée. Ses mauvais yeux le raccourcirent. Il mourut en homme de bien.

982. *Boileau Despréaux.*

(Page 326.)

15 mars 1711. — Dangeau regardoit Boileau comme un bon homme,

1. Le correcteur a substitué *les chevaux de ces carrosses*.
2. Le manuscrit porte : *armes*.
3. Ces six mots ont été biffés par le correcteur, et, ensuite, *fut* a été corrigé en *avoit été*.
4. On ne trouve pas cet adjectif dans les dictionnaires. Peut-être est-ce une mauvaise lecture de *politique;* mais cette explication nous semble peu acceptable.

parce que ce satirique l'avoit loué : tous les satiriques de profession louent bassement les gens en place ou en faveur[1].

983. *Les débuts de l'affaire de la constitution Unigenitus.*

(Page 330.)

1er mars 1711. — La funeste affaire de la constitution *Unigenitus*, sous laquelle gémissent encore l'État et l'Église de France, qui a tant fait de prodigieuses et de toutes sortes de fortunes, qui a produit tant de confesseurs, et même de martyrs, et dont les vastes et terribles replis embrassent presque toutes choses, et qui en paroissent le moins à portée, forme un corps d'histoire à part si vaste et si suivi, que ces Additions se contenteront de quelques éclaircissements légers aux occasions qui ne pourront s'en passer. Le P. Tellier, si engagé, et personnellement et par sa compagnie, dans les affaires de la Chine, les vit avec frémissement dans une situation à ne pouvoir s'en retirer sans quelque change assez puissant pour occuper le Pape tout entier et mettre la cour de Rome dans la nécessité d'avoir un besoin si continuel de son crédit qu'elle se trouvât forcée à quitter prise sur la Chine pour ne plus penser qu'à ses plus chers intérêts. Il voyoit aussi avec le dernier dépit la vénération du Roi, de la cour, de tout Paris, et de toute l'Église de France pour le cardinal de Noailles. Les jésuites le regardoient comme un ennemi parce qu'il n'étoit ni à eux, ni placé de leur main, ni dans la nécessité de leur dépendance. Son crédit balançoit le leur dans la distribution des bénéfices ; ils l'avoient tâté plus d'une fois, et, en dernier lieu, poussé à la destruction de Port-Royal. Cette complaisance que le Roi avoit obtenue, et où ils avoient mis tout leur crédit auprès du Roi, avoit aliéné beaucoup de gens du cardinal, ce qu'ils avoient fort desiré, et le leur avoit fait reconnoître plus timide qu'ils ne l'espéroient. C'est ce qui les détermina à le pousser de plus en plus, et à choisir le livre du P. Quesnel pour exciter tout l'orage qu'ils méditoient, pour abattre de plus en plus le cardinal, qui l'avoit approuvé, en cas qu'il l'abandonnât, ou l'embarrasser lui-même dans le tourbillon qu'ils préparoient, s'il prenoit le parti de le soutenir. Telle est la véritable clef de l'affaire de la Constitution, que la nature des attaquants, qui se promettent tout, et par toutes sortes de voies, maîtres en peu[2] des châtiments et des récompenses, et celles des attaqués, se défendant tous par leur amour pour la vérité, pour la paix, pour l'édification, leur pureté et leur délicatesse de conscience, leur état de persécution, de souffrance, d'oppression, leur balance continuelle de charité et de nécessité à l'égard de leurs ennemis, a portée aux excès sans bout et sans fin qui donnent depuis vingt-cinq ans un spectacle si terrible.

1. Cette Addition n'est pas transcrite de la même main que les autres.
2. Sans doute au sens de *dans peu*.

984. *L'abbé de Champflour, évêque de la Rochelle.*

(Page 339.)

31 décembre 1702. — Ce Champflour étoit un homme de rien qui avoit été exilé pour s'être signalé contre les libertés de l'Église gallicane, et que les jésuites et Saint-Sulpice, peu d'accord d'ailleurs, mais beaucoup en faveur de Rome, firent récompenser d'un évêché si fort au-dessus de lui, et dont il leur témoigna dans la suite une fatale reconnoissance. C'étoit un homme de bien, sans esprit, sans savoir, et sans aucune sorte de lumière, sans monde encore moins, bien concitesté[1], et un véritable excrément de séminaire.

985. *Lassay fils, et sa fortune.*

(Page 355.)

16 juin 1713. — Lassay eut une meilleure fortune que d'aller auprès du roi de Prusse[2]. Il étoit fort bien fait, avec un assez vilain visage et beaucoup d'esprit : il plut à Madame la Duchesse, et, après la mort du Roi, n'y ayant plus de contrainte, il devint le maître chez elle. Le Mississipi lui fit une fortune tellement immense, qu'on n'a jamais eu connoissance des trésors qu'il en a eus, lui, Madame la Duchesse, Monsieur le Duc, leur maison, Mme de Verue, et leurs commensaux intimes. Le palais en grand et le palais en petit que Madame la Duchesse et Lassay en bâtirent vers les Invalides, au bord de la rivière, immortaliseront cette fortune pécuniaire et leur réciproque bonne volonté. Ils n'ont chacun qu'un étage, et même celui de Madame la Duchesse qu'un rez-de-chaussée, mais aussi haut que l'autre palais, qui y est presque contigu, et qui, pour être beaucoup moins vaste, fait paroître l'autre écrasé : aussi le nonce Maffei, le voyant du chemin de Versailles, dit, sans y entendre finesse, que l'un étoit fait pour être mis sur l'autre. Pendant le premier ministère de Monsieur le Duc, qui fit la promotion[3], Madame la Duchesse y fit comprendre le père de Lassay. Il n'a eu que ce fils de divers mariages, et, d'une bâtarde de Monsieur le Prince, une fille unique, qui, du fils de M. d'O, n'en a eu qu'une, que le fils du duc de Brancas a épousée. Lassay lui a donné et assuré de grands biens, et Madame la Duchesse en a fait la noce comme de sa fille. Il n'a point d'enfants d'une sœur du second lit de son père. Leur nom est Madaillan, qui n'est pas en bon prédicament dans la fin de la Vie du célèbre duc d'Épernon.

1. Il est impossible de lire autre chose.
2. Dangeau avait dit que Lassay allait être envoyé comme ministre du Roi à Berlin.
3. Ici, le correcteur a ajouté en interligne *de cordons bleus.*

986. *Madame de Châteauneuf.*

(Page 361.)

12 avril 1711. — Cette Mme de Châteauneuf étoit fille de Fourcy président aux enquêtes, et sa mère avoit épousé en secondes noces M. Peletier qui fut depuis contrôleur général des finances et ministre d'État : ainsi, Mme de Châteauneuf, unique de son père, étoit sœur de mère du premier président le Peletier, de l'évêque d'Orléans, et d'un abbé, supérieur de la congrégation de Saint-Sulpice, qui a fort figuré dans la distribution des évêchés et des abbayes : il affectoit de ne s'appeler que l'abbé de Saint-Aubin ; esprit court, intrigant et dominant, et qui disoit souvent à ses séminaristes qu'il étoit fils d'un ministre d'État et frère d'un premier président[1]. Cette Mme de Châteauneuf, grosse comme une muid, avoit passé sa vie à Versailles sans société et sans considération ; d'ailleurs bonne femme.

1. Ces cinq lignes sur l'abbé de Saint-Aubin eussent dû se placer dans notre tome IV, après l'Addition n° 221.

APPENDICE

SECONDE PARTIE

I

LETTRE AU PRÉSIDENT DE MAISONS SUR LES PROCÉDURES CONTRE LE CARDINAL DE BOUILLON[1]

« Ce 25e juin 1710.

« Si l'on veut, Monsieur, faire sans aucune passion une sérieuse attention à la situation présente de toutes les affaires de l'Europe, on n'aura pas de peine à se persuader que plus on fera de procédures irrégulières, extravagantes et outrées à la Tournelle de Paris contre le cardinal de Bouillon, de quelque prétexte plausible qu'on se veuille[2] servir, quoique, dans le fond, on n'y cherche uniquement qu'à plaire au Roi aux dépens de la raison et de la justice, plus aussi contribuera-t-on très certainement à ce qui sera le plus avantageux et le plus utile à ce cardinal par rapport à sa gloire personnelle et à celle de sa maison. Cependant, Monsieur, comme j'ai pour vous et pour le nom que vous portez, l'un des plus illustres, des plus anciens et des plus distingués du Parlement, beaucoup d'estime et d'affection, je serai très étonné[3], s'il arrive que, ne pouvant pas, de votre part, absolument em-

1. Ci-dessus, p. 38. Nous reproduisons la copie insérée dans les *Mémoires de Sourches*, tome XII, p. 277-280, où l'auteur a fait cette remarque : « Elle étoit écrite d'un style si différent de celui des lettres qu'il avoit écrites au Roi et au marquis de Torcy, qu'à la seule inspection il étoit facile de juger qu'il n'en étoit pas l'auteur ; » et cette addition de l'annotateur : « Elle pouvoit bien avoir été écrite par le P. de Monthiers, jésuite, qui l'avoit suivi, et qui étoit frère du lieutenant général de Pontoise. » Comme pour les lettres du cardinal de Bouillon, nous avons collationné le texte sur celle des autres copies du temps qui nous a semblé la meilleure (ms. Fr. 7036, fol. 65), et nous reportons en italique les variantes. Ce texte se retrouve et dans l'un des volumes du fonds Joly de Fleury consacrés au procès celui du cardinal qui porte le nº 2461, fol. 138, et dans le dossier formé par Saint-Simon, vol. 31 de ses Papiers.

2. *Qu'on s'y veuille*. — 3. *Très affligé*.

pêcher le torrent des extravagances et des injustices faites et à faire si indignement à la Tournelle contre la naissance et la dignité de ce cardinal, la première dans l'Église universelle après la suprême, vous veniez à déshonorer votre nom, dans le présent[1] et dans les siècles à venir, en prononçant d'injustes arrêts sur les conclusions d'un procureur général aussi corrompu et aussi dévoué à la cour de France que l'est celui d'aujourd'hui, et sur le rapport d'un conseiller aussi brutal et aussi emporté contre la cour de Rome, et en particulier contre ce cardinal, que l'est le sieur Lenain. Vous savez parfaitement, Monsieur, ce qu'ont fait contre lui ces deux magistrats dans la dernière affaire qu'il a eue à la grand'chambre, et le surprenant arrêt que l'on[2] y prononça le 18 de mars[3] dernier sur les conclusions de l'un et sur le rapport de l'autre; vous n'ignorez pas non plus que le doyen[4] de la grand'chambre ne fit pas, dans[5] cette occasion-là, l'office de rapporteur, mais d'avocat des parties de ce cardinal, dont il avoit parlé auparavant dans[6] des termes si outrageants. Tous les gens qui se conduisent par les principes de la religion, de la justice et de la raison sont[7] sans doute convaincus que l'on ne pourra jamais soutenir des arrêts rendus par des juges séculiers corrompus, emportés, timides et lâches, contre un évêque cardinal, doyen du Sacré Collège, né incontestablement fils d'un prince étranger pour lors actuellement souverain; car, n'en déplaise à la belle phrase du sieur Daguesseau, qui, parlant, dans ses dernières conclusions extravagantes[8], du cardinal de Bouillon, se sert de ces propres termes : *Il veut se couvrir également et de l'ombre d'une prétendue souveraineté qui n'existe plus que dans son souvenir, et de l'état d'une dignité qu'il doit à la protection*[9], malgré une[10] expression si fausse, Sedan étoit une véritable souveraineté, et la seule même de toutes les souverainetés étrangères qui a été reconnue pour telle par le parlement de Paris. Cette cour[11], en vérifiant le contrat d'échange de cette souveraineté, passé le 21 de mars[12] 1651, entre le roi de France présentement régnant et le feu duc de Bouillon père du cardinal de ce nom, par la raison que le parlement de Paris ne reconnoît pas d'autre souveraineté que celle du roi de France ce terme de *prétendue* fut rayé en 1657 par la même grand'chambre du parlement de Paris qui avoit d'abord ajouté le mot de *prétendue* à celui de *souveraineté*: ce qui rend la chose beaucoup plus avantageuse en faveur de la souveraineté de Sedan que si le parlement de Paris n'avoit pas d'abord ajouté le mot de *prétendue* à celui de *souveraineté*, qui avoit été mis purement et simplement dans le contrat d'échange. Ainsi, quand le procureur général, contre des actes si publics, si incontestables[13],

1. *Dans le temps présent.* — 2. *Qu'on.* — 3. *Le 18e mars.*
4. *Ce doyen.* — 5. *En.* — 6. *En.* — 7. *Seront.*
8. *Extravagantes conclusions.* — 9. *A la protection du Roi.*
10. *Cette.* — 11. *Cette cour, ayant mis d'abord le mot* prétendue.
12. *Le 21e mars.* — 13. *Si incontestables et si authentiques.*

ose, pour faire lâchement sa cour au Roi et à ceux à qui[1] il veut plaire, avancer, parlant de ce cardinal dans ses conclusions, que l'ombre de sa[2] prétendue souveraineté ne subsiste plus que dans son souvenir, il fait par là voir de nouveau[3] à toute l'Europe que l'on se moque en France suivant sa passion et ses intérêts, et que l'on s'y joue sans aucun scrupule de tous les serments les plus sacrés et de tous les traités les plus solennels. Mais, si l'on s'est donné jusqu'ici[4] la liberté d'en user impunément de la sorte, l'état présent des affaires du Roi, fort différent du passé, devroit du moins porter son procureur général à être plus sage et plus modéré quand il parle des[5] princes étrangers, que le Roi lui-même s'est solennellement engagé, en foi et parole de roi, de traiter, eux et leurs descendants[6], et de les faire regarder par tous les Rois ses successeurs comme tels, ainsi qu'il est expressément porté, et en termes qui ne sont aucunement douteux, dans le contrat d'échange de la souveraineté de Sedan.

« Si donc vous n'avez pas, Monsieur, ou[7] la force ou l'autorité pour empêcher que l'on ne rende[8] à la Tournelle d'injustes et d'insoutenables arrêts contre un doyen du Sacré Collège qui n'en est certainement pas justiciable de quelque côté qu'on le prenne, de la naissance[9] ou de la dignité, toutes les extravagances de ce tribunal ne feront pas moins de déshonneur que l'indigne arrêt que l'on y rendit sous le règne du feu Roi contre la maréchale d'Ancre[10].

« Mon zèle pour vous, Monsieur, et pour votre nom, m'oblige à vous conjurer de réveiller et de ranimer[11] toute la fermeté et la grandeur de votre âme, afin de ne pas céder au torrent de l'iniquité, et de continuer à soutenir la gloire de ce nom en l'immortalisant par un constant et fidèle attachement à tout ce qu'un magistrat[12] comme vous se doit à lui-même, à la justice, et au public, qui a maintenant les yeux ouverts sur vous dans la place que vous occupez, et qui attend beaucoup de vos lumières, de votre religion, de votre sagesse et de votre intégrité. Qu'un Roi Très Chrétien, fils aîné de l'Église, ait pu, sous quelque prétexte que ce soit, se porter à cet excès de livrer le premier évêque après le Pape[13], doyen du Sacré Collège, qui, par ces deux endroits, occupe dans l'Église universelle la première place après la suprême, à des juges séculiers dans une Tournelle destinée à punir des scélérats, examiner et juger[14] les plus grands et les plus ancrés[15] criminels, sans qu'il se soit peut-être trouvé, tant la corruption est grande, un juge assez

1. *Auxquels.*
2. *La.*
3. *De nouveau* n'est pas dans le ms. 7036. — 4. *Jusques ici.*
5. *De.* — 6. *De traiter avec eux et tous leurs descendants.*
7. *Ou* manque dans les ms. 7036. — 8. *Que l'on rende.*
9. *Ou de la naissance.* — 10. *Le maréchal d'Ancre.*
11. *De ranimer et de réveiller.* — 12. *Un illustre magistrat.*
13. *Le premier évêque chrétien après le Pape.*
14. *A examiner et à juger.* — 15. *Avérés,* qui est la bonne lecture

chrétien, assez plein d'équité, de religion et de fermeté pour montrer[1] qu'il n'appartient pas à ce tribunal séculier de juger[2] le premier prélat de l'Église de Dieu après le premier vicaire[3] de Jésus-Christ en terre, auquel certainement on ne peut imputer d'autre crime que de s'être procuré la liberté, après plus de dix ans d'exil et de souffrances non méritées de sa part, pour remplir des devoirs indispensables et de droit divin; car, selon toutes les personnes sages, désintéressées et équitables, on ne peut faire un crime à un particulier, à un sujet même du roi de France, d'avoir pris sa route pour aller à Rome par le camp des hauts alliés ennemis du Roi, à moins de vouloir l'obliger à voler pour ainsi dire par les airs[4] pour se rendre de France à Rome, puisque tous les endroits de l'Europe par où l'on peut passer pour y aller, ou appartiennent présentement[5] aux ennemis de S. M. Très Chrétienne, ou sont occupés par eux. Je suis, Monsieur, avec beaucoup de sincérité, etc. »

Comme on l'a vu ci-dessus, p. 385, note 1, cette lettre sembla si étrange, que bien des gens ne crurent pas qu'elle fût sortie de la plume du cardinal, qui, en effet, n'y figure qu'à la troisième personne en style indirect; cependant nous y retrouvons toutes ses idées habituelles et la phraséologie qui lui était propre. L'année suivante, il courut une réponse attribuée au procureur général Daguesseau. Le recueil de la Haye intitulé: *Lettres historiques*, dont les rédacteurs étaient tout dévoués au cardinal, la dénonça[6] comme « pleine d'indignités », et peu honorable pour un si haut magistrat.

1. *Remontrer.* — 2. *A juger.* — 3. *Après le vicaire.*
4. *A moins que de vouloir, pour ainsi dire, voler par les airs.*
5. *Maintenant.*
6. Tome XXXIX, p. 534.

II

ÉCRITS FAITS PAR SAINT-SIMON POUR LE PROCÈS DU CARDINAL DE BOUILLON

L'évasion du cardinal paraissant être une occasion excellente pour « se débonder » contre la princerie dont MM. de Bouillon étaient la plus complète et la plus scandaleuse expression, Saint-Simon se multiplia tout aussitôt, croyant leur porter les derniers coup et avoir raison à jamais de cette peste envahissante. Deux volumes de ses Papiers sont pleins de mémoires où sa verve furieuse semble n'avoir jamais pu s'épuiser[1]. Il en a déjà été donné ci-dessus[2] une indication sommaire.

En premier lieu vient le *Mémoire sur les maisons de Lorraine, de Rohan et de la Tour*, que Saint-Simon composa sur l' « insigne félonie » du cardinal, à la demande, dira-t-il plus tard[3], du maréchal de Boufflers, qui « croyoit en pouvoir faire usage dans un moment critique, » mais n'y recourut point. La demande était si urgente, « qu'il le fit en deux fois dans la même journée[4]. » Le mémoire, très important quoique fait avec cette hâte merveilleuse, fut résumé pour que le Roi pût confier l'exécution au Chancelier et au procureur général; de ce résumé, nous avons la minute autographe, au haut de laquelle est écrit : « Projet de déclaration du Roi pour réduire à son vrai et unique nom de la Tour la maison depuis quelque temps dite de la Tour-d'Auvergne, d'Auvergne et de Bouillon. Juillet 1710[5]. » Des même mois et an est daté[6] un « Mémoire instructif et particulier pour profiter de l'évasion de M. le cardinal de Bouillon à l'avantage de l'État et des grands et noblesse d'icelui[7]. » On trouvera celui-là dans le présent appendice, p. 390 à 398. Comme corollaires, Saint-Simon rédigea quatre projets de déclarations à faire signer par le Roi, dont nous avons donné les titres dans la note 7 de notre page 54, et le résumé du grand mémoire sur les trois maisons qui a été indiqué tout à l'heure. Les originaux se suivent dans le volume *France* 200, fol. 9-10, et sont complétés, fol. 14-17, par deux autres mémoires, toujours de juillet 1710, dont le dernier a pour titre : « Mémoire

1. Originaux autographes : Affaires étrangères, vol. *France* 199 et 200.
2. Ci-dessus, p. 54, note 7.
3. Suite des *Mémoires*, tome IX, p. 72.
4. Prosper Faugère l'a publié en 1881, dans le tome III des *Écrits inédits*, p. 253-309, d'après l'original autographe du volume *France* 199, fol. 159-165. Ci-dessus, p. 57 et 60.
5. Vol. *France* 200, fol. 9 v°. Daguesseau avait, de même, fait pour le Roi un résumé de son mémoire de 1700.
6. Vol. *France* 200, fol. 5-8.
7. Mémoire composé contre le livre de Baluze.

des procédures à tenir contre la maison de la Tour dite de Bouillon, et de la justice d'icelles. »

Toutes ces pièces sont autographes, et, de plus, une copie s'en trouve dans le volume 31 des Papiers de Saint-Simon, aujourd'hui *France* 186, fol. 147-176. Le résumé de son mémoire sur les maisons princières, ainsi que les projets de déclarations énumérés plus haut, et un projet de réquisitoire pour le procureur général Daguesseau, sont aussi dans le ms. Clairambault 517, fol. 41-58, et dans le ms. Joly de Fleury 2400. L'original de la lettre autographe adressée par Saint-Simon au Chancelier le 25 juillet 1710, en lui envoyant son mémoire sur les maisons princières, a été signalé dans le catalogue d'autographes nº 135 de la maison Charavay; notre duc y disait à son ami : « Ayez la bonté pour le pauvre auteur, et la patience, en faveur de la vérité que vous avez vue dans ce mémoire (sur l'inconvénient des cardinaux), de lire celui-ci avec attention. »

Mémoire instructif et particulier pour profiter de l'évasion de M. le cardinal de Bouillon à l'avantage de l'État et des grands et noblesse d'icelui. Juillet 1710[2].

« Pour profiter le plus qu'il sera possible de la situation présente de la maison de Bouillon à l'avantage de l'État, des dignités et de la haute noblesse, il y a diverses choses à faire pour avancer l'abaissement particulier de cette maison et, par cette voie, l'abaissement des autres maisons qui, de vrai ou de faux, jouissent du rang de princes étrangers: le tout sans s'écarter de la justice, de la vérité, ni de la plus austère droiture[3].

« I. On ne peut assez fortement faire sentir au Roi et à tous ceux qui ont l'honneur de l'approcher, à nos princes, à nos ministres, l'excès et l'exactitude de la vérité de ce qui n'est que trop prouvé dans un mémoire fait à l'occasion de la félonie de M. le cardinal de Bouillon, savoir: que le rang de prince étranger est un motif immanquable, une voie certaine, et un moyen puissant, à ceux qui en sont revêtus, de se croire tout permis pour s'élever et s'affranchir, et de constituer leur splendeur et leur grandeur aux félonies et aux brouilleries d'État, auxquelles ils ont toujours gagné, et jamais perdu, en la même manière que la haute noblesse et les dignités de l'État ne peuvent constituer leur splendeur et leur grandeur qu'en la splendeur et grandeur des Rois et de l'État, sans lesquels ils ne subsisteroient pas, comme ayant tiré d'eux leur être et ne tenant leur durée que d'eux. Cet axiome a été si palpablement expliqué et prouvé audit mémoire, qu'il suffit d'y renvoyer sans s'étendre ici là-dessus. Il suffit de dire

1. Fol. 16-17. — 2. Vol. *France* 200, fol. 5-8; original autographe.

3. Ce manuscrit est écrit en plus gros caractère que les autres, et avec un interligne qui permette de le lire plus aisément. La plupart des corrections portent sur des mots effacés du doigt quand l'encre était encore fraîche.

ici qu'on ne peut trop fortement faire entrer dans les têtes principales ce principe, ses preuves et ses exemples constants, et jamais interrompus, pour les éloigner et les aliéner de ces rangs, puisque, lesdits rangs n'ayant aucun fondement en France, il n'est question, pour les saper et les détruire, que d'en inspirer le desir et la volonté par faire voir l'intérêt sensible du Roi et de l'État en cette destruction.

« II. Il ne suffit pas que le Parlement soit chargé d'une manière vague, comme il l'est, de faire voir que la maison de Bouillon n'est point originairement souveraine, si les moyens n'en sont facilités et ordonnés; et c'est ce qui se pourroit faire en faisant donner un ordre à M. le procureur général de demander au nom du Roi que le livre généalogique du sieur Baluze fût brûlé par la main du bourreau, et, au Parlement, de l'ordonner par un arrêt, et de le faire exécuter. Cette démarche ne doit rien coûter après celle de l'arrêt du Conseil qui vient d'être rendu contre ce livre, et seroit bien plus solide, comme plus juridique. On donnera à part un projet comme il faudroit que l'arrêt du Parlement fût énoncé, et, à la fin de ce mémoire, ce qu'il seroit desirable que le Parlement fît par le ministère de M. le procureur général.

« III. Il faudroit que le sieur Clairambault, généalogiste de l'ordre du Saint-Esprit, ou quelqu'autre habile homme dont on fût sûr, mais dont on le fût par ledit sieur, eût ordre du Roi de travailler à une généalogie véritable de la maison de Bouillon, et fût, pour cela, autorisé pour fouiller par toutes les bibliothèques les titres et les registres publics, et assisté de tout ce que d'ailleurs il se pourroit trouver de pièces et de titres pour prouver la vraie descendance de cette maison : sur quoi il n'y auroit qu'un ordre secret à obtenir pour empêcher les mouvements que se donneroit la maison de Bouillon, si elle avoit connoissance de cela par un ordre public que le Roi eût donné.

« IV. Ne laisser pas, indépendemment de cet ordre, d'y faire travailler en la forme et en la manière que l'on pourra, qui, toute imparfaite qu'elle sera, vaudra toujours mieux que rien : pour quoi il faut se saigner malgré la rigueur du temps, et se saigner assez pour que le secret ne soit pas éventé comme il arriveroit si on vouloit étendre la contribution à plusieurs personnes. Et par tout ce quatrième article se voit combien desirable seroit un ordre du Roi pour dresser cette généalogie, à propos de laquelle il se faut bien souvenir que M. de la Salle, maître des requêtes, a quantité de bons titres qui prouvent que MM. de Bouillon sont cadets de MM. de Gouvernet. D'un éclaircissement on vient à un autre, et, si on avoit commencé, il en viendroit quantité, et de bien des endroits d'où on n'en attend pas. Il n'y a guères de maison distinguée d'Auvergne qui n'en pût fournir. Si le Parlement faisoit ce qui est à la fin de ce mémoire, on se passeroit du travail de la généalogie.

« V. Beaucoup d'autres maisons en fourniroient encore, et, par exemple, celle de Clermont-Lodève. Mme de Saissac, ou les tuteurs de son fils, ont un contrat de mariage d'un Clermont avec une la Tour des Bouillons, d'un temps où on ne prenoit que les titres qui étoient seulement dus, et, dans ce contrat de mariage, le Clermont prend des titres supérieurs au la Tour. Beaucoup d'abbayes et de chapitres, de chambres des comptes, etc., fourniroient aussi quantité d'excellentes pièces.

« VI. C'est un fait constant que le Roi, piqué de ce que M. le cardinal de Bouillon lui refusa opiniâtrément de célébrer le mariage de feu Monsieur le Duc et de Madame la Duchesse sur ce que, pour condition de le faire, il vouloit manger au festin royal des noces; c'est, dis-je, un fait constant que le Roi, non content d'exiler le cardinal de Bouillon, envoya querir les registres du curé de Versailles et y effaça de sa main le titre de prince que ce cardinal y avoit pris en toutes les fonctions de grand aumônier qu'il avoit faites, et dont les principales, comme baptêmes, mariages, etc., étoient écrites sur ce registre. On se pourroit servir de cela pour faire effacer cette qualité de prince qu'il n'est pas douteux que M. le cardinal de Bouillon, revenu à la cour, n'ait continué de prendre aux mêmes occasions sur le même registre, et il faudroit tâcher d'étendre ces effaçures de la même qualité de prince partout où ceux de cette maison l'ont toujours prise, et cela seroit d'un grand poids, ou d'y suppléer par une déclaration du Roi.

« VII. Le Roi a si souvent dit que les signatures dont il honore les baptêmes de ceux qu'il tient sur les fonts, et les contrats de mariage qui lui sont présentés, n'autorisent point les titres que les parties prennent dans ces actes, qu'il semble qu'il ne seroit pas difficile d'en obtenir une déclaration expresse et en forme, pour être enregistrée au Parlement : ce qui ôteroit de grandes armes à ces maisons qui ont le rang de prince, et faciliteroit infiniment tout ce qui se pourroit avancer contre elles présentement et en tout temps.

« VIII. M. le cardinal de Bouillon a fait ériger un monument d'honneur à M. de Turenne, son oncle, dans l'abbaye de Cluny, sur lequel il a mis non seulement le titre de prince, mais d'autres titres qui sont au-dessus de ceux que prennent les princes du sang. Il y en a autant, en la même abbaye, sur le tombeau où le feu prince de Turenne est enterré, et cela pour compenser ce qui se trouve au tombeau où M. de Turenne est enterré à Saint-Denis, où le titre de prince n'est point employé comme la maison de Bouillon l'eût desiré, et pour autoriser la descendance d'Acfred, duc de Guyenne, dont il est parlé sur ces tombeaux de Cluny à propos de ce que cette abbaye fut fondée par un fils d'Acfred duc de Guyenne. Or, l'arrêt du Conseil contre le livre du sieur Baluze est si formel contre cette descendance d'Acfred duc de Guyenne, que voici le temps, ou jamais, d'obtenir que ces inscriptions de Cluny soient effacées.

« IX. M. le cardinal de Bouillon a soigneusement affecté, sous prétexte de réparations aux bâtiments et de dons, de faire mettre des inscriptions dans les voûtes, frontispices, etc., églises, cloches, et autres parties des bâtiments de ses abbayes, et pareillement de faire écrire des actes de ces dons et réparations dans les chartes et autres monuments publics de sesdites abbayes, et surtout dans tous les actes juridiques émanés de lui comme abbé général de Cluny, dans tous lesquels il a pris la qualité de prince, et souvent des titres inusités aux princes du sang mêmes, le tout pour servir à la postérité de titres incontestables à sa maison. C'est donc pour cela même qu'il seroit infiniment important d'anéantir ces titres, soit par un arrêt du Conseil qui seroit mis à exécution par les intendants des provinces dans le département desquels ces abbayes sont situées, soit par la voie des parlements qui les ont dans leur ressort. Cette dernière seroit bien la plus solide et la plus desirable, mais plus longue et plus difficile, l'autre moins juridique et plus arbitraire, mais plus prompte, et si aisée qu'il n'y a qu'à y consentir.

« X. Il y a des réflexions à faire sur l'état d'embarras et d'irrésolution dans lequel se trouve maintenant M. de Bouillon. Il sent bien qu'il ne peut mettre sa maison à couvert de ce à quoi les insolences de son frère les exposent tous qu'en rassurant le Roi sur l'indépendance, et cette démarche lui coûte à faire et le gêne à la tourner, pour ne préjudicier pas au rang de prince et à toutes les chimères qu'ils ont. Il laisse flétrir le livre de Baluze, comme il a laissé rendre et exécuter les arrêts de la Chambre de l'Arsenal, parce qu'il n'a pu l'empêcher ; mais, pour rien, il ne renonceroit à la descendance d'Acfred, matière pourtant principale desdits arrêts et flétrissure. Il laisse crier contre la lettre de son frère au Roi, et crie vaguement contre son frère lorsqu'il parle à S. M. ; mais, pour rien, il ne renonceroit formellement à cette qualité de souverain et de prince étranger ne relevant que de Dieu, ne dépendant que de Dieu par sa naissance, et seulement lié au Roi par des serments dont il seroit dégagé en quittant les charges pour lesquelles il a prêté au Roi volontairement ces serments : matière pourtant principale de félonie, exprimée dans la lettre du cardinal de Bouillon au Roi. Cette situation demande de la délicatesse ; mais, avec de la délicatesse, on peut, ce semble, prendre de grands avantages, qui seront également tels pour le Roi, pour l'État, pour les dignités, et pour la haute noblesse du Royaume. Si M. de Bouillon, bien conseillé, ou pressé par l'état où il se trouve, ou poussé par des choses que le Roi lui pourroit dire, donnoit un écrit en forme de lettre écrite au Roi, ou de protestation, ou de quelque acte que ce pût être, signé de lui et de tous ceux de sa maison, contenant, si l'on veut, tout ce qu'il se pourroit de plus fort et de plus précis à la satisfaction du Roi sur la dépendance, la sujétion, etc., on doit être assuré qu'il y auroit toujours dans cet écrit des mots captieux, sujets à diverses interprétations en d'autres temps, car c'est en ces artifices en quoi ils excellent ; qu'il y auroit des termes et des choses qui établiroient encore plus fortement leur qualité de princes, leurs rangs de princes, et leurs chimères, et que la soumission avouée feroit d'autant mieux passer que c'est le Roi qui leur a souffert ces titres et donné ces rangs, et que, par conséquent, cet instrument d'ignominie deviendroit un titre solemnel quant aux titres et aux rangs en quelque façon qu'il fût conçu, puisque le Roi, ne les leur ôtant pas, ne pourroit les empêcher de les insérer dans cet écrit, dont l'objet ne pourroit être que l'aveu que ces titres et ces rangs ne le soustraient en rien de l'obéissance et de la fidélité dont tous les autres sujets du Roi sont attenus vers lui. Cela est, je crois, palpable, et palpable par conséquent que, par là, seroit de plus en plus affermi ce qu'on se propose d'attaquer et d'abattre; mais, quand il seroit possible que cet écrit fût conçu, et pour le sens et pour les termes, en la manière la plus desirable et la plus nette, quelle solidité et quel fruit pourroit-on espérer d'un écrit contre lequel cette maison pourroit toujours véritablement revenir en alléguant l'autorité et la force, comme il n'est pas douteux que cette force seroit notoire? Voilà donc ce qu'il faut le plus soigneusement éviter, pour recourir à d'autres remèdes juridiques, et auxquels nuls artifices et nulles excuses ne puissent s'opposer. Les voici :

« XI. Faire assigner, au nom du Roi, par M. le procureur général au Parlement, M. de Bouillon et tous ceux de sa maison pour voir dire : 1° que Sedan est mouvant de Mouzon domaine de la couronne, et que, n'ayant jamais été souveraineté en effet entre les mains de la maison de la Marck, ni ladite maison n'ayant jamais été reconnue nulle part souveraine à ce titre, et nommément en France, mal à propos la maison de Bouillon se prétend souveraine, et M. de Bouillon souverain parce qu'il possède encore le domaine utile de Bouillon avec des droits singuliers, lesquels mêmes, sont abusifs, et ne donneroient aucune souveraineté [1] bien qu'ils ne le fussent pas, puisque la maison de la Tour dite de Bouillon n'a que les droits de celle de la Marck, et encore par simple donation dont d'abondant [2] le titre encore n'a jamais été montré ni constaté; 2° que la postérité d'Acfred duc de Guyenne est totalement éteinte; 3° que mal à propos la maison de Bouillon prend la qualité de prince; 4° que cette maison est originairement, continuement et actuellement françoise, sujette du Roi; 5° qu'elle n'est en rien différente de toutes les autres maisons du Royaume; 6° qu'elle sera condamnée à toutes les réparations, dont lui, procureur général, se rapporte au Parlement, pour les excès et abus, etc., commis par cette maison sur la prétention, etc., d'être prince; 7° que défense lui sera faite d'en prendre la qualité et d'y prétendre; 8° que cette qualité par elle prise sera biffée, rayée de tous actes, inscriptions, etc.; 9° que défense lui sera faite d'ajouter le nom d'Auvergne à celui de la Tour, bien plus de prendre, porter ni signer ledit nom d'Auvergne seul; 10° [3] qu'icelui nom sera rayé et biffé partout où il sera trouvé, signé, intitulé, etc.; 11° que la maison de Bouillon sera

1. Les derniers mots ont été ajoutés en interligne. — 2. *D'abondant*, idem.
3. Il y a deux fois *8°*, de sorte que le *10°* porte le numéro *9*, et le *11°* le numéro *10*.

condamnée à tous dépens, dommages et intérêts pour l'avoir osé prendre et changer son vrai nom. Voilà l'unique bonne et solide chose qui se peut faire, et contre laquelle il n'y a nul retour, et qui renverse cette princerie par ses fondements. Mais il ne suffit pas de l'imaginer ; il faut montrer la justice et la facilité de le faire : ce qui va suivre en peu de mots.

« Que Sedan soit mouvant de Mouzon, domaine de la couronne, et que cela ait été prétendu de tout temps, on le voit par les oppositions faites par le procureur général à la qualité de souverain prise par M. le maréchal de Bouillon, comme il se voit au mémoire susmentionné fait à l'occasion de la félonie de M. le cardinal de Bouillon ; il n'est donc question que de reprendre ces mêmes errements d'alors, et de les pousser jusqu'où ils doivent aller.

« Que les seigneurs de Sedan n'aient jamais été considérés nulle part, à ce titre, comme souverains, c'est un fait notoire, dont le contraire ne peut être prouvé par MM. de Bouillon. Eux, par conséquent, y doivent bien moins prétendre que ne devoient et pouvoient faire les autres seigneurs de Sedan, puisqu'ils ne tiennent leurs droits d'eux que par un titre où le sang et la naissance n'a point de part, et par un titre appelé *donation*, qu'on les défie de rapporter parce que jamais, en aucun temps, il n'a été vu de personne. Il n'est pas inutile d'ajouter que le dernier la Marck, duc prétendu souverain de Bouillon et Sedan, étoit capitaine des cent-suisses comme l'est maintenant M. de Courtenvaux, sans que cette charge fût alors différente de ce qu'elle est maintenant.

« Par ceci donc, juste et facile de tarir la source de principauté par la possession de Bouillon et Sedan.

« Que la postérité d'Acfred duc de Guyenne soit éteinte, c'est ce que la Chambre de l'Arsenal a solemnellement jugé, et ce que l'arrêt du Conseil qui vient d'être rendu confirme plus solemnellement encore, puisque ce n'est que là-dessus qu'il roule par la mention qu'il fait des artifices, faussetés, etc. ; par conséquent, juste et facile que le Parlement s'en explique par un arrêt d'une manière nette et précise, puisque ce point d'extinction de postérité doit être un chef principal de la requête de M. le procureur général, comme très important au Roi et à l'État à cause des prétentions sur la Guyenne et l'Auvergne, au lieu que l'arrêt du Conseil, rendu sans partie, n'a pu énoncer les choses que généralement et sans spécification particulière.

« Par ceci donc, juste et facile de tarir la source de principauté par la descendance masculine de la maison de Guyenne.

« Ces deux sources de principauté taries, il ne reste plus [rien] à la maison de Bouillon ; par conséquent, rien de plus juste, ni de plus aisé que de lui faire défenses juridiques de prendre une qualité qu'elle n'a pas, et, de l'un à l'autre, de faire dire à l'arrêt du Parlement tout ce qui est exprimé au haut de cette page, dont tous les articles séparés sont une suite naturelle, juste et nécessaire les uns des autres. L'effet et la conséquence d'un semblable arrêt, je n'en dis rien, puisque cela saute aux yeux de soi-même.

« Il n'y a plus maintenant, après avoir examiné l'équité et la possibilité en soi, qu'à l'examiner par rapport au Roi et à M. de Bouillon.

« Il est certain que le Roi a fait un traité avec le père de M. de Bouillon, par lequel, entr'autres choses, il le reconnoît souverain par les titres qu'il lui laisse prendre, et dans lequel, acceptant la cession de Sedan, le domaine utile de Bouillon lui est laissé, et le rang de prince accordé à sa maison. Voilà pour le fait du Roi; à quoi on répond :

« 1° Qu'il n'y a qu'à se souvenir de l'état de minorité et d'enfance où étoit le Roi alors, et jeter les yeux sur l'état auquel étoit le duc de Bouillon lorsqu'il fit ce traité, comme il est remarqué au mémoire déjà cité, pour voir combien il est injuste et insoutenable de prétendre un titre de souveraineté d'une reconnoissance semblable, qui n'ajoute nulle solidité à ce qui n'en avoit pas, et ce peu qui vient d'être dit sur la maison de la Marck montre qu'il n'y en avoit aucune. Combien moins encore, si on a égard à l'état des parties contractantes : d'une part, le Roi non seulement mineur, mais enfant; de l'autre, un sujet pour la troisième fois coupable de la plus horrible perfidie, et actuellement *in reatu*, c'est-à-dire dans la conviction du crime et dans les affres de ses suites. Si une semblable reconnoissance de souveraineté avoit lieu pour changer les châtiments en récompenses éclatantes, et pour servir de rempart aux félonies les plus consommées, auxquelles cette chimère de principauté donne l'être et l'aliment, en quelle occasion la couronne se servira-t-elle de son droit de revenir contre les choses qui la blessent, puisqu'il n'y en eut jamais aucune dont elle ait reçu des blessures plus continuelles que de celle-ci?

« 2° Il est vrai que ce traité donne le rang de prince à la maison de Bouillon; mais on répond :

« I. Que ce rang, étant une chose inconnue en France, n'a jamais été vérifié au Parlement; par conséquent, qu'il n'est qu'un simple usage que le Roi tolère, et que S. M.[1] est en droit d'ôter et d'abolir dès qu'il est reconnu motif et appui de révoltes et de félonies continuelles, comme cela ne peut être révoqué en doute par les exemples de cette maison;

« II. Que ce rang promis lors du traité a été accordé hors d'icelui;

« III. Que ce rang, demeurant à la personne de M. de Bouillon, ou étendu à toute sa maison comme il est maintenant, ne leur donne point une qualité qui ne se peut tirer que du sang et de la nature : ce que le Roi ne peut conférer, puisqu'il n'a que le rang et la fortune des hommes entre les mains, sans les pouvoir faire naître ce qu'ils ne sont pas; et conséquemment la maison de Bouillon, n'étant ni souveraine, ni sortie de souverains actuels, ne peut prendre la qualité de prince quelque rang dont elle jouisse, fût-il égal à ceux des fils de France, puisque le rang ne supplée point la naissance, que la nature seule peut donner;

1. *Qu'il* corrigé en *que sa M^té^*.

« IV. Que c'est un abus extrême que ce titre de prince en d'autres qu'au sang royal, et abus tel que les Parlements ne le souffrent pas, même à la maison de Lorraine, à qui on n'en peut contester la vérité, et que non seulement ce titre et qualité y est inconnue, mais encore que ceux qui l'ont et ceux qui la prétendent n'y sont traités que de *sieurs*, sans nulle différence des gens de la plus ordinaire naissance qui ne sont pas ducs ou officiers de la couronne, ou magistrats supérieurs.

« Quoi donc de plus juste que d'abolir en cette maison un titre que la nature ne lui donne point, que l'existence d'une souveraineté lui refuse, puisqu'elle n'en posséda jamais, et présentement moins encore que jamais, s'il se peut; un titre inconnu au Royaume, abusif en soi, dangereux sans bornes au Roi et à l'État, comme la lettre de M. le cardinal de Bouillon au Roi le vérifie, pour la centième fois, à l'égard de cette maison?

« Quant à M. de Bouillon, on croit avoir montré qu'on a de quoi prouver qu'il n'est pas prince. C'en est donc assez, s'il ne l'est pas, pour lui devoir fermer la bouche là-dessus, puisque rien de valable ne peut être allégué quand les fondements sont faux de ce que l'on a à dire. N'être point prince est donc précisément ce qu'il faut pour revenir dans l'état de ses pères, surtout quand les abus du contraire sont tels qu'on les voit, et si on conserve un autre rang pour devoir souffrir la soustraction de la qualité de prince, non seulement avec patience et douceur, mais avec actions de grâces de ce qu'on en retient le rang qu'on devroit ou n'avoir jamais eu ou perdre, et de se tenir quitte à bon marché d'en être quitte pour en perdre seulement le nom. Et, s'il arrivoit qu'il en coûtât le rang encore, il resteroit encore à M. de Bouillon la première dignité du Royaume, un office de la couronne possédé et exercé par des ducs de Lorraine plus puissants que ceux-ci, et il n'y a pas bien longtemps, des biens de fils de France et des établissements de toutes sortes qui passeroient à juste titre pour les magnifiques récompenses de plusieurs Rois à plusieurs maisons pour des services signalés de siècle en siècle, non pas pour les débris d'une maison justement remise dans son ordre naturel, échappée à la foudre qu'ont sans discontinuation méritée les félonies les plus insignes et les plus suivies depuis qu'avec Sedan l'idée de principauté est entrée en elle, jusqu'à maintenant.

« XII. Par ce moyen, M. le procureur général étant partie au nom du Roi sur tous les chefs susmentionnés, ce ne seroit plus au Parlement à faire voir que MM. de Bouillon ne sont pas princes, ce qui est vague et peu digne du Parlement; ce seroit à lui en connoître, et à eux à le prouver. On verroit alors en quelle sorte ils s'y prendroient. Il est notoire qu'ils ne le pourroient, et indubitable qu'ils s'enferreroient eux-mêmes en cent façons. Alors tout seroit juridique, tout ordre ordinaire entier, toute forme observée; les monuments de ce procès seroient des témoins et des titres d'éternelle durée, et des pierres d'attente des exemples des chemins frayés contre les autres princes. Tout y est juste, facile, convenable; rien de violent, rien que d'ordinaire. M. le procureur général est, par sa charge, le censeur public, et le Parlement le conservateur des droits du Roi et de la couronne : il n'y a donc qu'à faire exercer en cette occasion les fonctions naturelles de l'un et de l'autre, et bien compter que rien n'est plus important au Roi et à l'État, et que rien ne toucheroit M. le cardinal de Bouillon plus vivement, lequel, à l'abri de son chapeau, rira des procédures personnelles, et en fera peut-être à Rome des usages très embarrassants; au lieu que, ceci étant pure police du dedans du Royaume, Rome, ni aucun prince ni république de l'Europe n'y peut prendre nulle part, quels que pussent être les ressorts de M. le cardinal de Bouillon, et, le Roi étant, comme il l'est, juste d'une part et maître des rangs de l'autre, rien de cette procédure ne le peut engager, tandis qu'on ose dire qu'il la doit à soi-même, à sa couronne, à son État, à sa maison royale, à l'exemple, aux dignités et à la noblesse de France, et à la postérité.

« Pour tout résumer en un mot, on ne propose ici que de faire solidement, solemnellement et juridiquement deux choses : l'une, notoire et incontestable, qui est de déclarer que M. de Bouillon n'est pas souverain par Sedan cédé et le domaine utile de Bouillon conservé ; l'autre, qu'il ne vient point masculinement des ducs de Guyenne et comtes d'Auvergne, et celle-là est jugée par la Chambre de l'Arsenal et par le dernier arrêt du Conseil contre le livre du sieur Baluze. Ces deux décisions ne doivent donc pas beaucoup coûter à ordonner. Le Roi veut que le Parlement montre que MM. de Bouillon ne sont pas princes, et cela résulte de ces deux décisions, auxquelles le Parlement ne peut venir d'une manière plus judiciaire, plus ordinaire, plus régulière, que celle de l'assignation à MM. de Bouillon par M. le procureur général en la forme et sur les chefs ci-dessus énoncés. Voilà donc tout ce dont il est question, qui est bien naturel et bien simple, et qui pourtant vient à toutes les fins desirées, sans s'écarter d'une ligne de la justice, de la vérité, ni de la plus austère droiture. »

On voit que les *Mémoires* ont reproduit une bonne partie du texte même de ce Résumé de juillet 1710. Dans l'Addition n° 945 que nous avons donnée plus haut, p. 365, Saint-Simon qualifiait comme il suit la portée de ses productions successives : « Le rang de prince sans prétexte se pouvoit anéantir d'un mot, n'avoit jamais pu passer dans aucun parlement, et sa perte eût châtié le sujet qui nie formellement à son souverain qu'il est son sujet, et qui l'offense en toutes les manières à lui possibles. »

Les rigueurs exercées à partir de juillet semblent confirmer ce que Saint-Simon, dans les *Mémoires*, donne seulement à entendre que toute l'initiative vint de lui.

III

DERNIER PROJET DE PARTAGE[1].

Mémoire au Roi tendant à proposer une nouvelle voie pour parvenir à la paix avec les Hollandois; ledit mémoire donné le 20 septembre 1710, depuis le retour des plénipotentiaires de Sainte-Gertruydenberg[2].

« Ce qui suit, Sire, ne sauroit être trop secret, et, excepté celui de vos ministres auquel Votre Majesté m'ordonnera de m'en ouvrir, il est de son service qu'aucune personne n'en ait connoissance. Encore même suis-je engagé que Votre Majesté seule en sera informée, et c'est à elle de donner à l'engagement où je suis de n'en parler qu'à elle l'étendue ou le relâchement de mystère que, dans la suite, elle jugera à propos.

« Depuis le départ de vos plénipotentiaires, un des premiers, pour ne pas dire le premier noble d'Hollande, que j'ai fort connu et avec lequel, dans tous les temps, j'ai entretenu un commerce de compliments, de petits présents et de bienséances, a fait partir un gentilhomme françois marié en Hollande, dont la femme, assez bien faite, ou la sœur suivant le rapport que l'on m'a fait, infiniment plus aimable, sont fort unies avec mon prétendu ami ; et ce gentilhomme, né sujet de Votre Majesté, son pensionnaire et établi en France, me rapporte de sa part plusieurs motifs, trop longs à raconter, qui ont opéré les mauvais traitements que vos plénipotentiaires ont reçus à Sainte-Gertruydenberg, les impossibilités d'entamer une véritable et sincère négociation, et enfin la rupture de ladite négociation.

« Cependant, comme l'amour et l'ambition sont deux espèces d'idoles qui ne sont que trop séduisantes, le premier peut avoir fait changer d'intérêts mon ami par l'une des sœurs, et la vanité de travailler au grand ouvrage de la paix peut l'avoir déterminé à s'être adressé à moi sous le sceau du secret que je lui ai promis que Votre Majesté seule seroit informée de ce qu'il m'a mandé qu'il pouvoit et vouloit faire.

« Il me mande donc que, sans s'amuser au premier canevas des Préliminaires, dont pourtant la plupart des articles resteront dans leur entier, il se fait fort de faire donner au roi Philippe les royaumes de Naples, de Sicile et de Sardaigne, dans la possession desquels la Hollande le soutiendra moyennant qu'il abdique le reste de la succes-

1. Ci-dessus, p. 101.

2. Bibl. nat., ms. Nouv. acq. fr. 20 274, fol. 34. Ce manuscrit vient peut-être des papiers de Torcy. Il faut comparer la brochure publiée par feu M. Legrelle en 1893 : *Une négociation inconnue entre Berwick et Marlborough (1708-1709)*, et les documents qu'elle contient.

sion d'Espagne. Ce marché me paroît présentement pouvoir être au moins écouté sans peur. Reste d'examiner si cela est possible, et les moyens d'y parvenir : car ce n'est pas la première fois que des fous ont fait des projets, même spécieux, où l'impossibilité a paru dès le premier article ; mais aussi ne faut-il pas éloigner de soi la connoissance de ce qui peut, du premier coup d'œil, paroître extravagant, quand on peut en espérer ou de l'utilité ou des lumières, même des divisions étrangères, et que l'on ne perd rien à hasarder d'entamer des choses qui peuvent même être rectifiées en les discutant.

« A cela l'on me dira : « Quel pouvoir a cet homme pour parler? « Quel titre a-t-il pour proposer? Pourquoi les mêmes choses n'ont-« elles pas été discutées à Sainte-Gertruydenberg? Pourquoi vos plé-« nipotentiaires mêmes ont-ils laissé entrevoir que l'on se contenteroit « de la Sicile et de la Sardaigne, moyennant quoi la France abandon-« neroit le maintien de Philippe V; et pourquoi, présentement, veut-on « bien donner le royaume de Naples, que l'on ne demandoit plus? » A tout cela l'on est en état de répondre : mais ce ne peut être ni dans la brièveté d'un mémoire, ni même par écrit, que ces sortes d'éclaircissements peuvent être donnés ; et l'on les donnera.

« Il est donc question de savoir trois choses : l'une, si le Roi, comme je n'en doute pas, ne voudroit pas de tout son cœur, pour la paix générale, placer son petit-fils roi de Naples, de Sicile et de Sardaigne, et, comme cet article est décidé par sa volonté, il n'est pas question d'en rien dire davantage ; l'autre, si le roi son petit-fils n'entendroit pas à une proposition laquelle, à quelque opiniâtreté près, ne lui doit être ni cruelle ni honteuse ; et enfin, s'éclaircir si ce que mon ami me fait savoir est une extravagance, ou quelque chose de réel.

« Quant au dernier, après avoir secrètement tiré de cet homme tout ce qu'il pourra ou voudra dire, je ne vois pas que l'on hasarde beaucoup de lui lâcher une centaine de pistoles, et de le renvoyer en Hollande avec ordre de dire à mon ami, qui en a beaucoup d'autres au nom desquels il prétend parler et se mettre à la tête d'un parti puissant dont il avance qu'il sera le chef pour la paix générale et la réussite du projet ci-dessus, et dire, dis-je, à mon ami qu'il faut, en affaires essentielles, traiter par titres plus forts que des paroles, et que très volontiers l'on écoutera ce qu'il voudra faire. Et, jusque-là, ce sera moi seul qui répondrai à mon ami, sans compromettre le Roi, ni même troubler les autres canaux que peut-être l'on entretient dans ce ce pays-là. L'on lui fera une instruction verbale ou par écrit des éclaircissements que l'on desirera, et, supposé qu'il rapporte quelque titre plus solide que ce qu'il nous est venu dire, la négociation cheminera, ou restera tout court. Jusque-là, je ne vois pas que l'on risque beaucoup.

« Cela supposé, je voudrois que, pendant le voyage de mon homme en Hollande, le Roi pût savoir une fois pour toutes si cette proposition raisonnable peut être écoutée du roi d'Espagne. Si le Roi la fait faire par lettres, les réponses, les répliques, contrerépliques, les réflexions, les conseils, les copistes, même les plus secrets, tout cela ne donne que des objets de difficulté, et le secret impénétrable n'y est plus. Il faut quelqu'un qui parle uniquement au roi, à la reine et à Mme des Ursins. Pour cette conversation, il ne faut point d'instructions : la matière est abondante, et fournit toute seule et de quoi parler et de quoi décider. Ce quelqu'un ne peut être que celui auquel l'on s'est adressé d'Hollande, ou M. Amelot. Le dernier est le meilleur, parce qu'il sera encore plus favorablement écouté, et qu'il est plus capable d'appuyer foncièrement la solidité de ce projet ; car, pour la possibilité de tirer d'Espagne le roi d'Espagne quand la reine et Mme des Ursins le voudront, les expédients en sont faciles. Le départ de l'un ou de l'autre sans bruit, et sans participation même des ministres, est encore très aisé ; l'on sera à Bayonne avant que le salon de Marly en soit informé, et l'un et l'autre de ces Messieurs ont des prétextes d'attachement et de reconnoissance pour Leurs Majestés Catholiques qui peuvent occasionner leur voyage dans les conjonctures présentes, sans que le public puisse même y rien pénétrer. Par le retour de celui qui aura vu le roi, la reine, et entretenu Mme des Ursins, on saura, une fois pour toutes, s'il est bien vrai que ce soit tout de bon que L. M. Catholiques aiment mieux périr en Espagne que de passer solidement et en paix aux trônes de Naples, de Sicile et de Sardaigne. Et ce sera même, dans les malheurs qui peuvent leur arriver, et que je souhaite qui ne leur arrivent pas, une raison plus glorieuse au Roi d'abandonner dans les suites son petit-fils qui n'aura pas voulu donner la paix générale en acceptant un parti raisonnable, que de l'abandonner par quelque autre traité que ce soit.

« Que si mon ami d'Hollande dit vrai, et qu'il réussisse, le Roi sort honorablement d'affaire et n'a rien risqué en l'écoutant ; que s'il ne donne pas une forme moins vague à ce qu'il m'a envoyé dire, le Roi y gagne encore de savoir foncièrement, et mieux que par des lettres, les dernières résolutions du roi son petit-fils et le véritable état des affaires d'Espagne, que peut-être l'on ne sait pas assez ; mais à tout cela il faut un secret impénétrable, et j'ose dire que ce qui a fait le principe de la paix d'Italie et le mariage de Mme la duchesse de la Bourgogne a eu d'abord moins de fondement que ce que l'on propose aujourd'hui. Bien est-il vrai que le tout a été traité tête à tête, et que tout ce qui s'appelle affaire d'État de la nature de celle-ci ne peut être traité trop obscurément[1]. »

1. On trouvera à la fin des Additions et Corrections, p. 586, une note explicative sur ce projet.

IV

LES AFFAIRES D'ESPAGNE EN 1710.

L'importance considérable de la campagne d'Espagne en 1710 nous engage à donner ici un grand nombre de lettres et de relations extraites des Dépôts de la guerre et des affaires étrangères, des archives de Chantilly, des copies de la correspondance de Vendôme prises par le chevalier de Bellerive (ms. Fr. 14 178), etc.

I

COMBAT D'ALMENAR ET BATAILLE DE SARAGOSSE[1].

Relation anonyme jointe à la lettre de M. de Blécourt du 4 août 1710[2].

« A Lerida, le 29e juillet 1710.

« Le 27 au soir, M. de Sello, avec un gros détachement, marcha le matin de bonne heure pour gagner le pont de Camarasa ; mais les ennemis l'avoient prévenu, et leur armée y passa toute la journée, sans que nous ayons su si c'étoit un détachement, ou leur tout, dont nous vîmes quelques escadrons sur la hauteur d'Alguaire, qui est la plus belle plaine du monde. Nous y mîmes toute notre cavalerie en bataille, attendant notre infanterie, qui n'étoit pas encore arrivée, et qui étoit fort fatiguée. Nous trouvâmes là les ennemis en bataille, et, environ deux heures après et une demi-heure avant le coucher du soleil, ils marchèrent à nous, et, avant que notre infanterie pût monter la hauteur pour nous joindre, la cavalerie ennemie devança leur infanterie au grand trot, et, se jetant sur notre gauche, la prit par le flanc et par le derrière aussi bien que par le front. Pendant que notre première ligne chargea ce qui étoit devant nous, plusieurs escadrons, entre autres les gardes du corps, rompirent entièrement ceux avec qui ils avoient à faire, et cela avec la meilleure grâce du monde ; mais, notre gauche s'enfuyant à toute bride, on passa le mot par toute la ligne : « On nous coupe ! » L'épouvante prend le soldat, et tout s'enfuit, sans que les officiers les puissent faire rallier. Les ennemis nous poursuivent jusqu'auprès d'Alguaire. Ainsi, nous abandonnons honteusement notre infanterie, que nous croyons entièrement perdue. M. le duc d'Havré

1. Ci-dessus, p. 108, 112 et 113.
2. Aff. étr., vol. *Espagne* 200, fol. 133-135.

arrête ce qu'il peut de la cavalerie en bas de la hauteur auprès Alguaire, et fait rallier autant de monde qu'il peut pour favoriser la retraite de ce qui restoit derrière et de l'infanterie, si elle pouvoit se retirer, ce qu'il ne croyoit pas possible. Il demanda s'il n'y avoit personne là, de résolution et de bonne volonté, qui voulût retourner pour joindre l'infanterie, s'il étoit possible, pour lui dire de se retirer du mieux qu'elle pourroit, et qu'il étoit là pour favoriser sa retraite. Je lui offre mes services, et je prends trois gardes de ma brigade, et, comme il faisoit obscur, j'évitai quelques cavaliers des ennemis qui étoient descendus de la hauteur, et je joins enfin l'infanterie, que je trouve dans le meilleur ordre du monde, et MM. de Villadarias et de Mahony qui la faisoient retirer en bataillon carré. Je dis au général où étoit notre cavalerie [et] ce qui se passoit auprès d'Alguaire, où M. d'Havré attendoit mon retour pour lui donner des nouvelles de l'infanterie en cas que je la pusse joindre. Sur quoi, S. Exc. approuva que j'envoyasse les gardes qui étoient venus avec moi, et que je leur servisse de guide pour joindre le duc d'Havré : ce que nous avons fait sans que les ennemis nous aient osé attaquer, et nous avons continué notre marche jusqu'ici, où nous sommes arrivés à la pointe du jour. Les traîneurs de notre infanterie nous ont joints, et il n'y en a que peu qui ont été pris, ou qui n'ont pas voulu venir. Les ennemis ont campé où ils avoient mis leur armée en bataille. Ils ont eu beaucoup plus de monde de tué que nous, entre autres le comte de Nassau et Mylord Rochford. Je ne crois pas que nous ayons eu plus de deux cents hommes de tués ; peu de prisonniers de part ou d'autre. Nous ne savons pas si le duc de Sarno est tué ou prisonnier, ni ce qu'est devenu M. de Verboom [1]. Voilà en gros cette affaire, qui fera beaucoup de bruit sans doute. Le roi fit son possible pour arrêter les fuyards au commencement ; mais, ne pouvant y réussir, S. M. se retira à Lerida. Mon cœur a bien saigné pour lui jusqu'à ce que j'aie eu la consolation de voir notre infanterie entière. Je voudrois qu'on fit venir du moins la cavalerie de Gaëtano, et, avec ce renfort et le détachement de M. d'Huart, nous pourrions nous revanger (*sic*) ; car les ennemis, enflés de l'avantage que leur cavalerie a eu sur la nôtre, ne refuseront jamais la bataille, et, si nous prenons de justes mesures, j'espère que nous les battrons. Ils ont eu quinze escadrons de renfort et cinq mille hommes d'infanterie. Ils restent toujours dans leur camp d'Almenar, et je crois que nous marcherons bientôt à Fraga, pour y passer la Cinca. Don Pedro Ronquillo, qui s'est fort distingué ce jour-là, après avoir chargé les ennemis avec les dragons et les avoir rompus, retourna à une partie de l'infanterie, avec laquelle il a fait l'arrière-garde de toute l'armée.

« Le régiment de la Reine, qui étoit sur notre gauche, et où M. le duc d'Havré a chargé, a fait des merveilles et a battu les ennemis ; mais, étant abandonné du reste de la cavalerie, et les ennemis ayant

1. En marge, d'une autre main : « Ils sont tous deux prisonniers. »

pénétré les flancs de ses escadrons et ainsi enveloppé ce seul régiment, ils ont été obligé de se retirer. Le marquis de Crèvecœur y a donné des marques de sa valeur et de son zèle, et étoit avec M. le duc d'Havré à faire rallier la cavalerie, avec laquelle il a fait l'arrière-garde quand l'infanterie a été arrivée. »

Le marquis de Bay à M. Voysin, ministre de la guerre[1].

« Au camp de Tudela, le 25e août 1710.

« J'ai l'honneur de vous remettre une relation très véritable de ce qui s'est passé depuis mon arrivée à l'armée jusques au 20e, jour de la bataille, qui auroit été sans doute favorable aux armes du roi, si la plus grande part de l'infanterie n'avoit jeté les armes sans combattre.

« J'ai trouvé une armée sans discipline, épouvantée, mourant de faim, et se retirant de jour et de nuit devant celle des ennemis, qui l'harceloit sans cesse et qui faisoit à chaque marche quantité de prisonniers; et, quand on n'auroit pas donné la bataille, l'armée du roi se perdoit de même, mais sans combat, sans honneur, et sans perte de la part des ennemis, qui n'ont pas laissé d'en faire une grande. Tout cela m'a fait déterminer à la donner avec le consentement du roi, et je la crus même gagnée dans le commencement. Je m'étois flatté d'avoir, par mon arrivée, rétabli la confiance et le courage dans l'officier et le soldat, qui me le firent paroître tellement, qu'il n'y a que Dieu seul qui auroit prévu ce qui est arrivé. La perte en cavalerie n'est pas grande; mais une grande partie de l'infanterie est perdue : ce qui ne fera pas grande faute après ce qu'elle a fait. Je ramasse ici les débris de l'armée, ce qui n'est rien moins que facile par le libertinage qui y règne; mais enfin je fais humainement tout ce que je peux, quoique mon intention n'est pas de me commettre une seconde fois à leur tête. L'unique ressource, à mon avis, pour arrêter les progrès des ennemis et les empêcher d'aller à Madrid est de faire une puissante diversion du côté du Lampourdan, et, en ce cas-là, l'on ramassera encore assez de troupes de ce côté ici pour leur donner de l'attention; mais il n'y a pas de temps à perdre : moyennant quoi il y a encore lieu d'espérer que l'on renversera leurs desseins, particulièrement la saison étant aussi avancée qu'elle l'est.

« L'unique consolation qui me reste dans ce malheur est que la disposition que j'avois faite, autant que le poste que j'avois fait occuper à l'armée, furent approuvés du roi, et généralement de tous les officiers, le comte de Stahrenberg n'ayant pu me gagner aucun flanc malgré la supériorité de son armée, quoique, pendant tout un jour et partie d'un autre, il fit beaucoup de différents mouvements pour y parvenir. Je vous assure que la journée étoit à nous pour peu que l'infanterie eût fait son devoir; nous n'avons pu retirer que trois pièces de notre canon,

1. Vol. Guerre 2253, nº 43. Ci-dessus, p. 112-113.

quelques chariots et galères, et environ cent cinquante mulets du train. Si le roi m'avoit chargé de cette commission plus tôt, et lorsque les ennemis ne pensoient qu'à se défendre, je me flatte que les affaires ne seroient pas dans le mauvais état où elles sont.

« J'ai l'honneur d'être très sincèrement, etc.

« Le marquis de Bay. »

Le comte de Mahony à M. Voysin[1].

« Tudela, le 25e août 1710.

« .... Le 19, nous eûmes avis, environ les onze heures, que les ennemis avoient passé et marchoient en droiture vers Saragosse par le chemin de la Chartreuse : sur quoi l'on fit passer notre armée, que l'on rangea en bataille sur deux lignes, la droite appuyée à la montagne, et la gauche à la ville.

« Les ennemis, qui ne croyoient pas que nous les attendrions de pied ferme, avancèrent en deçà la Chartreuse en colonne, et ne se mirent qu'une brigade d'infanterie et quelques escadrons de cavalerie de front, et firent halte pour se reposer sur leurs armes en attendant que M. de Stahrenberg vînt reconnoître la disposition de notre armée.

« M. le duc d'Havré et moi, voyant l'infanterie et la cavalerie des ennemis serrées à s'étouffer les uns les autres, sans ordre et sans distance, étions d'avis de les attaquer dans cette situation : nous avons fait nos instances sur cela, et avions lieu d'espérer un heureux succès ; mais Dieu ne l'a pas voulu.

« Notre armée resta en bataille toute la nuit. M, le marquis de Bay s'étoit donné tous les mouvements possibles, et prit les mesures les plus justes pour agir. On commença à se canonner de part et d'autre à la pointe du jour, et les ennemis à faire leur disposition, dont la connoissance nous a été presque dérobée par les hauteurs qu'ils avoient devant eux, lesquelles cachoient leurs mouvements et l'ordre de leur bataille. Ces hauteurs étoient garnies de plusieurs batteries de canon qui, étant bien placées et bien servies, faisoient beaucoup de carnage dans notre cavalerie. M. le duc d'Havré, qui commandoit l'aile droite de la première ligne de notre cavalerie, étant tué d'un coup de canon, le marquis de Bay m'envoya chercher pour me donner le commandement de cette aile. Les ennemis vouloient déborder ma droite ; mais, ayant observé et prévenu ce mouvement par celui que je fis faire, ils firent tirer deux bombes, qui crevèrent en l'air, qui leur servoient de signal pour commencer, et d'abord ils couronnèrent les hauteurs par plusieurs escadrons et bataillons entrelacés, qui marchèrent à nous avec beaucoup d'ordre et de silence. Quoique leur cavalerie étoit protégée par le feu de leur artillerie et de leur infanterie, je la fis charger

1. Vol. Guerre 2253, n° 45.

avec tant de vivacité et de vigueur, que je leur fis perdre l'avantage de leur protection, et les ai mis en déroute.

« Ils attaquèrent notre centre, qu'on peut regarder être la droite de notre infanterie, d'autant que nous avons fait porter la plus grande partie de notre cavalerie de la gauche sur notre droite, comme les ennemis, à leur gauche, firent, et tâchèrent de partager notre armée en deux et de séparer notre cavalerie d'avec l'infanterie. Ils y réussirent par la lâcheté du régiment des gardes de l'infanterie espagnole, et par le peu d'ordre de plusieurs de nos escadrons, qui ont débandé sur eux. Les ennemis, ayant poussé leur pointe, l'appuyèrent de plusieurs bataillons et escadrons, et réussirent d'autant plus facilement, que le régiment de gardes espagnoles jetèrent ses armes à terre et s'enfuirent honteusement, sans coup férir. La brigade de Castille et la plupart des Espagnols ont suivi leur exemple, n'ayant pu supporter l'approche de l'infanterie ennemie. Il n'étoit question, parmi la nôtre, que des gardes wallonnes et de la brigade irlandoise, qui firent une résistance fort honorable.

« Tandis que tout ceci se passoit à notre gauche, les deux tiers de la cavalerie de la droite de ma première ligne poursuivirent vivement l'avantage qu'ils avoient remporté dans le commencement. J'ai fait tout ce que j'ai pu pour les arrêter et les faire replier sur les bataillons et escadrons ennemis, qui faisoient bon. J'aurois peut-être réussi, si cette cavalerie n'avoit pas moins de discipline que d'ardeur; mais tous mes ordres et instances étoient inutiles: ils poursuivirent sans hésiter les troupes qu'ils rompirent les premières, ils ne voulurent même s'arrêter à quelques batteries de canons que j'ai pris après avoir taillé en pièces deux bataillons de leur artillerie, tué les canonniers et coupé les jarrets aux mulets; mais ils poursuivirent la cavalerie si loin, qu'ils les jetèrent dans l'Èbre. Avant de faire revenir cette cavalerie, on peut dire, par la faute de notre infanterie et par la mauvaise manœuvre de la plus grande partie de notre cavalerie de la seconde ligne, que les ennemis étoient maîtres du champ de bataille.

« Je n'ai pas pourtant laissé de remonter avec ma cavalerie sur les mêmes hauteurs que j'occupois dans le commencement: ce qui a empêché les ennemis de couper la retraite de notre infanterie. Voyant qu'il y avoit une demi-heure que les nôtres avoient abandonné le champ de bataile, et que les ennemis n'étoient occupés que de me couper, je me suis retiré jusqu'à la queue de notre infanterie, dont j'ai fait l'arrière-garde jusqu'ici, où nous avons passé en revue près de trois mille chevaux et quatre mille cinq cents fantassins; il nous en vient, et viendront tous les jours un bon nombre qui avoient pris le chemin de Madrid et de Burgos. Toute l'armée conviendra de la vérité de la relation ci-dessus. Votre Excellence connoît mieux que moi les suites d'un pareil malheur, et je ne doute point que le Roi ne prenne des mesures là-dessus. S. M. Catholique n'a ni vivres ni argent; une infinité de bons sujets, même de son armée, sont extrêmement changés, d'où l'on doit tout craindre. Je ne suis occupé à présent qu'à persuader le marquis de Bay, qui est porté de la meilleure volonté du monde, d'assurer Jaca, Pampelune, Fontarabie et Saint-Sébastien ; et, si nous venons à quelque extrémité, j'ai déjà, autant que j'ai pu, pris des mesures de faire une guerre des montagnes avec l'infanterie wallonne et irlandoise, que j'ai liguée ensemble avec tous les autres étrangers afin de couvrir les frontières de France, et à donner le temps à LL. MM. Chrétienne et Catholique de réparer cette perte, qui, à mon avis, n'est pas sans remède, si l'on veut s'y bien prendre. Ma première lettre apprendra à Votre Excellence beaucoup de particularités dont je ne saurois faire mention dans celle-ci, étant déjà trop longue et la poste prête à partir. Je supplie pourtant Votre Excellence d'assurer le Roi que je n'épargnerai ni mes peines ni mon sang pour lui donner des marques de mon zèle et de ma fidélité pour le service de son auguste maison, et que je suis résolu de mourir, ou d'être le dernier homme en armes en Espagne pour le roi son petit-fils.

« J'ai l'honneur d'être, etc.

« Le comte de Mahony.

« Nous avons perdu dans cette action dix-huit pièces de canon, et, dans ma première, je rendrai compte à Votre Excellence des morts, prisonniers et blessés. Les ennemis conviennent qu'ils ont perdu cinq mille tués ou blessés suivant le rapport d'un enseigne qui échappa le 23e de Saragosse, où il ajoute que les ennemis étoient encore campés, faisant un détachement du côté de Valence. »

II

L'envoi du duc de Vendôme en Espagne[1].

La reine d'Espagne au duc de Vendôme[2].

« A Madrid, le 1er août 1710.

« Mon cousin, le sieur de Blécourt, m'ayant demandé hier audience, m'a dit de la part du Roi mon grand-père que, les ennemis ayant proposé à ses plénipotentiaires des choses énormes et impraticables, il avoit ordonné qu'ils revinssent incessamment, et que le Roi mon grand-père étoit très résolu de faire la guerre plus fortement que jamais et de rétablir avec nous la plus parfaite harmonie. J'ai témoigné à cet envoyé que le roi mon époux et moi ne souhaitions rien davantage que d'agir de concert avec le Roi notre grand-père, pour lequel nous avons conservé une très grande tendresse, et qu'il me sembloit que le véritable moyen

1. Ci-dessus, p. 104.
2. Copies de Bellerive : ms. Fr. 14178, fol. 359 v°.

de confondre l'orgueil de la Ligue étoit de lui faire voir que la France et l'Espagne étoient inséparables.

« Après ce discours, comme je sais, mon cousin, comment le roi vous desire, je me suis déterminée, sans attendre sa réponse, à prier instamment le Roi mon grand-père de vouloir bien vous envoyer en Espagne, et je dépêche un courrier ce soir, au duc d'Albe, pour qu'il présente ma lettre au Roi mon grand-père, et pour que notre ambassadeur joigne encore tout ce qu'il croira de plus fort pour obtenir ma demande, persuadée que vous voudrez bien rendre un service si essentiel à notre couronne. La sincère amitié et l'attachement inviolable que vous avez pour le roi mon seigneur et pour moi me sont de sûrs garants que vous serez sensible au pas que je viens de faire, que vous prendrez vos mesures, et que vous ne perdrez pas un seul moment à vous rendre auprès du roi mon seigneur et mon maître, qui sera ravi de vous avoir, si le Roi mon grand-père lui accorde cette grâce. Pour moi, je souhaite avec tant d'ardeur le bien et la gloire des deux couronnes, que j'aurai une extrême joie de vous voir en notre cour à la fin de la campagne; car je puis vous assurer qu'on ne peut vous estimer plus sincèrement que je fais. Sur ce, etc.

« MARIE-LOUISE. »

Le duc de Vendôme au roi d'Espagne [1].

« A Bayonne, ce 1er septembre 1710 [2].

« Sire,

« J'arrivai hier ici. par la grâce de Dieu, et je dépêche ce courrier à Votre Majesté pour recevoir ses ordres dans l'incertitude où je suis si je dois me rendre auprès d'elle, ou bien à son armée. Si elle desire que je me rende à son armée, je la supplie d'avoir la bonté de m'envoyer un ordre pour la commander, sans qui on ne voudroit pas me reconnoître, et on auroit raison. Je vous supplie donc, Sire, de me faire savoir au plus tôt ses volontés, car je brûle d'impatience de vous rendre mes très humbles services. Je ne parlerai point à Votre Majesté de la malheureuse affaire qui est arrivée près de Saragosse; il n'y faut penser, ce me semble, que pour y remédier et remettre votre armée le plus tôt qu'il se pourra en état de faire tête à celle des ennemis. Le Roi mon maître m'a ordonné d'assurer Votre Majesté qu'il alloit mettre M. le duc de Noailles en état de faire le siège de Girone vers la fin d'octobre : il n'est donc question, en attendant ce temps-là, que de se placer de manière qu'il n'arrive pas un second malheur, et se disposer dès à présent à faire la guerre pendant l'hiver pour profiter du temps que le Roi votre grand-père n'a point besoin de ses troupes pour défendre les frontières du Dauphiné: les neiges rendent cette guerre impraticable depuis le 1er septembre

1. Copies de Bellerive : ms. Fr. 14 178, fol. 361.
2. Ci-dessus, p. 114.

jusqu'à la fin de juin; c'est un temps assez considérable, si nous en savons profiter, et Votre Majesté doit, ce me semble, donner toute son attention à rétablir ses troupes, à mettre sur pied un nouveau train d'artillerie, à assembler des vivres à Lerida, à Tortose, et tout le long de l'Èbre ; car je suis persuadé que, sitôt que M. de Stahrenberg verra M. le duc de Noailles prêt d'entrer en Catalogne, il regagnera diligemment son poste de Balaguer. Il faut donc, dès à présent, nous disposer à donner la main à M. le duc de Noailles pour lui faciliter la conquête de Girone, en cas que les ennemis voulussent s'y opposer. Je me suis déjà concerté avec lui, et il se placera de manière, devant Girone, que M. de Stahrenberg ne pourra point l'attaquer et nous donnera plus de quatre jours de temps pour le joindre, ce qui est plus que suffisant ; car, pour vingt-quatre heures, il les gagneroit sur nous en nous dérobant une marche: c'est un inconvénient qu'on ne peut éviter lorsqu'on est obligé de prendre l'ordre de l'ennemi ; mais, dès le moment qu'on a trois ou quatre jours de temps, il n'y a plus rien à craindre. Votre Majesté voit bien qu'on ne peut faire des mouvements aussi prompts et aussi vifs sans vivres; M. le duc d'Albe, votre ambassadeur en France, m'a assuré qu'il avoit dépêché un courrier à Votre Majesté pour la prier de donner ses ordres sur cela, et pour nous mettre en état de faire la guerre tout l'hiver. Il faut aussi ne pas oublier de faire faire pour trois semaines de biscuit pour toute l'armée. Cela est absolument nécessaire pour nous porter au secours de M. le duc de Noailles, en cas que M. de Stahrenberg marche à lui pour s'opposer au siège de Girone. Il faut aussi avoir des voitures, sans quoi toutes les autres précautions seroient inutiles. Si Votre Majesté veut bien donner ses ordres à tout ce que j'ai l'honneur de lui représenter, j'ose quasi lui promettre qu'au commencement de cet hiver elle viendra à bout de ses ennemis. Qu'elle y pense donc sérieusement ; car de là dépend la tranquillité de ses États et le salut de sa couronne. Elle voit de reste de quelle importance il est de profiter du temps pendant lequel le Roi mon maître est en état de l'aider. Quant à moi, j'ose l'assurer que je me mettrois au milieu de mille feux pour son service ; mais toute ma bonne volonté deviendra inutile, si, par manque de vivres, je me vois dans l'impossibilité de faire faire à son armée les mouvements que je croirai nécessaires. J'attendrai avec la dernière impatience les ordres de Votre Majesté. En cas qu'elle m'ordonne d'aller joindre l'armée, je la supplie de m'envoyer le comte de las Torrès : c'est un homme que j'aime et que j'estime, et dont je me servirai très utilement.

« Je suis, avec un très profond respect et un attachement qui durera autant que ma vie,

« Sire,

« De Votre Majesté
« Le très humble, très obéissant et très passionné serviteur.

« LOUIS DE VENDÔME. »

Le roi d'Espagne au duc de Vendôme[1].

« A Madrid, ce 2 septembre 1710[2].

« J'ai appris ce matin avec bien du plaisir que vous devez être présentement en Espagne, et je vous attends ici avec une grande impatience, espérant beaucoup d'un aussi grand capitaine que vous, et croyant qu'il n'y a personne plus capable de réparer le malheur qui vient de m'arriver. Il est aisé de le faire pourvu que la France fasse une forte diversion du côté du Roussillon, ce qui est, à ce qu'il me semble, suivant ses véritables intérêts, qui demandent présentement plus que jamais qu'elle secourre l'Espagne et qu'elle travaille à la conservation de ce royaume, d'où dépend absolument la sienne; et, en ce cas, j'espère que les ennemis se trouveront à la fin de la campagne moins avancés qu'ils n'étoient au commencement. Je ne doute pas cependant que la bataille de Saragosse, que j'ai perdue, ne fortifie l'avis de ceux qui se sont opposés à votre voyage. Si le Roi mon grand-père changeoit de sentiment sur votre sujet, ce que j'ai bien de la peine à croire puisque cela seroit entièrement opposé à ses intérêts, et qu'il est trop éclairé pour ne pas connoître ce qui leur convient, je vous prierois toujours de venir ici, puisque je serai fort aise de vous voir et de vous entretenir, et de vous marquer moi-même toute l'estime et toute l'amitié que j'ai pour vous.

« L'armée que le marquis de Bay a rassemblée ne laisse pas d'être encore assez considérable; elle grossit tous les jours par les soldats qui la rejoignent, et je travaille à l'augmenter le plus qu'il m'est possible, de manière que je me flatte que vous trouverez encore en ce pays-ci de quoi exercer votre expérience et votre courage, et me donner des occasions de vous avoir de nouvelles obligations. Sur ce, etc.

« PHILIPPE. »

La reine d'Espagne au duc de Vendôme[3].

« A Madrid, ce 5e septembre 1710[4].

« Mon cousin, comme le roi vous fait savoir le desir qu'il a de vous remercier lui-même ici de ce que vous venez faire pour son service si honnêtement, et dans un temps où nous avons tant de besoin de tout votre savoir-faire, je n'ai à vous dire à cet égard si ce n'est que je serai ravie en mon particulier de connoître un prince pour qui j'ai tou-

1. Ms. Fr. 14 178, fol. 353. — 2. Ci-dessus, p. 114.

3. Ms. Fr. 14 178, fol. 340 et 390. Les termes de cette lettre, sauf le début, se retrouvent dans une autre lettre du 8 septembre, qui sera donnée ci-après, p. 412-414. Y en eut-il réellement deux, ou bien les textes ont-ils été « arrangés » par le chevalier de Bellerive ?

4. Ci-dessus, p. 118, note 1.

jours eu tant d'estime. Prenez bien soin, je vous prie, de faire ce voyage avec toutes sortes de précautions, car j'ai toujours ouï dire que vous prenez bien plus soin des autres que de vous. Je crois qu'il est très nécessaire que nous puissions vous mettre au fait d'une infinité de choses dont nous ne pourrions vous informer que par des conversations. Nous tâcherons, le roi et moi, en vous mettant au fait, de vous faire connoître notre entière confiance, et j'espère que plus vous nous connoîtrez, plus vous aurez d'amitié pour nous. Nous avons appris, le 2e de ce mois, que vous seriez incessamment à Bayonne, et que vous aviez su avant votre arrivée à Bordeaux la triste nouvelle de la perte de la bataille de Saragozza. Vottre attachement pour le roi et pour moi et votre bon cœur vous auront fait ressentir notre malheur dans toute son étendue ; mais j'ai une si forte idée de votre fermeté et de votre grand courage, que je suis persuadée que cet événement, si fâcheux par lui-même et si fort à contretemps, ne sera pas capable de vous faire perdre l'espérance de réparer ce qui vient d'arriver, pourvu que le Roi notre grand-père, entouré d'une cabale ou craintive ou mal intentionnée pour sa gloire et pour notre affermissement, ne prévaille pas sur sa tendresse et la droiture de ses intentions, dont le duc de Gramont, auquel nous nous fions fort, a mandé ici que vous étiez très content puisque le Roi notre grand-père vous avoit montré, dans les conversations que vous aviez eues avec lui, une résolution ferme de secourir l'Espagne. Cela, avec un général si au-dessus des autres que nous y aurons, me doit tout faire espérer. Faites-moi la justice de ne pas douter de mon extrême reconnoissance, et comptez sur moi comme à une amie qui vous estime et vous honore par mille raisons. Sur ce, etc.

« Marie-Louise. »

La reine d'Espagne à la duchesse de Vendôme[1].

« A Valladolid, ce 24e septembre 1710[2].

« M. de Vendôme est arrivé. Le roi et moi l'attendions avec une impatience que je ne saurois assez vous exprimer, voulant prendre ses conseils sur tous les partis qu'il y a à prendre ; car nous sommes persuadés qu'il ne peut nous en donner que de bons. Il a été très aise de voir, partout où il a passé, la fidélité de nos peuples, et trouver généralement ici tous les tribunaux et les grands, qui nous ont suivis, et qui marquent leur zèle pour leur légitime souverain. Je ne doute pas qu'il vous en rende compte ; mais, comme je sais l'amitié que vous et Madame la Princesse voulez bien avoir pour le roi et pour moi, j'ai voulu moi-même vous faire part de tout ceci, et vous prier en même temps de me la continuer, et de croire que nous ferons de notre mieux pour que le duc de Vendôme n'ait pas lieu de se repentir des

1. Ms. Fr. 14 178, fol. 349 v° et 396. — 2. Ci-dessus, p. 114.

services qu'il vient nous rendre si honnêtement. Le roi m'a ordonné de vous en assurer et de faire à Madame la Princesse et à vous ses compliments. Pour moi, je ne vous en fais point, parce que je crois que cela vous marquera encore davantage combien je suis véritablement de vos amies.

« MARIE-LOUISE. »

La reine d'Espagne au duc de Vendôme[1].

« A Vitoria, ce 8e novembre 1710[2].

« Mon cousin, comme je ne vous crois pas moins aise que le roi et moi de toutes les choses qui peuvent nous être avantageuses par l'affection que vous avez pour nous, il faut que je me réjouisse moi-même avec vous du secours considérable que le Roi mon grand-père nous donne, et du parti que vous croyez que les ennemis ont pris d'abandonner Madrid en s'en retirant. Je vois, par ce que vous m'avez écrit, que vous croyez votre prophétie véritable et que vous espérez toujours que nous y pourrons retourner dans le mois prochain. Je le souhaite par plus d'une raison, et je vous assure que vous pouvoir remercier de tout ce que vous faites de si utile pour notre service ne sera pas une de celles qui me fera le moins de plaisir. Le roi me mande une chose qui m'en fait beaucoup : c'est que son sentiment et le vôtre est de ne rien hasarder dans la bonne situation où nous sommes ; car il vaut mieux, ce me semble, retarder un peu pour jouer à coup sûr, que de précipiter les affaires sans pouvoir répondre de l'issue qu'elles pourroient avoir, puisqu'on ne peut guère répondre de la bizarrerie de la fortune. Mais je dois avoir l'esprit bien en repos avec un général qui sait gagner sur lui de modérer son extrême ardeur, quand il le faut, par son extrême prudence. Le roi me parle très souvent de vous dans ces termes ; jugez, je vous prie, si, après cela, vous ne devez pas être bien certain de l'estime particulière que j'ai pour vous, et si cela ne doit pas vous engager à me regarder comme une de vos meilleures amies. Sur ce, etc.

« MARIE-LOUISE. »

III

LES ALLIÉS A MADRID.

La reine d'Espagne au duc de Vendôme[3].

« A Madrid, ce 8e septembre 1710[4].

« Mon cousin, je ne puis m'empêcher de donner une lettre au cour-

1. Ms. Fr. 14178, fol. 340 v°. — 2. Ci-dessus, p. 129.
3. Ms. Fr. 14 178, fol. 383.
4. Ci-dessus, p. 118. On a signalé l'analogie qui existe entre cette lettre et celle du 5 septembre donnée ci-dessus, p. 410.

rier du duc de Noailles. Le roi vous avertit des mouvements que l'armée ennemie a faits depuis qu'il vous avoit prié de venir à Madrid, qui vous feront changer de résolution. Nous avons pris celle de partir le 10, à dix heures du soir, d'ici, pour suivre la route que vous verrez dans le compte que vous rend le secrétaire du Dépêche. Nous avons attendu les derniers moments pour ne pas effrayer nos fidèles sujets, et leur faire voir que le roi ne les abandonne pas, et quand nous courions un risque évident de tomber entre les mains des ennemis. Ils font connoître tous beaucoup de zèle et de tendresse pour leur légitime souverain. Vous serez touché de trouver généralement, en arrivant à Valladolid, tous les tribunaux et les grands qui nous suivent. Cependant je vous laisse à juger quels sont toujours nos embarras dans un départ précipité où presque tout nous manque. Je vous prie de croire que nous ferons de notre mieux pour que vous n'ayez pas lieu de vous repentir des services que vous venez nous rendre si cordialement, et dans un temps où nous avions tant de besoin de tout votre savoir-faire. Je n'ai à vous dire à cet égard si ce n'est que je serai ravie en mon particulier de connoître un prince qui m'appartient de si près par Madame Royale ma grand'mère, et lequel j'ai toujours admiré. Prenez bien soin, je vous prie, de faire ce voyage avec toutes sortes de précautions; car j'ai toujours ouï dire que vous prenez bien plus de soin des autres que de vous. Au nom de Dieu, lorsque vous viendrez nous joindre, ne négligez rien pour le faire sûrement: le comte de Stahrenberg gagneroit une seconde bataille, qui achèveroit de nous abîmer, s'il pouvoit vous enlever. Vous vous moquerez peut-être de moi, et direz que je parle en femme; mais il n'importe: j'espère essuyer quelquefois de vos railleries, et d'être assez bien avec vous pour cela. J'attendrai avec beaucoup d'impatience le temps que j'aurai la joie de vous voir; et alors parlez-moi librement, comme à une personne qui saura déférer avec plaisir à vos sentiments. Je crois qu'il est très nécessaire que nous puissions vous mettre au fait d'une infinité de choses dont nous ne pourrions vous informer que par des conversations. Nous tâcherons, le roi et moi, en vous mettant au fait, de vous faire connoître notre entière confinance, et j'espère que, plus vous nous connoîtrez, et plus vous aurez d'amitié pour nous. Votre attachement pour le roi mon seigneur et mon maître, et pour moi, et votre bon cœur vous auront fait ressentir la perte de la bataille de Saragosse dans toute son étendue. Je suis persuadée que cet événement, si fâcheux par lui-même et si fort à contretemps, ne sera pas capable de vous faire perdre l'espérance de réparer ce qui vient d'arriver, pourvu que le Roi notre grand-père, entouré d'une cabale ou craintive ou malintentionnée pour sa gloire et pour notre affermissement, ne prévaille pas sur sa tendresse et la droiture de ses intentions, dont le duc de Gramont, auquel nous nous fions fort, a mandé ici que vous étiez très content, puisque le Roi vous avoit montré, dans les dernières conversations que vous avez eues avec lui, une ferme résolution de secourir l'Espagne. Cela, avec un général si au-dessus des autres que nous y aurons, me fait tout espérer; car l'estime et la confiance que vous vous êtes acquises dans les affaires délabrées ressemble à celle que l'on fait d'un médecin qui guérit plus de malades que ses remèdes, et bien souvent cette persuasion a autant de pouvoir que la seule vue à donner la guérison. Nous avons une si grande confiance dans votre grande habileté, que nous ne doutons pas que vous ne donniez une nouvelle face à ce royaume[1]. ... Nous avons grand besoin de vos bons conseils.... Comptez sûrement sur moi comme sur une amie qui vous estime et vous honore par mille raisons. Sur ce, etc.

« Marie-Louise. »

Le roi d'Espagne à Louis XIV[2].

« A Martin-Muños, le 13e septembre 1710[3].

« Je dépêche ce courrier pour informer Votre Majesté de ce qui se passe en ce pays-ci, que je ne doute pas qui ne lui fasse un grand plaisir, puisque mes sujets me donnent dans cette occasion des marques d'une fidélité et d'un zèle sans exemple. Il[4] n'est pas possible de pouvoir vous exprimer jusqu'où cela va, cela passant toute imagination. Les grands, la noblesse et les peuples, tout est égal présentement. Il n'est resté aucun des premiers à Madrid, et tous me suivent, jusqu'à ceux que j'avois exilés pour n'avoir pas fait leur devoir la première fois que je fus obligé d'en sortir. Le duc de l'Infantado même, qui l'étoit encore à cette heure, et qui étoit un de ceux de la fidélité duquel j'avois le plus de lieu de douter, a écrit à Grimaldo que, sachant que j'allois à Valladolid, il alloit se mettre en chemin pour s'y rendre, et qu'il espéroit que j'agréerois le parti qu'il prenoit: à quoi je lui ai fait répondre qu'il me plaisoit fort, et que je lui permettois de m'y voir étant ravi de trouver une occasion de pardonner à ceux de mes sujets que je m'étois vu contraint de punir, et que ce soit eux-mêmes qui méritent leur pardon par une conduite différente dans un temps où il semble qu'il leur auroit été plus facile d'en agir autrement[5]. Les vieillards, les femmes grosses, les malades ne songent point à leur état, et ne pensent qu'à ce que leur fidélité leur prescrit, les chemins en étant couverts, aussi bien que de gens à pied qui ne sauroient aller autrement. Enfin, Madrid est présentement comme une ville abandonnée, et, si l'Archiduc y vient, il s'y trouvera sans cour. Il n'a pas même

1. Suit une phrase de deux lignes et demie biffée et illisible.
2. Affaires étrangères, vol. *Espagne* 203, fol. 361, copie; Dépôt de la guerre, vol. 2256, n° 31, copie. C'était une lettre de la main.
3. Ci-dessus, p. 118-120.
4. Les quinze lignes qui vont suivre ne se trouvent pas dans la copie du Dépôt de la guerre.
5. Ici cesse la lacune de la copie du Dépôt de la guerre.

été suivi des Aragonois, suivant des avis que j'en ai eus, et on n'a point fait en cette occasion, ni à Saragosse, ni dans les autres villes d'Aragon, les démonstrations de joie qu'on auroit pu avoir lieu de craindre. Vous jugerez si, dans ces dispositions, il n'est pas bien aisé de faire reperdre aux ennemis ce qu'ils ont gagné, quand, outre qu'ils ont tout le pays contre eux, ils n'ont aucune place qui puisse les soutenir. Pour moi, je crois que non seulement cela est facile, mais même qu'on peut ruiner entièrement leur armée dans la situation où elle est, en lui coupant sa retraite, et faire tourner par là ses progrès à sa perte. Je me flatte que vous voudrez bien ne pas négliger de profiter d'une si belle conjoncture, et ne pas abandonner les Espagnols dans un temps qu'ils me marquent plus de zèle et de fidélité qu'on n'auroit pu se l'imaginer, qu'ils font des choses extraordinaires pour l'amour de moi, et qu'ils paroissent attendre leur salut de vous[1]. Ainsi, je vous prie, comme je l'ai déjà fait, d'envoyer, si cela est possible, quelques troupes en droiture à mon armée, pour la grossir. J'ai su que le régiment de dragons de Vérac et celui de cavalerie de la Ferronnays étoient auprès de Bayonne : je vous supplie de les faire marcher pour la joindre, et j'espère encore une fois que vous n'abandonnerez pas une nation qui paroît résolue à se sacrifier pour maintenir votre petit-fils sur son trône[2], non plus que ce petit-fils, qui est résolu à périr plutôt que de quitter des sujets aussi fidèles, qu'il défendroit volontiers par reconnoissance jusqu'à la dernière goutte de son sang, quand même il ne s'agiroit pas, en le faisant, de la conservation de sa couronne.

« L'armée des ennemis, qui avoit commencé à marcher d'auprès de Saragosse vers Madrid avec beaucoup de diligence, ce qui m'a déterminé à en partir le 9e avec la reine et mon fils, comme je l'ai fait, a beaucoup ralenti sa marche, et, suivant des nouvelles que j'ai reçues ce matin du marquis de Bay, d'avant-hier, le tout ne devoit arriver, à ce que des avis disoient, à Siguenza que ce jour-là, et selon d'autres le 15. Pour la mienne, elle doit être présentement à Aranda-de-Duero, où ce marquis l'a fait marcher pour faire cantonner la cavalerie, qui a grand besoin de repos. Il écrit que la lenteur de la marche des ennemis le fait douter qu'ils veuillent s'avancer avec toute leur armée jusqu'à Madrid, et que, comme ils pourroient lui envoyer demander l'obéissance par un simple détachement, il croit qu'il seroit bon d'y envoyer quelque cavalerie pour l'éviter. Sur cela, j'ai donné ordre aux deux régiments de cavalerie de Santiago et de Pignatelli, que j'ai fait venir de Castille pour renforcer l'armée que commande le marquis de Bay, et qui ont couvert ma marche jusques ici, de retourner près de cette ville. Nous sommes arrivés hier ici, où nous avons séjourné au-

1. Toute cette fin de phrase est remplacée, dans la copie de la Guerre, par ces mots : « ne pas négliger une conjoncture aussi favorable. »
2. Toute la suite de la phrase manque dans la copie de la Guerre.

jourd'hui, et nous en repartirons, s'il plaît à Dieu, demain, pour Valladolid, où je compte que nous arriverons le 16e, et que nous y demeurerons, si les ennemis ne nous obligent pas à autre chose par leurs mouvements. J'y verrai le duc de Vendôme, qui ne pourra pas tarder d'y arriver, et je conférerai avec lui, aussi bien qu'avec le marquis de Bay, des mesures qu'il y aura à prendre de ce côté-ci dans la conjoncture présente. Il ne me reste plus qu'à assurer Votre Majesté que je mérite la continuation de ses bontés, que je lui demande instamment, et dans laquelle j'ai une grande confiance par tous les sentiments de tendresse, de respect et de reconnoissance que j'ai pour elle, et que je conserverai de même tant que je vivrai.

« PHILIPPE. »

Le roi d'Espagne à Louis XIV[1].

« Du quartier général de Casa-Tejada, ce 15e novembre 1710[2].

« Je crois que Votre Majesté sera bien aise d'apprendre par ce courrier que mes affaires se mettent tous les jours dans une meilleure situation, et que l'Archiduc s'est éloigné de Madrid avec son armée et en a fait sortir les troupes qu'il y avoit et les tribunaux qu'il a composés du peu de ministres qui ont embrassé son parti, et qui avoient donné des marques de leur infidélité dès l'année 1706, quand je fus obligé pour la première fois de sortir de cette capitale. Des avis que j'ai reçus ce matin portent, les uns qu'ils étoient avec ce prince à Aranjuez, et les autres qu'ils étoient à Tolède, et que les troupes ennemies étoient cantonnées dans les villages des environs; mais je crois que, dès qu'ils sauront l'armée que vous voulez bien envoyer à mon secours entrée en Catalogne, et la force de la mienne, ils prendront d'autres mesures et se repentiront de s'être avancés, comme ils ont fait, dans un pays qui ne les veut point, et où ils n'ont fait que ruiner leurs troupes, qu'on dit qui sont fort diminuées. Je me remets, sur ce qui regarde nos desseins et les forces avec lesquelles je compte d'agir, à ce que le duc de Vendôme vous en écrit, et je ne ferai plus, pour aujourd'hui, que renouveler à Votre Majesté, etc.

« PHILIPPE. »

Nouvelles à la main[3].

« Du camp de Casa-Tejada, du 17e novembre 1710[4].

« Les ennemis ont retiré tous leurs détachements de Madrid et des environs. Tous ceux qui étoient éblouis de la prospérité de l'Archiduc

1. Aff. étrangères, vol. *Espagne* 203, fol. 430, copie de lettre de la main.
2. Ci-dessus, p. 129.
3. Aff. étrangères, vol. *Espagne* 203, fol. 431.
4. Ci-dessus, p. 129.

se sont embarqués mal à propos dans ses intérêts et s'en trouvent mal, puisqu'ils ont été obligés d'abandonner leurs maisons et leurs biens, préférant un exil volontaire plutôt que d'attendre les effets de la clémence qu'ils avoient si souvent irritée.

« Il est arrivé cette après-midi un courrier de Madrid, où tout le monde est tellement dans la joie, qu'ils n epensent plus à tout ce qu'ils ont souffert, ni à l'armée ennemie, qui n'est encore qu'à sept lieues de leurs portes; elle a fait halte aux environs d'Aranjuez et Chinchon, et on croit que c'est à dessein d'amasser des vivres pour leur voyage, qui est assez long et pénible, s'ils vont en Catalogne comme tout le monde le croit.

« Il vient d'arriver un courrier du comte de Mahony, qui mande que don Joseph Vallejo, qui commande un corps de huit cents chevaux dans la Manche, avoit battu et défait un détachement de trois cents chevaux et trois cents grenadiers, commandés par le général Hamilton, à Almagre. Cette action est d'autant plus importante, qu'elle a ranimé tous les peuples de ce pays-là et met les ennemis dans l'impossibilité de tirer des vivres de la Manche.

« M. le duc de Vendôme travaille incessamment au rétablissement de cette armée, qui est en état de montrer les dents. Nous avons une belle et nombreuse cavalerie, et je crois que l'on n'attend que des nouvelles de M. le duc de Noailles pour se mettre en marche. Les peuples de l'Andalousie font des efforts prodigieux pour fournir des chevaux et de l'argent au roi, dont il semble que sa disgrâce n'a servi qu'à l'affermir davantage dans son trône, et ses ennemis ne peuvent s'empêcher d'avouer que ce prince règne véritablement sur le cœur de ses peuples. »

Le duc de Vendôme au maréchal de Stahrenberg[1].

[19 novembre 1710[2].]

« Exc^{mo} S^{r},

« Hallandome constituido en el cargo y direcion de estos exercitos como generalisimo de ellos, no puedo dejar de expresar à V. E. la novedad que a causado la noticia que se ha tenido de la rigurosa orden que se a dado ahy para que las señoras, mugeres y hijas de grandes de España y de otros señores y personas de distincion que se hallavan en sus casas y combentos dentro de Madrid, salgan de aquella villa y pasan à residir en la de Toledo, apremiandolas à su execucion con amenazas y rigores como, si fuesen reas, siendo asi que el mismo respeto que siempre acompaña à unas señoras de su esfera, y la total independencia de negocios y intereses publicos con que vivian nel retiro de sus propias casas y en combentos dentro de una villa que sin

1. Archives de Chantilly, reg. S XVII, fol. 18-20, minute.
2. Ci-dessus, p. 128.

aguardar los impulsos del rigor, Dios y mantiene la obediencia al dominante! devia servirlas de salvaguardia contra la irregular resolucion que en lo substancial y en el modo se ha tomado con estas señoras, esponiendolas à la menor decorosa descomodidad y à las inclemencias de la presente estacion. Al paso que se han oido con estroneza estos procedimientos, estoy io muy persuadido à que havran sido fomentados de la pasion ò fines particulares de quien no conoce la nobleza de la profesion militar ni la gerarchia de estas señoras, sin que la autoridad ni los impulsos de V. E. hayan tenido la menor parte en ellos por ser muy agenos de superior de la buena fede y de la urbanidad y atenciones que ha practicado V. E. en todas partes, como tan instruido y observante de las leyes de la guerra, y devajo de estos seguros presupuestos, avre con igual confianza al recto y urbano proceder de V. E., suplicandole disponga que no se mantenga semejante determinazion sino que estas señoras, que por su sangre y por sus prudentes obras merecen la mayor distincion, devan à las providencias de V. E. el consuelo de permanecer en el decente retiro y decorosa quietud de sus casas y de los claustros, donde las han llevado los actuales incidentes. Espero dever à V. E. este favor que, por muchas razones, serà de mi mayor aprecio, y aumentarà los vivos deseos que me asisten de lograr frequentes ocasiones en que poder complacer à V. E. reciprocamente, y servirle en quanto pueda ser de su satisfacion. Dios guarde V. E. muchos años. Quarter real de Casatejada, à 9 de octobre de 1710. »

Le chevalier de Torcy au marquis de Torcy[1].

« A Madrid, ce 5e décembre 1710[2].

« Le roi arriva ici le 3, et fut d'abord à Notre-Dame-de-l'Atoche; ensuite il vint au palais, accompagné des quatre compagnies des gardes du corps et d'un cortège de tous les grands et nobles. L'imagination ne sauroit faire représenter la joie de ses peuples qui étoient dans les rues et dans les balcons, et sur les tuiles, et ce que j'avois ouï dire depuis sept ans que je suis venu pour la première fois en Espagne, ne l'ayant pas vu, il étoit impossible de le croire tel qu'il est. Mgr le duc de Vendôme, qui avoit ses « viva, » en est enchanté, et d'une surprise qu'il n'en revient pas.

« Le même jour, on apprit que les ennemis, ayant levé leur camp de Chinchon, avoient fait cinq lieues et marchoient vers l'Aragon par la route de Darroca. Le roi part demain avec M. le duc de Vendôme pour aller joindre l'armée à Alcala.

« L'on a appris, par une lettre de M. l'Archiduc à M. de Stahrenberg, du 26 du passé, qu'il écrivoit de Darroca, qu'il continuoit de marcher à Barcelone, et qu'il étoit mal informé de celle de M. de Noailles, puisqu'il lui mande que ce duc entroit en Lampourdan avec quatorze batail-

1. Aff. étrangères, vol. *Espagne* 203, fol. 478. — 2. Ci-dessus, p. 130

lons et deux régiments de cavalerie. Il n'est pas étonnant qu'ils soient si mal informés, puisque l'on leur a pris presque tous leurs courriers, et deux, entre autres, chargés de lettres d'Italie, d'Allemagne, de Rome, d'Hollande et d'Angleterre. Ces deux courriers, passant à Calamonte, demandèrent des mulets de relai et deux guides, qui prirent la résolution de les détourner et les assommèrent avec des bâtons, et prirent leurs lettres, qu'ils ont apportées au roi.

« La ville de Madrid a donné au roi cinq cent mille rations de pain pour la marche que l'on va faire. Il y a lieu d'espérer que leur arrière-garde souffrira, et je compte avoir incessamment l'honneur de vous mander de bonnes nouvelles.

« Je suis, etc.

« Torcy. »

IV

Brihuega et Villaviciosa[1].

Le roi d'Espagne à la reine[2].

« Du camp de Brihuega, le 9e décembre 1710.

« Je vous dépêche ce courrier ce soir au plus vite pour vous apprendre une nouvelle aussi agréable qu'importante, puisque nous venons de faire huit bataillons, dont il y en a sept anglois, et huit escadrons prisonniers de guerre, ce qui vaut certainement bien le gain d'une bataille. Nous avons fait donner l'assaut à Brihuega cette après-dînée, après l'avoir battu toute la matinée et le reste de la journée avec notre canon. Les brèches étoient fort petites, et les ennemis avoient retranchements sur retranchements : ce qui a fait que l'affaire a été fort disputée et a duré plus de deux heures ; mais, à la fin, nos gens sont entrés de maison en maison dans la ville, et les ennemis, s'étant retirés dans un retranchement qu'ils avoient fait dans la place de la ville, ont battu la chamade sur-le-champ. Il n'y a eu nulle contestation au sujet de la capitulation, puisqu'ils ont proposé tout d'abord qu'on les reçût prisonniers de guerre, ce qui leur a été accordé bien aisément. Ceci est si considérable, que l'armée ennemie ne peut plus songer à nous tenir tête, ni au duc de Noailles. Tous les officiers généraux anglois sont du nombre des prisonniers, à commencer par Stanhope ; il y a aussi dans ce nombre deux autres lieutenants généraux qui s'appellent Wills et Carpenter. Il y a eu assez de monde de tués et de blessés de part et d'autre, entre autres, de notre côté, le marquis de Thoy, blessé à la main, et, de celui des ennemis, Carpenter, qu'on dit blessé. L'action a été fort chaude, et notre infanterie

1. Ci-dessus, p. 132-145.

2. Vol. Guerre 2253, no 271 ; copie envoyée à Voysin par M. de Badens, le 12 décembre.

a bien réparé ce qu'elle fit à la bataille de Saragosse, ayant fait des merveilles aujourd'hui. Le huitième bataillon est portugais, mais à la solde de la reine Anne; les huit escadrons, consistant en trois régiments de dragons et un de cavalerie, sont tous anglois. Ainsi, c'est des meilleures troupes que les ennemis eussent que ce qu'il y avoit là-dedans. La prise du bataillon allemand que Bracamonte fit hier n'est pas non plus une mauvaise addition à cette affaire-ci. Le comte de Stahrenberg s'est avancé aujourd'hui, avec plus de quatre mille hommes, à deux lieues d'ici, suivant les avis que j'en ai eus, apparemment pour tâcher de jeter du secours dans ce quartier; mais je crois qu'il se retirera bien vite, ou il court risque d'avoir le même sort que les troupes que nous venons de prendre.

« PHILIPPE. »

Le duc de Vendôme à M. Voysin[1].

« A Fuentès, le 11e décembre 1710.

« Le roi d'Espagne a suivi, Monsieur, ses ennemis de si près, qu'il en a joint une partie à Brihuega. C'étoit M. de Stanhope, M. de Wills et M. Carpenter, avec deux maréchaux de camp, deux brigadiers, huit bataillons et huit escadrons anglois. S. M. C. les a fait attaquer le 9: on a fait trois brèches aux murailles; on en a fait l'attaque, qui a duré jusqu'à l'entrée de la nuit, qu'ils ont capitulé et se sont rendus prisonniers de guerre. M. de Stahrenberg, qui étoit à Cifuentès, à cinq lieues d'eux, ayant été averti qu'ils étoient attaqués, a levé tous ses quartiers et a marché à leur secours avec toutes ses troupes; mais il n'étoit plus temps: la capitulation étoit signée, et Messieurs les Anglois étoient déjà en chemin pour se rendre aux lieux qu'on leur a donnés pour prison. Le roi a marché à M. de Stahrenberg, l'a combattu près du village de Villaviciosa, l'a entièrement défait, jusqu'à réduire son armée à trois mille ou trois mille cinq cents fantassins. Nous avons pris tout son canon, consistant en vingt pièces et deux mortiers; nous avons deux mille cinq cents prisonniers, beaucoup de drapeaux, étendards et timbales, dont nous ne savons pas encore le nombre parce qu'il en vient au roi à chaque moment. En un mot, jamais affaire n'a été plus complète. Voilà M. le duc de Noailles en état d'agir sans trouver aucune résistance. Pardonnez à un homme qui a été depuis trois jours dans les champs sans se coucher, s'il ne vous en dit pas davantage. Don Pedro Zuniga, que le roi d'Espagne dépêche au Roi mon maître, fera un détail plus ample de ces deux affaires.

« Je suis, Monsieur, votre très humble serviteur.

« LOUIS DE VENDÔME.

« J'oubliois de vous dire que M. de Vallejo a encore pris à M. de Stahrenberg plus de deux mille hommes dans sa déroute. »

1. Vol. Guerre 2253, n° 267, original. Une relation du secrétaire de M. de Vendôme parut dans les *Lettres historiques*, tome XXXIX, p. 93-98.

Capitulation faite entre S. A. Mgr le duc de Vendôme et le sieur Stanhope, lieutenant général de S. M. de la Grande-Bretagne, pour la garnison de Brihuega[1].

« I. Que ladite garnison sera prisonnière de guerre, et qu'elle sortira demain 10e de décembre.

« II. Que les officiers, tant généraux qu'autres, cavaliers, dragons et soldats, et autres personnes appartenantes à ladite garnison ou domestiques, sortiront avec tout leur bagage, sans qu'il soit permis, sous quelque prétexte que ce puisse être, d'enlever ou fouiller la moindre partie desdits équipages, ou de dépouiller aucun officier, soldat ou autre personne, ni pendant ladite sortie, ni pendant tout le temps qu'ils resteront prisonniers.

« III. Que S. A. Mgr le duc de Vendôme promet que, pendant tout le temps que ladite garnison sera prisonnière, les officiers et soldats de chaque régiment ne seront point séparés les uns des autres.

« IV. Que ladite garnison sera conduite, en tout ou en partie, par le droit chemin, à quelques villes d'Espagne voisines de la mer, pour y rester jusques à ce que l'on convienne d'un échange, et que ladite garnison, ni aucune partie d'icelle ne sera contrainte de marcher plus de trois lieues par jour.

« V. Que Mgr le duc de Vendôme s'oblige de garantir ladite garnison et toute la partie d'icelle (*sic*) contre toute insulte des paysans ou des autres pendant le temps qu'elle continuera prisonnière.

« VI. Que Mgr le duc de Vendôme fera fournir le pain régulièrement aux cavaliers, dragons et fantassins de ladite garnison.

« VII. Qu'on laissera à Brihuega tous les malades et blessés, tant officiers que soldats, auxquels on fournira pareillement le pain; et on espère que Mgr le duc de Vendôme donnera ordre qu'on leur donne toute l'assistance dont ils pourront avoir besoin. »

De la main du duc de Vendôme : « Accordé, à condition que l'on nous donnera dès à présent la porte près du château et que la garnison entrera tout à l'heure dans le château ou dans les églises, et remettront (*sic*) dès à présent toutes leurs armes où M. le comte d'Aguilar leur marquera, et leurs chevaux dans le château. Fait au camp sous Birouega, ce 10e décembre 1710, à neuf heures du soir.

« Louis de Vendôme.

« James Stanhope. »

1. Aff. étrangères, vol. *Espagne* 203, fol. 496-497, original.

Relation du roi Philippe V au Roi[1].

« Du camp de Fuentès, ce 12e décembre 1710[2].

« Votre Majesté a trop de bonté pour moi, pour que je ne sois pas assuré de la part qu'elle voudra bien prendre à la bataille que j'ai gagnée avant-hier dans la campagne de Villaviciosa, précédée la veille par la prise de huit bataillons, dont il y en avoit sept anglois et un portugais à la solde d'Angleterre, et de huit escadrons, tous anglois, que j'ai faits prisonniers de guerre dans la petite ville de Brihuega. J'envoie don Pedro de Zuniga, que vous connoissez, vous porter ces agréables et importantes nouvelles. Il vous informera du détail de ces deux actions, où il s'est distingué, et je vous dirai seulement en gros, dans cette lettre, ce qui s'est passé dans la bataille, et auparavant dans la prise de Brihuega.

« J'arrivai devant cette ville l'après-dînée du 8e de ce mois, et, ayant fait tirer quelques coups de canon contre les murailles, je fis sommer la garnison de se rendre; mais ceux qui étoient dedans répondirent qu'ils vouloient se défendre. Je fis travailler toute la nuit du 8e au 9e à des batteries et à attacher le mineur, qui ne put pas y réussir à cause des obstacles que la garnison y apporta. Le 9e au matin, les batteries commencèrent à tirer, et ouvrirent en fort peu de temps une petite brèche à la muraille de la ville, mais qui étoit impraticable à cause du terrain qu'il y avoit derrière, pendant que le duc de Vendôme, qui étoit allé reconnoître d'autres endroits par où pouvoir attaquer la ville, ayant remarqué qu'il y avoit sur la gauche de l'endroit où battoit notre canon des maisons contiguës à la muraille de la ville, et surtout une attachée à la même muraille, les fit occuper et placer d'autres batteries pour ouvrir une porte qui étoit auprès, et ouvrir aussi la muraille de ce côté-là, et y fit attacher le mineur par dedans la maison dont je viens de parler. Pendant qu'on travailloit à disposer toutes choses pour donner l'assaut à la ville, le gros de mon infanterie, que j'avois fait suivre à plus petites journées, m'étant avancé avec toute ma cavalerie et un détachement de tous les grenadiers de cent hommes choisis par chacun des huit bataillons de mes gardes et de cinquante par chacun des vingt-deux autres bataillons, qui étoit ce qui étoit arrivé avec moi la veille, le gros, dis-je, de mon infanterie arriva, et le duc de Vendôme fit les dispositions pour attaquer la ville par deux endroits en même temps, à savoir : par la brèche de la droite que j'ai déjà marqué qui étoit impraticable, et où l'on ne devoit faire

1. Aff. étrangères, vol. *Espagne* 203, fol. 499-505, original autographe. On peut comparer à cette relation du roi celle que don Pedro de Zuniga apporta à Paris, et qui fut publiée dans la *Gazette*, en Extraordinaire, p. 625-631, et reproduite dans la *Gazette d'Amsterdam*, 1711, n° II. Dans le tome XXXIX des *Lettres historiques*, p. 86-109, on trouve cinq relations.

2. Ci-dessus, p. 132-145.

qu'une fausse attaque, pour faire seulement une forte diversion; et par la porte que notre canon avoit ouverte en peu de temps, et deux autres ouvertures qu'il avoit faites à l'attaque de la gauche, faisant avancer pour cet effet le détachement qui étoit arrivé avec nous le premier, soutenu par le reste de mon infanterie. Comme l'on étoit sur le point de monter à l'assaut, nous reçûmes des avis par Bracamonte, qui observoit avec son détachement les mouvements des ennemis, que le comte de Stahrenberg, ayant rassemblé un corps de quatre ou cinq mille hommes, marchoit droit à Brihuega pour la secourir, et qu'il n'étoit qu'environ à deux lieues de nous. Sur cela, je résolus, de l'avis du duc de Vendôme, qui ne balança pas un moment à prendre son parti en habile général tel qu'il l'est, de faire avancer toute ma cavalerie sur les hauteurs du côté par où les ennemis venoient, et de faire donner l'assaut à la ville par mon infanterie. Il fut long et très disputé, la garnison, qui étoit forte d'elle-même, ayant fait des retranchements dans les rues. Cependant, après un combat fort opiniâtré, les troupes qui attaquoient par la gauche, où étoit la véritable attaque, entrèrent par la porte dont j'ai parlé et par une brèche que la mine qui joua pendant l'assaut avoit faite. Les ennemis, se voyant forcés, mirent le feu aux maisons qui étoient devant l'attaque et au premier de leurs retranchements, ce qui arrêta quelque temps nos gens; mais, ce feu s'étant apaisé, ils gagnèrent de maison en maison, où les ennemis se défendoient, jusques à les réduire à un retranchement qu'ils avoient fait dans la place de la ville, pendant que les troupes de l'attaque de la droite se tenoient sur la brèche pour faire diversion aux ennemis: qui étoit ce qui leur avoit été ordonné. Les ennemis, se voyant réduits au retranchement que je viens de dire, et manquant de munitions, battirent la chamade sur les six heures du soir, et, les otages ayant été envoyés de part et d'autre, la capitulation fut réglée suivant la copie que je vous en envoie.

« Tandis qu'on étoit occupé à cela, nous reçûmes encore différents avis que les ennemis marchoient droit à Brihuega, et il nous fallut apporter beaucoup d'attention à ce que la garnison, qui étoit très forte, et qui nous auroit fort embarrassés, si le comte de Stahrenberg étoit arrivé devant sa reddition, ne sût rien de ces avis, qui l'auroient apparemment fait changer de sentiment. Il fut réglé que la garnison entreroit dans le château cette nuit-là même, qui étoit celle du 9e au 10e, après avoir mis bas les armes, et qu'elle en sortiroit le 10e au matin, pour être conduite où je le jugerois à propos. Le duc de Vendôme, qui étoit allé poster ma cavalerie sur les hauteurs, où il s'étoit avancé avec elle, en étoit revenu le soir après l'avoir fait, et cette nuit-là se passa fort tranquillement.

« Le 10e au matin, comme la garnison étoit sur le point de sortir du château, il nous vint des avis redoublés que le comte de Stahrenberg marchoit toujours à nous avec son armée, et qu'il n'étoit pas éloigné. Je pris sur cela le parti, de l'avis du duc de Vendôme, de faire joindre mon infanterie, qui étoit demeurée auprès de la ville, à ma cavalerie, et nous nous rendîmes avec elle sur les hauteurs, d'où nous nous avançâmes au-devant des ennemis, envoyant ordre aux huit bataillons de mes gardes de nous venir joindre, ce qu'ils firent un moment avant que la bataille commençât. Le duc de Vendôme mit mon armée en bataille assez près des ennemis, et le canon commença bientôt après à tirer de part et d'autre. Toutes choses étant disposées pour le combat, nos deux lignes s'ébranlèrent pour attaquer les ennemis. Je me portai à la droite, et le duc de Vendôme à la gauche, et nous avions à la tête des troupes, pour capitaines généraux, le marquis de Valdecañas à la droite, le comte d'Aguilar à la gauche, et le comte de las Torrès au centre. Le marquis de Thouy, qui avoit été blessé la veille à l'attaque de Brihuega, ne laissa pas que de se trouver aussi à la bataille, et il y fut fait prisonnier. J'envoyai, sur les trois et demie, ordre à ma droite de charger, par Valouse, que vous connoissez : ce qu'elle fit avec tant de vigueur, qu'elle rompit non seulement la gauche de cavalerie des ennemis, mais aussi quelques bataillons qui étoient à une de leurs batteries, dont elle se rendit la maîtresse. Le duc de Vendôme, voyant la gauche des ennemis en fuite, fit aussitôt attaquer leur droite par notre gauche, qui ne put l'enfoncer, et qui, après plusieurs charges et avoir poussé et été repoussée à diverses reprises, gagna par leur flanc le derrière de l'infanterie des ennemis, où notre cavalerie de la droite, qui avoit défait les ennemis, se joignit à elle par le derrière de cette infanterie, qui combattoit cependant contre la nôtre avec avantage et lui faisoit perdre peu à peu du terrain, excepté mes gardes wallonnes, qui percèrent les deux lignes et le corps de réserve des ennemis et poursuivirent ceux qui étoient devant eux bien au-delà du champ de bataille, en faisant un grand carnage. Mes gardes espagnoles firent aussi fort bien, aussi bien que quelques autres bataillons. Cependant, voyant qu'une partie de l'infanterie des ennemis gagnoit toujours du terrain, nous commençâmes, le duc de Vendôme et moi, à nous retirer avec la nôtre et une partie de notre cavalerie sur le chemin de Torija, où nous apprîmes bientôt que le reste de ma cavalerie, commandée par le marquis de Valdecañas et le comte de Mahony, lieutenant général, étoit sur le champ de bataille, et maîtresse de l'artillerie des ennemis. Sur cet avis, nous y remarchâmes avec le reste de mon armée, et, à la pointe du jour, le corps d'infanterie des ennemis qui avoit poussé la nôtre, et qui étoit demeuré sur la gauche du champ de bataille pendant la nuit, ne sachant apparemment par où s'en aller, se retira avec beaucoup de précipitation par le chemin de Siguenza, et nous demeurâmes entièrement maîtres du champ de bataille, où nous trouvâmes vingt pièces de canon et deux mortiers des ennemis, leurs blessés, les galères et les chariots de l'artillerie, leurs équipages, que ma cavalerie avoit pris et pillés, dispersés sur le champ de bataille, et un grand nombre de fusils. Il y a eu environ quatre mille hommes de tués de part et d'autre sur la place, dont le plus grand nombre étoit des ennemis. Nous leur avons fait environ trois mille prisonniers, et don Joseph Vallejo, qui s'étoit posté avec son détachement sur le chemin de leur retraite, leur en a fait deux mille trois cents autres, la plupart cavaliers, de manière qu'il ne peut plus guères leur rester de cavalerie. Je compte que nous leur avons tué ou pris, à Brihuega ou dans la bataille, plus de onze mille hommes, ayant présentement à peu près neuf mille prisonniers, et qu'ils ne peuvent plus avoir en tout qu'environ trois mille cinq cents ou quatre mille hommes, à le mettre tout au plus haut, de manière que vous jugerez aisément qu'ils ne sont plus en état de nous tenir tête, ni au duc de Noailles, et qu'il peut agir librement en Catalogne sans aucune opposition. Nous avons pris beaucoup de drapeaux et d'étendards, dont je ne sais pas encore le nombre, et quelques paires de timbales. Je ne sais pas encore non plus la perte que j'ai faite : ainsi, je ne puis vous en rien dire.

« On ne peut assez louer la conduite et la valeur du duc de Vendôme, à qui l'on doit la prise de presque toutes les troupes angloises à la vue quasi de l'armée ennemie, et la défaite de cette même armée. Je prends la liberté de vous recommander le marquis de Thouy, qui s'est distingué, et qui s'est trouvé à la bataille quoique blessé de la veille, et y a été fait prisonnier, comme je vous l'ai déjà marqué, et je vous prie d'avoir égard aux services qu'il me rend, puisqu'il vous sert aussi par eux, nos intérêts étant les mêmes. J'ai perdu dans les deux actions plusieurs officiers, entre autres don Pedro Ronquillo, maréchal de camp, que je regrette comme un bon officier et fort appliqué, et le comte de Rupelmonde, brigadier, qui a été blessé à l'attaque de Brihuega et est mort de ses blessures. Nous avons fait prisonniers dans cette ville-là le général Stanhope, les lieutenants généraux Carpenter et Wills, deux maréchaux de camp et deux brigadiers, et, dans la bataille, le lieutenant général Saint-Amand, Belcastel, et beaucoup d'autres officiers.

« Je vous prie de me pardonner si je ne réponds pas aujourd'hui aux deux lettres du 17e du mois dernier que j'ai reçues de vous, parce que je n'en ai pas le temps. Je suis venu camper hier ici pour laisser reposer quelques jours mon armée, qui en avoit beaucoup de besoin, étant fort fatiguée.

« Je ne doute pas, connoissant comme je fais votre amitié pour moi, que vous ne preniez part à ma joie, et au bon état où sont présentement mes affaires, et je vous prie de vouloir bien m'aider à remercier Dieu des avantages importants qu'il vient de me donner. Je suis ravi du bien que ces avantages apporteront à vos intérêts, m'intéressant bien vivement à tout ce qui vous regarde, et je supplie Votre Majesté d'être bien persuadée que j'ai pour elle toute la tendresse, tout le respect et toute la reconnoissance que je dois, et que ces sentiments dureront en moi tant que je vivrai, et qu'un des grands plaisirs que je ressente de me voir affermi sur mon trône est de pouvoir lui mieux marquer tous les sentiments que j'ai pour elle, et qui, encore un coup, ne sortiront jamais de mon cœur.

« PHILIPPE.

« J'oubliois de vous dire que les ennemis sont venus à nous avec douze mille hommes. Mahony, qui m'a rendu compte de ce qui s'est passé où il étoit, m'a dit qu'il avoit envoyé sommer, la nuit, par un tambour, le comte de Stahrenberg de se rendre, et qu'il ne l'avoit point renvoyé, mais qu'il avoit su par un déserteur qu'il avoit tenu sur-le-champ un conseil de guerre, où plusieurs avoient été d'avis de se rendre, et que c'étoit lui qui ne l'avoit pas voulu. Ainsi, le corps qui poussoit mon infanterie ne le faisoit apparemment que pour percer par quelque endroit et pouvoir se sauver. Il assure que ce corps, qu'il a vu se retirer, n'étoit que de trois mille hommes de pied ou environ et de huit troupes de cavalerie, ce qui revient au compte que j'ai marqué à Votre Majesté. Je la prie encore de nouveau d'être toujours bien persuadée de la tendresse respectueuse et pleine de reconnoissance que j'ai pour elle, et de vouloir bien m'accorder la continuation de sa précieuse amitié, que je lui demande instamment. »

Le comte de Mahony à M. Voysin, ministre de la guerre[1].

« A Siguenza, le 14e décembre 1710.

« .... Le 8e, environ midi, on fut averti qu'un corps considérable des ennemis s'étoit renfermé dans Brihuega. On envoya des ordres dans l'instant, au détachement avancé, de les y investir. L'ennemi, ignorant notre marche, et se flattant que les troupes qui leur avoient paru ne méritoient point leur attention, ne se donnèrent le moindre mouvement. On investit cette place, où étoient tous les généraux anglois avec huit bataillons et huit escadrons de la même nation; on dressa les batteries. Entre huit et neuf heures du soir, S. A. fit sommer Stanhope, qui répondit qu'il tâcheroit, dans cette occasion, en se bien défendant, de gagner son estime. Le lendemain, toute notre infanterie étant arrivée, le canon fit brèche et enfonça une porte. On ordonna l'assaut. Le feu fut vif pendant deux heures; nos soldats entrèrent et s'emparèrent de quelques postes. Les ennemis, voyant cela et nos troupes au pied de la muraille, demandèrent à capituler et se rendirent prisonniers de guerre. Peu de temps après, l'on reçut des avis que le comte de Stahrenberg marchoit pour délivrer les Anglois : notre cavalerie se mit en bataille et s'y tint toute la nuit. Le lendemain, les Anglois sortirent entre huit et neuf heures du matin. On porta devant le roi dix-sept drapeaux, sept étendards et quatre paires de timbales. On distribua leurs chevaux à nos dragons qui se trouvoient à pied. Effectivement Stahrenberg marchoit à nous. Notre armée s'assembla, se mit

1. Vol. Guerre 2253, n° 277.

en bataille, et marcha aux ennemis. Il seroit long de raconter à Votre Excellence l'ordre de bataille des deux armées, ni les différents mouvements qui ont été faits avant l'action. J'étois à la gauche de la première ligne, avec les dragons. Je pris la seconde ligne des ennemis en flanc; j'eus le bonheur de la mener depuis la tête jusqu'à la queue sans lui avoir jamais donné le temps de se reconnoître. Je fis prisonnier le général des Hollandois, le général des Palatins, l'évêque coadjuteur de Tolède, le comte d'Alcaudete, brigadier et frère du comte d'Oropesa, tous leurs carrosses, galères et équipages. Cette expédition étant faite, je revins dans tout le même ordre que j'avois commencé. Je pris un bataillon allemand, un bataillon napolitain, un anglois, qui, avec plusieurs pelotons qui se rendoient, ont monté à deux mille cinq cents.

« Après cette expédition, M, le marquis de Valdecañas, capitaine général, qui commandoit la droite de la première ligne, n'ayant pas pu rallier sa cavalerie, ce qui est ordinaire aux Espagnols, vint me joindre tout seul ; après quoi, je marchai à la droite des ennemis pour secourir notre gauche, qui n'a pas été aussi heureuse que nous, ayant été battus à plates coutures, le roi et S. A. étant à la tête; et, nonobstant leur retraite de plus de deux lieues, le jour m'ayant manqué pour rendre cette affaire complète, je pris la résolution de rester sur le champ de bataille après avoir envoyé dire au roi et à S. A. que j'en étois absolument le maître, les priant de s'avancer avec les troupes, et que M, de Stahrenberg seroit obligé de mettre les armes bas; et, dans le même temps, j'envoyai un tambour à M. de Stahrenberg, [avec ordre] au nom du roi de se rendre, et que S. M. étoit derrière moi avec cinquante escadrons et seize bataillons qui n'avoient pas encore donné. Ce général garda mon tambour; après avoir assemblé un conseil de guerre, il fut seul d'avis de ne se pas rendre et d'attendre jusqu'au endemain, et que, si la situation de nos troupes étoit telle que je lui avois fait dire, il n'y avoit pas d'autre parti à prendre. Ainsi, nous passâmes l'un et l'autre la nuit sur le champ de bataille, à demi-portée de canon de distance, lui sur le terrain où notre première ligne avoit commencé, et moi sur celui dans lequel j'avois attaqué la droite de la sienne. C'étoit (*sic*) ainsi que nous passâmes la nuit; c'étoit la plus plus mauvaise que j'ai passée de ma vie, tant par rapport au grand froid qu'il faisoit, que par l'impatience que j'avois à voir arriver notre armée comme j'en avois prié; mais les officiers généraux qui en reçurent les ordres de S. A. ne les ont pas exécutés, de sorte qu'à la pointe du jour je me suis trouvé en bataille avec quatorze petits escadrons vis-à-vis M. de Stahrenberg, qui, à la faveur d'un grand brouillard, me déroba une marche de demi-heure à sa droite ; et, l'ayant aperçu, je fis une autre sur ma droite, faisant semblant de l'attaquer en flanc. C'étoit alors qu'il se mit en bataille; mais moi qui n'avois d'autre intention que de l'amuser espérant la jonction de nos troupes, je me gardois bien de venir à une action avec lui, qui, s'étant aperçu, après m'avoir bien reconnu, que je n'avois personne pour me soutenir, prit sa marche par sa droite, et moi par ma gauche, le côtoyant toute la journée à une portée de canon : ce qui l'a obligé de laisser derrière lui toute son artillerie, galères et équipages, sans qu'il ait pu sauver une chemise....

« Je prie Votre Excellence très humblement de ne point attribuer à mon immodestie de répéter ici les propres paroles que S. A. a dites au roi, quand je lui ai envoyé dire que j'étois sur le champ de bataille, louant ma fermeté et la différence qu'il y avoit de moi aux autres, disant hautement : « Sire, je ne suis point glorieux : cette journée est due à « Mahony ; » et S. M. C., le lendemain après la bataille, me dit, en m'embrassant devant toute sa cour : « Mahony, je n'oublierai jamais « les obligations que je vous ai ; » et, racontant cet accueil à S. A., je lui dis que, si le Roi son grand-père m'avoit fait un pareil, je ne serois point en peine de ma fortune ni de celle de mes enfants.

« Je supplie Votre Excellence de m'honorer toujours de sa protection et de croire que j'aurai l'honneur d'être toute ma vie, etc.

« Le comte de Mahony.

« M. le marquis de Thouy s'est distingué dans cette action, comme à la prise de la ville, avec toute la valeur et toute la prudence possibles. »

Le chevalier du Bourk à M. Voysin[1].

« A Vitoria, ce 18 décembre 1710.

« .... Il y a apparence que le dessein de Stahrenberg a été de donner une bataille, et qu'il a voulu, par ses marches, attirer M. de Vendôme dans un pays coupé et peu propre pour les opérations de la cavalerie, et, si M. Stanhope s'étoit défendu encore huit ou dix heures, nous aurions perdu la bataille selon toutes les apparences, puisque M. de Stahrenberg seul, après la perte de son arrière-garde, n'a pas laissé de nous pousser avec tant de succès que nos généraux ont cru pendant longtemps la victoire du côté des ennemis. Voilà un étrange changement dans les affaires d'Espagne depuis trois mois. Les généraux ennemis ont manqué leur coup en s'arrêtant si longtemps à Madrid ; car, s'ils avoient poussé jusqu'au pont d'Almaraz avant que le roi catholique ait remis ses troupes en état de s'y opposer, leur jonction avec les Portugais auroit éte très aisée. Ce n'est pas la seule faute qu'on peut attribuer à ces fameux généraux depuis la bataille de Saragosse ; mais, pour ce qui est de la perte de la dernière, je ne l'attribue qu'à la mauvaise défense de Stanhope et au bonheur de M. de Vendôme, et à la précipitation avec laquelle il a fait emporter Brihuega.

« La reine catholique part d'ici après-demain pour aller à Logroño, où le roi catholique viendra la joindre pour quelques jours, et, après

1. Vol. Guerre 2253, n° 286.

qu'il repartira pour son armée, je crois que la reine fera le voyage des eaux de Bagnères, pourvu qu'elle ne soit pas grosse. La plupart des dames qui ont suivi la reine jusques ici ont pris le chemin de Madrid, où leurs maris les attendent, y ayant demeuré lorsque le roi catholique y repassa en suivant les ennemis. M. le duc de Medina-Sidonia, le Connétable, le duc de Bejar, le comte de Peñaranda, le duc de l'Infantado et les autres grands qui suivoient l'armée ont resté à Madrid, et peut-être cela n'a pas été inutile à la réputation de S. M. C.; car ces Messieurs, qui n'aiment pas le danger, auroient éloigné un peu trop de l'armée leur maître dès le premier avis qu'on a eu que notre infanterie a plié et que la victoire étoit chancelante ou penchoit du côté des ennemis.

« J'ai l'honneur d'être, etc.

« LE CHEVALIER DU BOURK. »

Le marquis de Thouy à M. Voysin.

« A Guadalajara, ce 18e décembre 1710.

« M. de Zuniga vous aura rendu compte des affaires d'Espagne: ainsi, je n'aurai pas l'honneur de vous en informer. J'ai commandé l'attaque à Brihuega; j'y ai reçu dans les commencements deux blessures, une grosse contusion au pied et une plaie très considérable à la main, qui sera longtemps à guérir, et, comme je venois ici pour cet effet, l'on me dit que le roi catholique alloit donner une bataille. Je me fis traîner dans ma chaise jusqu'au champ de bataille. Je me fis mettre à cheval, le pied enveloppé d'une serviette et une pantoufle, et la main en écharpe. Je joignis le roi et M. de Vendôme, qui faisoient leurs dispositions; mais M. de Vendôme, qui n'avoit pas cru que je pusse servir ce jour-là à cause de mes blessures, avoit donné l'infanterie à M. de las Torrès, autre capitaine général, et me dit de rester auprès du roi; mais, comme je vis, dans les mouvements de la droite, que je pourrois être plus utile à la seconde ligne, je m'y plaçai, et elle seconda si fort la charge de la première, que tout fut emporté de ce côté-là. Quatre bataillons et deux escadrons portugais percèrent dans le centre de notre infanterie les deux lignes, et faisoient le tour pour me prendre par-derrière, quand je m'en aperçus. Je n'avois pas vu les escadrons, qui étoient vêtus de bleu, et, comme j'en avois sur ma droite de cette couleur, je m'en allai me mettre à leur tête pour faire charger les bataillons. Je fus reçu par deux coups de sabre, et plus je leur disois mon nom, et plus ils me vouloient charger; et enfin ils m'arrêtèrent et me menèrent avec les bataillons, jusqu'à ce que je trouvai un colonel palatin dont le régiment avoit été défait, qui avoit donné sa parole [et qui] s'est chargé de moi, et nous

1. Vol. Guerre 2253, n° 285.

sommes revenus à nos troupes, et de là ici pour me faire guérir d'une grande blessure qui me fracasse toute la main....

« J'ai l'honneur, etc.

« THOY DE PESIEU. »

Relation de la bataille de Villaviciosa adressée au duc de Savoie par le marquis de Trivié, son envoyé auprès de l'Archiduc[1].

[Décembre 1710.]

« La retraite du maréchal de Stahrenberg s'étant rendue nécessaire par l'impossibilité de subsister sans s'étendre, et de s'étendre sans s'exposer à un échec puisque le roi Philippe et le duc de Vendôme étoient à portée avec une armée qui grossissoit tous les jours, il résolut d'abandonner Tolède et de venir établir ses quartiers en Aragon. A cet effet, il marqua différentes routes aux troupes, qui marchoien séparées par nation, afin qu'elles pussent subsister plus commodément. Il se trouvoit donc avec les Impériaux et l'artillerie à Cifuentès, le 7e du courant, lorsqu'il apprit que le général Stanhope, avec huit bataillons et quatre régiments de cavalerie ou dragons du corps des Anglois, étoit investi par les ennemis, et même bloqué, à Brihuega. Leur marche avoit été aussi secrète que prompte. Le maréchal fit aussitôt avertir les généraux commandants des corps écartés de le venir joindre. Il ne put cependant marcher aussi vite qu'il l'auroit voulu pour secourir les Anglois. Il se mit en mouvement le 9, et ne se trouva à portée des ennemis que le 10. Le duc de Vendôme avoit, de son côté, attaqué et pressé si vivement les Anglois dans Brihuega, qu'après avoir poussé la résistance jusqu'à se défendre à coups de pierres lorsqu'il restèrent sans munitions de guerre, il fallut se rendre prisonniers. Le maréchal, à qui cet événement étoit inconnu, marchoit toujours à leur secours, lorsque, au sortir d'un bois, il aperçut les ennemis en bataille dans une grande plaine, en deçà de la rivière Tajuna. Il fut surpris de la reconnoître si nombreuse et si leste. L'on prétend que les ennemis avoient au delà de soixante-dix escadrons et de quarante bataillons bien armés et bien équipés comme à la sortie d'un quartier d'hiver : le maréchal n'avoit avec lui qu'environ vingt-six bataillons et trente escadrons, assez diminués par les actions et les fatigues de la campagne. N'y ayant cependant d'autre parti à prendre que celui de combattre, il rangea sa petite armée, sans pouvoir ménager aucun avantage du côté du terrain, parce que l'on étoit en rase campagne. Sa droite ne tenoit à rien ; un ravin qui se trouvoit à cinq cents pas de la gauche la rendoit moins foible. Le duc de Vendôme ne perdit pas de temps à se servir de son canon, lequel incommoda assez l'armée du maréchal jusques à trois heures après midi, auquel temps, se trouvant

1. Guerre, vol. 2258, n° 113, copie. Comparez ci-dessus, p. 139, note 5, et voyez les correspondances favorables à Stahrenberg dans le tome XXXIX des *Lettres historiques*.

à portée, il attaqua la gauche avec une si belle supériorité de cavalerie, que celle de la Ligue fut obligée à plier et à se retirer précipitamment. Une partie de la victorieuse poussa dans la poursuite jusques au bagage, où heureusement elle trouva de quoi s'occuper. Le reste tomba sur le flanc gauche de l'infanterie; elle l'endommagea beaucoup. Nonobstant tous ces avantages et la privation du corps anglois, le maréchal marcha, toujours en bon ordre, avec son infanterie de la droite et du corps de bataille, qu'il conduisit sans tirer jusques à l'ennemi, auquel il fit abandonner le terrain et repasser la Tajuna à coups de baïonnettes. La cavalerie de la droite seconda parfaitement cette manœuvre malgré la grande disproportion du nombre des escadrons ennemis. Elle résista, en premier lieu, à ceux qu'elle avoit en face; elle se défendit ensuite contre le corps de la droite des ennemis, qui venoit la prendre par derrière après s'être gorgé au bagage. L'assistance d'un bataillon et de quelques grenadiers par lesquels le maréchal fit couvrir son flanc contribua beaucoup à ce bon succès. Les ennemis fuirent à la faveur de l'obscurité, et abandonnèrent dix-huit pièces de canon dans le champ de bataille. Le maréchal y passa la nuit et une partie du jour suivant, avec la gloire qui résulte d'un pareil événement, qui, bien considéré dans toutes ses circonstances, laisse une grande idée de sa résolution et de la valeur des troupes avec lesquelles elle a été exécutée.

« Les ennemis ont trop d'intérêt à faire valoir les apparences pour ne pas confondre la prise du général Stanhope et du corps des Anglois avec l'action du jour suivant. Ils chanteront victoire en promenant leurs prisonniers dans Madrid. Ce qu'il leur a coûté pour les prendre et le nombre des morts et des blessés dans l'action rendent leur perte bien plus considérable, sans compter la conséquence d'avoir été battus pour la troisième fois dans la campagne, cette dernière par un nombre très inférieur, nonobstant les justes mesures qu'avoit prises le duc de Vendôme et la belle disposition avec laquelle il vint au-devant du maréchal de Stahrenberg, qui, n'ayant assez d'équipage d'artillerie pour emmener le canon pris, l'a fait enclouer ou briser avant que de l'abandonner. Les ennemis ont perdu cinq mille hommes tués sur le champ de bataille; on leur a pris plusieurs drapeaux et étendards et deux ou trois mille prisonniers, et nous y avons eu environ trois (?) mille cinq cents[1] hommes tués ou blessés. Il a continué son chemin vers l'Aragon et s'est saisi d'une petite ville nommée Morille, bloquée depuis quelque temps, qui facilite la communication et ouvre les chemins des royaumes de Valence et d'Aragon.

« L'on assure que le roi Philippe est retourné à Madrid, et le duc de Vendôme faisoit tout son possible pour rassembler les fuyards au-delà de la Tajuna.

1. Le premier chiffre du nombre est pris dans la reliure du volume et illisible.

« L'on ressent beaucoup dans ce parti la perte du général Belcastel. Le général Saint-Amand est pareillement mort; l'on dit le général Carpenter blessé.

« Jusques à présent, je n'ai pu démêler d'autres particularités par mes interrogatoires au général Hamilton, dépêché pour porter cette nouvelle à Barcelone, et de là à Vienne. »

Relation insérée dans les Mémoires du marquis de Sourches[1].

« Le 24 décembre, ... à une heure après midi, ... le duc d'Albe arriva, ayant amené de Paris dans son carrosse le marquis de Zuniga, qui rendit compte au Roi, pendant son dîner, de l'action qui s'étoit passée en Espagne; et, après son dîner, le Roi le fit entrer, avec le duc d'Albe, dans son cabinet, où il apprit de lui à loisir tout le détail. Voici ce que les courtisans en purent apprendre : que, le comte de Stahrenberg marchant avec toute son armée au secours de Brihuega, les armées s'étoient rencontrées à Villaviciosa; que la droite de celle du roi d'Espagne avoit toujours battu la gauche de celle des ennemis, mais que l'infanterie de la gauche, où le duc de Vendôme s'étoit porté fort à propos, avoit eu beaucoup à souffrir, ayant essuyé plusieurs charges, et même ayant été obligée de démarcher un peu à l'entrée de la nuit, mais que, le duc de Vendôme ayant eu avis que les ennemis avoient été battus à la droite et avoient perdu vingt-huit pièces de canon et tout leur bagage, il avoit remarché avec son infanterie pour attaquer celle des ennemis, qu'il croyoit encore sur le champ de bataille, et qui, fort à propos pour elle, s'étoit retirée sans bruit par la gauche sur les nouvelles qu'elle avoit eues dans la perte de la bataille; que ce qui avoit fait que l'infanterie du roi d'Espagne avoit tant souffert étoit que, de chaque bataillon, il y avoit cent hommes détachés à Brihuega, c'est-à-dire cinquante grenadiers et cinquante hommes de piquet; qu'on avoit fait deux mille prisonniers à la bataille, et que Vallejo avoit encore pris deux mille cinq cents cavaliers, et que les quatre mille cinq cents hommes, avec un pareil nombre qu'on avoit pris à Brihuega, faisoient les neuf mille prisonniers qu'on avoit; que les ennemis emportoient les célèbres douze apôtres d'argent de Tolède, qui étoient plus grands que nature, avec toute l'autre argenterie de Tolède et de Madrid et de tous les endroits par où ils avoient passé, et qu'on leur avoit repris tout cela, avec une si grande quantité d'or monnoyé, que les soldats en avoient leurs chapeaux tout pleins; qu'on leur avoit aussi repris trois cents chevaux de monture appartenant aux grands seigneurs d'Espagne, qu'ils avoient emmenés; que le comte de

1. Ci-dessus, p. 146, note 5. On remarquera que, bien que ces Mémoires donnent ce récit comme un résumé de la relation faite au Roi par M. de Zuniga, il contient des détails (notamment sur la retraite de Vendôme) qui ne se retrouvent plus dans le texte officiel de cette relation tel qu'il fut publié en Extraordinaire à la fin de la *Gazette* de 1710, et reproduit dans le n° 11 de la *Gazette d'Amsterdam* de 1711.

Stahrenberg ne se retiroit qu'avec trois mille hommes de pied et cinq cents chevaux, et que Vallejo et Bracamonte le poursuivoient, et qu'il y avoit dix mille paysans qui avoient pris les armes, lesquels l'embarrassoient beaucoup; qu'on avoit pris aux ennemis six lieutenants généraux et quatre maréchaux de camp, sans compter les autres moindres officiers; que, pendant la bataille, le comte de Thouy, qui avoit voulu s'y trouver malgré sa blessure, ayant été fait prisonnier, avoit été échangé sur-le-champ avec un lieutenant général des ennemis, et que, depuis leur échange, ils avoient tous deux chargé à la tête de leurs troupes; et que le prince de Rupelmonde étoit mort de sa blessure qu'il avoit reçue à l'attaque de Brihuega. »

Le duc de Vendôme au duc de Noailles[1].

« Siguenza, le 19e décembre 1710.

« La défaite des ennemis devient de jour en jour plus considérable : je vous avois mandé que Stahrenberg s'étoit retiré avec trois mille cinq cents hommes; mais Vallejo, qui ne le quitte pas d'un pas, et qui a compté ce qu'il ramène, nous assure qu'il n'y a que quinze cents hommes de pied et cinq cents chevaux, avec trois étendards et cinq drapeaux. Vous m'avouerez que c'est peu de chose pour une armée qui étoit au moins de dix-huit mille hommes. Vallejo leur a fait encore, il y a trois jours, deux cents prisonniers. Ils se retirent avec la dernière précipitation et ne s'arrêtent nulle part; ils étoient le 14 à Darroca. Je suis persuadé qu'ils iront passer l'Èbre à Mora, pour se trouver tout d'un coup à portée de Tarragone. Vous voilà, je crois, suffisamment instruit quant à ce qui regarde les ennemis.... »

« Je suis, etc.

« Louis de Vendôme. »

V

Lettres de félicitation.

A la nouvelle de la victoire, ce fut une joie générale dans la cour de France et dans tout le Royaume; le Roi fit chanter un *Te Deum* officiel (registre de Desgranges, ms. Mazarine 2746, fol. 20 v° et 21), et le *Mercure* publia, longtemps après il est vrai (août 1712, p. 150-162), une épître en vers à Vendôme. Il y a d'autres pièces dans le *Nouveau siècle de Louis XIV*, tome III, p. 368-376. Ce couplet courut aussi :

Fuencarral, dans peu ton sort change
Suivant les voies du Destin;
Où Stahrenberg fit la vendange,
Vendôme vient boire le vin.

Par contre, nous avons dans le Chansonnier, ms. Fr. 12 695, p. 65, une épigramme de Regnier.

1. Guerre, vol. 2253, n° 288, copie.

Tous les princes et princesses, Monseigneur en tête, les ministres e nombre de gens de qualité adressèrent leurs félicitations au vainqueur. On va lire ici les plus intéressantes de ces lettres, en remarquant que le duc de Bourgogne ne se décida à écrire à Vendôme que le 2 février 1711, près de deux mois après la bataille; quant à la duchesse de Bourgogne, elle se contenta d'adresser des félicitations à sa sœur la reine d'Espagne.

La reine d'Espagne au duc de Vendôme[1].

« A Vitoria, ce 13e décembre 1710.

« Vous n'aurez pas de peine à croire quelle a été ma joie en apprenant l'avantage considérable que le roi vient de remporter par la prise des huit bataillons et huit escadrons des meilleures troupes qu'eût l'Archiduc, puisque cela est très glorieux pour lui. Comme je sais la part que vous avez eue à cette action, et qu'il en retombe sur vous une partie du mérite, souffrez, malgré votre modestie, que je vous en fasse mon remerciement, et que je loue impunément à vous-même votre grande capacité et votre savoir-faire dans le métier que vous faites, dont nous ressentons si visiblement les effets. Je vous assure que je trouve le roi et moi bien heureux de vous avoir demandé au Roi notre grand-père avec autant d'empressement et de constance que nous l'avons fait. J'espère que vous nous continuerez vos service avec le même zèle, et que j'aurai le bonheur de trouver des occasions de vous en témoigner ma reconnoissance, à laquelle je joins dès à présent une parfaite estime et beaucoup d'affection. Vous voyez que je vous écris sans aucune façon : j'ai cru que cette manière libre vous marqueroit mieux les sentiments que j'ai pour vous.

« Marie-Louise.

« J'ai prié le roi de vous montrer la réponse que j'ai reçue du Roi mon grand-père sur mon voyage de Bagnères, qu'il approuve fort, et qui doit bien rassurer ceux de nos sujets qui avoient des soupçons si mal fondés; je suis charmée de la politesse et de l'air galant dont il m'écrit; je ne sais même si mon petit roi n'auroit point un peu de jalousie, s'il savoit jusqu'à quel point j'en ai été touchée. Tenez-lui le cas bien secret[2]. »

La reine d'Espagne à Louis XIV[3].

« A Vitoria, le 14e décembre 1710.

« Que nous sommes heureux de pouvoir enfin apprendre à Votre

1. Collection de M. le duc de la Trémoïlle; copie de Bellerive dans le ms. Fr. 14178, fol. 342 v° et 413. Cette lettre a été publiée par Lucien Perey dans *Marie-Louise, reine d'Espagne*, p. 517, avec une autre adressée à Mme de Maintenon.
2. Ci-dessus, p. 148, note 3, et p. 429.
3. Aff. étrangères, vol. *Espagne* 203, fol. 510; copie de lettre de la main.

Majesté des nouvelles qui lui sont aussi agréables qu'est celle que le roi vous envoie du gain d'une bataille très complète. Je viens vous en faire mon compliment du meilleur de mon cœur. Je comprends toute la joie que vous allez ressentir, qui augmente de beaucoup la mienne, qui n'est pas médiocre, d'un succès si glorieux pour le roi, et si avantageux, que je ne doute nullement que ce ne soit la fin de la guerre d'Espagne. Il est digne d'être votre petit-fils et de régner sur une nation aussi estimable que sont les Espagnols, qui l'ont voulu pour leur roi et qui l'ont soutenu. Nous vous devons, en cette occasion, de nouveaux remerciements de nous avoir envoyé un général aussi habile que M. de Vendôme, qui a tant contribué à la réussite des deux actions qui viennent de se passer ; mais, quoi que vous fassiez, je vous supplie de croire que ma tendresse respectueuse et ma reconnoissance de tant de bontés sont déjà à un point qu'elles ne sauroient augmenter. Ces sentiments sont imprimés au fond de mon cœur pour Votre Majesté, et dureront tout le temps de ma vie.

« MARIE-LOUISE. »

La reine d'Espagne au duc de Vendôme[1].

« A Vitoria, ce 16e décembre 1710.

« De l'air dont vous y allez, je ne ne crois pas que vous continuiez à remporter des victoires sur nos ennemis, puisque vous les avez presque tous détruits. Ainsi, quand je voudrai vous écrire, il faudra que je cherche d'autres prétextes que ceux que j'ai présentement de vous faire encore de nouveaux remerciements. Je vous assure que, toutes les fois que je fais réflexion à ce qui s'est passé depuis peu, j'en suis dans un étonnement si grand, que je ne m'y accoutume point, et que ces victoires si imprévues ont toujours pour moi la grâce de la nouveauté. Je me prépare à partir dans quatre jours pour aller à Logroño attendre le roi, s'il veut bien prendre la peine de m'y venir voir un petit tour quand il ne croira pas sa présence nécessaire à son armée. Nous prendrons là nos résolutions après avoir bien pesé tout ce que nous croirons de plus convenable pour le bien de vos affaires, et tout cela de concert avec vous, si vous le voulez bien ; car le roi et moi estimons fort vos conseils par toutes sortes de raisons. Il n'y en a point qui ne m'engage à vous estimer et à vous souhaiter toutes sortes de satisfactions.

« MARIE-LOUISE.

« Je m'aperçois que c'est toujours moi qui vous attaque la première par mes lettres. Vous vous excuserez peut-être en disant que c'est votre respect qui vous empêche de m'écrire ; mais je vous dirai que ce n'est que votre paresse[2], ou, pour mieux dire, parce que, ayant fait des merveilles, votre modestie vous empêche de les publier. »

1. Ms. Fr. 14178, fol. 343 v° et 415 ; copie de Bellerive.
2. Ce qui va suivre n'est que dans la seconde copie, fol. 415 v°.

La reine d'Espagne à la duchesse de Vendôme[1].

« A Vitoria, le 13e décembre 1710.

« Je suis persuadée que, quand même vous auriez un peu moins de vivacité pour M. de Vendôme que j'en ai pour le roi, vous seriez aussi aise que je la suis de l'heureux succès qui vient de nous arriver, qui est bien glorieux pour le Roi et pour lui. C'est huit régiments d'infanterie et huit escadrons, tous anglois, qu'on a forcés de se rendre prisonniers de guerre dans Brihuega, où on les a attaqués aussi vivement qu'ils se sont défendus, et qui ont enfin capitulé sans que nous ayons perdu, grâces à Dieu ! que très peu de monde. Il pourroit bien arriver que le comte de Stahrenberg courût le même risque, et nous avons lieu d'espérer que, si on peut l'attaquer, le reste de son armée sera réduit à peu avant qu'il arrive en Catalogne. Vous pouvez juger par là du bon état de nos affaires, que je me flatte que vous regarderez comme les vôtres. C'est pourquoi vous n'aurez pas de peine à croire que je compte sur votre amitié, comme vous devez compter sur la mienne.

« MARIE-LOUISE. »

La reine d'Espagne à la duchesse de Vendôme[2].

« A Vitoria, le 18e décembre 1710.

« Je crois que nous courons grand risque de devenir folles de joie de la belle et bonne bataille que le roi et M. de Vendôme viennent de gagner sur les Allemands, qui a été aussi complète que nous pouvons la desirer, et par conséquent très glorieuse pour l'un et pour l'autre. Elle a suivi de près la prise du général Stanhope avec toutes ses troupes. Ces deux actions ont été conduites avec tant de bravoure et d'habileté, qu'on ne peut pas douter de leur réussite. Je crois que vous ne seriez pas fâchée, si vous voyiez tout ce que le roi mande de M. le duc de Vendôme. Nous sommes bien heureux d'avoir un pareil général. Je ne vous dirai aucune particularité de la bataille de Villaviciosa : don Pedro de Zuniga, qui en porte la nouvelle, s'en acquittera mieux que je ne pourrois faire. Ainsi, je ne ferai que m'en réjouir avec vous, en vous assurant de la bonne santé de M. le duc de Vendôme malgré tout ce qu'il a fait. Je vous prie de croire que j'ai pour vous tous les sentiments que vous méritez par plus d'un endroit.

« MARIE-LOUISE. »

1. Ms. Fr. 14 178, fol. 350 et 418 v°, copies de Bellerive. Comparez le texte qui parut dans les *Lettres historiques*, tome XXXIX, p. 63-64.

2. Ms. Fr. 14 178, fol. 350 v° et 414, copies de Bellerive ; *Gazette d'Amsterdam*, 1711, n° I ; *Carnet historique*, juillet 1899, p. 26, dans l'article de M. Bittard des Portes.

La princesse des Ursins au duc de Vendôme[1].

« Le 16e décembre 1710.

« Jamais je n'ai été si étonnée, Monsieur, ni surprise si agréablement, que lorsque la reine me fit l'honneur de venir, à deux heures après minuit, dans ma chambre, m'éveiller pour m'annoncer la merveilleuse victoire que le roi a remportée quand on s'y attendoit si peu. Toutes les circonstances en sont si agréables pour S. M., pour ses troupes et pour vous, Monsieur, que je ne pense pas qu'il y ait rien de si complet, ni rien à quoi j'aie été plus sensible. Je ne sais ce que je ne donnerois point pour pouvoir voler à Versailles, y être témoin de tout ce qui s'y passera à l'arrivée de cette grande nouvelle, et pouvoir avoir l'honneur, à mon retour, de vous en entretenir. Le Roi en sera ravi, et on me mande de bons endroits que S. M., Monseigneur et toute la cour ne sont plus occupés que des affaires d'Espagne. Vous les avez mises présentement dans un état, Monsieur, qui en doit tout faire espérer. La reine connoît parfaitement l'obligation que le roi et elle vous ont, et vous devez être bien sûr de leur amitié et de leur reconnoissance. Cette princesse se prépare à partir dans quatre jours pour aller attendre le roi à Logroño, où LL. MM. auront tant de choses à se dire, que je me retirerai de leur chambre en confidente discrète ; je crois que vous ne blâmerez pas cette discrétion. Pour ne pas dérober davantage de votre précieux temps, Monsieur, par de plus longs discours, je finis en vous suppliant très humblement d'être bien persuadé de mon véritable respect pour vous.

« La Princesse des Ursins.

« La reine est très aise de toutes les louanges que vous donnez à M. le comte de las Torrès, à MM. de Valdecañas, de Mérode, d'Armendariz, de Mahony et de Gomicourt. Il y a longtemps qu'elle connoît leur mérite, et que je suis de leurs amies. C'est une bonne approbation que celle que vous leurs donnez. »

Le duc du Maine au duc de Vendôme[2].

« A Versailles, le 18e décembre 1710.

« Je suis transporté de joie de la nouvelle que nous venons de recevoir de vos faits et gestes, et c'est avec plus de ravissement qu'on ne peut jamais dire que je vois rassemblés en vous tous les héros de l'ancienne Rome ; comme Cincinnatus, on vous a retiré des plaisirs champêtres d'Anet pour chasser les ennemis d'Italie, et vous en êtes venu à bout ; rappelé en Flandres comme le restaurateur banal, vous avez

1. Ms. Fr. 14178, fol. 419, copie de Bellerive.
2. Correspondance du duc du Maine, 2e registre, fol. 167.

été pendant une campagne et demie l'image de Fabius en arrêtant les conquêtes des ennemis ; et, aujourd'hui, un autre Camillus semoncé, dans une apparence de disgrâce, de prendre le commandement, vous venez de chasser du cœur de l'Espagne la gent mécréante. Allez ; il n'est pas possible qu'à la longue vous ne triomphiez pas encore de celle que vous avez laissée ici, quelque difficile qu'elle soit à vaincre. Le duc de Noailles va faire bien à son aise tout ce qu'il voudra en Catalogne ; car il n'y a pas d'apparence que M. de Stahrenberg, quand il y rentrera, soit fort en état de se produire, et je me flatte que, dans sa marche, vous lui jouerez encore quelque mauvais tour. Le Roi parut hier bien content quand il reçut la lettre de S. M. Catholique. Je pris la liberté de lui faire remarquer que vous aviez aussi bien su attendre, dans le commencement, l'occasion favorable, qu'en profiter dans la suite avec audace dès que le moment d'agir étoit arrivé. Enfin, vous voilà en bon train, Monsieur, et, sans être prophète, je crois qu'on peut assurer que Dieu vous y tiendra ; personne ne desire tant que moi la continuation de votre amitié et l'augmentation de votre gloire. Faites, je vous prie, mes compliments à l'abbé Alberoni.

« Louis-Auguste de Bourbon. »

Le roi d'Espagne à la duchesse de Vendôme[1].

« Au camp de Siguenza, le 20e décembre 1710.

« Je n'ai pu vous marquer plus tôt, Madame, combien je m'intéresse à la joie que vous aurez de la double victoire que je viens de devoir à M. de Vendôme, et combien j'en ai de reconnoissance, toutes les occupations que j'ai eues ces jours passés m'en ayant empêché ; mais je le fais aujourd'hui avec bien du plaisir, et je me réjouis de la nouvelle gloire que ce grand général vient d'ajouter à celle qu'il s'est déjà acquise. Je vous prie, Madame, de croire que je prends beaucoup de part au plaisir que vous en ressentez, et d'être bien persuadée de l'amitié que j'ai pour vous.

« Philippe. »

Le duc du Maine au duc de Vendôme[2].

« A Versailles, le 21e décembre 1710.

« Rien n'est si beau, si grand, ni si flatteur, que votre dernier exploit. J'ai eu le plaisir d'en publier le premier la nouvelle à Sceaux, dans une prodigieuse assemblée à laquelle Mme la duchesse de Vendôme présidoit. Tout le monde battit des mains, et mon cœur étoit si ému, qu'à peine pus-je achever la lecture de dix lignes par lesquelles le chevalier de Vernouillet s'étoit pressé de me donner part de la vic-

1. Ms. Fr. 14 178, fol. 351, copie de Bellerive.
2. Correspondance du duc du Maine, 2e registre, fol. 167 v°.

toire. J'embrassai bien Mme la duchesse de Vendôme : n'en soyez point jaloux ; sa joie a été bien vive et bien naturelle. Le roi d'Espagne est trop heureux que vous ayez eu ici des ennemis : il vous les falloit pour mettre le comble à votre gloire ; mais quel dommage que cela ait été enveloppé plus de deux ans dans les impénétrables secrets de la Providence, qui, pour arriver au but, se sert souvent de ce qui y paroît contraire ! Toute la cour a paru fort aise ; je ne vous répondrois pas cependant qu'il n'y ait des gens qui n'aimassent mieux que ce fût à un autre qu'à vous que S. M. Catholique fût redevable de sa couronne. Autrefois, après un service pareil à celui que vous venez de rendre, on offroit pour récompense la moitié de son royaume. Allez ! un certain mérite est, ma foi ! un meuble d'un excellent user. Adieu, Monsieur ; je ne saurois vous exprimer tout ce que je pense sur vous, ni vous dire toutes les heureuses suites que j'envisage du gain de cette bataille.

« LOUIS-AUGUSTE DE BOURBON. »

M. Voysin, ministre de la guerre, au duc de Vendôme[1].

« 21 décembre 1710.

« Monseigneur,

« Je ne puis attendre plus longtemps à vous écrire pour vous marquer toute la joie que j'ai eue de la prise des troupes angloises et du gain de la bataille de Villaviciosa. La nouvelle de ces grands événements, qui doivent être attribués à votre prudence et à votre conduite, étoit venue ici par un courrier dépêché par la reine d'Espagne. Don Pedro de Zuniga est arrivé depuis, et m'a rendu la lettre que vous m'avez fait l'honneur de m'écrire le 11e de ce mois. Jamais victoire n'a été plus complète ni plus glorieuse dans toutes ses circonstances. Vous avez su entreprendre et chercher le combat dans le temps qu'il étoit bon de le faire ; rien n'est plus glorieux, Monseigneur, et on n'auroit jamais pu espérer et attendre en trois mois de temps de pareils événements, que tout le monde attribue à votre prudence et à votre sage conduite. Le peu de troupes qui se sont échappées de la bataille avec M. le comte de Stahrenberg auront bien de la peine à gagner Barcelone ; quand il n'y auroit que les paysans armés qu'ils trouveroient sur leur chemin, il n'en faudroit pas davantage pour achever de perdre et dissiper ces fuyards, si les peuples des endroits par où ils se reti-

1. Ms. Fr. 14178, fol. 373 et 422 v°, copies du chevalier de Bellerive. La minute de cette lettre, telle que la donne le chevalier, ne se trouve pas dans les volumes du Dépôt de la guerre ; par contre, il y existe, dans le volume 2253, sous le n° 302, la minute d'une lettre de félicitation du ministre, datée du 23 décembre, assez courte, et dont les termes se rapprochent de ceux de la présente copie. Le chevalier aurait-il pratiqué sur cette lettre du ministre la même opération de « délayement » des éloges que nous allons prendre sur le fait dans la lettre de la main du Roi du 20 décembre, ci-après, p. 443-444 ?

rent ressembloient aux Castillans. Malgré tout cela, l'Archiduc ne peut plus compter d'avoir une armée, à moins que les alliés ne se déterminent à faire un grand effort pour lui envoyer de nouvelles troupes. S'ils prennent ce parti, cela causera au moins de la diminution à quelqu'une de leurs armées, soit d'Italie ou de Flandres, et d'ailleurs ces secours ne pourront arriver, quelque diligence qu'ils fassent, que pour le commencement de la campagne prochaine. L'Archiduc se trouvera réduit à la seule place de Barcelone, où il ne se maintiendra que par le manque de flotte pour empêcher le secours qui pourroit lui venir par la mer ; mais ces secours, lents et éloignés, ne peuvent guère le mettre en état de paroître à la tête d'une nouvelle armée. M. le duc de Noailles est bien sûr présentement de ne point trouver d'obstacle à son entreprise de Girone. Permettez-moi d'avoir l'honneur de vous marquer que personne ne s'intéresse plus que je fais à la glorieuse campagne que vous venez de faire[1].... »

« VOYSIN. »

La duchesse de Vendôme au duc de Vendôme[2].

« A Versailles, ce 24 décembre 1710.

« Quoique vous devez être persuadé, Monsieur, que personne n'est plus aise que moi du bonheur qui arrive au roi d'Espagne par vous, je ne puis m'empêcher de vous en témoigner ma joie ; je sais trop comme vous pensez, pour ne me pas intéresser aux nouvelles qui vous doivent faire autant de plaisir que celle-ci. Soyez, je vous prie, persuadé, Monsieur, que, de tous les compliments que vous recevez, il n'y en a pas de plus sincère que le mien.

« MARIE-ANNE DE BOURBON.

« Je ne puis mieux m'adresser qu'à vous, Monsieur, pour vous prier d'assurer le roi et la reine d'Espagne de mes respects et de ma joie ; des compliments présentés par vous leur doivent être agréables.

« Mlle de Lillebonne me charge de vous dire mille choses de sa part, et s'intéresse infiniment à ce qui vous arrive. »

La duchesse du Maine au duc de Vendôme[3].

« A Versailles, le 24 décembre 1710.

« S'il m'étoit aussi facile de faire une belle lettre qu'il vous est aisé

1. La lettre continue pendant plusieurs pages dans la copie de Bellerive, donnant des détails sur la situation en Catalogne et en Roussillon, sur le siège de Girone, sur les autres armées en campagne, etc.

2. Ms. Fr. 14 178, fol. 348 et 420, copies de Bellerive.

3. Ms. Fr. 14 178, fol. 349 v° et 420 v°, *idem* ; publiée d'abord dans le recueil intitulé *Le Radoteur* (1777), puis dans les *Pièces intéressantes et peu connues* de 1787, tome V, p. 368-369, et enfin dans *l'Amateur d'autographes*, année 1863, p. 230, avec des différences de style et de phraséologie, mais peu importantes.

de rétablir les rois, je vous dirois les plus belles choses du monde sur la grande nouvelle que nous apprenons; mais il s'en faut bien que j'aie cette heureuse facilité. Je me souviens d'ailleurs fort à propos du proverbe : à grand seigneur, peu de paroles. Les plus grands de tous les seigneurs, selon moi, ce sont les vrais héros. Ainsi, je dois vous dire plus laconiquement que personne que vous êtes l'homme de l'univers le plus comblé de gloire, le plus aimé de tous les honnêtes gens et de votre famille. Faites-moi, s'il vous plaît, l'amitié, Monsieur, d'être persuadé qu'entre tous ceux qui la composent personne ne surpasse ma sensibilité pour vous.

« La duchesse du Maine. »

Le duc de Noailles au duc de Vendôme[1].

« Au camp devant Girone, le 25 décembre 1710.

« Soyez le bien complimenté, mon très illustre et respectable général, sur le beau coup que vous venez de faire. J'en suis si transporté de joie, que je ne puis vous marquer tout ce que je ressens là-dessus. Ce que je puis avoir l'honneur de vous dire est que je suis aussi sensible à ce que vous venez de faire que si j'étois moi-même le vainqueur, et que j'eusse la gloire d'avoir vengé l'honneur de l'Espagne, affermi une couronne très chancelante, et abattu l'orgueil d'ennemis aussi enflés de leurs prospérités que ceux à qui vous avez à faire. Jamais je n'ai appris de nouvelle qui m'ait touché si véritablement que celle des deux avantages que vous avez remportés sur eux, par l'intérêt que je prends à votre gloire. Je ne puis me défendre même d'un retour sur moi-même, quand je réfléchis que j'ai eu voix dans les projets que vous avez formés, et que j'ai prédit même à l'avance le succès qu'ils devoient avoir. Voilà une belle et agréable situation pour S. M. Catholique, et il est bien certain qu'il ne tient plus qu'à elle d'en profiter. Avant que vous soyez à portée de la Catalogne, j'espère que le siège de Girone sera bien avancé. J'ai eu l'honneur de vous mander que j'en avois fait l'investiture le 15, pour en fermer l'entrée et empêcher que les ennemis n'y introduisissent un plus grand nombre de troupes que celles qui y sont. Depuis ce temps, nous avons travaillé, non sans quelque peine, à rassembler toutes nos pièces et à faire venir notre artillerie et munitions de guerre, qui sont arrivées un peu lentement à cause des mauvais chemins et de la distance même que vous savez qu'il y a d'ici à Lescale, lieu de notre dépôt; mais enfin la plus grande partie de notre artillerie est arrivée : on commence, il y a deux jours, à construire les batteries, et j'espère que demain elles seront en état de tirer. Comme nous avons des logements qui les assurent, je compte de n'ouvrir la tranchée que lorsqu'elles pourront tirer, afin de diminuer le feu des ennemis. Nous attaquons le Fort-Rouge, qui, suivant toutes les apparences, ne tiendra pas un temps considérable, et nous verrons ensuite

1. Archives de Chantilly, reg. S XVII, fol. 154-157, original.

la contenance des ennemis pour nous déterminer à l'attaque de la ville ou des forts qui restent à prendre. Enfin c'est une besogne que j'espère qui ira son train, et il est sûr que nous n'y perdrons point de temps. Nos subsistances sont présentement assurées, et je renvoie même à Roses les farines qui nous arrivent, pour ne point trop charger notre dépôt. J'espère que nous trouverons encore une grande quantité de subsistances de toute espèce dans Girone. Ainsi, mon très respectable général, si vous venez en Catalogne, nous aurons de quoi nourrir votre armée, et vous en trouverez une qui sera charmée de vous voir finir une affaire qu'il paroît indubitable que l'on peut expédier en peu de temps et avant que les ennemis aient eu celui de se reconnoître. Nous disposons la matière, pour ce qui nous regarde, le plus diligemment qu'il est possible. Après avoir achevé cet ouvrage et pacifié les États de S. M. Catholique, il s'agit d'aller chercher d'autres monstres à dompter. Il faut, mon cher général, retourner en Flandres, et je suis partout votre fortune. Je ne crois point aller trop loin dans tout ce que j'ai l'honneur de vous proposer, ni qu'il soit impossible de terminer la guerre en ce pays avant la fin de l'hiver. Je doute même que l'Archiduc ose attendre ici les événements dès qu'il verra toutes les forces réunies contre lui. En tout cas, nous serons bientôt en état d'exécuter vos ordres et de nous porter où vous jugerez qu'il sera convenable. »

Autographe : « Ce seroit pour moi la plus grande de toutes les satisfactions de pouvoir agir sous vos yeux et sous vos ordres. Je n'entrerai point aujourd'hui dans un plus grand détail, étant tout occupé de mon affaire. Dès qu'elle sera consommée, j'aurai l'honneur de vous dépêcher quelqu'un de confiance pour vous rendre compte de notre situation et de nos moyens, et cependant je puis vous assurer dès à présent que je ne perdrai pas un moment à m'avancer tout le plus qu'il me sera possible, et à resserrer les ennemis dans Barcelone.

« Continuez-moi vos bontés, mon très respectable général, et croyez que mon attachement pour vous est au-dessus des expressions, et sans bornes, et pour toute ma vie.

« Je compte que vous êtes à la suite et poursuite de M. de Stahrenberg, et que dans peu nous recevrons encore de bonnes nouvelles. Je compte de plus que vous lâcherez après lui, en Catalogne, beaucoup de nos amis, les Vallejo, Zereceda et Bracamonte, pour le conduire jusques à Barcelone. Je ne perdrai pas un moment pour tâcher à m'avancer de mon côté, et j'espère que dans peu vous entendrez parler de nous. »

Le roi Louis XIV au roi d'Espagne[1].

« Versailles, le 26e décembre 1710.

« L'importance des événements dont vous m'informez vous assureroit

1. Aff. étrangères, vol. *Espagne* 203, fol. 519, copie de minute de lettre de la main. Il y a des différences dans la copie du Dépôt de la guerre que nous avons donnée ci-dessus, p. 146, note 6.

de ma joie quand même vous ignoreriez le tendre intérêt que je prends à votre gloire et à vos avantages. Ce qui peut y contribuer le plus se trouve également dans les deux actions dont j'ai appris le détail par votre lettre du 12e de ce mois, et par le compte que don Pedro de Zuniga m'en a rendu. J'y vois les heureux effets de votre attention à savoir les mouvements de vos ennemis, de votre diligence à profiter de leur séparation, enfin de votre valeur lorsqu'il a été question de les combattre et de donner l'exemple à vos troupes, animées déjà par l'honneur de la nation espagnole et par votre présence. Dieu a béni tant de bonnes qualités que vous employez à défendre une cause juste et des peuples fidèles. Je vais avec plaisir joindre mes actions de grâces à celles que vous rendez à sa divine bonté; j'espère qu'après avoir livré entre vos mains les principales forces de vos ennemis, Votre Majesté lui devra bientôt la parfaite tranquillité de l'Espagne, et que son repos contribuera plus que tout autre moyen au rétablissement de la paix générale.

« J'ai été fort aise de voir les glorieux témoignages que vous rendez à la capacité et aux grands services du duc de Vendôme. Je suis persuadé que la satisfaction qu'il a de vous être utile ne cède pas à celle que vous avez vous-même de vous voir affermi plus que jamais sur votre trône. Celle que j'ai de votre situation présente est telle que vous devez l'attendre de l'amitié sincère et parfaite que j'ai pour vous. »

Le roi Louis XIV à la reine d'Espagne[1].

« A Versailles, le 26e décembre 1710.

« Les peines passées s'oublient facilement quand elles sont effacées par des événements aussi heureux que ceux dont Votre Majesté m'écrit par ses lettres du 12e et du 14e de ce mois. Je vous en félicite, en même temps que je reçois vos compliments, et nous devons être d'autant plus assurés de notre sincérité mutuelle que nous avons les mêmes raisons de nous intéresser vivement aux avantages du roi d'Espagne et à la gloire qu'il vient d'acquérir. J'espère qu'un bonheur solide, et tel que vous le méritez, sera le fruit de sa victoire, et je suis persuadé qu'il ne sera pas moins touché du plaisir de vous rendre heureuse, que de celui de se voir affermi sur son trône. Il ne désavouera pas mes sentiments, qui vous assurent de l'amitié tendre et parfaite que j'ai pour vous. »

Le roi Louis XIV au duc de Vendôme[1].

« A Versailles, le 26e décembre 1710.

« Vous ne pouvez douter du service important que vous venez de

1. Aff. étrangères, vol. *Espagne* 203, fol. 520, copie de minute de lettre de la main.

1. Aff. étrangères, vol. *Espagne* 203, fol. 515, *idem* ; ms. Fr. 14 178, fol.

me rendre. Ne doutez pas aussi de la satisfaction[1] que j'en ai. Elle est d'autant plus sensible pour moi que, vous aimant et vous estimant particulièrement, j'ai toujours attendu de vous ce que les autres croyoient impossible. Vous devez donc croire que je suis très aise par rapport à vous de la gloire que vous venez d'acquérir[2], et qu'il n'y aura point d'occasion où je ne vous donne des marques de la véritable affection que j'ai pour vous.

« Louis. »

344, copie. Cette lettre ne se trouve pas dans le volume restitué du fonds *Espagne* 204, qui contient les originaux des lettres adressées par le Roi et par Torcy au duc de Vendôme pendant les années 1710 et 1711.

1. Dans la copie de Bellerive, il y a « l'extrême satisfaction ».

2. Le ms. Fr. 14178 (copie de la correspondance de Vendôme par le chevalier de Bellerive) contient, aux folios 372 et 416, deux autres copies de cette lettre, dont le texte est conforme à celui du folio 344 et du Dépôt des affaires étrangères jusqu'au présent endroit, mais qui donnent alors le texte suivant, d'un style et d'un développement tout à fait inusités pour les « lettres de la main » : « Mon fils et moi en avons répandu des larmes de joie. Les affaires du roi mon petit-fils étoient comme désespérées dans le temps que vous êtes arrivé à Valladolid ; vous avez su, en bien peu de temps, rassembler une armée plus forte que celle qui avoit été battue à Saragosse. Sans vous commettre à de nouvelles actions dans le commencement, vous avez trouvé le moyen de couper aux ennemis la communication avec le Portugal et de les réduire à la nécessité d'une retraite précipitée, leur faisant abandonner tous les fruits de leur victoire. Cela finit par le retour du roi d'Espagne à Madrid, et par prendre prisonnier de guerre à Brihuega le tiers et l'élite de leurs troupes, et défaire le lendemain le surplus commandé par le fameux Stahrenberg. J'aurois grand besoin d'avoir en Flandre quelque événement qui ressemblât un peu à ceux qui viennent d'arriver en Espagne, et dont l'histoire n'en fournit aucun de semblable à ces derniers, lesquels je connois être dus à la prudente conduite et à la capacité du général. Les vôtres sont bons à suivre, et, avec des commencements si glorieux, je ne désespère point de voir un retour de fortune qui me rende le même avantage que le roi mon petit-fils vient de prendre sur l'Archiduc, et qui l'affermit parfaitement sur le trône d'Espagne. Je ne crains plus présentement que les Anglois et les Hollandois, et surtout le prince Eugène et Marlborough aient l'insolence d'oser demander à mes plénipotentiaires l'injuste restitution de la monarchie d'Espagne à l'Archiduc, ni un passage de leurs troupes dans mon royaume pour aller en Espagne forcer le roi mon petit-fils d'en sortir. Je ne doute pas que le duc de Noailles n'ait commencé le siège de Girone, quoique je n'en aie point encore de nouvelles assurées par lui-même. On peut se flatter que cette place ne tiendra pas longtemps avec une garnison foible et mauvaise, qui ne peut plus attendre aucun secours. Soyez bien persuadé qu'il n'y aura point d'occasion où je ne vous donne des marques de la véritable affection que j'ai pour vous. Louis. » On a vu ci-dessus, p. 147, note 1, à quel incident cette lettre donna lieu entre le Roi et Torcy.

Le roi Louis XIV au duc de Vendôme[1].

« Versailles, le 26e décembre 1710.

« J'avois appris, quelques jours avant l'arrivée du sieur de Zuniga, les grands avantages que le roi d'Espagne avoit remportés sur ses ennemis le 9 et le 10 de ce mois, et ce qu'il devoit à votre expérience et à votre conduite dans ces importantes actions. J'ai entendu avec beaucoup de plaisir le récit que le sieur de Zuniga m'a fait de ce qui s'y étoit passé, et je n'ai pas été moins sensible aux éloges mérités que le roi mon petit-fils vous donne dans la lettre qu'il m'a écrite. Je vois que vous espérez de finir heureusement une guerre qui paroissoit bien difficile à soutenir dans le temps que vous êtes arrivé en Espagne, et certainement l'effet des nouveaux projets que vous formez semble plus facile qu'il ne l'étoit alors de détruire l'armée de l'Archiduc avant la fin de cette année....

« Il ne seroit peut-être pas inutile qu'un homme tel que le sieur Stanhope fît lui-même, dans le parlement d'Angleterre, le récit de ce que les troupes angloises ont souffert en Espagne, et des sujets qu'il aura sans doute de se plaindre du comte de Stahrenberg; il est un des chefs du parti presbytérien, et, comme le parti opposé est présentement supérieur, sa présence animeroit encore la division et la haine qui règne entre ces deux partis.

« Ces considérations me porteroient à croire qu'il pourroit être utile aux intérêts du roi d'Espagne de lui accorder congé de quelques mois pour se rendre à Londres. S'il y a cependant des raisons plus fortes de penser autrement, je laisse au roi mon petit-fils à prendre le parti qu'il jugera plus à propos.... »

M. de Torcy au duc de Vendôme[2].

« A Versailles, le 26e décembre 1710.

« Il suffiroit, Monseigneur, pour faire votre éloge, de comparer l'état où les affaires étoient en Espagne lorsque vous y êtes arrivé, et celui où vous les avez mises en moins de trois mois. Plus on entrera dans le détail de ce que vous avez fait, et plus il y aura de louanges à vous donner. Je m'en acquitterois mal, si je le voulois entreprendre : ainsi, Monseigneur, je vous supplie seulement de me permettre de vous assurer que personne n'est plus sensible que je le suis à votre nouvelle gloire, et ne s'intéresse plus vivement à la satisfaction que le Roi vous témoigne par les deux lettres que j'ai l'honneur de vous envoyer. Je suis avec respect, Monseigneur, votre très humble et très obéissant serviteur.

« De Torcy. »

1. Aff. étrangères, vol. *Espagne* 204, fol. 44, original.
2. Aff. étrangères, vol. *Espagne* 203, fol. 514, original autographe.

Le duc de Bourgogne au duc de Vendôme[1].

« A Versailles, ce 2e février 1711[2].

« J'ai vu, par votre lettre que je reçus hier, Monsieur, que le roi mon frère s'étoit acquitté de la commission dont je l'avois chargé. Vous venez certainement de lui rendre le plus important service, et, par les dispositions que je sais que vous faites, je ne doute pas que vous ne continuiez de même. Soyez persuadé que j'y ai pris, et que j'y prendrai toujours beaucoup de part. Vous savez comment je vous en ai parlé lorsque vous partîtes d'ici, et vous me connoissez pour un homme véritable; assurez-vous aussi, Monsieur, de la parfaite estime que j'ai pour vous, et dont je serai ravi de pouvoir vous donner des marques quand les occasions s'en présenteront.

« LOUIS. »

1. Ci-dessus, p. 111, note 3.
2. Ms. Fr. 14 178, fol. 344 v° et 444, copies de Bellerive, qui a, par mégarde, daté de 1710 dans la première copie.

V

L'IMPÔT DU DIXIÈME[1].

De même que la capitation, le dixième et les autres impôts de semblable caractère qui en dérivèrent par la suite avaient déjà été étudiés par nombre d'historiens et d'économistes avant qu'en 1883 et en 1897 les documents du Contrôle général des finances qui venaient alors d'être mis au jour[2] permissent à plusieurs autres écrivains de revenir sur le même sujet et de lui consacrer des livres importants, dont les derniers ont paru en pleine actualité, puisque l'impôt sur le revenu est plus que jamais à l'ordre du jour[3]. Cependant on peut dire encore que ni le sujet ni les documents ne sont épuisés, et, comme je l'ai fait pour la capitation, pour Vauban et pour Boisguilbert, pour la *Dîme royale*, pour les billets de monnaie, pour les opérations monétaires de 1709, nous pouvons encore placer ici en appendice quelques textes nouveaux, quelques éclaircissements ou rectifications du récit de Saint-Simon pour l'année 1710, particulièrement sur l'origine première du dixième, sur son établissement, sur l'application et la mise en pratique de la déclaration du 14 octobre, sur l'accueil qui lui fut fait, et sur les produits que l'impôt donna.

I

En arrivant à l'époque où Pontchartrain quitta les finances en 1699, notre auteur a raconté[4] qu'un des motifs de cette retraite fut l'horreur de la capitation et du dixième, « inventés l'un et l'autre par le puissant Bâville,... qui les proposoit sans cesse pour en faire sa cour, » mais que, si le nouveau contrôleur général rejeta le dixième sans même souffrir qu'on en délibérât, il ne put éviter une seconde capitation[5]. Là, comme antérieurement en 1695, pour la première capitation[6], j'ai contesté l'attribution du dixième à Bâville, qui, au contraire, réprouvait absolument le

1. Ci-dessus, p. 159-181.

2. Dans les tomes II et III de la *Correspondance des Contrôleurs généraux*, d'après les fonds du Contrôle, Arch. nat., série G⁷.

3. Henri Monin, *Essai sur l'histoire administrative du Languedoc* (1884); Maurice Houques-Fourcade, *les Impôts sur le revenu en France au XVIIIe siècle* (1889); le comte de Luçay, lectures faites à l'Académie des sciences morales et politiques le 22 janvier et le 5 février 1898; Marcel Marion, *l'Impôt sur le revenu au XVIIIe siècle, principalement en Guyenne* (1901); Charles Paultre, *la Taille tarifée de l'abbé de Saint-Pierre* (1903). M. Henri Barboux a publié aussi en 1898 une piquante brochure: *l'Impôt sur le revenu à Florence au quinzième siècle.*

4. Notre tome VI, p. 287. — 5. Notre tome VIII, appendice XVII, p. 595-597.

6 Tome II, p. 223 et appendice IV, p. 458-462.

principe de toute contribution ayant un caractère à la fois personnel et proportionnel au revenu de chacun. Ainsi, en 1703[1], il représenta que, dans sa province, l'estimation des fonds, et aussi bien des bénéfices du commerce, de l'industrie, de la banque, serait aléatoire, arbitraire, impossible; que les déclarations n'offriraient aucune vraisemblance d'exactitude, et que, d'autre part, des procédés d'inquisition seraient impraticables. Dans les derniers mois de 1705, quand on le consulta encore « sur les vues de MM. de Bouville et d'Armenonville en conséquence des conversations qu'ils ont eues avec M. de Boisguilbert, » sa réponse[2], pièce à lire encore aujourd'hui, à deux siècles de distance, fut un réquisitoire des plus concluants contre l'imposition du dixième des revenus.

En 1710, les chefs de service du Contrôle retirant leurs précédentes critiques, ou se résignant à subir une cruelle nécessité, Bâville s'inclina avec obéissance, mais en gardant son franc-parler et en expliquant les motifs de sa première attitude[3]. Ses convictions étaient si positives et formelles, que Desmaretz refusa d'entrer avec lui dans le détail de l'exécution, c'est-à-dire des difficultés qui se présentaient insolubles[4], et, afin de clore la discussion, lui accorda que le Languedoc aurait un abonnement pour ses biens-fonds. Les documents irréfutables, tirés des papiers de Desmaretz lui-même, et publiés il y a quelque dix ans, ont été depuis lors utilisés dans les dernières monographies indiquées plus haut.

Sans plus parler de Bâville en 1710, Saint-Simon revient encore[5] sur le désaccord radical qu'il y avait entre la doctrine de Vauban et celle de Boisguilbert; ce désaccord ayant été l'objet d'un de nos appendices pour l'année 1707[6], il suffira de rappeler brièvement ce qui a été dit alors.

Avant même l'établissement d'une capitation par classes et catégories sociales, Vauban, dans son mémoire sur l'élection de Vézelay, qui date de 1691, puis dans son avant-projet de la capitation de 1694, avait posé le principe d'une imposition unique frappant toutes les natures de revenus, soit au taux du vingtième, soit à celui du dixième, lequel serait prélevé en nature sur les biens fonciers, tandis que le taux eût été beaucoup plus léger sur les bénéfices du commerce et de l'industrie. La dénomination de *dîme* adoptée par lui n'était que purement générique, au sens de prélèvement. Il reprit ensuite ses calculs, et trouva que l'exaction d'un vingtième « sur tout ce qui porte revenu et fait profit, sans exception de bien ni de personne, » serait seule tolérable, et donnerait encore un produit de cent dix-sept millions; mais — condition première —, que ce fût ou capitation ou dîme, il entendait que toute autre contribution, tailles, aides, douanes, décimes, affaires extraordinaires, fût supprimée et abolie, la gabelle aussi réduite de moitié.

1. Lettre du 10 novembre : Arch. nat., G⁷ 306.
2. *Correspondance des Contrôleurs généraux*, tome II, nº 891.
3. *Ibidem*, tome III, nº 895. — 4. *Ibidem*. — 5. Ci-dessus, p. 177.
6. Tome XIV, p. 327-332, 343 344, et appendice XII, p. 583-590 et 597

Au contraire, Boisguilbert n'avait d'abord demandé que la suppression des impôts « les plus odieux, » surtout celle des « frais immenses, » et une répartition plus équitable : ce qui, selon lui, suffirait à tout rétablir. Le *Projet d'une dîme royale* étant survenu, il commença par en réfuter les principes, mais arriva peu à peu à faire entre la dîme et la capitation une combinaison, un compromis, qui, en portant la contribution personnelle au delà du vingtième et ne maintenant la taille et les aides que convenablement améliorées, donnerait cent millions ou à peu près, et assurerait la paix sociale et la prospérité générale[1]. C'est dans ces proportions restreintes qu'il faut accepter ce que notre auteur a dit ci-dessus, p. 178, que tous deux, Boisguilbert et Vauban, voulaient le dixième comme impôt unique; que le dixième — en sus des autres monopoles — ne pouvait rien produire selon Boisguilbert, et que cet innocent donneur d'avis resta tout aussi hostile à la monopole du dixième qu'il n'avoit imaginée et proposée que pour la destruction des autres.

En dehors de Boisguilbert, et une fois Vauban mort, le contrôleur général — c'était alors Desmaretz — avait un autre consulteur de premier ordre, qu'il ne manquait jamais, non plus que Pontchartrain et que Chamillart avant lui, d'invoquer et d'écouter sur les questions de principe et d'application : c'est Chamlay, dont nous avons parlé plus d'une fois, et Chamlay était très versé dans l'étude du dixième; on a déjà vu qu'en 1709 il déclarait le mode d'impôt préconisé par Vauban « le meilleur et le plus aisé des revenus, » et même, bien plus anciennement, dès 1693, dans un des très intéressants mémoires que comprend un lot de ses papiers versé au Dépôt de la guerre[3], il avait proposé de soumettre à une taxe de ce genre les maisons de Paris et des grandes villes[4]. Beaucoup d'autres mémoires qui sont à la suite de celui de 1693 prouvent qu'à partir de 1709 au moins, Chamlay fut chargé de diriger des études préparatoires auxquelles prit part Boisguilbert, toujours remuant et inventif, jamais lassé[5]. Chamlay et Boisguilbert étaient donc plus ou moins portés et disposés pour le dixième.

Outre ceux-là, d'autres « donneurs d'avis » du temps de Chamillart et de Desmaretz faisaient de pareilles propositions, qui sont parvenues

1. Voyez le chapitre XI de son *Factum*, dans l'édition Daire, et l'appendice XIII de notre tome XIV, p. 583-587, postérieur de dix ans à la publication de la thèse de M. Houques-Fourcade et de deux ans à celle des dernières lettres de Boisguilbert dans le tome III de la *Correspondance des Contrôleurs généraux*.

2. Dans notre tome XIV, p. 600.

3. Vol. 2469. Dans ce même volume il y a encore une pareille proposition de dixième, mais du 20 décembre 1708.

4. Peut-être même est-ce cette proposition que Pontchartrain rejeta alors « par horreur des deux impôts (capitation et dixième), que leur facilité à imposer et à augmenter rendroit continuels et d'une pesanteur extrême » (tome VI, p. 287).

5. Vol. Guerre 2469, n°s 57-68, 91, etc. Voyez ci-après, Additions, p. 586.

jusqu'à nous[1]. Voici, par exemple, ce qu'écrivait, tout à la dernière heure, un des familiers du Palais-Royal qui, quelques années plus tard, prit rang parmi les philosophes, utopistes et économistes, l'abbé Castel de Saint-Pierre[2] :

« J'ai travaillé pendant deux ans, Monseigneur, à un plan de capitation proportionnée dans le dessein de vous l'offrir dès qu'il seroit en état d'être montré. Mon projet, Monseigneur, est devenu inutile parce que le vôtre est beaucoup meilleur ; mais, comme ce travail m'a donné quelques vues sur ces matières, j'ai cru que je pouvois vous envoyer cette demi-feuille d'observations sur ce qui m'a paru de plus important et de plus difficile.

« Le zèle que j'ai pour le succès de votre beau projet, Monseigneur, l'unique qui pût sauver l'État et nous donner bientôt une paix avantageuse, me donne cette hardiesse. Si vous trouvez quelqu'une de mes trois observations raisonnable, et que vous l'ayez déjà faite, ai-je tort d'avoir pensé comme vous ? Si vous en aviez oublié quelque chose, ai-je tort de vous en faire souvenir ? Si mes vues sont ou fausses ou inutiles, j'ai tort dans le fond ; mais l'envie de vous plaire, Monseigneur, et de rendre service au Roi et à l'État, peut-elle être blâmable ?

« Je suis toujours de tout mon cœur, Monseigneur, avec beaucoup de respect, votre très humble et très obéissant serviteur. »

En dehors de Vauban et de Boisguilbert, cette idée d'imposition proportionnelle sur les revenus s'était répandue un peu partout depuis dix ou vingt ans, peut-être parce qu'on voyait l'application s'en faire chez nos voisins et ennemis de Flandre et de Hollande[3]. Il est certain, du moins, que Desmaretz reçut un mémoire sur l'imposition des biens-fonds en Hollande et le transmit à le Rebours, le 13 octobre 1710, en disant[4] : « Peut-être pourroit-on pratiquer la même chose en France ? En ce cas, il faudroit en mettre un article dans la déclaration pour l'établissement du dixième. On pourroit aussi, après qu'elle aura été rendue publique, l'ordonner par un arrêt. J'avoue qu'en

1. Dans les Papiers du Contrôle et dans le volume *France* 1173 du Dépôt des affaires étrangères, déjà signalé au tome XIV, p. 602, note 1. Peut-être le mémoire que nous avons vu Mme des Ursins recommander à la fin de 1709, et qui venait sans doute de Villeroy disgracié (notre tome XVIII, p. 17, note 3), et celui que le duc du Maine envoya au Contrôle en juillet 1710 quoiqu'il fût, de son propre aveu, « un peu chimérique » (*Musée des Archives nationales*, n° 934), appartenaient-ils au même ordre d'idées.

2. Papiers du Contrôle général, G[7] 1134, lettre datée du Palais-Royal le 4 octobre 1710.

3. Centième et deux-centième denier sur les terres et les maisons : *Gazette* de 1707, p. 46-47, et de 1708, p. 10, 11, 21, 70 ; *Journal de Dangeau*, tome XII, p. 72. De même, j'ai dit (tome II, p. 459) que l'idée de la capitation avait pu être empruntée au Brabant espagnol ou à l'Autriche.

4. *Contrôleurs généraux*, tome III, p. 608.

France cette remise pourroit ne pas produire le même effet qu'en Hollande, où l'esprit d'économie est plus établi qu'en France, et où chacun concourt à soutenir les dépenses de l'État, au lieu qu'en France on n'a d'autre attention qu'à se soustraire aux contributions nécessaires pour les dépenses publiques. Après tout, il ne faut rien négliger de ce qui peut rendre un établissement nouveau plus facile et le faire recevoir avec plus d'agrément. »

Une pièce qui n'est pas dans les Papiers du Contrôle général, mais bien au Dépôt des affaires étrangères[1], et qui porte la date de février 1710, semble indiquer que, dès cette époque, on avait fait de sérieux travaux d'approche : l'intendant tout nouvellement installé à Tours, ce Bernard Chauvelin que Saint-Simon vit alors en conduisant Chamillart à la Flèche[2], est chargé de dresser une sorte de cadastre raisonné qui fasse connaître, non seulement la consistance de chaque paroisse, mais aussi la qualité comparative des biens-fonds, le produit par estime de l'industrie, du travail manuel, des talents, des métiers, du négoce, des laboureurs et des journaliers, et jusqu'à la situation de ceux-ci, leur degré d'aisance, de faiblesse ou de pauvreté, leur valeur personnelle. C'était une de ces opérations de « sondage » préalable que les collaborateurs du Contrôle général avaient déjà eu à faire en de pareilles occasions. On avait procédé ainsi pour la capitation de 1695. Rendons cette justice à Desmaretz, que, malgré l'urgence, il accueillit et examina consciencieusement toutes les propositions, et consulta longuement ceux qui l'entouraient : à tel point que Mme de Maintenon lui reprochait d'y perdre trop de temps.

II

Par les nouvelles qu'enregistraient au jour le jour Dangeau et l'auteur des *Mémoires de Sourches*, il semble que les études préliminaires, et même les délibérations du Conseil, ne transpirèrent que très confusément au dehors. Dangeau, qui ne parle jamais que de « dîme royale » jusqu'après la déclaration, dit qu'elle fut réglée aux finances le 30 septembre, sans qu'on en sût encore « la manière, » si ce n'est que le produit serait assez prodigieux pour éteindre les billets de monnaie et payer complètement les rentes de la Ville, et que tout le produit de l'impôt serait versé directement dans les caisses du Roi, sans plus passer par les mains des traitants[3]. Les *Mémoires de Sourches*, au 21 du même mois, ont enregistré qu'il en viendrait quatre-vingts millions — c'est le chiffre de Boisguilbert — pour soutenir la guerre en 1711. Puis, on sut, dès les premiers jours d'octobre, que les billets de monnaie cesseraient d'avoir cours au 1er février, que les assignations sur les gens d'affaires seraient reçues à bureau ouvert par le Trésor, et que l'effectif des régiments d'infanterie pourrait être augmenté[4].

1. Vol. *France* 1173, fol. 50-56. — 2. Notre tome XVIII, p. 288.
3. Bibl. nat., Imprimés, Lf 85. Ci-dessus, p. 176, note 2.
4. Cela fut fait par des déclarations et arrêts du 7 octobre.

Desmaretz était pressé d'en finir[1]; il se préoccupait également de justifier aux yeux des peuples ce nouvel impôt dont la perspective révoltait tant de bons esprits, et, tout au moins, de plaider les circonstances atténuantes : sur son ordre et d'après ses indications, le Rebours[2] rédigea un texte de « considérants, » que tous deux ensemble modifièrent avant d'arriver à une forme définitive, et qu'il ne sera pas sans intérêt de faire connaître d'après une des minutes qu'on en a conservées, comme presque tous les textes qui suivront, dans le carton 1138 des Papiers du Contrôle[3] :

« Louis, etc. Le desir sincère que nous avons eu de faire une paix convenable à toute l'Europe, la modération que nous avons marquée en nous tenant sur une simple défensive lorsque nos ennemis ont voulu mettre une partie de nos frontières à contribution et ont menacé de pénétrer dans le Royaume, les démarches que nous avons faites pour procurer le repos à tant de peuples qui le demandent, en envoyant nos plénipotentiaires pour rendre publique la droiture de nos intentions, le peu de satisfaction que nous en avons tiré par l'intérêt de ceux qui, dans les conseils des princes et États nos voisins, ne cherchent que les moyens de rendre impraticable cette paix tant desirée, nous ayant obligé de rappeler nos plénipotentiaires sans avoir pu convenir[4] des articles qui auroient dû conduire à une négociation générale, et la connoissance certaine que nous avons que toutes nos pensées de justice et de paix ne servent qu'à l'éloigner, nous persuade que nous n'avons plus d'autres moyens pour engager les ennemis à la paix que celui de faire véritablement la guerre; mais nous avons cru qu'avant de prendre cette dernière résolution, il étoit du bien de nos sujets de nous faire proposer tous les différents moyens auxquels nous pouvions avoir recours; et, après que les avis des personnes qui ont une parfaite connoissance de l'état de nos finances et de la véritable situation de nos peuples ont été examinés dans notre Conseil, nous n'en avons point trouvé de plus juste[5] que de demander à nos sujets le dixième du revenu de leurs biens; et, quoique nos ennemis, par les impôts qu'ils

1. Le 13 octobre (ci-dessus, p. 176), il écrivit à le Rebours qu'il n'y avait « plus de temps à perdre pour la déclaration du dixième, et pour envoyer aux intendants le mémoire pour en préparer l'établissement. »

2. L'intendant le Rebours, cousin germain de Desmaretz, avait remplacé dans le bureau du dixième M. de Nointel, le beau-frère du contrôleur général que Saint-Simon a dit (p. 165) s'être retiré « par horreur d'une exaction si monstrueuse. » Saint-Simon nous l'a déjà présenté et caractérisé peu avantageusement à deux reprises différentes : tomes VI, p. 305, et XII, p. 100.

3. Arch. nat., G^7 1138.

4. Les onze derniers mois ont été écrits en interligne par Desmaretz, au-dessus d'*ayant obligé nos plénipotentiaires de revenir sans convenir*, biffé.

5. Après *juste*, les mots suivants ont été biffés : *puisqu'un chacun ne payera qu'à proportion de son revenu, ni de moins à charge aux pauvres.*

ont établis sur tous les biens-fonds et autres, lèvent par chacune année des sommes bien plus considérables que le dixième que nous demandons, nous espérons néanmoins qu'ayant assuré le payement des billets de monnoie, de ceux des fermiers et receveurs généraux à cinq ans, des promesses de la Caisse des emprunts, des billets des trésoriers de l'extraordinaire des guerres, et de toutes les assignations tirées jusqu'à ce jour, la levée de ce dixième nous mettra en état de pourvoir aux dépenses extraordinaires où la continuation de la guerre nous engage, de payer régulièrement d'année en année le montant des rentes constituées sur nos revenus[1], les gages, pensions et autres charges dont les fonds se prennent au Trésor royal, et nous donnera les moyens d'accorder à nos peuples une diminution sur la taille, ensemble nous dispensera d'avoir recours dans la suite aux affaires extraordinaires, dont le recouvrement est toujours à charge à nos sujets. »

Avant de passer à la publication et à l'enregistrement, ce texte subit encore deux séries de modifications, d'abord sur une minute des considérants mise au net de la main de Desmaretz, puis sur une expédition de l'édit en parchemin qui avait déjà reçu la signature royale, mais qui fut retouchée entre la séance du 30 septembre et celle du 14 octobre, afin de transformer en déclaration royale ce qui était primitivement un édit[2].

Nous venons de donner une première rédaction des considérants préparée par le Rebours, puis relue et corrigée par Desmaretz ; maintenant on va lire le texte définitif qui fut livré à la publicité après de nouvelles corrections, et nous indiquerons par la lettre A les variantes que présente la mise au net de Desmaretz lui-même, par la lettre B celles d'une expédition sur parchemin corrigée dans les bureaux en dernier ressort. La date, 14 octobre, est précisément celle où le duc de Noailles arriva à Marly, et où on décida de reprendre l'action en Espagne.

Déclaration du Roi
pour la levée du dixième de tous les biens du Royaume[3].

« Louis, par la grâce de Dieu roi de France et de Navarre, à tous ceux qui ces présentes lettres verront[4], Salut.

1. Ces quatre derniers mots, de la main de Desmaretz, sont ajoutés en interligne, au-dessus de *sur notre bonne ville de Paris*, biffé.

2. Ci-dessus, p. 173 et 176, note 2. Le procureur général Daguesseau, en recevant la déclaration le 22 octobre, s'étonna que ce ne fût plus un édit, à moins qu'on n'eût l'intention de faire comprendre que la nouvelle taxe serait seulement temporaire, tant que la guerre durerait : voyez sa lettre dans la *Correspondance*, n° 865, note. A l'imitation de Dangeau, Saint-Simon ne parle que d'édit.

3. D'après l'imprimé du temps : collection Rondonneau, aux Archives, AD + 699, pièce n° 46 du mois d'octobre 1710.

4. Ces six derniers mots remplacent *présent et à venir* (B). — C'est le changement d'édit en déclaration.

« Le desir sincère que nous avons[1] de faire une paix convenable à toute l'Europe nous a porté à faire les démarches qui pouvoient[2] prouver que nous n'avions rien plus à cœur que de procurer le repos à tant de peuples qui le demandent. Nous avons envoyé nos plénipotentiaires en Hollande, et les offres que nous avons faites pour un bien si desiré, ayant été rendues publiques[3] par nos ennemis, ont fait connoître la droiture de nos intentions; mais[4] l'intérêt de ceux qui veulent perpétuer la guerre et rendre la paix impossible a prévalu dans les conseils des princes et États nos ennemis. Ainsi, ne voyant aucune espérance de pouvoir convenir des articles qui auroient dû conduire à une négociation générale, nous avons été obligé de rappeler nos plénipotentiaires. Dans cette situation[5], nous ne pouvons plus douter que tous nos soins pour procurer la paix[6] ne servent qu'à l'éloigner, et que nous n'avons plus, de moyens pour y porter les ennemis, que celui de faire véritablement la guerre; mais nous avons cru qu'avant de prendre cette dernière résolution il étoit du bien de nos sujets de faire examiner et de nous faire proposer tous les moyens auxquels nous pourrions avoir recours ; et, après que les avis des personnes qui[7] ont une connoissance plus parfaite de l'état de nos finances et de la véritable situation des peuples de notre royaume ont été examinés en notre Conseil, nous n'en avons point trouvé de plus juste et de plus convenable que celui de demander à nos sujets le dixième du revenu de leurs biens. Et, quoique nos ennemis, par les impôts établis sur les biens-fonds, lèvent des sommes plus[8] considérables, par chacune année, que le dixième que nous nous sommes déterminé de demander[9], nous espérons néanmoins qu'ayant assuré le payement des billets de monnoie, de ceux des fermiers et receveurs généraux à cinq ans[10], des billets de l'extraordinaire des guerres, et de toutes les assignations tirées jusques à ce jour, ensemble pourvu au payement des intérêts des promesses de la Caisse des emprunts[11], la levée du dixième nous mettra en état de pourvoir aux dépenses extraordinaires auxquelles[12] la conti-

1. *Avons eu* (A).
2. Desmaretz avait corrigé *pourroient* en *pouvoient* sur la rédaction définitive de le Rebours.
3. *Et nos ennemis, par le soin qu'ils ont pris de rendre publiques les avances et les offres que nous avons faites pour un bien si desiré* (A).
4. *Et que l'intérêt* (A).
5. Desmaretz a corrigé *une telle situation* en *cette situation* (A).
6. *Que toutes nos pensées de paix* (A).
7. Avant *qui*, Desmaretz a biffé *les plus* (A).
8. Avant *plus*, Desmaretz a biffé *bien* (A).
9. *Que nous demandons* (A).
10. Desmaretz a biffé ici *des promesses de la Caisse des emprunts*, pour le reporter plus loin (A).
11. Ce membre de phrase, depuis *ensemble*, a été ajouté en marge par Desmaretz (A). C'est le Rebours qui l'avait inscrit sur sa mise au net.
12. Avant *auxquelles*, Desmaretz a biffé *de la guerre* (A).

nuation de la guerre nous engage, de payer exactement les[1] rentes constituées sur nos revenus, les gages et[2] autres charges dont les fonds se prennent en notre Trésor royal, et nous donnera les moyens d'accorder à nos peuples un cinquième[3] de diminution sur la taille de l'année prochaine 1711[4], et[5] nous dispensera d'avoir recours dans la suite aux affaires extraordinaires, dont le recouvrement est toujours à charge à nos peuples. Et, comme nous ne demandons le dixième du revenu que dans la nécessité de soutenir la guerre[6], la levée en cessera trois mois après la publication de la paix[7].

« A ces causes et autres à ce nous mouvant, de notre certaine science, pleine puissance et autorité royale, nous avons, par ces présentes signées de notre main, dit, déclaré et ordonné, disons, déclarons[8] et ordonnons, voulons et nous plaît qu'à commencer du 1er octobre de la présente année 1710, il soit levé annuellement à notre profit le dixième du revenu de tous les biens de notre royaume, pays, terres et seigneuries de notre obéissance, appartenants ou possédés par nos sujets ou autres, de quelque qualité ou condition qu'ils soient[9].

ARTICLE PREMIER.

« Ordonnons que tous propriétaires, nobles ou roturiers, privilégiés ou non privilégiés, même les apanagistes ou engagistes, payeront le dixième du revenu de tous les fonds, terres, prés, bois, vignes, marais, pacages, usages, étangs, rivières, moulins, forges, fourneaux et autres usines, cens, rentes, dîmes, champarts, droits seigneuriaux, péages, passages, droits de ponts, bacs et rivières, et généralement pour tous autres droits et biens, de quelque nature qu'ils soient, tenus à rentes, affermés ou non affermés ;

II

« Comme aussi le dixième du revenu des maisons de toutes les villes

1. *D'année en année les* (A).
2. *Gages, pensions et* (A).
3. Primitivement Desmaretz avait mis *six millions*, qu'il a biffé pour écrire en marge : *un cinquième* (A).
4. Pas de date dans A, où Desmaretz a écrit en interligne : *dans l'année prochaine.*
5. *Ensemble* (A).
6. Après *guerre*, Desmaretz avait écrit : *nous déclarons que* (A).
7. Ici finit la mise au net du préambule écrit de la main de Desmaretz.
8. Ces onze derniers mots remplacent la formule : *le présent édit, statué et ordonné, disons, statuons* (B).
9. Des articles qui vont suivre nous avons un texte préparé pour la discussion par les commissaires, ainsi que le prouve la liste de leurs huit noms inscrite en marge par Desmaretz. Ce document fait voir toutes les modifications apportées au texte tel que les bureaux l'avaient dressé; la plupart ont été inscrites par le Rebours, quelques-unes par Desmaretz.

et faubourgs du Royaume, louées ou non louées, ensemble pour celles de la campagne qui, étant louées, procurent un revenu aux propriétaires, même pour les parcs et enclos desdites maisons étant en valeur;

III

« Le dixième du revenu de toutes les charges, emplois et commissions, soit d'épée, de robe, des maisons royales, villes, police, ou de finances, compris leurs appointements, gages, remises, taxations et droits y attribués, de quelque nature qu'ils soient;

IV

« Et pareillement le dixième de toutes les rentes sur l'Hôtel de ville sur le clergé, les postes et contrôle des actes des notaires, sur les villes, provinces et pays d'états, des augmentations de gages, pensions, gratifications ordinaires et extraordinaires, dons et acquits patents.

V

« Déclarons sujettes à la levée du dixième ordonné par ces présentes[1] toutes les rentes à constitution sur particuliers, rentes viagères, douaires[2] et pensions créées et établies par contrats, jugements, obligations ou autres actes portant intérêts, comme aussi tous les droits, revenus, émoluments et autres droits, de quelque nature qu'ils soient, attribués tant à nos officiers qu'aux particuliers, corps ou communautés, soit qu'ils leur aient été aliénés ou réunis, et pareillement les octrois et revenus patrimoniaux, communaux, et autres biens et héritages des villes, bourgs, villages, hameaux et communautés, même les droits de messageries, carrosses et coches, tant par terre que par eau, et généralement tous les autres biens, de quelque nature qu'ils soient, qui produisent un revenu.

VI

« Mais, attendu que les propriétaires des fonds et héritages, maisons et offices qui doivent des rentes à constitution, rentes viagères, douaires[3], pensions ou intérêts payeront le dixième de la totalité du revenu des fonds sur lesquels les rentiers ou pensionnaires et autres créanciers ont à exercer ou pourroient exercer leurs hypothèques, voulons que le dixième dû par lesdits rentiers, pensionnaires ou autres créanciers soit à la décharge desdits propriétaires des fonds, et qu'à cet effet ledit dixième soit par eux retenu lorsqu'ils feront le payement des arrérages desdites rentes, pensions et intérêts, en justifiant par eux de la quittance du payement du dixième des revenus de leurs fonds.

1. *Ces présentes* est écrit en interligne, au-dessus de *le présent édit* (B).
2. *Douaires* a été ajouté en interligne (B).
3. Le second *rentes* et le mot *douaires* ont été ajoutés en interligne (B).

VII

« Et, comme pareillement les particuliers, officiers, corps et communautés, même les corps et communautés des villes, bourgs, villages et hameaux qui jouissent de droits, revenus, émoluments et autres droits de quelque nature qu'ils soient, droits d'octrois, revenus patrimoniaux, communaux et autres biens et héritages, droits de messageries, carrosses, coches et autres, payeront le dixième de la totalité du revenu de tous lesdits droits, émoluments, octrois et autres biens, lesquels peuvent être chargés du payement de rentes, pensions, droits, taxations, émoluments ou intérêts, à quelque titre que ce soit, voulons que le dixième dû par ceux qui jouissent desdites rentes, pensions, droits, taxations, émoluments ou intérêts, soit à la décharge desdits particuliers, officiers, corps et communautés, et des corps et communautés des villes, bourgs, villages et hameaux, et qu'à cet effet ledit dixième soit par eux retenu lorsqu'ils feront le payement desdites rentes, pensions, droits, taxations, émoluments ou intérêts, en justifiant par eux de la quittance du payement du dixième de leursdits revenus.

VIII

« Comme, dans tous les fonds sur lesquels nous ordonnons que le dixième sera levé ne sont point compris les biens des particuliers, gens d'affaires, commerçants et autres, dont la profession est de faire valoir leur argent, lesquels n'ayant pas contribué à proportion de leurs revenus et profits, pendant la présente guerre, aux impositions dont nos autres sujets ont été chargés, ordonnons que chacun d'eux contribuera aux besoins présents de l'État sur le pied du dixième des revenus et profits que leur bien peut leur produire, suivant les rôles qui en seront arrêtés à cet effet.

XI

« Voulons que le dixième du revenu des biens ordonné être levé par notre présente déclaration [1] soit payé suivant les rôles qui en seront arrêtés en notre Conseil, savoir : pour les trois derniers mois de la présente année 1710, quinze jours après la signification des rôles, et, pour chacune des années suivantes, en quatre termes égaux, dans les mois de janvier, avril, juillet et octobre, par préférence à tous créanciers, douaires et autres dettes privilégiées ou hypothécaires, de quelque nature qu'elles soient, même à nos autres deniers, et que les redevables, leurs fermiers, locataires ou autres débiteurs y soient contraints par les voies ordinaires et accoutumées.

X

« Défendons à tous fermiers, locataires, receveurs, œconomes, pro-

1. *Présente déclaration* remplace en interligne *présent édit* (B).

cureurs, régisseurs, commissaires aux saisies réelles, trésoriers, receveurs, commis aux recettes, dépositaires, débiteurs, et tous autres tenants ou exploitants des biens, de quelque nature que ce soit, dont le revenu est sujet à la levée du dixième, de vuider leurs mains de ce qu'ils doivent ou devront ci-après qu'en justifiant préalablement, par les propriétaires, avoir payé le quartier courant et les précédents du dixième du revenu que lesdits fermiers, locataires et autres, chacun à leur égard, auront à payer auxdits propriétaires, si mieux n'aiment lesdits propriétaires consentir que leurs fermiers, locataires et autres payent en leur acquit le dixième du prix des baux et revenus dont ils seront chargés : ce que lesdits fermiers, locataires et autres seront tenus de faire dans les termes ci-dessus prescrits, à peine d'y être contraints, nonobstant toutes saisies, arrêts, cessions, transports et délégations, quoique acceptés, même nonobstant les payements d'avance qui pourroient avoir été par eux faits ; et, en rapportant par lesdits fermiers, locataires et autres les quittances de ce qu'ils auront payé pour le dixième en l'acquit desdits propriétaires, ils en demeureront d'autant quittes et déchargés envers lesdits propriétaires ou autres ayant leurs droits, qui seront tenus d'allouer et passer lesdites quittances du dixième dans les comptes desdits fermiers, locataires et autres qui en auront fait leur payement.

XI

« Et, pour pouvoir fixer avec égalité ce qui doit être payé pour le dixième du revenu des biens qui y sont sujets, ordonnons que les propriétaires desdits biens fourniront, dans quinzaine du jour de la publication des présentes[1], les déclarations de leurs biens à ceux qui seront préposés à cet effet, et en la forme qui leur sera prescrite en exécution de nos ordres, savoir : pour ceux de notre bonne ville de Paris, par le prévôt des marchands de ladite ville, et, pour ceux des provinces, par les intendants et commissaires départis dans lesdites provinces ; et, faute par lesdits propriétaires de fournir leurs déclarations dans le temps prescrit ci-dessus, voulons qu'ils soient tenus de payer le double du dixième de leurs revenus, et le quadruple[2] en cas de fausse déclaration.

XII

« Le recouvrement des deniers provenant dudit dixième des revenus sera fait par les receveurs des tailles dans les pays d'élections, et, dans les pays d'états, par les receveurs et trésoriers ordinaires des deniers de la province, lesquels en remettront le fonds aux receveurs et trésoriers généraux, pour être par eux portés en notre Trésor royal : duquel dixième lesdits receveurs et trésoriers, tant particuliers que généraux, compte-

1. *Des présentes* remplace en interligne *du présent édit* (B).
2. *Quatruple* (B).

ront en la forme et manière portée par les déclarations et arrêts[1] donnés pour l'établissement de la capitation.

« Si donnons en mandement à nos amis et féaux conseillers les gens tenant notre cour de Parlement, Chambre des comptes et Cour des aides de Paris, que notre présente déclaration[2] ils aient à faire lire, publier et registrer, même en vacations, et le contenu en icelle[3] garder et observer de point en point selon sa forme et teneur, nonobstant tous édits, déclarations, arrêts, règlements et autres choses à ce contraires, auxquels nous avons dérogé et dérogeons par ces présentes[4]; aux copies desquelles, collationnées par l'un de nos amés et féaux conseillers et secrétaires, voulons que foi soit ajoutée comme à l'original. Car tel est notre plaisir. En témoin de quoi nous avons fait mettre notre scel à cesdites présentes[5]. Donné à Marly, le quatorzième jour d'octobre[6], l'an de grâce mil sept cent dix, et de notre règne le soixante-huitième. Signé : LOUIS. Et plus bas : Par le Roi : PHÉLYPEAUX. Vu au Conseil : DESMARETZ[7]. Et scellé du grand sceau de cire jaune[8]. »

III

Le 20 octobre, Desmaretz signa cette circulaire aux intendants, qui avait été préparée d'avance, puisqu'elle parle encore d'édit, et non de déclaration[9], et qui fut envoyée par toute la France les 30 et 31 octobre[10] :

« Monsieur,

« Le Roi, pour soutenir les dépenses où il se trouve engagé par la continuation de la guerre, et pour n'avoir plus recours aux affaires extraordinaires et traités dont il sait que les recouvrements sont toujours à charge à ses sujets, a pris la résolution d'ordonner la levée du dixième des revenus de tous les biens-fonds et autres.

« Je vous envoie copie de l'édit afin que vous connoissiez le détail de cette levée, et que vous puissiez, en attendant qu'il soit expédié,

1. *Déclarations et arrêts* remplace en interligne *édits et déclarations* (B).
2. *Présente déclaration* remplace *présent édit* (B).
3. *Icelle*, en interligne, remplace *icelui* (B).
4. *Ces présentes*, en interligne, remplace *le présent édit*, et ensuite *desquelles* remplace *duquel* (B).
5. Les treize derniers mots sont en interligne, remplaçant la formule : *Et afin que ce soit chose ferme et stable à toujours, nous y avons fait mettre notre scel* (B).
6. Ces sept mots remplacent *au mois d'octobre* (B).
7. Ces deux contre-seings n'avaient pas été mis sur B, non plus que la mention du sceau.
8. On a vu p. 176, note 3, que la formalité du sceau fut remplie le 20; celle de l'enregistrement eut lieu au Parlement le 25, en simple chambre de vacations.
9. Dans presque tous les documents et correspondances il n'est parlé que d'*édit*, qui était la forme naturelle, et annoncée d'avance, de cet acte.
10. *Contrôleurs généraux*, n° 865.

prendre les mesures que vous croirez nécessaires, tant pour vous mettre en état d'avoir promptement les déclarations et dresser les rôles, que pour vous précautionner contre les fraudes qui pourroient arriver dans lesdites déclarations.

« Je vous envoie trois projets de déclarations : l'un pour les seigneurs des paroisses, l'autre pour les particuliers possédant biens de campagne, et le troisième pour les propriétaires des maisons ; et, comme l'intention du Roi est que le recouvrement du dixième se fasse par les maires et syndics, qu'ils en remettent le montant tous les huit jours aux receveurs des tailles, et que le fonds soit par eux envoyé tous les mois au commis de la recette générale pour être remis au Trésor royal, vous ferez imprimer ces déclarations en blanc, que vous distribuerez aux receveurs des tailles, et qui seront par eux données aux maires et syndics, afin que toutes les déclarations soient faites dans le même ordre et conformément au projet.

« Si, par la connoissance que vous avez de votre département, vous trouvez quelque chose à ajouter aux différents projets de déclarations, vous le pouvez faire, et vous m'en donnerez avis.

« J'ai promis à S. M. que vous apporteriez toute la diligence possible à retirer les déclarations et dresser les rôles, que vous ferez exécuter dans les villes et paroisses à mesure que vous les aurez expédiés ; ils seront autorisés, comme ceux de la capitation, par un arrêt du Conseil.

« A l'égard de la peine portée par l'édit contre ceux qui ne payeront pas dans le temps prescrit, sur l'avis qui vous en sera donné par les receveurs des tailles ou vous les condamnerez à payer le double, ou vous laisserez passer quelques jours sans donner vos condamnations ; je laisse le tout à votre prudence.

« Pour ce qui est de ceux qui feront de fausses déclarations, il faut les punir sévèrement en leur faisant payer le quatruple.

« Vous aurez soin de m'envoyer des duplicata des déclarations qui seront faites et des rôles que vous dresserez, afin que je les fasse remettre aux commissaires du Conseil que le Roi a nommés pour suivre la levée du dixième[1].

« L'édit, que vous trouverez ci-joint, vous mettra parfaitement au fait de cette levée, et je compte que, lorsque je vous l'enverrai pour le faire exécuter, vous aurez pris par avance tous les arrangements nécessaires pour opérer promptement les déclarations et dresser les rôles.

« Je crois qu'il est à propos que les frais de poursuites soient taxés par vos subdélégués sur les diligences qui leur seront représentées desquels frais il sera donné quittance à ceux qui les leur payeront.

« L'intention du Roi est que, faute par les maires et syndics de porter aux receveurs des tailles, dans le temps marqué, les deniers par

1. Ci-contre, p. 461.

eux reçus, ou de leur avoir fourni l'état des dénommés aux rôles qui n'auront pas payé, ils soient contraints au payement du montant de ce qui se trouvera dû, sauf à eux à se faire payer par les débiteurs.

« Les receveurs des tailles tiendront deux registres paraphés, l'un pour enregistrer les sommes qu'ils recevront, et l'autre pour les frais, observant d'enregistrer sur le premier tous les certificats de publication des rôles.

« Il faudra établir un contrôleur près de chacun des receveurs des tailles, qui aura pareillement deux registres paraphés par vos subdélégués, et aux mêmes fins que ceux des receveurs.

« Ce contrôleur enverra tous les quinze jours au commis à la recette générale un état de la recette faite, dont il vous fournira un double afin que, sur le bordereau de recette du commis à la recette générale que vous vous ferez remettre, vous puissiez connoître si les maires, syndics et receveurs des tailles n'ont point retenu de fonds entre leurs mains.

« Vous aurez soin de m'envoyer tous les mois un état de la recette faite par le commis du receveur général, signé de lui, et de vous visé.

« La lecture de l'édit suppléera à ce que je ne vous mande pas.

« Je suis, Monsieur, etc. »

Les déclarations exigées des ayants-bien par l'article XI furent la première pierre d'achoppement, même pour les biens-fonds et immeubles : on a déjà vu, par le travail préparatoire demandé à l'intendant de Tours, combien elles comportaient de subdivisions et de catégories ; on en peut juger également par les modèles de bordereaux ou cédules où le contribuable devait, non seulement indiquer ce qu'il possédait en terres labourables, prés, vignes, bois, étangs, rivières, moulins, habitations, droits seigneuriaux, bestiaux à bail ou à cheptel, redevances, etc., mais énumérer les noms du laboureur ou de l'exploitant, ceux des mesureurs, le nombre des mesures, le montant de chaque produit et de chaque vente, etc. [1]. Desmaretz se réserva pour lui-même, ou plutôt pour ses collaborateurs principaux qui avaient figuré dans la commission préparatoire [2], le contrôle supérieur des déclarations de toute espèce et de tous pays [3] ; mais la réception de ces déclarations

1. Papiers du Contrôle, G7 1138. — 2. Ci-dessus, p. 164-165.

3. A. M. de Bouville, les gens de finance domiciliés à Paris ; à M. Bignon de Blanzy, la capitale elle-même, maisons, communautés, commerçants relevant de la prévôté des marchands ; à M. le Peletier des Forts, les communautés relevant de la lieutenance générale de police, les banquiers et autres gens « faisant valoir leur argent, » les pays d'états, les provinces du nord et de l'est ; à M. de Bercy, les dix-neuf généralités des pays d'élections. Il n'est plus question de Nointel, ni de Vaubourg, ni de Harlay qu'a nommés Saint-Simon, p. 164-165. — Le projet autographe est dans le carton G7 1138 ; mais l'arrêt portant commission, et ren-

devait se faire d'abord, conformément à l'article XI, par les commis (assistés des subdélégués, maires et autres, de peur qu'on ne cédât à des considérations de voisinage ou de personnes[1]), puis passer à l'examen du syndic de paroisse, auquel on remettrait une partie de ses propres cotes en récompense de sa peine.

Du chef-lieu d'élection, la déclaration allait aux intendants[2]. Ceux-ci firent de leur mieux, parfois en se servant des curés pour presser et même aider leurs paroissiens[3]; mais croyaient-ils davantage que Bâville au succès? La plupart trouvèrent ample matière à objections, et sans doute eurent cette même réponse[4]: « On ne recevra ni requêtes en décharges, ni oppositions aux taxations d'office, sans que le récépissé de la déclaration faite y soit joint; n'entrez pas dans les détails. » Aussi, dit Saint-Simon, que de plaintes pitoyables, de sanglots étouffés[5]! Il y eut même des oppositions violentes et des coalitions dans certains pays: en Béarn, le parlement et les états fomentèrent la résistance; en Bretagne, de même en Périgord, la noblesse se ligua contre le dixième et la capitation[6]; le parlement de Rennes essaya de faire la sourde oreille.

Pour les biens de roture, à défaut de déclaration, il était possible de les taxer d'après leur cote de taille.

Comment agir à l'égard de la petite noblesse, si nombreuse et si intéressante? C'est ce que demanda un intendant du Midi qui avait son franc-parler[7]:

« Les articles qui regardent les gages, rentes sur le clergé, appointements des commis et patrimoniaux ne souffriront point de difficulté. Le cinquième, qui concerne les marchands et autres qui font valoir leur argent, sera un peu plus difficile dans l'exécution; cependant j'espère en venir à bout sur le pied marqué dans le projet. La grande difficulté roule sur le six et septième article, qui regardent le dixième des biens nobles et des biens ruraux[8].

« Il sera aisé de régler le dixième des biens nobles sur le pied des

du le 1er novembre, nomma en outre Desmaretz lui-même et son fidèle le Rebours. Dangeau indique (tome XIII, p. 445) qu'il y eut des modifications entre janvier et août 1711. Nous savons aussi que le commis Calet, qui fit plus tard le *Compte rendu* et fut de l'Académie, prit part aux travaux.

1. *Contrôleurs généraux*, nos 865, 1040, 1095, etc., et Additions, p. 699.

2. Voyez le livre de M. Houques-Fourcade, p. 187-208. Les intendants furent chargés de cette besogue par un arrêt du 20 décembre.

3. Nous avons une circulaire imprimée de M. Chauvelin aux curés de sa généralité, à côté de son essai de cadastre du mois de février : Affaires étrangères, vol. *France* 1173, fol. 237.

4. Comme à Bâville. — 5. Ci-dessus, p. 176.

6. *Contrôleurs généraux*, nos 1194 et 1239.

7. M. le Gendre, intendant à Montauban, 31 mars 1711 : *Contrôleurs généraux*, no 1020.

8. La généralité de Montauban était pays de taille réelle.

aveux et dénombrements rendus aux trésoriers de France, et d'y comprendre les autres biens nobles pour lesquels il n'y a point eu d'aveux et dénombrements, sur les états que les subdélégués m'ont envoyés; mais le grand embarras sera de faire payer ce dixième à une infinité de gentilshommes qui ont à peine de quoi vivre, ou qui ont leurs enfants au service. Il n'y en aura pas le quart qui paye volontairement; le reste ne le fera que par la contrainte et les saisies, et en accordant quelque diminution à ceux que l'on connoîtra dans l'impuissance de payer. Ainsi, il faudra, sur cet article, diminuer au moins un sixième pour les non-valeurs.

« Les particuliers qui possèdent les biens roturiers, quoique les plus chargés, ne laisseront pas que de payer, si vous approuvez le plan que j'ai déjà eu l'honneur de vous proposer, et que je prends la liberé de vous répéter, qui est de régler le dixième sur le pied des impositions ordinaires. »

Qu'il s'agît de biens-fonds affermés ou cultivés par le propriétaire, de maisons occupées par lui-même ou louées à bail, de revenus mobiliers, rentes, appointements, augmentations de gages, ou de tous autres éléments de revenu, Saint-Simon l'a dit[1], et d'ailleurs c'était l'essence même du nouvel impôt: à défaut d'une « confession de bonne foi, nette, précise, » et acceptée comme telle par les bureaux, il n'y avait plus que « discussion des facultés de chacun, combustion des familles par ces cruelles manifestations et par cette lampe portée sur leurs parties les plus honteuses, » en un mot l'inquisition répugnante, et ruineuse aussi pour ceux dont, bien souvent, le crédit ne reposait que sur le secret et la discrétion.

Aussi se produisit-il, dans les bureaux de Desmaretz un afflux interminable de sollicitations et de propositions tendant à atténuer la désolation générale. Citons cette lettre du gouverneur de Lyon, en date du 28 décembre 1710[2]:

« M. le maréchal de Villeroy, ayant été informé des intentions du Roi sur la levée du dixième dans la ville de Lyon par une lettre que M. Desmaretz lui écrivit le 11 de ce mois, dépêcha un courrier au Consulat, avec les ordres, les mémoires et toutes les instructions nécessaires sur la conduite que les prévôt des marchands et échevins devoient tenir en cette occasion pour donner de nouvelles marques de leur bonne volonté et de leur zèle pour le service du Roi.

« Le Consulat s'étant assemblé le 18 de ce mois, où se sont trouvés, avec le prévôt des marchands et les échevins actuellement en charge, les anciens prévôts des marchands et échevins qui avoient passé dans les mêmes charges depuis l'année 1685, il y a été délibéré sur les moyens les plus prompts et les plus convenables de donner au Roi une finance proportionnée à celle que S. M. pouvoit attendre de la levée du dixième.

1. Ci-dessus, p. 166-167. — 2. Papiers du Contrôle, G[7] 235.

« Et, comme l'établissement de cette levée à l'égard des biens qui ne consistent pas en immeubles ne pouvoit se faire dans la ville de Lyon sans exposer le commerce, en quoi consiste la fortune et tous les biens de la plus grande partie de ses habitants, à une perte certaine, ce commerce, qui dépend ordinairement d'un grand secret, ne pouvant subsister après les déclarations exactes que les marchands et négociants auroient été obligés de donner de leurs facultés, il a été résolu dans l'assemblée que, pour parvenir, sous le bon plaisir de S. M., à un abonnement qui pût tenir lieu de l'établissement et de la levée du dixième des biens qui ne consistent pas en maisons, rentes constituées ou autres immeubles, il seroit incessamment procédé à la confection d'un rôle d'évaluation du dixième que chaque négociant ou autres personnes qui font profession de faire valoir leur argent doivent payer, et que, pour cet effet, on établiroit six bureaux, dont le premier composé du Consulat, et les cinq autres des anciens échevins, présidés dans chacun bureau par un ancien prévôt des marchands : auxquels bureaux seroient distribués les trente-cinq quartiers de la ville, pour travailler sans perte de temps, dans les salles de l'hôtel de ville qui leur seroient indiquées, aux rôles pour fixer l'abonnement du dixième des biens qui ne consistent pas en immeubles; et que ces rôles seroient ensuite remis au prévôt des marchands en charge, pour être examinés et vérifiés dans une seconde assemblée. »

Desmaretz fit réponse qu'il attendrait l'arrivée des rôles pour en rendre compte au Roi.

Presque partout il y eut nécessité de s'accommoder aux lieux et aux circonstances ainsi que les Lyonnais le demandaient : de là, une grande variété dans les compromis, sous forme de forfait, de rachat, d'abonnement, de même que dans les exemptions ou exceptions[1]. On a évalué qu'un quart du Royaume se racheta : c'est ainsi que le clergé paya huit millions pour être exempté à jamais[2] (il donna alors vingt-quatre millions pour être affranchi de la capitation), l'ordre de Malte soixante mille livres, le clergé des Trois-Évêchés et du Roussillon cent quarante-neuf mille livres, la ville de Lyon six cent cinquante mille, etc.

1. M. Houques-Fourcade a consacré une vingtaine de pages à cette partie de son sujet, ainsi que M. Marcel Marion; ce dernier s'est particulièrement étendu sur les modifications qui se produisirent sous le règne de Louis XV, à mesure que l'expérience reprenait et se prolongeait.

2. Il en paya encore douze en 1724. Un habitué des bureaux du Contrôle, Demalon, commissaire provincial des guerres à Limoges, qui avait collaboré à l'établissement du dixième, et qui s'en fit d'ailleurs rémunérer plusieurs fois, car ses demandes d'argent étaient presque aussi multiples que ses avis et propositions de finance, Demalon prétendit, l'année suivante, que, le clergé ayant trois cents millions de revenu et détenant un cinquième des terres du Royaume, on eût dû lui en demander le dixième, soit trente millions par an. C'est qu'il n'admettait, ni abonnements ni rachats.

Les pays d'états demandèrent à s'abonner, et l'on y consentit volontiers. Ce fut, en première ligne, le Languedoc, sur qui le Contrôle avait compté pour donner le bon exemple. Évaluant que les biens fonciers nobles de leur pays représentaient un revenu de trois millions, les états offrirent de payer de ce chef trois cent mille livres par an, en s'en réservant la répartition; puis, pour les fonds roturiers, ils obtinrent que la taxe serait réglée à deux sols pour livre des impositions, et que les biens affranchis de la taille payeraient d'après l'imposition de l'année où ils avaient été libérés[1]. Au total, ce fut sept cent quatre-vingt mille livres pour les biens-fonds, et cinq cent mille pour le reste[2]. La Bretagne donna douze cent mille livres par an, le Béarn quarante-cinq mille pour les biens-fonds et les revenus d'industrie, la Bourgogne huit cent quatre-vingt-quatre mille, la Franche-Comté trois cent soixante mille, sans doute en qualité d'ancien pays d'états, et la Provence cinq cent mille livres[3]. La Savoie, que nous occupions alors, se tira d'affaire moyennant une augmentation de sa capitation[4].

IV

Dans les cinq premiers articles de la déclaration on avait énuméré les immeubles ou établissements et droits attachés aux immeubles, les maisons de ville et de campagne avec leurs dépendances, les appointements, gages, remises, taxations ou droits attachés aux charges, emplois et commissions, les rentes, pensions, gratifications, émoluments et droits provenant soit du Roi, soit de communautés et de particuliers, enfin tous les autres biens généralement, de quelque nature qu'ils soient, qui produisent un revenu.

En dernier lieu, l'article VIII présentait cette très singulière rédaction : « Les particuliers, gens d'affaires, commerçants et autres dont la profession est de faire valoir leur argent, n'ayant pas contribué à proportion de leurs revenus et profits, pendant la présente guerre, aux impositions dont nos autres sujets ont été chargés, chacun d'eux con-

1. Monin, *Essai sur l'histoire administrative du Languedoc*, p. 148-150.

2. Ce que notre auteur en dit ci-dessus, p. 178-179, est absolument faux : « Le Languedoc entier, quoique sous le joug du comite Bâville, offrit en corps d'abandonner au Roi tous ses biens, sans réserve, moyennant assurance d'en pouvoir conserver quitte et franche la dixième partie, et le demanda comme une grâce... » Dangeau avait dit tout simplement, et très exactement : « Les états de Languedoc se sont accommodés pour le dixième des terres de la province ; mais, pour le dixième des rentes, le Roi le recevra comme dans le reste du Royaume. » Saint-Simon avait déjà commis la même erreur dans sa Lettre anonyme de 1712 au Roi : voyez ci-après, p. 574. — Ces arrangements particuliers ne furent réglés que peu à peu, par des arrêts de 1711 et 1712, qu'on trouve dans la collection Rondonneau, où est aussi, n° 83 du carton 400, un recueil spécial concernant le dixième.

3. *Contrôleurs généraux*, Appendice, p. 631. — 4. *Ibidem*, n° 1021, note.

tribuera aux besoins présents de l'État sur le pied du dixième des revenus et profits que leur bien peut leur produire suivant les rôles qui en seront arrêtés à cet effet... »

C'est ce que l'on appela le dixième d'industrie : n'entendons pas *industrie* au sens spécial qui est maintenant attaché à ce mot[1], mais comme signifiant toutes manières de « faire valoir son argent, » depuis le négoce jusqu'aux spéculations financières de tout ordre, et même jusqu'à ces professions que l'on appelle aujourd'hui intellectuelles et libérales, en art, en science, en littérature, avocats, magistrats inférieurs, procureurs, agrégés d'université, etc.[2].

Atteindre et englober dans la taxe des bénéfices aussi divers, tout comme s'ils eussent constitué un revenu direct, fixe, permanent, aisément appréciable par les agents du fisc, ou même par les intéressés, avait paru à Vauban être une tâche au-dessus de tous les calculs ou procédés d'investigation. Et en effet, le plus récent historien de nos anciens impôts sur le revenu, M. Marion, quoique assez favorable au principe, reconnaît que Desmaretz se trouva en face de difficultés à peu près insurmontables et préféra perdre sur le recouvrement plutôt que de décourager le monde des affaires, si utile à l'Etat : « On n'exigea, dit-il, aucune déclaration des négociants et industriels ; on les imposa arbitrairement, tantôt par une taxe additionnelle à leur capitation (elle-même entièrement arbitraire), tantôt d'après un aperçu général de leurs profits, que les intéressés étaient priés, mais d'ailleurs nullement obligés de fournir, tantôt, et plus souvent, en abandonnant aux différents corps et communautés le soin de répartir entre leurs propres membres une somme fixée en bloc. L'administration se déchargeait ainsi sur les corporations des inextricables difficultés de la répartition individuelle.... »

C'était ouvrir une large brèche dans le bloc du dixième, et surtout méconnaître en ses parties les plus essentielles le principe qu'on s'était proposé d'une imposition rigoureusement et mathématiquement proportionnelle au revenu de chaque contribuable, alors que, dans les classes ou catégories de la capitation, on n'avait considéré que les titres et fonctions, l'état social de chacun. Le commerce de Lyon et de plusieurs autres villes put ainsi se soustraire à l'inquisition dont le gouvernement

1. Ci-dessus, p. 179, note 5, et p. 201-203.

2. Tel cet Expilly de Dauphiné qui était à la fois avocat et directeur d'affaires extraordinaires pour le Roi ; tels encore les Jésuites de Nantes, qui eurent quelque peine à ne pas être taxés pour leur cours public d'hydrographie à Nantes : *Correspondance des Contrôleurs*, nos 1127 et 1262. En 1777, on supprima le vingtième portant sur cette partie de l'industrie, « c'est-à-dire sur les fruits inconnus et présumés du travail et de l'intelligence, » parce que « S. M. avait compris qu'une pareille contribution ne pouvait jamais être répartie avec une sorte d'équité qu'à l'aide d'une inquisition tellement illimitée, qu'une estimation, même arbitraire, devenait préférable. »

royal le menaçait, ou à l'arbitraire de l'intendant : pour cela, il suffit que l'édilité démontrât aux banquiers, marchands, négociants, que l'intérêt commun leur commandait de se taxer eux-mêmes de bonne grâce, avec l'aide, s'il en était besoin, de quelques anciens membres du corps de ville connaissant bien le terrain, et d'offrir un abonnement à forfait. Desmaretz goûta cet expédient[1] ; mais aussi, deux ou trois ans plus tard, Boisguilbert protesta qu'il était inique de laisser retomber tout le poids de l'impôt sur les biens-fonds, qui, cependant, donnaient six fois moins de produit que la grande industrie : au moins eût-il fallu taxer trois fois plus celle-ci[2]. A plus forte raison pour les gens d'affaires n'ayant d'autre profession que de « faire valoir leur argent, » non plus dans le commerce ou les industries diverses, mais dans les spéculations financières, le forfait parut seul applicable, quoique l'article VII de la déclaration portât que ceux-là aussi seroient taxés selon leur gain présumé. On les pouvait distinguer en deux catégories : 1° ceux qui avaient « le maniement des deniers du Roi dans les fermes, sous-fermes, traités, sous-traités, marchés, entreprises ; » 2° ceux qui, par emplois, négociations, commissions et opérations de caisse, bénéficiaient des « facilités que le gouvernement royal apportait au commerce ». On songea d'abord à faire prendre douze cent cinquante mille livres d'augmentations de gages, au denier vingt, par tous ceux qui, d'une façon ou d'une autre, avaient bénéficié de profits considérables depuis l'entrée de Chamillart au Contrôle général ; mais, faute de trouver des bases pour la répartition des souscriptions forcées, et sur la demande même des intéressés, peu soucieux de livrer leurs comptes à l'inquisition[3], l'édit primitif de création des augmentations de gages (octobre 1710) fut remplacé en janvier 1711 par une émission de six cent mille livres de rentes provinciales, au denier vingt, sur le produit des aides, gabelles et cinq grosses fermes[4] : moyennant quoi cette classe de contribuables serait déchargée de toutes taxes et recherches[5]. C'est ainsi que[6] « les seuls financiers s'en sauvèrent par leurs portefeuilles inconnus et par la protection de leurs semblables devenus les maîtres de tous les biens des François de tous les ordres. » Ces ménagements s'imposèrent le plus

1. *Contrôleurs généraux*, n° 983 ; Houques-Fourcade, *les Impôts sur le revenu*, p. 162 et suivantes.

2. *Contrôleurs*, p. 662 ; notre tome XIV, p. 598.

3. Il y eut des désordres à Bourges lorsqu'on voulut faire la répartition de la quote-part de ces rentes qui était attribuée à la généralité : Arch. nat., E 823 [c], fol. 166.

4. Collection Rondonneau, AD + 699, n°s 5-8, et 700, n° 1. Les gens d'affaires ainsi taxés ne purent se pourvoir en opposition contre les rôles qu'après avoir payé la moitié de leur taxe (arrêt du 23 juin 1711), et il fut dit (arrêt du 30) que tous ceux qui, ayant pris intérêt dans le maniement des affaires du Roi, ne se seraient pas acquittés, se verraient tout simplement assujettis au dixième de leur revenu présumé.

5. Arrêts du Conseil du 3 janvier et du 10 mars 1711. — 6. Ci-dessus, p. 179.

souvent; voici ce qu'écrivit au ministre du département de la guerre l'intendant de Roussillon, M. Barrillon[1] :

« Vous êtes informé infiniment mieux que moi de l'édit du mois d'octobre dernier qui crée douze cent cinquante mille livres d'augmentations de gages, lesquelles ont été supprimées par l'édit du mois de janvier qui crée à la place six cent mille livres de rentes sur l'Hôtel de ville, que l'on veut obliger à prendre, non seulement tous ceux qui ont fait le négoce des billets, mais même tous ceux qui ont eu quelque part dans les affaires du Roi, entreprises, marchés, fournitures, trésoriers, caissiers, commis, etc. M. Desmaretz m'a envoyé des ordres très pressants et réitérés de lui envoyer un état de ceux à qui, aux termes de l'édit, on pouvoit faire prendre de ces augmentations de gages ou de ces rentes. Je lui envoyai d'abord seulement un état de ceux qui ont fait le négoce de billets, gens qui certainement ne méritent aucun ménagement et à qui tous les honnêtes gens doivent être ravis de faire contribuer pour les besoins de l'État, auquel leur infâme commerce fait un si grand tort; mais ce premier état ne l'a pas satisfait: il a mandé qu'il avoit de la peine à comprendre qu'il ne fût pas plus ample, et m'en a même cité un que j'oubliai, qui est Barral, et un autre que je ne taxois pas assez, qui est Doms. Vous trouverez le nom de l'un et de l'autre dans l'état que je vous envoie. Et, en même temps, il m'a ordonné de lui en envoyer un nouveau plus ample, et qui comprît tous ceux qui se trouvent dans le cas du dernier édit. Je n'ai pu m'empêcher de lui obéir, et lui ai envoyé l'état dont vous trouverez, Monsieur, la copie ci-jointe; mais j'ai pris la liberté de lui représenter dans ma lettre le danger qu'il y a de taxer ainsi tous ceux qui ont fait des entreprises pour le compte de S. M., et que cela peut souvent empêcher qu'on ne trouve des entrepreneurs dont on a quelquefois un besoin si pressant et si indispensable (surtout dans un temps où on n'a pas toujours l'argent à la main), que le manque d'entrepreneurs peut quelquefois arrêter tout court l'exécution des plus grands projets.... J'ai cru que vous me pardonnerez la liberté que je prends de vous le faire observer de nouveau, parce que je suis journellement dans le cas que je voie les difficultés infinies où on est de trouver des entrepreneurs par le peu de régularité avec laquelle ils sont payés, et que, si l'on augmente encore cette difficulté par le dégoût que cette espèce de taxe peut leur donner, on tombera dans un très grand embarras.... Je ne parle point des raisons d'équité qui peuvent empêcher de taxer des gens auxquels le Roi doit déjà des sommes très considérables; je ne parle que des inconvénients qui peuvent s'en ensuivre pour le service. Je mets à la marge de la copie que je vous envoie de l'état que j'ai envoyé à M. Desmaretz quelque note particulière pour ceux qu'il me paroit le plus important de ne pas dégoûter tout à fait[2].... »

1. Dépôt de la guerre, vol. 2330, n° 88, 23 février 1711.
2. Suit un état de trente-six noms.

Paris était le centre général de la spéculation, et, en dehors de ces taxes, la police y poursuivait ce monde d'agioteurs et d'usuriers, aussi nuisibles aux opérations financières qu'à la bonne tenue du commerce [1]. Ne pouvant les imposer effectivement au dixième de leurs scandaleux profits sur le trafic des assignations et des papiers d'État de toute nature, on les força d'en restituer une partie, comme c'était l'habitude avec ces gens-là, en les taxant individuellement, à l'estime, et sans aucun recours d'appel. On prétendait que cela se serait élevé, pour le total, à vingt ou même trente millions. Un des Crozat fut cotisé, comme simple agioteur, à douze cent mille livres, et son frère à huit cent mille. Ceux qui essayèrent de résister furent mis sous les verroux [2]. Nous lisons dans un journal parisien [3], en novembre 1710 : « On a pris plusieurs personnes accusés d'avoir acheté à vil prix les billets de monnoie, ce qui s'appelle *agioter,* et d'y avoir gagné des sommes immenses. Il y en a, dit-on, de taxés jusqu'à trois cent mille livres. Ils sont dispersés à la Bastille, au Châtelet et au For-l'Évêque. Il y en a six au Petit-Châtelet. On ne les voit point, et il est défendu au geôlier de les nommer; les geôliers sont chargés de leur nourriture et ont ordre de les traiter bourgeoisement. Il y a un nommé Berthe, fameux banquier, qui est à la Bastille; M. d'Argenson, qui a fait mettre le scellé chez lui, près Saint-Martin-des-Champs, s'y transporte et le fait venir là de la Bastille pour l'interroger et procéder. Le frère de ce Berthe s'est sauvé. »

V

L'article X de la déclaration avait prescrit, pour les seuls biens-fonds, que les fermiers et locataires se chargeraient eux-mêmes de verser dans les caisses du Roi le montant de la taxe avant de s'acquitter envers leur propriétaire, ou exigeraient la preuve du versement fait par lui du quartier courant. Un arrêt du 20 décembre 1710 [4] spécifia que non seulement les locataires, fermiers, receveurs, économes seraient responsables de la somme due sur chaque terme de loyer, mais que les comptables royaux, ceux des rentes sur la Ville, etc., feraient le même prélèvement à chaque échéance [5]. Ce fut là un souci; le 23 décembre, M. Desmaretz écrivait à le Rebours: « J'ai examiné plus d'une fois, Monsieur, et avec attention, votre projet de déclaration pour la retenue du

1. *Contrôleurs générauv,* n°s 964, 988, 1393.
2. Ci-dessus, p. 201-203 ; *Lettres historiques* de la Haye, tome XXXIX, p. 64.
3. Bibl. nat., ms. Nouv. acq. fr. 4037, fol. 12 v°.
4. Arch. nat., E 823 [B], fol. 309 et 319 ; collection Rondonneau, AD IX 400, n° 83, p. 13.
5. Pour les rentes sur la Ville, il y eut une déclaration spéciale du 3 janvier, qui fut publiée dans le *Journal de Verdun,* p. 239-244, et dont le texte est dans le recueil ci-dessus indiqué p. 21.

dixième. Je ne suis point content de toutes les difficultés que je prévois dans l'exécution, ni des solutions que j'y trouve. Cette affaire demanderoit un temps bien long, par tous les détails qu'il faut discuter. Je vous prie d'y faire encore vos réflexions. Il faudra se résoudre à faire une déclaration suivant votre projet, et, sur les incidents qui surviendront, on y pourvoira dans la suite en connoissance de cause. »

Voici l'instruction qui fut dressée ou projetée dès les premiers temps[1] :

Article.

« Les propriétaires qui jouissent par leurs mains, les fermiers, métayers, locataires, etc., payeront à Noël prochain le dixième de tous les biens dont ils jouissent, et ce comme de terme échu ; et les débiteurs de rentes et redevances retiendront en leurs mains le dixième desdites rentes et redevances échues pendant le cours de cette année. »

Remarques.

« *Primo,* tout le monde s'attend à payer le dixième dans la moitié de janvier : ainsi, il est à propos que le Roi profite de cette attente.

« *Secundo,* le Roi n'aura besoin d'emprunter que pour trois mois ; car, dès le mois de janvier, ceux qui auront prêté pourront être remboursés : ainsi, le Roi perdra peu par l'intérêt de ces emprunts.

« *Tertio,* il sera facile aux fermiers, métayers et locataires de payer jusqu'à Noël. Ils devront au moins le quart du revenu du bien dont ils jouissent, et on ne leur demande que le dixième de ce revenu : il leur restera encore entre les mains plus d'une fois autant que le dixième ; car, supposé que le bail soit de dix livres et qu'ils soient obligés de payer cinquante sous par quartier, en payant vingt sous, qui est le dixième, il leur restera encore trente sous entre les mains pour payer au propriétaire.

« *Quarto,* à l'égard des propriétaires, c'est le temps le plus commode pour payer, en ce que la récolte est faite, les granges et les caves sont pleines ; il peut aisément, avec sa marchandise, faire de l'argent.

« *Quinto,* cette vente qui se fera partout dans ce temps-là, et de la part des propriétaires, et de la part des fermiers et métayers, mettra les denrées à bas prix, et ce sera justement le temps propre aux magasiniers pour remplir leurs magasins.

« *Sexto,* sans cet article les fermiers pourroient répondre qu'ils ne devroient rien.

« *Septimo,* le Roi sera en droit de retenir par ses mains le dixième des rentes qu'il doit, échues cette année.

« *Octavo,* ce payement fera que, dans le mois de février, il aura reçu presque les trois quarts du dixième, qui fera, tous frais faits, plus de soixante millions ; car je suppose que les frais de la recette ne

1. Papiers du Contrôle, G[7] 1138.

monteront pas à plus de quatre millions, qui seroit un sou pour livre.

Article.

« Comme il n'est pas juste que ceux qui sont chargés d'enfants non établis payent autant que ceux qui en ont moins ou qui n'en ont point du tout, S. M. se réserve à leur faire des diminutions sur ce qu'ils devront après la paix signée et le désarmement fait. Le Roi se réserve pareillement à faire pareilles diminutions à ceux qui justifieront dans ce temps-là avoir payé une capitation excessive, ce qui sera réglé alors par les intendants des provinces sur les règlements qui leur seront alors envoyés ; mais les décimiers et capitables ne pourront jusque-là, sous ce prétexte, être dispensés de payer présentement le courant de toute leur capitation et de tout leur dixième. »

Remarques.

« *Primo,* cet article est juste, et il est important que le public voie qu'on a eu attention autant qu'on a pu à la justice.

« *Secundo,* cet article n'empêche en rien l'exécution présente de l'édit, puisqu'il ne laisse aucun prétexte de retardement.

« *Tertio,* il fait cesser des murmures, et des murmures bien fondés.

Article.

« Comme il est juste que chaque sujet donne du secours à l'État à proportion de ses facultés, et que les autres ne souffrent pas de ses fraudes, ceux qui, par quelque fraude, n'auront pas payé leur dixième entier pourront être recherchés après la paix, et punis par amende, si le cas y échoit. »

Remarque.

« Il est à propos d'ôter de l'esprit des décimiers toute envie de frauder, parce que cette envie diminueroit le dixième et causeroit du retardement au recouvrement. »

En apostille, de la main de Desmaretz : « A M. le Rebours ; je le prie de m'en parler. »

Un peu naïvement on avait compté que le quartier acquis d'octobre à décembre 1710 serait recouvré dans les deux mois et demi qui restaient à courir jusqu'au 1er janvier, et que l'annuité entière de 1711 pourrait ensuite être prélevée dès le début du nouvel exercice, au moins quant aux parties assignées sur les caisses et les comptables des deniers du Roi, des pays d'états, des villes et communautés ; mais les règlements de perception faits à cette intention [1] durent être retirés, et, heureu-

1. Règlement du 27 décembre, enregistré le 7 janvier suivant : collection Rondonneau, ADIX 400, n° 83, p. 16-21; arrêts du 25 décembre : E 283 B, fol. 62-64. On avait même proposé d'offrir l'intérêt au denier dix aux contribuables qui feraient l'avance de ce trimestre.

sement pour Desmaretz, les receveurs généraux lui avancèrent dix-huit millions [1].

Un impôt aussi incertain à établir, à faire accepter, à recouvrer, ne pouvait procurer les ressources dont le Contrôle avait immédiatement besoin pour le payement des troupes et pour le soutien des affaires en général. Aussi Desmaretz se détermina-t-il, dès le 2 décembre, à faire un appel au crédit public, appel peu considérable puisqu'il ne s'agissait que de trois millions remboursables dès le mois d'avril suivant sur les premières recettes du dixième, avec intérêt au denier dix. Comme prime, chaque souscripteur de cent mille livres recevrait des lettres de noblesse ou de réhabilitation sans justification aucune, de manière à être réputé et censé noble d'extraction [2]. Peu après, et sans même attendre que le travail des rôles fût parfait, on demanda aux intendants, en janvier et février 1711, d'envoyer immédiatement ceux qui n'étaient « susceptibles d'aucune difficulté, » par exemple les rôles de terres et de maisons louées, d'appointements des commis des fermes, de gages des officiers et commis des villes, afin qu'on pût mettre la taxe en recouvrement sans attendre l'estimation des fonds cultivés par le propriétaire, ou des maisons occupées de même, ou encore des revenus d'industrie [3].

VI

Les pages toutes bouillantes d'indignation et d'horreur que cette création du dixième, entraînant les pires procédés d'inquisition, une désolation générale, un bouleversement inhumain de l'ordre social, et allumant la guerre civile jusque dans les familles, inspirait encore à Saint-Simon trente ans plus tard [4], peuvent être considérées comme un écho direct du sentiment qu'on retrouve presque partout dans les écrits contemporains, mais surtout dans les chansons ou gazettes qui circulaient sous le manteau, ou dans les recueils périodiques qui s'imprimaient avec plus de sécurité de l'autre côté des frontières; nous savons d'ailleurs que notre auteur ne se faisait pas faute de puiser à ces sources-là. Ainsi, un correspondant parisien écrivait ce qui suit à Mme Dunoyer, trois ou quatre semaines après la déclaration du dixième [5]:

« Nous voici, à cette heure, obligés de donner au Roi la dîme des biens qui nous restent ! Il faut, pour satisfaire à cet édit, faire son inventaire dès son vivant, chose très désagréable. Aussi se soulève-t-on terriblement contre cet impôt, et si fort, qu'on est obligé de se servir des troupes qui sont en quartier d'hiver.... C'est quasi une seconde

1. Malet, *Compte rendu des finances.*
2. Déclaration royale du 2 décembre: dans la collection Rondonneau, AD IX 400, n° 87, et AD + 700, n° 51.
3. *Contrôleurs,* n° 983. — 4. Ci-dessus, p. 163-168.
5. Lettre LVIII, dans le tome III des *Lettres historiques et galantes,* p. 103.

dragonnade. En vérité, si ceci dure, je ne sais plus ce que nous deviendrons.... »

La même Mme Dunoyer a reproduit un peu plus tard, dans une de ses *Lettres galantes*[1], ce virulent article qui courait alors dans diverses gazettes de Hollande[2], et dont elle attribuait la paternité à un *Nouveau Mercure galant des cours de l'Europe,* imprimé à Trévoux :

« La levée du dixième denier ne produira pas autant d'argent qu'on se l'étoit imaginé ; car, outre que tout le monde crie contre, et que cela pourroit bien causer quelque fâcheuse révolution, outre cela, dis-je, tel paysan à qui on prendra son bœuf ou sa vache pour payer cette imposition, n'ayant pas le moyen d'en acheter un autre, laissera sa terre en friche, et nos champs, autrefois si fertiles, faute de pouvoir être cultivés, ne produiront à l'avenir que des épines et des chardons. Où prendra-t-on, après cela, les dîmes, les tailles et autres droits ? Le Roi ne règnera plus que sur des hommes à la manière d'Espagne, c'est-à-dire sur des ombres, et tout le Royaume ne sera plus qu'un vaste cimetière. Voilà l'état où nous réduisent les mauvais conseils qu'on a donnés à S. M. ! Les peuples crient si fort là-dessus, qu'on a emprisonné depuis peu dix ou douze imprimeurs, libraires ou colporteurs qui débitoient sous main des libelles contre le gouvernement et des livres défendus. Le premier président de Bretagne a eu ordre de partir d'ici en diligence pour se rendre à Rennes afin de soumettre la province à l'établissement du dixième, à quoi elle ne paroît pas fort disposée[3]. La Bretagne n'est pas seule rebelle, et les intendants des autres provinces ont tous écrit en cour qu'ils voyoient fort peu de disposition à obliger les peuples à supporter patiemment ce nouveau fardeau. On a même semé des billets à l'Opéra et à la Comédie contre cet impôt. On a fait tout ce qu'on a pu pour découvrir les auteurs de ces libelles ; mais il n'y a pas eu moyen, et, pendant qu'on les cherche, il y a peut-être quelqu'un qui dit tout bas :

Tu n'en sauras rien, grand Louis;
Car j'étois seul quand je le fis.

Malgré tout cela, la cour ne veut pas en avoir le démenti, et, sans s'embarrasser des justes murmures des sujets, on songe seulement à lever les difficultés qui s'opposent à l'exécution de cet édit. On a même déjà commencé à enregistrer à l'Hôtel de ville les déclarations des particuliers touchant leurs revenus, sur le pied desquels ils doivent être taxés. Les intendants en font autant dans les provinces, et cette obligation où l'on est réduit de faire ainsi son inventaire de son

1. Lettre LXXXIII, dans le tome IV, p. 91.

2. Extraordinaire XCV de la *Gazette d'Amsterdam*, sous la date du 21 novembre.

3. Cette province, surtout la noblesse, tarda beaucoup à s'exécuter, comptant sur un abonnement. On n'en était pas encore sorti en 1712, mais sans qu'il y eût eu de violences à proprement parler.

vivant, a quelque chose de si rude, que personne ne peut s'en accommoder. Il y en a pourtant déjà qui ont subi cette dure nécessité, et il paroît une liste des gens qui ont été taxés des premiers, entre lesquels M. Crozat est marqué sur le pied de trois millions. J'avoue que, pour ces Messieurs les maltôtiers que la fortune a traités en aînés, il y a quelque espèce de justice à leur demander un peu compte de leur administration ; mais il faudroit que ce fût pour dédommager tant de gens qu'ils ont ruinés, et pour conserver un peu l'équilibre en faisant circuler l'argent. Cependant c'est ce qu'on n'a garde de faire, et, par un aveuglement le plus grand du monde, il semble qu'on ne travaille tous les jours qu'à mettre les peuples hors d'état de pouvoir secourir le Roi dans ses pressants besoins. Eh ! que diroit François Ier, qui ne juroit jamais que *foi de gentilhomme*, s'il voyoit comment on traite à présent la noblesse en France ? Il s'écrieroit sans doute : « Ô temps ! « ô mœurs ! » et je ne puis m'empêcher de le dire aussi ; mais il faut le dire tout bas, car,

Sur les dieux et sur les rois, silence ! »

Et cela se disait du haut en bas de l'échelle sociale. Mme de Maintenon écrivait à son cousin et confident l'archevêque de Rouen[1] :

« .... Il y a quelque temps qu'un saint de notre connoissance me manda les murmures qu'on faisoit à Paris, et qu'on disoit que, depuis l'affaire du dixième, le Roi avoit déclaré qu'il ne devoit plus rien, que M. Desmaretz l'avoit assuré qu'il ne manqueroit plus d'argent, qu'il alloit rétablir les appartements d'autrefois et les tables qu'il avoit retranchées à Marly, qu'on alloit faire des bals où il vouloit que toutes les dames fussent magnifiques. De tout cela il n'y a pas un mot de vrai. Je répondis article par article, et notre saint me manda qu'il étoit très édifié de tout ce que je lui apprenois, et qu'il espéroit s'en servir utilement. »

Le « saint de notre connoissance » serait-il M. le duc de Bourgogne, qui, selon Saint-Simon — et nous n'y voyons pas d'invraisemblance — « se mit sur les partisans, dit qu'il falloit qu'il en parlât parce qu'il en avoit jusqu'à la gorge, déclama contre le dixième denier et contre cette multitude d'autres impôts, etc. ; » et entraîna même son père, sinon son frère Berry, dans ce mouvement de protestation généreuse, hardie sans doute, mais purement déclamatoire[2] ?

Quant à Mme de Maintenon, on sent qu'elle n'eut point confiance dans Desmaretz, ni dans son remède héroïque[3].

1. Lettre inédite du 5 janvier 1711.

2. Ci-dessus, p. 180. Nous avons vu (tome XIV, p. 336) que le duc de Bourgogne estimait fort le maréchal de Vauban et son *Projet de dîme*, mais quelquefois en trouvait trop outrées les « spéculations. »

3. Le 18 novembre 1710, elle avait écrit à son neveu Noailles (lettre inédite conservée au château de Mouchy) : « Je ne vois que le duc d'Albe et le comte de Bergeyck qui approuvent la taxe du dixième.

Cependant n'avait-il pas quelque droit à réclamer les circonstances atténuantes, ce ministre que Saint-Simon, malgré les relations affectueuses qu'il entretenait soigneusement avec lui, a rendu responsable de la « sanglante affaire » qui n'avait pu être conçue et machinée que dans un « bureau d'anthropophages » ? N'était-elle pas imposée par la situation désespérée des finances au bout de dix ans de guerre, et par l'horreur des conditions de paix que les alliés prétendaient imposer[1] ? Et, en un cas pareil, Desmaretz ne mériterait-il pas une absolution relative, comme son maître se résignant à imposer la capitation en 1695[2] ? C'est là précisément, au témoignage de notre auteur, ce que le très humain Beauvillier dit « en peu de mots » dans le conseil du 30 septembre[3] : « Tout fâcheux qu'il reconnût ce secours, il ne pouvoit ne le pas préférer à voir les ennemis ravager la France, ni trouver que ce parti ne fût plus salutaire à ceux-là même qui en souffriroient le plus. »

C'est à ce coup, fiers Hollandois,
Que tournera la chance.
Vous sentirez avant six mois
Le pouvoir de la France.
On va dégainer tout de bon ;
L'arrêt du dixième le dit[4]...

Non seulement le *Journal de Verdun*[5] traduisit ce sentiment, peut-être sous l'inspiration de Desmaretz : « S'il y a eu quelques particuliers qui aient murmuré, ce ne sont que ces génies bornés qui croient que leur intérêt personnel doit être, en toutes choses, préféré à celui du corps de l'État, dont ils ne sont que des membres gangrenés..., comme les renégats de la religion chrétienne ; » mais, elle-même, la *Gazette d'Amsterdam* accueillit cet article, passablement équivoque, de son correspondant de Paris[6] : « La pierre en est jetée ; la résolution de soutenir le roi Philippe, qui avoit paru douteuse pendant quelque temps, s'est pleinement manifestée ; les nouveaux édits et les déclarations projetées ont paru, surtout celle du dixième, dont on avoit douté au commencement. Feu M. le maréchal de Vauban avoit ci-devant travaillé à ce projet, sous le nom de *Dîme royale*, dans la vue d'abolir

M. Desmaretz en espère beaucoup. *On* prétend que les Hollandois en ont été fâchés. » *On*, c'était le Roi.

1. Ci-dessus, p. 174 et Addition n° 958, p. 369-370.
2. Comparez la lettre que Louis XIV avait adressée aux gouverneurs des provinces après la rupture des premières négociations de Gertruydenberg: tome XVII, p. 402 et 605-607.
3. Ci-dessus, p. 176. Fénelon s'exprimait à peu près de même (*Œuvres*, éd. Lebel, tome XXII, p. 515).
4. Chansons imprimées dans le *Nouveau siècle*, tome III, p. 377 et 380-381.
5. Tome XIV, p. 107-108. — 6. Extraordinaire LXXXVIII, du 4 novembre

tant d'impôts établis à la ruine du public, et son livre est assez connu; mais on a trouvé le secret, en conservant tous ces impôts, d'ajouter encore celui-ci par-dessus tous les autres, et même d'en ordonner l'exécution dans le cours de cette guerre, et parmi tous les embarras du commerce, qui ne peuvent qu'augmenter. Cela fait qu'on en raisonne diversement, et que cet expédient paroît admirable aux uns, pendant que d'autres en jugent tout autrement. « Voilà, disent les premiers, « le fruit qu'on a, au moins recueilli de nos négociations de Gertruy- « denberg, d'avoir par là disposé les peuples à souffrir la continuation « d'une guerre si onéreuse ; » mais les autres y opposent le passé et l'état où l'on se trouve aujourd'hui, malgré tant de belles apparences, qui ont toujours été trompeuses. C'est ce que le temps ne tardera pas d'éclaircir, et on verra par la suite si cette époque nous sera plus heureuse que celle de la capitation. »

Le succès donna raison à Desmaretz, et lui permit de se féliciter, pendant ses dernières années, d'avoir obtenu par ce coup de désespoir un relèvement décisif, tout en y apportant ce qu'il était possible de ménagements. C'est pourquoi le marquis d'Argenson lui en faisait gloire dans le temps même où Saint-Simon le vouait à l'exécration[1] : « Ce ministre sensé se garda bien d'imposer le dixième à toute rigueur dans un temps désastreux ; il ne voulut que le semblant avec quelque réalité, il se contenta de tirer dix millions de ce qui en auroit valu trente à un malhabile homme, il effraya les ennemis de la France, qui y virent de grandes ressources, et il n'acheva pas la ruine des particuliers. » Le commis Malet, le financier flamand Bergeyck, Torcy encore ont applaudi de même à cette manœuvre, trouvant que le mal fait aux contribuables français fut amplement compensé par la pacification obtenue au bout de deux ou trois ans. M. de Bergeyck, dit Torcy[2], estimait « que la suppression du papier et l'imposition du dixième feroient trouver au Roi de nouvelles ressources pour continuer la guerre, qu'il s'étoit étonné bien des fois que cette imposition n'eût pas été établie plus tôt, qu'il l'avoit toujours employée dans les Pays-Bas pour le roi d'Espagne, que, pendant la guerre, tous les biens payoient deux vingtièmes, qui avoient été quelquefois multipliés jusqu'à dix-sept vingtièmes[3] ».

Et Desmaretz lui-même, quand l'expérience du premier dixième eut pris fin, et qu'il rédigea son Compte rendu pour le Régent, voulut encore s'excuser, se justifier même d'avoir provoqué un expédient si désespéré[4] :

« La situation de l'État ne pouvoit être plus pressante. L'épuise-

1. *Mémoires du marquis d'Argenson*, tome III. p. 363.
2. *Journal de Torcy*, p. 304. Ci-dessus, p. 474, note 3.
3. C'est pourquoi Desmaretz, dans son *Compte rendu*, a invoqué l'exemple de ces voisins : ci-dessus, p. 453-454.
4. *Contrôleurs généraux*, tome III, Appendice, p. 676.

ment total des ressources pratiquées dans les finances depuis vingt-deux ans faisoit plus que jamais désespérer de le soutenir.

« Dans cette extrémité, on demanda des mémoires à diverses personnes ; plusieurs des intendants des finances furent consultés, plusieurs des receveurs généraux et autres financiers furent appelés, et donnèrent différents mémoires. Il falloit s'assurer d'un fonds annuel pendant la guerre, qui ne chargeât point les revenus du Roi comme tous les autres moyens dont on s'étoit servi auparavant : après un examen long et exact, on ne put trouver d'expédient plus convenable que d'établir le dixième du revenu de tous les fonds, et généralement de tous les biens.

« L'imposition en fut ordonnée par la déclaration du 7 (*sic*) octobre 1710. Cette levée étoit un remède extrême et violent : les ennemis de la France se persuadèrent que l'établissement en seroit impossible ; mais, ayant vu que tous les sujets se prêtoient aux besoins de l'État, et qu'il se faisoit paisiblement et sans résistance, ils regardèrent le dixième comme une ressource inépuisable pour la guerre.

« On peut dire que c'est un des principaux motifs qui ont déterminé les ennemis à faire la paix ; ils s'en sont même assez expliqués pour ne laisser aucun lieu d'en douter[1]. »

Telle fut aussi la conclusion des historiens des finances du XVIIIe siècle, non seulement du commis-académicien Malet, qui avait été le collaborateur de Desmaretz dans l'œuvre du dixième, mais des auteurs de l'*Encyclopédie méthodique* publiée à la veille de la Révolution.

On ne doit pas non plus oublier que le déficit pour les années 1710 et 1711 s'élevait à plus de cent millions, et la dette flottante à près de deux cents.

VII

La déclaration du 14 octobre avait promis que le dixième serait supprimé trois mois après la publication de la paix, ce qui en définissait exactement le caractère transitoire et circonstanciel ; et cependant, quand la paix de 1713 eut permis de faire disparaître l'ustensile et les autres impositions militaires, puis le doublement de certains droits, il fallut reconnaître que la liquidation des dettes accumulées par vingt-cinq ans de guerre presque continue ne permettait de tenir ni les promesses de 1701 pour la capitation, ni celles de 1710 pour le dixième, « sans tomber dans un plus grand mal[2]. » Les deux impositions furent donc maintenues par une déclaration du 9 juillet 1715, pour durer jusqu'à ce que les dettes de la guerre fussent entièrement couvertes, et les aliénations domaniales remboursées.

1. Après avoir reproduit ce texte, Forbonnais dit, presque comme Mme de Maintenon, que le grand tort fut d'user trop tard de ce remède héroïque, alors que tout était tombé, épuisé, et que rien ne pouvait plus suffire. Cependant il permit d'aller jusqu'à Denain.

2. Fénelon en demandait la suppression dès 1271.

Cette promesse ne put être réalisée qu'en août 1717[1].

Dans le mémorandum que nous avons imprimé ci-dessus[2], on a vu que le Contrôle général avait compté, comme Boisguilbert, sur un produit de quatre-vingts millions, et sur un recouvrement si facile que, dès le mois de février, trois quarts de ce produit seraient dans les caisses du Roi sans qu'il y eût à supporter plus de quatre millions de frais. Les livres de MM. Houques-Fourcade et Marion, comme aussi les documents de comptabilité, font voir que la recette ne dépassa guère, pendant les cinq années suivantes, une moyenne de vingt-deux à vingt-cinq millions[3]. Desmaretz ne poursuivit donc que pour la forme une expérience désastreuse, qui, du reste, donna les mêmes résultats lorsqu'on la renouvela en 1733, puis en 1741 et en 1749, sous la forme et la dénomination de *vingtième*, c'est-à-dire en réduisant la taxe de moitié, toujours pour cesser après la guerre ; et alors encore, dit d'Argenson[4], ce furent les médiocres qui payèrent pour les gros ; les pauvres en pâtirent plus que les riches, « absolument et proportionnellement. » On peut le voir aussi dans les ouvrages modernes[5].

A la fin de l'ancien régime, l'avocat Linguet fit paraître d'abord à la Haye en 1764, puis à Londres en 1787, un mémoire sur l'*Impôt territorial ou la Dîme royale avec tous ses avantages*. Linguet persistait à préconiser la dîme en nature, telle que l'avait conçue Vauban, « ce guerrier-citoyen qui semble avoir voulu expier ses tristes succès » — « La seule méthode raisonnable et juste, disait-il, est de lever les impôts en nature, et par conséquent d'établir la Dîme, » à la seule condition d'assujettir à cet impôt territorial les immeubles qui n'en paraissaient pas susceptibles, par exemple sur les mêmes bases que la taxe des boues et lanternes. Le dixième eut donc pour dernier apologiste cet avocat déchu, renié tour à tour, rejeté et désavoué par tous les partis politiques.

A propos du dixième et des opérations qui furent faites ou auraient dû se faire en cette occasion, Saint-Simon a parlé de « ces dénombrements impies qui ont toujours indigné le Créateur[6]. » Nous pouvons donc placer ici un document de ce temps-là, tiré encore du même dos-

1. Recueil Rondonneau, AD IX 400, n°s 131 et 137.
2. Ci-dessus, p. 470.
3. Une déclaration du 20 mars 1714 (collection Rondonneau, n° 128) régla l'ordre et la forme des comptes à fournir.
4. Ses *Mémoires*, tome V, p. 410, 440, 460-465.
5. A l'occasion du vingtième de 1741, on imprima une table chronologique des règlements relatifs aux dixièmes de 1710 et de 1733, de même qu'il avait été fait un premier recueil des lois et arrêts en 1712. L'un et l'autre sont dans la section spéciale de la collection Rondonneau cotée AD IX 400, n°s 82 et 83; et nous les avons employés.
6. Ci-dessus, p. 167 et note 4 ; ci-après, Additions et corrections, p. 574.

sier, et rédigé très peu après la création de l'impôt nouveau[1]. On y verra, en addition à ce que j'ai dit il y a quelque vingt-cinq ans[2], ce que pouvait être sous Louis XIV, même à la fin de son règne, cette science à peine naissante de la statistique démographique, et[3] quels procédés élémentaires plusieurs intendants avaient essayé d'appliquer à la capitation en 1694 et 1703, à l'établissement de leurs mémoires pour l'instruction du duc de Bourgogne en 1698, aux mesures contre la disette de 1709. Mais bien du temps devait encore s'écouler avant que la masse des contribuables cessât de considérer toute tentative de recensement de la population comme une curiosité inconvenante, presque sacrilège, ou comme un instrument d'oppression.

Moyen proposé pour faire un dénombrement exact de tout le Royaume.

« Le dixième qui se lève à présent dans le Royaume seroit un subside moins onéreux, plus aisé à lever, et d'un plus grand rapport que la taille, si le dénombrement et l'estimation des biens étoit faite avec la justesse et la précision qu'elle se peut faire. Les moyens dont on se sert à présent sont bons pour le temps où il semble qu'on n'a pas voulu alarmer les peuples par une recherche trop scrupuleuse ; mais, si cette recherche se faisoit de la manière qu'elle est proposée dans ce mémoire, toute exacte qu'elle est, les peuples, au lieu de s'alarmer, concourreroient (*sic*) à la rendre encore plus. Les Mémoires de tout le Royaume dressés par MM. les intendants des provinces[4] est (*sic*) un des meilleurs moyens que l'on puisse trouver ; mais il y manque bien des choses. Ils ne sont pas également justes ni uniformes, ni assez détaillés. Il est vrai qu'il y en a quelques-uns, pour le général des provinces, qui ont toutes ces conditions ; mais ce général ne donne point un détail des villes et des paroisses, absolument nécessaire pour bien connoître le fort et le faible des héritages et des biens des particuliers, avec une égalité fixe et proportionnée aux facultés d'un chacun.

« Pour parvenir à cette égalité, si l'on continue après la paix la levée du dixième, ce qu'on pourra faire en déchargeant les peuples d'une multitude d'impôts extrêmement à charge et qui ne vont qu'au profit de quelques particuliers, il faut ordonner à ceux qui ont présentement la direction de ce dixième, ou qui l'auront à l'avenir, de dresser des mémoires et des états, paroisse par paroisse, élection par élection et généralité par généralité, des biens, tant meubles qu'immeubles, de tous les habitants du Royaume. Pour cela, on y spécifiera l'étendue

1. Papiers du Contrôle, G7 1138.

2. Dans l'Introduction du *Mémoire de la généralité de Paris en 1698*, p. XIX-XXIX.

3. *Ibidem*. p. 552. Comparez notre tome II, p. 461.

4. Les mémoires demandés et dressés en 1698 pour l'instruction du uc de Bourgogne.

et la qualité de chaque paroisse, de chaque élection et de chaque généralité, le nombre des personnes et la distinction de leurs qualités et de leurs professions, le revenu de chaque paroisse, de qui elle relève, ce qu'elle contient de villages, hameaux, métairies, châteaux, fiefs, etc., le nombre d'arpents en terres labourables, en vignes, prés, pâtis, bruyères, bois, étangs, ruisseaux, rivières navigables et autres, moulins à grains, à foulon et à papier; la valeur, l'étendue et la qualité des fiefs et de leurs possesseurs, le revenu en cens, dîmes et terrages et toute autre nature des redevances, le nombre du bétail, chevaux, mulets, bœufs, vaches, moutons, porcs, etc.; l'état des manufactures établies ou qu'on pourroit y établir, leur valeur et celle du commerce qui se fait dans chaque paroisse, ou qui s'y peut faire; ce qui manque aux terres pour les faire valoir, les nourritures qui s'y peuvent faire, les défrichements et dessèchements, et autres remarques qu'il faudra soigneusement faire. De tous lesquels états et mémoires sera fait un registre paroisse par paroisse, pour être remis aux greffes des bureaux des finances et de chaque élection, et celui de la paroisse délivré au syndic, dans lequel sera spécifié le nom[bre] des maisons, feux, personnes et bestiaux, celui des arpents de terre avec leurs distinctions, avec une distance entre les noms pour y marquer les changements de fermiers ou de métayers qui arrivent ordinairement, lesquels ne se pourront faire qu'après avoir déclaré, six mois devant, au syndic de la paroisse, vouloir changer de lieu et de paroisse, et en rapportant le certificat du curé et du syndic de celle où on est allé demeurer[1].

« On dira peut-être que c'est un grand détail, dont l'exécution est impossible, MM. les intendants, avec une longue expérience et leurs lumières, n'ayant pu y parvenir: de quoi il ne faut pas s'étonner, parce que le poids des affaires dont ils sont chargés ne leur a pas permis, ni ne leur permet pas d'entrer dans un aussi grand détail comme pourra faire celui qui, comme j'ai dit, sera chargé de la direction du dixième, pourvu qu'on y emploie des personnes intelligentes, qui aient toutes les qualités nécessaires pour remplir un pareil emploi. Il faut, non seulement de l'expérience et une connoissance des terres et de l'état des provinces, mais une grande capacité et du jugement, surtout un grand fonds de probité et de désintéressement; voir tout par soi-même, si cela se peut, ou ne s'en rapporter qu'à des gens fidèles et expérimentés; savoir la géométrie pour suppléer et pour se garantir de l'ignorance et des fraudes des arpenteurs.

« Voilà ce que je crois le meilleur moyen de faire valoir le dixième denier sans avoir recours à des déclarations forcées, bien souvent fausses, qui diminuent le profit au lieu de l'augmenter. »

1. Dans le registre de l'Académie des inscriptions et médailles pour l'année 1707, on voit que Charles de Valois lut ou improvisa, le 9 août, une dissertation sur le *census* ou dénombrement chez les Romains depuis le temps de Servius Tullius.

VI

LE GRAND PRIEUR ET MASNER[1].

L'arrestation du Grand Prieur en territoire neutre constituait un attentat contre le droit des gens, étant surtout données la qualité de ce prince et sa situation particulière en disgrâce, et en une sorte d'exil. D'autre part, Thomas Masner était tout à la fois un agent de l'Autriche, un citoyen considérable et puissant dans son pays des Grisons, et, en même temps, une espèce de bandit international soutenu à la fois par l'affection de ses compatriotes et par ses relations bien connues avec Vienne, Londres, la Haye et Turin. Tout cela contribua à donner du retentissement aux incidents, aux négociations diplomatiques qui suivirent le guet-apens du 27 octobre 1710, et au dénouement judiciaire qui n'aboutit que l'année suivante. Toutes les gazettes étrangères, comme celle de Verdun (tome XIV), et surtout les *Lettres historiques* de la Haye (tomes XXXVIII-XL), reproduisirent généralement l'historique de l'affaire et les principaux documents, dont quelques-uns se retrouvent en dernier lieu dans le recueil de Lamberty; mais, en dehors des copies prises par Bellerive (ms. Fr. 14 178, fol. 402-444), la correspondance du duc de Vendôme, conservée actuellement aux Archives de Chantilly, contient un certain nombre de lettres propres à caractériser le rôle joué par la diplomatie française en face des ministres impériaux et de la Confédération suisse. Nous n'en voulons ajouter que quelques-unes aux textes déjà publiés.

Engagement de Masner[2].

« Je soussigné, Thomas Masner, natif Grison, de la ville de Coire, déclare et m'oblige, moi et tous mes biens, que, mon fils, actuellement prisonnier au château de Pierre-Encise, venant à être remis à Genève en liberté, à l'instant que j'en aurai lettres certaines de sa main et de M. Maurice Pasteur, où il étoit en pension, je relâcherai dans le moment S. A. S. Mgr de Vendôme, grand prieur, que j'ai arrêté sur terre grisonne par représailles, et le ferai conduire en sûreté, avec tous les gens de sa suite et équipage, sur terre suisse[3], S. A. promettant, moyennant cela, de n'avoir aucun ressentiment de ce qui s'est passé. Fait à Balzer[4], le 29 octobre 1710.

Signé : « Philippe de Vendôme.

« Masner. »

1. Ci-dessus, p. 205-207.
2. Chantilly, Papiers du duc de Vendôme, reg. S XVII, fol. 27. Cette pièce fut imprimée dans le *Journal de Verdun*, tome XIV, p. 58.
3. Avec le prince, il avait arrêté un juif de Mantoue nommé Vittafano; mais il le relâcha moyennant deux cents louis.
4. Balzer ou Balzers (ci-dessus, p. 206, note 2) est tout proche de la frontière.

Le comte du Luc, ambassadeur en Suisse, à la princesse des Ursins[1].

« A Soleure, 1er novembre 1710.

« .... Je ne sais, Madame, si vous avez oui parler d'un scélérat nommé Masner, de la ville de Coire dans les Grisons. Cet homme, après avoir piraté sur l'Empereur et l'Empire, crut qu'il y avoit plus à gagner en devenant notre ennemi secret : c'est lui qui trahit feu Barbezières, et qui, pendant que nos troupes étoient en Bavière, a volé au Roi et à ses sujets des sommes immenses, de quoi il n'a fait aucun mystère. Son fils unique s'avisa d'entrer dans le Royaume : il y fut arrêté, et conduit à Lyon, où il est encore. Le père, outré de cet accident, s'en prit au sieur Merveilleux, secrétaire-interprète du Roi dans les Grisons, qui résidoit à Coire : il l'enleva de force, et le garda chez lui avec des traitements inouïs, se moquant de la justice parce qu'avec de l'argent il détermine le peuple à faire ce que bon lui semble[2]. S. M. agréa que je menasse cette affaire : elle fut conduite au point que la ville de Coire m'envoya une députation solennelle et le même Masner, pour demander pardon au Roi. Je reçus les excuses ; mais il fut question de compter et de rendre avant de livrer le fils : cet homme, n'ayant pu se résoudre à restituer, a pris un parti qui vous paroîtra, Madame, d'un désespéré. Il sut que quelques François arrivoient à Coire : il fut, avec cinquante fusiliers, s'embusquer à un quart de lieue de cette ville ; il attaqua ces mêmes François, qu'il arrêta sans peine, et fut surpris lui-même d'apprendre que c'étoit M. le Grand Prieur, qu'il a conduit à Balzer, bourg sur les terres de l'Empire, où ce prince est pourtant sous la puissance dudit Masner, qui le traite avec toute sorte de duretés, si j'en crois un gentilhomme que M. le Grand Prieur m'a envoyé, et qui arriva hier au soir. J'ai dépêché, Madame, un courrier au Roi pour informer S. M. et recevoir ses ordres. Je ne laisse pas, en attendant, d'être inquiet sur la manière dont elle envisagera la chose. Comme vous êtes au fait, Madame, je ne m'arrêterai point à des réflexions inutiles. Si le malheur de M. le Grand Prieur fait que le Roi l'abandonne, nos ennemis ne laisseront pas de triompher de l'insolence de Masner. J'ai fait mes humbles remontrances, en fidèle sujet et en serviteur de M. le duc de Vendôme, qui sera infailliblement touché de l'accident de Monsieur son frère.... »

Le Grand Prieur au comte du Luc[3].

« 8 novembre 1710.

« J'aurai l'honneur, Monsieur, de vous dire, qu'on m'a tranféré ici,

1. Chantilly, S XVII, fol. 28 v°; copie.
2. *Lettres historiques*, tome XXXVIII, p. 18-20, 128-130, 628-636.
3. Chantilly, S XVII, fol. 53. Cette lettre fut sans doute écrite de Feldkirk, où le prince avait été transféré sur son refus d'être mené et

où je suis assez bien, et où je suis gardé et traité avec la même politesse dont Boismont a été témoin. Il ne tenoit qu'à M. de Salis de me tirer de cet embarras; mais il est d'une circonspection et d'un flegme dont il peut être sûr que je saurai un jour lui témoigner ma reconnoissance. Vous pouvez juger avec quelle impatience j'attends le retour de Giraut; j'espère que S. M. entrera dans mes peines, et qu'elle vous enverra les ordres nécessaires pour agir en ma faveur et me donner des marques de l'amitié que vous me portez. En attendant, je vous prie, Monsieur, d'être bien persuadé que je suis plus que personne au monde, etc. »

Le Grand Prieur avait cru pouvoir compter sur l'Empereur, sur le prince Palatin (Neubourg), et encore plus sur le prince Eugène, qui, « en bon cousin et bon ami, » devait être scandalisé d'un « attentat commis contre toutes sortes de lois divines et humaines. » Mais l'Empereur considérait les faits sous une tout autre face, ainsi que le prouvent les lettres qu'il écrivit en même temps, le 8 novembre, au baron Gilles de Greuth, son envoyé au pays des Grisons, et au Palatin, comme gouverneur des pays d'Autriche :

L'Empereur au Palatin[1].

« 8 novembre 1710.

« Votre Dilection se souviendra, par les relations que notre envoyé aux Grisons et administrateur de Ratzins[2] le baron de Greuth lui a faites, de quelle manière le fils de Masner, conseiller de Coire, lequel nous avons reçu dans notre service il y a quelques années, vaquant aux études à Genève, a été arrêté hors de ladite ville avant quelques mois, par une pure haine contre nous et à cause des services considérables que son père nous accorde pendant cette guerre, et a été mis dans une dure prison, où il se trouve encore; et de quelle manière ledit Masner, après s'être saisi d'un François qui étoit à Coire, pour sauver son fils, et la ville même de Coire, qui avoit pris le parti de sondit bourgeois, ont été surpris et traités affronteusement par le comte du Luc, ambassadeur de France en Suisse.

« Nous apprenons présentement que ledit Masner a su arrêter dans le lieu de Feldsberg, dépendant de notre seigneurie de Ratzins, le grand prieur de France passant par les Grisons pour retourner d'Italie à Paris, et le faire conduire à Balzer, de la juridiction du

Tyrol et moyennant promesse de ne pas chercher à s'évader et de payer un louis par jour. De là on le fit passer à Embs ou Ems, dans les Grisons, en attendant la décision de l'Empereur.

1. Chantilly, S XVII, fol. 59-64. La copie, dans le recueil de Bellerive, est toute différente de notre texte, ce qui prouve une fois de plus que ce chevalier adultérait presque toujours les pièces dans sa transcription

2. Rhazuns, proche de Coire, sur la route du Splügen.

comte de Hohenembs, terre de l'Empire; et, comme ledit Masner, pour soutenir et maintenir son action, aura besoin de l'assistance de V. D., laquelle nous ne pouvons pas refuser comme à un homme persécuté pour l'amour de nous, notre volonté est que V. D. assiste fortement ledit Masner, s'il souffroit quelqu'atteinte sur ce sujet par sa supériorité, ou d'ailleurs qu'elle le maintienne et protège puissamment dans son entreprise, de notre part; et que, si, pour plus grande sûreté, il vouloit conduire l'arrêté dans notre comté de Tyrol, elle le reçoive de lui et fasse bien garder dans nos châteaux des Montagnes, qu'elle s'assure de sa personne et de ses écrits, et qu'elle corresponde dans cette affaire avec notre envoyé le baron de Greuth, auquel nous envoyons aussi nos ordres sur ce sujet. Nous avons pareillement ordonné à notre conseil de guerre aulique, et au comte de Hohenembs, qui est ici, de faire ce qui conviendra, et, à ce dernier, de mander à ses officiers de suivre les ordres de V. D. afin que le tout soit accompli à temps. V. D. envoiera aussitôt audit de Greuth la réponse ci-jointe que nous lui faisons, et nous mandera sans délai les suites de la chose. Cependant, nous demeurons toujours, etc. »

La diète de Lucerne, fort gênée par ces violations fréquentes de la neutralité du territoire suisse, s'était franchement déclarée contre Masner. Au contraire, on ne pouvait compter sur le gouvernement démocratique de Coire, où Masner non seulement possédait les titres de capitaine et premier conseiller, mais répandait beaucoup d'argent et avait pour appuis les trois principaux chefs, l'un son propre beau-frère, un autre marié à la sœur de celui-ci, et le troisième, frère de l'évêque.

Le comte du Luc à Messieurs des Ligues grises[1].

« Le 10e novembre 1710.

« Messieurs, au moment que je fus informé de l'attentat inouï commis par Thomas Masner, de Coire, sur la personne de M. le grand prieur de France, j'eus l'honneur d'en rendre compte au Roi. S. M. me commande de vous marquer sa surprise de ce qu'un petit particulier sans titre ni caractère ose violer les alliances et la neutralité en saisissant sur vos terres un prince pour le sang duquel toutes les nations ont du respect et de la vénération. Vous jugez bien, Messieurs, que l'intention du Roi n'est pas de suivre un homme de la trempe de Masner; pour vous en mieux convaincre, aussi bien que toutes les autres puissances de l'Europe, S. M. m'ordonne de vous demander en premier lieu l'élargissement de M. le Grand Prieur, sa suite et ses équipages, que vous me ferez, s'il vous plaît, délivrer sans délai sûr les terres suisses. Je vous prie, en même temps, de m'apprendre vos intentions sur la punition qu'a méritée ledit Masner par son dernier attentat. Je m'assure

1. Chantilly, S XVII, fol. 57, copie; texte publié dans les *Lettres historiques*.

que vous réparerez le déshonneur qui vient de vous être fait par cet insolent, et que vous prouverez que, si la nature fait naître des monstres dans votre pays, vous savez tôt ou tard les étouffer. En satisfaisant à votre honneur et à vos consciences, vous conserverez l'estime générale que vous vous êtes acquise et l'amitié du plus grand roi du monde, qui est votre plus ancien allié.

« Si, contre l'attente de S. M., vous ne faisiez pas tout ce qui convient à votre gloire par rapport au cas présent, les suites n'en pourront être imputées qu'à vous-mêmes; mais j'espère que le public sera autant édifié de votre conduite, qu'il est scandalisé de toutes les noirceurs de Masner.

« J'attends, Messieurs, avec impatience une prompte réponse, qui déterminera le Roi au parti que vous l'obligerez de prendre.

« Je vous prie, pour cet effet, de convoquer incessamment un congrès des Ligues, et de m'informer au plus tôt de la résolution que vous aurez prise. Je souhaite qu'elle soit conforme aux intérêts communs, et de trouver les occasions de vous convaincre du plaisir que j'aurois de vous servir.

« Je prie Dieu qu'il vous ait en sa sainte et digne garde. »

Le comte du Luc à M. le duc de Vendôme[1].

« A Soleure, le 18 novembre 1710.

« Monseigneur, je continue à rendre compte à Votre Altesse de ce que j'apprends par rapport à M. le Grand Prieur. Masner a jugé à propos de transférer ce prince à Feldkirk, petite ville dans l'Empire en deçà de Constance, ne le trouvant pas en sûreté à Balzers, d'où il n'auroit peut-être pas été impossible de l'enlever. On voit bien que cela s'est fait de concert avec le baron de Greuth, envoyé de l'Empereur auprès des Grisons.

« Le sieur Giraut est de retour du 10e du présent mois; il m'a apporté les ordres du Roi, et, sur-le-champ, j'ai écrit aux Ligues grises. J'ai l'honneur d'envoyer à Votre Altesse la copie de ma lettre. Je ne doute pas que M. le duc du Maine ne vous informe de tout ce qui se passe à la cour sur cet événement. Je rendrai bon compte de cette affaire à Votre Altesse; car, sans manquer au respect que je dois à M. le Grand Prieur, je connois mieux que lui le caractère de Masner et la manière dont il faut se comporter avec les Grisons. Je ferai traîner cette affaire en longueur pour la gloire de M. le Grand Prieur, plutôt que de la finir avec déshonneur, qui rejailliroit sur le Roi....

« Je suis, etc.

« LE COMTE DU LUC. »

1. Copie de Bellerive: ms. Fr. 14178, fol. 407 v° et 408.

Le comte du Luc au Grand Prieur[1].

« De Soleure, 24 novembre 1710.

« Monseigneur, j'ai reçu presque en même temps les lettres dont Votre Altesse m'a honoré le 15 et le 18. J'avoue, Monseigneur, que je ne me donne l'honneur de vous écrire qu'avec répugnance, parce que je suis persuadé de l'infidélité de ceux qui vous détiennent, et qu'il ne peut pas parvenir de lettres à Votre Altesse que par leur bon plaisir et après les avoir lues.

« Je ne doute pas que le fils de Masner n'ait été renfermé depuis le noir attentat du père. Vous savez, Monseigneur, mieux que cet homme, si l'ambassadeur du Roi en Suisse est consulté pour les affaires intérieures du Royaume : je n'aurai donc point de peine à vous persuader que je n'ai aucune part au traitement qu'on fait à ce prisonnier; mais, pour obéir à vos commandements, j'ai eu l'honneur d'écrire à S. M. et à M. Méliand, intendant à Lyon, afin qu'autant qu'il le pourra, il se conforme aux intentions de Votre Altesse, à laquelle je crois devoir détailler comment et pourquoi le jeune Masner est arrêté.

« Le père, outre tout ce qu'il a fait pour s'enrichir aux dépens du Roi et de ses sujets, ne sauroit disconvenir qu'il ne soit officier de l'Empereur : en cette qualité, lui et son enfant n'ont pu entrer dans le Royaume qu'avec des permissions. Qu'avoit donc à faire le fils d'aller sur les terres de S. M. et morguer même un corps de garde, qui d'abord l'a arrêté comme un ivrogne qui faisoit des insolences? Ayant été reconnu dans les suites, la conduite du père a fait qu'on l'a détenu, et élargi son camarade.

« Si le père, après m'avoir donné parole de faire signer une déclaration par les députés de Coire, ne s'étoit pas dédit, j'avoue à Votre Altesse que je me faisois une affaire de procurer la liberté du fils. Je joins ici, Monseigneur, cette déclaration[2]; on en est convenu, et elle a été dressée en présence d'un si grand nombre de personnes de mérite, que Masner a mauvaise grâce de l'attaquer par ses écrits.

« Enfin, Monseigneur, ledit Masner obtint par son crédit que les chefs des Trois ligues m'écrivissent; il n'y a qu'à lire ma réponse[3]. Assuré qu'on ne pouvoit le convaincre d'aucun vol, il devoit accepter ma proposition de prendre des arbitres à son choix dans Zurich, Berne, Bâle ou Soleure. Ces mêmes arbitres auroient décidé, et, quoi qu'il en fût arrivé, le fils auroit été rendu au père; mais il n'a pas voulu tenir cette route par des raisons connues à tout le monde, et il a su qu'il étoit plus sûr pour lui de suivre ses premiers errements. Son malheur a voulu que Votre Altesse ait passé par le pays des Grisons; il tâche aujourd'hui de rendre l'Empereur complice de sa noire action :

1. Chantilly, S XVII, fol. 41 v°. — 2. Ci-dessus, p. 481.
3. Ci-dessus, p. 484.

on est persuadé qu'un grand prince bien instruit ne voudroit pas autoriser un attentat inouï, et que toutes les puissances de la terre sont également intéressées pour que Votre Altesse soit réparée d'une manière éclatante. C'est à quoi l'on travaille.

« S'il m'étoit permis de dire mon sentiment, je crois qu'il est mieux pour votre gloire que l'affaire traîne en longueur, que de la finir avec déshonneur, qui rejailliroit sur S. M. et tous les princes de votre rang.

« Je suis, etc.

« Le comte du Luc. »

Le Grand Prieur répondit, le 10 décembre: « C'est une surprise et une puérilité; il vaut mieux que je souffre un peu, et ne mette pas tout le monde en mouvement. Donc, pas de passion ni d'aigreur; trouvons des expédients amiables. » Il persistait à croire que l'ambassadeur avait pris part à l'incarcération du fils. M. du Luc riposta, le 17, par une longue justification, en maintenant sa volonté d'obtenir une réparation officielle. De même, à l'envoyé impérial baron de Greuth, qui, pour suivre les ordres de son souverain, avait recommandé le fils Masner à la bienveillance de M. du Luc, celui-ci répondit, le 26 novembre, par la lettre suivante:

Le comte du Luc au baron de Greuth[1].

« A Soleure, le 26 novembre 1710.

«.... Je profite de l'occasion que vous me fournissez pour vous dire que l'on abuse S. M. Impériale et vous, si l'on prétend que le fils de Thomas Masner soit détenu prisonnier en France par rapport aux services que le père rend à l'Empereur; ce n'est rien moins que cela.... [Masner] auroit revu son fils, s'il avoit pu se résoudre à restituer les sommes dont on l'auroit convaincu d'être injustement détenteur; mais, au lieu de prendre ce parti, il a cru devoir se servir de la prétendue protection pour commettre une action inouïe jusqu'à nos jours. Vous ne l'ignorez pas, Monsieur, et je m'assure que c'est avec douleur, puisque, arrêtant S. A. M. le grand prieur de France à la porte de Coire, et le traduisant ignominieusement dans les terres de l'Empire, il semble qu'on veuille rendre S. M. Impériale complice de l'attentat. Vous en serez pleinement convaincu en lisant les lettres et pièces que Masner a pris soin de répandre dans toute la Suisse, et que les gens de bien regardent comme inventées parce qu'on ne peut croire que l'Empereur ou ses ministres adhèrent à une action qui n'a pu être imaginée jusqu'à présent, et à laquelle toutes les puissances de la terre sont également intéressées pour qu'on fasse à M. le Grand Prieur une réparation d'une manière éclatante. La part que vous prenez à la gloire de votre maître me persuade que vous donnerez tous

1. Copie de Bellerive, fol. 406; texte publié dans les *Lettres historiques*, ainsi que la lettre de Greuth.

vos soins afin que la postérité sache que la guerre n'a pu servir de prétexte pour autoriser un attentat qui intéresse si fort les princes, dans quel rang que Dieu les ait placés.... »

Le comte du Luc au Roi[1].

« Du 26 novembre 1710.

«.... J'écris, Sire, avec votre permission, à M. Méliand, intendant de Lyon, que, si, sans paroître, il peut faire écrire par le fils de Masner que la capture de M. le Grand Prieur est cause de ce qu'il ne jouit plus des bontés qu'on avoit pour lui, ce père, quoique enragé d'ailleurs, ne laissant pas d'être très tendre pour son enfant, pourroit de nouveau recourir à votre clémence. Il y sera d'autant plus porté que certainement il ne se prendra de résolution parmi les Grisons selon son goût qu'il ne lui en coûte considérablement, et ce sera toujours à recommencer jusqu'à ce qu'il soit puni ou absolument ruiné : en sorte, Sire, que M. le Grand Prieur, sans y penser, pourroit bien procurer aux gens de bien la liberté qu'ils ont perdue.... »

L'ambassadeur ajoutait que Merveilleux suspectait la signature du baron de Greuth et pensait que la lettre écrite par lui pouvait avoir été composée par Masner et Manning, le résident anglais, et cachetée par un secrétaire de Greuth, à son insu.

Le Grand Prieur au comte du Luc[2].

« 6e décembre 1710.

« Je vous dirai, Monsieur, le fait de ce qui se passe par une voie que je crois sûre, et par laquelle vous pourrez faire réponse. Masner, voyant qu'il ne pouvoit pas me garder en disant la vérité, a mandé cent impostures de moi, entre autres que je m'en allois à Genève faire un traité avec le duc de Savoie pour chasser l'Empereur d'Italie. Pour cet effet, on a cherché dans toutes mes hardes, où l'on n'a rien trouvé. Le Roi mon maître peut bien me justifier d'une pareille calomnie ; et comment m'auroit-il chargé d'une affaire si importante dans le temps qu'il ne veut seulement pas que j'aie l'honneur de lui faire la révérence ? Prenez vos mesures là-dessus, Monsieur, et que je suis, etc. »

Le Grand Prieur au comte du Luc[3].

« 7e décembre 1710.

« Votre lettre, Monsieur, est arrivée vierge entre mes mains. [Je[4] ne

1. Chantilly, S XVII, fol. 82 ; copie partielle.
2. Copie Bellerive : ms. Fr. 14 178, fol. 412-413. Une partie de cette lettre se retrouve en copie, sous la date du 17 décembre, aux archives de Chantilly, S XVII, fol. 129-133.
3. Chantilly, S XVII, fol. 134.
4. Ce passage entre crochets n'existe pas dans la copie de Bellerive.

suis que trop convaincu que vous avez raison ; mais vous avez trop d'esprit pour ne pas convenir que, presque toujours en ce monde-ci, la douceur termine plus tôt et plus heureusement les affaires que l'aigreur; car, dans le fond, et si l'on vouloit s'entendre, cette affaire n'est qu'une puérilité et une sottise, dont pourtant je ne laisse pas d'être l'innocente victime.] Quoi qu'il en soit, j'aime mieux souffrir que d'exiger rien de votre amitié qui soit contre ma gloire et celle du Roi. Je vous prie de ne pas abuser de ces sentiments courageux et chrétiens, et d'être, etc. »

Le Grand Prieur au comte du Luc[1].

« 10 décembre 1710.

« J'ai l'honneur, Monsieur, de vous envoyer la copie d'une lettre que je viens de recevoir de M. le prince Palatin en réponse d'une que je lui avois écrite en arrivant ici. Cette copie vous fera connoître l'état des choses qui se passent : sur quoi j'espère que vous prendrez les mesures les plus douces et les plus convenables pour me tirer d'affaire à la satisfaction de toutes les parties, sans que la gloire du Roi ou la mienne en soient blessées. Après cela, plus j'examine tout ceci, et plus je suis convaincu que, si l'on vouloit, une bonne fois pour toutes, s'entendre sans passion et sans aigreur, rien ne seroit si facile que de trouver des expédients convenables et honorables à une affaire que, jusqu'à présent, l'on a plus songé à embrouiller qu'à accommoder. Je vous demande pardon si je vous parle ainsi; mais je ne m'écarterai jamais de l'esprit de justice et de vérité dont j'ai fait profession toute ma vie. Ne croyez pas non plus que l'impatience de me tirer d'affaire ait part à ce discours. Quelques affaires domestiques pressantes que j'aie en France, je demeurerai ici sans inquiétude tant qu'il conviendra au Roi que j'y demeure. Je vous prie de m'envoyer les lettres qui vous seront adressées pour moi par M. le duc de Vendôme et par l'abbé de Chaulieu...

« PHILIPPE DE VENDÔME. »

Le comte du Luc au Grand Prieur[2].

« 13e décembre 1710.

« La lettre dont Votre Altesse m'a honoré le 6e est la seule que je crois qui m'ait été rendue sans la participation de Masner. Comme on m'assure que celui qui l'a envoyée est un fort honnête homme, et dans l'espérance que celle-ci aura le même sort que la vôtre, j'ose parler en toute liberté à Votre Altesse. Ce sera par cet endroit que je lui prouverai aujourd'hui mon respect et mon fidèle attachement.

« Les partisans de votre détenteur ont fait mettre dans leurs gazettes

1. Chantilly, S XVII, fol. 134 v°.
2. Chantilly, S XVII, fol. 129 v°.

que vous alliez en France pour y conclure un traité ébauché à Venise contre les alliés; ils ne manqueront pas de dire que vous veniez aussi négocier avec le duc de Savoie, parce que, n'ayant point de raison pour justifier leur attentat, il faudroit, suivant leur coutume, qu'ils inventent des faussetés afin de fasciner les yeux de ceux qui ne se donnent pas le soin de creuser les matières. La vérité a un grand avantage sur le mensonge: ainsi, toutes ces menées ne m'embarrassoient guères; mais ce qui m'a causé une vague peine, c'est d'avoir appris de Vittafano que Votre Altesse a trouvé bon de promettre un louis par jour aux bandits qui la gardent, et que, bien loin de souhaiter d'être hors de leurs mains, vous avez écrit au prince de Neubourg pour le prier de vous laisser à Ems, sous la garde de Masner, jusqu'à ce que les ordres de Vienne fussent venus: moyennant quoi vous promettez de rester prisonnier. Mes idées étoient si différentes de celles-là, pardonnez si j'ose vous le dire, Monseigneur, que j'aurois souhaité de vous savoir dans le Tyrol au pouvoir du prince de Neubourg; celui-ci, en se conduisant par les règles ordinaires, auroit su ce qu'il vous doit, et ce qu'il se doit à lui-même; mais, dans l'état où sont les choses, vous n'en êtes pas moins prisonnier, si c'est le bon plaisir de l'Empereur, et vous dépendez d'un homme qui mérite le dernier supplice, que votre personne met cependant à l'abri de tout ressentiment. Ayez donc la bonté de profiter de la première occasion pour demander que l'Empereur vous rende justice, ou qu'au moins il vous donne une pension plus convenable à sa réputation et à votre naissance. Cela une fois fait, Votre Altesse ne tardera pas d'apprendre comment je traite les matières quand je suis persuadé que la justice est d'accord avec mes sentiments.

« Vous jugez, Monseigneur, que le zèle de votre serviteur seroit inutile, si les démarches de l'ambassadeur n'étoient avouées de son maître. Ce mot en passant vous fera, je m'assure, un grand plaisir. »

Le prince Eugène finit par répondre, le 17 janvier, aux lettres que le Grand Prieur lui avait adressées:

Le prince Eugène au Grand Prieur[1].

« Vienne, 17 janvier 1711.

«.... J'ai prié, la poste passée, le marquis de Bagni de vous faire des excuses si je n'ai pas répondu d'abord, ayant été obligé de donner votre lettre, Monsieur, à S. M. l'Impératrice et de parler à l'Empereur, lequel est fort fâché de ce qui est arrivé, vous pouvant assurer de sa part qu'il n'a rien su auparavant de votre prise, ni du dessein de Masner, et moins encore qu'on vous eût mené dans les terres de l'Empire, mais que, vous trouvant à présent dans l'Empire, et que le fils de Masner, étant dans un lieu neutre, avoit été attiré et pris par des par-

1. Chantilly, S XVII, fol. 177 v°; copie Bellerive, fol. 443 v°. Les deux textes, cette fois, sont conformes l'un à l'autre.

tisans de la France sans autre raison que parce que le père étoit au service de S. M. I., lequel même est actuellement poursuivi par la France en Suisse et dans le pays des Grisons; qu'ainsi S. M. I. ne pouvoit plus regarder les choses comme au commencement; que personne ne pouvoit songer de faire une comparaison entre vous, Monsieur, et ledit Masner, mais qu'il étoit juste que vous aidiez à faire finir ce qui a causé tous ces embarras, c'est-à-dire qu'on relâche le fils, et que le père ne soit plus poursuivi en Suisse, ni dans son pays, ni ailleurs; du reste, que, du commencement, S. M. I. avoit ordonné, et a encore répété que vous soyez traité, Monsieur, avec toute la distinction qui est due à votre qualité, et qu'elle seroit fort fâchée si on y avoit manqué, ni qu'on y manquât à l'avenir. Je m'acquitte mot pour mot des ordres de S. M. I. Du reste, Monsieur, je vous dois dire en mon particulier que je suis au désespoir de toute cette affaire, et que je n'oublierai rien pour vous servir. Je comprends fort bien les raisons que vous avez de retourner au plus tôt en France; mais vous savez que ces affaires des Suisses et Grisons sont fort délicates, et qu'on ne peut pas toujours faire ce qu'on souhaiteroit quand l'engagement est une fois pris de part et d'autre. Je suis fâché de la continuation de votre mal, et vous puis assurer qu'on ne peut être plus véritablement, Monsieur, votre très humble et très obéissant serviteur.

« EUGÈNE DE SAVOIE[1]. »

Le comte du Luc au duc de Vendôme[2].

« Soleure, le 31 janvier 1711.

« J'ai l'honneur d'envoyer à Votre Altesse la lettre que je reçus avant-hier de M. le Grand Prieur, à cachet volant, par le canal du comte de Trautmansdorf. Celle du prince Eugène m'a paru si contraire à la vérité et à la justice, que je n'ai pu m'empêcher de répondre d'un style un peu fort. S'il étoit plus doux, les Allemands, que vous connoissez mieux qu'un autre, Monseigneur, le regarderoient comme une marque de foiblesse et seroient en droit d'en tirer de grands avantages. Ils en agissent à l'égard de Monsieur votre frère d'une manière inouïe, contre la bonne foi et le droit des gens. Ils sont des premiers à donner l'exemple. J'ose répéter à Votre Altesse que, si elle a les moyens de les faire repentir de leur injuste procédé, ils ne méritent point qu'on les ménage en aucune façon. Je vous demande pardon, Monseigneur, de la liberté avec laquelle j'expose mes sentiments: Votre Altesse ne doit l'attribuer qu'à mon ancien attache-

1. On a deux lettres du Grand Prieur à Chaulieu et au comte du Luc, 14 et 21 janvier, dans le volume des Affaires étrangères *Vienne* 89, fol. 11 et 17.
2. Copies Bellerive, fol. 444.

ment pour ce qui la regarde. Je m'estimerois heureux, si je pouvois la mieux convaincre de l'inviolable attachement, etc.

« Le comte du Luc. »

En fait, la détention du prisonnier de Pierre-Encise n'avait point de causes politiques, mais était le châtiment des vols commis par le père, à quoi s'ajoutait son attentat inouï contre Philippe de Vendôme avec les mauvais traitements subis par ce prince. « On ne peut croire, disait le comte du Luc, que l'Empereur ou ses ministres adhèrent à une action qui n'a pu être imaginée jusqu'à présent. » Au Grand Prieur lui-même, qui le rendait responsable indirectement du redoublement des rigueurs de Masner, il représenta qu' un « ver de terre » comme le fils de ce dernier devait s'estimer beaucoup trop heureux de manger à la table du gouverneur du château.

Mais, comme Masner multipliait les intrigues et les impostures avec l'appui des gazettes ennemies, la situation fut très pénible pour l'ambassadeur, en raison surtout des reproches immérités que lui faisait le Grand Prieur d'avoir voulu infliger une « avanie turquesque » à Masner; il éprouva un vrai soulagement quand le prince lui eut appris, le 13 décembre, qu'il était sorti des mains de Masner, pour passer dans celles d'agents impériaux à Munich, puis à Gratz, et qu'ils le traitaient bien. L'Empereur se défendit alors d'avoir été pour rien dans son arrestation, mais persista à soutenir que lui-même devait intervenir en faveur du fils Masner, poursuivi et emprisonné parce que le père était au service de l'Autriche. Ce fut un nouveau sujet d'indignation pour M. du Luc que S. M. I. osât mettre en parallèle un prince français avec ce « scélérat de la lie du peuple, » dont un manifeste public faisait connaître les méfaits sans nombre. « J'aimerois mieux, disait-il au prince, apprendre votre mort, que de faire la moindre démarche indigne du caractère dont je suis revêtu. » Il se hâta donc d'envoyer tout le dossier au Roi, et, d'autre part, chargea Merveilleux de « mettre les fers au feu pour faire expier à Masner tous ses crimes et obtenir des Trois ligues une réparation éclatante : le dernier supplice, pas moins. »

Les copies de Chantilly s'arrêtent aux premiers jours de février 1711 (fol. 198-202); mais nous avons la suite tout à la fois dans l'impression des *Lettres historiques*, tome XXXIX, et dans les copies de Bellerive, jusqu'en août 1711, temps où Masner fut condamné par le canton de Schwytz, par le bailliage de Sarganz et par les Grisons eux-mêmes[1]. Nous y reviendrons quand Saint-Simon reparlera, en deux fois, dans la suite de l'année 1711, de la terminaison de l'affaire.

On en suit la marche dans le *Journal de Torcy*, p. 297 et suivantes, et il semble que ce ministre, peut-être sur l'ordre du Roi, s'efforça de retenir la fougue emportée et imprudente du comte du Luc.

1. *Journal de Verdun*, tome XIV, p. 325-328 et 386-390; recueil de Lamberty, tome VI, p. 589-600.

VII

LA MAISON DU DUC ET DE LA DUCHESSE DE BERRY[1]

Ainsi que Saint-Simon l'a dit, le Roi voulut que la maison des nouveaux époux fût établie sur le pied de celle de Monsieur et de Madame. Nous croyons intéressant de donner le résumé du dernier « Projet » dressé pour la constitution de cette maison, avec l'indication des gages et l'évaluation du prix que devaient payer les acquéreurs. Cette pièce est extraite du carton G[7] 1569 des Archives nationales. En regard de chaque article, le contrôleur général Desmaretz a inscrit son « bon » pour déterminer définitivement l'évaluation du prix. Afin d'accélérer la vente des charges, M. de la Garde, premier commis du Contrôle général, proposa d'envoyer une circulaire ; mais Desmaretz ne fut pas de cet avis. Le secrétaire d'État de la maison du Roi, Jérôme de Pontchartrain, prétendait aussi s'occuper de cette affaire, et les correspondances du même carton nous apportent l'écho d'un conflit entre ses bureaux et ceux du contrôleur général, au sujet de la forme à donner aux états et bordereaux qui devaient être envoyés à la Cour des aides.

A la suite du « Projet » dont nous venons de parler, on trouvera plusieurs lettres du duc de Beauvillier, extraites du même carton, et qui établissent la part très active que le duc prit à cette affaire. Puis nous donnerons quelques lettres de la duchesse de Saint-Simon, dame d'honneur de la duchesse de Berry, relatives à la formation de la maison de la princesse et surtout au payement des gages et appointements des dames et femmes de chambre, que le malheur des temps faisait bien souvent retarder.

Projet pour la maison de Mgr le duc de Berry.

TITRES DES OFFICES.	GAGES, ETC.	ÉVALUATION DE LA FINANCE DES OFFICES.
Chapelle.		
Un premier aumônier	4 400 l.	75 000 l.
Un confesseur	3 200 l.	—
Un maître de l'oratoire	2 400 l.	40 000 l.
Un maître de la chapelle-musique	1 500 l.	30 000 l.
Un aumônier ordinaire	700 l.	25 000 l.
Quatre aumôniers servant par quartier	240 l.	chacun 8 000 l.
Un chapelain ordinaire	400 l.	5 000 l.
Quatre chapelains par quartier	200 l.	chacun 4 000 l.

1. Ci-dessus, p. 211-212.

Un clerc de chapelle ordinaire. .	240 l.		2 000 l.
Quatre clercs de chapelle par quartier.	160 l.	chacun	3 000 l.
Deux sommiers de chapelle. . .	300 l.	chacun	4 000 l.
Un aumônier et confesseur du commun.	600 l.		6 000 l.
Chambre.			
Deux premiers gentilshommes. .	9 033 l. 19 s. 6 d.	chacun	160 000 l.
Un premier chambellan ordinaire.	6 000 l.		70 000 l.
Quatre chambellans par quartier.	2 000 l.	chacun	30 000 l.
Deux gentilshommes de la chambre.	1 000 l.	chacun	15 000 l.
Un introducteur des ambassadeurs.	2 200 l.		35 000 l.
Un premier gentilhomme ordinaire..	1 800 l.		30 000 l.
Quatre gentilshommes ordinaires.	»	chacun	3 000 l.
Un gouverneur des pages de la chambre.	700 l.		80 000 l.
Un valet des pages..	400 l.		4 000 l.
Un maître à danser des pages.. .	»		2 000 l.
Un premier médecin.	7 927 l. 18 s.		40 000 l.
Quatre médecins par quartier.. .	500 l.	chacun	8 000 l.
Un apothicaire.	6 472 l.		35 000 l.
Un aide.	»		—
Un premier chirurgien.	6 000 l.		35 000 l.
Un chirurgien ordinaire.. . . .	1 700 l.		15 000 l.
Quatre chirurgiens par quartier. .	200 l.	chacun	4 000 l.
Un chirurgien du commun.. . .	200 l.		4 000 l.
Un opérateur pour les dents. . .	600 l.		6 000 l.
Un barbier ordinaire de la chambre.	500 l.		8 000 l.
Quatre barbiers par quartier. . .	400 l.	chacun	6 000 l.
Un barbier pour les bains et étuves.	150 l.		3 000 l.
Deux contrôleurs généraux des menus de la chambre, argenterie et écurie.	2 002 l. 10 s.	chacun	30 000 l.
Quatre premiers valets de chambre servant par quartier.	2 000 l.	chacun	30 000 l.
Un valet de chambre ordinaire. .	1 000 l.		10 000 l.
Huit autres valets de chambre servant par quartier.	400 l.	chacun	9 000 l.
Un peintre.	600 l.		8 000 l.
Un portemanteau ordinaire. . .	1 100 l.		10 000 l.
Quatre portemanteau par quartier.	400 l.	chacun	6 000 l.
Un huissier ordinaire de la chambre.	400 l.		6 000 l.
Quatre autres huissiers.	400 l.	chacun	6 000 l.
Un huissier ordinaire du cabinet..	500 l.		7 000 l.
Quatre autres huissiers.	500 l.	chacun	7 000 l.
Quatre huissiers de l'antichambre.	300 l.	chacun	4 000 l.
Quatre garçons de la chambre. .	1 432 l. 3 s.	chacun	10 000 l.
Quatre tapissiers.	150 l.	chacun	3 000 l.
Un garde-meuble et concierge.. .	1 000 l.		25 006 l.

Quatre porte-chaises d'affaires. .	165 l.	chacun	3 000 l.
Quatre porteurs de lits et coffres.	75 l.	chacun	2 500 l.
Un lavandier.	200 l.		5 000 l.
Un porte-arquebuse.	400 l.		4 000 l.

Garde-robe.

Deux maîtres de la garde-robe. .	8 250 l.	chacun	30 000 l.
Quatre premiers valets de garde-robe.	1 400 l.	chacun	18 000 l.
Un valet de garde-robe ordinaire..	400 l.		5 000 l.
Huit autres valets de garde-robe..	300 l.	chacun	5 000 l.
Un empeseur..	800 l.		3 000 l.
Quatre garçons de la garde-robe..	800 l.	chacun	8 000 l.
Un tailleur-chaussetier.	»		6 000 l.
Un porte-malle ordinaire. . . .	1 300 l.		10 000 l.

Chambre aux deniers.

Un premier maître d'hôtel.. . .	9 800 l.		200 000 l.
Un maître d'hôtel ordinaire. . .	3 600 l.		43 000 l
Quatre maîtres d'hôtel par quartier.	2 300 l.	chacun	30 000 l.
Deux contrôleurs généraux.. . .	4 300 l.	chacun	45 000 l.
Un gentilhomme servant ordinaire.	1 100 l.		10 000 l.
Huit autres par quartier.. . . .	600 l.	chacun	8 000 l.
Un contrôleur ordinaire.. . . .	1 200 l.		15 000 l.
Quatre contrôleurs clercs d'offices.	1 200 l.	chacun	15 000 l.
Quatre huissiers de salle. . . .	200 l.	chacun	4 000 l.

Paneterie-bouche et commun.

Quatre chefs de paneterie. . . .	200 l.	chacun	6 000 l.
Quatre aides..	150 l	chacun	6 000 l.
Deux sommiers de paneterie. . .	600 l	chacun	6 000 l.
Un sommier de vaisselle ordinaire.	600 l.		6 000 l.

Échansonnerie-bouche et commun.

Quatre chefs d'échansonnerie.. .	200 l.	chacun	8 000 l.
Quatre aides.	150 l.	chacun	6 000 l.
Deux sommiers de bouteilles. . .	600 l.	chacun	6 000 l.
Quatre coureurs de vin.	300 l.	chacun	5 000 l.
Un sommier de vaisselle ordinaire.	600 l.		6 000 l.

Cuisine-bouche.

Quatre écuyers.	900 l.	chacun	7 000 l.
Quatre aides..	160 l.	chacun	5 000 l.
Quatre porteurs..	100 l.	chacun	3 000 l.
Quatre huissiers.	100 l.	chacun	3 000 l.
Deux enfants de cuisine.. . . .	100 l.	chacun	3 000 l.
Un sommier de garde-manger.. .	600 l.		7 000 l.
Un sommier des broches.. . . .	600 l.		7 000 l.

Cuisine-commun.

Quatre écuyers.	1 070 l.	chacun	8 000 l.
Quatre aides..	160 l.	chacun	6 000 l.

Quatre porteurs.	100 l.	chacun	3 000 l.
Quatre huissiers.	100 l.	chacun	3 000 l.
Deux enfants de cuisine.	100 l.	chacun	3 000 l.
Un sommier des broches. . . .	600 l.		7 000 l.
Un garde-vaisselle.	900 l.		10 000 l.
Quatre serdeaux.	120 l.	chacun	3 000 l.
Deux falotiers.	25 l.	chacun	3 000 l.
Fruiterie.			
Quatre chefs de fruiterie. . . .	260 l.	chacun	8 000 l.
Quatre aides.	150 l.	chacun	7 000 l.
Deux sommiers.	600 l.	chacun	6 000 l.
Fourrière.			
Quatre chefs de fourrière. . . .	260 l.	chacun	8 000 l.
Quatre aides.	100 l.	chacun	7 000 l.
Quatre huissiers de bureau pour servir les tables.	200 l.	chacun	4 000 l.
Quatre porte-tables et chaises-bouche.	100 l.	chacun	3 000 l.
Écurie.			
Un premier écuyer.	16 190 l.		250 000 l.
Un écuyer ordinaire.	2 000 l.		25 000 l.
Quatre écuyers servant par quartier.	700 l.	chacun	12 000 l.
Un premier maréchal des logis. .	5 000 l.		80 000 l.
Un maréchal des logis ordinaire. .	800 l.		10 000 l.
Quatre maréchaux des logis par quartier.	500 l.	chacun	7 000 l.
Un fourrier du corps ordinaire. .	300 l.		6 000 l.
Deux autres fourriers.	250 l.	chacun	4 000 l.
Quatre fourriers de la maison. . .	200 l.	chacun	3 500 l.
Un capitaine des archers de la porte.	2 600 l.		50 000 l.
Un lieutenant.	600 l.		9 000 l.
Seize archers de la porte. . . .	200 l.	chacun	3 800 l.
Conseil.			
Un chancelier-garde des sceaux. .	18 000 l.		300 000 l.
Un premier conseiller.	2 800 l.		40 000 l.
Deux autres conseillers.	»	chacun	2 000 l.
Quatre maîtres des requêtes. . .	»	chacun	2 000 l.
Deux huissiers du conseil. . . .	300 l.	chacun	3 000 l.
Un audiencier garde des rôles de la chancellerie.	400 l.		10 000 l.
Un chauffe-cire.	500 l.		5 000 l.
Deux secrétaires des commandements, maison et finances, et secrétaires du cabinet.	9 300 l.	chacun	140 000 l.
Deux courriers du cabinet. . . .	360 l.	chacun	4 000 l.

Finances.

Un surintendant des finances. . .	15 200 l.		300 000 l.
Deux intendants des domaines, maison et finances.	3 600 l.	chacun	45 000 l.
Un contrôleur général.	3 600 l.		40 000 l.
Deux secrétaires du conseil des finances..	2 400 l.	chacun	24 000 l.
Un trésorier général.	8 902 l.		150 000 l.
Deux secrétaires des finances. . .	»	chacun	2 000 l.

Officiers de l'écurie.

Un chapelain-aumônier.	635 l.		7 000 l.
Un écuyer commandant l'écurie. .	200 l.		8 000 l.
Seize valets de pied.	401 l.	chacun	3 000 l.
Deux autres valets de pied. . . .	292 l.	chacun	1 500 l.
Quatre maîtres palefreniers. . .	392 l.	chacun	3 000 l.
Deux maréchaux de forge. . . .	25 l.	chacun	2 000 l.
Un gouverneur des pages. . . .	1 715 l.		10 000 l.
Un maître à danser.	200 l.		2 000 l.
Un tireur d'armes.	200 l.		2 000 l.
Deux valets des pages.	508 l. 15 s.	chacun	2 000 l.
Deux cochers du corps.	492 l.	chacun	3 000 l.
Un postillon.	442 l.		3 000 l.
Deux cochers du deuxième carrosse.	492 l.	chacun	3 000 l.
Un postillon.	442 l.		2 500 l.
Un conducteur du chariot. . . .	392 l.		2 500 l.
Deux tailleurs-chaussetiers. . .	»	chacun	12 000 l.
Un argentier de l'écurie.. . . .	765 l.		20 000 l.
Un médecin.	20 l.		5 000 l.
Un apothicaire.	520 l.		3 000 l.
Un chirurgien.	»		3 000 l.
Deux écuyers cavalcadours.. . .	845 l.	chacun	5 000 l.
Un concierge garde-meuble.. . .	300 l.		4 000 l.
Un sellier et malletier.	»		2 000 l.
Deux fourriers.	200 l.	chacun	3 000 l.
Un charron.	»		12 000 l.
Un éperonnier.	»		12 000 l.

Vénerie et fauconnerie.

Un premier veneur.	6 000 l.		60 000 l.
Deux lieutenants de vénerie. . .	»	chacun	3 000 l.
Deux gentilshommes ordinaires. .	»	chacun	3 000 l.
Un capitaine des levrettes. . . .	»		4 000 l.
Un premier fauconnier.	1 000 l.		18 000 l.
Un chef des oiseaux du cabinet. .	1 000 l.		15 000 l.

Gardes du corps françoises.

Deux capitaines des gardes du corps.	6 000 l.	chacun	150 000 l.
Deux lieutenants.	1 000 l.	chacun	20 000 l.

Deux enseignes.	600 l.	chacun	10 000 l.
Quatre exempts.	550 l.	chacun	7 000 l.
Deux exempts servant près Madame la duchesse de Berry.	600 l.	chacun	10 000 l.
Quatre maréchaux des logis.	»	chacun	2 500 l.
Quatre-vingts gardes du corps.	40 s. par jour.	chacun	2 500 l.
Deux trompettes.	1 000 l.	chacun	4 000 l.
Un timbalier.	1 000 l.		4 000 l.
Un chirurgien.	200 l.		3 000 l.
Un clerc du guet.	1 200 l.		7 000 l.
Un trésorier.	1 000 l.		25 000 l.
Gardes suisses.			
Un capitaine-colonel.	6 600 l.		140 000 l.
Deux lieutenants.	800 l.	chacun	20 000 l.
Deux enseignes.	600 l.	chacun	10 000 l.
Deux exempts françois.	600 l.	chacun	7 000 l.
Deux exempts suisses.	600 l.	chacun	7 000 l.
Deux fourriers.	300 l.	chacun	5 000 l.
Un clerc du guet.	662 l. 10 s.		12 000 l.
Un chirurgien.	100 l.		2 000 l.
Trente-six gardes suisses.	256 l.	chacun	1 200 l.
Bâtiments.			
Un surintendant des bâtiments et jardins.	4 800 l.		50 000 l.
Un intendant des bâtiments.	600 l.		10 000 l.
Un contrôleur.	1 000 l.		10 000 l.
Un architecte.	»		2 000 l.
		Total.	6 184 100 l.

Projet pour la maison de Madame la duchesse de Berry.

Titres des offices.	Gages, etc.		Évaluation de la finance.
Chapelle.			
Un premier aumônier.	3 000 l.		40 000 l.
Un aumônier ordinaire.	1 200 l.		20 000 l.
Quatre aumôniers servant par quartier.	140 l.	chacun	4 000 l.
Un confesseur et prédicateur ordinaire.	1 200 l.		»
Un chapelain ordinaire.	300 l.		3 000 l.
Quatre chapelains par quartier.	120 l.	chacun	3 000 l.
Quatre clercs de chapelle.	80 l.	chacun	2 000 l.
Un sommier de chapelle.	300 l.		4 000 l.
Un aumônier du commun.	100 l.		3 000 l.
Un confesseur du commun.	100 l.		1 500 l.

Chambre.

Une dame d'honneur.	8 000 l.		»
Une dame d'atour.	6 000 l.		»
Une première femme de chambre.	1 245 l.		30 000 l.
Huit autres femmes de chambre. .	100 l.	chacune	2 000 l.
Une lingère-empeseuse.	60 l.		2 500 l.
Un huissier ordinaire de la chambre.	160 l.		3 000 l.
Quatre autres huissiers de la chambre par quartier.	160 l.	chacun	4 000 l.
Quatre huissiers du cabinet. . .	160 l.	chacun	4 000 l.
Quatre huissiers de l'antichambre.	160 l.	chacun	2 000 l.
Un valet de chambre ordinaire. .	160 l.		2 000 l.
Huit valets de chambre par quartier.	160 l.	chacun	3 000 l.
Un maître de clavecin.	400 l.		2 000 l.
Deux garçons de la chambre. . .	140 l.	chacun	4 000 l.
Un premier médecin.	6 000 l.		40 000 l.
Un médecin ordinaire.	600 l.		12 000 l.
Un apothicaire du corps et du commun.	1 800 l.		20 000 l.
Un chirurgien du corps.	2 000 l.		12 000 l.
Deux chirurgiens du commun. . .	150 l.	chacun	2 000 l.
Un chirurgien de l'écurie. . . .	100 l.		2 500 l.

Garde-robe.

Un maître de la garde-robe. . . .	500 l.		12 000 l.
Deux valets de garde-robe ordinaires.	140 l.	chacun	2 000 l.
Quatre valets de garde-robe par quartier.	140 l.	chacun	2 000 l.
Un tailleur.	150 l.		2 000 l.
Un porte-manteau.	600 l.		8 000 l.

Chambre aux deniers.

Un chevalier d'honneur.	6 000 l.		150 000 l.
Un premier maître d'hôtel. . . .	4 000 l.		100 000 l.
Un maître d'hôtel ordinaire. . .	2 000 l.	chacun	25 000 l.
Quatre maîtres d'hôtel par quartier.	500 l.	chacun	7 000 l.
Deux contrôleurs généraux de la maison et argenterie.	1 000 l.	chacun	10 000 l.
Un gentilhomme servant ordinaire.	1 200 l.		10 000 l.
Huit gentilshommes servants par quartier.	300 l.	chacun	4 000 l.
Un contrôleur-clerc d'office ordinaire.	600 l.		8 000 l.
Quatre contrôleurs-clercs d'office. .	300 l.	chacun	3 000 l.
Quatre huissiers de salle. . . .	100 l.	chacun	2 000 l.

Paneterie et échansonnerie.

Quatre chefs de paneterie. . . .	160 l.	chacun	5 000 l.
Quatre aides.	100 l.	chacun	2 000 l.

Un sommier de paneterie. . . .	300 l.		4 000 l.
Quatre chefs d'échansonnerie.. .	160 l.	chacun	3 000 l.
Quatre aides..	100 l.	chacun	2 000 l.
Un sommier d'échansonnerie. . .	300 l.		3 000 l.
Un coureur de vin..	200 l.		2 000 l.

Cuisine.

Quatre écuyers.	140 l.	chacun	4 000 l.
Quatre aides..	100 l.	chacun	3 000 l.
Trois enfants de cuisine.. . . .	60 l.	chacun	2 000 l.
Quatre porteurs..	60 l.	chacun	2 000 l.
Quatre huissiers.	100 l.	chacun	3 000 l.
Un garde-vaisselle..	600 l.		8 000 l.
Un sommier ordinaire du garde-manger.	300 l.		4 000 l.
Deux sommiers des broches. . .	300 l.	chacun	3 500 l.
Un pâtissier..	60 l.		5 000 l.
Deux verduriers..	60 l.	chacun	3 000 l.
Quatre serdeaux.	100 l.	chacun	2 000 l.

Fruiterie et fourrière.

Deux chefs de fruiterie.	120 l.	chacun	5 000 l.
Deux aides.	100 l.	chacun	4 000 l.
Un sommier de fruiterie.. . . .	300 l.		4 000 l.
Quatre huissiers du bureau. . .	100 l.	chacun	2 000 l.
Quatre chefs de fourrière. . . .	100 l.	chacun	5 000 l.
Quatre aides..	60 l.	chacun	4 000 l.
Deux porte-tables et chaises du corps..	100 l.	chacun	2 000 l.
Un garde-meuble.	200 l.		2 000 l.
Deux tapissiers..	100 l.	chacun	2 000 l.
Un porte-chaise d'affaires. . . .	200 l.		3 000 l.
Un portefaix de la chambre. . .	60 l.		1 500 l.
Deux falotiers.	60 l.	chacun	2 000 l.

Marchands fournisseurs et gens de métier.

Un cordonnier ordinaire. . . .	100 l.		1 000 l.
Un cordonnier de la garde-robe. .	100 l,		1 000 l.
Un marchand joaillier.	100 l.		3 000 l.
Un marchand mercier.	100 l.		2 000 l.
Un menuisier de la chambre. . .	100 l.		1 500 l.
Un cordonnier de l'écurie. . . .	100 l.		»

Écurie.

Un premier écuyer.	16 000 l.		150 000 l.
Un écuyer ordinaire.	2 000 l.		20 000 l.
Quatre écuyers par quartier. . .	300 l.	chacun	6 000 l.
Un écuyer-cavalcadour.	300 l.		4 000 l.
Un contrôleur général de l'écurie.	1 000 l.		10 000 l.
Dix grands valets de pied. . . .	365 l.	chacun	2 500 l.

Deux portemanteau.	280 l.	chacun	1 500 l.
Un cocher du carrosse du corps. .	200 l.		2 500 l.
Un postillon dudit carrosse. . .	100 l.		2 000 l.
Un cocher du second carrosse.. .	150 l.		2 000 l.
Un postillon..	100 l.		1 500 l.
Un cocher du carrosse des femmes.	100 l.		1 500 l.
Un maître palefrenier.	100 l.		2 000 l.
Un gouverneur des pages. . . .	200 l.		6 000 l.
Un sous-gouverneur.	100 l.		4 000 l.
Un fourrier des écuries.	100 l.		2 000 l.
Un garde-meuble des écuries. . .	100 l.		2 000 l.
Un argentier de l'écurie.. . . .	100 l.		8 000 l.
Un sellier..	»		1 500 l.
Un maréchal-ferrant.	100 l.		1 500 l.
Un charron.	100 l.		1 500 l.
Finances.			
Un secrétaire des commandements.	4 200 l.		80 000 l.
Un intendant des maison et finances.	3 000 l.		60 000 l.
Six secrétaires des finances.. . .	300 l.	chacun	2 000 l.
Deux agents d'affaires.	300 l.	chacun	2 000 l.
Un trésorier général de la maison.	3 000 l.		50 000 l.
	Total. . .		1 401 000 l.

Lettres du duc de Beauvillier a M. de la Garde, premier commis du Contrôle général.

I

« Ce samedi 23 août [1710.]

« Je vous renvoie, Monsieur, ce que vous m'avez laissé. Si M. Desmaretz veut bien l'agréer (comme je vous prie de le lui proposer de ma part), vous me ferez le plaisir de me faire copier le premier mémoire, qui est un projet de la maison de M. le duc de Berry, contenant le revenu de chaque charge et son évaluation. Vous payerez le copiste, que je suppose être quelqu'un autre que vos commis, assez employés d'ailleurs, et vous trouverez bon que je rembourse cette petite avance. Je ne propose pas de faire faire cette copie chez moi ; car, si les domestiques ordinaires en entrevoyoient quelque chose malgré les précautions de celui qui l'écriroit, cela renouvelleroit une agitation qu'avoit excitée le seul bruit qui courut, au mariage de M. le duc de Berry, qu'on alloit faire sa maison : ce détail pour vous seul, s'il vous plaît. Cette copie, que je serrerai moi-même, me sera utile pour tirer dans le besoin certains éclaircissements que je n'ai sûrement pas tous prévus dans le peu de temps que j'ai eu l'original. J'espère que, dans la fin de la semaine prochaine, ou les premiers jours de la suivante, vous pourrez, Monsieur, me faire remettre, par voie sûre et dans un paquet cacheté, à Marly, ce que je vous demande. On ne peut être à vous, Monsieur, plus véritablement que j'y suis.

« LE DUC DE BEAUVILLIER. »

II

« Ce dimanche 19 octobre.

« Le Roi a bien voulu m'accorder :

« Une place de garçon de la chambre,

« Une de garçon de garde-robe,

« La charge de gouverneur des pages de la chambre,

« Et celle de premier valet desdits pages de la chambre[1].

« Je prie Monsieur de la Garde de prendre l'ordre de M. Desmaretz pour mettre des notes à côté de ces articles, sur l'état des charges à vendre de la maison de Mgr le duc de Berry. Je lui en serai très obligé.

« LE DUC DE BEAUVILLIER. »

III

« Ce mardi au soir, 28 octobre.

« J'ai dit ce matin à M. Desmaretz que (n'y ayant aucun changement pour les quatre places de garçon de la chambre de Mgr le duc de Berry, et les choses, Monsieur, subsistant arrangées suivant que vous l'avez marqué) le Roi a changé pour les garçons de garde-robe : S. M. laisse les quatre charges aux deux anciens, dont le petit revenu, sans cela, étoit trop diminué. Sur ce pied, Monsieur, prenez, s'il vous plaît, l'ordre de M. Desmaretz pour effacer le *nota* par lequel vous aviez marqué que le Roi m'avoit accordé la disposition d'une des places de garçon de garde-robe, et marquez en même temps, à côté de l'article de valet de chambre ordinaire, que S. M., en m'ôtant l'autre, m'a donné celle-là. Ainsi, c'est d'une place de garçon de la chambre et de la charge de valet de chambre ordinaire que le Roi m'a donné la nomination, sans préjudice des charges de gouverneur et de premier valet des pages de la chambre. On ne peut être à vous, Monsieur, plus parfaitement que j'y suis. »

« LE DUC DE BEAUVILLIER. »

1. Ces quatre charges étaient taxées au total trente-deux mille livres; on a vu ci-dessus (p. 222, note 1) que le duc avait eu outre un brevet de retenue de deux cent mille livres sur la charge de chancelier et sur celle de surintendant de la maison.

IV

« Mardi matin.

« Je vous prie, Monsieur, de me faire la grâce de m'avertir aussitôt qu'il y aura un premier écuyer de Mme la duchesse de Berry nommé et agréé par le Roi. J'ai quelques mesures à prendre à son égard sans retardement[1].

« Je voudrois bien jeter encore les yeux sur l'état de la maison de Mme la duchesse de Berry. Ne pourriez-vous point l'enfermer dans un paquet cacheté, que j'enverrois prendre à quatre heures ? Je vous le renverrois de même avant huit heures ce soir. Je suis toujours fort sensible, Monsieur, à vos honnêtetés.

« LE DUC DE BEAUVILLIER. »

LETTRES DE LA DUCHESSE DE SAINT-SIMON RELATIVES A LA MAISON DE LA DUCHESSE DE BERRY.

Ces lettres autographes, qui proviennent des Papiers du Contrôle général des finances (Archives nationales, cartons G^7 1569 et 1570), ont déjà été publiées dans le tome XXI et supplémentaire de l'édition des *Mémoires* parue en 1873, p. 223-230. Ici, nous les reproduisons avec leur orthographe, dont l'extrême incorrection fut jadis signalée par Prosper Faugère, et nous y joignons quelques pièces complémentaires.

I

La duchesse de Saint-Simon au sieur Maynon[2].

Octobre [1710.]

« Ie prie monsieur ménont ou monsieur de la garde de receuoir la soumission de madame de malauza qui a estée agrée de madame la duchesse de berie pour une charge de femme de chambre sous le bon plaisir du roy.

« LA DUCHESSE DE ST SIMON. »

II

Placet.

[1710.]

« M. le duc de Saint-Simon supplie M. Desmaretz de faire prendre à

1. On a vu, p. 219, que Saint-Simon procura cette charge à son ami Coëtenfao.

2. Vincent Maynon, célèbre financier, qui fut nommé le 11 janvier 1711 surintendant des finances, bâtiments et jardins de la duchesse de Berry.

M. Lefebvre un billet de la Douane de douze cents livres, et trois cents livres d'argent, pour une charge de portefaix de Mme la duchesse de Berry, qui est de quinze cents livres;

« Ou bien ordonner de prendre un billet de monnoie de cinq cents livres, et mille livres d'argent, pour ladite charge. »

En apostille : « A M. Lefebvre, pour m'en parler. »

III

La duchesse de Saint-Simon à M. de la Garde.

[Avril 1711.]

« La crainte Monsieur d'importuner mr Desmaretz dans ses importantes affaires jointes à lassiduité que ie suis obligée d'auoir aupres de madame la duchesse de berry qui m'empesche d'aller aux heures qu'il donne au public me fait auoir recours a vous sur les offres obligeante que vous m'auez fait et que vous auez déja mis en pratique dont ie vous fais milles remerciments pour vous demander responces de monsieur Desmaretz du placet et du mémoire que ie vous enuois, ji joint encore celuy que vous m'auez renuoyé qui regarde ce qui est deub a mr de St Simon pour le droit des englois ie crois qu'vne de mes lettres pour luy demander le paymens de lannée qui est eschu ne feroit aussi que limportuner et que vous me voulant bien faire le plaisir de luy demander de ma part en lassurant que ce n'est que discrestion qui fait que ie ne luy vais point demander de viue voix ou par escrit fera qu'il me la cordera de mesme j'ay vn extreme besoin qu'il me donne vn ordre pour me faire toucher cette somme comme aussi le remboursement des bois que l'on nous a coupés à St-Simon pour le seruice du roy et qui nous ont fait grand tort car l'on ne nous a pas laissé les arbres nécessaire pour faire les réparations de la terre et l'on a abbattu ceux aussi que l'on concervoit pour les meules de moulin aincy il me paroist qu'il est juste de nous payer la petite somme a quoy ils ont estez esvalué, mandez moy ie vous prie si vous croyez toujours nessessaire que ie parle ou que jescriue au ministre pour tout ce que ie vous mande la, mr labée Capet maporte la lettre que vous luy auez escritte ie certifirez qu'il a seruy madame la duchesse de berry en calité de chapelain ordinaire dont le roy la gratifié depuis son mariage aincy il luy est deub depuis le premier juillet 1710 jusqu'au premier auril 1711 trois cartier a raison de 100 lb par cartier et 3 lb par jour pour sa nouriture comme sont payé les chapelain de madame a ce que l'on ma dit vous pourrez prendre la peinne de vous en informer si l'on ma rapporté juste il ne reste plus que luy a payé de la maison de ceux qui ont seruy deuant lestablissement de la maison de md la duchesse de berry ie vous serez aussi monsieur fort obligée de luy faire expédier vne ordonnance apres que vous en aurez receu lordre de monsieur Desmaretz soyez persuadé que vous ne pouvez faire plaisir à personne qui en ressente vne plus viue reconnoissance que

« LA DUCHESSE DE ST SIMON. »

IV

La duchesse de Saint-Simon à M. Lefebvre[1].

« A Paris, ce 29 may [1711].

« Ie vous aurez monsieur vne véritable obligation si vous voulez bien dimanche en trauaillant auec monsieur Desmaretz le faire ressouuenir de vous dire de me payer neuf mois de mes appointements comme il la promis plusieurs fois a monsieur de St Simon ie vous enuois vn petit mémoire que ie viens de faire ie ne sçay si vous le trouuerez bien, sans le malheur des temps et la despence extraordinaire que j'ay estez obligée de faire par ma charge qui ma fait changé dauance lannée dapointements ie ne vous importunerois pas tant cette desponce sur laqu'elle ie n'auois pas conté lannée dernière me dérange infiniment joint à d'autre malheur arriué dans nos terres ce qui fait que ie n'en suis point payé aincy monsieur vous me ferez vn tres sensible plaisir de tirer cette ordre de monsieur Desmaretz soyez persuadé que vous n'en pouuez faire a personne qui le ressente plus vivement et qui en ait monsieur vne plus parfaite reconnoissance que LA DUCHESSE DE ST-SIMON j'ay estee nommée dame d'honneur le 15 juin ie n'ay presté serment que le 9 ou 10 de juillet aincy ie ne sçay de qu'and doiue courir mes appointements madame la duchesse de berry fut marié le 6 juillet. »

Sur un feuillet séparé :

« Le roy a accordez a madame la duchesse de St Simon pour ses appointement de dame d'honneur de madame la duchesse de berry les mesme qu'a madame la duchessse du lude vint et un mille cinq cent cinquante quatre liures elle a demandez a mr desmaretz la grace de luy faire payé neuf mois eschu le dernier mars 1711 aincy i'es 16150 lb 10 s. estant misse sur lestat de la maison de madame la duchesse de berry au premier auril 1711 pour 16554 et le roy ayant la bonté de luy donner pour le surplus 5000 lb de pension comme a madame la duchesse du lude. »

Sur un autre feuillet séparé :

« Mr le duc de St Simon a mandez aujourd'huy a madame la duchesse de St Simon que mr desmaretz luy auoit dit qu'il travailleroit cette semaine avec monsieur le feure et luy a promis de luy dire de payer les

1. Philippe Lefebvre, trésorier général de la maison du Roi et de celle de la duchesse de Bourgogne.

neufs mois des appointementes eschuë au premier dauril a madame de St Simon elle prie instamment mr le féure d'en faire ressouuenir monsieur desmaretz elle luy en sera infiniment obligée il ne peut luy faire vn plus sensible plaisir. »

V

La duchesse de Saint-Simon à M. de la Garde.

« A Marly ce 4 juin [1711].

« Dans la nessécisité préssente ou ie me trouue monsieur dobetenir vn ordre de monsieur Desmaretz pour toucher de l'argent ne pouuant partir pour fontainebleau qu'oyque ie sois obligée dy suivre madame la duchesse de berry vous voulez bien que ie madresse a vous pour vous demander de m'en faire expédier vn sur monsieur le féure j'ay donnez plusieurs mémoire a monsieur desmaretz qu'il luy a renuoyé dont ie vous enuois dès copies que j'auois gardee mais il ne ne luy a point mandez de me donner d'argent comme le temps du despart approche beaucoup ie vous serez infiniment obligée de me lenuoyer après que vous luy aurez fait signé soyez persuadé monsieur que j'en aurez vne véritable reconnoissance.

« La duchesse de St Simon.

« Si vous vouliez bien aussi faire signer vn ordre pour que melle dauaise et ces cinq autres femmes de chambre de md la duchesse de berry aincy que le valet de garde robe ordinaire et vn garçon de la chambre touchasse vne demie année ou les neuf mois de leur appointements que le roy veut bien leur payer cela esvitteroit bien des importunitez a monsieur Desmarets car ils nont pas tous vn sol pour partir et ils iront tous le prier de leurs faire donner de largent leurs sommes est très modiquee ils ont aincy que moy les certificats de messieurs de nointelle et groüin comme ils sont employé sur les estats qu'ils ont entre leurs mains ie ne vous enuois pour moy monsieur que les copies des certificats de ces messieurs l'on ma dit qu'il falloit que ie ne les remisse qu'entre les mains de mr le féure l'orsqu'il me donnera de largent comme ie lespere estant deub dailleur a monsieur de St Simon des sommes tres considérable dont il ne peut rien toucher qu'oyque mr Desmaretz luy promettre depuis longtemps de le faire payer au moins de quelques choses. »

VI

Notes.

« Il est dû à Mme la duchesse de Saint-Simon, pour ses appointement et pension en qualité de dame d'honneur de Mme la duchesse de

Berry pendant le quartier de juillet 1710, suivant l'état remis à M. de Turmenyes, garde du Trésor royal, la sommme de. . . . . 5264 l. 10 s.
« Et pour le quartier d'octobre 1710. . . . 5264 l. 10 s.

10529 l. »

« Sur laquelle somme Mme la duchesse de Saint-Simon a reçu, par ordre du 4 juin 1711, par les mains de M. Lefebvre . . . . . 7819 l. 1 s. 3 d.

« Il reste dû . . . . 2709 l. 18 s. 9 d.
« Plus, pour le quartier de janvier 1711. . . 5264 l. 10 s.

« Somme totale . . . . 7974 l. 8 s. 9 d.

Le payement fut ordonné le 7 juillet 1711.

VII

La duchesse de Saint-Simon à M. de la Garde.

« Vous auez executté si obligeamment monsieur la priere que ie vous ay fait au sujet de l'ordre pour le payment de mes appointements que j'ay recours a vous pour obtenir de mr desmaretz celuy pour ceux de mademoiselle davaise dont les interrest me touche et me sont aussi chers que les miens ie vous envois les mémoires et certificats nécessaire ie vous seres aussi obligée en cette segonde ocasion que du plaisir que vous m'auez deja fait dont ie vous remercie et soyez persuadé monsieur de la véritable reconnoissance que j'en ay. LA DUCHESSE DE ST SIMON.

En apostille au haut : « Mad[e] la Duchesse de St-Simon supplie Monseigneur de signer les deux ordres cy-joints pour le payement des app[ts] des femmes de chambre de Madame la Duchesse de Berry. — Fait le 30 juillet 1711. »

A cette lettre est jointe la pièce suivante :

VIII

Extrait de l'état du 15 mai 1711, des sommes que le Roi veut être payées aux dames et autres personnes déjà choisies par S. M. pour servir Mme la duchesse de Berry pendant le quartier de janvier de la présente année 1711[1].

« A la demoiselle d'Avaise, première femme de chambre[2], trois cents onze livres cinq sols, ci.. . . . 311 l. 5 s.

1. Comparez l'*État de la France*, éd. 1712, tome II, p. 94-95.

2. Cette personne, à qui les Saint-Simon s'intéressaient fort, était, selon Dangeau et l'annotateur des *Mémoires de Sourches*, « bien damoiselle, » du pays de Lyonnais et très méritante. Elle avait servi dans les

« A Marie-Élisabeth de Vienne, autre femme de chambre, *idem*, ci . . . . 150 l.
« A Catherine de la Borde, femme du sieur Forcade, *idem* . . . . 150 l.
« A Marie-Anne Pesier, *idem*. . . . . 150 l.
« A Élisabeth Colart, *idem* . . . . 150 l.
« A Henriette Saillot, *idem*. . . . . 150 l.
« A Françoise de Ville, *idem*. . . . . 150 l.
« A Joseph-Mathieu Dupuis, garçon de la chambre . 156 l. 15 s.
« A Jacques Henry, valet de la garde-robe ordinaire . 234 l.

1602 livres

IX

La duchesse de Saint-Simon à M. de la Garde.

[1711]

« J'ai demandez monsieur a madame la duchesse de berry son agresment pour le sieur le maire pour la charge duissier ordinaire de sa chambre elle luy a acordez il a deja l'honneur d'auoir vne autre charge dans sa maison c'es vn fort honneste homme pour lequ'elle ie minterresse ie vous serez monsieur tres sensiblement obligée de luy faire tous les plaisirs qui dependront de vous dans cette ocasion soyez persuadé de ma reconnoissance et que vous nen pouuez faire a personne qui le ressente plus vivement que

« LA DUCHESSE DE ST SIMON. »

Après avoir donné ci-dessus l'état du « personnel » nécessaire pour la maison d'un petit-fils de Louis XIV, il ne serait pas moins intéressant d'y ajouter celui du « matériel ; » mais l'énumération en serait trop longue : on trouvera dans le carton G7 1571 les bordereaux des meubles, tentures, vaisselle, argenterie, ornements de chapelle, harnais, carrosses, etc., qui furent fournis au jeune ménage. La princesse fit, à différentes reprises, augmenter les listes primitives, et, très jalouse de son nouveau rang de fille de France, ayant appris que sa belle-sœur la duchesse de Bourgogne avait une « nef » personnelle pour son couvert, indépendante de celle du duc, elle fit écrire la lettre suivante au contrôleur général par son premier maître d'hôtel :

Le comte de Saumery à M. Desmaretz[1].

« A Versailles, le 1er avril 1711.

« Monseigneur, depuis que j'ai eu l'honneur de vous donner, de la

onze femmes de chambre de Mme la duchesse d'Orléans. Elle s'appelait Marie-Anne Darias d'Avaise.

1. Arch. nat., G7 1571.

part de Mme la duchesse de Berry, un mémoire pour une augmentation de choses qu'elle croit que vous lui accorderez, j'ai vu M. de Launay chez elle, qui m'a dit qu'il n'avoit point fait de nef, et qu'il n'en avoit fait qu'une pour le duc de Berry, croyant que la même serviroit aux deux. Mme la duchesse de Berry m'ordonne de vous dire, que, pendant que M. le duc de Berry sera à l'armée, si elle veut manger en public, il est de sa dignité d'en avoir une; qu'ainsi elle vous prie de la faire mettre au bas du mémoire que j'ai l'honneur de vous remettre de sa part. Je suis ravi qu'elle me donne l'occasion de vous assurer qu'il n'y a personne qui soit, etc.

« Le comte de Saumery.

VIII

LA RECHERCHE DE LA PIERRE PHILOSOPHALE[1].

A propos du « faiseur d'or » que le premier médecin Boudin fit travailler à Versailles « chez lui, sous ses yeux et sous clef, » et qui, comme tous les autres, l'amusa, le trompa, et lui « coûta bien de l'argent, » nous extrayons des dossiers du Contrôle général deux lettres du prince de Monaco qui ont rapport au fameux Jean Trouin, dit de Lisle, dont nous avons parlé à la fin du même passage comme étant peut-être l'homme de Boudin. Ces documents viennent compléter ceux que François Ravaisson a publiés dans le tome XII des *Archives de la Bastille*, p. 52-68.

Le prince de Monaco au contrôleur général Desmaretz[2].

« 17 décembre 1709.

« Monsieur,

« Soit fable ou non, sur le bruit qui se répand qu'un homme du diocèse de Senez a trouvé le moyen de faire de l'or et qu'il veut en communiquer le secret à S. M., je me donne l'honneur de vous rendre compte que cet homme, de qui j'ai depuis six ans à Menton la femme et la fille, m'a été souvent proposé pour travailler ici, mais que, dans la crainte que sa science fût un peu sujette à caution, je n'ai jamais voulu l'attirer dans mon État. J'ai ordonné, au contraire, qu'on veillât extrêmement la femme, dont la conduite est d'autant plus nette que le faiseur d'or ne lui laisse rien manquer, en sorte même qu'on a vu deux fois M. l'abbé de Saint-Auban lui porter de sa part de belles et bonne pistoles. Nous remarquons seulement quelque attention à tenir cette femme éloignée de son mari, qui appréhende apparemment qu'elle puisse pénétrer son prétendu secret et le divulguer. Je suis, etc.

« LE PRINCE DE MONACO. »

Le même au même[3].

« A Monaco, ce 4e avril 1710.

« Monsieur,

« Le prétendu faiseur d'or, accompagné de M. l'abbé de Saint-Auban, son féal, vint avant-hier à Menton pour y voir sa femme. Mes

1. Ci-dessus, p. 228-233.
2. Arch. nat., carton G[7] 1435.
3. Arch. nat., G[7] 1438.

gens et les plus qualifiés du lieu, parmi lesquels j'ose dire qu'il se trouve des personnes qui ne sont rien moins qu'imbéciles, m'ont assuré l'avoir vu convertir sans escamotage un morceau de plomb en or. Sur ce principe, je me rendis hier à Menton, espérant qu'il ne me refuseroit pas de faire une pareille épreuve devant moi.

« Ma démarche et toutes les prières que j'ai pu lui faire ont été inutiles. Il s'en est toujours défendu, sur le prétexte qu'il n'avoit plus de sa poudre ou liqueur, mais qu'il m'engageoit sa parole de revenir dans le mois de juin pour satisfaire ma curiosité. Je doute qu'il me la tienne.

« J'ai eu l'honneur de vous mander, Monsieur, que sa femme (personne très idiote) étoit depuis deux ans établie à Menton, ainsi qu'une petite fille qu'elle a, que ce prétendu faiseur d'or avoit soin de leur envoyer de temps en temps, par M. l'abbé de Saint-Auban, tantôt quinze, tantôt vingt pistoles, pour leur faire pendant l'année une subsistance d'environ trois ou quatre cents francs.

« Dans le voyage actuellement en question, pour s'épargner, dit-il, la peine d'envoyer de l'argent à sa femme, il vient de placer sur cette même communauté, sous le nom de M. l'abbé de Saint-Auban, quatre mille livres à constitution de rente, le tout en espèces bonnes et valables, la plupart pièces de quatre pistoles et pistoles d'Espagne, quelques vieux louis, et pas un de la nouvelle fabrique. Étonné de ne lui en voir aucun de ces derniers, je lui en parlai, et il me répliqua que, dans le malheur qu'il avoit de se trouver des ennemis, et qu'on l'eût pu autrefois soupçonner de remarquer, il avoit eu grande attention à ne vouloir jamais recevoir ni être porteur d'aucune espèce nouvelle, craignant que, si, dans le nombre qu'il en court aujourd'hui, on lui en donnoit quelques-unes au faux coin, il ne fût accusé d'en être le fabricateur. Voilà mot pour mot ce qu'il m'a dit, et ce qui vient de se passer chez moi. J'ai cru de mon devoir, Monsieur, de ne pas vous le laisser ignorer. Oserois-je y ajouter les réflexions que j'ai faites sur ce prétendu faiseur d'or? Si elles sont chimériques, comme cela se pourroit fort bien, vous en ferez, Monsieur, le cas qu'elles méritent. Je les soumets tout à la franquette, Monsieur, à ce que vous en penserez avec bien plus de connoissance que moi. Au fait.

« Nombre de gens disent effectivement qu'il fait de l'or; plusieurs assurent lui en avoir vu faire, un plus grand nombre le croit un charlatan, d'autres un fripon, et quelques-uns encore un habile faux-monnoyeur. Je ne serois pas éloigné du sentiment de ceux qui ne pensent pas favorablement de lui. Cependant, s'il est constant qu'il ait fait de l'or, il en peut faire tant et plus. Je ne tâte point des excuses qu'il donne pour différer d'en faire beaucoup, soit pour le temps qu'il lui faut pour chercher ses simples, et les effets qu'il attend du soleil : je regarde plutôt tout cela comme des prétextes que son intérêt détermine. Ce même intérêt l'engage à conserver sa liberté. Quelques discours qu'il m'a lâchés, ainsi que M. l'abbé de Saint-Auban, m'en convainquent encore davantage. Il craint qu'elle ne lui fût ravie, et pense apparemment qu'en gagnant du temps par ses recherches prétendues, il en jouira longtemps dans l'incertitude où l'on est sur ce qu'on doit penser de lui.

« Je dirai plus : qu'il n'y auroit pas même de l'impossibilité qu'ayant de quoi faire de l'or devant moi, il n'ait pas voulu en faire. Il lui convient que de certaines gens, et d'un certain caractère, ne puissent pas assurer qu'ils en ont vu des effets certains. Tout cela revient à mon système sur l'intérêt qu'il pense avoir de laisser tout le monde dans l'incertitude de son savoir-faire.

« Finalement, s'il fait effectivement de l'or, il faut, ce me semble, regarder le temps qu'il demande pour être en état d'en faire en quantité comme chose qu'il peut avoir intérêt de ne jamais terminer. Voilà, Monsieur, un long raisonnement dont je vous importune, et ce sera peut-être pour une montagne qui aura accouché d'une souris[1].

« Le prince de Monaco. »

Quinze ans auparavant, M. Amelot de Gournay, étant ambassadeur de France près les Cantons suisses, avait eu l'occasion d'entretenir le contrôleur général Pontchartrain d'une affaire analogue. Il lui écrivit de Soleure le 2 octobre 1695[2] en lui envoyant un placet de l'abbé de Montesquiou de la Serre :

« Il y a depuis quelques mois en ce pays-ci une femme qui est née à Berne, de la famille d'Erlach, et qui, s'étant convertie et ayant épousé en France le sieur de Montesquiou, est venue après la mort de son mari pour tâcher de retirer le bien qui lui peut appartenir. Cette femme m'écrivit pendant que j'étois à Bade, et me manda qu'un nommé Mégrigni (*sic*), qui a le secret de la poudre de projection, et qui avoit promis au Roi, par le canal de Monsieur le Grand, d'employer sa science pour le service de S. M., s'étoit retiré à Lausanne, dans le pays de Berne, et qu'il étoit à craindre qu'après avoir manqué à la fidélité qu'il devoit à son roi en sortant de France, il n'allât porter son secret chez les ennemis de S. M. Comme j'ai toujours été fort incrédule sur tout ce qui s'appelle *pierre philosophale*, j'ai négligé de répondre à la dame de Montesquiou, n'estimant pas que ses avis fussent fort importants au service du Roi. Hier, je reçus une seconde lettre de cette dame, et le paquet me fut rendu par l'abbé de Montesquiou de la Serre, son beau-frère, qui l'a accompagnée en ce pays au mois de mai dernier. Je témoignai à cet abbé que mon peu de foi aux secrets de la chimie m'avoit fait différer de répondre à sa belle-sœur. Il se récria là-dessus qu'il n'étoit point ici question de chimie, mais du véritable secret de faire le grand œuvre sans feu et

1. Les dossiers de la Bastille 10 598 et 10 599 donnent, sur le séjour du prisonnier à la Bastille, quelques détails différents de ce que nous avons résumé ci-dessus, p. 233-234, note 2.

2. Arch. nat., carton G[7] 277, intendance de Franche-Comté.

par une pure imitation de la nature. Il m'expliqua ensuite l'aventure du sieur de Mégrigni, dont le talent avoit été découvert par le moyen d'un nommé la Bretonnière, son disciple ; que ce la Bretonnière avoit été arrêté par votre ordre ; que Mégrigni, craignant un pareil sort, s'étoit adressé au Roi pour lui demander assurance de sa liberté, en offrant d'employer sa science uniquement pour le service de S. M.; que le Roi lui avoit accordé sa demande, et qu'ensuite Mégrigni avoit composé des vaisseaux qu'il avoit mis chez Mme d'Armagnac, où il alloit tous les jours pour voir le progrès de sa matière ; qu'après avoir continué pendant neuf mois, il étoit sorti de France contre la parole donnée à S. M.; qu'il étoit actuellement à Lausanne, où il attendoit qu'on lui apportât de Paris sa poudre de projection, qui doit être achevée dans trois mois, et qu'il étoit très important au service du Roi de faire arrêter cet homme en Suisse, et de le renvoyer en France.

« Je fis à l'abbé de la Serre les objections qu'on a coutume de faire en pareille matière, et je lui demandai par quelle voie il avoit des connoissances si distinctes de toute cette affaire. Il me fit entendre là-dessus qu'il étoit du métier, qu'il croyoit même y avoir fait de grands progrès ; et, pour abréger cette lettre, qui n'est déjà que trop longue, il me montra un mémoire qu'il avoit dressé, et que je vous en voie, aussi bien qu'un projet de placet qui a été donné au Roi par le sieur de Mégrigni.

« S'il est vrai que l'aventure du sieur de Mégrigni vous soit aussi connue qu'on le suppose, et que le Roi m'ordonne de travailler à faire retourner cet homme en France, je prendrai des mesures auprès de Messieurs de Berne, dans les terres desquels il se trouve, pour les obliger à me le remettre : ce que je ne me fais pas fort, néanmoins, d'obtenir.

« L'abbé de la Serre m'a encore dit que le sieur de Mégrigni avoit d'autres vases chez un riche bourgeois de Paris nommé Lombard, qui demeure dans la rue Saint-Denis, et que M. Malet, conseiller au Parlement, avoit connoissance de tout cela.

« Quelque répugnance que j'aie eue d'abord à entrer dans de telles besognes, qui ne devroient pas, ce me semble, me venir chercher en Suisse, j'ai cru néanmoins devoir vous en rendre compte, afin que vous en fassiez l'usage quevous jugerez convenable au service du Roi.

« Je suis, etc.

« AMELOT. »

Placet.

« Sire,

« La confiance que j'ai en Votre Majesté vient moins du titre de Juste et de Grand Roi que de l'amour qu'elle sait inspirer dans le cœur de ses sujets. Le caractère du plus accompli des princes vous a attiré l'estime générale de toutes les têtes couronnées, et l'admiration même de vos ennemis ; mais celui du plus honnête homme du monde vous a acquis en ma personne le pouvoir d'en être le maître absolu. Je viens donc, Sire, avec joie, vous sacrifier ma liberté et mon talent pour tout votre peuple, qui gémit de regret de n'avoir pas assez de sang dans les veines pour le répandre sur la tête des ennemis de votre gloire, et l'ardeur que j'ai de voir l'union de toutes les parties à leur tout par une monarchie universelle que le Ciel destine à votre Majesté, m'oblige à lui déclarer le grand œuvre des sages, qui est le fruit de vingt années d'étude, et qui consiste à faire une poudre multiplicative pour l'or et l'argent avec la médecine universelle, sans feu, sans fourneaux, sans vaisseaux de terre, et sans frais. Une heure suffira pour en être pleinement instruit, si Votre Majesté veut bien me faire la grâce de me l'accorder.

« Je croirois manquer de fidélité à Dieu et au Roi, si, dans un temps où la religion et le Royaume sont également agités, je taisois un moyen capable de rétablir l'un et l'autre dans leurs beaux jours de paix et de tranquillité. La proposition paroîtra hardie ; mais ceux qui ont connoissance des voies de Dieu et des effets de la science hermétique tomberont bientôt d'accord de la possibilité.

« La passion que j'ai toujours eue pour la gloire du Roi et pour le bien de ma patrie m'avoit fait former le dessein de travailler utilement pour l'un et pour l'autre, sans l'ambitieuse perfidie d'un particulier qui troubla cruellement la cause de mon intention : ce dont je me consolai aisément dans l'espérance qu'un autre en auroit l'avantage, ce qui me fit d'autant plus de plaisir, que je n'avois que le bien du Royaume en vue ; mais je fus bien étonné quand j'appris, il y a deux mois, que cet indigne sujet avoit manqué de foi à son souverain et à la fidélité qu'il lui avoit solennellement protestée par deux placets authentiques, et enfin qu'il étoit sorti du Royaume avec dessein de passer dans les pays étrangers.

« Ce coup inopiné choqua ma sincérité et troubla tellement ma tranquillité, que, pour la récupérer, je fus obligé, après la délibération d'un mois entier, de prendre la résolution de rappeler dans le Royaume, par toutes sortes de voies, ce qui n'en devait pas sortir, et d'y conserver par mes avis et mes soins le trésor que le Seigneur y avoit fait naître, qui court risque d'être prostitué aux ennemis de la religion et de l'État. Je me croirois en conscience complice de cette perfidie, et me ferois des reproches éternels, si je n'offrois, dans une conjoncture que je connois d'une si haute importance, et mon petit talent et mes très humbles services pour réparer ce projet désavantageux.

« Je crois fort bien qu'il ne suffit pas d'avoir du zèle pour le service du Roi et pour le bien de sa patrie, mais qu'il faut que ce zèle soit discret et prudent pour ne rien avancer que de juste et de véritable. C'est pourquoi je promets une sincérité et une discrétion à l'épreuve de tout dans ce que j'avance à présent, et que je dirai dans la suite selon les occurrences ; car ma passion n'est pas l'effet d'un entêtement vulgaire ; mais c'est une connoissance éclairée de mon devoir envers la religion, et un discernement solide de ma fidélité envers mon Souverain, dont les qualités vraiment royales qui brillent dans sa personne donnent autant de charmes à mon âme qu'elles donnent d'admiration à toute la terre.

« On doit juger de la droiture de mes intentions par le lieu et de la manière dont je donne mes avis, et on doit se persuader de la puissance de mes mouvements intérieurs par l'embarras où visiblement je me jette dans la seule vue de remplir ma vocation et de faire quelque chose d'agréable à Dieu : ce qui paroîtra téméraire à bien des esprits de ce siècle, qu'une personne qui peut vivre heureuse partout, possédant parfaitement le centre de la physique, s'expose à de si grands dangers.

« Il seroit superflu de m'étendre sur la chose dont il s'agit et sur son excellence ; il suffit qu'elle soit connue à S. M., et qu'elle a nouvellement fait tant d'éclat dans Paris. Je me contenterai de donner les avis que je crois nécessaires pour conduire à une bonne fin ce projet de conséquence.

« Il faut, premièrement, à quelque prix que ce soit, de gré ou de force, rappeler le sieur Mégrigny et l'obliger à exécuter la promesse qu'il a faite au Roi. Cela est d'une dernière conséquence pour deux raisons : la première, c'est que, dans trois mois, son œuvre doit être à sa perfection, et, les multiplications pouvant être achevées pour la campagne prochaine, on aura tout à souhait, et, quoique ma théorie ne doive rien à la sienne dans la science, néanmoins son expérience d'une année avant moi sera d'un secours plus sûr et plus solide. L'autre raison est qu'encore bien que la cour ne jugeroit pas au juste du prix de ce trésor, il est d'une conséquence indispensable d'arrêter cet inconstant capable par son indiscrétion de prostituer ce secret dans les pays étrangers, comme il l'a prostitué à des ignorants à Paris.

« Il faut, de plus, arrêter absolument le petit Monléon, à qui il a confié ce secret, qui est son confident, qui sait toutes ses intrigues, qui lui a procuré deux cents louis pour sortir du Royaume, qui l'a conduit hors de Paris, qui est venu exprès à Lausanne l'instruire de tout ce qui se passoit, qui est retourné à la fin du mois d'août avec ordre de lui apporter sa poudre dans trois mois, qui doit être accompagné pour ce trajet de quatre personnes qui sont encore actuellement à Paris.

« Ce petit Monléon a deux frères, dont le cadet a quitté le régiment de Zurlauben pour accompagner Mégrigny en Suisse. Ces deux l'accompagnent partout, et sont à présent à Lausanne ; ils sont de Chambray, proche de Vic en Lorraine, où ils ont encore du bien. Ils tâchent de le débaucher pour aller au prince de Bade en Allemagne, suivant par là la méchante inclination qu'ils ont pour la France.

« Je sais à Paris des vaisseaux fort avancés, et connois des personnes qui possèdent l'art, qui en sont les gardiens, qu'il faudra prévenir dans leur dessein avant la fin de la pierre. En cas qu'on fasse la découverte d'autres vaisseaux, il faut les faire garder délicatement ; car le moindre toucher, même le moindre souffle empêche leur mouvement. Il faudra pour les lever une personne capable, et pour en faire la multiplication après leur maturité.

« Je doute que ceux que Mégrigny a composés chez Mme la comtesse d'Armagnac soient fidèles ; toutefois, il faudra les conserver, si on y a aperçu quelque mouvement.

« Je me flatte qu'on n'exigera rien de moi que de raisonnable et de volontaire, et qu'on se contentera de ma bonne intention qui veut tout sacrifier pour la gloire de la France, ma chère patrie, dont la suite, s'il plaît au Seigneur, donnera des preuves convaincantes de ma fidélité.

« Il est nécessaire d'exécuter diligemment et délicatement ces premiers avis ; car il y a du risque dans le retard et dans l'éclat. »

M. Amelot écrivit encore au contrôleur général le 16 octobre :

« ... A l'égard du nommé de Mégrigny, je ne songerai point à le réclamer après ce qu'il vous a plu de m'en demander. Comme il n'ignore pas sans doute l'arrêt de la Cour des monnoies qui a été rendu contre lui, il y a apparence qu'il se donnera bien de garde de mettre le pied sur les terres de France. Je verrai cependant, suivant vos ordres, s'il y auroit moyen de l'y faire passer par adresse ou autrement, auquel cas je ne manquerai pas de l'y faire arrêter, et de vous en donner avis aussitôt.

« Je suis, etc.

« AMELOT. »

Mégrigny n'était point d'ailleurs un inconnu pour M. de Pontchartrain. L'année précédente, ce « faiseur d'or » avait offert de livrer au Roi son secret ; mais, au moment de le faire connaître, il prétendit que son valet le lui avait volé et réclama l'aide de la police pour rattraper le larron. Le contrôleur général écrivit en conséquence, le 24 juillet 1694, à l'exempt Desgrez[1] :

« Voici encore un rechercheur de pierre philosophale, et qui, prétendant l'avoir trouvée, veut honnêtement en donner avis au Roi. Le sieur de Mégrigny est celui qui dit avoir trouvé ce secret, mais que son valet le lui a dérobé et lui a emporté avec plusieurs matières préparées et tout ce qu'il faut pour achever le grand œuvre. Sur cela, le Roi m'a ordonné d'expédier un ordre, que je vous envoie, pour faire arrêter ce valet. Il faut que, quand vous l'aurez arrêté, vous le gardiez chez vous, et ce qui est plus important que tout le reste, c'est d'avoir la poudre préparée et les autres choses que ledit sieur de Mégrigny dit qu'il a. Il vous informera plus particulièrement du détail. Gardez

1. Lettre publiée par Depping, au tome II de la *Correspondance administrative du règne de Louis XIV*, p. 703.

aussi très précieusement cette poudre et le reste des ustensiles, sans les rendre à personne, pas même au sieur de Mégrigny ; mais donnez m'en avis, afin qu'après cela je voie avec le sieur de Mégrigny l'usage que j'en pourrai faire. Comme, parmi les poudres, il pourroit y avoir quelque chose de suspect, je crois qu'il sera bon qu'en mettant le tout dans une cassette, vous y apposiez un cachet en présence de ce valet, et que vous lui remettiez le cachet, pour, dans la suite, lever le scellé en sa présence, supposé qu'on soit obligé de faire quelque procédure en justice.

« PONTCHARTRAIN. »

Enfin, voici une note, malheureusement sans date, du grand orfèvre et directeur de la Monnaie des médailles, Nicolas de Launay, relativement à une inscription proposée pour une médaille qui aurait pu faire croire à la production artificielle du métal précieux ; elle donne de curieux détails sur les pratiques des faiseurs d'or[1] :

« De Launay remontre l'inconvénient qui lui paroît d'employer l'inscription : *Ex auro arte facto*, qui a été mise aux revers des médailles qu'il a frappées avec l'or qu'on a envoyé de Dauphiné. Cette inscription suppose une production artificielle de l'or, qu'on cherche depuis qu'il y a des hommes chimistes. Le grand œuvre est une des choses dont la possibilité n'est crue que parce qu'on ne peut en démontrer clairement l'impossibilité ; car les gens raisonnables et éclairés traitent de contes tout ce qu'on rapporte de ceux qui passent pour l'avoir trouvé. Cependant, selon les termes de l'inscription, ce qu'on tente depuis tant de siècles, et qui a épuisé les opérations des plus habiles physiciens, enfin cette pierre philosophale aussi vainement recherchée qu'ardemment desirée, seroit trouvée, et par qui ? par un homme sans capacité, sans nom, et qui a déjà essayé de tromper les ministres en envoyant, il y a quelques années, une clef d'argent et un clou moitié or et moitié fer, puisqu'il est démonstrativement vrai que, supposé même la possibilité de la transmutation des métaux, elle ne pourroit se faire que par la voie de la fusion. Et l'on demande comment, dans la fonte, la clef, de quelque métal qu'elle fût auparavant, auroit pu conserver sa forme, et le clou se partager de manière qu'une portion du liquide se fût changée en or, et l'autre fût demeurée fer. Cela implique contradiction puisque tout ce qui se fond perd sa forme, et que le changement d'un métal en autre ne peut absolument se faire que par la fusion.

« Cependant, si l'on laisse cette inscription, que le caractère de médaille rend authentique, qui est-ce qui ne sera pas fondé à assurer que le secret de faire de l'or a été découvert de nos jours, quoique celui qui s'attribue ce miracle n'ait pas même dans l'art une réputation imposante, et que les philosophes qui ont le plus fouillé la nature

1. Arch. nat., carton G[7] 1440.

soient encore à savoir comment se fait la production des métaux dans la terre, si chaque métal naît semblable à lui-même, c'est-à-dire si l'argent, par exemple, est argent dans sa première formation, ou s'il est extrait d'un autre métal, ce qui seroit favorable à l'opinion de la possibilité ? Enfin, quand cela seroit même connu, quel espace de temps, quel degré de fermentation et quelle qualité de terrain sont nécessaires ? En sorte que, tant que ces choses seront ignorées, la conversion des métaux sera ignorée.

« Ce seroit donc tromper la postérité que de mettre, sur des médailles qui sont d'un or ordinaire et naturel, une inscription encore plus contraire à la vérité qu'à la possibilité, en supposant cet or fait par art comme les termes le disent. Ainsi, il semble que l'inscription devroit être plutôt en des termes indéfinis, qui ne marquassent rien de positif à l'égard de la possibilité d'un secret qui ne se trouvera jamais, si les expériences peuvent passer pour des démonstrations. »

IX

LA MILLIÈME MESSE DE L'ÉLECTEUR DE COLOGNE[1].

L'électeur de Cologne, dont Saint-Simon a raconté ci-dessus les excentricités, avait reçu les ordres à Cambray, de la main de Fénelon à la fin de 1706, et il avait dit sa première messe à Lille le 1er janvier 1707. Se trouvant à Paris en février 1711, il voulut, suivant l'usage d'Allemagne, célébrer avec éclat sa millième messe, et demanda au cardinal de Noailles l'autorisation d'officier pontificalement, à cette occasion, dans l'église du Val-de-Grâce. Desgranges nous a conservé le récit de cette cérémonie[2].

Cérémonie observée par M. l'électeur de Cologne disant sa millième messe à Paris, le 4 février 1711.

(Donné par M. de Valdor, envoyé de Cologne.)

« Le Sérénissime électeur du saint empire romain Joseph-Clément, archevêque de Cologne, légat-né du saint-siège apostolique, et toujours appliqué aux fonctions ecclésiastiques, se trouvant à Paris le 4 février de la présente année 1711, voulant, ce jour-là célébrer pontificalement sa millième messe suivant un pieux usage établi en Allemagne, pour cet effet, Sa Sérénité Électorale envoya un de ses officiers prier de sa part Mgr le cardinal de Noailles d'avoir agréable que, pour cette célébration, ce prince pût officier pontificalement[3] dans son diocèse.

« S. Ém. répondit à cette démarche d'honnêteté par beaucoup de politesse, faisant assurer S. A. Él. qu'elle pouvoit disposer de toute son autorité, qu'elle lui remettoit avec plaisir.

« L'église du Val-de-Grâce fut choisie par le prince pour cette cérémonie. Il s'y rendit le samedi 4 février, vers les dix heures, suivi de ceux de sa cour que S. A. Él. avait amenés de Valenciennes à Paris.

« Arrivée à l'abbaye, elle passa de la grande cour dans une plus petite, et descendit au pied d'un escalier qui conduit au parloir de Madame l'abbesse.

« S. A. Sér. Él. y trouva cette dame, à qui le prince fit compliment sur ce qui lui étoit revenu de ses vertus et de sa piété, sur la fondation royale de son abbaye, sur les précieux dépôts qui lui étoient confiés, et enfin sur toutes les beautés de son église.

1. Ci-dessus, p. 242, note 4.
2. Ms. Mazarine 2746, fol. 23-25.
3. *Particulièrement* corrigé par Desgranges en *pontificalement*.

« L'abbesse remercia S. A. Sér. Él. d'avoir choisi cette église pour y officier pontificalement et y chanter sa millième messe, s'étendant beaucoup sur la piété et la dévotion exemplaire de ce prince.

« L'abbesse, s'étant retirée avec les religieuses qui l'avoient accompagnée, laissa à ce prince le temps de prendre ses habits d'église comme électeur et légat-né.

« En cet habillement, S. A. Sér. Él., accompagnée des personnes qui l'avoient suivie, se rendit à l'église par un corridor qui y conduit.

« A l'entrée de l'église se trouva un nombreux clergé en surplis, dont plusieurs portoient de magnifiques chandeliers d'argent avec leurs cierges allumés. Là, le prêtre assistant et les autres ministres de l'autel, revêtus de superbes ornements, attendoient le prince, et, ses officiers se mettant à la tête du clergé, la marche commença, et S. A. Sér. Él. fut conduite du bout de l'église jusqu'au grand autel.

« En y arrivant, elle s'agenouilla sur le prié-Dieu qui étoit préparé, et fit là ses préparations pour la messe.

« Après ces préparations, S. A. Sér. El. alla se placer sur le trône élevé près de l'autel, du côté de l'évangile. On la déshabilla sous le dais, et le prince fut revêtu de ses habits sacerdotaux.

« Etant habillée, S. A. Sér. Él. descendit de son trône et fut conduite par ses assistants au bas de l'autel, où elle commença la messe.

« Une musique choisie pour exécuter tout ce qu'elle y devoit chanter commença et exécuta à merveille les motets et les hymnes de la composition du sieur de Beauregard, maître de musique de la chapelle du prince.

« S. A. Sér. Él. chanta à l'autel, d'une voix forte et sonore, tout ce qui s'y chante aux messes hautes.

« Les cérémonies de la messe et de tout le sacrifice y furent observées comme elles s'observent par les plus grands prélats, et avec un recueillement et une dévotion très édifiante.

« On y a seulement remarqué trois circonstances particulières : la première, qu'après la communion, S. A. Sér. Él. entonna le *Te Deum*, qui fut continué par la musique ; la seconde, que, pendant que le prince s'inclinoit à l'autel avant de donner les bénédictions, le prêtre assistant dit à haute voix : *Humiliate ad benedictionem ;* et la troisième cérémonie particulière, qu'on croiroit ne se pratiquer que lors de l'exaltation du Saint-Père sur la chaire de saint Pierre, est que, la messe entièrement finie, S. A. Sér. Él. placée sur son trône, le prêtre assistant, étant du côté de l'épître en face du prince, dit à haute voix : *Ad multos annos ;* et, s'avançant à trois reprises jusques aux pieds de S. A. Sér. Él., en s'arrêtant autant de fois, répéta toujours d'un ton plus élevé ces mêmes mots : *Ad multos annos.*

« Sitôt après, tous ceux de la cour de S. A. Sér. Él., chacun à son rang, furent s'agenouiller devant le prince, en disant de même: *Ad multos annos,* baisèrent sa main, et en reçurent la bénédiction, lesquelles deux dernières circonstances s'étoient aussi observées à l'égard du prêtre assistant. Ainsi finirent toutes les cérémonies de cette millième messe, aussi dévotement que pontificalement célébrée.

« L'on peut encore remarquer ici qu'entre plusieurs personnes de qualité qui assistoient à cette messe, se trouva Mme la princesse douairière de Condé, dans le chœur des religieuses, et que S. A. Sér. Él., après la messe, dans le même ordre qu'elle avoit été conduite à l'autel, alla à la grille où étoit cette princesse, reçut son compliment, et lui fit le sien.

« De cette grille, le prince passa à celle qui lui est opposée, s'y agenouilla, et fit sa prière pour le repos de l'âme de la Reine et de Madame la Dauphine, sœur de S. A. Sér. Él., dont les cœurs sont déposés en cet endroit.

« DESGRANGES. »

X

LE MARÉCHAL DE RANZAU[1].

(Fragment inédit de Saint-Simon[2].)

« Le comte DE RANTZAW, d'une maison illustre du Holstein. Il servit d'abord avec les Suédois, et battit les Lorrains en 1633, avec les troupes du prince de Birckenfeld, vit tout de suite le siège de Brisach, puis entra au service de France en 1635, et fut tout d'un coup maréchal de camp et colonel de deux régiments, avec lesquels il alla servir en Franche-Comté. Il y perdit un œil devant Dôle, et y fit lever le siège de Saint-Jean-de-Losne au général Gallas. En 1640, il perdit une jambe et fut estropié d'une main devant Arras, fut au siège d'Aire, et demeura prisonnier au combat d'Honnecourt en 1642. L'année suivante, lieutenant général sous le duc d'Enghien, il fut encore pris et défait par Jean de Wert à Tutlingen. Il servit après à quantité de grands sièges et à ceux de Mardyck et de Dunkerque[3], desquelles il fut gouverneur ainsi que de Bergues, etc., et lieutenant général de Flandres en 1646. Les divers partis qui divisèrent l'État le rendirent suspect : il fut arrêté en prison 27 février 1649, d'où il ne sortit que l'année suivante, après s'être pleinement justifié. Il avoit abjuré le luthéranisme dans l'église de Bourbourg en 1645, le 15 août, et il mourut hydropique à Paris, 4 septembre 1650. C'étoit un homme d'un prodigieux courage, de beaucoup d'esprit, naturellement éloquent, mais si étrangement sujet au vin, que ce défaut ternit ses grandes qualités, et le firent[4] tomber dans de grandes fautes à la guerre. Il ne laissa point d'enfants de sa femme, de même maison que lui, qui, après sa mort, se fit religieuse aux Annonciades à Paris. »

1. Ci-dessus, p. 251.
2. Extrait des MARÉCHAUX DE FRANCE, dans le volume 45 des Papiers de Saint-Simon (*France* 200), fol. 147 v°.
3. *Mardick* et *Donquerque*.
4. Ainsi au manuscrit.

XI

MÉMOIRES ET NOTES DE SAINT-SIMON SUR L'AFFAIRE DU DUCHÉ D'ÉPERNON[1].

Saint-Simon avait divisé en deux séries ses dossiers sur l'affaire d'Antin-Épernon, comme ceux sur l'affaire Matignon et Creuilly-Estouteville, qui suivront.

Dans le volume 51 de ses Papiers, aujourd'hui *France* 206, on trouve d'abord les originaux autographes de ses propres écrits[2] :

Fol. 192-193. *En février 1711 :* « Remarques abrégées sur le factum de Mlle de Rouillac touchant la duché-pairie d'Épernon, relatives aux remarques faites sur le factum de Mre Jean-Baptiste Goth de Rouillac, son père, sur la même affaire, beaucoup plus fort et plus étendu que ce dernier factum. »

C'est le factum fait lorsqu'il fut question de marier cette Rouillac avec le comte d'Estrées, au milieu du procès des ducs et pairs contre M. de Luxembourg.

Fol. 196-197. *En février 1711 :* « Mémoire sur l'objection formée de la restriction et modification apportée par les conclusions du procureur général du Roi aux lettres d'érection d'Épernon, desirée par le Parlement, sans néanmoins que la vérification desdites lettres ait été faite que purement et simplement par obéissance pour les volontés d'Henri III, par sa bouche déclarée[s] au premier président et à un autre président, mandés exprès par Henri III. »

Fol. 200. *Fait en février 1711 :* « Liste de MM. les ducs et autres qui prétendent à d'anciens rangs de duchés et à des duchés-pairies et simples dont les titres n'ont pas été remplis depuis un très grand nombre d'années, et même plus d'un siècle pour la plupart, et ont constamment passé pour absolument éteints. »

Ce sont : Croÿ, Estouteville, Saint-Fargeau, Château-Thierry et Albret, Chevreuse, Épernon, Piney, Bournonville, Rohan, Pont-de-Vaux, Chaulnes, Aiguillon.

Fol. 201. *Février 1711 :* « Les prétentions poursuivies par M. le duc de Luxembourg et par M. le marquis d'Antin, etc. »

Fol. 206-209. *En janvier 1711 :* « Remarques sur le factum de Mre J.-B. Goth, marquis de Rouillac, seigneur d'Épernon, ayant repris la cause, au lieu de feu Monsieur son père, etc. »

1. Ci-dessus, p. 259, 271, 277, etc.
2. Toutes les pièces sont écrites de la main de Saint-Simon, et presque toutes finissent par des feuillets restés blancs.

La copie de ces pièces est dans l'ancien volume 67, aujourd'hui *France* 222.

Les pièces à l'appui concernant le duché d'Épernon de 1581 forment une autre série dans ce dernier volume, fol. 89 et suivants.

Ce ne sont que des intitulés, puis la copie de l'érection par Henri III. Les pièces qui suivent sont également des copies grossoyées :

Fol. 101. Factum pour Mre J.-B. de Goth, marquis de Rouillac contre les ducs.

Fol. 114. État des biens du dernier duc d'Épernon en Guyenne et Languedoc.

Fol. 117. Remarques sur le factum ci-dessus, par Saint-Simon.

Fot. 141. Mémoire de Mlle de Rouillac.

Fol. 170. Factum pour le marquis d'Antin contre les ducs opposants : « La prétention du sieur marquis d'Antin etc. » (février 1711).

Fol. 209. Liste des présidents du Parlement récusables pour parentés et alliances avec certains ducs et pairs.

Fol. 211-213. Mémoire chronologique des possesseurs d'Épernon, et suite chronologique des arrêts et actes.

Fol. 215-218. *Fait en mars 1711 :* » Essai de ce qu'on peut dire en faveur de la prétention de M. d'Antin au delà de ce qui est dit dans les factums de M. et Mlle de Rouillac. »

Fol. 219. Tableau généalogique, en janvier 1711.

XII

ESTOUTEVILLE ET MATIGNON[1].

(Fragment inédit de Saint-Simon[2].)

« On espère que le mémoire ci-joint fera voir avec évidence le peu de fondement de M. le comte de Matignon au titre et dignité de duc d'Estouteville, et les conséquences monstrueuses, et destructives de tout ordre et règle, qui résulteroient de son admission. Si Monsieur le Chancelier en juge de la sorte, comme il y a lieu de s'en flatter, et que, comme il y a aussi lieu de le croire, le Roi lui renvoie M. le comte de Matignon comme il lui renvoya M. le marquis de Richelieu qui prétendoit au titre et dignité de duc et pair d'Aiguillon, pour être informé des prétentions, raisons et droits, et lui en rendre compte, Monsieur le Chancelier est très humblement supplié d'examiner les raisons suivantes, qui le pourront toucher pour n'être pas de l'avis dont il fut sur la prétention de M. le marquis de Richelieu, savoir : qu'encore qu'elle ne valût rien, de la renvoyer au Parlement, parce que les choses agréables sont bienséantes à faire par le Roi, et les autres plus convenables à renvoyer aux tribunaux naturels. M. le marquis de Richelieu fut donc renvoyé au Parlement. Douze ducs et pairs s'y opposèrent en forme à ce que nul y fût reçu en qualité de duc d'Aiguillon. M. le marquis de Richelieu fit quelque mine d'y vouloir pouvoir pousser l'affaire ; mais on n'en a pas ouï parler depuis. Ici, il en est tout autrement, et on peut avancer qu'en cas que la prétention de M. le comte de Matignon ne semble pas fondée à S. M. sur le rapport qui lui en sera fait, il est également de sa justice et de sa bonté d'empêcher qu'elle ne soit portée au Parlement, et de l'étouffer dans sa naissance. Deux raisons : la première est que l'intérêt de M. le comte de Matignon est si entier à tenter une affaire dont le pis qui lui pourra arriver sera de demeurer comme il est, et le mieux de devenir le premier duc du Royaume, sans milieu possible entre les deux, tant d'argent pour fournir aux frais, et un crédit si connu pour l'appuyer, et un autre inconnu, plus vaste et plus grand encore, de tous ceux qui ont des prétentions pareilles, qu'il est visible que c'est exposer ceux qui avec droit et justice s'y opposeront (droit et justice (*sic*) : le peu de fondement de M. le comte de Matignon reconnu par le Roi), à tout ce qu'a d'affreux un grand, long, ruineux,

1. Ci-dessus, p. 285, note 3.
2. Mémoire autographe, dans le volume 51 des Papiers de Saint-Simon (aujourd'hui *France* 206), fol. 218-219 ; copie, dans le volume 67 (*France* 222), fol. 81-84.

âcre et dangereux procès, qu'il est de l'équité et de la bonté de S. M. d'épargner à ses sujets en cette matière, singulièrement en laquelle, plus particulièrement qu'en une autre, le Roi est le seul et souverain juge, et qui, ayant reconnu de quel côté est le droit, n'a pas besoin de l'envoyer prononcer ailleurs.

« L'autre raison est que l'érection d'Estouteville n'a jamais été vérifiée qu'au parlement de Rouen ; qu'Estouteville est duché simple non pairie ; qu'il y auroit question très grave pour savoir auquel des deux parlements de Paris ou de Rouen M. le comte de Matignon se devroit pourvoir : Paris, comme domicile de toutes les parties, comme cour des pairs, se prétendant la même attribution pour les ducs et duchés simples comme pour les pairs et les pairies, comme maintenu à ce titre de cour des pairs et d'attribution particulière à connoître du procès incident à celui des autres ducs intéressés entre M. le duc de Richelieu évoquant contre M. le maréchal-duc de Luxembourg en vertu de l'attribution particulière de toutes ses affaires ; Rouen, comme ayant seul vérifié, et par là donné caractère de duché à la terre d'Estouteville, située dans son ressort ; Rouen, très légitimement suspect comme jaloux de maintenir l'existence d'une dignité qu'il a vérifiée ou seule, ou avec bien peu d'autres ; Rouen, qui n'a jamais ouï parler de cette sorte de jurisprudence ; Rouen, capitale de Normandie, où M. le comte de Matignon a tous ses grands biens, et tous Messieurs du Parlement les leurs, où M. le comte de Matignon commande à titre de lieutenant général et réside la moitié de sa vie, avec autorité même en haute Normandie, comme M. le maréchal-duc d'Harcourt l'a par cette raison dans la basse ; Rouen, où M. le duc de Luxembourg, gouverneur de Normandie, réside et commande avec toute autorité, qui a lui-même un intérêt personnel si pressant à soutenir la prétention de M. le comte de Matignon par la sienne de l'ancienne érection de Piney, pendante encore entre quinze ducs et pairs et lui ; Rouen enfin, qui jetteroit les opposants dans un danger égal d'y aller se défendre, ou d'y laisser juger sans eux.

« Ces raisons, qu'on ose avancer fortes et singulières, font espérer qu'au cas que Monsieur le Chancelier trouve la prétention de M. le comte de Matignon mal fondée, et que, sur son rapport, le Roi en juge ainsi, Monsieur le Chancelier voudra bien, dans un esprit de justice, n'être pas d'avis du renvoi, et que la bonté et la religion de S. M. ne dédaignera pas d'arrêter par son autorité, en cette espèce si naturelle, des prétentions injustes, et capables de faire bien des maux, comme il lui a plu d'en arrêter d'autres semblables en peu de fondement, mais d'ailleurs indifférentes, comme ne sont pas les suites et le cours de celles-ci.

« On a dit ci-dessus que M. le comte de Matignon ou demeurera comme il est, ou deviendra, sans milieu possible, le premier duc du Royaume, et on le prouveroit démonstrativement, s'il étoit nécessaire ; mais, quand, par impossible, il ne deviendroit que le dernier, sa prétention ne seroit pas mieux fondée, ni les conséquences de son intrusion moins dangereuses et moins destructives de tout ordre et règle. Cela seul est le motif de l'opposition. Ainsi, des ducs postérieurs à Brissac ont favorisé la juste prétention du dernier duc de Brissac parce qu'elle étoit conforme à l'ordre et à la règle, et des ducs antérieurs à Aiguillon se sont opposés à l'injuste prétention de M. le marquis de Richelieu, parce qu'elle renversoit tout ordre et règle, comme feroit celle de M. le comte de Matignon, si elle avoit lieu. »

XIII

ESTOUTEVILLE, MATIGNON ET CREUILLY[1].

Le dernier mâle de cette maison de Normandie, très ancienne, riche, puissante et illustre, n'avait eu qu'une fille unique, mariée en 1534 à François d'Orléans-Longueville, comte de Saint-Pol, et c'est pour ces deux époux que fut érigé alors, par lettres d'octobre 1534, le duché d'Estouteville. Saint-Simon, s'aidant de l'*Histoire généalogique*[2], a fait les notices des deux seuls titulaires de ce duché[3], cette Adrienne et son fils François II d'Orléans, mort à dix ans (1536-1546); mais il a surtout, et longuement, développé les motifs tirés soit du contrat de mariage de 1534, soit des lettres d'érection, soit du droit commun, qui s'opposait à ce que le titre ducal fût relevé par aucun héritier en dehors de la descendance directe. Jusqu'en 1710, le comte de Matignon, père du duc de Valentinois, essaya vainement de le relever au profit de ce fils, comme ayant acquis le duché en 1707 des héritiers de Mme de Nemours[4]. Plus tard, le comte de Creuilly, « voyant tout au pillage, en égalité, en peuple, et fortifié de l'exemple de Mme d'Aiguillon,.. imagina n'avoir besoin que d'audace,... se fit appeler le duc d'Estouteville, en prit les armes pleines et seules avec le manteau ducal, puis intenta un procès au duc de Valentinois pour la restitution à lui faire du duché d'Estouteville. » On trouvera ci-après une partie du mémoire écrit à cette occasion par Saint-Simon, mémoire des plus curieux[5], mais qui ne va pas plus loin que 1730-1732. Nous avons en outre une lettre qu'il écrivit le 18 avril 1731 au prince de Monaco[6], en lui envoyant de la Ferté un extrait du mémoire ci-dessus : « Je reçois, disait-il, l'avis que vous me faites l'honneur de me donner de la prétention de M. de Creuilly, qui compte apparemment être plus heureux que ne le fut en cela Monsieur votre père. Nous sommes au temps des prétentions les plus absurdes et les plus nouvelles en tout genre.... »

1. Ci-dessus, p. 285-286.
2. Tomes V, p. 549-566, et VIII, p. 87-92.
3. *Écrits inédits*, tome VII, 112-128, DUCHÉS VÉRIFIÉS ÉTEINTS.
4. Ci-dessus, p. 285. M. de Matignon fut débouté le 14 août 1710 de sa demande en ouverture de la substitution, et, le 2 mars 1712, transigea avec le duc de Luynes pour retirer Estouteville de ses mains.
5. L'original autographe s'en trouve, avec divers autres, dans le volume 51, et la copie dans le volume 67 de ses Papiers, aujourd'hui vol. *France* 206, fol. 212-219, et vol. 222, fol. 81-84.
6. Lettre que nous avons placée dans le tome XXI et supplémentaire de l'édition de 1873, p. 401-402.

On a déjà rencontré[1] le nom de Paul-Édouard Colbert, comte de Creuilly (1686-1756), ce deuxième fils de Seignelay et de sa seconde femme, Catherine-Thérèse de Matignon-Lonray, lequel épousa en 1714 Mlle de Spinola-Vergagne la cadette. Il paraît n'avoir tenu qu'une place très modeste à la cour, soit sous Louis XIV, soit sous Louis XV, quoique ayant commandé le régiment Royal-Dragons dès l'âge de vingt ans, ayant gagné les grades de brigadier en 1719, de maréchal de camp en 1734, et ayant pris part auparavant à toutes les campagnes de la guerre de Succession[2]. Il ne sera nommé une troisième fois dans les *Mémoires* qu'à propos de son même mariage ; mais le duc de Luynes a eu plus d'occasions de nous le faire connaître et d'indiquer les épisodes divers de sa lutte pour Estouteville. C'était, en vérité, un enragé et imperturbable procédurier.

Quoique bien appuyé, le comte de Matignon s'était résigné à échouer[3] ; et d'ailleurs nous verrons prochainement l'article cinquième de l'édit de 1711 réduire le privilège des duchés femelles à la seule fille du premier titulaire demeuré sans fils. Cette considération ne retint pas Creuilly, qui se prétendait obligé par la loi féodale à relever le duché éteint quoique la terre ducale fût encore passée, en 1725, de M. de Matignon à son fils unique le duc de Valentinois-Monaco.

S'étant présenté le 31 juillet 1731 devant le parlement de Rouen, comme sa juridiction naturelle, Creuilly força cette cour de le recevoir au serment de duc, en prit acte, s'intitula depuis lors du titre étrange de « saisi duc d'Estouteville, » même devant le parlement de Paris, fit imprimer mémoire, factum, consultation, etc., appuyés des textes de 1534[4], et engagea la lutte avec M. de Valentinois-Monaco, comme il est dit dans la lettre de notre auteur à ce prince. La procédure dura de 1731 à 1732, puis reprit en 1733[5].

Comme Creuilly se proclamait autorisé par des lettres patentes en-

1. Tome XV, p. 452. — 2. *Chronologie militaire*, tome VII, p. 90.

3. Déjà, en renvoyant à ses Pièces, Saint-Simon a raconté (tome XVII, p. 77-78) que le comte de Matignon avait racheté la terre d'Estouteville pour en obtenir une nouvelle érection en duché au profit de son fils destiné à épouser la fille du prince de Rohan, et que la princesse de Soubise usa les derniers efforts de son crédit à faire réussir cette combinaison. La Beaumelle a publié dans le tome VII, p. 9-11, de la Correspondance de Mme de Maintenon, mais sous la date de 1711, qui semble erronée, une lettre par laquelle la duchesse de Ventadour, grand'mère de Mlle de Rohan, essaya, à son tour, d'obtenir l'agrément royal pour les Matignon, héritiers et possesseurs de la terre ducale par rachat des Luynes, représentants de la duchesse de Nemours ; mais on a vu plus haut (p. 95 et 285-286) que Saint-Simon intervint personnellement pour empêcher que le Roi se laissât abuser à l'« ineptie de pareilles prétentions. » La terre seule resta aux Matignon, sans espérance d'en relever le titre, et, aussitôt après l'arrêt du 14 août 1710, la *Gazette d'Amsterdam* (nº LXIX) annonça qu'ils se rejetaient sur leur terre de Torigny, au pays Bessin.

4. Bibl. nat., Fm 5745 in-folio, et 11 771 in-quarto.

5. Consultation signée de huit avocats, dans le factum Fm 5745 ; Arch. nat., collection Rondonneau, AD I 21, nº 1, 3ᵉ pièce.

registrées et par toutes sortes d'arrêts qui n'étaient autre chose que des actes de simple procédure, et, comme, en dernier lieu, au courant de 1738, il se fit ainsi délivrer un *committimus* au Grand Conseil sous cette dénomination, le Roi finit par évoquer l'affaire, par faire retirer le *committimus*, et par nommer une commission composée de M. Machault d'Arnouville, rapporteur, et des conseillers d'État de Fortia, Chauvelin, d'Argenson[1]. Sans se décourager, Creuilly publia en 1741 une nouvelle édition de son factum et de ses titres, avec une nouvelle consultation, et, lorsque M. de Valentinois, seul opposant jusqu'alors, mourut en 1751, il crut le moment favorable pour une reprise en justice. Cette fois, et certainement par ordre du Roi, M. de Saint-Florentin réclama l'affaire pour son département de secrétaire d'État. Comme il n'y avait plus de partie opposante en nom, les ducs et pairs firent faire un mémoire prouvant que l'édit de 1711 avait réduit l'effet de toutes les lettres de duché femelle à la seule fille du titulaire des lettres d'érection[2]. Sur le rapport de M. de Saint-Florentin, l'affaire fut renvoyée à la commission de 1741. En attendant, M. de Creuilly ne tint aucun compte des défenses réitérées de prendre le titre ducal: aussi les ducs, en masse, se coalisèrent et contribuèrent à l'envi les uns des autres pour présenter un nouveau mémoire[3]. En 1754, l'affaire étant toujours pendante, leur adversaire eut l'audace de prendre le titre pour se remarier avec Mlle de la Rochefoucauld-Lascaris d'Urfé, et même de demander que le Roi lui fît l'honneur de signer au contrat de mariage, où il était qualifié de duc d'Estouteville[4]. Le Roi le laissa faire comme par subterfuge, mais, quelques mois plus tard, le força itérativement, comme en 1733, à faire disparaître le manteau ducal déjà arboré sur le carrosse de la nouvelle duchesse[5]. Et néanmoins encore, Creuilly continua jusqu'à son dernier jour, en 1756, à ne porter que le nom d'Estouteville[6]. « Il venoit très rarement à la cour, dit M. de Luynes, et le Roi ne le connoissoit que comme Creuilly. C'étoit un homme singulier, avec de l'esprit. » Il figura d'ailleurs dans les annales littéraires de l'époque comme traducteur de Dante et comme collaborateur de Fréron pour une traduction partielle du poème d'*Adone* du cavalier Marini[7].

1. Factum de 1741, Fm 11771 in-quarto; *Mémoires du duc de Luynes*, tome II, p. 54-55. L'original de l'arrêt du 1er mai 1738 est dans le registre des arrêts en commandement coté E 2167.

2. *Mémoires de Luynes*, tome XI, p. 362-363 et 372. — 3. *Ibidem*, p. 504.

4. *Luynes*, tome XIII, p. 213-214 et 397. La *Gazette* lui donna alors et depuis le nom de d'Estouteville.

5. *Ibidem*, p. 397.

6. Voyez l'*Histoire de la maison d'Estouteville*, par G. de la Morandière et A. Lannelongue (1903), p. 636-640.

7. La première édition de la *Biographie universelle ancienne et moderne*, par Michaud, lui a consacré (tome IX, p. 226) un article qui renferme de curieux souvenirs. Sur le titre de l'édition d'*Adonis*, il s'était qualifié de duc d'Estouteville.

Certainement c'est un cas des plus étranges, si même il n'est unique dans l'histoire des duchés-pairies, que cette lutte prolongée sans défaillance pendant vingt-cinq ans, non-seulement contre les autres ducs, mais contre l'opinion publique, contre la loi positive, contre le Roi lui-même. On peut penser que Saint-Simon prit une part active à la dernière lutte, de 1751 à 1753 ; mais nous n'avons rien trouvé de cette époque dans ses Papiers.

Creuilly mourut sans enfants en 1756, et l'affaire s'éteignit ainsi.

Aujourd'hui, le titre de duc d'Estouteville et celui de comte de Creuilly sont pris l'un et l'autre par la maison sérénissime de Monaco, comme ceux de comte de Torigny, de seigneur de Matignon, de comte de Carladez, de marquis de Baux, etc., etc., rappelant que les Grimaldi modernes sont des Goyon de Matignon.

On comprend que Saint-Simon ait écrit ce qui suit, vers 1731 ou 1732, en terminant sa notice sur l'éphémère duché d'ESTOUTEVILLE[1] :

« M. de Creuilly, voyant tout au pillage, en égalité, en peuple, et fortifié de l'exemple du succès de M. d'Aiguillon, imagina n'avoir besoin que d'audace, et la déploya en effet. Il se fit appeler le duc d'Estouteville, en prit les armes pleines et seules, avec le manteau ducal, puis intenta un procès au duc de Valentinois pour la restitution à lui faire du duché d'Estouteville. Il avoit l'honneur d'être frère utérin des princes de Pons et de Lixin, de la maison de Lorraine, beau-frère par son frère le comte de Seignelay d'une fille du duc de Biron, par sa femme Spinola du duc de Nevers ; d'être oncle, par le feu marquis de Seignelay, son frère, de la duchesse de Luxembourg, et d'être fils d'un père qui lui donnoit pour propres tantes les duchesses de Chevreuse, de Mortemart et de Beauvillier, et pour cousins germains le père du duc de Luynes, le duc de Chaulnes, la duchesse de Levis, sœur de ceux-ci, et le duc de Mortemart. Il compta, et avec juste cause, les ducs pour rien et le Parlement, leur ennemi, pour tout, ravi de les humilier en les avilissant par l'augmentation d'un tel confrère. Il ne douta point de l'indifférence du ministère et de son penchant plutôt vers lui par bien des raisons, et de l'appui du cri public toujours en volonté de dégrader ce à quoi il ne peut atteindre. Une année se passa de la sorte sans que personne s'opposât à ses prétentions, que M. de Valentinois pour conserver la possession de sa terre, qui voulut en vain exciter les ducs, lui qui n'avoit tout nouvellement pu l'être par eux contre M. d'Aiguillon.

« Mais, au bout d'un an et plus, il arriva des miracles vraiment tels en ce genre, et sans que personne prît la peine de s'en mêler : c'est qu'il eut ordre d'ôter son manteau ducal et de cesser de se faire appeler duc. Il résista plus de sept ou huit mois, disant qu'il avoit droit de porter les armes d'Estouteville seules, et que ces armes ne pouvoient être à crû sans manteau ducal ; et cela parut plaisant, et on le laissa

1. *Écrits inédits,* tome VII, p. 118 et suivantes, d'après l'original indiqué plus haut, p. 528.

faire, jusqu'à ce qu'enfin la duchesse de Chevreuse eut ordre de lui laver la tête et de le menacer, s'il continuoit. Il fallut alors composer: il ôta le manteau, continua à porter les armes seules d'Estouteville, et de se faire appeler marquis d'Estouteville, mais sans titre aucun. Cela lui fit un peu enrayer ses poursuites contre le duc de Valentinois; mais, ayant suspendu environ un an, et fait valoir cependant son obéissance, il pratiqua une ruse qui en effet, pour ce temps-ci, n'étoit pas mal imaginée. Il savoit que le Parlement ne pouvoit juger d'aucun droit sur ce qui concerne la dignité de duc que par le renvoi que le Roi lui en faisoit par des lettres patentes enregistrées, et que la dernière minorité trouva bon, à l'affaire du duc de Richelieu d'un prétendu duel contre le marquis de Matignon, de changer en renvoi verbal jusqu'à la majorité, sans que le Roi en ait ouï parler depuis qu'il l'a eu atteinte. Ainsi, M. de Creuilly, sous prétexte de respect et des défenses qu'on vient d'expliquer qui lui avoient été faites, demanda permission de poursuivre son procès pour le duché d'Estouteville sans s'expliquer plus avant, dans la crainte, par ce qui lui étoit arrivé, qu'en s'expliquant davantage on ne le lui défendît, et dans l'espérance que, son silence ne montrant que la prétention pécuniaire, c'est-à-dire de possession simple de la terre d'Estouteville, on n'y feroit point de difficulté, et que, venant à gagner procès, celui qu'il méditoit pour la dignité se trouveroit tout lié au Parlement, sans avoir besoin d'en obtenir une permission nouvelle. En effet, il obtint la permission de poursuivre sa possession prétendue dès qu'il la demanda et comme il voulut, mais sans oser montrer autre chose que cette demande de possession, et, en conséquence, poursuivit de nouveau M. de Valentinois. Celui-ci, qui se vouloit épargner les peines et les frais d'un procès, et qui venoit d'éprouver contre le prince d'Isenghien, son beau-frère, combien le Parlement lui étoit peu favorable, crut faire tomber la prétention de M. de Creuilly par son propre désistement, en découvrant l'objet qui le lui faisoit entreprendre avec le même soin qu'il l'avoit dissimulé au gouvernement en lui demandant et obtenant la permission de le poursuivre, qu'il avoit pourtant si fort arboré tout d'abord. Soit M. de Valentinois, qui alors avoit pris le nom de prince de Monaco par la mort de son beau-père, soit d'ailleurs, le gouvernement envoya au Parlement une explication par écrit de la permission donnée, portant que le Roi permettoit bien et avoit déjà permis au sieur de Creuilly de poursuivre sa demande aux fins de restitution et possession du duché d'Estouteville, mais que cette permission ne s'étendoit que sur le prétendu droit pécuniaire et de possession de la terre; mais que, si la prétention pouvoit s'étendre jusqu'à la dignité de duc en conséquence, le Roi n'avoit jamais eu intention d'accorder au sieur de Creuilly de former, encore moins de poursuivre une prétention de cette qualité, et qu'en ce cas il défendoit au Parlement de connoître, la voulant réserver à sa seule personne. Cet ordre, bien et dûment notifié au Parlement, toucha beaucoup M. de Creuilly, et est demeuré jusqu'à présent sans atteinte. »

Les originaux autographes des mémoires composés par notre auteur à propos des prétentions de M. Colbert de Creuilly font suite aux mémoires sur le titre du duc d'Epernon, dans le volume 51, aujourd'hui *France* 206.

Fol. 212. « Mémoire sur l'extinction du duché d'Estouteville, sur la nouvelle prétention de M. de Colbert de Creuilly, en supplément de celui contre la prétention de feu M. le comte de Matignon. »

Conclusion : « En un mot, on ne vit jamais tant d'absurdités ensemble : un duché ni femelle, ni collatéral, un duché éteint il 'y a cent cinquante ans et plus, un duché réputé tel par le fils propre de l'héritière et qui s'est fait faire duc et pair tard et d'ailleurs, une condition de nom et d'armes tombée en vétusté, et remplie par qui que ce soit depuis plus de cent trente ans, pouvoir seule maintenant ressusciter ce qui n'existe plus ni en biens ni en dignité ; un duché donné à des étrangers à[1] la famille comme un lieu entièrement libre ; un duché contradictoirement, vivement, longuement et juridiquement disputé, substitué et revendiqué comme tel sur ces étrangers, et solemnellement jugé libre, la donation bonne et valable, la substitution entièrement périe ; un duché vendu et acheté comme libre sur le fondement de cet arrêt contredit par personne vingt ans durant, et exécuté en la manière la plus solemnelle par celui-là même, qui soutenoit la substitution[2] et du père duquel uniquement M. de Creuilly tire le prétendu droit qu'il veut introduire ; un duché payé il y a vingt ans entre les mains de l'acquéreur sans trouble, demandé ..... au titre de cette substitution ainsi détruite[3] par trois fois, la donation, l'arrêt qui la confirme, l'achat qui le ratifie en tant qu'il est en lui.

« Enfin, le pénultième de cette foule de cadets de cadets, à travers tant de degrés femelles, tenter un tel renversement de titres, de lois, de règles et d'usages pour succéder au duché d'Estouteville érigé pour un Bourbon et pour cette héritière, et que les Longueville, les Gondy, les Lesdiguières, les Villeroy ont cru éteint, que les Matignon ont vainement tenté de ressusciter, et que Mme de Luxembourg ne pense pas de pouvoir faire revivre. »

Suivent quelques lignes expliquant le but de ce mémoire.

Fol. 214-217. « Mémoire sur l'extinction du duché d'Estouteville. »

C'est une copie du mémoire fait en 1710 contre la prétention de M. de Matignon, avec addition d'un tableau généalogique.

Fol. 218-219. Duplicata autographe de la lettre d'envoi de ce mémoire au Chancelier qui a été reproduite ci-dessus, p. 525-527.

Dans le volume 67 des Papiers (*France* 222), on trouve, fol. 67-80, une copie du second « Mémoire sur l'extinction, » et (fol. 81-84) une copie de la lettre d'envoi au Chancelier.

1. *De* corrigé en *à*. — 2. En interligne, *contre*, biffé.
3. En interligne, au-dessus de *renversée*, biffé.

XIV

LA PRISE DE GIRONE[1].

Le duc de Noailles au duc de Vendôme[2].

« A Girone, le 27 janvier 1711.

« Nous voici enfin dans Girone, et je me flatte que vous ne serez pas fâché d'apprendre la fin de cette expédition, qui va nous mettre en état de songer bientôt à de nouveaux progrès. Après avoir battu une muraille très dure et très épaisse pendant sept jours entiers et avoir fait une brèche, il s'est trouvé plus de dix-huit pieds à descendre pour pouvoir pénétrer, de sorte que l'on a été obligé d'avoir recours au mineur, qui en a fait une nouvelle, par laquelle on est entré. S. M. Cath. doit être contente de la manière dont les choses se sont passées, la basse ville ayant été emportée l'épée à la main, et toutes les troupes s'y étant distinguées. Comme M. le comte d'Estaires, qui porte cette nouvelle à S. M. Cath. aura l'honneur de vous rendre compte de vive voix de toutes choses, je me dispenserai de vous en faire un plus grand détail. J'aurai seulement l'honneur de vous dire que tout le monde a très bien fait son devoir. J'aurois bien souhaité faire la garnison prisonnière de guerre, comme je vous avois mandé que je l'espérois. Dans un autre temps, cela n'étoit point douteux ; mais les difficultés croissoient tellement de jour en jour, qu'il n'étoit plus convenable, pour augmenter le mérite de cette conquête, de se mettre au hasard de la voir peut-être manquée par des inconvénients auxquels tout le pouvoir humain ne peut remédier. Les voitures, tant de l'artillerie que des vivres, presqu'anéanties par les fatigues des transports et par le défaut des subsistances, une partie de notre canon hors d'état de servir, notre situation entre deux rivières qui peuvent déborder d'un moment à l'autre dans ce temps-ci, comme cela est arrivé, l'embarras de notre communication, le dépérissement de la cavalerie, trois forts encore à prendre : toutes ces raisons m'ont fait croire que ce que l'on rendoit aux ennemis ne valoit pas la peine de différer davantage le succès d'une entreprise aussi importante. D'ailleurs, on a sauvé la ville du pillage, qui devenoit inévitable, si on avoit forcé les retranchements, et je ne sais si, dans la situation où sont aujourd'hui les affaires de S. M. Cath., il n'est pas plus convenable pour son service de tâcher à gagner les cœurs, que d'achever de les aigrir ; d'autant plus qu'elle a intérêt de conserver ces peuples pour les secours que l'on en peut tirer. Quoi qu'il en soit, je puis vous

1. Ci-dessus, p. 297, et appendice IV, p. 441-442.
2. Archives de Chantilly, reg. S XVII, fol. 180-183, original.

assurer que l'on a fait de son mieux, et que les Catalans sont terriblement étourdis de ce coup. Je suis aujourd'hui si accablé d'affaires pour mettre tout en ordre, que je ne puis entrer en matière sur ce qui regarde la suite des opérations, ni répondre à la lettre que vous m'avez fait l'honneur de m'écrire par le courrier que vous m'avez dépêché; mais, plutôt que retarder M. le comte d'Estaires, je le fais partir, et je garde ici votre courrier, que je vous renverrai dans deux ou trois jours, et par lequel j'aurai l'honneur de satisfaire à tout ce que vous desirez. J'espère même qu'il arrivera presqu'aussitôt que M. le comte d'Estaires. Rien ne me paroîtra jamais impossible quand il s'agira d'exécuter vos ordres et vous obéir. J'ai cette opinion de croire qu'il faut tout prévoir avant d'entreprendre, mais que rien ne doit rebuter ni arrêter lorsqu'on a entrepris. J'aurai l'honneur, mon très illustre et très respectable général, de vous faire un détail bien exact de notre situation et de ce que nous pouvons faire. Il est absolument essentiel que nous vous joignions, à quelque prix que ce soit; sans cela tous les avantages remportés jusques à présent s'évanouiroient bientôt, et il faut finir ceci à quelque prix que ce soit. Il n'est plus question que d'en chercher et d'en trouver les moyens. C'est ce dont j'aurai l'honneur de vous entretenir fort au long dans ma première lettre. Continuez-moi vos bontés, mon très illustre et très respectable général. On m'a écrit les mêmes choses que vous me faites l'honneur de me mander qu'on vous a écrit, et qu'on travailloit à faire de son mieux pour tâcher de trouver le moyen de faire entrer quelque tracasserie dans tout cela. Les dames et les seigneurs du Salon ont beau faire: ils ne me tourneront pas la cervelle et ne me dérangeront jamais de ce que je vous dois. Mon respect, ma vénération, et mon tendre et fidèle attachement pour vous doivent vous en répondre. Continuez-moi vos bontés, je vous en conjure.

Trouvez bon que je vous recommande M. le comte d'Estaires : c'est un des meilleurs sujets qu'il y ait en France pour tout. Un homme de la maison de Montmorency dans une occasion comme celle-ci, et portant une nouvelle qui ne doit pas être indifférente à LL. MM., ne pourroit-il pas obtenir et mériter la Toison. Je vous demande en grâce de vouloir bien faire de votre mieux. Je ne vous demanderai jamais rien pour moi; car, sincèrement et sans aucune fausse modestie, je ne veux rien et je ne desire rien hors de la réputation, de l'estime et de la gloire de pouvoir vous imiter quelque jour et apprendre sous vos ordres un métier qui m'a toujours paru le plus grand et le plus noble qu'il y ait au monde. »

Valincour adressa à ce duc, le 6 février, une lettre de compliments en style lyrique, qui a été publiée par M. L.-G. Pélissier, dans *les Correspondants du duc de Noailles* (1905), p. 123.

Le vainqueur n'eut pas la faculté de profiter de sa victoire : les nécessités de la guerre sur la frontière des Alpes forcèrent le Roi à lui redemander les bataillons de l'armée de Dauphiné qui avaient été envoyés à l'armée de Catalogne pour la campagne d'hiver. M. de Noailles, menacé d'être par là réduit à l'impuissance, fit part de ses doléances au duc de Vendôme.

Le duc de Noailles au duc de Vendôme[1].

« A Girone, le 11 février au soir, 1711.

« Quoique j'aie déjà eu l'honneur de vous écrire très en détail, mon très illustre et très respectable général, par le retour du courrier que vous m'avez dépêché, je le fais encore aujourd'hui en vous envoyant M. de Chazelles, colonel de dragons, homme entendu, bon officier, qui a fait la charge de maréchal des logis de l'armée en Espagne avant que nos troupes en sortissent, et qui vous fera un détail encore plus exact que je ne le pourrois faire par écrit. Tout ce que je puis vous dire, uniquement pour vous parce que je le cache à tout le monde, est qu'on commence déjà à me redemander les troupes de Dauphiné, et que les ordres sont déjà arrivés de la cour pour cela, sans me limiter cependant précisément le temps; mais comptez que cela ne peut guères être différé que jusques au commencement de mars. Cela fera un effet très mauvais pour le peuple, qui commençoit à revenir, et dont la consternation passe tout ce qu'on peut dire; mais il n'y a pas de remède. Il faudra bien obéir; mais vous voyez de quelle conséquence il vous est que notre communication soit ouverte avant le départ de ces troupes, puisque, lorsque je serai affoibli de près de la moitié des forces que j'ai présentement, il me seroit très difficile de faire un pas en avant. Je vous demande donc en grâce, pour le service du Roi, pour l'amour de vous, et par rapport à votre gloire, et un peu pour l'amour de moi, par le plaisir que j'aurai d'être à vos ordres et d'y apprendre un métier que j'aime, et dans lequel je voudrois bien me perfectionner sous un maître tel que vous, et cela sans flatterie et sans fausse modestie ; je vous demande donc, mon très illustre général, de venir vous-même à Manreze, de manière d'y mettre votre quartier général, et cela sans perdre un moment, dussiez-vous n'y venir qu'avec un détachement de grenadiers et de cavalerie. Si vous ne le pouvez faire vous-même, envoyez-y M. de Mahony avec ordre d'envoyer un gros parti du côté de la plaine de Vich, pour savoir de mes nouvelles. Comptez que je ferai de ma part toute la diligence possible; mais je manque de tout, sans exception, et, quand je serai avec vous, je ne croirai manquer de rien, et alors, étant joints, ce que nous écrirons, ce que nous demanderons et ce que nous proposerons aura cent fois plus de force. Il est absolument essentiel pour vous d'avoir une tête d'infanterie qui puisse faire agir la nôtre. Je ne m'étendrai pas davantage pour aujourd'hui: vous n'avez que faire d'un plus grand détail. Venez, mon cher maître, à Manreze de façon que j'aie le plaisir et la satisfaction de vous y faire ma cour, et, après cela, nous prendrons des mesures qui embarras-

1. Arch. de Chantilly, reg. S XVII, fol. 205-206; original autographe.

seront peut-être les hauts alliés; mais ne perdez pas un moment, et, au nom de Dieu, des vivres et de la cevade en abondance; ou, sans cela, point de salut, et, s'il nous falloit rapprocher de Girone pour vivre, et vous de Lerida, cette affaire tourneroit mal, et il nous est impossible de faire venir d'ici vos vivres lorsque nous serons une fois avec vous. Ainsi, il faut que vous vous arrangiez sur cela. Comptez sur le pied de trente escadrons et de vingt bataillons de plus. Ne perdez pas un moment, je vous en conjure : ils sont précieux plus que je ne puis dire, et je vous assure que je mourrois de douleur, si je voyois manquer une si belle occasion. Continuez-moi vos bontés, et me croyez, mon très illustre général, plus attaché à vous qu'homme au monde.

« Le duc de Noailles.

« J'espère, vers la fin du mois, pouvoir m'avancer jusques à Vich. Si j'y pouvois faire assembler quelques grains, ce seroit une bonne affaire ; mais on ne peut s'en flatter que lorsqu'on y sera ».

XV

LE MARÉCHAL FOUCAULT DU DAUGNON[1].

(Fragment inédit de Saint-Simon[2].)

« 1653, 20 mars. Le comte du DAUGNON, dit le maréchal FOUCAULD. Il avoit été page du cardinal de Richelieu, et il s'attacha au duc de Fronsac, son neveu, amiral de France, qui le fit faire vice-amiral pour avoir une créature à lui dans cette place. Il servit sous ce duc au combat naval devant Cadiz en 1640, et, en 1646, au siège d'Orbitelle, où ce duc fut tué. Outre ses autres gouvernements, le duc de Fronsac avoit celui de Brouage; du Daugnon y courut aussitôt après la mort du duc, s'en empara et s'y maintint à la faveur des troubles, et ne s'en défit que pour le bâton de maréchal de France. C'étoit un homme dont tout le mérite étoit l'audace, et qui étoit fort ambitieux. Il mourut à Paris, 10 octobre 1659, à quarante-trois ans. D'un très médiocre mariage il ne laissa que deux filles, l'aînée mariée à Castelnau-Mauvissière, gouverneur de Brest, fils du maréchal de Castelnau, l'autre à un Pons seigneur de la Caze et de Thois. Ce maréchal étoit frère du grand-père de Saint-Germain-Beaupré d'aujourd'hui[3].

. . . .

« Son fils aîné (ce grand-père), frère du maréchal Foucault, obtint en 1645 l'érection de sa terre de Saint-Germain-Beaupré en marquisat, servit toute sa vie, se trouva en quantité de sièges et de combats, et mourut maréchal de camp, 11 septembre 1618, à Saint-Germain-Beaupré. Sa femme, sœur du président Bailleul, président à mortier à Paris, et de la mère du maréchal d'Huxelles, étoit une femme d'esprit, fort aimable, et extrêmement du monde. Elle fit ce qu'elle put pour être admise dans les carrosses et à la table de la Reine, et n'y put parvenir. La femme de son petit-fils a été plus heureuse. Le marquis de Saint-Germain-Beaupré est mort brigadier de cavalerie, ayant quitté depuis longtemps le service, mais souvent à Versailles sur le pied des ennuyeux et des inutiles. Il mourut 23 janvier 1719, et a laissé un fils, qui a peu servi, qui se tient fort dans son pays de la Marche, dont il est gouverneur. Sa femme, fille de Doublet conseiller au Parlement, est fort du monde et de tout. Il a un frère commandeur de Malte, qui n'a pas plus servi que lui, et ne paroît guères plus dans le monde. »

1. Ci-dessus, p. 314.
2. Extrait des MARÉCHAUX DE FRANCE, vol. 45 des Papiers de Saint-Simon (aujourd'hui *France* 200), fol. 149. Comparez l'*Histoire généalogique*, tome VII, p. 576.
3. Ici, l'auteur paraphrase la filiation donnée par les continuateurs de l'*Histoire généalogique*.

XVI

LES SOLLICITATIONS DANS LE PROCÈS DE LA SUCCESSION DE MONSIEUR LE PRINCE[1].

Il a déjà été parlé au cours des *Mémoires*, et notamment dans les tomes XI, p. 78, et XIII, p. 198, des sollicitations que les plaideurs faisaient aux juges chargés de leur procès, et l'on a vu ci-dessus, p. 319, que les princesses employaient pour les visites de ce genre leurs lourds carrosses de gala. Les magistrats étaient en effet assez pointilleux sur ce cérémonial, ainsi que le montre un passage des *Mémoires de l'abbé Legendre*, p. 119-120, où il est dit que, lors de la construction de la place de Vendôme, Pussort avait été chargé de liquider les droits de lods et ventes dus à l'archevêque de Paris pour ce qui était de sa censive ; le prélat, fort en froid avec Pussort, l'envoya solliciter par son intendant, un simple conseiller au Châtelet ; le magistrat fut très froissé du procédé, et, des amis communs s'étant entremis, l'archevêque se décida à aller le voir, mais en habit court et dans son carrosse de voyage attelé de six chevaux, un jour qu'il revenait de Versailles ; Pussort n'admit pas plus ce sans-gêne, et exigea que le prélat le vînt voir en habit long de cérémonie et avec son carrosse à deux chevaux, le seul qu'on admît à la ville ; l'archevêque n'ayant point voulu en passer par là, la liquidation ne se fit pas.

Le texte qui va suivre, et qui montre jusqu'où étaient portées ces sollicitations, est tiré du seul volume qui subsiste du Journal de l'avocat général Joly de Fleury[2], copie faite par un secrétaire, qui n'a pas toujours pu lire ce qu'avait écrit son maître, ainsi qu'on en jugera par les mots qu'il a laissés en blanc:

« L'affaire de Messieurs les princes et princesses enfants de feu M. le prince de Condé ayant continué tout le mois de janvier et de février, et étant alors prête de finir, les brigues et les sollicitations redoublèrent. Je reconnus que plus on est élevé en dignité, et plus on est sujet aux foiblesses de l'homme. Mme la princesse de Conti, qui avoit le même intérêt que Mme la duchesse du Maine et que Mme la duchesse de Vendôme, me faisoit solliciter sous main par toutes sortes de personnes, et tâchoit par toutes sortes de moyens de pénétrer mes sentiments. Je trouvois cela indigne de son rang, et je pris le parti, dans les visites qu'elles me rendoient, de ne rien laisser échapper qui pût faire connoître mes pensées, et, dans les conférences que les avocats avoient avec moi, je paroissois toujours contre eux par les objections que je

1. Ci-dessus, p. 319, note 3.
2. Bibl. nat., ms. Joly de Fleury 2476, fol. 4 v° à 8.

leur faisois. Je m'appliquois à m'observer de même dans les visites que Madame la Duchesse me rendoit, prenant le parti de Messieurs les princes et princesses ses enfants. Je ne me laissois point pénétrer aux parties, et [je m'efforçois] de paroître toujours contraire aux avocats de part et d'autre. Je fus surpris de voir des personnes de ce rang s'abaisser jusqu'à envoyer chercher mes meilleurs amis pour me solliciter, et je connus la corruption du cœur humain en voyant qu'on ne prenoit pas le soin de se cacher sur les promesses et les menaces. M. le duc du Maine, dans une visite qu'il me rendit, me fit entendre que, quoiqu'il ne crût point qu'il y eût personne assez corrompu pour donner sa voix dans l'espérance d'une protection, que cependant, s'il y avoit quelqu'un des juges de ce caractère, ils devoient attendre plus de protection de lui que des enfants de M. le duc de Bourbon. Je frémissois à ce discours, et je ne répondois autre chose sinon que je ne croyois pas qu'il y eût personne qui pût être persuadé par des motifs de cette nature; mais je me sentois quelquefois découragé d'être obligé de vivre dans une nation si corrompue, où chacun sembloit vouloir arracher les suffrages des juges par les promesses ou par les menaces. Quelquefois je me roidissois contre la corruption, et je me savois bon gré de ma fermeté, qui, avec la grâce de Dieu, ne m'abandonnoit point. Il m'avoit paru d'abord que Madame la Duchesse ne vouloit pas employer tous ces mauvais moyens. Elle me fit l'honneur même de me le dire dans une de ses visites; qu'elle savoit qu'on employoit contre elle toute sorte de choses, qu'on remuoit tous les souverains *(sic)* pour solliciter les juges, mais que, pour elle, elle agissoit avec plus de simplicité et n'employoit d'autre recommandation que la bonté de sa cause. Je lui répondis qu'il me paroissoit indigne de son rang d'employer d'autres sollicitations que la sienne même; je fus cependant bientôt détrompé. Son Conseil lui avoit persuadé que sa cause étoit toute bonne; cependant, comme les avocats commençoient à avoir épuisé la matière, tout le barreau et le public tourna contre elle. Quoique je ne me fusse point laissé pénétrer, elle se douta que je pouvois être contre elle : je reçus d'abord une visite de Mme de Breteuil veuve du conseiller d'État, ma parente, qui, sans me parler de rien en [*un blanc*] et sans paroître s'y intéresser, tâcha de découvrir mon avis. Deux jours après, elle revint : on lui dit que je dînois; elle m'écrivit et me demanda un rendez-vous fixe. Je lui donnai, et elle me dit avec beaucoup d'adresse qu'elle s'étoit trouvée dans une compagnie où l'on avoit dit que la foiblesse de ma santé pouvoit me faire songer à être premier président de Bourgogne, parce que vraisemblablement la place alloit bientôt vaquer, et que, comme elle prenoit intérêt à ce qui me regardoit, elle pouvoit m'assurer que, si je prenois parti pour les enfants de M. le duc de Bourbon, la place m'étoit assurée. Mon indignation eut peine à se contenir : je lui répondis que je ne songeois à rien que faire ma charge, et que ces motifs n'avoient aucun pouvoir sur moi; que, si je croyois la cause de Madame la Duchesse mauvaise, ce motif ne me feroit point changer; que, si je la croyois bonne, je n'avois droit d'exiger aucune reconnoissance, ne faisant que rendre justice. Elle me fit ensuite entendre que l'on disoit partout que je serois contre les enfants de M. le duc de Bourbon; qu'il seroit fâcheux pour moi que je me fusse découvert à Mesdames les princesses, qui s'en vantoient, et que cela se trouvât véritable. Je lui répliquai que je ne m'étois découvert à personne, et que chaque instant donnoit de nouvelles lumières qui ne permettoient à aucun juge de se déterminer qu'au dernier moment. Elle insista en me disant qu'elle savoit de bonne part que la plus grande partie et les meilleurs étoient pour les enfants de M. le duc de Bourbon: je lui répondis que je ne croyois pas aucun des juges de caractère à violer le secret qu'il devoit à la justice; et nous nous séparames. Ces menaces et ces promesses n'ébranlèrent point ma fermeté, et je ne pus m'empêcher d'en faire part à M. le procureur général et de déplorer avec lui la corruption du siècle: il m'encouragea à la fermeté, et je reconnus dans lui cette droiture si rare dans le temps présent, et une amitié pour moi toute singulière.

« Je commençai à porter la parole le mardi 3 mars. Je rapportai le fait et les moyens des parties, dont elles parurent toutes satisfaites. Je vins me reposer chez moi, et je donnai ordre qu'on ne me fît parler personne; mais il vint sur les deux heures un homme qui étoit chargé d'une lettre qu'il ne voulut donner qu'à moi. Je lui parlai, et je vis par la lettre que M. du Mont, premier écuyer de Monseigneur et son favori, m'écrivoit qu'il me demandoit un rendez-vous secret dans le jour, avec charge de brûler sa lettre, ce que je fis sur-le-champ, et lui donnai rendez-vous dans l'après-midi. J'écrivis sur-le-champ à M. le procureur général pour le prier de me donner une heure pour prendre [*un blanc*] de lui, me doutant bien que le rendez-vous qu'on me demandoit étoit pour l'affaire en question. Il s'agissoit de voir ce que je dirois à M. du Mont, qui pouvoit me parler de la part de Monseigneur, et, quoique la justice ne me permette pas de découvrir son avis, il y a souvent des choses qu'on ne peut dissimuler à son maître; mais ce discernement est assez difficile pour avoir besoin de prendre un bon conseil, et je n'en pouvois trouver de meilleur que celui de M. le procureur général. Mais, malheureusement, M. du Mont vint avant M. le procureur général. Cependant, il me consola par son discours: il me dit qu'il venoit de la part de Monseigneur pour me demander [*un blanc*] la justice; qu'il ne lui convenoit pas de me demander autre chose, mais qu'à la vérité, si la justice étoit du côté de Madame la Duchesse, il seroit ravi qu'elle pût réussir; qu'il sembloit même que ce devoit être le vœu commun des sujets du Roi de soutenir l'aîné des princes du sang. Je lui répondis que c'étoit aussi le sujet des vœux de tout le public, et les miens en particulier; que, si je prenois parti pour Monsieur le Duc, c'étoit pour moi une double satisfaction; que, si la justice me forçoit de prendre parti contre lui, j'en serois doublement fâché. Il me dit en même temps que Monseigneur n'avoit fait cette démarche qu'en l'assurance où il étoit de ma part d'un secret inviolable ; que, s'il ne me connoissoit pas de ce caractère, il n'auroit pas fait une telle démarche sachant que le Roi ne vouloit prendre aucun parti, mais qu'il se confioit en moi avec amitié. Ces termes me firent confusion. Je lui promis un secret inviolable. Il m'apprit que toutes les parties avoient été inquiètes d'un voyage que j'avois fait à Versailles le vendredi précédent, et qui n'étoit véritablement que pour faire ma cour à [S. M.]. Je l'en assurai. Il me dit que Monseigneur le savoit, le Roi ayant dit que je ne lui avois point parlé, et qu'il ne m'avoit point parlé aussi. Je le priois d'assurer Monseigneur de tout mon respect, et qu'il reconnoîtroit que j'étois digne de sa confiance. Je ne crus pas violer le secret en le découvrant à M. le procureur général, qui vint un moment après chez moi, étant sûr de lui comme de moi-même : il me félicita sur ce que je n'avois été exposé à rien, et nous admirâmes la bonté de Monseigneur qui en agissoit avec tant de modération ; mais nous n'en fûmes point surpris, connoissant son caractère. M. le procureur général m'exhorta à la fermeté.

« Le lendemain mercredi, Madame la Duchesse vint me voir, et me dit qu'elle étoit fort alarmée de ce que M. le duc du [Maine[1]] se vantoit que mes conclusions lui seroient favorables. Je lui répondis qu'il n'avoit pas sujet de le croire, ne m'étant découvert à personne, et, n'étant pas moi-même déterminé [*un blanc*] ; cependant, fort inquiété, je ne laissois cependant d'être fort inquiet[2] de croire qu'on pût m'avoir pénétré ; mais je vis bien que tout cela n'étoit qu'adresse pour tâcher de me découvrir. Madame la Duchesse fit tenter tous mes amis pour savoir mon avis, et Mesdames les princesses en firent de même : ce qui me fit concevoir qu'elles ne s'étoient point [vantées[3]] que j'étois pour elles. Elles en paroissoient aussi inquiètes que Madame la Duchesse ; mais le bruit public, qui étoit en leur faveur, avoit pu faire croire cela à Madame la Duchesse. Je reçus encore, l'après-midi, une lettre de Mme de Breteuil, que je garde parce qu'elle ne me chargea pas de la brûler. Cela ne m'ébranla point. Enfin, sur le soir, Mme de [Thiange] vint chez Mme Chardon pour la prier de me solliciter, et elle ne se contenta pas des promesses de la charge de deuxième président de Bourgogne et de faire envisager que, si je prenois parti contre Madame la Duchesse, je ne serois pas suivi ; elle ajouta qu'on savoit mon avis, et que c'étoit une cabale de jansénistes qui m'avoit déterminé. Mme Chardon lui demanda si elle jugeoit à propos qu'on me le dît, parce qu'elle me connoissoit trop pour croire que cela fît la moindre impression sur moi au préjudice de la justice. Elle lui dit d'abord qu'il ne falloit pas me le dire, que cependant il ne seroit pas mal que je le susse, et qu'en cette matière elle fit entendre qu'il ne falloit qu'un mot pour me perdre dans l'esprit du Roi. Mme Chardon répondit qu'elle

1. Ce nom est resté en blanc dans le manuscrit. — 2. Ainsi au manuscrit.
3. Mot resté en blanc dans le manuscrit.

ne m'en diroit rien, qu'elle savoit que les menaces ni les promesses, [*un blanc*] ni la perte de ma fortune ne pouvoient rien sur moi par rapport à la justice; elle pouvoit répondre de moi, me connoissant trop par l'amitié ancienne dont elle m'honore. Mme de Thiange insistoit toujours qu'il seroit bon que je le susse, et Mme Chardon disant toujours qu'elle ne me le diroit pas. Elle me le dit cependant le soir même, et je connus par là jusqu'où la malice humaine pouvoit aller; mais, quoique je connusse parfaitement que ce que l'on avoit imputé à M. le procureur général sur le jansénisme avoit perdu sa fortune et l'avoit mis mal dans l'esprit du Roi, que, si Madame la Duchesse vouloit, elle me pouvoit faire la même chose, rien ne fut capable de m'ébranler. Dieu, qui connoît la droiture de mes intentions, me fortifia.

« Je parlai le lendemain jeudi 5 mars, et je conclus en faveur de Mesdames les princesses. J'eus la consolation d'apprendre, vers les deux heures, que, sur les deux premières questions de la cause, on avoit suivi mes conclusions tout d'une voix; que, sur la dernière, il y avoit eu [*un blanc*] voix pour mon avis, et quatre seulement contre, savoir: M. le premier président, qui, avec beaucoup de lumières et une droiture sans bornes, ne se laisse pas souvent le temps par sa vivacité naturelle, que ses vapeurs habituelles augmentent depuis deux ou trois ans, d'examiner les affaires; M. de Novion, président, qui, pour avoir trop d'esprit, a toujours des avis singuliers; M. le Meusnier, qui a de l'esprit et de la droiture, mais dévoué à la maison de Condé; et M. de Benoise, qui y alloit de bonne foi. Mais M. l'abbé Robert, M. l'abbé Pucelle, M. de Vienne, M. Menguy emportèrent tout le reste, et c'étoit l'avis des plus habiles du barreau et de la magistrature. Cependant, comme je craignois que le jansénisme ne portât coup, je consultai M. le procureur général pour savoir si je ne ferois point parler à M. le duc du Maine pour parer le coup: il me conseilla, si la chose n'alloit pas plus loin, de ne rien dire, parce qu'on faisoit souvent croire de soi des choses dont on vouloit se justifier en les ébruitant; que, si cependant M. le duc du Maine pouvoit apprendre qu'on m'eût imputé cela, il seroit bon de le faire parler au Roi, parce que cela [*un blanc*] que cela eût été public. Je suivis son conseil, et je chargeai mes amis d'y avoir l'œil, demeurant toujours tranquille sur l'état de ma fortune. Puisque j'ai combattu pour la justice et la vérité, je remets tout entre les mains de Dieu. »

XVII

L'ÉVASION DE M. DE MAILLEBOIS[1].

Le volume 2302 du Dépôt de la guerre contient, sous les nos 204, 205, 207, 208, 227 et 228, diverses pièces relatives à l'évasion de M. de Maillebois et de ses compagnons de la place de Lille, où ils étaient détenus comme otages en garantie des dettes contractées dans cette ville par les Français jusqu'à sa reddition. Nous donnons ci-après trois de ces pièces : 1o la lettre autographe de Desmaretz au ministre de la guerre pour lui apprendre l'arrivée de son fils Maillebois et justifier sa conduite ; 2o celle que les otages adressèrent au moment de leur départ, peut-être au duc de Marlborough, mais plutôt au comte d'Albemarle ; 3o la protestation que ce dernier envoya au maréchal de Montesquiou, qui commandait sur la frontière. La seconde de ces pièces a été publiée dans les *Pièces intéressantes et peu connues,* tome V, p. 389-394. Une autre protestation, du Hollandais Pesters, est dans le volume Guerre 2310, no 145.

M. Desmaretz à M. Voysin.

« La Marche, le 26 mars 1711.

« Mon fils est arrivé cette nuit, Monsieur ; il n'étoit point en état de paroître : il viendra demain ici, et nous serons avant neuf heures à Versailles ; il aura matière de vous entretenir, si vous voulez bien lui en donner le temps. Voici la raison qui a déterminé les otages à venir à Arras.

« Samedi 21 de ce mois, M. de Guibson[2], lieutenant-colonel du régiment de Douglas, vint à trois heures après midi à Lille, de la part de Mylord Albemarle, et lui dit qu'il étoit venu des ordres de la Haye de s'assurer des otages pour les mettre en prison, et même, à son égard en particulier, d'exécuter avec plus de rigueur cet ordre ; que, le lendemain dimanche, à quatre heures, on y procèderoit, et qu'il avoit ce temps pour en prévenir les suites. La capitulation de Lille porte en termes formels que les otages demeureront en liberté dans la ville jusqu'à l'entier payement des dettes : la prison des otages auroit été une infraction qui les rendoit libres. Vous observerez deux choses : l'une, qu'il y a eu un premier ordre de les resserrer, qui a été connu, et dont l'exécution n'a été retardée que par l'attention qu'a eue M. d'Albemarle de représenter à la Haye qu'il étoit contraire à la capitulation ; la seconde chose à observer, que M. d'Albemarle avoit promis secrè-

1. Ci-dessus, p. 352-353. — 2. Sir John Gibson.

tement à mon fils que, s'il recevoit un second ordre pour exécuter le premier, il en feroit avertir M. de Maillebois et lui donneroit le temps de prendre son parti. Toute cette attention de M. d'Albemarle le compromettroit avec les États-Généraux, si elle devenoit publique : je vous prie d'y faire réflexion. Depuis que les otages sont à Arras, ils ont écrit à Mylord Albemarle, au gouverneur de Lille et au Magistrat la lettre dont je vous envoie la copie. Comme j'espère avoir l'honneur de vous voir demain au matin, je remets à vous entretenir plus au long. J'écris seulement au Roi que je vous rends compte de tout, persuadé que vous ne manquerez pas de lui en faire voir le détail.

« Je suis, Monsieur, très parfaitement votre très humble et très obéissant serviteur.

« DESMARETZ. »

Copie de la lettre des otages.

« A Arras, le 23 mars 1711.

« Mylord,

« Notre retraite précipitée ne doit pas vous avoir surpris, puisque nous savons, à n'en pouvoir douter, que vous avez entre les mains un second ordre des États-Généraux de nous faire arrêter conformément à la première résolution qu'ils en avoient prise dès les premiers jours de février. et de laquelle nous avons été avertis assez authentiquement par des lettres des députés même du Magistrat de Lille qui étoient dans ce temps-là à Lille pour obtenir la permission d'aller en France, avec deux des otages, négocier les ajustements que la France offroit pour le payement des dettes de Lille. Comme cette troisième résolution fait une infraction aussi formelle à la capitulation que celle qui fut prise l'année dernière de mettre deux des otages dans la citadelle, où ils ont resté quatre mois, et que la seconde, qui fut prise au commencement du mois de février dernier, cette troisième, dis-je, qui vous a été adressée pour nous resserrer, ou nous envoyer à Groeningue, nous met absolument en droit de manquer à notre parole et d'en éviter l'exécution, qui est contre le droit des gens, l'ordre de la guerre, et l'article formel de la capitulation par lequel il est stipulé précisément que nous devons rester dans la ville de Lille jusqu'au parfait payement des dettes, sans fixer le temps du payement, dans lequel on est déjà entré, nous sommes aussi obligés de dire que lesdits payements n'ont discontinué que par l'animosité et la prévention de Messieurs les États-Généraux, lesquels, par cette résolution, traversent absolument la conclusion d'une affaire qui, sans cela, auroit été commencée, au plus tard, dans un mois, à la satisfaction du Magistrat et des autres créanciers, qui, naturellement, sont les seules parties intéressées. Cette dernière vérité est si constante, que, lorsque, par la capitulation de la citadelle, les otages furent retenus, ceux qui étoient pour lors députés à l'armée des alliés assurèrent les otages qu'ils n'avoient aucune part à leur détention, et qu'elle avoit été résolue sur les instances du Magistrat. Quoique nous nous soyons mis à couvert, par notre retraite, du mauvais traitement qui nous menaçoit, nous serons toujours prêts de retourner où notre parole nous rappelle, quoiqu'on nous ait mis légitimement en droit d'y manquer, mais à condition que l'on nous donnera les sûretés nécessaires pour y être traités conformément à la capitulation. En attendant, si on veut permettre aux magistrats de Lille de députer quelqu'un de leur corps en France, nous nous emploierons de bonne foi, premièrement pour y finir la liquidation des dettes, dont jusqu'à présent il n'a pas été question, et secondement pour en procurer le payement dans les termes dont on conviendra à la satisfaction du Magistrat et des autres créanciers, qui sont les véritables parties intéressées. Nous vous supplions de nous adresser ici l'honneur de votre réponse et celle des États-Généraux. Nous y demeurons, en l'attendant, très respectueusement, etc. »

Le comte d'Albemarle au maréchal de Montesquiou.

« A Tournay, ce 23e de mars 1711.

« Monsieur,

« J'ai l'honneur de vous adresser la lettre ci-jointe pour M. de Maillebois, que je vous prie d'avoir la bonté de lui faire tenir au plus tôt puisqu'elle sert pour le rappeler à Lille, d'où il est parti avec les deux autres otages sans connoissance ni permission de personne. Je vous avoue, Monsieur, qu'un procédé aussi extraordinaire que celui-là m'a surpris extrêmement, et que je ne saurois comprendre que ces Méssieurs se sont pu aviser de violer la parole qu'ils avoient donnée pour rester en otage, qui doit être gardée religieusement. Comme vous commandez, Monsieur, les troupes sur la frontière, j'ai cru devoir vous donner part de cette évasion, et, comme je prévois que cette affaire aura des suites très fâcheuses et désagréables, je vous prie de bien vouloir employer votre autorité pour faire retourner MM. de Maillebois, de Tournins et de Saint-Martin sans perte de temps, étant persuadé que LL. HH. PP. trouveront leur conduite si déréglée, qu'ils ne pourront pas s'empêcher de se servir contre eux du droit que la guerre donne aux souverains sur leurs prisonniers et otages ; et je m'attends qu'ils se rendront incessamment au lieu d'où ils se sont évadés. J'ai l'honneur d'être très parfaitement.

« Monsieur,

« Votre très humble et très obéissant serviteur.

« ALBEMARLE. »

Peu de temps après, le chevalier de Luxembourg, qui servait en Flandre, et qui n'avait pas encore pris possession de son gouvernement de Valenciennes, écrivit au contrôleur général la lettre suivante, qui ne porte pas de date[1] :

1. Arch. nat., G7 578.

« C'est avec beaucoup de joie, Monsieur, que je vois M. de Maillebois auprès de vous; il a fort à propos évité des mauvais traitements durs à essuyer et contre la capitulation et la bonne foi. La lettre qu'il a écrite explique bien nettement ses raisons; il me paroit même qu'ils parlent à présent assez modestement de cette affaire et, quoiqu'ils aient resserré les otages, qu'ils ne font plus un si grand bruit qu'ils avoient commencé. La réponse de ces Messieurs, qui sera concertée avec les États-Généraux, sera curieuse; mais, quoi qu'il arrive, M. de Maillebois a le bon bout de son côté. Il n'a rien fait que par ordre du Roi; il est libre, au lieu qu'il seroit en prison, et auprès de vous. Ce sont trois points principaux pour lui. Je ne doute pas même qu'il n'ait donné de bons avertissements des desseins des ennemis et de bons avis. Dieu veuille que l'on les suive, et que des raisons dont je n'ose parler n'en éloignent point l'exécution. Les ennemis sont bien établis sur la Scarpe; mais je ne vois pas qu'ils puissent avoir pour le présent d'autre dessein que de n'être pas prévenus, et de faire repasser leurs convois en sûreté. Quand il arrivera quelque chose de nouveau, j'aurai, Monsieur, l'honneur de vous en rendre compte d'autant plus régulièrement que vous n'aurez plus M. de Maillebois pour le faire, qui étoit mieux instruit que moi. »

XVIII

LA MORT DE L'ABBÉ DE LA BOURLIE[1].

Extraits de la Gazette d'Amsterdam.

Extraordinaire xxv, correspondance de Londres, 20 mars 1711 : « Comme l'on parle fort diversement de l'affaire du marquis de Guiscard, voici ce qu'on en a pu recueillir de plus précis. Hier, vers les deux heures après midi, ce marquis, connu ci-devant en France sous le nom d'abbé de la Bourlie, fut arrêté dans le parc de Saint-James par deux messagers de la Reine, qui, lui ayant ôté son épée et tout ce qu'il avoit dans ses poches, le gardèrent jusque sur les quatre heures, après quoi ils le conduisirent dans l'office de M. Saint-Jean, secrétaire d'État, où un comité du conseil de cabinet étoit assemblé, et, entre autres, les ducs d'Ormond, de Buckingham, d'Argyle, M. Harley, et autres conseillers du conseil privé. Dès qu'il parut devant eux, il fut examiné sur divers chefs, et particulièrement sur une correspondance avec la France; on lui fit voir diverses lettres écrites de sa propre main, en chiffre et sans chiffre, qu'on dit qu'il ne voulut pas avouer. Et, comme il étoit près de la table et à côté de M. Harley, ce seigneur lui représenta en des termes fort touchants l'énormité de son crime, le faisant souvenir des bienfaits de la reine, qui non seulement lui avoit accordé généreusement sa protection, mais lui avoit aussi donné pension pour le faire vivre honorablement ici; que cependant, par une noire ingratitude, il avoit entretenu correspondance avec les ennemis de l'État, dont on avoit des preuves convaincantes. Le marquis, sur ces entrefaites, hors de lui-même de se voir découvert, s'empara d'un canif qui étoit sur la table, et poignarda M. Harley de deux coups, dont le premier ayant rencontré une côte au-dessous du bras droit, le canif se rompit, de sorte que le second ne put faire qu'une légère blessure. Il voulut ensuite porter un coup au duc de Buckingham, qui le para. Cet attentat, ayant mis tout le Conseil en rumeur, chacun tira l'épée, et M. le secrétaire de Saint-Jean, qui se trouvoit à portée, donna deux coups d'épée à ce marquis, qui en reçut encore un troisième. On envoya en même temps querir des chirurgiens pour panser M. Harley. Le sieur de Bussière, qui faisoit l'opération, lui ôta la pointe du canif, qui étoit restée dans les chairs, et assura que ses

1. Ci-dessus, p. 353. Comparez une relation qui présente encore quelques détails de plus, dans le recueil de *Lettres historiques* que Jean du Mont publiait mensuellement à la Haye, tome XXXIX, p. 447-451, 550-558 et 570-571.

plaies n'étoient pas dangereuses ; mais, quand on voulut panser le marquis, il fallut le lier pieds et mains sur un siège pour en venir à bout : après quoi, il fut envoyé, par ordre du Conseil, dans les prisons de Newgate, où il est encore.

« Quelques heures après qu'il y fut transféré, on dit qu'il fit demander la permission de parler au duc d'Ormond, pour lui déclarer des choses de conséquence : sur quoi, ce seigneur se rendit à la prison avec quelques autres lords, et il y resta plus d'une heure. Ce matin, il y a eu conseil de cabinet sur cette affaire, dont le résultat est tenu secret. Une heure après midi, le colonel Ruffié a été arrêté par un messager d'État, et on parle de plusieurs autres personnes. Deux chirurgiens sont allés visiter le marquis de Guiscard, et ont rapporté au Comité que ses trois blessures, dont l'une est dans la cuisse, l'autre au bras, et la dernière au travers du corps, ne paroissoient pas mortelles ; néanmoins, le bruit court depuis quelques heures que ce marquis est fort mal. On dit qu'il avoit demandé hier, avant que d'être arrêté, la permission de présenter un mémoire à la reine dans une audience particulière, mais que cela lui avoit été refusé. On se donne ici de grands mouvements sur cette affaire, dont on attend le dénouement avec beaucoup d'impatience. »

N° xxvii, 27 mars : « On parle diversement du crime pour lequel le marquis de Guiscard a été arrêté, et on ne peut rien dire encore de positif là-dessus, à cause du secret qui est gardé par la cour. On dit que ce marquis a été transféré du cachot où on l'avoit mis dans un lieu plus commode, mais qu'il est à l'extrémité ; qu'il a prié quelques personnes qui ont eu permission de le visiter, de témoigner de sa part à M. Harley le désespoir où il est de sa brutalité en attentant si barbarement sur sa personne, et qu'il lui en demandoit très humblement pardon. Samedi dernier, son valet de chambre, son laquais et quelques autres furent arrêtés, et, après avoir été examinés par le Conseil, ils furent relâchés. Mardi, on arrêta divers papistes françois, qui, après avoir été examinés par un magistrat, furent envoyés dans les prisons de Newgate. Ce fut dans la chambre où le marquis avoit été amené avant son examen qu'il trouva par hasard le canif, et non dans la chambre du Comité, comme il a été dit. »

Extraordinaire xxvii, 27 mars : « Voici quelques autres particularités qu'on a recueillies sur l'affaire du marquis de Guiscard.

« On dit qu'il y a deux ans que le sieur Molié, son écuyer et cornette dans son régiment, s'étant brouillé avec lui, donna quelques avis contre sa conduite, lesquels étant appuyés par une lettre d'un prosélyte autrefois abbé en France, le gouvernement, et surtout le duc de Marlborough, commencèrent à entrer en divers soupçons, qui paroissoient d'autant mieux fondés que ce marquis prenoit souvent le parti de la France dans les conversations. Outre la froideur que les ministres lui témoignoient, on diminua sa pension, qui étoit de cinq cents livres sterlings, à quatre cents, qu'on ne lui payoit pas même fort régulièrement. Le changement de ministère étant survenu, il obtint, par l'intercession de M. de Saint-Jean, que sa pension seroit rétablie à cinq cents livres sterlings; mais les seigneurs de la Trésorerie, auxquels cette affaire fut renvoyée, jugèrent que quatre cents livres sterlings étoient suffisants pour une personne inutile à l'État.

« Le marquis, se voyant hors d'état de soutenir le même train de vie qu'il avoit mené, conçut un très grand chagrin contre les nouveaux ministres, et surtout contre MM. Harley et de Saint-Jean. On présume que le dépit lui suggéra le dessein de faire sa paix avec la cour de France. La voie dont il se servoit pour y écrire étoit celle de Portugal, où il envoyoit ses lettres sous le couvert de Mylord Portmore, à l'adresse d'une personne qui les envoyoit ensuite à Paris. Ce lord, s'étant douté de quelque chose, ouvrit un de ces paquets, et, ayant trouvé une lettre adressée à M. Moreau, banquier à Paris, il l'ouvrit, et trouva ses soupçons bien fondés. Là-dessus, il renvoya cette lettre à la comtesse son épouse, lui disant que, comme elle avoit été par hasard l'instrument de la découverte de la trahison du marquis de Guiscard, il falloit qu'elle continuât à recevoir les lettres qu'il apporteroit, pour en avoir de plus fortes preuves et les remettre entre les mains du secrétaire d'Etat.

« Par ce moyen, on a encore eu trois lettres de ce marquis, dans l'une desquelles on dit qu'il faisoit espérer dans peu un coup d'éclat qui causeroit un grand changement aux affaires de ce pays. Là-dessus, on épia ses démarches avec d'autant plus de soin que, depuis quelque temps, il s'empressoit beaucoup de parler à la reine: ce qui néanmoins ne lui fut pas permis; et, le matin même du jour qu'il fut arrêté, le duc d'Ormond lui refusa de s'employer pour cela. Nonobstant ce refus, le marquis alla à la cour, qui étoit fort nombreuse; mais S. M. resta dans son appartement, étant un peu indisposée.

« Les seigneurs du Comité qui l'examinèrent étoient au nombre de neuf, et comme le Comité étoit assemblé au bureau de M. de Saint-Jean, il en fut choisi président. Le marquis demanda à lui parler en particulier; mais on le lui refusa, et, s'étant approché de la table, ce fut là qu'il porta les deux coups de canif à M. Harley, ainsi qu'il a été dit.

« Il reçut trois coups d'épée: l'un au ventre, et l'autre à l'épaule, qui lui furent donnés par M. de Saint-Jean, et le troisième à la cuisse, par le duc de Newcastle. Hier au matin, un comité du Conseil alla encore examiner ce marquis; quelques-uns disent que c'est sur de nouvelles lettres interceptées venues par la dernière poste. Le bruit se répand, au départ de la poste, que ce marquis est à l'extrémité, et l'on dit même qu'il est mort. »

N° *xxviii*, *31 mars*: « Samedi dernier (28 mars), à deux heures du mafin, le marquis de Guiscard mourut dans la prison de Newgate. Son corps a été salé et trempé dans le vinaigre avec des drogues, pour le conserver, et les entrailles ont été mises dans une urne. »

Extraordinaire xxviii, du même jour: « Les chirurgiens qui, par l'ordre du Conseil, avoient soin du marquis de Guiscard, savoir les sieurs Bussière et Pringle, crurent jusqu'à mardi dernier que ses blessures étoient en assez bon état; mais, comme il avoit plusieurs contusions causées par la violence dont on fut obligé de se servir pour le garroter après qu'il eut attenté à la vie de M. Harley, on s'aperçut ce jour-là de plusieurs taches. Le jeudi suivant, on vit qu'il s'étoit fait un grand amas de matière au côté gauche : sur quoi, vers les sept heures du soir, on lui fit l'opération de l'empyème, d'où il sortit une grande quantité de pus, et, par d'autres signes, on jugea qu'il n'avoit pas longtemps à vivre. En effet, il expira samedi dernier, entre les deux et trois heures du matin. Ceux qui ont ouvert son corps ont rapporté que les parties nobles étoient saines et en bon état, et on est demeuré d'accord qu'il est mort des contusions qu'il avoit reçues.

« Il est à remarquer que, le 21 de ce mois, un comité du Conseil se rendit à la prison de Newgate pour examiner ce marquis, et l'on dit qu'on lui offrit sa grâce de la part de la reine, s'il vouloit déclarer ses complices, mais que, comme il persista à dire qu'il n'en avoit aucun, on lui envoya dire, mardi dernier, qu'on retiroit la parole qu'on lui avoit donnée. Ce message, qu'il regarda comme un arrêt de mort, le jeta dans une profonde mélancolie, interrompue par une espèce de délire, pendant lequel il faisoit paroître l'appréhension qu'il avoit d'être pendu, demandant qu'on lui tranchât la tête. Il fut dans cet état de rêverie et de désespoir jusqu'au dernier moment de sa vie, en sorte que, lorsque les seigneurs revinrent à Newgate le jeudi vers le midi, il ne leur dit pas quatre paroles liées. On ne sait pas encore de quelle manière on disposera de son corps.[1] »

1. Il est dit dans les *Lettres historiques* que le Conseil examina s'il y avait lieu de refuser la sépulture, mais finit par permettre l'enterrement du corps au cimetière du Christ. Préalablement, le geôlier de la Newgate le fit voir moyennant six sous, dans une cuve d'eau salée.

XIX

LETTRES ET PIÈCES DIVERSES CONCERNANT SAINT-SIMON

Année 1710.

I

Arrêt du conseil d'État pour Saint-Simon[1].

« A Versailles, le 7 janvier 1710.

« Sur la requête présentée au Roi en son Conseil par le sieur duc de Saint-Simon, pair de France, marquis de Ruffec et autres lieux, contenant que, par édit du mois de mai 1702, S. M. ayant créé des offices héréditaires d'arpenteurs, priseurs et mesureurs de terres, prés, vignes, bois, eaux et forêts dans tout le Royaume, et ayant permis par le même édit, aux seigneurs particuliers, d'acquérir lesdits offices pour être inséparablement unis à leurs seigneuries et les faire exercer par ceux qui seront par eux commis à cet effet dans l'étendue de leurs justices, le suppliant, desirant profiter de cette grâce, auroit jugé à propos de faire ses offres à S. M. de payer la somme de 340^{tt} et les 2 sous pour livre d'icelle, pour la finance desdits offices d'arpenteur, priseur et mesureur de terres, prés, vignes, bois, eaux et forêts dans l'étendue dudit marquisat de Ruffec et de toutes les paroisses qui dépendent de sa justice dudit lieu qui sont enclavées dans le ressort d'icelle et dans les limites dudit marquisat : sur quoi, il auroit requis qu'il plût à S. M. sur ce lui pourvoir ;

« Ouï le rapport du sieur Desmaretz, conseiller ordinaire au Conseil royal, contrôleur général des finances,

« Le Roi, en son Conseil, a accepté lesdites offres, et en conséquence ordonne qu'en payant par le suppliant ladite somme de 340^{tt} et les 2^{s} pour livre..., lesdits offices.... dans l'étendue dudit marquisat.... lui appartiendront pour être unis et incorporés à ladite terre et marquisat de Ruffec, avec faculté d'y pourvoir comme aux autres offices du même marquisat....

« DESMARETZ. PHÉLYPEAUX. DE BEAUVILLIER. »

II

« 7 février 1710.

Ici aurait dû prendre place une lettre, que jadis François Ravaisson publia au tome XI, p. 407, de ses *Archives de la Bastille*, d'après l'ori-

1. Arch. nat., E 812, nº 18.

ginal faisant partie du dossier 10586 des Papiers de la Bastille à la Bibliothèque de l'Arsenal. Au bas de cette lettre Ravaisson ou son copiste avaient cru lire la souscription : LE DUC DE SAINT-SIMON ; mais on y peut voir très distinctement que la signature est celle d'un personnage portant un nom de même consonance, qui écrivait au lieutenant général de police, le 7 février 1710, en faveur de la famille d'un musicien nommé Garnier, pour qu'on reconnût la folie patente de ce prisonnier et qu'il fût transféré à l'hopital de Bicêtre : ce qui fut fait.

III

Le duc de Saint-Simon aux jurats de Blaye[1].

« De Versailles, ce 7 février 1710.

« Messieurs,

« J'ai reçu la dernière lettre que vous avez pris la peine de m'écrire, avec la copie de la réponse que M. de Courson vous a faite, touchant les charges de jurats nouvellement créées, que les traitants et leurs suppôts vouloient introduire dans notre hôtel de ville. M. Desmaretz me vient de dire qu'il a expédié les ordres nécessaires pour que cette nouvelle création n'ait aucun lieu à Blaye : tellement que je compte que toutes poursuites et prétentions vont désormais absolument cesser. Que si, par des friponneries ordinaires à ceux qui se mêlent volontiers de ces sortes d'affaires pour y faire les leurs, il en alloit autrement, ne souffrez aucune innovation : mandez à M. l'intendant ce que me vient [de] dire M. Desmaretz, et donnez m'en incontinent avis, pour que ceux que ses ordres n'arrêteront pas reçoivent de lui, à ma prière, e châtiment que mériteroit leur contravention. Il ne me reste qu'à vous louer beaucoup de la façon dont vous vous êtes comportés dans cette affaire, et à vous assurer bien véritablement que c'est de tout mon cœur que je suis, Messieurs les Magistrats, votre très affectionné à vous rendre service.

« LE DUC DE SAINT-SIMON. »

IV

Mémoire pour le duc de Saint-Simon[2].

[Mars 1710.]

« M. Desmaretz a bien voulu faire la grâce à M. le duc de Saint-

1. Arch. nat., G⁷ 144, copie jointe au dossier de l'affaire en 1711 ; publiée dans le tome XXI de 1873, p. 222-223. Voir un arrêt de 1700 inséré dans l'Appendice de notre tome VII, p. 620-622 et un mémoire sur le même sujet, ci-après n° XV.

2. Arch. nat., papiers du Contrôle général. Cette pièce a été publiée dans le tome XIX de 1873, p. 254-255.

Simon de permettre, sur les raisons qu'il lui a représentées, que le sieur le Pelletier, fils et lieutenant du bailli de sa terre de la Ferté, ne payât point la taxe des aisés. Sur son ordre, cet homme n'a plus été poursuivi durant quelque temps ; après quoi les menaces ont recommencé. Un second ordre les a arrêtées, et, présentement qu'il y avoit lieu d'espérer de l'obéissance de ceux qui lèvent cette taxe qu'ils n'inquiéteroient plus le sieur le Pelletier, il vient de recevoir un commandement de payer neuf cents livres tout à l'heure, et, à faute de ce, de recevoir garnison chez lui. M. le duc de Saint-Simon supplie donc très instamment de vouloir bien donner promptement ordre à cette violence d'une manière à ce que sa grâce, dès longtemps accordée, ait son effet, et qu'il n'en soit plus importuné à l'avenir.

« Il a fait la grâce à M. le duc de Saint-Simon de lui accorder un arrêt pour empêcher à l'avenir les vexations et les usurpations du sieur de Bretignières, subdélégué à Verneuil de l'intendance d'Alençon, sur la terre de la Ferté, et pour la mettre pleinement, comme de tout temps et suivant les provisions des charges, dans le ressort du subdélégué de Senonches. Cet arrêt, au lieu d'avoir été remis à M. le duc de Saint-Simon, a été envoyé à M. l'intendant d'Alençon depuis peu, et il n'est pas inutile de remarquer que c'est depuis que le sieur de Bretignières en a eu connoissance que le commandement de payer sous peine de garnison a été fait au lieutenant de la Ferté. M. le duc de Saint-Simon supplie donc très instamment M. Desmaretz d'achever de le tirer, lui et les siens, des pattes de ce Bretignières, et de faire mander à M. l'intendant d'Alençon de vouloir bien envoyer cet arrêt à M. le duc de Saint-Simon, et de vouloir bien, suivant cet arrêt, ne se servir en rien du ministère de Bretignières, ni de ceux de Verneuil, pour l'exécution de ses ordres dans la terre, ni sur les officiers de la Ferté. »

En apostille, de la main du contrôleur général : « M. Clautrier. Écrire à M. de Bouville. Faire copie. » *De la main du commis :* « Fait le 24 mars. »

V

Le duc de Saint-Simon à M. le Rebours[1].

« De Marly, ce 4 mai 1710.

« Je vous ai autrefois parlé, Monsieur, d'une vente considérable de bois pour la marine de Rochefort, et supplié de m'aider, dans le temps, pour en être payé[2]. Cette exploitation est très avancée, et, comme j'en fais toutes les avances, cela m'emporte le plus clair et la plus grande partie de mon revenu de Blaye, et me fait une extrême incommodité.

1. Arch. nat., G7 1807.
2. Cet article, en trois parties, s'élevait à 24 065 livres.

Le mémoire ci-joint vous instruira de ce qui m'est dû et de la sorte de papier qui m'est donné en payement[1], qu'il est maintenant question de convertir en argent, chose de jour en jour et plus nécessaire et plus difficile. Cependant M. Desmaretz, à qui j'ai donné un semblable mémoire, m'a promis de chercher avec vous les moyens d'apaiser ma grosse faim. Il m'a encore fait espérer la même chose sur un autre mémoire ci-joint, touchant une petite partie de mes appointements de Blaye, et aussi sur un troisième pour le payement de blés que le Roi m'a pris en Picardie, et de donner cependant ordre qu'on ne m'y presse pas pour des taxes qu'on m'y demande. Je vous supplie donc très instamment de vouloir bien continuer de me traiter en ami en toutes ces affaires, et d'être persuadé, Monsieur, que personne ne le mérite davantage par tous les sentiments que j'ai pour vous.

« LE DUC DE SAINT-SIMON. »

VI

Premier mémoire joint à la lettre précédente[2].

« M. le duc de Saint-Simon a fait délivrer dès le mois de juin 1709, au port de Rochefort, des bois à lui appartenants, provenants de la Vergne près Blaye, pour la construction des vaisseaux de S. M., de la valeur de neuf mille cinq cents livres.

« Plus, au mois de mars 1710, il en a fourni pour cinq mille trois cent trente huit livres dix-huit sous huit deniers.

« Et, au mois d'avril dernier, il en a encore fourni pour une somme considérable, que l'on décharge actuellement audit port de Rochefort.

« Lesquels bois M. le duc de Saint-Simon a fait couper et façonner en bois de construction, et a fait conduire à Rochefort à ses frais et dépens : pour quoi il a fait des avances très considérables.

« Et, quoique, par le traité, il ait été convenu que ces bois seroient payés à fur et à mesure de la livraison, cependant M. le duc de Saint-Simon n'en a pu encore rien recevoir, le sieur de Vanolles, trésorier général de la marine, n'ayant voulu donner en payement que deux assignations du Trésor royal sur M. Dodun, receveur général de Bordeaux, dont les copies sont ci-jointes, l'une de neuf mille cinq cents livres, qui est échue il y a longtemps, et l'autre de quatre mille cinq cent cinquante livres, payable au mois de juin, desquelles il ne peut être payé, M. Dodun disant qu'il n'a point de fonds.

« M. le duc de Saint-Simon prie très humblement M. Desmaretz

1. Une ordonnance de trois mille livres sur la taille et capitation de Soissons, dont il n'avait pu tirer un sou. C'était le prix de trois cents setiers de froment, à dix livres chacun, enlevés pour la subsistance de l'armée de Flandre : ci-après, p. 556.

2. Original non autographe, mais corrigé par Saint-Simon ; publié dans le tome XIX de 1873, p. 256.

d'avoir la bonté de le faire payer de quelqu'une de ces assignations. Il lui en sera fort obligé. »

VII

Deuxième mémoire.

« M. le duc de Saint-Simon, en qualité de gouverneur de Blaye, a à prendre six mille livres par an sur la ferme du convoi de Bordeaux, laquelle somme a toujours été employée dans l'état du Roi et a toujours été payée exactement, à raison de quinze cents livres, à l'échéance de chaque quartier, par le sieur Bartet de Bonneval, qui en a payé les deux derniers quartiers de 1708 et les deux premiers quartiers de 1709[1].

« Depuis, il est encore échu deux quartiers de 1709 et un quartier de l'année 1710, que le sieur Vatbois-Dumay, qui est obligé d'acquitter cette somme comme ayant acquis les offices de payeurs des charges assignées sur les cinq grosses fermes, ne veut point payer, disant qu'on ne lui a pas voulu remettre les fonds qui y sont destinés.

« M. Desmaretz est supplié d'ordonner au sieur Bartet de payer à M. le duc de Saint-Simon les trois quartiers dudit droit échus à la fin du mois de mars de la présente année. Il lui en sera fort obligé. »

VIII

Troisième mémoire.

« Le receveur du duché-pairie de Saint-Simon a fourni, au mois de juin 1709, dans les magasins du Roi à Ham, pour l'armée de Flandres, trois cents setiers de blé froment, pour le payement desquels M. d'Ormesson, intendant à Soissons, lui a donné une ordonnance de la somme de trois mille livres, payable sur les premiers deniers qui proviendront de la taille et capitation de la généralité de Soissons. Ce receveur a donné cette ordonnance à M. le duc de Saint-Simon en déduction de ce qu'il lui doit du prix de son bail, comme étant un effet provenant de sa terre. Depuis ce temps-là, il n'a point été possible d'en rien recevoir, ni du receveur général des finances de ladite généralité, ni du receveur particulier, telles demandes qu'on leur en ait faites; et cependant le traitant des taxes des grueries et celui pour l'enregistrement des titres de propriété des domaines aliénés font des contraintes contre les fermiers de M. le duc de Saint-Simon pour être payés de ces taxes.

« M. le duc de Saint-Simon prie très humblement M. Desmaretz

1. Nous avons déjà donné dans le tome VII, p. 580-582, un arrêt du 2 juin 1705, confirmant Saint-Simon dans la jouissance de ce droit.

d'avoir la bonté d'ordonner qu'il soit payé de cette ordonnance, et de faire arrêter les poursuites qu'on fait contre ses fermiers. Il lui en sera fort obligé. »

IX

Arrêt du conseil d'État[1].

Comme seigneur du fief Saint-Louis, à la Rochelle, Saint-Simon avait hérité de son père certains procès interminables, entre autres contre la congrégation des Carmes et contre celle de l'Oratoire; les différentes phases de la procédure depuis 1618 furent marquées par la production de mémoires ou factums, la plupart imprimés, qui se retrouvent, soit dans les papiers de la maison de Saint-Simon que contient le ms. Clairambault 1218, fol. 74-97, soit surtout dans le volume 139 du recueil Thoisy, et dans le volume 408 du même recueil, ou dans le fonds des Factums, au département des Imprimés de la Bibliothèque. Quoique beaucoup de ces documents de procédure soient intéressants, particulièrement en ce qu'on y reconnaît souvent le style et l'argumentation de notre auteur, nous renonçons à les reproduire ici; mais il nous a paru que l'arrêt qui suit pouvait être l'objet d'une exception parce que, d'une part, il établit l'origine de la possession du fief de Saint-Louis à la Rochelle pour les Saint-Simon, et que, d'autre part, il montre par quel enchevêtremen de procédures un procès commencé en 1618 n'était pas encore terminé près de cent ans plus tard.

« A Versailles, le 1er jour de juillet 1710.

« Sur la requête présentée au Roi, en son Conseil, par Messire Louis, duc de Saint-Simon, pair de France, seigneur du fief de Saint-Louis de la Rochelle, contenant que, les habitants de ladite ville ayant obtenu la permission de l'agrandir et d'y faire enclore un certain territoire en s'accordant de gré à gré avec les propriétaires des fonds d'icelui, ils auroient acquis un lieu appelé la Prée-de-Maubec et autres places au-dedans dudit dessein, et fait travailler aux nouveaux murs, fossés et fortifications; et, comme les anciens murs étoient devenus inutiles, lesdits maire et échevins en demandèrent la démolition, et que la nouvelle ville jouît des mêmes immunités, franchises, libertés, privilèges, exemptions de tailles, ventes et honneurs, dont jouissoit l'ancienne ville. Le roi Louis XIII leur accorda des lettres patentes au mois de mars 1611, par lesquelles il permit auxdits maire et échevins de démolir lesdits anciens murs, de combler les vieux fossés, et, de l'espace d'iceux, en disposer et faire baillette au profit de la ville,

1. Arch. nat., Conseil des finances, reg. E 818, fol. 322-327.

comme des autres places qui se trouveroient au dedans du renclo desdites fortifications, et qu'ils avoient acheté des propriétaires d'icelle, pour être le tout par eux tenu de S. M. sous le même devoir annuel et censif qu'ils avoient accoutumé de payer à la recette du domaine pour les autres places par eux possédées dans ladite ville, à la charge que les nouveaux murs et fossés demeureroient à S. M., de même nature et qualité que les anciens, et chargés du même devoir envers Sadite M., et en outre que les maisons qui seroient construites au-dedans dudit agrandissement et ceux qui s'y habiteroient jouiroient des mêmes privilèges, franchises, exemptions de tailles, rentes et honneurs que les autres maisons et habitants de ladite ville en avoient bien et dûment joui. En conséquence desdites lettres patentes, qui ont été bien et dûment enregistrées dans les Cours, lesdits maire et échevins ont pourvu à l'indemnité des seigneurs particuliers qui avoient des extensions de fief sur les espaces qui étoient en et au dedans desdites fortifications. Les prieur et chanoines de l'église de Saint-Jean-hors-les-Murs demandèrent lors une indemnité pour la directe qu'ils disoient avoir sur certains espaces desdits fonds: il fut rendu une délibération en ladite ville, le 10 janvier 1618, qui nomma des commissaires pour examiner les titres de leur prétention; mais, comme leur idée étoit sans fondement, ils ne les représentèrent point. Quelques années après, la ville s'étant révoltée contre S. M., le roi Louis XIII l'assiégea en 1628 et la réduisit à son obéissance, et ordonna, par son édit du mois de novembre audit an, que les murs, remparts, bastions et autres fortifications de la ville seroient rasés rez pied rez terre, et les fondements arrachés, les fossés comblés, et réunit à son domaine tout ce qui étoit en la possession de ladite ville. Mais, avant que ledit édit fût enregistré au Parlement, le roi Louis XIII fit don au feu sieur duc de Saint-Simon de toutes les terres, places et autres choses depuis le pied des terrasses jusques au talus inclus des contrescarpes des derniers fossés, hors les dernières et nouvelles fortifications, y compris la nouvelle ville, pourvu qu'autres que S. M. n'y eussent intérêt, auxquels Elle n'entendoit préjudicier. Le feu sieur duc de Saint-Simon céda ledit don au nommé Martin, qui obtint, au mois de janvier 1629, des lettres patentes sur ledit brevet de don, à l'enregistrement duquel y ayant eu quelques modifications, elles furent levées par une autre lettre patente du 2 juin 1629, à la charge que le tout seroit tenu de S. M. en fief à cause du château de la Rochelle, pour en être fait les foi et hommage par ledit Martin ainsi qu'il est accoutumé. En conséquence desdites lettres, bien et dûment enregistrées, ledit Martin fut mis en possession dudit fief par le sieur de la Thuillerie, lors intendant de Poitou : à laquelle prise de possession le seigneur de Laleu, celui de Fronsac et Châtelaillon, et les prêtres de l'Oratoire, qui venoient d'obtenir la prieuré de Saint-Jean, s'y opposèrent; mais, sans préjudice desdites oppositions, ledit Martin fut mis en pleine possession réelle et actuelle dudit fief. Le procureur du Roi de la Rochelle ayant fait assigner en la Chambre des comptes ledit Martin pour rapporter lesdites lettres de don, et ayant été ordonné que, par provision et sans préjudice du droit des parties au principal, qu'il seroit fait recette au profit de S. M. de toutes les fermes dont jouissoit la ville avant sa réduction, le fermier du domaine s'en fit mettre en possession suivant un procès-verbal du sieur Bailly, maître des comptes, qui avoit été à ce député, en date du 10 septembre 1633. D'ailleurs, le procureur général de la Chambre des comptes, faute d'aveu et la foi et hommage, en fit ordonner la réunion. Ledit Martin intenta un procès contre le feu sieur duc de Saint-Simon pour l'obliger de le faire jouir dudit don, sinon lui restituer la somme de deniers qui lui avoit été payée. Il prit des lettres de rescision contre le contrat de cession que ledit feu sieur duc de Saint-Simon lui en avoit fait, lesquelles ont été entérinées par arrêt du Parlement de Paris du 24 mars 1635, du consentement du feu sieur duc de Saint-Simon, lequel obtint des nouvelles lettres patentes au mois d'octobre audit an, qui lui firent main-levée de tout le contenu audit don et ordonnèrent que le receveur du domaine seroit tenu de lui rendre ce qu'il en avoit touché : lesquelles ayant été enregistrées, le sieur Mandat, maître des comptes, fut commis par une lettre patente pour mettre ledit sieur duc de Saint-Simon en pleine possession dudit fief de Saint-Louis. Lorsqu'il y procéda, les seigneurs de Laleu, de Fronsac et Châtelaillon, de Faye, les prêtres de l'Oratoire et autres qui prétendoient avoir un directe sur ces fonds, y formèrent leur opposition, sur laquelle il fut rendu, le 25 septembre 1636, plusieurs ordonnances, et entre autres, une à l'égard desdits prêtres de l'Oratoire, portant que, par provision, le feu sieur duc de Saint-Simon seroit maintenu et gardé en la possession de toutes les choses à lui données par le feu Roi, et nommément du fief de Saint-Louis, sans préjudicier aux droits des parties, pour lesquels ils se pourvoiroient par-devers S. M. en son Conseil, où ils supposoient qu'il y avoit instance pendante. Depuis ce temps, les prêtres de l'Oratoire ne se sont point pourvus au Conseil, où il n'y avoit rien de pendant, et le feu sieur duc de Saint-Simon est demeuré en paisible possession de son fief jusqu'en 1648, que les prêtres de l'Oratoire s'avisèrent de faire assigner les vassaux du fief de Saint-Louis par-devant leur sénéchal pour exhiber leurs contrats et leur payer les droits de ventes et honneurs qu'ils disoient leur être dus à cause de leur prétendu fief de Saint-Jean. Le feu sieur duc de Saint-Simon, ayant pris leur fait et cause, évoqua, en vertu de son *committimus*, l'affaire aux requêtes du Palais à Paris, où il est intervenu, le 24 septembre 1661, une sentence qui a maintenu les prêtres de l'Oratoire en possession et jouissance du prétendu fief de Saint-Jean-hors-les-Murs, telle qu'elle étoit auparavant l'usurpation des habitants de la Rochelle, et, pour en reconnoître l'étendue et la situation, qu'il seroit fait une descente sur les lieux en présence du lieutenant de la Rochelle, par-devant lequel les parties articuleroient les faits pour l'étendue des bornes et limites d'icelui, représenteroient leurs titres, et contesteroient sur iceux. De laquelle sentence le feu sieur duc de Saint-Simon ayant appelé au Parlement, par arrêt contradictoire du 30 juin 1663 ladite sentence a été cassée, et il a été ordonné qu'avant faire droit ladite descente seroit faite par le juge de Niort. Le feu sieur duc de Saint-Simon l'ayant récusé, dans le temps qu'il poursuivoit au parlement de Paris ladite récusation, ce juge, dévoué aux prêtres de l'Oratoire, chagrin de la récusation qui avoit été formée contre lui, dressa un procès-verbal par défaut, par lequel il paroît que lesdits prêtres de l'Oratoire lui ont fait entendre qu'ils avoient un fief bien établi, qui s'étendoit sur toutes les espaces de terre qui ont composé la nouvelle ville. Le feu sieur duc de Saint-Simon interjeta appel des ordonnances que ce juge avoit rendues, et attaqua par des voies de nullité ledit procès-verbal. Le tout ayant été réglé par deux arrêts contradictoires des 26 mars 1664 et 7 juillet 1665, les parties ont écrit et produit. Pendant que ce procès s'instruisoit, les seigneurs du fief de Laleu, de Fronsac et Châtelaillon, dont lesdits prêtres de l'Oratoire disent que leur prétendu fief relève, qui prétendoient, comme les autres, que tous lesdits espaces qui avoient servi aux fortifications et nouvelle ville, étoient, par la démolition d'iceux, rentrés dans leur directe, avoient intenté un pareil procès que celui des prêtres de l'Oratoire, sur lequel étoit intervenue une sentence des requêtes du Palais, de laquelle le feu sieur duc de Saint-Simon ayant interjeté appel, il en fut débouté par arrêt du 4 juillet 1670, contre lequel s'étant pourvu par requête civile, et en ayant été débouté par arrêt contradictoire du 24 mars 1683, le feu sieur duc de Saint-Simon se pourvut au Conseil en cassation desdits arrêts, où, après une longue instruction, il intervint un premier arrêt, le 14 juillet 1685, qui ordonna que les parties ajouteroient à leur production, et, par un second contradictoirement rendu le 15 avril 1687, lesdits deux arrêts du parlement de Paris des 4 juillet 1670 et 24 mars 1683 fussent cassés, et le fond évoqué, sur lequel il fut ordonné que les parties écriroient et produiroient. En conséquence, il est intervenu un troisième arrêt le 30 mars 1688, par lequel le feu sieur duc de Saint-Simon à été maintenu, comme seigneur du fief de Saint-Louis, en la possession et jouissance du droit de directe sur tous les espaces de terre sur lesquels étoient les fortifications de la Rochelle, y compris le moulin et les deux quartiers de terre sis au lieu dit le Crochet, suivant les désignations portées par les procès-verbaux des sieurs Bailly et Mandat, maîtres des comptes, des 10 septembre 1633 et 9 juillet 1636; a condamné les sieur et dame de Cheusse, seigneurs de Laleu et de Châtelaillon, à rendre et restituer au feu sieur duc de Saint-Simon les droits seigneuriaux, ventes et honneurs, et arrérages de ceux à lui appartenants à cause de son fief de Saint-Louis, lesdits sieur et dame de Cheusse condamnés aux dépens. Mais, comme ce dernier arrêt étoit par forclusion, les héritiers desdits sieur et dame de Cheusse ayant renouvelé la même contestation, ils en furent déboutés par autre arrêt contradictoire du 16 octobre 1696. Au moyen de tous ces arrêts, la question de savoir si les seigneurs, après la démolition des fortifications de la Rochelle, étoient rentrés dans leur directe, et si S. M. en avoit pu disposer en faveur du feu sieur duc de Saint-Simon vu la clause apposée dans son brevet de don : « pourvu qu'autres qu'elle n'y eût intérêt, » étoit formellement décidée par lesdits arrêts qui ont été produits, en sorte que cette question, solennellement décidée, en si grande connoissance de cause, contre le seigneur de Châtelaillon, dont les prêtres de l'Oratoire disent que leur prétendu fief relève, n'ayant point empêché le Parlement, en haine de la voie de cassation que le père du suppliant avoit prise contre lesdits arrêts, de juger le contraire après une instruction de sept ou huit années, sans que les prêtres de l'Oratoire aient justifié par des titres certains qu'ils avoient un fief ni droit sur lesdites espaces qui avoient servi à l'emplacement des fortification et de la ville neuve de la Rochelle, s'étant arrêtés uniquement sur le procès-verbal du juge de Niort, dans lequel il y a des erreurs de fait et de droit, il est intervenu le 8 juillet dernier un arrêt définitif, qui a mis l'appellation du juge de Niort au néant, a ordonné que ce dont est appel sortiroit son effet, a entériné son procès-verbal fait en exécution de l'arrêt du Parlement du 30 juin 1663, ce faisant a maintenu et gardé les prêtres de l'Oratoire, en qualité de prieurs de Saint-Jean-hors-les-Murs, en la mouvance et directe sur toutes les espaces contenues et marquées dans une carte que les prêtres de l'Oratoire avoient fait faire, qui composent la nouvelle ville, à l'exception néanmoins d'un certain espace du côté de la porte de Cougne, qu'il a adjugé au suppliant pour lui tenir lieu d'indemnité et de compensation pour toutes les espaces qui pouvoient lui appartenir, et qui avoient été occupées par les anciennes et nouvelles fortifications de la ville, condamne le suppliant à leur rendre et restituer les lods et ventes, droits seigneuriaux, fruits et revenus par lui touchés depuis leur demande du 5e août 1648 pour raison de la directe sur tous les espaces contenus dans le procès-verbal du juge de Niort, dépens compensés.

« Le suppliant est obligé de réclamer l'autorité et la justice de S. M. contre ledit arrêt, qui non seulement enlève au suppliant la plus grande partie de son fief de Saint-Louis, le divise et l'anéantit, mais juge tout le contraire de ce que le Conseil a décidé en grande connoissance de cause.

« Les moyens de cassation sont tous simples[1] ....

. . . .

« A ces causes, requéroit le suppliant qu'il plût à S. M. casser et annuler l'arrêt du Parlement de Paris du 8 juillet 1709; ce faisant, renvoyer les parties en tel autre parlement qu'il plaira à S. M., si

1. Ici, le requérant fait le long exposé de ses moyens juridiques.

mieux elle n'aime, attendu la nature de l'affaire et l'intérêt quo S. M. y a, évoquer à elle et à son Conseil lesdites contestations d'entre les parties, et les retenir au Conseil pour être fait droit aux parties ainsi qu'il appartiendra;

« Vu la dite requête signée : Levasseur, avocat du suppliant, d'Escouvette, Bronod, anciens avocats, ledit arrêt dudit parlement de Paris du 8e juillet dernier, et les pièces énoncées en la présente requête, et autres justificatives d'icelle;

« Ouï le rapport du sieur Deschiens de la Neuville, conseiller du Roi en ses conseils, maître des requêtes ordinaire de son hôtel, commissaire à ce député, après en avoir communiqué aux sieurs commissaires députés par S. M. pour le fait de ses domaines, et tout considéré;

« Le Roi, en son Conseil, a ordonné et ordonne que les prêtres de la congrégation de l'Oratoire établis en la ville de la Rochelle seront assignés en icelui dans le délai de l'ordonnance, aux fins de ladite requête, pour, parties ouïes, être ordonné ce qu'il appartiendra.

« Phélypeaux. de Beauvillier. Deschiens de la Neuville.
« Desmaretz. de Marillac. »

X

Arrêt du Conseil[1].

7 juillet 1710.

Arrêt prorogeant pour deux ans le délai accordé au duc de Saint-Simon par l'arrêt du 23 juillet 1708, et défendant à ses créanciers d'exercer pendant ce temps aucune contrainte à son égard.

En 1710, à la mort de la Cour-Deschiens, qui régissait pour Saint-Simon ses domaines de Blaye et de la Rochelle, le duc se trouvait débiteur du financier pour une somme de quarante-six mille six cent quatre-vingt-neuf livres, dont il ne s'acquitta qu'en 1720[2].

XI

Mémoire pour le duc de Saint-Simon[3].

[Novembre 1710.]

« M. Desmaretz est très humblement supplié d'observer que, quoique, par arrêt du conseil d'État du Roi du mois de septembre dernier, le commerce des grains d'une province à l'autre soit permis, cependant M. l'intendant de Bordeaux oblige les particuliers demeurant dans sa généralité qui ont des grains à vendre, de les faire voi-

1. Arch. nat., E 1953, n° 12. Voyez l'appendice XX de notre tome XIII, p. 583-587.
2. Bibl. nat., Cabinet des titres, *Pièces originales*, dossier Deschiens.
3. Arch. nat., G7 143. Cette pièce a été publiée dans le tome XXI et supplémentaire de l'édition de 1873.

turer dans les marchés pour y être vendus, ce qui cause des dépenses considérables, parce que, très souvent, il ne se trouve point de marchands pour acheter ces grains, et les laboureurs sont obligés de les faire reconduire chez eux. Les fermiers de M. le duc de Saint-Simon, qui sont fort éloignées de Blaye, qui est le marché le plus proche de leur demeure, souffrent beaucoup de ne pouvoir vendre chez eux les grains qu'ils ont à vendre.

« C'est ce qui oblige M. le duc de Saint-Simon de supplier très humblement M. Desmaretz de lui accorder pour ses fermiers une permission de vendre dans leurs greniers les blés d'Espagne et les fèves qu'ils ont à qui bon leur semblera, pourvu néanmoins que ce ne soi pas pour être transporté dans les pays étrangers. Il lui en sera fort obligé. »

XII

M. de Courson, intendant de la généralité de Bordeaux, à M. Desmaretz[1].

« A Bordeaux, le 6 décembre 1710.

« Monsieur,

« J'ai l'honneur de vous renvoyer le mémoire de M. le duc de Saint-Simon[2]. La permission que demandent ses fermiers de vendre leurs grains chez eux seroit très préjudiciable au bien public : ce n'est qu'un prétexte pour autoriser tous les manèges qui ont été faits pour faire augmenter le prix des blés. Je n'empêche point qu'ils n'en vendent des petites parties dans les villages qui sont à portée d'eux ; ils ont tous la facilité d'en envoyer à Bordeaux, par la rivière, une aussi grosse quantité qu'ils veulent ; mais, s'il leur étoit permis de vendre dans leurs greniers, on verroit bientôt tous les marchés déserts, il s'en feroit des magasins considérables, et les particuliers qui les auroient achetés seroient les maîtres d'y mettre le prix, et de n'en vendre que la quantité qu'ils voudroient. Vous connoissez mieux que moi les inconvénients qui en pourroient arriver. Je crois devoir encore vous observer que la plus grande partie des grains de ce pays-là est entre les mains des fermiers de M. le duc de Saint-Simon.

« Je suis, etc.

« DE LAMOIGNON DE COURSON. »

XIII

Arrêt du conseil des finances[3].

« A Versailles, le 20 décembre 1710.

« Sur la requête présentée au Roi en son Conseil par Louis, duc de

1. Arch. nat., G7 153. — 2. Le mémoire qui précède, n° XI.
3. Arch. nat., registre E 823, n° 138.

Saint-Simon, pair de France, seigneur de fief de Saint-Louis de la Rochelle, contenant que Me André Girardot, subrogé à Jacques Lalou, chargé de la vente des offices d'inspecteurs-conservateurs généraux des domaines créés par édit du mois de juillet 1708, auroit fait faire divers commandements, tant au suppliant, comme propriétaire dudit fief de Saint-Louis, qu'aux tenanciers et censitaires dudit fief, de faire enregistrer leurs titres de propriété et possession des biens qu'ils possèdent étant dudit fief de Saint-Louis, comme faisant partie du domaine de S. M., et de payer pour le droit d'enregistrement la somme de cent livres, ce qui a d'autant plus surpris le suppliant que les maisons et héritages qui composent le fief de Saint-Louis n'ont jamais fait partie des domaines de S. M., ni été sujets à aucuns cens, rentes, ni droits seigneuriaux envers elle. Cela est si vrai, que les fermiers et receveurs du domaine, ayant fait diverses tentatives pour en usurper quelqu'uns, ont été déboutées par divers arrêts contradictoires du Conseil, et, entre autres, par un arrêt rendu en la Chambre souveraine du domaine le 16 mai 1658....

« A ces causes, requéroit le suppliant qu'il plût à S. M..., décharger le suppliant et lesdits censitaires et tenancierrs de faire enregistrer les titres de propriété et possession des domaines et héritages qu'ils possèdent..., et du payement des sommes qui leur sont demandées....

« Ouï le rapport du sieur Desmaretz,... contrôleur général des finances:

« Le Roi, en son Conseil, a ordonné et ordonne que ledit sieur duc de Saint-Simon sera tenu de faire enregistrer au bureau de l'inspecteur-conservateur des domaines de la généralité de la Rochelle ses titres de propriété du fief de Saint-Louis de ladite ville, et de payer les droits d'enregistrement dus pour raison de ce; ce faisant, décharge S. M. les censitaires et tenanciers des héritages dépendants dudit fief dudit enregistrement....

« Phélypeaux. Desmaretz. »

XIV

Mémoire[1].

[1711.]

« M. le duc de Saint-Simon a été averti que le traitant chargé du recouvrement des droits d'enregistrement des titres de propriété des domaines du Roi aliénés vouloit donner une requête au Conseil en interprétation de l'arrêt qui y a été rendu le 20 décembre dernier[2], qui décharge les tenanciers et censitaires du fief de Saint-Louis de la Rochelle, appartenant à M. le duc de Saint-Simon, du droit d'enregistrement des titres de propriété de ce qu'ils possèdent dans l'étendue dudit fief.

1. Arch. nat., papiers du Contrôle général.
2. La pièce précédente.

« M. le duc de Saint-Simon supplie M. Desmaretz d'avoir la bonté, si ce traitant présente sa requête, d'ordonner qu'elle lui soit communiquée. Il lui en sera fort obligé. »

XV

Mémoire pour M. le duc de Saint-Simon, pair de France [1].

[1711.]

« La nomination des jurats de la ville de Blaye ayant été contestée à M. le duc de Saint-Simon, gouverneur de ladite ville, il prouva son droit si clairement, que, par arrêt du conseil d'Etat rendu, S. M. y étant, le 16 août 1700, le Roi a ordonné qu'à l'avenir il sera fait, chaque année, dans l'assemblée du corps de ville, une liste de dix sujets au moins, les plus propres pour remplir ces places, laquelle sera envoyé audit sieur gouverneur suivant l'usage, pour en nommer deux, voulant S. M. que sa nomination soit enregistrée dans les registres de l'hôtel de ville pour que ceux qu'il aura ainsi nommés fassent les fonctions de jurats et soient reconnus en cette qualité après avoir prêté le serment en la manière accoutumée; et, en cas qu'il arrivât quelque contestation dans l'assemblée du corps de ville au sujet de l'élection de ceux qui seront à mettre dans ladite liste, les parties se pourvoiront à S. M., laquelle s'en réserve à cet effet la connoissance; et icelle interdite au parlement de Bordeaux et à toutes autres cours et juges.

« Cet arrêt a été exécuté jusques à présent sans opposition ni contradiction de personne; mais, le Roi ayant créé en titre d'office deux offices de jurats alternatifs et triennaux dans les villes du Royaume, avec pouvoir au traitant de commettre telle personne qu'il jugeroit à propos jusques à ce que ces charges fussent remplies, le traitant de ces offices voulut, en 1710 [2], commettre des particuliers pour en faire les fonctions. M. le duc de Saint-Simon s'y opposa et fit connoître lors à M. Desmaretz que la prétention de ce traitant étoit insoutenable et ne pouvoit avoir lieu dans la ville de Blaye, comme étant contraire à l'usage observé de temps immémorial et à l'arrêt du Conseil qui donne le droit à M. le duc de Saint-Simon de nommer tous les ans les jurats de ladite ville, dont M. Desmaretz a été si persuadé, qu'en ladite année 1710 il ordonna au traitant de ne point faire d'établissement de jurats dans ladite ville.

« M. le duc de Saint-Simon avoit lieu d'espérer qu'après des ordres si précis de M. Desmaretz, que le traitant ne feroit plus de nouvelles

1. Arch. nat., G⁷ 144. — Ce mémoire se trouve dans le dossier de l'affaire, avec la lettre du 7 février 1710 donnée ci-dessus, p. 553.

2. Cette date a été écrite de la main de Saint-Simon, en interligne, au-dessus de *1690*, biffé.

tentatives pour raison de ce. Cependant il a été averti que, depuis peu de jours, ce traitant vouloit commettre deux sujets pour faire les fonctions de jurats alternatifs dans ladite ville de Blaye. M. le duc de Saint-Simon supplie M. Desmaretz d'arrêter les suites de cette nouvelle contravention à la volonté de S. M. si nettement expliquée par son arrêt du conseil d'État du 16 août 1700, et aux ordres de M. Desmaretz; ce faisant, ordonner que ledit arrêt du Conseil sera exécuté selon sa forme et teneur, et que défenses seront faites à ce traitant et à tous autres de commettre aucune personne pour exercer les offices de jurats dans ladite ville de Blaye. »

ADDITIONS ET CORRECTIONS

Page 20, note 1. L'auteur reprend toute cette argumentation au grand mémoire qu'il avait fait entre 1738 et 1740, sous le titre de *Remarques sur l'ordre du Saint-Esprit,* et dont nous n'avons donné qu'une partie à l'Appendice du tome XI, p. 439-454, puis un autre fragment à l'appendice du tome XII, p. 585-586. Voici ce qu'il disait alors (vol. *France* 189, fol. 48) : « Les grands aumôniers de France ont prétendu être officiers de la couronne. On ne les voit point paroître, en nulle occasion, nulle part, ni leurs sceaux, ni leurs signatures. Ils ne [sont] ni aucunement qualifiés tels, ni leur charge érigée en office de la couronne modernement, comme l'ont été ceux d'amiral de France, de colonel général de l'infanterie, et de grand maître de l'artillerie. Lorsqu'Henri IV dépouilla M. Amyot, évêque d'Auxerre, de cette charge en 1591, comme ligueur dangereux, et de l'Ordre qu'il y avoit attaché pour lui sans preuves, et que l'un et l'autre fut donné au célèbre Renauld de Beaune, archevêque de Bourges, puis de Sens, qui eut tant de part à l'absolution qu'il donna au Roi à Saint-Denis, et aux grandes suites de sa réconciliation à l'Église malgré Rome et les Ligueurs, personne ne réclama en faveur d'Amyot, ni comme cette charge étant office de la couronne. Cet archevêque étant le dernier prélat qui l'ait possédée, tous ses successeurs jusqu'à présent ayant toujours été cardinaux, leur lustre en a donné à la charge et la fait passer aisément pour office de la couronne. Lors de la disgrâce du cardinal de Bouillon, que son habitude héréditaire de l'impunité porta à la fin fort au delà de ce qu'il en présumoit, il prétendit ne pouvoir être dépouillé de cette charge qu'en lui faisant juridiquement son procès criminel, parce qu'il la soutint être office de la couronne. Ce point fut examiné dans l'embarras où on voulut bien être sur un procès criminel à un cardinal : on ne reconnut aucun vestige que cette charge eût jamais été, ni fût devenue office de la couronne ; elle lui fut ôtée, et il survécut à deux de ses successeurs. Il y vit installer le troisième, et le tout sans difficulté. »

Page 28, note 8. Quand le critique de 1698 accusa Baluze d'avoir fait entendre qu'il n'« exceptait pas même la maison de France de n'avoir pas de preuves plus démonstratives que celles de la maison d'Auvergne, » le cardinal lui conseilla de ne rien riposter, personne ne pouvant songer à faire une comparaison avec « l'antiquité et les preuves de la descente de nos Rois..., car ce seroit proprement là ce qu'on appelle une comparaison de maître à valet. » « Nous mettons, ajoutait-il, toute notre gloire à avoir toujours été vassaux et sujets de la maison royale. » La lettre du 13 mai 1698 où il s'était exprimé ainsi (ms. Baluze 202, fol. 208) a été imprimée dans le tome X des *Archives de la Bastille*, p. 289-290, et citée par M. René Fage dans son Mémoire sur Baluze; mais M. Fage en a conclu que les Bouillons n'étaient que vassaux et sujets volontaires du roi de France.

Page 40, note 7. Dans l'affaire de 1700, Daguesseau, n'étant encore qu'avocat général, avait fait un mémoire très ample concluant à poursuivre le cardinal de Bouillon quoique revêtu de la pourpre et pourvu, en cette qualité, d'un évêché italien. Ce mémoire servit à faire rendre l'arrêt de confiscation du 12 septembre 1700, et il a été imprimé en 1767 dans le tome V de la collection des *Œuvres de Daguesseau*, avec un précis plus résumé fait sur la demande du Roi. J'ai indiqué au tome VII, p. 197, note 2, ce document si important et décisif, mais en croyant qu'il devait se rapporter à l'affaire de 1710 plutôt qu'à celle de 1700, et que, par conséquent, les éditeurs avaient eu tort de lui attribuer cette dernière date. Je me trompais, et une note des éditeurs eux-mêmes, à la page 337 suffirait à prouver que ce mémoire fut fait pour le Roi avant que Daguesseau ne devînt procureur général, 9 octobre 1700. Autrement, l'argumentation du futur chancelier reste toujours applicable au crime de lèse-majesté de 1710 comme à la forfaiture de 1700.

Page 46, note 5. Sur le manuscrit original de Desgranges (ms. Mazarine 2743, fol. 17 v°), la copie de l'acte du mariage du duc de Chartres avec la bâtarde du Roi, 18 février 1692, portait primitivement ces seuls mots : « Monseigneur l'Éminentissime cardinal de Bouillon. » Après coup, les deux premiers mots ont été biffés, et ceux-ci portés en marge : « Très haut et puissant prince Monseigneur Emmanuel-Théodose de la Tour-d'Auvergne... » Mais Desgranges a écrit cette observation à la suite : « Le cardinal de Bouillon fit ajouter à cet acte la qualification de *très haut et puissant prince*, ce qui se fit à l'insu de M. de Blainville et de moi. Le curé n'auroit dû le faire sans en avertir, puisque je lui avois donné le modèle. Cela m'a obligé de vérifier ce qui a été fait au mariage de Madame de Savoie (fille de Monsieur), et j'ai trouvé que, dans le corps de l'acte, on avoit mis, comme à celui-ci : *Mgr l'Éminentissime cardinal de Bouillon*, et qu'il avoir fait ajouter en marge la qualité de *haut et puissant prince*. » Toutefois, et, quoique Desgranges fût dûment averti comme on le voit, on ne songea pas, en 1710, à faire la radiation des qualifications subrepticement introduites sur son registre de 1690, comme elle eut lieu dans les registres des paroisses royales.

En revanche, dans le VIe article du « Mémoire instructif » que notre auteur rédigea pour provoquer ces radiations en juillet 1710 (ci-dessus, p. 392), il dit positivement que déjà, lors de l'esclandre de 1685 auquel les *Mémoires* ont fait allusion (tome I, p. 96) à propos du mariage de 1692, le Roi s'était fait apporter les registres de Versailles pour y « effacer de sa main le titre de prince que ce cardinal y avoit pris en toutes les fonctions de grand aumônier qu'il avoit faites. » Ainsi, il y avait un précédent quand les ordres nouveaux furent donnés et exécutés en 1710. D'ailleurs, ce dire de Saint-Simon est confirmé par une note conçue exactement dans les mêmes termes, qu'on trouve collée sur le dernier feuillet de garde d'un exemplaire de la lettre du cardinal au chapitre de Liège (10 avril 1694) qui appartient à la Bibliothèque nationale, Ln[27] 2631[A].

Page 50, note 5. La baronne d'Oberkirch rapporte, dans ses *Mémoires*, 1re édition, tome II, p. 376, que Voltaire disait du ministre Terray : « Il ne me reste plus qu'une dent, et elle est contre lui. »

Page 70, note 2. Baluze n'eut que trop tard communication de lettres du cardinal de Richelieu restées dans la succession de son secrétaire Charpentier, et où l'on voyait que c'est le réformateur de Cluny lui-même, dom Vény d'Arbouze, qui fit proposer à ce cardinal sa propre coadjutorerie et l'aida à se faire élire par les religieux (ms. Baluze 204, fol. 73).

Page 80, ligne 3. Bien que l'archevêché d'Arles eût été promis au neveu du cardinal de Janson, le P. le Tellier essaya de lui faire donner en place d'Arles l'évêché de Luçon ; mais, l'oncle s'étant plaint de ce changement, le Roi s'en tint à la première désignation (Bibl. nat., Ld[4] 240, p. 239 ; *Lettres historiques* de la Haye, tome XXXIX, p. 684).

Ibidem, note 5. Nous avons déjà eu au tome II, p. 346, et nous avons aussi ci-dessus p. 346, *diocèses* et *évêques de campagne*. Voyez l'ouvrage de MM. Ageorges et Goyau sur *le Clergé rural* (1906).

Page 97, note 8. Voici deux lettres autographes de la maréchale de Bellefonds au contrôleur général, ou à son premier commis, extraites des cartons G[7] 401 et 1025 des Archives nationales :

« A Vinsenne ce 27e dessembre.

« je fus hier monsieur cheus vous a paris pour y a voir lhonneur de vous voir et vous montre une lettre que me cris Mr le prince de tallemont qui me presse sy for de luy donner de largant contens que sela moblige de crire et de lenvoier a monsieur de chamillar a fin qu'il y voie le besin ou ie suis de toucher ma pansion au mois de ianvier comme vous me lauez faict esperer monsieur et comme ie ne doute pas quil ne vous en parle ie vous suplie de continuer de me rendre vos bons offisse ses la graces monsieur que ie vous de mande avec selle de me croire.

« vostre tres obeissante servante

« La marechalle de Bellefont. »

« A Vinsenne ce 28 iullet [1711].

« vous naues poinct encore eu la bonte monsieur de donner ordre que l'on me donna de largant a pres toute les lettre que je me suis donne lhonneur de vous escrire et marque mon extreme besoin et comme ie nay plus de meuble a vandre ie vous assure donct monsieur que ie ne scoy plus que faire sy vous ne me soulager ses la graces que ie vous demande en attendant de vos nouvelle a vecque selle de me croire

« Vostre tres humble et tres obeissante servante

« LA MARECHALLE DE BELLEFONT. »

Page 106, note 8. Les causes de l'arrestation du duc de Medina-Celi n'ont jamais été élucidées. Dès 1702, tous les Français qui étaient en Espagne trouvaient sa conduite suspecte (notre tome XI, p. 232, note 7 ; *Mémoires de Louville,* tome I, p. 237, 291-294 et 376 ; *Mémoires de Noailles,* p. 121-123, 130 et 135 ; *Mémoires de Tessé,* tome II, p. 160). En 1705, le duc de Gramont disait de lui : « Il a la gloire de Lucifer, la tête pleine de vent et d'idées chimériques. De son mérite, je n'en parle pas : j'en laisse le soin aux historiens de Naples. Il se dit attaché au roi et à la France ; mais sa conduite de tous les jours le dément. » Et cependant Mme des Ursins le croyait alors bien intentionné et capable de servir utilement (*Instructions données aux ambassadeurs en Espagne,* tome II, p. 146). En 1706, à propos de taxes nouvelles, il fit des allusions non déguisées à ses droits à la couronne d'Espagne comme descendant des anciens rois de Castille, prétention déjà émise par lui en 1699 (*Mémoires de Sourches,* tome VI, p. 187 ; *Correspondance de Louis XIV avec Amelot,* tome II, p. 203 ; Baudrillart, *Philippe V,* tome I, p. 281 ; Combes, *la Princesse des Ursins,* p. 273) ; il n'avait pas craint de faire paraître à ce sujet un manifeste imprimé, dont un exemplaire est dans le volume *Espagne* 168, fol. 34-52, et de se porter pour champion des libertés des royaumes de Valence et d'Aragon (*Journal de Torcy,* p. 48-49). Son arrestation causa beaucoup d'émoi à Madrid, et une nombreuse parenté se remua pour en connaître les motifs précis, mais sans que le gouvernement espagnol révélât autre chose que de vagues accusations de trahison. Au rapport de M. de Blécourt, chargé d'affaires de France, Philippe V aurait déclaré au *despacho* que le duc, ayant abusé gravement de sa confiance, n'était pas arrêté à la légère (vol. *Espagne* 199, fol. 49) ; dans d'autres lettres (fol. 54 et 64), le même diplomate et Mme des Ursins disent qu'on avait intercepté des lettres convaincantes. D'après une correspondance du volume *Rome* 504, fol. 269, il avait révélé le secret, confié à lui seul par son souverain, des dispositions du gouvernement hollandais à se séparer de ses alliés. Ni les *Mémoires de Saint-Philippe* (tome II, p. 312-317), ni la lettre de Mme des Ursins au maréchal de Villeroy insérée dans le recueil de 1806 (p. 111-120) ne précisent rien de plus. Parmi les historiens modernes, Fr. Combes, dans *la Princesse des Ursins,* p. 405-427, a essayé d'expliquer cette arrestation en la rattachant à l'affaire de Flotte et de Regnauld, ce que Saint-Simon aurait voulu dissimuler ; mais il pense qu'il s'y mêla aussi quelque affaire de trahison et des cabales contre la princesse des Ursins. De son côté, le P. Baudrillart, dans *Philippe V en Espagne*, tome I, p. 397-399, conteste les suppositions de Combes, et se déclare insuffisamment éclairé ; mais il établit nettement que la cour de Versailles n'eut aucune part à l'affaire. On y fut même fort surpris de cette nouvelle, et, Louis XIV ayant cru devoir faire des observations à son petit-fils, celui-ci répondit seulement, le 30 juin : « J'ai eu des raisons et des preuves assez fortes ; elles suffisent même pour pousser les choses plus loin, si je juge convenable de le traiter à la rigueur » (*Œuvres de Louis XIV*, tome VI, p. 207 ; Aff. étrangères, vol. *Espagne* 203, fol. 149 et 195). Personne en France n'en sut jamais plus, malgré toutes les instances réitérées. — Avant de partir pour l'armée, Philippe V nomma, le 3 mai, cinq commissaires *letrados* pour faire le procès au duc : ceux-ci le déclarèrent coupable de lèse-majesté et le condamnèrent à la peine capitale avec confiscation de tous ses biens ; mais, à la prière du duc de Medina-Sidonia, le roi commua la peine en prison perpétuelle et permit à Mme de Medina Celi de retirer son douaire pour pourvoir à l'entretien de son mari (*Dangeau*, tome XII, p. 157 et 211 ; *Gazette d'Amsterdam*, nos XLI et Extraordinaire, XLV et LXIII, et Extraordinaires LXII et LXVII ; *Gazette de Leyde*, n° 62, Supplément du 5 août ; Fr. Combes, *Lectures historiques*, fasc. II, p. 283-286). Le n° LXXI de la *Gazette d'Amsterdam* cita cet extrait d'une lettre de Madrid : « Les commissaires nommés pour examiner l'affaire du duc de Medina-Celi ont enfin rendu publiques les raisons de leur jugement sur le murmure de ses amis et parents et de quelques séditieux qui publioient hautement qu'il avoit été mal à propos arrêté et injustement accusé. Par ce jugement, il est déclaré convaincu, entre autres, d'avoir donné aux ennemis communication de toutes les négociations qui se traitoient entre la France et l'Espagne : ce qui avoit beaucoup contribué à éloigner la paix. » Des lettres italiennes du marquis Rinuccini, envoyé de Toscane à Madrid, qui se trouvent en copie aux Affaires étrangères, vol. *Espagne* 199, fol. 131 v° et 132, semblent indiquer que ce diplomate aurait été l'intermédiaire entre le duc et les ennemis. D'autre part, on surveilla de plus près les menées, déjà suspectes, du duc d'Uceda, de Balbasès et de Molinez en Italie. — Transféré de Ségovie à Saint-Jean-Pied-de-Port à la fin de septembre 1710 (vol. *Espagne* 201, fol. 172 ; *Dangeau*, p. 247), Medina-Celi fut ramené plus tard à Pampelune, où il mourut le 26 janvier, comme notre auteur l'a raconté ci-dessus, p. 299). Le gouvernement espagnol fit alors arrêter et enfermer à Ségovie ses secrétaires et une Italienne nommée Angela Vaglia, ou la Giorsina, qui avait été sa maîtresse, et ils ne furent relâchés qu'en 1714 (*Sourches*, tome XIII, p. 69).

Page 109, note 4. La *Gazette de Leyde*, dans sa correspondance de Paris du 29 août, n° 71, donna cette nouvelle : « On avoit imprimé ici, dans l'imprimerie royale du Louvre, le traité d'alliance offensive et défensive avec le roi Philippe, renouvelé au mois de juin dernier, consistant en trente-sept articles ; mais la cour a très expressément défendu d'en débiter aucun exemplaire. On avoit aussi mis sous la presse un manifeste touchant la rupture des négociations de paix qu'il y a eu à Gertruydenberg ; mais on n'a pas jugé à propos, pour de fortes raisons, de le rendre sitôt public, et l'on dit même qu'il pourroit bien être supprimé. Le duc de Vendôme, qui devoit partir pour l'Espagne le 26 de ce mois, est encore à sa maison d'Anet, sans qu'on sache au vrai le sujet de ce retardement. » Cette information ne reparut point dans la *Gazette d'Amsterdam*.

Page 152, fin de note. L'ambassadeur vénitien communiqua au baron de Breteuil la notice suivante sur le cardinal Grimani (ms. Arsenal 3863, p. 451-455) :

« L'abbé Grimani, homme inquiet, ambitieux, intriguant, mais fort débauché, et de ceux qui se font porter respect en Italie par les braves qui sont à leurs gages, homme que j'ai vu fort peu estimé par les Vénitiens pendant que j'ai servi le Roi en Italie, troqua une courtisane qu'il avoit, et dont le duc de Mantoue étoit devenu amoureux, contre l'abbaye de San Lucedio, qui étoit à la nomination de ce prince dans le Montferrat, abbaye d'un revenu très considérable, et dont partie étoit sur les États du duc de Savoie, et s'insinua si bien dans l'esprit de ce prince, qu'il acquit son entière confiance. Cette abbaye donna occasion à Grimani d'aller souvent à Turin, et lui fit former le dessein de gagner la confiance de ce duc pour la faire servir à son ambition. Il avoit l'esprit adroit et insinuant quand il vouloit plaire, en sorte qu'en peu de temps il s'acquit un tel droit sur l'esprit de ce prince, que, voyant l'Empereur en guerre avec la France, il crut pouvoir engager le duc de Savoie à se lier avec la maison d'Autriche ; mais, comme son principal but étoit d'en tirer un avantage considérable pour lui, il fit connoître à l'Empereur ce qu'il pouvoit sur le duc de Savoie, et ne lui promit de le faire entrer dans une ligue avec S. M. Imp. qu'après que l'Empereur lui eut donné un écrit de sa main par lequel il lui promettoit sa nomination au chapeau de cardinal.

« La République étant avertie des manèges de Grimani, les inquisiteurs d'État dirent à son frère de lui écrire que, s'il ne quittoit ses engagements avec l'Empereur et le duc de Savoie, ils useroient de la rigueur des lois contre lui et sa famille. Grimani répondit à son frère que la République n'avoit pas lieu d'être irritée contre lui, parce qu'il ne faisoit rien contre ses intérêts, et que, du surplus, quoique sa famille lui fût fort chère, sa fortune particulière le touchoit encore davantage, et qu'il étoit muni d'un écrit de l'Empereur pour sa nomination au chapeau de cardinal, auquel il ne vouloit pas renoncer. Les inquisiteurs ordonnèrent au frère d'écrire une seconde fois à l'abbé Grimani qu'il seroit ôté du livre des Nobles, que son palais Grimani seroit rasé, et qu'on mettroit une colonne diffamante, et que ses parents seroient exclus de toutes les charges du Sénat; et, la seconde réponse de l'abbé Grimani n'étant pas plus satisfaisante que la première, on lui fit son procès, on le raya du livre des Nobles, et on mit sa tête à prix. Quant à sa famille, comme il n'y en avoit alors aucun dans les charges, ni même dans le Sénat, on ne put rien faire contre elle ; mais, depuis ce temps-là jusqu'à présent, pas un d'eux n'a osé se présenter pour entrer dans les charges.

« Grimani, ainsi proscrit, se retira dans le Vieux palais de Turin, gardé par cinquante gardes du duc de Savoie, et ne marcha plus qu'avec cette escorte, et, dans cet état, il inventa ce qu'on n'avoit pas encore imaginé, qui fut de faire faire un carrosse doublé de fer à l'épreuve du mousquet ; mais les inquisiteurs, en voulant absolument tirer vengeance, se servirent du fameux Boselli pour le faire assassiner, et, l'abbé Grimani descendant un jour de ce carrosse dans une hôtellerie de Milan, les braves de Boselli lui tirèrent quatre coups de mousquet, qui le manquèrent. Grimani fut ainsi errant, et dans la crainte, neuf à dix ans avant que la nomination de l'Empereur eût son effet, et, après qu'il fut cardinal, l'Empereur, ayant besoin à Rome d'un homme aussi intriguant que lui, résolut de l'y envoyer en qualité de son ambassadeur. Grimani lui représenta que la République l'y feroit certainement assassiner, si S. M. Imp. n'obtenoit que l'arrêt prononcé contre lui fût révoqué. Alors l'Empereur fit faire de pressantes instances auprès de la République, qui pardonna à Grimani *quoad pœnam,* et non pas *quoad culpam,* en sorte que sa personne demeure toujours rayée du livre des Nobles. Il a été ensuite ambassadeur de l'Empereur à Rome, et est à présent vice-roi de Naples pour l'Archiduc. »

Page 152, note 7. L'original de l'acte de mariage du prince de Salm avec la princesse Marie de Bavière, célébré au château d'Asnières, près Paris, le 10 mars 1671, se trouve aux Archives nationales, carton M 538, avec le contrat et diverses pièces annexes.

Page 163, note 3, et pages 201-203. Saint-Simon dit qu'avant de passer au dixième, Desmaretz avait recouru à des « taxes d'aisés. » Par cette appelation d'*aisés,* on entendait les gens qui, ne possédant point de charges ni d'offices, ne pouvaient être atteints par les créations d'augmentations de gages ou d'autres droits, et ceux encore qui, habitant des villes franches, abonnées ou tarifées, payaient une très modeste capitation : ni bourgeois ou habitants de Paris, ni nobles servant à l'armée, ni magistrats de toutes les juridictions. Déjà sous Louis XIII (édit de janvier 1639 retiré le 3 juillet 1643), on avait essayé, mais sans succès, de tirer de cette catégorie de citoyens une espèce de prêt forcé, en contraignant à souscrire à une émission de rentes les gens aisés et les principaux membres des classes riches des villes, paroisses et villages. En 1705, Bâville avait suggéré de recourir au même expédient. En mars 1710, il fut fait deux émissions, de trois cent mille livres de rente chacune, assignées sur les recettes générales et les dons gratuits des pays d'États, dites pour cette raison *rentes provinciales,* et réparties proportionnellement entre les intendances, où elles devaien être souscrites par les diverses catégories d'aisés ; on annonçait que le produit servirait à payer les subsides dus aux deux électeurs de Bavière, Max et son frère l'archevêque de Cologne. Les lettres des intendants et des hauts magistrats données dans le tome III de la *Correspondance des Contrôleurs généraux*, n°s 694, 739, 977, 891, 1041, 1188, etc., montrent combien était restreint le nombre de sujets du Roi susceptibles d'être assujettis à cette taxe en proportion des ressources de fortune que leur attribuait la voix publique, et « ce moyen de trouver de l'argent était des plus dangereux, ne pouvant fonctionner qu'au moyen d'une inquisition fâcheuse qui mettrait tout le monde à la discrétion des secrétaires et des subdélégués de MM. les intendants. » Daguesseau surtout s'indigna qu'on parlât d'user de « contrainte comme pour les propres affaires du Roi. » « Quand, disait-il, cette clause ne seroit pas dans l'édit, le Roi n'en seroit pas moins le maître de rendre la chose forcée dans la suite, s'il falloit en venir à cette extrémité, et il y a bien des choses qu'il vaut mieux faire que dire. » Somme toute, le produit de cette contribution forcée fut moins que médiocre partout où les villes ne jugèrent pas plus avantageux de traiter à forfait. Ainsi, dans la généralité de Montauban, où l'on avait compté sur huit cent mille livres, il n'avait été fourni que quarante-sept mille livres de mars 1710 à avril 1711, et, après un an d'efforts et de vexations, il parut impossible d'atteindre jamais le quart de la somme espérée. De même ailleurs. On peut dire que les seuls endroits où l'émission réussit furent quelques centres commerciaux qui se rachetèrent à forfait, comme Saint-Malo et Nantes. « Les rentes provinciales, disait l'archevêque de Rouen, ont achevé de faire disparoître l'argent dans le sein de la terre. »

On a eu ci-dessus, appendice XIX, p. 553-554, un mémoire de Saint-Simon qui prouve qu'il usa de sa familiarité avec Desmaretz pour faire décharger de la taxe des aisés le fils et lieutenant du bailli de sa terre de la Ferté-Vidame. Les Papiers du Contrôle général fourniraient bien d'autres témoignages de même nature.

Page 167, note 4. Voici ce que Saint-Simon avait dit de l'impiété des dénombrements dans sa lettre anonyme au Roi d'avril 1712 (*Écrits inédits*, tome IV, p. 50-51) : « De degré en degré, de nécessité en nécessité, vous en êtes venu à des impôts sur les choses saintes, sur les sacrements de l'Église, à une capitation arbitraire, à une dîme sans diminution de quoi que ce soit, et à des façons de la lever, que c'est plus qu'un cinquième et que tous vos sujets ne se trouveroient pas moins heureux que ceux du Languedoc, qui ont instamment, mais vainement, demandé que le dixième de leurs biens en revenus, ou en fonds même, leur fût laissé, et que Votre Majesté prît tout le reste. On sait qu'il faut un certain ordre aux choses, et que les impôts, surtout lorsqu'ils sont depuis longtemps de plus en plus extrêmes, et de plus en plus levés d'une façon encore plus ruineuse et plus extrême, demandent des détails des hommes et des biens ; mais, un détail précis qi ne va à rien moins qu'à la révélation forcée des plus importants secrets des familles bien plus qu'à un dénombrement véritable, que penser, Sire, d'un tel excès, qui, avec l'orgueil du dénombrement exprès, embrasse encore un engloutissement universel de tous biens ! Après avoir osé vous parler de David sur vous-même, qu'il ne me soit pas défendu de vous remettre cet homme unique devant les yeux sur l'entraînement de vos ministres, pour achever de vous les ouvrir sur eux. L'Écriture dit en propres termes que Satan, s'étant élevé contre Israël, excita David au dénombrement de son peuple ; il en donna l'ordre à Joab, qui, malgré ses représentations, fut obligé d'obéir, quoique pas exactement, tant la chose lui déplaisoit. Dieu, irrité de ce dénombrement, frappa Israël, et David confessa son péché au Seigneur... »

Dans le passage du livre II des *Rois*, chap. XXIV, où Saint-Simon prend ce souvenir, il est dit que le prophète Gad reprocha au roi David une curiosité si impie et indécente : « Que le Dieu tout-puissant multiplie votre peuple ; mais pourquoi vouloir le compter ? »

C'est sans doute sous l'empire du même sentiment, ou d'un pieux souvenir de la tradition biblique, que le cadi de Mossoul, au siècle dernier, faisait une réponse analogue aux questions indiscrètes de sir Henri Layard, que les raskolniki ou vieux-croyants de Russie refusent encore de s'inscrire aux recensements civils, et que les juifs polonais considèrent comme un affront d'être dénombrés par un, deux, trois.

Page 170, note 2. Les *Soupirs de la France esclave* racontent que, sous le ministère Colbert, Louis XIV avait prétendu se déclarer propriétaire de tous les biens du Royaume.

Page 197, note 5. L'information faite par le lieutenant criminel Deffita sur l'enlèvement de Mlle de Vaubrun par le comte de Béthune, et datée du 25 mars 1689, est dans le manuscrit Clairambault 1132, fol. 155-158. D'après ce document, le comte envoya chercher un carrosse de louage rue Coquillière, passa à l'hôtel de Gesvres, puis prit un prêtre au cloître Saint-Jean, et alla rejoindre au Pont-Royal un autre carrosse où étaient quatre gardes du duc de Gesvres. Ils se rendirent de là au couvent, y pénétrèrent par effraction, et M. de Béthune fit demander Mlle de Vaubrun au nom du duc d'Estrées, son beau-frère. Lorsqu'elle arriva, ils l'entraînèrent jusqu'au carrosse malgré ses pleurs et ses cris ; le prêtre et le comte y montèrent avec elle, et ils se rendirent en toute hâte à l'hôtel de Gesvres, dont l'accès fut interdit durant la nuit au lieutenant criminel, qui avoit été averti presque aussitôt. Les *Mémoires de Sourches* insistent (tome III, p. 62-63) sur le démêlé qui s'ensuivit entre le duc d'Estrées, beau-frère de la demoiselle, et le duc de Gesvres, ami du ravisseur.

Page 199, note 7. Le président Hénault a inséré dans ses *Mémoires*, p. 119, ce portrait de l'abbé de Vaubrun tracé par Mme du Deffand : « L'abbé de Vaubrun à trois coudées de hauteur du côté droit, et deux et demie du côté gauche : ce qui rend sa démarche fort irrégulière. Il porte la tête haute et montre avec confiance une figure qui d'abord surprend, mais qui ne choque cependant pas autant que la bizarrerie de ses traits semble l'exiger. Ses yeux sont tout le contraire de son esprit; ils ont plus de profondeur que de surface. Son rire marque pour l'ordinaire le contentement qu'il a des productions de son imagination. Il ne perd point son temps à l'étude, ni à la recherche des choses solides qui ne font honneur que parmi le petit nombre des gens d'esprit et de mérite : il s'occupe sérieusement de toutes les bagatelles ; il sait le premier la nouvelle du jour, c'est de lui qu'on reçoit toujours le premier compliment sur les événements agréables, personne ne tourne avec plus de galanterie une fadeur, personne ne connoit mieux le prix de la considération qui est attachée à vivre avec les gens en place ou illustres par leur naissance ; il est très empressé pour ses amis, il ne manque à aucuns devoirs envers eux, on le voit assister à leurs agonies avec le même plaisir qu'il avoit assisté à leurs succès. Il n'a point une délicatesse gênante dans l'amitié : il se contente de l'apparence, et il est plus flatté des marques publiques de considération que de l'estime véritable. Mme la duchesse du Maine l'a parfaitement défini en disant de lui qu'il étoit le sublime du frivole. »

Les mêmes Mémoires racontent encore (p. 118) un tour plaisant que fit à cet abbé de Vaubrun le cardinal de Fleury : « L'abbé de Vaubrun, dont les biens sont en Anjou, demandoit avec instance l'évêché d'Angers, qui vaquoit. Cet abbé, répandu dans le monde, n'avoit veine qui tendît à l'épiscopat : il se l'avouoit bien à lui-même, et prévenoit cette objection en disant au cardinal qu'il y avoit un grand vicaire, dans cette cathédrale, très capable de conduire le diocèse. Il fit valoir tellement toutes ses qualités, tous ses talents au cardinal, à qui il le vanta si bien, que le cardinal résolut de donner l'évêché au grand vicaire. L'abbé revint solliciter de nouveau le cardinal, qui lui répondit. « Comme je me fie à vous, vous m'avez dit tant de bien de cet « ecclésiastique, que j'ai déterminé le Roi à lui donner l'évêché. »

Comme on parlait en 1717 d'un évêché pour l'abbé de Vaubrun, un des correspondants de la marquise de la Cour-Balleroy (tome I, p. 248) plaisanta de cette nouvelle : « L'évêché de Clermont est enfin donné à l'abbé de Louvois ; on dit que le premier vacant sera pour l'abbé de Vaubrun. Bien des gens se proposent, s'il en a un, d'y aller, quelque part où il puisse être, pour le plaisir de le voir à une procession mitré et crossé ; d'autres disent qu'ils n'iront pas, parce qu'ils croient qu'on demandera trop d'argent pour montrer cela. »

Page 204, note 3. Dans une lettre inédite, du 18 novembre, au duc de Noailles, Mme de Maintenon semble avoir mis le désastre de 1710 au compte du célèbre architecte, tout comme notre auteur : « Le pont de Moulins, chef-d'œuvre du grand Mansart, a été emporté. On découvre tous les jours combien cet homme-là a trompé le Roi ; il ne m'a jamais trompée. »

Page 222, note 3. C'est seulement en août 1711 que cette faveur fut accordée, et Desgranges a raconté dans ses registres, à la date du 27 juillet 1711 (ms. Mazarine 2746, fol. 80), en quelle circonstance le Roi s'y prêta : « M. de la Rochepot, maître des requêtes, chancelier de M. le duc de Berry, se présenta (à la porte de l'appartement de la duchesse de Berry, récemment accouchée], à dessein d'entrer suivant le droit de sa charge. L'huissier voulut en recevoir l'ordre de Mme la duchesse de Saint-Simon, dame d'honneur. Elle vint à la porte lui demander s'il avoit ses entrées : de quoi l'ayant voulu assurer, elle lui fit entendre que, la chose n'étant pas encore bien éclaircie, il ne devoit pas faire instance, mais la remettre à un autre temps. Comme il sentit de quelle conséquence cela étoit pour lui, et encore plus pour Madame sa femme, à qui on faisoit pareille difficulté quoiqu'elle doive jouir des entrées, se placer dans le carrosse de Mme la duchesse de Berry et avoir l'honneur de manger avec elle, » il fit intervenir son beau-père, qui obtint du Roi cette grâce pour sa fille et son gendre. Le Roi en parla au duc de Berry ; dès le lendemain, celui-ci rassura M. de la Rochepot « avec beaucoup d'honnêteté, » et le mit en possession de ses entrées, ainsi que sa femme.

Page 223, note 6. Il y a dans le volume 2224 du Dépôt de la guerre, nº 97, un rapport du 6 juillet 1710, des chirurgiens Mallissain et Dalibour, sur l'état de la blessure du maréchal et sur la nécessité qu'il passât une nouvelle saison à Bourbonne.

Ibidem, note 7. Mme de Maintenon écrivait à la princesse des Ursins, le 17 novembre (recueil Bossange, tome II, p. 115) :

« Voilà Aire pris. M. de Goësbriand auroit encore soutenu, si on avoit voulu le secourir. M. le maréchal d'Harcourt ne l'a pas pu ; il faut l'en croire, car il ne manque ni de cœur ni d'esprit.... M. de Goësbriand a fait une très belle défense. Je crois qu'il sera chevalier de l'Ordre Je ne le connois point ; mais on dit que c'est un homme d'un courage singulier, et fort attaché au Roi et à l'État. »

Page 240, note 2. Le maréchal de Villeroy écrivait au contrôleur général, le 31 janvier 1711 (Arch. nat., G⁷ 365) « .... L'électeur de Cologne m'est venu chercher pendant mon séjour à Villeroy, et m'envoya querir hier au soir. Il me fit rendre compte par son envoyé de l'entretien qu'il venoit d'avoir avec vous, et de la scène précédente qui s'étoit passée avec M. Voysin. Vous connoissez le caractère de ce prince : ainsi il est inutile de vous dire l'affluence de paroles dont il se sert pour marquer ses peines ou sa satisfaction. Il m'a instamment prié, sachant le commerce d'amitié qui est entre vous et moi (permettez-moi de parler ainsi), de vous représenter d'achever de lui faire payer cent cinquante-quatre mille cinq cents livres qu'il prétend que vous lui devez encore en comptant le courant du mois. Je lui dis que les cent mille francs que vous lui aviez donnés sur Saint-Malo étoient si solides, qu'il devoit regarder cette assignation comme de l'argent comptant, et qu'ainsi il me paroissoit que toutes ses prétentions ne pouvoient aller qu'à cinquante-quatre mille cinq cents livres ; que c'étoit une somme si modique, que cela ne devoit pas l'arrêter un moment ici, persuadé, comme il le devoit être, de l'attention que vous aviez de le faire payer dans un temps aussi difficile que celui-ci. Il a fait un voyage à Meudon ; il prétend avoir parlé à Monseigneur, qui lui a donné des paroles positives de le faire payer. Vous en croirez ce qu'il vous plaira; pour moi, je sais bien ce que j'en dois croire. Si vous pouvez épargner au Roi l'importunité de recevoir une visite de l'Électeur plaintive, et vous débarrasser de lui pour longtemps, pour cinquante mille francs vous en serez quitte, en persistant de soutenir, comme il est vrai, que votre assignation de Saint-Malo est de l'argent comptant. Ce qui m'oblige de vous écrire sur les affaires de l'Électeur, c'est que vous serez encore moins importuné de ma lettre que de ses sollicitations, et même de la visite qu'il prétend vous faire dès que vous serez à Paris.... VILLEROY. »

Page 244, note 1. Le volume *Cologne* 59, au Dépôt des affaires étrangères, contient la correspondance diplomatique et les comptes ou autres documents relatifs au séjour de l'Électeur. Pour calmer sa susceptibilité et ses plaintes d'être abandonné pour son frère Bavière, on renouvela, le 20 janvier, son traité avec la France : il s'engageait à entretenir deux régiments d'infanterie à deux bataillons et neuf escadrons de cavalerie, soit quatre mille hommes en tout, moyennant qu'on lui versât chaque mois, « aussi régulièrement que possible, » un subside de vingt-cinq mille écus de banque jusqu'à la fin du premier semestre qui suivrait la paix, plus son subside ordinaire de quatre mille écus de banque et trois mille livres par mois, comme indemnité de la perte de ses États, et une somme de cinq cent mille livres après la conclusion de la paix. L'original de cet instrument est dans le volume 60, fol. 1-9. On a vu plus haut, p. 573, que Desmaretz essaya de trouver dans une émission de rentes les fonds nécessaires pour servir ce subside.

Pages 260 et suivantes. La suite des ducs d'Épernon et des prétendants divers qui, après 1661, réclamèrent le droit de relever le titre, a été établie dans notre tome II, p. 94-100. Quant aux instances successivement introduites, la chronologie peut s'en dresser comme il suit d'après les documents réunis par notre auteur :

En 1662, Louis de Goth, marquis de Rouillac, comme héritier par sa mère Hélène, tante paternelle du duc qui venait de mourir, se présenta au Parlement pour requérir sa réception au titre de duché-pairie femelle, l'unique héritière directe s'étant faite carmélite depuis 1648. C'était un homme de valeur et d'honneur, vrai chevalier des anciens temps, mais fou de cérémonial et de généalogies, foncièrement extravagant. Sa requête fut repoussée par les magistrats, sur une opposition des ducs et pairs, comme ses prétentions par le Roi lui-même, et ce « faux duc d'Épernon » mourut peu après, le 10 mai 1662. Ses deux fils reprirent l'instance à la fin de l'année; la procédure, en tant qu'instance générale, n'ayant pas abouti, l'aîné, Gaston, la transforma, le 22 mars 1665, en une instance particulière, que le Roi fit interrompre le 7 juillet suivant par un arrêt de surséance, après cinq audiences. Ce Rouillac mourut le 3 juin 1690, ayant passé transaction avec son frère pour tous droits successoraux : c'est alors que l'on traitait le mariage du comte d'Estrées avec l'héritière Régine, à condition que le titre ducal lui reviendrait; mais il y eut une opposition du duc de la Rochefoucauld, le 6 avril 1694 : les négociations matrimoniales furent rompues, et, le 2 décembre suivant, Mlle de Rouillac d'Épernon vendit la terre du nom; puis, le 28 janvier 1698, elle passa un acte de renonciation à la succession de son père, pour transmettre le droit au titre à M. de Montespan, son neveu; deux jours plus tard, son frère l'abbé de Goth passa une pareille renonciation, et, le 1er février, M. de Montespan obtint des lettres pour se porter héritier bénéficiaire, les fit entériner, et prit possession par procureur le 15, puis, le 6 juin suivant, versa aux créanciers une somme de cent quarante mille livres, pour les désintéresser. Son fils Antin procéda de même lorsque, le 18 janvier 1702, il eut obtenu, lui aussi, des lettres pour n'accepter la succession paternelle que sous bénéfice d'inventaire.

C'est en 1581 que, à l'occasion du mariage de la sœur de la Reine avec le mignon la Valette, et pour que celui-ci précédât tous les autres ducs sauf le duc de Joyeuse, le roi Henri III, acheta de son beau-frère le roi de Navarre la terre d'Épernon, qu'il érigea en duché-pairie, et les lettres patentes d'érection furent entérinées le 27 novembre 1581; mais le nouveau duc ne prit possession de son rang que le 22 janvier 1585, après avoir prêté le serment de colonel général de l'infanterie. Le duché ne rapportait que vingt-quatre mille livres.

Page 260, note 2. Notre auteur a fait l'éloge de cette Rouillac dans ses remarques sur le factum qui fut publié pour elle au temps du projet matrimonial de 1694 : Aff. étr., vol. *France* 206, fol. 192.

Page 261, note 3. Voici le passage des *Mémoires du duc d'Antin* (fragment publié par la Société des Bibliophiles françois, p. 80-81) : « Au commencement de 1711, le Roi me permit de poursuivre au Parlement mon droit sur le duché d'Épernon. Il ne manquoit qu'un titre à ma fortune et à ma naissance, et tout le monde compta dès ce moment que je serois duc d'une façon ou d'autre; cependant je mis mon affaire en état contre tous Messieurs les ducs, qui s'opposoient à ma réception à cause de la préséance de la duché d'Épernon, qui se trouvoit la seconde de France. Cette affaire, qui intéressoit la plus grande partie de la cour, se traita pourtant avec une politesse extraordinaire de part et d'autre, et telle qu'il convient entre certaines gens. » En 1702, il n'avait pas parlé, dans ces *Mémoires*, de ses premières tentatives avortées.

Page 266, note 5 : « Lorsqu'on veut faire entendre qu'on ne craint guère, qu'on ne craint point un ennemi qui menace de nous attaquer, on dit : *Je lui ferai la moitié de la peur* » (*Académie*, 1718).

Page 271, note 2. François Magueux était le second avocat marquant de ce nom. Son père, Étienne Magueux, élu deuxième échevin de Paris le 16 août 1677 (*Gazette*, p. 676), et habitant dans la rue des Marais au faubourg Saint-Germain, intendant des affaires du duc de la Trémoïlle pendant trente-cinq ans et tuteur onéraire de ses enfants (Arch. nat., E 1943, fol. 196), était mort en octobre ou novembre

1709, et le duc de la Trémoïlle d'alors avait constitué à sa veuve, Catherine-Marguerite Sanguinière, une pension de mille livres, et autant à leurs deux filles (*ibidem*, Y 282, fol. 189). Étienne avait constitué en 1696 une société pour la pêche de la morue : E 1920, 24 octobre 1702. — Le fils, François, immatriculé à l'ordre des avocats le 10 juillet 1690, épousa, le 2 août 1707, Marguerite Arrault, fille du grand avocat qui était chef du conseil de M. le comte de Toulouse. Il acquit en octobre 1710 la charge d'avocat du duc de Berry au Parlement (*ibidem*, G⁷ 1572), puis fut conseiller au conseil de la duchesse d'Orléans et au conseil souverain de Dombes, maître particulier des eaux et forêts de Saint-Germain-en-Laye et inspecteur général du domaine de la couronne, reçut des lettres de noblesse en février 1731 (Arch. nat., X¹ᴬ 8735, fol. 304; *Armorial général* de d'Hozier, tome I, p. 362-363), et mourut à Paris, âgé d'environ soixante-dix ans, le 13 juillet 1740 (*Mercure* du mois, p. 1671-1672). On a le catalogue de sa bibliothèque, vendue en 1741.

Page 281, note de note. Mon collaborateur Pierre de Brotonne me signale obligeamment l'emploi du latin *dyscola* dans la 1ʳᵉ épître de saint Pierre : *Servi, subditi estote in omni timore dominis, non tantum bonis et modestis, sed etiam dyscolis.*

Page 288, note 1. Par acte passé le 6 juin 1698, à Paris, devant les notaires Vatel et Robillard, « très haut et très puissant seigneur Mgr Louis-Henri de Goudrin, duc d'Épernon, pair de France, marquis de Montespan, d'Antin et de Neuvy, comte de Miélan et autres terres, demeurant ordinairement en son château de Bonnefonds, sénéchaussée d'Auch, étant de présent en cette ville, logé à l'hôtel d'Hollande sur le quai Malaquais, » fit donation entre-vifs « à haut et puissant seigneur Messire Louis-Antoine de Gondrin, son fils unique, chevalier et marquis d'Antin, seigneur du duché de Bellegarde, baron de Murat et autres lieux, l'un des gentilshommes qui accompagnent Monseigneur, lieutenant général pour le Roi de la haute et basse Alsace, maréchal des camps et armées de S. M., demeurant à la maison de Saint-Joseph, paroisse Saint-Sulpice, » sous réserve de l'usufruit des titres, rang, privilèges et droits honorifiques attribués à la dignité de duc et pair de France, ainsi que des revenus et droits utiles, « le duché-pairie, terre et seigneurie d'Épernon..., et même tous droits rescindants et rescisoires, noms, raisons et actions,... ainsi que le tout appartient audit seigneur donateur comme seul et unique héritier par bénéfice d'inventaire de feu Mre Jean-Baptiste-Gaston de Goth, duc d'Épernon, pair de France, marquis de Rouillac, son cousin, au moyen des renonciations faites à la succession par dame Régine-Élisabeth de Goth, sa fille, et par Mre Jules de Goth, abbé du Tronchet, frère dudit seigneur duc, successivement ses héritiers, par actes passés devant Vatel et Robillard, l'un des notaires soussignés, les 28 et 30 janvier dernier..., pour dudit duché et ses dépendances commencer la jouissance par ledit seigneur d'Antin du jour du décès dudit seigneur donateur.... A l'effet de quoi ledit seigneur donateur pourra obtenir de S. M. telles lettres que besoin sera, même se faire recevoir duc et pair au Parlement et prendre possession de ladite dignité pour en jouir pendant sa vie..., sans que ledit seigneur marquis d'Antin puisse obtenir aucunes lettres ni se faire recevoir la vie durant dudit seigneur son père, sans son consentement exprès,... sous la réserve dudit usufruit..., à condition expresse que la terre et duché-pairie d'Épernon, ses circonstances et dépendances seront et demeureront substituées.... à Messire Louis de Gondrin, marquis de Gondrin, son petit fils..., et à l'aîné de ses enfants mâles, successivement d'aîné en aîné.... » (Arch. nat., Y 271, fol. 147-148).

Page 291, note 6. Cette anecdote rappelle que déjà, chez les Beauvillier, il y avait eu un cas de second mariage fort tardif, et de naissance quasi miraculeuse, comme nos *Mémoires* l'ont raconté en leur temps (tome XI, p. 3-4): le père de Paul de Beauvillier, qui s'était marié la première fois en 1633, épousant en 1680, à soixante-dix ans, comme nous l'avons vu, une très modeste, mais vertueuse damoiselle, et, avant de mourir le 16 juin 1687, ayant de ce second lit trois enfants quelque peu tard venus, mais dont le deuxième se trouva fort à point, à la fin de 1706, pour relever, et non sans éclat, le titre de duc de Saint-Aignan, marqua comme officier général, surtout comme ambassadeur à Madrid et à Rome, ne mourut qu'à l'âge de quatre-vingt-douze ans, et laissa une postérité à laquelle la Révolution seule mit fin. Le président de Brosses, qui le cultiva en 1739 à Rome, ayant alors passé la cinquantaine, admirait sa jeunesse, son amabilité, ses agréments. — A propos de la naissance tardive de notre auteur lui-même, nous aurions pu citer, dans notre tome I, ce passage du *Tableau de l'amour considéré dans l'état du mariage* (par Nicolas Venette), 1687, p. 134 : « C'est un prodige de ce que l'on nous rapporte que M. le duc de Saint-Simon, qui vit encore, a fait un enfant à l'âge de soixante-douze ans, que le Roi et la Reine ont tenu sur les fonts du baptême. » Cet enfant fut notre Saint-Simon. Il rapportera bientôt que, jusqu'à sa naissance, on avait présumé que leur pairie s'éteindrait faute d'héritier masculin; en effet, nous trouvons cette conjecture exprimée dès 1659 dans *la Muse historique de Loret*, tome III, p. 124.

Page 300, lignes 5 et 6. Tessé écrivait, le 10 février 1711, à la princesse des Ursins, à propos du prisonnier qui devait décéder quinze jours plus tard (ms. Nouv. acq. fr. 20 274, fol. 57 v°) « ... Le malheureux marquis de Leganès a pensé mourir la semaine passée, et n'a reculé que pour mieux sauter. Il m'envoya chercher : je le trouvai dans un état pitoyable; car, outre la valeur de deux apoplexies, il est attaqué d'un sifflement et soufflement du poumon qui ne peut pas laisser aux médecins la liberté de croire qu'il puisse vivre six mois. Je crois que l'on l'envoiera aux eaux de Vichy ou de Balaruc. Il me dit, croyant être frappé à mort, mille choses, dont je ne prends la liberté de vous redire aucune, quoique la plupart fussent relatives à la fidélité qu'il doit au roi son maître, au malheur de lui avoir déplu, et à la pitié que, certainement, à ma place, Madame, vous eussiez eue de lui. Tout cela fut mêlé de regrets de n'avoir pu consommer son projet, et d'offres de le faire, si le roi son maître lui en donnoit la permission, offrant même de retourner vivre ou à la cour ou dans ses terres moyennant qu'il pût y conduire l'objet aimé, qu'il n'y auroit aucune répugnance, ou de s'établir en France. Voilà, Madame, en vous en parlant pour la dernière fois, l'effort que je fais sur moi et sur le serment que je m'étois fait de ne vous en parler jamais, quoique vous m'eussiez permis d'espérer que, dans des temps plus heureux, et qui sont peut-être arrivés, les conjonctures favorables pourroient renaître.... »

Page 307, note 3. Les Isarn ont leur généalogie dans le tome III des *Documents historiques sur les familles du Rouergue*, par M. de Barreau (1853-1860). Il y est dit que Jeannette, devenue sous-gouvernante à son tour, éleva les trois petits-fils de Louis XV, et que sa belle fille Villefort fit aussi l'éducation de Mesdames Clotilde et Élisabeth.

Page 307, note 3. « *Demoiselle*, terme qui est commun à toutes les filles de condition, et par lequel on les distingue des femmes mariées,... signifie aussi une femme née de parents nobles ; et alors il se dit aussi bien des femmes mariées que des filles : *Elle est fort bien demoiselle, elle est demoiselle* » (*Académie*, 1718).

Notre auteur a déjà employé ce terme dans des occasions analogues, par exemple pour l'Anglaise Oglethorpe mariée au marquis de Mézières (tome XIV, p. 320). On en pourrait citer bien d'autres exemples : dans les *Caractères*, tome I, p. 305 : « Est-il gentilhomme ?... celle-là n'est pas demoiselle ; » le jeune Brienne disant, dans ses *Mémoires*, tome II, p. 12, que les filles Martinozzi étaient bien demoiselles, au moins par leur père ; Tallemant, dans ses *Historiettes*, tome VI, p. 54, racontant que le premier président Amelot ne traitait pas sa femme de *demoiselle*, quoique fille d'un trésorier général et sœur d'un maître des requêtes, et estimait avoir fait une mésalliance ; la petite Françoise d'Aubigné disant à la fille du geôlier de Niort, selon la Beaumelle : « Je n'ai ni habits ni bijoux, c'est vrai ; mais je suis demoiselle » Mlle de la Vallière qui « n'étoit pas seulement demoiselle ; » (*Mémoires du comte de Rochefort*, p. 227), etc., etc. Mais il fallait distinguer quand la même qualification, ou la forme *damoiselle*, comme nous l'avons vu pour l'une et pour l'autre, étaient employées pour des femmes mariées de la bourgeoisie (notre tome V, p. 28 et 598), ou pour des suivantes de condition un peu relevée attachées au service des grandes dames (tome X, p. 272), ou enfin, par mépris, pour des filles galantes (tome XV, p. 160).

Page 318, note 4. Au seizième siècle, les savants Scaliger, Casaubon et Juste-Lipse avaient constitué le « triumvirat classique. »

Page 336, note 7, et page 337, note 4. Saint-Simon, ayant à parler de Pasquier Quesnel, dut se servir des articles considérables insérés dans le *Moreri* de 1717, 1727, 1732, 1735[1], et sans doute inspirés de la notice beaucoup plus ample du P. Louis Batterel (1679-1752), contemporain de Quesnel et son confrère à l'Oratoire, qui fait partie des *Mémoires domestiques.... de l'Oratoire,* alors manuscrits, mais dont M. l'abbé Ingold achève en ce moment-ci la publication[2]. C'est là que nous allons prendre un aperçu sommaire de l'historique du livre des *Considérations chrétiennes ou Réflexions morales,* qui fut définitivement condamné par la bulle de 1713. Ayant commencé par un petit manuel sur chaque verset du Nouveau Testament, Quesnel fut engagé par quelques personnes pieuses, entre autres le marquis de Laigues, à composer l'*Abrégé de la morale de l'Évangile, ou Pensées chrétiennes sur le texte des quatre Évangiles,* qui parut en 1672 avec un mandement très approbatif de M. Vialart, évêque de Châlons, daté du 9 novembre 1671, et muni, en plus, du privilège de rigueur, et de l'approbation des docteurs, avec la participation et le consentement de M. de Harlay, archevêque de Paris. Cet *Abrégé* eut encore des éditions en 1679 et 1687. Quand la lutte contre le Formulaire eut forcé Quesnel à se retirer à Orléans, puis dans les Pays-Bas espagnols, auprès du grand Arnauld, il acheva une seconde série de *Réflexions morales sur les Actes et les Épîtres des Apôtres,* les joignit au *Nouveau Testament,* et en fit paraître trois éditions, de 1692 et 1693, avec l'approbation de M. de Noailles, qui avait succédé à Vialart; mais, comme le livre faisait du bruit et était vivement attaqué, M. de Noailles, devenant archevêque de Paris, et sentant que son approbation de 1693 le rendait responsable du scandale, fit reviser l'ouvrage par Bossuet et les théologiens; c'est sous cette nouvelle forme, et sans la participation de Quesnel, que parut une édition nouvelle de 1696, avec un mandement de l'archevêque, et elle fut suivie, en 1702 et 1705, de deux autres intitulées : *Nouveau testament en françois, avec des réflexions morales.* Dans l'intervalle, la lutte devint plus vive de part et d'autre, et, Quesnel ayant été obligé, comme nous l'avons vu en 1703, de se sauver de Belgique en Hollande, l'évêque d'Apt, Foresta de Collongues, condamna les *Réflexions morales* (15 octobre 1703), sans même les avoir vues, dit-on, et l'auteur fut dénoncé partout comme hérétique et séditieux, en sa qualité de successeur d'Arnauld, « ce grand chef du parti[3]. » Ses papiers tombèrent alors aux mains des jésuites, qui s'en servirent pour aigrir la lutte et entraîner le Roi dans le mouvement; Mme de Maintenon s'y associa elle-même en lisant au Roi presque journellement les cahiers les plus compromettants. M. de Noailles ayant alors mécontenté la cour de Rome par son attitude dans l'assemblée du clergé de 1705, le pape Clément XIII témoigna d'abord son ressentiment par des brefs de 1706, puis condamna durement le livre de Quesnel par le

1. Dans la dernière édition de 1759, cet article occupe les pages 679 à 684, du tome VIII.
2. La notice de Quesnel est dans le tome IV (1906).
3. Notre tome XI, p. 117-120.

décret du 13 juillet 1708, à la requête des jésuites, malgré les anciennes approbations épiscopales qui avaient assuré le succès des multiples éditions, à l'étranger aussi bien qu'en France. C'est sur ce décret, quoique non reçu ni publié dans le Royaume, que Messieurs de Luçon et de la Rochelle, mis en mouvement par le confesseur du Roi, commencèrent en 1710 les hostilités directes contre le cardinal de Noailles.

Pages 339 et suivantes. Dans le tome III, p. 92-137, de la *Bibliothèque sulpicienne* (1900), feuM. l'abbé L. Bertrand a fait non seulement une ample notice sur l'évêque Champflour, mais a pris la peine de relever ces erreurs de Saint-Simon : Champflour, sans être de grande noblesse, ne doit pas être traité d' « homme de néant, » puisqu'il appartenait à une famille d'échevins de Clermont et de magistrats locaux qui fut anoblie en 1749 ; il ne fut pas disgracié à la suite de la déclaration de 1682, mais à propos de la régale, en 1687 ; il fut activement mêlé à l'affaire du *Cas de conscience;* Louis XIV le nomma évêque de la Rochelle sans que Saint-Sulpice eût à le bombarder. Enfin le volume de M. Bertrand traite de tout l'historique de la lutte des deux évêques contre le cardinal de Noailles, dans un sens absolument opposé à celui de nos *Mémoires*.

Page 342, fin de note. La lettre suivante de Mme Dunoyer (lettre LXXXIV, dans le tome IV), écrite au moment où le clergé se réunissait à Saint-Germain, résume comme il suit les faits qui venaient de se passer entre le cardinal de Noailles et ses adversaires : « La persécution contre le jansénisme recommence plus fort que jamais ; on ne sauroit vivre ici sans être persécuté, et, quand ce n'est plus les protestants, ce sont les jansénistes qui sont l'objet de la fureur de tous ces perturbateurs du repos public. On défend la lecture du Nouveau Testament de Mons, de celui du P. Quesnel, les Théologies et Morales du P. Guérin, M. Habert et autres ; et la conquête du Port-Royal n'a pas assouvi la haine de ces ennemis du jansénisme, quoique cet effort de la complaisance du Roi ait été terrible et blâmé de bien des gens.... Cependant les trois évêques conjurés ont refusé d'écrire une lettre de satisfaction à notre archevêque, qui, de son côté, a refusé de rétracter l'approbation donnée à la traduction du Nouveau Testament du P. Quesnel ; il a même donné une ordonnance pour défendre la lecture des libelles que ces trois évêques ont fait répandre contre lui. Son Éminence prend un tour là-dedans qui lui permet de chanter pouille à ces Messieurs de la manière du monde la plus polie ; car il feint de croire qu'on s'est servi de leurs noms, et qu'ils n'auroient jamais été capables de pareille chose ; qu'on ne pourroit les en soupçonner sans douter de leur foi et de leur sagesse, sans les juger capables du renversement des règles du devoir, de la bienséance, et du violement même de la communion épiscopale. Il conclut que ce sont des ennemis de l'épiscopat qui se servent de cet artifice pour attaquer la doctrine de l'Église gallicane et mettre la division dans son clergé, et il appuie là-dessus pour faire voir la nécessité où il est de défendre la lecture de ces pernicieux écrits. C'est prendre très bien la chose, et ce fut ainsi que le P. Malebranche en usa avec feu M. Arnauld. Cette espèce de justice que le cardinal s'est ainsi faite à lui-même, a pensé causer sa disgrâce. Ses ennemis s'en sont servis pour aigrir l'esprit du Roi, auquel les évêques ont, dit-on, écrit une seconde lettre pire que la première. L'archevêque en a reçu une un peu dure, là-dessus, de la cour, par laquelle on lui marquoit qu'il n'avoit point de satisfaction à en attendre, puisqu'il s'étoit ingénié de se la donner de son autorité privée ; et on lui faisoit entendre ensuite qu'il feroit bien de ne point paroître si tôt à Versailles. Son Éminence se le tint pour dit, et, quand les choses ont changé, il s'est fait prier plus d'une fois avant de retourner à la cour, et on a été même obligé de lui écrire pour l'engager à y revenir. Enfin son bon droit et son crédit l'ont emporté, et tout le monde condamne le procédé de ses accusateurs. Il a même paru si odieux au chapitre de cette ville, qu'il a envoyé des députés à S. Émin. pour lui marquer la part que ce corps prend à l'injure qu'on a faite à leur chef. Malgré cette guerre intestine qu'on voit s'allumer dans le clergé de France, il ne laisse pas de s'assembler suivant sa coutume à Saint-Germain. »

Page 342, note 6. Les deux élèves expulsés de Saint-Sulpice quoique le directeur eût protesté qu'ils ne pouvaient avoir eu aucune part à l'affichage du mandement des deux évêques, s'appelaient : François de Lescure, du diocèse d'Albi, chanoine et sous-chantre à la cathédrale de Luçon, entré au séminaire le 20 octobre 1706 ; et Jean-Baptiste de Champflour de la Trémouline, du diocèse de Clermont, entré au séminaire le 31 octobre 1700, sorti le 3 mai 1706, sans doute pour préparer sa licence, et rentré plus tard à Saint-Sulpice. Celui-ci devint en 1736 évêque de Mirepoix, et y mourut en 1768, avec la réputation d'un saint évêque.

Selon la Vie manuscrite de M. Leschassier par M. Gosselin, ce directeur ayant fait un dernier effort pour ses deux élèves, le cardinal de Noailles répondit qu'il les renvoyait parce qu'il était mécontent de leurs oncles, et qu'on donnât cette seule explication aux personnes qui s'en enquerraient.

Je dois ces renseignements à l'obligeance de M. l'abbé E. Lévesque, bibliothécaire du séminaire de Saint-Sulpice.

Pages 342-343. On trouvera dans le tome III de la *Correspondance de Fénelon* divers documents sur l'expulsion de ces deux jeunes gens : p. 309-313, deux lettres du P. Lallemant à Fénelon (5 et 20 mars 1711) ; p. 326-332, protestation des deux oncles adressée au Roi (avril) ; p. 345-348, justification de cette lettre (10 mai) ; p. 349, lettre du P. Lallemant (17 mai) sur l'ordonnance du cardinal de Noailles ; p. 356, nouvelle lettre des deux évêques au Roi (20 mai), contre cette ordonnance.

Page 345-347. Mme de Maintenon avait écrit au duc de Noailles, le 27 avril (recueil Geffroy, tome II, p. 281). « Les jansénistes, les jésuites, M. le cardinal de Noailles, M. l'archevêque de Cambray, plusieurs évêques font un grand bruit. Si vous voulez savoir mon avis là-dessus, je vous dirai qu'ils ont tous beaucoup de torts. M. le cardinal de Noailles a demandé la permission de venir ici mercredi (le 29) pour faire ses plaintes en forme. J'ai grand'peur que cette audience ne fâche beaucoup celui qui la donnera et celui qui l'a demandée. » C'est la dernière audience que Saint-Simon a racontée p. 347 ; et l'ordonnance du cardinal contre les évêques fut lancée le 28 avril, lendemain du jour où Mme de Maintenon prédisait le résultat. L'ordonnance pastorale parut le 19 mai, dans le n° XL de la *Gazette d'Amsterdam*, et la réplique des deux évêques, sous forme de requête au Roi, le 22 mai, dans l'Extraordinaire du n° XLI.

Pages 399-401. Un passage du *Journal de Torcy*, p. 260-261, révèle que ce projet fut adressé au comte de Pontchartrain, et de là au département des affaires étrangères, par un certain de Blau, ou Blauf, gentilhomme de condition d'Auvergne, et par sa femme d'origine hollandaise et nommée Leroosquerck, que le Roi avait pensionnée comme nouvelle convertie et mariée en 1704 à ce Blau. A raison de son crédit sur M. d'Opdam, à qui elle plaisait selon le propre dire de son mari, et de ses relations avec le résident de Brunswick à la Haye, qui avait épousé sa sœur, elle avait été agréée pour faire des missions secrètes dans son pays et former quelque cabale favorable à la paix contre le parti du pensionnaire Heinsius. C'est ainsi qu'après un premier séjour à Leyde durant l'année 1709, ils y retournèrent le 4 mai 1710, emportant non seulement des instructions de M. de Pontchartrain, mais une pacotille de présents destinés à gagner les gens de bonne volonté. Le maréchal de Tessé, l'abbé de Polignac, le maréchal de Villeroy étaient leurs principaux garants et obtinrent de Pontchartrain ce qu'ils demandaient, passeports, instructions et surtout subsides; Tessé, en particulier, se faisait fort d'obtenir l'acquiescement de Philippe V à une combinaison où le royaume de Naples serait joint à la Sicile et à la Sardaigne[1]; mais Torcy et le Roi n'y virent rien de solide et d'ailleurs toute reprise de négociation se trouva sans objet dès qu'on sut, en septembre 1710, la généreuse réponse de Philippe V à son ami Noailles[2].

Page 449, note 5. La lettre qui suit, adressée par d'Argenson à Desmaretz (Papier du Contrôle, G⁷ 1726), se rapporte peut-être à la part que Boisguilbert prit aux études de 1710. Elle est autographe, comme privée et confidentielle.

« 6 septembre 1710.

« Monsieur,

« Je n'ai commencé d'écouter sérieusement la proposition de M. de

1. Comparez la correspondance des deux plénipotentiaires avec Torcy jusqu'à la rupture des conférences dans le volume *Hollande* 223, fol. 88-89, 134, 144-145, 152 et 155.

2. Blau et sa femme, qui vécut fort avant sous le règne de Louis XV, continuèrent leur existence d'agents secrets; leurs papiers, très intéressants, sont entrés aux Archives nationales en 1904, par suite d'une donation.

Boisguilbert que depuis qu'il m'a fait entendre que vous l'approuviez et que vous en aviez renvoyé l'examen à un de vos premiers commis, qui ne doutoit pas qu'elle ne réussît. Il ne m'en a cependant parlé qu'en des termes fort généraux, et, après m'avoir dit quelque chose de s s principes et de ses motifs, il ne m'a fait voir ni le plan de sa prétendue régie, ni le détail de ses calculs, où j'ai beaucoup de peine à croire qu'il y ait autant de certitude et de solidité qu'il voudroit le persuader à ceux qui l'écoutent. J'ajouterai même que l'idée de ses cent millions me paroît beaucoup au-dessus de toute vraisemblance, et que les proportions de la répartition qui s'en feroit seroient aussi difficiles à régler qu'à exécuter.

« Je suis toujours, avec le plus parfait attachement et le plus profond respect,

« Monsieur,

« Votre très humble et très obéissant serviteur.

M. R. D'ARGENSON.

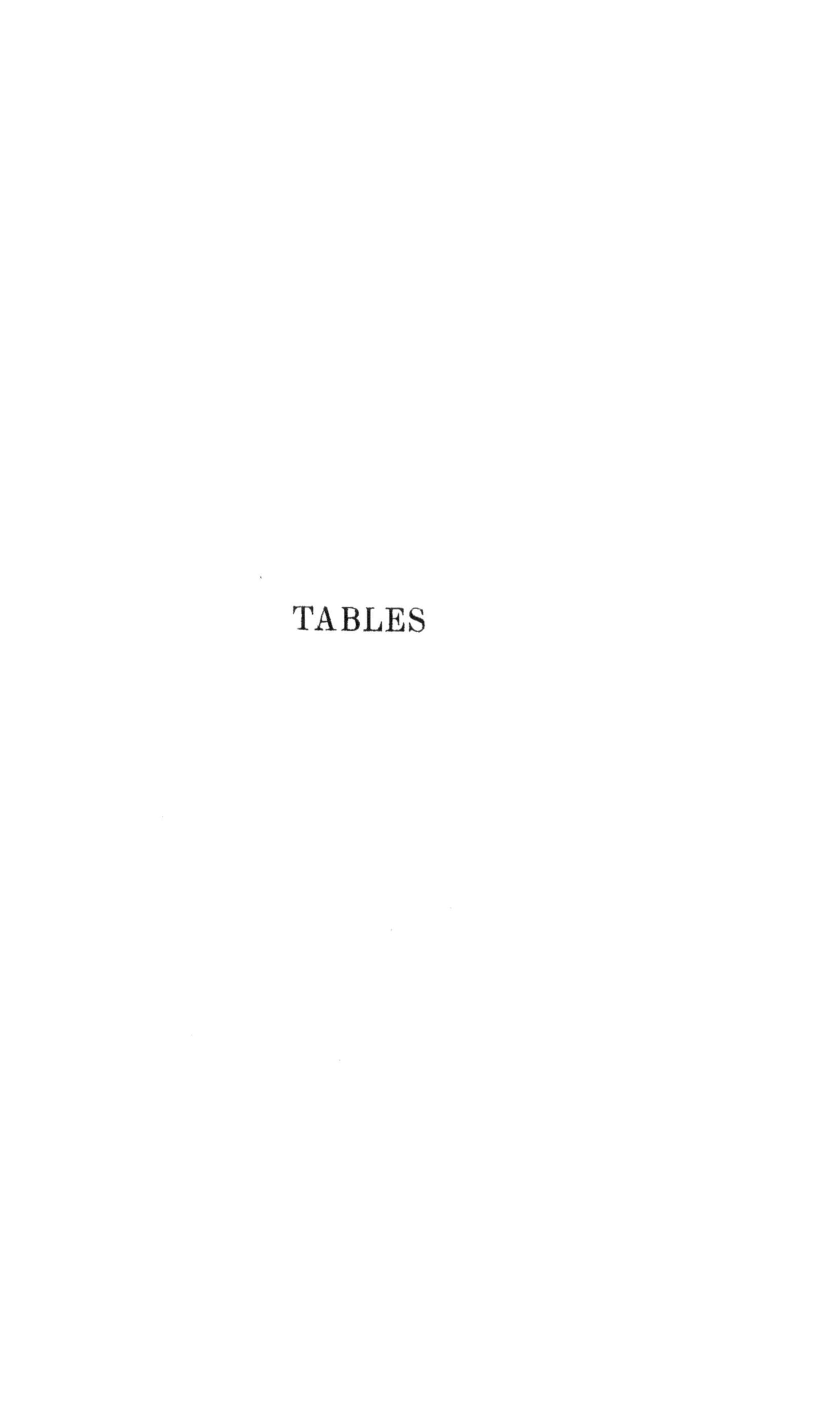

TABLES

I

TABLE DES SOMMAIRES

QUI SONT EN MARGE DU MANUSCRIT AUTOGRAPHE.

Fin de 1710.

1711

II

TABLE ALPHABÉTIQUE

DES NOMS PROPRES

ET DES MOTS OU LOCUTIONS ANNOTÉS DANS LES *MÉMOIRES*.

N. B. Nous donnons en italique l'orthographe de Saint-Simon, lorsqu'elle diffère de celle que nous avons adoptée.

Le chiffre de la page où se trouve la note principale relative à chaque mot est marqué d'un astérisque.

L'indication (Add.) renvoie aux Additions et Corrections.

A

B

E

F

G

H

Q

R

S

U

V

W

Z

III

TABLE DE L'APPENDICE

PREMIÈRE PARTIE

ADDITIONS DE SAINT-SIMON AU *JOURNAL DE DANGEAU*.

(Les chiffres placés entre parenthèses renvoient au passage des *Mémoires* qui correspond à l'Addition.)

SECONDE PA..TIE

I

XV

XVI

XVII

XVIII

XIX

TABLE DES MATIÈRES

CONTENUES DANS LE VINGTIÈME VOLUME.

FIN DU TOME VINGTIÈME.

CHARTRES. — IMPRIMERIE DURAND, RUE FULBERT.

www.ingramcontent.com/pod-product-compliance
Ingram Content Group UK Ltd.
Pitfield, Milton Keynes, MK11 3LW, UK
UKHW020304200726
13857UKWH00001B/79